用人单位职业卫生管理与危害防治技术

第 2 版

主　编　唐仕川　张美辨　方四新

主　审　邢娟娟

科 学 出 版 社

北　京

内 容 简 介

全书共分十八章，介绍了我国职业卫生工作概述、职业卫生基础知识、职业卫生法律法规和标准、用人单位职业卫生管理要点、劳动者职业卫生权利与义务、职业卫生工程控制及个体防护技术等章节相关内容。着重介绍了采矿、冶金、化工、建筑材料、机械制造、电力、轻工、电池制造、交通运输设备制造等行业及焊接、喷涂、有限空间作业等特殊作业存在的职业病危害，以及有针对性的工程控制要点和应急处理措施。专门介绍了放射诊疗机构、建筑业、农业、固废处理业、航空航天业、洗染服务业等行业职业病危害识别与管理控制要点等相关知识。

本书内容全面实用，介绍详尽，在第1版的基础上，更新和增补了许多新内容，可作为从事职业卫生监督、用人单位职业卫生管理、职业卫生技术服务工作人员的培训教材、工作手册或辅助用书。

图书在版编目（CIP）数据

用人单位职业卫生管理与危害防治技术 / 唐仕川，张美辨，方四新主编. —2 版. —北京：科学出版社，2019.6

ISBN 978-7-03-061245-8

Ⅰ. ①用… Ⅱ. ①唐… ②张… ③方… Ⅲ. ①劳动卫生－卫生管理－基本知识②职业病－防治 Ⅳ. ①R13

中国版本图书馆 CIP 数据核字（2019）第 094201 号

责任编辑：王灵芳 / 责任校对：郭瑞芝

责任印制：徐晓晨 / 封面设计：三山科普

科学出版社 出版

北京东黄城根北街 16 号

邮政编码：100717

http://www.sciencep.com

北京凌奇印刷有限责任公司 印刷

科学出版社发行 各地新华书店经销

*

2019 年 6 月第 一 版 开本：787×1092 1/16

2024 年 1 月第四次印刷 印张：30 1/2

字数：761 000

定价：150.00 元

（如有印装质量问题，我社负责调换）

编写人员名单

主　　编　唐仕川　张美辨　方四新

主　　审　邢娟娟

副 主 编　邹　华　陈振龙　张　明　周兴藩

编　　者（按姓氏笔画排序）

王立宇　北京京东方科技集团股份有限公司
王莎莎　绍兴市疾病预防控制中心
王爱红　宁波市疾病预防控制中心
王煜倩　北京市劳动保护科学研究所
王群利　宁波市疾病预防控制中心
毛国传　宁波市疾病预防控制中心
方四新　安徽现代职业安全卫生与环境科学研究所
方黄虹　温州市疾病预防控制中心
叶伟平　武汉市职业病防治院
田　浩　安徽现代职业安全卫生与环境科学研究所
白云飞　上海欧萨安全咨询有限公司
朱丽娟　安徽现代职业安全卫生与环境科学研究所
刘保峰　天津市疾病预防控制中心
阮晓颖　杭州市职业病防治院
李　明　绍兴市疾病预防控制中心
吴　洁　武汉市职业病防治院
何晓庆　金华市疾病预防控制中心
邹　华　浙江省疾病预防控制中心
余　珉　浙江省医学科学院
余　芳　浙江正安检测技术有限公司
闵之腾　武汉市职业病防治院
汪其凤　安徽现代职业安全卫生与环境科学研究所
张成林　安徽现代职业安全卫生与环境科学研究所
张　明　天津市疾病预防控制中心
张传会　湖州市疾病预防控制中心

张美辨　浙江省疾病预防控制中心
陈松林　温州市疾病预防控制中心
陈振龙　武汉市职业病防治院
陈瑞生　温州市疾病预防控制中心
周兴藩　北京市劳动保护科学研究所
周哲华　嘉兴市疾病预防控制中心
赵　雪　天津市疾病预防控制中心
郝凯瑞　北京市劳动保护科学研究所
要栋梁　北京市劳动保护科学研究所
俞爱青　杭州市职业病防治院
郭冬梅　武汉市职业病防治院
唐仕川　北京市劳动保护科学研究所
唐慧晶　天津市疾病预防控制中心
崔　博　军事科学院军事医学研究院环境医学与作业医学研究所
梁娇君　武汉市职业病防治院
董定龙　中国石油天然气集团公司中心医院
傅　红　杭州市职业病防治院
曾士典　温州市疾病预防控制中心
满江红　联合利华（中国）有限公司
翟　炜　安徽现代职业安全卫生与环境科学研究所

主编简介

唐仕川 研究员，北京市劳动保护科学研究所职业安全健康北京市重点实验室主任。兼任北京市职业病防治联合会副会长、中国职业安全健康协会噪声与振动控制专业委员会副主任委员兼秘书长、中国职业安全健康协会职业卫生技术服务分会副主任委员、中国职业安全健康协会化工职业健康专业委员会副主任委员、北京大学公共卫生学院兼职教授、《中国安全科学技术》第三届编委会编委等社会职务。

先后主持完成各级科研任务 16 项，获专利 13 项，发表学术论文 50 余篇，其中第一作者或通信作者发表 30 余篇，出版专著 10 余部。主要从事职业安全健康领域科学研究及科普工作。2009 年获北京市新世纪百千万人才工程专项资助，2017 年成功组织策划并主办了首届“国际职业健康论坛暨第三届中美职业卫生国际研讨会”。

张美辨 博士，主任医师，硕士生导师，浙江省疾病预防控制中心环境与职业卫生所副所长（主持工作）。兼任中国职业安全健康协会噪声与振动控制专业委员会副主任委员、浙江省预防医学会放射防护专业委员会主任委员、浙江省预防医学会劳动卫生专业委员会副主任委员、中华预防医学会劳动卫生与职业病专业委员会委员等社会职务。

主要从事纳米颗粒暴露评估、复杂噪声导致听力损失、重点职业病监测和职业健康风险评估等领域研究工作。先后入选浙江省高层次卫生创新人才和浙江省政府 151 工程第二层次人才，2010 年在澳大利亚格林菲斯大学进修公共卫生。以第一负责人身份，承担国家自然科学基金项目、国家卫生与计划生育委员会省部共建项目、国家卫生标准基金、国际合作项目、浙江省科技重点研发项目等科研课题 10 余项。获得浙江省科学技术二等奖和三等奖各 1 项，发表论文 70 多篇，专著 5 部。

方四新 硕士，主任医师，安徽现代职业安全卫生与环境研究所所长。兼任中国职业安全健康协会噪声与振动专业委员会副主任委员、老龄化社会支持专业委员会常务委员、中华预防医学会职业病专业委员会健康监护学组成员、安徽省预防医学会职业卫生与职业病专业委员会常务委员、放射专业委员会常务委员、安徽职业卫生协会副主任委员、安徽省安全生产专家等社会职务。

主要从事职业病防治研究、职业病危害风险评估和职业安全健康教育培训工作。先后参与多项国家、部委、省级继续教育项目，科研项目和职业卫生标准项目，获得合肥市科技进步奖 2 次，发表职业病预防控制方面科技论文 20 余篇、职业健康科普文章百余篇。负责化学物中毒、化学品相关安全事件及其他突发职业病事件的处置与调查百余次。

前　言

职业病是工业化进程中带来的公共卫生问题，贯穿于经济发展活动的全过程。做好职业病防治工作，保护劳动者的生命安全与健康，是用人单位承担社会责任和维护广大人民群众根本利益的具体体现。

国家历来高度重视职业病防治工作。《“健康中国 2030”规划纲要》明确提出“强化行业自律和监督管理职责，推动企业落实主体责任，推进职业病危害源头治理……预防和控制工伤事故及职业病发生。”2018 年 12 月 29 日第十三届全国人民代表大会常务委员会第七次会议通过了《关于第四次修改（中华人民共和国职业病防治法）的决定》，这对我国的职业病防治工作起到了极大的指引和促进作用。

目前，我国职业病防治工作取得了一定进展，但总体来看我国职业卫生工作仍存在很多问题，职业病防治形势依然十分严峻。一是职业病危害依然严重。全国每年新报告职业病病例近 3 万例，分布在煤炭、化工、有色金属、轻工等不同行业，涉及企业数量多。二是用人单位主体责任落实不到位。部分用人单位主要负责人法治意识不强，对改善作业环境条件、提供防护措施、组织职业健康检查投入不足，农民工、劳务派遣人员等的职业病防护得不到有效保障。三是职业卫生监管和职业病防治技术服务能力不足。部分地区基层监管力量和防治工作基础薄弱，对危害信息掌握不全，对重点职业病及职业相关危害因素监测能力不足。四是新的职业病危害问题不容忽视。随着新技术、新工艺、新设备和新材料的广泛应用，新的职业病危害因素不断出现，对职业病防治工作提出新挑战。

为认真贯彻落实国家关于职业卫生工作的决策部署，各地区、各有关部门依法履行职业病防治职责，强化行政监管，防治体系逐步健全，监督执法不断加强，源头治理和专项整治力度持续加大，用人单位危害劳动者健康的违法行为有所减少，工作场所职业卫生条件得到改善。职业病危害检测、评价与控制，职业健康检查以及职业病诊断、鉴定、救治水平不断提升；职业病防治机构、化学中毒和核辐射医疗救治基地建设得到加强；重大急性职业病危害事故明显减少。职业病防治宣传更加普及，全社会防治意识不断提高。《国家职业病防治规划（2016—2020 年）》（国办发〔2016〕100 号）提出，到 2020 年，建立健全用人单位负责、行政机关监管、行业自律、职工参与和社会监督的职业病防治工作机制。职业病防治法律、法规和标准体系基本完善，职业卫生监管水平明显提升，职业病防治服务能力显著增强，救治救助和工伤保险保障水平不断提高；职业病源头治理力度进一步加大，用人单位主体责任不断落实，工作场所作业环境有效改善，职业健康监护工作有序开展，劳动者的职业健康权益得到切实保障；接尘工龄不足 5 年的劳动者新发尘肺病报告例数占年度报告总例数的比例得到下降，重大急性职业病危害事故、慢性职业性化学中毒、急性职业性放射性疾病得到有效控制。

用人单位是职业病防治工作的主体，要真正落实主体责任，贯彻国家关于职业卫生的相关规定和要求，就必须具备与本单位所从事的生产经营活动相适应的职业卫生知识和能力，要具有职业卫生管理和技术人员以及合格的从业人员。为此，职业安全健康北京市重点实验室于2012年9月出版了《用人单位职业卫生管理与危害防治技术》（第1版）。此书的发行，受到了全国各地读者的欢迎，尤其是用人单位负责人、职业卫生监督管理人员和职业卫生技术服务机构等人员，他们纷纷要求再版补充完善此书，并提供了很多案例和修改意见。

本书共分十八章，在第1版的基础上，更新了职业卫生基础知识、职业卫生法律法规和标准、用人单位职业卫生管理要点、劳动者职业卫生权利与义务、职业卫生工程控制及个体防护技术等原有章节相关内容，并着重介绍了采矿、冶金、化工、建筑材料、机械制造、电力、轻工、电池制造、交通运输设备制造等行业或焊接、喷涂、有限空间作业等特殊作业存在的职业病危害，给出了针对性的工程控制要点和应急处理措施建议。此外，增加了放射诊疗机构、建筑业、农业、固废处理业、航空航天业、洗染服务业等行业职业病危害识别与管理控制要点等相关知识。需要指出的是，随着认识和研究的进一步深入，部分行业职业病危害因素的识别可能通过标准的制定或修订进行更新，请读者使用时注意。

本书内容全面实用，通俗易懂，可作为用人单位负责人、职业卫生监督管理人员、接触职业病危害因素的劳动者、职业卫生技术服务机构人员的培训教材、工作手册或辅助用书。由于编著时间较紧和编者的能力所限，不足和疏漏之处，敬请读者指正。

编　者

2019年5月

目　录

第一章　概　述

健康是促进人全面发展的必然要求，是经济社会发展的基础条件。为推进健康中国建设，提高人民健康水平，根据党的十八届五中全会战略部署，中共中央国务院制定了《“健康中国 2030”规划纲要》，这是中国今后 15 年推进健康中国建设的行动纲领。纲领提出了坚持以人民为中心的发展思想，坚持正确的卫生与健康工作方针，坚持健康优先、改革创新、科学发展、公平公正的原则，以提高人民健康水平为核心，以体制机制改革创新为动力，从广泛的健康影响因素入手，以普及健康生活、优化健康服务、完善健康保障、建设健康环境、发展健康产业为重点，把健康融入所有政策，全方位、全周期保障人民健康，大幅提高健康水平，显著改善健康公平。职业健康工作是为研究和预防因工作导致的疾病，促进并维持职工的生理、心理健康所开展的一系列工作，是“健康中国”的重要组成内容。2018 年 3 月全国爱国卫生运动委员会发布的《全国健康城市评价指标体系（2018 版）》42 项 3 级构成指标中，就包含有职业健康检查覆盖率、健康企业覆盖率 2 项职业健康指标。

党中央、国务院历来高度重视职业卫生工作。为认真贯彻落实党中央、国务院关于职业卫生工作的决策部署，切实保护基层劳动者的根本利益，2002 年 5 月 1 日《中华人民共和国职业病防治法》（以下简称《职业病防治法》）正式实施。《职业病防治法》实施以来，我国职业卫生工作法制化建设得到了长足发展，职业卫生监管机构队伍、建设项目职业病防护设施“三同时”、职业病危害监测与评价、职业卫生宣传培训、职业卫生技术服务机构建设等均得到了加强并取得了显著成效。但是在科技和经济快速发展过程中，一些用人单位未全面履行职业病防治主体责任，职业卫生监督执法力量薄弱，职业卫生技术服务难以满足用人单位职业病防治需求，危害劳动者健康的各种职业病危害风险仍然非常严重，新的职业病危害种类也在不断增多，我国的职业病防治形势还相当严峻。

我国的职业病危害分布几乎覆盖所有的行业领域，包括矿山、能源、冶金、金属制品、石油化工、建材、建筑、机械加工、电子制造等几十个行业，接触职业病危害的人数众多，病患数量大，小微企业职业病危害尤为严重。职工一旦罹患职业病，轻则个人劳动能力受损，家庭收入下降；重则劳动能力完全丧失，后半生都要与病痛为伴甚至失去生命，严重影响家庭幸福。与此同时，职业病患者的诊治、康复的费用相当昂贵，也严重加剧了企业和社会负担，影响经济发展和社会和谐稳定。

第一节　我国职业卫生基本形势

改革开放以来，我国职业卫生工作取得了长足发展，职业病防治工作不断加强，职业卫生监管体制逐步理顺，法律法规、标准体系渐趋完善。《职业病防治法》实施后，全社会职业病防治意识明显增强，作业场所职业卫生条件有了较大改善，职业病高发势头得到一定程度遏制。但是，随着经济的快速发展以及工业化、城镇化和经济全球化的不断推进，当前职业病防治形势依然严峻，根据卫生行政部门发布的历年职业病报告情况，体现为以下几个方面：

（一）职业病危害接触人群大、分布广

目前，全国涉及有毒有害物质的用人单位超过1600万家，接触职业病危害因素的人数超过2亿人，居世界首位。从煤炭、冶金、化工、建材、能源等传统工业，到半导体、新材料、汽车制造、医药、生物工程等新兴产业以及第三产业的30多个行业，都存在一定程度的职业病危害。职业病危害仍以尘肺、噪声聋、化学中毒为主，职业卫生的主要任务仍是“传统”职业病的预防控制，落后于世界发达国家职业卫生发展的水平。

（二）职业病发病人数多

据国家卫生行政部门公布的《2018年我国卫生健康事业发展统计公报》，2018年全国共报告各类职业病新病例23 497例。职业性尘肺病及其他呼吸系统疾病19 524例，其中职业性尘肺病19 468例;职业性耳鼻喉口腔疾病1528例；职业性化学中毒1333例；职业性传染病540例；物理因素所致职业病331例；职业性肿瘤77例；职业性皮肤病93例；职业性眼病47例；职业性放射性疾病17例；其他职业病7例。自20世纪50年代以来，全国累计报告职业病974 856例，其中累计报告尘肺病873 415例，死亡149 809例（截止2016年数据），现患553 133例（截止2016年数据）；累计报告职业中毒58 170例，其中急性职业中毒27 766例，慢性职业中毒30 404例。

从2010年到2018年，全国30个省市区（不包括西藏和港澳台）报告职业病例分别为27 240例、29 879例、27 420例、26 393例、29 972例、29 180例、31 789例、26 756例、23497例，总体呈增长趋势，见表1-1-1。

表1-1-1 2010—2018年全国报告新发职业病（单位：例）

年份	累计报告职业病	累计报告尘肺病	报告职业中毒	急性职业中毒	慢性职业中毒
~2011	779 849	702 942	49 210	24 601	24 609
2012	27 420	24 206	1641	601	1040
2013	26 393	23 152	1541	637	904
2014	29 972	26 873	1281	486	795
2015	29 180	26 081	931	383	548
2016	31 789	27 992	1212	400	812
2017	26 756	22 701	1021	295	726
2018	23 497	19 468	1333	363	970
合计	974 856	873 415	58 170	27 766	30 404

从报告的病例来看，尘肺病仍是我国目前最严重的职业病，2018年报告尘肺病19468例，占职业病报告总例数82.85%。尘肺病发病工龄有缩短的趋势；超过50%的病例分布在中、小型企业，说明这些企业接尘作业场所风险较高。有专家指出，现在发布的职业病新发病例数是从覆盖率仅达10%左右的职业健康监护人群中发现的，因此我国职业病实际病例远远高于报告病例数。

（三）职业病发病率高，群体性职业病事件时有发生

我国潜在和累积的患病人数巨大，一些行业患病人数仍在逐年递增。由于小微型企业占我国企业总数的90%以上，这些企业中有相当一部分生产技术落后、工艺简单，缺乏必要的职业病防护措施。同时由于改革开放后用工制度的改变，使得大量的农民工、劳务派遣工进入企业从业，这部分职工缺乏必要的职业健康知识与防护意识，在企业中主要从事一些苦、重、脏、险的工作任务。一些企业没有对有毒有害工作场所进行职业病危害监测，没有告知员工职业病危害因素及后果、没有组织职业健康体检、未配备职业病

防护用品等，大大增加了职业病发病概率。据农民工尘肺病发病状况调查表明，接受健康检查的农民工患病率高达 4.74%，最短患病工龄只有 1.5 年，平均 6.69 年。“安徽省凤阳县石英砂加工企业农民工集体罹患尘肺病”“河南省新密市农民工张海超尘肺病诊断”“广东省深圳市疑似尘肺病劳务工群体要求诊断”“甘肃古浪尘肺病事件”等群体事件说明情况的严重性。

（四）因职业病造成的经济损失大

职业病危害除损害劳动者健康、使劳动者过早丧失劳动能力外，用于治疗、康复的费用也相当昂贵，给劳动者、用人单位和国家造成巨大的经济负担。国际劳工组织（International Labor Organization，ILO）指出，全球每年因职业病造成的经济损失高达 1.25 万亿美元，约占全球 GDP 的 4%。2018 年我国 GDP 接近 90 万亿元人民币，如果照此比例估算，我国每年因职业病造成的经济损失将高达 3.6 万亿元。20 世纪 90 年代的研究表明，当时经济条件下，平均一例尘肺病人每年的经济损失为 3.41 万元。2010—2011 年浙江省对尘肺病医疗费用等进行调查，尘肺病患者年直接经济损失超过 5 万元，按尘肺病现患 55 万人计，每年直接经济损失超过 275 亿元。专家指出，目前一个尘肺病患者年直接经济损失可能接近 10 万元，估计全国所有尘肺病患者带来的直接经济损失和间接经济损失合计达千亿元左右，而因职业病造成的劳动力资源损失难以用金钱来衡量。

（五）职业病带来的社会影响恶劣

随着我国经济的快速发展，加之职业病防护、管理工作滞后，职业病危害在一些地方正在由城市、工业区向农村快速转移，由东部向中西部转移，由经济较发达地区向欠发达地区转移，由大中型企业向小微型企业转移。在少数地区，职业病危害有进一步蔓延的趋势，其分布日益广泛，影响日益严重。由于职业病危害具有群发性，致死率、致残率高，难以治愈等特点，造成了家庭伤害和单位、地区的不稳定，甚至引发社会矛盾，已成为引发社会不安定的重要因素之一。近年来发生的一系列群发性职业病危害事件，如河北白沟多起苯中毒事件，福建仙游县和安徽凤阳县农民工群体性矽肺病事件，甘肃古浪尘肺病事件，广东惠州某电池有限公司数十名员工怀疑镉中毒索赔事件，以及佛山一首饰厂数千名工人因尘肺病问题拒绝返回工作岗位与厂方对峙等事件，严重影响了当地正常生活秩序和社会稳定，甚至影响了我国的国际形象。

目前，由于我国地区经济发展不均衡，一些欠发达地区的工业生产装备水平不高和工艺技术相对落后的状况将长期存在，在矿山、冶金、化工等职业病危害较严重的行业，改善工作环境需要一个较长的过程。在城镇化、工业化过程中，大量农民进城就业，具有流动性大，健康保护意识不强，职业病危害防护技能缺乏等问题，加大了职业健康监管的难度。随着经济和科技的发展，新技术、新工艺、新材料的广泛应用，新的职业病危害风险以及职业病的不断出现，防治工作面临新的挑战。

第二节 我国职业卫生监督管理体制发展历程

中华人民共和国成立以来，我国职业卫生监督管理制度从无到有，不断发展。1998 年机构改革后，职业安全卫生监管体制发生了重大变化。2008 年国务院办公厅发文，工、矿、商、贸工作场所职业卫生监督管理由国家安全生产监督管理总局负责。2018 年 3 月，中共中央《深化党和国家机构改革方案》把职业安全健康监督管理职责整合到新组建的国家卫生健康委员会。

早在1949年9月29日，中国人民政治协商会议第一届全体会议通过的《中国人民政治协商会议共同纲领》中就提出了人民政府“实行工矿检查制度，以改进工矿的安全和卫生设备”。中央人民政府于1949年11月2日成立了中华人民共和国劳动部，在劳动部下设劳动保护司，负责全国的劳动保护工作。1956年5月，中共中央批示，劳动部门必须早日制定必要的法规制度，同时迅速将国家监督机构建立起来，对各产业部门及其所属企业劳动保护工作实行监督检查。同年5月25日，国务院在发布“三大规程”的决议中指出，各级劳动部门必须加强经常性的监督检查工作。

1979年4月，经国务院批准，原国家劳动总局会同有关部门，从伤亡事故和职业病最严重的采掘工业入手，研究加强安全卫生立法和国家监察问题。1983年5月，国务院批转原劳动人事部、国家经委、全国总工会《关于加强安全生产和劳动安全监察工作的报告》。报告指出，劳动部门要尽快建立、健全劳动安全监察制度，加强安全监察机构，充实安全监察干部，监督检查生产部门和用人单位对各项安全法规的执行情况，认真履行职责，充分发挥应有的监察作用。从此，全面确立了职业安全卫生国家监督管理制度。

1988年，根据七届人大一次会议批准的国务院机构改革方案，组建劳动部。根据劳动部的主要职责，劳动部成立了职业安全卫生监察局，是劳动部综合管理全国职业安全卫生工作的职能部门。该局下设职业卫生监察处，其主要职责是监督检查执行职业卫生法规情况，调查研究和掌握用人单位职业卫生状况，并提出对策；综合管理新建、改建、扩建企业和老企业改造中工程项目的职业安全卫生“三同时”的监察工作；管理职业安全卫生技术措施经费、行业试点和组织职业卫生技术措施综合评价；统计分析职业病的情况并提出对策；管理乡镇用人单位的职业卫生工作；处理女工保护、未成年工保护、工时休假、保健食品、提前退休和职业卫生的专业培训、考核发证等日常工作。

1994年7月全国人大通过了《中华人民共和国劳动法》，进一步明确了劳动安全卫生国家监察体制。1995年6月，劳动部颁布了《劳动安全卫生监察员管理办法》（劳部发〔1995〕260号）。这些对于完善职业安全卫生国家监督管理体制和建立一支政治觉悟高、业务能力强的职业安全卫生监督管理队伍，有很大的推动作用。

为适应社会主义市场经济体制建设的需要，1998年政府机构按“政企分开”“精简、统一、高效”的原则进行改革，职业安全卫生监管体制发生了重大变化，将原劳动部承担的安全生产综合管理、职业安全监察、矿山安全监察职能，交由国家经济贸易委员会（简称国家经贸委）承担，国家经贸委成立安全生产局。原劳动部承担的职业卫生监察（包括矿山卫生监察）职能，交由卫生部承担。

2000年12月，为适应我国安全生产工作的需要，进一步加强对安全生产工作的监督管理，预防和减少各类伤亡事故，国务院决定设立国家安全生产监督管理局（国家煤矿安全监察局与其一个机构、两块牌子），综合管理全国安全生产工作、履行国家安全生产监督管理和煤矿安全监察职能。

2003年10月23日，中央机构编制委员会办公室下发了《关于国家安全生产监督管理局（国家煤矿安全监察局）主要职责内设机构和人员编制调整意见的通知》（中央编办发〔2003〕15号），《通知》对职业卫生监管的职责进行了调整，国家安全生产监督管理局增加了工作场所职业卫生监督检查职责。

2005年，国家安全生产监督管理局升格为国家安全生产监督管理总局，为国务院直属机构。同年国家安全生产监督管理总局和卫生部联合下发了《关于职业卫生监督管理职责分工意见的通知》（卫监督发〔2005〕31号），明确了卫生部、国家安全生产监督管理总局职业卫生监督管理的职能分工与协作关系。

2010 年 10 月 8 日，中央编办印发了《关于职业卫生监管部门职责分工的通知》（中央编办发〔2010〕104 号），确定了职业卫生监管“防、治、保”（即职业病危害防治、职业病诊断治疗、职业病人社会保障）三个环节各由一个部门为主负责的指导原则，确立了国家安全监管总局在职业卫生预防环节依法实施监管的主体地位。《通知》对职业卫生监管职责作出调整，是继 2003 年原国家安全监管局承担工作场所职业卫生监督检查职责、2008 年国务院批准在国家安全监管总局设立职业安全健康监督管理司之后，完善职业卫生监管体制、加强职业卫生监管工作所采取的又一项重大举措。

为贯彻落实《职业病防治法》《国家职业病防治规划（2009—2015 年）》，加强职业病防治工作的组织领导，强化部门间协调配合，经国务院同意，建立了由卫生部和国家安全监管总局牵头，中央宣传部、发展改革委、工业和信息化部、财政部、人力资源和社会保障部、国资委、全国总工会 9 个部门为成员的职业病防治工作部际联席会议，共同研究解决职业病防治工作中的重要问题。

2017 年 11 月修改后的《职业病防治法》第九条明确规定，国家实行职业卫生监督制度。国务院安全生产监督管理部门、卫生行政部门、人力资源与社会保障行政部门依照本法和国务院确定的职责，负责全国职业病防治的监督管理工作。国务院有关部门在各自的职责范围内负责职业病防治的有关监督管理工作。县级以上地方人民政府安全生产监督管理部门、卫生行政部门、人力资源与社会保障行政部门依据各自职责，负责本行政区域内职业病防治的监督管理工作。县级以上地方人民政府有关部门在各自的职责范围内负责职业病防治的有关监督管理工作。县级以上人民政府安全生产监督管理部门、卫生行政部门、人力资源与社会保障行政部门应当加强沟通，密切配合，按照各自职责分工，依法行使职权，承担责任。形成了较为系统的职业卫生监督管理体制。

2018 年 3 月，中共中央印发了《深化党和国家机构改革方案》，将原国家安全生产监督管理总局的职业安全健康监督管理职责整合到新组建的国家卫生健康委员会，职业卫生监督管理职能重新划归到卫生行政部门。并在 2018 年 12 月 29 日修改的《职业病防治法》中，明确卫生行政部门的职业卫生监管职能。

第三节　我国职业卫生工作规划

一、我国现阶段职业卫生工作规划

2016 年，国务院办公厅印发了《国家职业病防治规划（2016—2020 年）》（国办发〔2016〕100 号）（以下简称《规划》），明确了我国“十三五”时期职业病防治工作的规划目标和主要任务，对切实保障劳动者职业健康具有重大意义。《规划》坚持目标导向和问题导向，突出了战略性、系统性、指导性、操作性，为我国现阶段职业卫生工作指明了方向。

（一）规划目标

到 2020 年，建立健全用人单位负责、行政机关监管、行业自律、职工参与和社会监督的职业病防治工作格局。职业病防治法律、法规和标准体系基本完善，职业卫生监管水平明显提升，职业病防治服务能力显著增强，救治救助和工伤保险保障水平不断提高；职业病源头治理力度进一步加大，用人单位主体责任不断落实，工作场所作业环境有效改善，职业健康监护工作有序开展，劳动者的职业健康权益得到切实保障；接尘工龄不足 5 年的劳动者新发尘肺病报告例数占年度报告总例数的比例得到下降，重大急性职业病危害事故、慢性职业性化学中毒、急性职业性放射性疾病得到有效控制。

用人单位主体责任不断落实。重点行业的用人单位职业病危害项目申报率达到 85%以上，工作场所职业病危害因素定期检测率达到 80%以上，接触职业病危害的劳动者在岗期间职业健康检查率达到 90%以上，主要负责人、职业卫生管理人员职业卫生培训率均达到 95%以上，医疗卫生机构放射工作人员个人剂量监测率达到90%以上。

职业病防治体系基本健全。建立健全省、市、县三级职业病防治工作联席会议制度。设区的市至少应确定 1 家医疗卫生机构承担本辖区内职业病诊断工作，县级行政区域原则上至少确定 1 家医疗卫生机构承担本辖区职业健康检查工作。职业病防治服务网络和监管网络不断健全，职业卫生监管人员培训实现全覆盖。

职业病监测能力不断提高。健全监测网络，开展重点职业病监测工作的县（区）覆盖率达到 90%。提升职业病报告质量，职业病诊断机构报告率达到 90%。初步建立职业病防治信息系统，实现部门间信息共享。

劳动者健康权益得到保障。劳动者依法应参加工伤保险覆盖率达到 80%以上，逐步实现工伤保险与基本医疗保险、大病保险、医疗救助、社会慈善、商业保险等有效衔接，切实减轻职业病病人负担。

（二）主要任务

1. 强化职业病源头治理 开展全国职业病危害调查摸底；推广有利于保护劳动者健康的新技术、新工艺、新设备和新材料；在重点行业领域开展专项治理。

2. 落实用人单位主体责任 加强建设项目职业病危害预评价、职业病危害控制效果评价和职业病防护设施竣工验收等环节的管理，改善作业环境和劳动条件，建立完善规范职业健康监护制度。

3. 加大职业卫生监管执法力度 加强职业卫生监管网络建设，大力提升基层监管水平。建立用人单位、职业卫生技术服务机构和职业健康检查机构“黑名单”制度，定期向社会公布并通报有关部门。

4. 提升职业病防治服务水平 完善职业病防治服务网络，充分发挥好各类医疗卫生机构的作用。优化服务流程，提高服务质量。充分调动社会力量的积极性和创造性。

5. 落实职业病救助保障措施 规范用人单位劳动用工管理，依法签订劳动合同。督促用人单位依法按时足额缴纳工伤保险费；做好工伤保险与其他保障救助等相关制度的有效衔接。

6. 推进职业病防治信息化建设 建立完善重点职业病与职业病危害因素监测、报告和管理网络；规范职业病报告信息管理，提高部门间信息利用效率。

7. 加大职业病防治宣传教育和健康促进 广泛宣传职业病防治法律法规和相关标准，推动“健康企业”建设。

8. 加强科研及成果转化应用 鼓励和支持职业病防治基础性科研工作和前瞻性研究；开展重点技术攻关，加快科技成果转化和应用推广。

（三）保障措施

1. 加强领导 将职业病防治工作纳入本地区国民经济和社会发展总体规划，健全职业病防治工作联席会议制度，加强统筹协调，多措并举，进一步提升职业病防治合力。完善职业病防治工作责任制，建立防治目标和责任考核制度，制定年度工作计划和实施方案，定期研究解决职业病防治工作中遇到的重大问题。建立健全政府部门、用人单位和劳动者三方代表参与的职业病防治工作长效机制。

2. 落实部门责任 严格贯彻《职业病防治法》，履行法定职责，加强协同配合。国家卫生健康委负责用人单位职业卫生监督检查工作，加强源头治理，负责建设项目职业病危害评价和职业卫生技术服务机构监管，调查处置职业卫生事件和事故，拟订高危粉尘作业、高毒和放射性作业等方面的行政法规，组织指导并监督检查用人单位职业卫生培训工作；负责对职业病报告、职业健康检查、职业病诊断与鉴定、化学品毒性鉴定等工作进行监督管理，组织开展重点职业病监测、职业健康风险评估和专项调查，开展医疗卫生机构放射性职业病危害控制的监督管理。人力资源社会保障部负责职业病病人的工伤保险待遇有关工作。全国总工会依法对职业病防治工作进行监督，参与职业病危害事故调查处理，反映劳动者职业健康方面的诉求，提出意见和建议，维护劳动者合法权益。

3. 健全法律法规和标准 进一步完善职业病防治法律法规。健全高危粉尘、高毒和电离辐射等特殊作业管理，以及职业病危害评价、职业健康检查、职业病诊断与鉴定等法律制度。制定职业病报告、职业健康管理等工作规范。完善重点职业病、职业性放射性疾病等监测和职业健康风险评估技术方案。健全用人单位职业病危害因素工程控制、个体职业防护、职业健康监护、职业病诊断等国家职业卫生标准和指南。

4. 加大经费投入 建立多渠道的职业病防治筹资机制，鼓励和引导社会力量参与职业病防治。用人单位要根据实际情况，保障生产工艺技术改造、职业病危害预防和控制、工作场所检测评价、职业健康监护和职业卫生培训等费用。各地区要探索工伤保险基金在职业病预防、诊疗和康复中的作用，建立多元化的资金筹措机制，鼓励和引导社会资本投入职业病防治领域。

5. 加强人才队伍建设 各地区要强化职业病防治和技术服务专业队伍建设，重点加强疾病预防控制机构、职业病防治院所、综合性医院和专科医院职业病科等梯队建设，提高县、乡级医疗卫生机构的职业卫生技术服务能力。用人单位要强化专（兼）职职业卫生技术人员储备。加大培训力度，重点加强临床和公共卫生复合型人才的培养。

（四）督导与评估

国家卫生健康委适时组织开展规划实施的督查和评价工作，2020 年组织实施终期评估。

二、当前我国职业卫生工作思路和主要任务

近年来，我国职业病防治工作取得了积极进展。一是监管体制不断完善。2018 年机构改革将职业安全健康监管职责整合到国家卫生健康委，整合了监管力量，优化了工作机制。二是法规标准体系进一步健全。全国人大常委会先后 4 次修订《职业病防治法》，国务院制定发布国家职业病防治规划，国家卫生健康委等相关部门发布了 11 个部门规章、700 余项职业卫生标准，为职业健康监管提供了法律依据和规范指导。三是重点行业专项治理持续推进。在石英砂加工、木质家具制造等重点行业开展职业病危害专项治理，督促企业改进生产工艺，完善防护设施，加强个体防护，作业环境逐步改善。四是执法力度显著增强。将职业健康工作纳入地方政府考核和诚信体系建设，组织开展执法年活动，依法查处各类违法违规行为。五是职业卫生技术服务能力大幅提升。优化技术服务机构的审批程序，严格资质认可、实验室管理、质量控制等，积极培育、发展和壮大职业卫生技术服务体系。六是职业健康宣传教育持续深入。连续 17 年组织开展了《职业病防治法》宣传周活动，着力营造全社会关注职业病防治的浓厚氛围。实施职业健康培训工程，近 10 年累计培训企业负责人和职业健康管理人员 430 万人次。

但是，由于我国正处于工业化、城镇化快速发展阶段，几十年粗放式发展中积累的

职业病问题逐渐显现，尘肺病等职业病防治形势仍然十分严峻，还需扎实做好职业病防治工作。

（一）工作思路

1. 抓紧构建职业健康政策体系 职业病防治要与国家经济社会发展战略相衔接，从财税、产业、人才、教育、科技、医保、社会保障等方面研究制定治本之策。要与卫生健康政策和深化医药卫生体制改革有机融合，同步推进职业健康体制机制的改革和创新。坚持“保基本、强基层、建机制”，在推动医改过程中，统筹职业健康和基本公共卫生服务、重大公共卫生项目，使三者有机地结合在一起，推动职业健康和公共卫生工作相融合，同步推动工作任务的落实。按照“三医联动”的改革策略，落实基本医疗保险、大病保险、医疗救助等保障措施，并借助健康扶贫的成功经验，在基本医疗保险、大病保险、医疗救助基础上，探索建立补充医疗保险。融合推进补偿机制和人事薪酬制度改革，调动职业病防治机构和专业技术人员的积极性。要与脱贫攻坚政策紧密衔接，聚焦无责任主体农民工等重点群体、尘肺病等重点职业病的救治保障问题，按照分类识别、综合发力和分类施策、各个击破的原则，把重大职业病纳入到健康扶贫工程的重大疾病范围，努力推动将“无主”尘肺病农民工纳入低保范畴，妥善处理历史遗留问题。

2. 建立健全职业健康工作责任保证体系 压实地方党委政府领导责任，推动各地区把职业病防治工作纳入当地经济社会发展计划。按照法定职责分工，进一步明确和落实各有关部门的职业病防治职责。突出用人单位的主体责任，强化用人单位主要负责人“第一责任人”的责任，以防尘、防毒、防噪、防放射性疾病为重点，切实改善劳动条件，确保工作场所职业病危害因素的浓（强）度达标。

3. 大力推进职业健康依法治理体系建设 落实全面依法治国方略，加快把职业病防治工作纳入依法治理轨道。要推动将职业病防治纳入《基本医疗卫生与健康促进法》，修订职业病防治法律、行政法规和相关部门规章，为职业健康监管提供有力的法律依据。强化标准制修订工作，抓紧梳理现行标准规范，积极推进标准的整合精减和立改废工作，及时制定、修订一批强制性标准。强化监管执法，完善“双随机一公开”和分级分类监管，加强综合监管执法和社会监督的作用，提高监督执法的科学性、有效性。持续推进重点行业领域职业病危害专项治理。坚持做到“治理一个行业、出台一批标准、改善一类企业、达到一个新水平”。

4. 着力健全职业健康基础保障体系 加强职业健康监管机构和队伍建设，落实省、市、县三级卫生健康部门内设机构设置，鼓励在乡镇和街道设置专兼职执法人员或协管员。强化监管人员业务培训，不断提高业务能力和水平。加快技术支撑能力建设，探索整合各级各类职业病防治资源，建立涵盖职业病预防、体检、诊断、治疗、康复等功能的技术支撑机构。加强职业病防治科技攻关，着力研究和推广职业病危害预防控制关键技术。开展职业病发病机制、诊疗关键技术和新型药物研究，提高职业病救治质量。积极推进“互联网+职业健康”，逐步将职业危害项目申报、职业健康检查、职业病报告、重点职业病监测等信息统一到一个信息平台。推动建立部门间职业病防治信息互通共享机制。抓好职业病诊断医师、职业卫生检测评价技术人员业务培训和继续教育。支持高等院校和高等职业学校开展职业健康相关学科建设，加强临床、公共卫生和卫生工程等专业人才培养。健全共建共享机制，动员广大劳动者增强保护意识，提高保护技能，自觉参与职业健康管理和监督，形成共建健康企业、共享健康成果的新格局。

（二）下一步工作任务

1. 组织开展尘肺病防治攻坚行动 一方面加强源头预防，从根本上预防和减少新发尘肺病病人。另一方面解决已诊断为职业性尘肺病但未参加工伤保险且用工企业已不存在，以及依据现有资料难以诊断为职业性尘肺病的尘肺病病人的医疗和生活保障问题。重点实施 5 项具体行动：

一是粉尘危害专项治理行动。按照“摸清底数、突出重点、淘汰落后、综合治理”的路径，在煤矿、非煤矿山、冶金等重点行业开展粉尘危害专项治理，督促用人单位落实粉尘防控主体责任，从源头上控制和消除粉尘危害。

二是尘肺病病人救治救助行动。优化职业病诊断程序，对无法提供职业性尘肺病诊断所需证明材料的患者进行临床诊断和治疗；健全职业健康监测网络，严格监测报告制度，开展对呼吸类疾病就诊患者进行尘肺病筛查试点，加强尘肺病主动监测、筛查和随访。对诊断为尘肺病的劳动者实施分类救治救助，开展尘肺病重点行业工伤保险扩面行动，推动尘肺病防治信息系统中的用人单位全部参加工伤保险。

三是职业健康监管执法行动。加强重点行业领域新建、改建、扩建项目职业病防护设施“三同时”的监督检查，强化源头控制，煤矿、非煤矿山、冶金、建材等重点行业新增建设项目职业病防护设施“三同时”实施率达到 95%以上。按照分类分级监管原则，强化对粉尘危害风险高的用人单位的监督检查，严厉查处各类违法违规行为。

四是用人单位主体责任落实行动。督促企业履行主体责任，依法与劳动者签订劳动合同，及时为劳动者参加工伤保险，从革新工艺、改进设备、配备个体防护用品、健康监护等方面加强源头控制和过程管理，为劳动者提供符合法规标准要求的工作环境和条件。

五是防治技术能力提升行动。整合现有各级职业病防治院所和疾病预防控制中心的资源和力量，建立完善的国家、省、地市、县四级职业病防治技术支撑体系，强化基层诊断、治疗和康复能力建设，为职业病防治工作提供技术支持与保障。

2. 压实地方政府监管责任 国家督促和指导地方政府落实监管责任，将职业病防治工作纳入本地区国民经济和社会发展计划，纳入民生工程和绩效考核指标，加大职业病专项经费投入，将健康企业作为健康城市建设的重要内容。

3. 加强职业健康法制建设 落实职责调整和简政放权的要求，进一步完善职业病防治法规标准体系，以预防尘肺病和职业中毒为重点，集中精力制订相关强制性技术标准，补齐职业卫生标准的短板。

4. 完善职业健康监管体系 按照职责与编制相匹配、任务与人员相适应的原则，健全职业健康监管执法队伍。督促各级政府在机构改革过程中要确保职业健康监管工作的连续性和稳定性。开展“互联网+职业健康监管”的信息化建设，建立职业卫生和放射卫生大数据平台，利用信息化提高监管效率。

5. 加强专业人才队伍建设 加强职业病诊断医师管理，强化专业培训和继续教育，发展壮大诊断医师队伍。按照逐级分类培训原则，组织对职业卫生技术人员开展防治知识和基本操作技能培训，提高业务水平。引导普通高校、职业院校加强职业健康相关学科专业建设，重点加强对临床医学、预防医学等与职业健康相关专业人才的培养。

6. 积极开展职业健康宣教培训 加强企业负责人、职业卫生管理人员和从业人员的培训，提升职业健康素养，增强一线劳动者的防护意识和能力。开展职业健康促进活动，不断拓宽职业健康的保护范围和覆盖人群，形成全社会关注职业健康的氛围，切实保障劳动者健康权益。

第二章　职业卫生基础知识

职业卫生学是研究工作条件和工作环境对劳动者健康的影响，以及改善工作条件和工作环境、控制职业危害的学科，在医学上是公共卫生学科中以预防医学为主，多学科交叉的学科。国际劳工组织和世界卫生组织指出："职业卫生旨在促进和维持所有职工在身体和精神幸福上的最高质量；防止在工人中发生由其工作环境所引起的各种有害健康的情况；保护工人在就业期间免遭不利于健康的因素所产生的各种危险；使工人置身于一个能适应其生理和心理特征的职业环境之中。总之，要使每一个人都能适应自己的工作。"

第一节　职业卫生概念和基本工作任务

"职业卫生"自中华人民共和国成立以来曾被称为"劳动卫生""职业健康"。目前在我国劳动卫生、职业卫生、职业健康三种叫法并存，内涵基本相同。国家卫生部门颁布的有关文件和标准中，采用的多是"职业卫生"的提法，目前"职业卫生"使用得更为普遍。国外有些国家称之为"工业卫生"，也有一些国家称之为"劳动卫生""职业健康"。

一、职业卫生概念

"劳动卫生""职业卫生""职业健康"，虽然叫法不同，但其内涵基本相同。

"劳动卫生"是与劳动和劳动条件有关的卫生学科，其研究对象主要是劳动条件对劳动者健康的影响，其目的是创造适合人体生理要求的劳动条件，研究如何使工作适合于人，又使每个人适合于自己的工作，使劳动者在身体、精神、心理和社会福利诸方面处于最佳状态。因此，劳动卫生的首要任务是识别、评价和控制不良劳动条件，保护和促进劳动者的身心健康。劳动卫生为预防医学的二级学科，是卫生学的重要组成部分，它与职业病学和劳动保护学都有着密切联系。劳动卫生主要是从卫生学的角度研究劳动条件对劳动者健康的影响；职业病学主要是从临床医学的角度研究职业因素引起的职业性损害及其诊断和治疗；劳动保护学主要研究如何保证劳动者安全生产，设计具体防护措施，创造良好的劳动条件，制订劳动保护法规，以及监督这些法规的贯彻执行。

"职业卫生"是研究劳动条件对劳动者健康的影响，提出改善劳动条件的措施，消除或减少作业场所的职业危害，保证劳动者有一个安全卫生舒适的作业环境，预防职业病的发生，保证劳动者的身心健康，并为制定职业安全卫生法规、条例、标准提供科学依据。

在《职业卫生名词术语》（GBZ/T 224）中，"职业卫生"被定义为：是对工作场所内产生或存在的职业性有害因素及其健康损害进行识别、评估、预测和控制的一门科学，其目的是预防和保护劳动者免受职业性有害因素所致的健康影响和危险，使工作适应劳动者，促进和保障劳动者在职业活动中的身心健康和社会福利。

国际职业卫生协会和美国工业卫生协会对“职业卫生学”的定义是：对产生或存在于工作场所，并可能对劳动者的身心健康造成危害的因素进行预测、识别、评价和控制的科学，被称为职业卫生学，它还研究上述危害因素对周围的社区和大气环境可能产生的影响。

“职业健康”是研究并预防因工作导致的疾病，防止原有疾病的恶化。主要表现为工作中因环境及接触有害因素引起人体生理功能的变化。定义有很多种，最权威的是1950年由国际劳工组织（ILO）和世界卫生组织（WHO）的联合职业委员会给出的定义：职业健康应以促进并维持各行业职工的生理、心理及社交处在最好状态为目的；并防止职工的健康受工作环境影响；保护职工不受健康危害因素伤害；并将职工安排在适合他们的生理和心理的工作环境中。

国外许多国家在立法和行政管理上都将安全和卫生结合在一起。如美国由职业安全卫生监督局（简称OSHA），依据《职业安全与健康法》（1970年）进行安全与健康的监察工作；日本的职业卫生管理机构是厚生劳动省，制定有《劳动安全卫生法》等。

二、职业卫生工作的基本任务

职业卫生工作的首要任务是识别、评价和控制工作场所职业病危害因素，为劳动者提供健康、舒适的工作环境，以保护和促进劳动者的健康。基本工作有六个层面：职业病危害因素识别、评价和控制；职业病危害监测、检测；接触职业病危害因素作业工人健康监护；职业病病人的诊疗与保障；工作场所健康促进；用人单位劳动防护用品管理。

（一）职业病危害因素识别、评价和控制

1. 职业病危害因素识别　应用职业卫生学调查、监测、分析等方法进行识别，即判断工作场所是否存在职业病危害因素，以及职业病危害因素的种类、来源、性质、分布等，这是职业卫生工作的首要任务和基本步骤。职业病危害因素包括：职业活动中存在的各种有害的化学、物理、生物因素，以及在作业过程中产生的其他职业有害因素。

2. 职业病危害因素评价　即判断职业病危害的程度，主要包括接触水平评价和危害评价两个方面。接触水平评价主要是通过确认劳动者在从事的工作中接触的危害因素强度、浓度、接触频率以及接触时间，并与相关职业卫生标准进行比较，以此判断职业病危害程度。危害评价主要是判定接触职业病危害因素后对于劳动者的健康影响如程度和进展预后等情况、在工作期间带来的影响以及对后代影响情况等问题。

3. 职业病危害因素控制　通过职业病危害因素的识别和评价，了解职业病危害的产生及其对健康影响的严重程度，进而控制职业病危害，防止职业病和职业病危害发生，是职业卫生工作的根本目的。首先，应用有利于职业病预防和保护劳动者健康的新技术、新工艺、新材料，使生产过程不产生或少产生职业病危害因素，工艺改革是控制职业病危害的根本措施；其次，采取工程技术措施，控制和降低工作场所有害物质的浓度和强度；最后，通过相应的职业卫生管理措施，并使用个体防护用品，保护劳动者的健康。

（二）职业病危害因素监测（检测）

职业病危害因素监测（检测）一般分为日常监测、定期检测、监督监测、事故监测等类别。通过监测（检测），用人单位及时了解、掌握工作场所职业病危害因素的浓度或强度，早期发现职业病危害，及时采取防护措施，消除或减少职业病危害因素对劳动者的健康的影响，是职业病预防中的关键环节。

1. 职业病危害因素日常监测　是指用人

单位根据其工作场所存在的职业病危害因素，通过购买监测技术服务或配备检测仪器以及安设在线监测设备等方式，对工作场所职业病危害因素进行的周期性监测。

2. 职业病危害因素定期检测 是指用人单位按照法律法规有关规定，委托具备资质的职业卫生技术服务机构对其所有工作场所的全部职业病危害因素进行的检测、评价。

3. 职业病危害因素监督监测 是职业卫生监督部门为及时了解与掌握企业的职业病危害严重程度所作的一种监测。一般是针对高风险企业主动进行的定期或不定期监测。

4. 事故监测 是发生职业病危害事故后，对事故场所职业病危害因素浓度连续监测，直至作业场所职业病危害因素符合卫生限值。

《职业病防治法》第二十六条规定，用人单位应当实施由专人负责的职业病危害因素日常监测，并确保监测系统处于正常运行状态。

用人单位应当按照国务院卫生行政部门的规定，定期对工作场所进行职业病危害因素检测、评价。检测、评价结果存入用人单位职业卫生档案，定期向所在地卫生行政部门报告并向劳动者公布。

职业病危害因素检测、评价由资质认可的职业卫生技术服务机构进行。职业卫生技术服务机构所作检测、评价应当客观、真实。

发现工作场所职业病危害因素不符合国家职业卫生标准和卫生要求时，用人单位应当立即采取相应的治理措施，仍然达不到国家职业卫生标准和卫生要求的，必须停止存在职业病危害因素的作业；职业病危害因素经治理后，符合国家职业卫生标准和卫生要求的，方可重新作业。

（三）接触职业病危害因素作业工人健康监护

职业健康监护是以预防为目的，根据劳动者的职业接触史，通过定期或不定期的医学健康检查和健康相关资料的收集，连续性地监测劳动者的健康状况，分析劳动者健康变化与所接触的职业病危害因素的关系，并及时地将健康检查和资料分析结果报告给用人单位和劳动者本人，以便及时采取干预措施，保护劳动者健康。职业健康监护主要包括职业健康检查和职业健康监护档案管理等内容。职业健康检查包括上岗前、在岗期间、离岗时健康检查和离岗后医学随访，以及应急健康检查。具体内容参照《职业健康监护技术规范》（GBZ 188）进行。

1. 职业健康监护依据 《职业病防治法》第三十五条规定，对从事接触职业病危害的作业的劳动者，用人单位应当按照国务院卫生行政部门的规定组织上岗前、在岗期间和离岗时的职业健康检查，并将检查结果书面告知劳动者。职业健康检查费用由用人单位承担。用人单位不得安排未经上岗前职业健康检查的劳动者从事接触职业病危害的作业；不得安排有职业禁忌的劳动者从事其所禁忌的作业；对在职业健康检查中发现有与所从事的职业相关的健康损害的劳动者，应当调离原工作岗位，并妥善安置；对未进行离岗时职业健康检查的劳动者不得解除或者终止与其订立的劳动合同。职业健康检查应当由取得《医疗机构执业许可证》的医疗卫生机构承担。卫生行政部门应当加强对职业健康检查工作的规范管理，具体管理办法由国务院卫生行政部门制定。

第三十六条规定，用人单位应当为劳动者建立职业健康监护档案，并按照规定的期限妥善保存。

职业健康监护档案应当包括劳动者的职业史、职业病危害接触史、职业健康检查结果和职业病诊疗等有关个人健康资料。

劳动者离开用人单位时，有权索取本人职业健康监护档案复印件，用人单位应当如实、无偿提供，并在所提供的复印件上签章。

2. 职业健康检查执行规范与标准

（1）《职业健康检查管理办法》（原国家卫生和计划生育委员会令第 5 号），2019 年 2 月 28 日国家卫生健康委员会令第 2 号修正）。

（2）《放射工作人员职业健康管理办法》（中华人民共和国卫生部令第 55 号）。

（3）《职业健康监护技术规范》（GBZ 188）。

（4）《放射工作人员职业健康监护技术规范》（GBZ235）。

（5）职业病诊断标准。

3. 职业健康检查分类　按照劳动者接触的职业病危害因素将职业健康检查分为六类：接触粉尘类、接触化学因素类、接触物理因素类、接触生物因素类、接触放射因素类、其他类（特殊作业等）。

每类中包含不同检查项目，职业健康检查机构应当根据检查类别和项目，开展相应的职业健康检查。

4. 职业病病人的诊疗与保障　详见本章第二节和第四章第六节。

5. 工作场所健康促进　工作场所健康促进又称职业健康促进，是指从企业管理政策、支持性环境、员工参与、健康教育与健康促进、卫生服务等方面，采取综合整体性干预措施，以期改善作业条件、改变劳动者不健康生活方式和行为、控制职业病危险因素、降低病伤及缺勤率，从而达到促进员工健康、提高职业生命质量、推动社会和经济持续发展的目的。世界卫生组织已把工作场所健康促进作为 21 世纪优先考虑的问题，工作场所健康促进作为改善员工健康的全球性前沿战略，已在各国逐步开展。

6. 用人单位劳动防护用品管理　劳动防护用品，是指由用人单位为劳动者配备的，使其在劳动过程中免遭或者减轻事故伤害及职业病危害的个体防护装备。用人单位应当为劳动者提供符合国家标准或者行业标准的劳动防护用品。使用进口的劳动防护用品，其防护性能不得低于我国相关标准。劳动防护用品是由用人单位提供的，保障劳动者安全与健康的辅助性、预防性措施，不得以劳动防护用品替代工程防护设施和其他技术、管理措施。用人单位应当安排专项经费用于配备劳动防护用品，不得以货币或者其他物品替代。

用人单位应当健全管理制度，加强劳动防护用品配备、发放、使用等管理工作，保障劳动者安全健康及相关权益。

劳动者（包括用人单位使用的劳务派遣工、接纳的实习学生）在作业过程中，应当按照规章制度和劳动防护用品使用规则，正确佩戴和使用劳动防护用品。具体见第四章第四节和第六章第二节相关内容。

第二节　职业病概念、种类、诊断和预防

一、职业病的概念

《职业病防治法》第二条将职业病定义为：企业、事业单位和个体经济组织等用人单位的劳动者在职业活动中，因接触粉尘、放射性物质和其他有毒、有害因素而引起的疾病。

职业病的分类和目录由国务院卫生行政部门会同国务院劳动保障行政部门制定、调整并公布。

1. 法定职业病的构成　必须同时具备以下五个要件：

（1）患病主体必须是企业、事业单位和个体经济组织等用人单位的劳动者。

（2）必须是在职业活动过程中产生的。

（3）必须是因接触粉尘、放射性物质和其他有毒、有害因素而引起的疾病，其中放射性物质是电离辐射装置或那些能自然的向外辐射能量发出射线的物质。放射性物质放

出的射线主要有X射线、α射线、β射线、γ射线、正电子、质子、中子、中微子等其他粒子。

（4）健康损害程度必须达到职业病诊断标准规定的诊断起点。

（5）必须是国家公布的职业病分类和目录所列的职业病。

在上述五个要件中，缺少任何一个要件，都不属于法定职业病。

2. 职业病特点 现阶段，我国职业病种类与数量多，分布的行业广，病因明确，病情复杂，疾病表现形式多种多样，主要具有以下特点。

（1）病因明确：职业病一般是由于接触职业病危害因素引起的，在控制了相应的病因或限制了作用条件后，发病可以减少或消除。

（2）发病与劳动条件密切相关：发病与否及发病时间的早晚往往取决于接触职业病危害因素的时间、强度。劳动强度大、工作场所环境恶劣是导致职业病发病的根本原因之一。有害因素的接触水平、接触时间与发病率或机体受损程度之间有明显的关系。

（3）具有群体性发病的特征：在同一作业环境下，同时或先后出现相同的职业病患者，很少出现仅有个别人发病的情况。即使在不同时间、不同地点、不同的人群，如果接触同一种职业病危害因素，也出现同一种职业病。

（4）具有隐匿性、迟发性：职业病的发病往往有一定的潜伏期，而且不同的职业病潜伏期也不一样，一般为5～10年。慢性职业病特别是尘肺病和有些化学中毒的潜伏期较长，比如尘肺，其潜伏期可长达数年甚至数十年。此外，职业病的患病群体常常是最普通的劳动者，不像传染病那样涉及社会各个阶层，往往容易被社会忽视。

（5）具有临床特征：同一种职业病在发病时间、临床表现、病程进展上往往具有特定的表现。

（6）分布范围日趋扩大：随着经济的快速发展，新的生产工艺和新技术带来新的职业病危害；经济与科技的发展，对劳动者健康的关注，使得职业卫生保护水平也在不断提高，也会使越来越多的职业病被发现和确认。

（7）传染性种类不多，与特定职业相关联：目前10大类132种职业病，除职业性传染病：炭疽、森林脑炎、布鲁氏菌病、艾滋病（限于医疗卫生人员及人民警察）、莱姆病5种外，其他127种均不具有传染性。

（8）可通过有效的预防措施控制其发生：职业病的预防成效主要取决于国家和用人单位对预防或减少职业病的措施的投入大小。职业病可以通过法律与技术（生产工艺）控制其发生。一般情况下，大多数职业病如果能早期诊断、合理处置，预后较好，康复也容易，有些职业病（如尘肺）目前没有特效疗法，发现愈晚，疗效愈差。

二、职业病分类和目录

2013年12月，国家卫生计生委、人力资源社会保障部、安全生产监督管理总局、全国总工会4部门联合印发《职业病分类和目录》。该《目录》将职业病分为职业性尘肺病及其他呼吸系统疾病（19种）、职业性皮肤病（9种）、职业性眼病（3种）、职业性耳鼻喉口腔疾病（4种）、职业性化学中毒（60种）、物理因素所致职业病（7种）、职业性放射性疾病（11种）、职业性传染病（5种）、职业性肿瘤（11种）、其他职业病（3种）共10大类132种。

职业病具体的分类和目录如下。

（一）职业性尘肺病及其他呼吸系统疾病

1. 尘肺病

（1）矽肺

（2）煤工尘肺

（3）石墨尘肺
（4）碳黑尘肺
（5）石棉肺
（6）滑石尘肺
（7）水泥尘肺
（8）云母尘肺
（9）陶工尘肺
（10）铝尘肺
（11）电焊工尘肺
（12）铸工尘肺
（13）根据《尘肺病诊断标准》和《尘肺病理诊断标准》可以诊断的其他尘肺病

2. 其他呼吸系统疾病

（1）过敏性肺炎
（2）刺激性化学物所致慢性阻塞性肺疾病
（3）哮喘
（4）金属及其化合物粉尘肺沉着病（锡、铁、锑、钡及其化合物等）
（5）棉尘病
（6）硬金属肺病

（二）职业性皮肤病

（1）接触性皮炎
（2）光接触性皮炎
（3）电光性皮炎
（4）黑变病
（5）痤疮
（6）溃疡
（7）化学性皮肤灼伤
（8）白斑
（9）根据《职业性皮肤病的诊断总则》可以诊断的其他职业性皮肤病

（三）职业性眼病

（1）化学性眼部灼伤
（2）电光性眼炎
（3）白内障（含放射性白内障、三硝基甲苯白内障）

（四）职业性耳鼻喉口腔疾病

（1）噪声聋
（2）铬鼻病
（3）牙酸蚀病
（4）爆震聋

（五）职业性化学中毒

（1）铅及其化合物中毒（不包括四乙基铅）
（2）汞及其化合物中毒
（3）锰及其化合物中毒
（4）镉及其化合物中毒
（5）铍病
（6）铊及其化合物中毒
（7）钡及其化合物中毒
（8）钒及其化合物中毒
（9）磷及其化合物中毒
（10）砷及其化合物中毒
（11）铀及其化合物中毒
（12）砷化氢中毒
（13）氯气中毒
（14）二氧化硫中毒
（15）光气中毒
（16）氨中毒
（17）偏二甲基肼中毒
（18）氮氧化合物中毒
（19）一氧化碳中毒
（20）二硫化碳中毒
（21）硫化氢中毒
（22）磷化氢、磷化锌、磷化铝中毒
（23）氟及其无机化合物中毒
（24）氰及腈类化合物中毒
（25）四乙基铅中毒
（26）有机锡中毒
（27）羰基镍中毒
（28）苯中毒
（29）甲苯中毒
（30）二甲苯中毒

（31）正己烷中毒
（32）汽油中毒
（33）一甲胺中毒
（34）有机氟聚合物单体及其热裂解物中毒
（35）二氯乙烷中毒
（36）四氯化碳中毒
（37）氯乙烯中毒
（38）三氯乙烯中毒
（39）氯丙烯中毒
（40）氯丁二烯中毒
（41）苯的氨基及硝基化合物（不包括三硝基甲苯）中毒
（42）三硝基甲苯中毒
（43）甲醇中毒
（44）酚中毒
（45）五氯酚（钠）中毒
（46）甲醛中毒
（47）硫酸二甲酯中毒
（48）丙烯酰胺中毒
（49）二甲基甲酰胺中毒
（50）有机磷中毒
（51）氨基甲酸酯类中毒
（52）杀虫脒中毒
（53）溴甲烷中毒
（54）拟除虫菊酯类中毒
（55）铟及其化合物中毒
（56）溴丙烷中毒
（57）碘甲烷中毒
（58）氯乙酸中毒
（59）环氧乙烷中毒
（60）上述条目未提及的与职业有害因素接触之间存在直接因果联系的其他化学中毒

（六）物理因素所致职业病

（1）中暑
（2）减压病
（3）高原病
（4）航空病
（5）手臂振动病
（6）冻伤
（7）激光所致眼（角膜、晶状体、视网膜）损伤

（七）职业性放射性疾病

（1）外照射急性放射病
（2）外照射亚急性放射病
（3）外照射慢性放射病
（4）内照射放射病
（5）放射性皮肤疾病
（6）放射性肿瘤（含矿工高氡暴露所致肺癌）
（7）放射性骨损伤
（8）放射性甲状腺疾病
（9）放射性性腺疾病
（10）放射复合伤
（11）根据《职业性放射性疾病诊断标准（总则）》可以诊断的其他放射性损伤

（八）职业性传染病

（1）炭疽
（2）森林脑炎
（3）布鲁氏菌病
（4）艾滋病（限于医疗卫生人员及人民警察）
（5）莱姆病

（九）职业性肿瘤

（1）石棉所致肺癌、间皮瘤
（2）联苯胺所致膀胱癌
（3）苯所致白血病
（4）氯甲醚、双氯甲醚所致肺癌
（5）砷及其化合物所致肺癌、皮肤癌
（6）氯乙烯所致肝血管肉瘤
（7）焦炉逸散物所致肺癌
（8）六价铬化合物所致肺癌
（9）毛沸石所致肺癌、胸膜间皮瘤
（10）β-萘胺所致膀胱癌

（11）煤焦油、煤焦油沥青、石油沥青所致皮肤癌

（十）其他职业病

（1）金属烟热

（2）滑囊炎（限于井下工人）

（3）股静脉血栓综合征、股动脉闭塞症或淋巴管闭塞症（限于刮研作业人员）

三、职业病诊断、鉴定与职业病病人保障

《职业病防治法》第四十三条规定，职业病诊断应当由取得《医疗机构执业许可证》的医疗卫生机构承担。卫生行政部门应当加强对职业病诊断工作的规范管理，具体管理办法由国务院卫生行政部门制定。

承担职业病诊断的医疗卫生机构还应当具备下列条件：①具有与开展职业病诊断相适应的医疗卫生技术人员；②具有与开展职业病诊断相适应的仪器、设备；③具有健全的职业病诊断质量管理制度。

承担职业病诊断的医疗卫生机构不得拒绝劳动者进行职业病诊断的要求。

为便于劳动者申请职业病诊断，《职业病防治法》规定，劳动者可以在用人单位所在地、本人户籍所在地或者经常居住地依法承担职业病诊断的医疗卫生机构进行职业病诊断。

医疗卫生机构开展职业病诊断，应当综合分析病人的职业史、职业病危害接触史和工作场所职业病危害因素情况、临床表现以及辅助检查结果等。没有证据否定职业病危害因素与病人临床表现之间的必然联系，应当诊断为职业病。职业病诊断证明书应当由参与诊断的取得职业病诊断资格的执业医师签署，并经承担职业病诊断的医疗卫生机构审核盖章。

职业病诊断时，用人单位应当如实提供职业病诊断、鉴定所需的劳动者职业史和职业病危害接触史（包括在岗时间、工种、岗位、接触的职业病危害因素名称等）、劳动者职业健康检查结果、工作场所职业病危害因素检测结果等资料；职业性放射性疾病诊断还需要个人剂量监测档案等资料。卫生行政部门应当监督检查和督促用人单位提供上述资料；劳动者和有关机构也应当提供与职业病诊断、鉴定有关的资料。

职业病诊断、鉴定机构需要了解工作场所职业病危害因素情况时，可以对工作场所进行现场调查，也可以向卫生行政部门提出，卫生行政部门应当在十日内组织现场调查。用人单位不得拒绝、阻挠。职业病诊断、鉴定过程中，用人单位不提供工作场所职业病危害因素检测结果等资料的，诊断、鉴定机构应当结合劳动者的临床表现、辅助检查结果和劳动者的职业史、职业病危害接触史，并参考劳动者的自述、卫生行政部门提供的日常监督检查信息等，作出职业病诊断、鉴定结论。劳动者对用人单位提供的工作场所职业病危害因素检测结果等资料有异议，或者因劳动者的用人单位解散、破产，无用人单位提供上述资料的，诊断、鉴定机构应当提请卫生行政部门进行调查，卫生行政部门应当自接到申请之日起三十日内对存在异议的资料或者工作场所职业病危害因素情况作出判定；有关部门应当予以配合。

职业病诊断、鉴定过程中，在确认劳动者职业史、职业病危害接触史时，当事人对劳动关系、工种、工作岗位或者在岗时间有争议的，可以向当地的劳动人事争议仲裁委员会申请仲裁；接到申请的劳动人事争议仲裁委员会应当受理，并在三十日内作出裁决。当事人在仲裁过程中对自己提出的主张，有责任提供证据。劳动者无法提供由用人单位掌握管理的与仲裁主张有关的证据的，仲裁庭应当要求用人单位在指定期限内提供；用

人单位在指定期限内不提供的，应当承担不利后果。

劳动者对仲裁裁决不服的，可以依法向人民法院提起诉讼。用人单位对仲裁裁决不服的，可以在职业病诊断、鉴定程序结束之日起十五日内依法向人民法院提起诉讼；诉讼期间，劳动者的治疗费用按照职业病待遇规定的途径支付。

当事人对职业病诊断有异议的，可以向作出诊断的医疗卫生机构所在地地方人民政府卫生行政部门申请鉴定。职业病诊断争议由设区的市级以上地方人民政府卫生行政部门根据当事人的申请，组织职业病诊断鉴定委员会进行鉴定。当事人对设区的市级职业病诊断鉴定委员会的鉴定结论不服的，可以向省、自治区、直辖市人民政府卫生行政部门申请再鉴定。

医疗卫生机构发现疑似职业病病人时，应当告知劳动者本人并及时通知用人单位。用人单位应当及时安排对疑似职业病病人进行诊断；在疑似职业病病人诊断或者医学观察期间，不得解除或者终止与其订立的劳动合同。疑似职业病病人在诊断、医学观察期间的费用，由用人单位承担。

劳动者被诊断职业病后，用人单位应当保障职业病病人依法享受国家规定的职业病待遇并应按照国家有关规定，安排职业病病人进行治疗、康复和定期检查。用人单位对不适宜继续从事原工作的职业病病人，应当调离原岗位，并妥善安置。

用人单位对从事接触职业病危害的作业的劳动者，应当给予适当岗位津贴。

职业病病人的诊疗、康复费用，伤残以及丧失劳动能力的职业病病人的社会保障，按照国家有关工伤保险的规定执行。职业病病人除依法享有工伤保险外，依照有关民事法律，尚有获得赔偿的权利的，有权向用人单位提出赔偿要求。劳动者被诊断患有职业病，但用人单位没有依法参加工伤保险的，其医疗和生活保障由该用人单位承担。

职业病病人变动工作单位，其依法享有的待遇不变。用人单位在发生分立、合并、解散、破产等情形时，应当对从事接触职业病危害的作业的劳动者进行健康检查，并按照国家有关规定妥善安置职业病病人。用人单位已经不存在或者无法确认劳动关系的职业病病人，可以向地方人民政府民政部门申请医疗救助和生活等方面的救助。

四、职业病诊断机构权限范围

1.《职业病防治法》规定，职业病诊断应当由取得《医疗机构执业许可证》并具备职业病诊断条件的医疗卫生机构承担。

2. 职业病诊断是技术行为，不是行政行为，没有行政级别区分，出具的诊断证明书具有同等效力。

3. 劳动者申请职业病诊断时，应当首选本人居住地或用人单位所在地（以下简称本地）的县（区）行政区域内的职业病诊断机构进行诊断；如本地县（区）行政区域内没有职业病诊断机构，可以选择本地市行政区域内的职业病诊断机构进行诊断；如本地市级行政区域内没有职业病诊断机构，可以选择本地省级行政区域内的职业病诊断机构进行诊断。

五、职业病的预防原则

预防职业病危害应遵循以下三级预防原则：

1. 一级预防 又称病因预防。即从根本上使劳动者不接触或减少接触职业病危害因素，通过采取工程技术措施从根本上消除或减少职业病危害因素，主要措施有：改进工艺，以低毒、无毒的物质代替有毒或高毒物质；使用远距离操作或自动化密闭操作，加强对设备的检修，防止跑、冒、滴、漏；对建设项目进行职业病危害预评价；设置通风、除尘、排毒等职业病防护设施；合理组织和安排劳动过程，建立、健全各项职业卫生管理制度，贯彻国家有关法律、法规；开展上岗前职业健康检查，及时发现易感者和职业禁忌证；开展职业卫生知识的宣传教育，增强职工的自我保健意识，正确使用个体防护用品。

2. 二级预防 又称临床前预防。在一级预防达不到要求、职业病危害因素已开始损伤劳动者的健康时，应及时发现，采取补救措施，做到早发现、早诊断、早治疗。主要措施有：对接触职业危害因素的职工进行定期的职业健康检查，早期发现健康损害，及时进行处理或治疗，防止病损的发展，及时将体检结果告知劳动者本人；定期对作业场所职业病危害因素进行监测和检测，一旦发现职业病危害因素超标，及时查明原因，采取防控对策。

3. 三级预防 又称临床预防。使患者在明确诊断后，得到及时、合理的处理，包括及时脱离接触、合理治疗、预防并发症的发生和发展，防止劳动能力丧失，使其恢复健康；及时有效处理中毒事故，最大限度地减少伤亡。

第三节 常见职业病危害因素分类与健康影响

职业病危害因素，是指生产工作过程及其环境中产生和（或）存在的，对职业人群的健康、安全和作业能力可能造成不良影响的一切要素或条件的总称。不同出处其定义也不同：

《职业病防治法》第八十五条规定，职业病危害因素包括：职业活动中存在的各种有害的化学、物理、生物因素以及在作业过程中产生的其他职业有害因素。

《职业卫生名词术语》（GBZ/T 224）职业性有害因素又称职业病危害因素，在职业活动中产生和（或）存在的、可能对职业人群健康、安全和作业能力造成不良影响的因素或条件，包括化学、物理、生物等因素。

《职业病危害评价通则》（AQ/T 8008）职业病危害因素：职业活动中影响劳动者健康的、存在于生产工艺过程以及劳动过程和生产环境中的各种危害因素的统称。

《建设项目职业病危害预评价技术导则》（GBZ/T 196）职业病危害因素：职业活动中影响劳动者健康的各种危害因素的统称。可分为三类：生产工艺过程中产生的有害因素，包括化学、物理、生物因素；劳动过程中的有害因素；生产环境中的有害因素。

《职业安全卫生术语》（GB/T 15236）职业性危害因素：在职业活动中产生的可直接危害劳动者身体健康的因素，按其性质分为物理性危害因素、化学性危害因素和生物性危害因素。

2015 年，国家卫生计生委、安全监管总局、人力资源社会保障部和全国总工会联合组织对《职业病危害因素分类目录》进行了修订。《职业病危害因素分类目录》（国卫疾控发〔2015〕92 号），共列出粉尘类（52 种）、化学因素（375 种）、物理因素（15 种）、放射性因素（8 种）、生物因素（6 种）、其他因素（3 种）6 大类 459 种职业病危害因素。

一、工作场所中的职业病危害因素按来源分类

（一）生产工艺过程中产生的有害因素

1. 粉尘类 生产性粉尘，主要有矽尘（游离 SiO_2 含量≥10%）、煤尘石棉尘、金属尘、有机粉尘、其他粉尘（游离 SiO_2 低于 10%，不含石棉和有毒物质）等。

2. 化学因素 生产性毒物，主要有铅及其化合物（不包括四乙基铅）、苯、甲苯、二甲苯、氯气、丙酮、丁酮、乙酸乙酯、二氯乙烷、一氧化碳、硫化氢、硫酸等。

3. 物理因素 主要为异常气象条件，如

高温、高湿、低温等；异常气压，如高气压、低气压等；噪声、振动、激光、微波、紫外线、工频电磁场、高频电磁场、超高频电磁场等。

4. 放射性因素 电离辐射，主要有氡及其短寿命子体、X 射线、α 射线、β 射线、γ 射线、中子等。

5. 生物因素 如动物皮毛上的炭疽杆菌、布鲁氏菌；艾滋病病毒（限于医疗卫生人员及人民警察暴露）、森林脑炎病毒、伯氏疏螺旋体等传染性病原体。

6. 其他因素 主要有三种：金属烟、井下不良作业条件（限于井下工人）、刮研作业（限于手工刮研作业人员）。

（二）劳动过程中的有害因素

1. 劳动组织和制度不合理，劳动作息制度不合理等。

2. 精神（心理）性职业紧张。

3. 劳动强度过大或生产定额不当，不能合理地安排与劳动者身体状况相适应的作业。

4. 个别器官或系统过度紧张，如视力紧张等。

5. 长时间处于不良体位或姿势，或使用不合理的劳动工具。

（三）生产环境中的有害因素

1. 自然环境因素的作用，如炎热季节高温辐射，寒冷季度因门窗紧闭而导致的通风不良等。

2. 厂房建筑或布局不合理，如有毒工段与无毒工段安排在一个车间等。

3. 由不合理生产过程所致环境污染。

在实际生产过程中，往往同时存在多种有害因素对劳动者的健康产生联合作用。

二、职业病危害因素的作用条件

接触职业病危害因素可能导致职业病或职业性损害发生，但并不是所有接触者都会发生职业病或职业性损害；即使发生职业性损害，其严重程度也不一定相同。职业病或职业性损害的发生，不仅与职业病危害因素的浓度和强度有关，也与职业病危害因素的作用条件和个体之间的差异密切相关。

1. 职业病危害因素的作用条件

（1）接触（暴露）频率和时间（成正比）。

（2）接触的强度或浓度（成正比）。

（3）职业病危害因素本身毒性程度。

（4）接触方式 是经呼吸道、皮肤还是其他间接途径进入机体。

前三个条件决定了机体的接触水平，后一个条件取决于有害因素在生产中的存在形式或劳动者不良行为。生产设备落后、管理不善、缺乏卫生防护措施和个体防护用品等都可能增加劳动者的接触水平。

2. 在同一生产环境从事同一作业的工人中，个体发生职业性损害的机会和程度可以有很大的差别，主要决定于以下因素

（1）遗传因素：患有某些遗传疾病或有遗传缺陷的人，容易受到某些有毒有害物质的作用，从而引起病变。

（2）年龄和性别因素：未成年儿童和老年人更易受职业病危害因素的作用。女性对毒物较敏感，尤其是在经期、妊娠期、哺乳期。

（3）营养因素：营养缺乏可以降低机体的抵抗能力和康复能力。

（4）其他疾病和精神因素：如患有皮肤病，可增加皮肤对毒物的吸收；患有肝病，会影响对毒物的解毒能力。

（5）文化水平和卫生习惯因素：具有一定文化水平和良好卫生习惯的人，通常能够自觉地采取预防职业病危害因素的措施；反之，文化水平较低和卫生习惯较差的人，往往自我保护能力较差，易受到职业病危害因素的伤害。

上述不良因素统称为个体危险因素。具有这些因素者，容易引起职业性损害，故称为易感者或高危人群。鉴别此类人群，使其避免接触有害因素或对其加强健康监护，是职业病防治工作的重要环节。

三、职业病危害因素识别

职业病危害因素识别是指在职业卫生工作中，根据感官判断、经验法、案例分析倒推法，及通过工程分析、类比调查、工作场所监测、职业流行病学调查和实验分析研究等方法，把工作场所中存在的职业病危害因素甄别出来的过程。职业病危害因素识别的方法很多，事实上不同的方法有不同的优缺点，不同的项目有各自的特点，应根据实际情况综合运用、扬长避短，方可取得较好的效果。

由于行业不同，生产工艺、致害途径、有害物质性质、种类、数量上差别悬殊，在作业场所的分布及影响也各不相同。因此，在进行职业病危害因素识别时，首先要明确项目概况、主要生产设备、工艺流程及其布局，生产过程使用的原料、辅料、中间品等基本情况。在此基础上，应用查表法、经验法、类比法、综合法等方法对职业病危害因素进行全面识别，甄别出究竟哪些作业场所、何种工艺流程中存在或可能产生职业病危害。经过工艺流程分析，准确地识别和确定有意义的职业病危害因素。

职业病危害因素的识别是职业卫生工作的首要环节，既是职业卫生工作者评价职业病危害程度和其对劳动者健康影响的重要基础，又是职业健康监管人员做好职业卫生监督管理工作的切入点。这是由职业病危害因素在职业病防治工作中所处的核心地位和作用决定的。

（一）职业病危害因素识别内容

为保证科学的分析职业病危害因素程度及对职业病防护措施的符合性和有效性客观评估，职业病危害因素识别应该包括以下内容：

1. 项目概况、选址、布局、生产设备、工艺流程，可能产生的危害因素种类、部位，设备机械化、自动化、密闭化程度。

2. 生产过程使用的原料、辅料、中间品、产品的化学名称、用量或产量；生产、运输、储存中和不同条件下发生化学反应产生的有害因素。

3. 工程技术、个人防护、职业病危害事故应急救援及职业卫生管理措施、建筑卫生学等方面要求，如车间采暖、通风、采光、照明、墙体、墙面、地面、辅助用室设置等，以及防尘、防毒、防噪、防振、防暑、防湿、防寒、防电离辐射、防非电离辐射、防生物危害措施等。

（二）职业病危害因素识别的方法

职业病危害因素识别方法很多，不同方法有不同的优缺点。因此，需要结合项目特点和识别者专业特长，综合选择职业病危害因素识别方法。

1. 感官判断法 在某种意义上讲，人也是一种复杂的设备仪器，能通过视觉、感觉、听觉和嗅觉等一定程度上客观感知环境中物质的存在。如视觉识别粉尘、有色气体、紫外线等；听觉识别噪声；嗅觉识别有味及刺激性气体等；感觉识别高温、低温、振动等。

感官判断卫生情况和实际的职业卫生情况之间不能直接画等号。

2. 经验法 是指依据掌握的相关专业知识和实际工作经验，凭借经验和判断能力直观地对评价对象的职业病危害因素进行识别。要点是依据具体情况决定是否需要采用经验法，是否收集了足够的相关行业、生产工艺的职业卫生基础资料，能否全面识别、分析项目职业病危害因素及其防护措施的有效性。简便、易行是它的优点，缺点是受评价人员的知识、经验和资料的限制，可能出现遗漏和偏差。

3. 检查表法 是指针对不同的行业，利用专为各种职业病危害因素识别设计编制的表格进行识别的方法。表格中能直观地反映出不同工艺流程中存在和产生的职业病危害因素或原因，有害物质的种类及危害因素的类型、操作方式及作业人员所处的岗位、可能导致的职业病。检查表的特点是简明易懂，方法简单适用，易于掌握，能弥补有关人员的知识经验不足，可比较全面地进行辨识，应用范围广。缺点是通用性较差、易受经验等因素的影响，项目实施起来花费时间长。

4. 类比法 是指利用已经建成投产的相同或类似工程的职业卫生检测、监护和统计分析资料进行类比，分析评价项目的职业病危害因素及其防护措施的有效性。

（1）工程一般特征的相似性，包括工艺路线、生产方法、原辅材料、产品结构等。

（2）职业病危害防护设施的相似性，包括有害因素产生途径、浓度（强度）与防护措施等。

（3）环境特征的相似性，主要包括气象条件、地理条件等。

类比法是建设项目职业病危害预评价工作中最常用的识别方法。类比法优点是通过对类比企业进行现场调查和实际检测后，可对职业病危害因素进行直观定性和定量描述。缺点是因识别对象与类比对象之间可能存在生产规模、工艺路线、生产设备等的差别，职业病危害因素的种类和危害程度可能存在差异。

目前评价项目多数为新技术、新材料的应用，很难在本地找到完全相同的类比对象。因此在进行类比定量识别时，应根据生产规模、卫生防护特征、生产管理以及其他因素等实际情况进行必要的修正。

5. 检测检验法 是采用仪器对工作场所可能存在的职业病危害因素进行现场采样分析的方法。可用于：①对职业病危害因素的定性识别；②对职业病危害因素的定量识别；③建设项目职业病危害控制效果评价和工作场所职业病危害因素的定期监测与评价；④建设项目职业病危害预评价。

在建设项目职业病危害控制效果评价、工作场所职业病危害因素的定期监测与评价以及建设项目职业病危害预评价类比调查等工作中，通常对已知职业病危害因素进行采样测定，属定量识别范畴。而用先进仪器设备对工作场所可能存在的职业病危害因素进行定性分析，则属于定性识别范畴。如用气相色谱质谱分析仪对工作场所空气中有害物质进行定性与定量分析，可以识别出来一些工程分析法、经验法等难以发现的有害因素。

现在一些工业化学品供货商为推销产品，常常打出环保产品、绿色产品的旗号，或出于配方保密的目的仅提供商品名和产品代号，导致使用部门对这些化学品组分并不了解，对可能产生的职业病危害认识不足。对于这类危害因素的识别，实测法就能发挥较好的优势。因此，该法对识别生产与使用含混合有机溶剂的涂料、胶粘剂等工作场所的职业病危害因素十分有效。实测法所得结果客观真实，往往是建设项目职业病危害评价结论和卫生监督结论的重要依据。缺点是投入的人力、物力大，时间长，测定项目不全或检测结果出现偏差时，易导致识别结论的错误或遗漏。

6. 理论推算法 是一种职业病危害因素定量识别的方法。利用有害物质扩散的物理化学原理或噪声、电磁场等物理因素传播与叠加原理定量推算有害物存在的浓度（强度）。如利用毒物扩散数学模型可预测与毒物散发源一定距离的某工作地点的毒物浓度，可利用噪声叠加原理预测工房内增加噪声源后噪声强度的变化。

7. 案例分析倒推法 根据特定的案例通过周密的分析，从果倒推到因（职业病诊断就是病因诊断）。

8. 综合分析法 是指在不能完全用一种方法完成识别时，可以将项目划分为几个部分，根据各部分特点，综合使用经验法、类比法等方法进行职业病危害因素识别。使用该方法特别要注意项目的可比性、完整性和真实性。

（三）职业病危害因素识别的注意事项

1. 可利用厂区功能（车间、流水线）或全部劳动者工作场所（各岗位）划分来逐一进行识别。

2. 注意不要遗漏如污水处理、设备清洗配套辅助项目等存在的职业病危害因素。

3. 考虑原料中是否含有杂质（一般指单一成分的原材料）。

4. 在化学反应时，如生产条件出现异常，是否会出现其他有害物质。

5. 在实际的生产场所中职业病危害因素往往不是单一存在，而是多种因素同时对劳动者的健康产生作用，关注多种因素混合效应。

6. 监管人员识别毒物，是为了满足日常监督需要，如果涉及立案调查，则要进一步取证调查检测，不能只依靠主观认识来作为证据。

7. 存在职业病危害因素的工序或车间未进行有效的工程防护（有效隔断、机械通风等），有害物质可能影响周边工序或车间。

8. 除了常规情况下的识别以外，还要对污水处理清淤，密闭空间，异常运转情况（试生产阶段、异常开车与停车、设备事故），厂内维修，外出售后服务保养维修时的职业病危害因素进行识别。这些非正常情况下的危害，反而是导致事故的重点环节。

9. 危害识别是个动态行为，如果生产工艺发生变化，应及时进行重新识别。

（四）职业病危害因素识别举例

【实例 1】木质家具制造企业存在的职业病危害因素

1. 主要工艺流程　木材下料→加工→粘接→打磨→喷漆→组装→包装。

2. 存在的危害因素

（1）木材下料、加工、打磨、组装（马钉枪）：粉尘、噪声、局部振动。

（2）粘接、喷漆：有机溶剂毒物（粘胶剂与清洗剂）。

（3）木材或密度板材中：甲醛。

【实例 2】汽摩配件行业可能存在的职业危害因素

1. 金属件铸造

（1）加料、筛料、配料、落砂、制造型壳、抛光、铸件清理：粉尘、噪声。

（2）磨具中的有机成分加热：氨（来源为硬化剂）、甲醛、二氧化硫。

（3）前处理、后处理（酸洗）：硫酸、盐酸等。

（4）造模、铸件、落砂：粉尘、噪声。

（5）熔炉、干燥炉、融化的金属：高温、粉尘。

（6）焊接：电焊烟尘、紫外线、氮氧化物。

（7）熔炼、浇铸：一氧化碳、二氧化硫、金属烟尘。

（8）用煤做燃料：煤尘。

2. 橡胶加工

（1）配料：粉尘（来源：粉末状原料）。

（2）密炼与硫化工序：高温、汽油、一氧化碳、氨、硫化氢及苯系物、正己烷等化学物质（来源：原料中的白油、黑油、白炭黑、染料粉等）。

3. 材料加工

（1）粉碎、切割、打磨工序：噪声、粉尘、振动。

（2）配料工序、抛光工序：其他粉尘。

（3）注塑、吸塑工艺：高温、噪声。

（4）上涂工序：有机溶剂苯系物、甲醛、正己烷等（来源：稀释剂、光亮剂、油漆）。

【实例 3】制革鞋行业可能存在的职业病危害因素

（1）裁断车间（电脑划料）：粉尘、噪声、激光。

（2）针车车间做包工序：粉尘、噪声、汽油、苯系物、二氯乙烷、正己烷等有机溶剂。

（3）成型车间：刷胶工序、刷处理剂、放子根、洗鞋工序：苯系物、二氯乙烷、三氯乙烯、正己烷等有机溶剂（来源：面胶、黄胶、白胶、处理剂、清洗剂、包头水、快干胶等胶粘剂，后三种浓度较高）；噪声。

（4）鞋带头上扣工序：二氯乙烷、甲苯等有机溶剂。

四、控制职业病的主要方法

职业病防治效果体现在综合治理，仅靠采取下述单一种方法效果不明显，甚至没有效果，宜综合采取合理布局、改进工艺设备、设置职业病防护设施、强化现场职业卫生管理、配置合格的个体防护用品等措施及方法，方能有效地控制职业病危害。控制职业病危害的主要方法有：

1. 替代 用无毒或低毒性物料来代替有毒、高毒性物料；用机器人（臂）替代人工。替代为消除或减少危害最好的方法。

2. 密闭 将工序机械化或自动化，并将有害的工序围封，避免员工接触有害物质。

3. 隔离 隔离危险工序可减少接触危害的人员数量。

4. 清洁生产 实行清洁文明生产，避免生产过程中物料的跑、冒、滴、漏，可有效地降低职业危害的程度。

5. 工程控制措施

（1）全面通风：引进大量的新鲜空气，稀释车间空气中有害物质的浓度。

（2）局部抽风：把有害物质由来源处直接抽走，避免员工吸入。

（3）湿式作业：可控制工序产生的粉尘散布。

（4）合理布置厂房：预防职业病危害由厂房设计阶段开始，建造符合规定要求的厂房。

（5）职业病防护设施维护检修：定期维护、检修职业病防护设施，保持相关设施处在最佳状态。

6. 职业卫生管理台账（法律、法规与规定）。

7. 严格执行个体防护用品使用与职业健康检查制度。

通风技术是工业生产中经常采用的控制尘、毒、热、湿等有害物污染的重要方法，但在采取通风技术措施的同时，还必须加强职业卫生管理，制定、完善、执行通风管理规章制度，提供配套的个体防护设施，佩戴个体防护用品。

我国在防尘方面总结出的八字方针，“革”“水”“密”“风”“护”“管”“教”“查”，这是防尘综合治理措施的典型。

（1）革：工艺改革。以低粉尘、无粉尘物料代替高粉尘物料，以不产尘设备、低产尘设备代替高产尘设备，这是减少或消除粉尘污染的根本措施。

（2）水：湿式作业可以有效地防止粉尘飞扬。

（3）密：密闭尘源。使用密闭的生产设备或者将敞口设备改成密闭设备。这是防止和减少粉尘外逸，治理作业场所空气污染的重要措施。

（4）风：通风排尘。受生产条件限制，设备无法密闭或密闭后仍有粉尘外逸时，要采取通风措施，将产尘点的含尘气体直接抽走，确保作业场所空气中的粉尘浓度符合国家卫生标准。

（5）护：受生产条件限制，在粉尘无法控制或高浓度粉尘条件下作业，必须合理、正确地使用防尘口罩、防尘服等个体防护用品。

（6）管：领导要重视防尘工作，防尘设施要改善，维护管理要加强，确保设备的良好、高效运行。

（7）教：加强防尘工作的宣传教育，普及防尘知识，使接尘者对粉尘危害有充分的了解和认识。

（8）查：定期对工作场所的粉尘浓度进行检测，发现超标，及时整改；定期对接尘人员进行体检；对从事特殊作业的人员应发放保健津贴；有作业禁忌证的人员，不得从事接尘作业。

五、职业病危害因素来源与毒性

（一）生产性粉尘

工作场所中，有许多生产工艺和作业过程都会产生粉尘。粉尘的化学成分决定其对机体的作用性质与危害程度。如游离二氧化硅含量10%以上的粉尘可引起矽肺；锡、铁、锑、钡及其化合物粉尘可引起肺沉着病；煤尘可引起煤工尘肺；电焊烟尘可引起电焊工尘肺；而铅、锰粉尘可引起铅中毒、锰中毒等。

1. 定义 在工农业生产中形成的，能够较长时间浮游于空气中的固体微粒叫作生产性粉尘。

2. 来源 生产性粉尘的来源很多，几乎所有的工农业生产过程均可产生粉尘，有些工艺产生的粉尘浓度还很高，严重影响着职业人群的身体健康。其主要来源如下：

（1）固体物质的破碎和加工：常见于矿石开采和冶炼，铸造工艺，耐火材料、玻璃等工业原料的加工，粮谷脱粒等过程。

（2）物质的不完全燃烧：如煤炭不完全燃烧的烟尘、烃类热分解产生的炭黑。

（3）物质加热时产生的蒸气凝结或被氧化：如铅熔炼时产生氧化锌烟尘。

3. 分类

（1）无机粉尘

1）金属矿物粉尘：如铅、锌、铝、铁、锡等金属及其化合物粉尘。

2）非金属矿物粉尘：如石英、石棉、滑石、煤等。

3）人工无机粉尘：如水泥、玻璃纤维、金刚砂等。

（2）有机粉尘

1）植物性粉尘：如棉、麻、谷物、亚麻、甘蔗、木、茶等粉尘。

2）动物性粉尘：如皮、毛、骨、丝等粉尘。

3）人工有机粉尘：如树脂、有机染料、合成纤维、合成橡胶等粉尘。

（3）混合性粉尘：上述各种粉尘混合存在。在生产环境中，最常见的是混合性粉尘。

4. 粉尘对人体的危害

（1）破坏人体正常的防御功能。

（2）引起肺部疾病：长期大量吸入粉尘，可使肺组织发生弥漫性、进行性纤维组织增生，引起尘肺病，导致呼吸功能严重受损而使劳动能力下降或丧失。矽肺是纤维化病变最严重、进展最快、危害最大的尘肺病。

（3）致癌：有些粉尘具有致癌性，如石棉是世界公认的人类致癌物质，石棉尘可引起间皮细胞瘤，可使肺癌的发病率明显增高。

（4）毒性作用：铅、砷、锰等有毒粉尘，能在支气管和肺泡壁上被溶解吸收，引起铅、砷、锰等中毒。

（5）局部作用：粉尘堵塞皮脂腺使皮肤干燥，可引起痤疮、毛囊炎、脓皮病等；粉尘对角膜的刺激及损伤可导致角膜的感觉丧失，角膜浑浊等改变；粉尘刺激呼吸道黏膜，可引起鼻炎、咽炎、喉炎。

5. 生产性粉尘引起的职业病 详见：本章第二节 职业病概念、种类、诊断和预防。

（二）化学因素

生产性毒物（化学因素）可引起职业中毒，包括急性中毒、慢性中毒、亚急性中毒。常见的有铅、汞、锰、镉等重金属中毒，氯气、氮氧化物、氨等刺激性气体中毒，一氧化碳、硫化氢、氰化氢等窒息性气体中毒，苯、甲苯、二甲苯、二氯乙烷等有机溶剂中毒等等。另外，接触此类物质，还有可致突变、致癌、致畸风险。生产性毒物对女工月经、妊娠、哺乳等功能可产生不良影响，不仅对妇女本身有害，而且可能累及下一代。

1. 定义 在一定条件下，摄入较小剂量即可引起机体暂时或永久性病理改变，甚至危及生命的化学物质称为毒物；机体受毒物作用后引起一定程度损害而出现的疾病状态称为中毒；生产过程中产生的，存在于工作环境中的毒物称为生产性毒物；劳动者在生产劳动过程中由于接触生产性毒物而引起的中毒称为职业中毒。

2. 存在方式 生产性毒物在生产过程中，可在原料、辅助材料、夹杂物、半成品、成品、废气、废液及废渣中存在，以固体、液体、气体等形态存在于生产环境中。

3. 生产性毒物侵入人体的途径

（1）呼吸道：气体、蒸气、气溶胶（粉尘、烟、雾）状态的毒物经呼吸道进入体内。进入呼吸道的毒物，可通过肺泡直接进入血液循环，其毒性作用大，发生快。大多毒物都是由这些途径进入人体的。

（2）皮肤：在作业过程中，经皮肤吸收而导致中毒的情况也较常见。经皮肤吸收有经表皮或经过汗腺、毛囊等吸收两种方式，吸收后毒物可直接进入血液循环。

（3）消化道：在生产环境中，单纯以消化道吸收而引起中毒的情况较少见，一般为误食或吞入。有的毒物（如氰化物）可在口腔中经黏膜吸收。

4. 职业中毒危害类型

（1）金属及类金属中毒：金属有多种分类方法，按照理化特性可简单分为重金属、轻金属、类金属三类。金属的毒性是多种多样的。较为突出的有：铅中毒、汞中毒、锰中毒、镉中毒、六价铬中毒、砷中毒、砷化氢中毒、磷中毒等。

（2）有机溶剂中毒：有机溶剂（苯、二氯乙烷、三氯乙烯）引起的中毒，目前在制鞋、箱包、表面处理行业生产中越来越突出。另外，汽油中毒、四氯化碳中毒、甲醇中毒、正已烷中毒、二硫化碳中毒、丙酮中毒也不少见。

（3）刺激性气体中毒：刺激性气体是工业生产中常遇到的一类有害气体，主要有氯气、光气、氮氧化物、氨气等。刺激性气体对呼吸道有明显的损害，轻者为上呼吸道刺激症状，重者可致喉头水肿、喉痉挛、中毒性肺炎，可发生肺水肿。刺激性气体大多是化学工业的重要原料和副产品，此外在医药、冶金等行业中也经常接触到。刺激性气体多有腐蚀性，生产过程中常因设备被腐蚀而发生跑、冒、滴、漏，或因管道、容器内压力增高而致刺激性气体大量外逸，造成中毒事故。

（4）窒息性气体中毒：一氧化碳中毒最常见，在煤气制造过程中较突出。一氧化碳为无色、无味、无刺激性的气体，易燃、易爆，是一种最常见的窒息性气体。化学工业中应用一氧化碳为原料，冶金工业中的炼铁、炼钢、炼焦等工作场所都会产生大量一氧化碳。

硫化氢中毒（高浓度硫化氢使人电击样死亡）：近年来频繁发生，并且往往由于救援不利，发生群死群伤事故。硫化氢是一种无色、具有腐败臭蛋味的气体，很少用作生产原料，多是生产过程及日常生活中产生的废气。硫化氢可源于含硫化合物的生产、人造纤维、玻璃纸制造，石油开采、炼制、含硫矿石冶炼，含硫的有机物发酵腐败，制糖、造纸业的原料浸渍等。此外，清理粪池、垃圾、阴沟或在密闭空间进行检修维护等作业，可发生严重硫化氢中毒。

二氧化碳中毒：接触二氧化碳的机会：制造汽水、啤酒时冲以二氧化碳；使用二氧化碳灭火器；制造碳酸钠、碳酸氢钠；尿素工作场所。不通风的发酵池、地窖、矿井、下水道、粮仓等处，可有较高浓度的二氧化碳蓄积。

5. 职业中毒危害类型 详见：本章第二节 职业病概念、种类、诊断和预防。

（三）物理因素

在生产环境中通常存在一些与劳动者健康密切相关的物理因素，如噪声、振动、高温、低温、高气压、低气压、可见光、紫外线、红外线、激光、微波和工频电场等。多数物理因素是生产环境中必需的条件，但其强度超出一定的范围后就会对人体产生职业病危害。

1. 噪声 在生产中，由于机器转动、气体排放、撞击与摩擦所产生的噪声，称为生产性噪声或工业噪声。按其来源可分为以下三类：

（1）空气动力噪声：由于气体压力变化引起气体扰动，气体与其他物体相互作用所致。例如，各种风机、空气压缩机、风动工具、喷气发动机、汽轮机等，由于压力脉冲和气体排放发出的噪声。

（2）机械性噪声：机械撞击、摩擦或质量不平衡旋转等机械力作用下引起固体部件振动所产生的噪声。例如，各种车床、电锯、电刨、球磨机、砂轮机、织布机等发出的噪声。

（3）电磁性噪声：由于磁场脉冲，磁致伸缩引起电气部件振动所致。如电磁式振动台和振荡器、大型电动机、发电机和变压器等产生的噪声。

生产场所的噪声源很多，即使一台机器也能同时产生上述三种类型的噪声。大多数生产性噪声的频率在 50～1000Hz 范围内。近年研究表明，某些生产过程能发出次声和超声，也会造成劳动者的健康损害。

由于长时间接触噪声导致的听阈升高、不能恢复到原有水平的称为永久性听阈位移，临床上称为噪声聋。噪声聋可分为两种：一种是一次或几次接触高强度噪声，如爆炸声等造成的耳聋，称为爆震聋；另一种是长期在强噪声（8h 等效噪声≥85dB(A)）环境下工作而引起的耳聋，称为噪声聋，它是一种进行性感音系统的损害。

2. 振动 振动是指物体在外力作用下，以中心位置为基准呈往复振荡的现象。生产过程中的生产设备、工具产生的振动称为生产性振动。产生振动的机械有锻造机、冲压机、压缩机、振动筛送风机、振动后送带、打夯机、收割机等。在生产中手臂振动所造成的危害较为明显和严重，国家已将手臂振动病列为职业病。

3. 异常气象条件

（1）高温强热辐射作业：工作地点气温30℃以上、相对湿度 80%以上的作业，或工作地点气温高于夏季室外气温 2℃以上，均属高温、强热辐射作业。如冶金工业的炼钢、炼铁、轧钢车间，机械制造工业的铸造、锻造、热处理车间，建材工业的陶瓷、玻璃、搪瓷、砖瓦等窑炉车间，火力电厂和轮船的锅炉间等。这些作业场所的特点是气温高、热辐射强度大，相对湿度低，形成干热环境。

（2）高温高湿作业：气象条件特点是气温气湿高，热辐射强度不大，或不存在热辐射源。如印染、缫丝、造纸等工业中，液体加热或蒸煮，车间气温可达 35℃以上，相对湿度达 90%以上。煤矿深井井下气温可达30℃，相对湿度 95%以上。

（3）低温作业：接触低温环境主要见于冬天在寒冷地区或极区从事野外作业，如建筑、装卸、农业、渔业、地质勘探、科学考察，在寒冷天气中进行战争或军事训练。室内因条件限制或其他原因而无采暖设备亦可形成低温作业环境。在冷库或地窖等人工低温环境中工作，人工冷却剂的储存或运输过程中亦可使接触者受低温侵袭。

（4）高气压作业：高气压作业主要有潜水作业和潜涵作业。潜水作业常见于水下施工、海洋资料及海洋生物研究、沉船打捞等。潜涵作业主要见于修筑地下隧道或桥墩，工人在地下水位以下的深处或沉降于水下的潜涵内工作，为排出涵内的水，需通入较高压力的高压气。

（5）低气压作业：高原作业、航空、航天作业都是在低气压环境中进行，属低气压作业。

异常气象条件引起的职业病有：中暑、减压病、高原病、航空病。航空病指由于航空飞行环境中的气压变化，所引起的航空性中耳炎、航空性鼻窦炎、变压性眩晕、高空减压病、肺气压伤 5 种疾病。

4. 物理因素危害类型 详见：本章第二节 职业病概念、种类、诊断和预防。

（四）放射性因素

医疗机构射线检查与治疗，塑料薄膜等材料生产（测厚仪），化学反应料位控制（γ 料位仪），工业探伤，医疗器械调试，射线装置生产与使用、测量与控制，高氡矿山开采等接触各种辐射能的场合越来越多。电离辐射是指电磁辐射波谱的量子能量水平，可引起机体生物大分子电离作用的辐射，如氡及其短寿命子体、X射线、α射线、β射线、γ射线、中子等。

不同的射线种类引起的生物效应也是不同的，α射线主要引起内照射损伤；β射线主要引起皮肤和眼晶体的损伤；X、γ、中子主要引起外照射损伤，在相同剂量下中子的损伤比X、γ射线严重。

电离辐射可以造成人体器官和系统的损害。电离辐射可引起职业性放射病，包括全身性放射性疾病和局部放射性疾病。

放射性因素引起的职业病详见：本章第二节职业病概念、种类、诊断和预防。

（五）生物因素

生产原料和生产环境中存在的有害人体健康的致病微生物、寄生虫及动植物、昆虫等及其所产生的生物活性物质统称为生产性生物有害因素。常见的有附着于动物皮毛上的炭疽杆菌、布鲁氏菌、蜱媒森林脑炎病毒、支原体、衣原体、钩端螺旋体；孳生于霉变蔗渣和草尘上的真菌或真菌孢子之类致病微生物及其毒性产物；某些动、植物产生的刺激性、毒性或变态反应性生物活性物质，如鳞片、粉末、毛发、粪便、毒性分泌物、酶或蛋白质和花粉等；血吸虫尾蚴、钩蚴、蚕丝、蚕蛹、蚕茧、桑毛虫、松毛虫等。生物性有害因素除引起如炭疽、布鲁氏菌病、森林脑炎、莱姆病、艾滋病（限于医疗卫生人员及人民警察）等法定职业性传染病外，也是构成法定职业性哮喘、外源性过敏性肺泡炎和职业性皮肤病等法定职业病的致病因素之一。引发生物因素职业病及行业分类：

1. 炭疽杆菌

（1）炭疽病是由炭疽菌引起的人畜共患急性传染病。

（2）炭疽病的潜伏期较短，一般为1～3d，最短仅为12h，长至2周。临床分为皮肤型、肺型、肠型、脑膜炎型、败血症型5种。

（3）行业举例：①食品制造业：牲畜检疫；②纺织业：拣毛；③皮革、毛皮及其制品业：坯皮准备；④畜牧业：牧民、饲养员、兽医；⑤动物园：饲养员、兽医。

2. 森林脑炎病毒

（1）森林脑炎是由病毒引起的自然疫源性疾病，是林区特有的疾病，传播媒介是硬蜱，有明显的季节性，每年5月上旬开始，6月上、中旬达高峰，7月后则多散发。

（2）森林脑炎起病急剧，突发高热可迅速到40℃以上，并有头痛、恶心、呕吐、意识不清等，可迅速出现脑膜刺激征，多为重症。神经系统症状以瘫痪、脑膜刺激征及意识障碍为主。常出现颈部肌肉、肩胛肌、上肢肌瘫。

（3）行业举例

1）伐木业：原木采伐、原木运输、其他出入森林作业人员。

2）护林业：护林、其他出入森林作业人员。

3）林产化学产品制造业：栲胶备料、松脂采割、松明采集、野生果品采摘、菌菇采摘。

4）中草药业：野生中草药采集。

5）狩猎业：狩猎人员。

3. 布鲁氏菌

（1）布鲁氏菌病是由布鲁氏菌引起的人畜共患性传染病，传染源以羊、牛、猪为主，主要由病畜传染。因此病畜是皮毛加工等类型企业中职业性感染此病的主要途径。

（2）发热是布鲁氏菌病患者最常见的临床表现之一，常有多发性神经炎，多见于大神经，以坐骨神经最为多见。

（3）行业举例：①食品制造业：牲畜检疫；②畜牧业：牧民、饲养员、兽医。

4. 莱姆病 是一种以蜱为媒介的螺旋体感染性疾病，由伯氏疏螺旋体所致的自然疫源性疾病。我国于1985年首次在黑龙江省林区发现本病病例，以神经系统损害为该病最主要的临床表现。其神经系统损害以脑膜炎、脑炎、神经炎、运动和感觉神经炎最为常见。其中一期莱姆病仅用抗生素即可奏效，至二期、三期用抗生素无济于事，特别是神经系统损害更缺乏特效疗法。早期以皮肤慢性游走性红斑为特点，以后出现神经、心脏或关节病变，通常在夏季和早秋发病，可发生于任何年龄人群，男性略多于女性。发病以青壮年居多，与职业相关密切。以野外工作者、林业工人感染率较高。

5. 获得性免疫缺陷综合征 是一种危害性极大的传染病，由人类免疫缺陷病毒（HIV，又称艾滋病毒）引起。HIV是一种能攻击人体免疫系统的病毒。它将人体免疫系统中最重要的CD4 T淋巴细胞作为主要攻击目标，大量破坏该细胞，使人体丧失免疫功能。因此，人体易于感染各种疾病，并可发生恶性肿瘤，病死率较高。HIV在人体内的潜伏期平均为8～9年，患艾滋病以前，可以没有任何症状地生活和工作多年。医疗卫生人员及人民警察因工作关系暴露所得的艾滋病为职业病。

生物因素引起的职业病详见：本章第二节 职业病概念、种类、诊断和预防。

（六）其他因素

其他因素所致职业病的有3种，分别是金属烟、井下不良作业条件（限于井下工人）、刮研作业（限于手工刮研作业人员）。

（七）职业性肿瘤因素

与职业有关的能引起肿瘤的因素称为职业性肿瘤因素。由职业性肿瘤因素所致的肿瘤，称为职业性肿瘤。我国职业性肿瘤名单见表2-3-1。

表 2-3-1 职业性肿瘤的接触行业及工种

职业癌名称	接触致癌物行业及接触工种
石棉所致肺癌、间皮瘤	石棉纺织、石棉橡胶制品、石棉水泥制品，石棉的开采选矿运输，石棉制品应用等。接触青石棉更为严重
联苯胺所致膀胱癌	染料化工业中制造联苯胺及联苯胺生产染料的工人，此外在有机化学合成橡胶、塑料、印刷行业亦常用
苯所致白血病	橡胶、树脂、漆、脂的溶剂或稀释剂，以及药物、染料、洗涤剂、化肥、农药、苯酚、苯乙烯合成的原料
氯甲醚、双氯甲醚所致肺癌	用于甲基化和离子交换树脂的原料。甲醇、甲醛、氯化氢合成双氯甲醚、氯甲甲醚、蚊香、造纸
砷及其化合物所致肺癌、皮肤癌	含砷矿开采、冶炼，制药、农药、铜和铅合金，应用三氧化二砷、五氧化三砷、砷酸盐、三氯化砷、雌黄、种子消毒、杀虫、木材防腐、颜料
氯乙烯所致肝血管肉瘤	生产和使用氯乙烯或PVC
焦炉逸散物所致肺癌	炼焦厂焦炉工
六价铬化合物所致肺癌	铬酸盐制造厂、镀铬、铬颜料生产、毛染色
毛沸石所致肺癌、胸膜间皮瘤	废物处理、污水、农业废物、大气污染控制系统、水泥聚集物、建筑材料等
β-萘胺所致膀胱癌	涂料及颜料制造业
煤焦油、煤焦油沥青、石油沥青所致皮肤癌	炼焦、煤气及煤制品业：炼焦干馏、熄焦、煤气净化、煤焦油制取等

六、与职业相关疾病

与职业相关疾病主要是指在职业人群中，由多种因素引起的疾病。它的发生与职业因素有关，但又不是唯一的发病因素，非职业因素也可引起发病，是在法定职业病名单之外的一些与职业因素有关的疾病，也是职业卫生工作中一个值得关注的问题。

例如搬运工、铸造工、长途汽车司机、炉前工、电焊工等，由于长期弯腰、下蹲、站立、躯干前屈等不良工作姿势所致的腰脊痛；长期固定姿势，长期低头，长期伏案工作所致的颈肩痛；钢琴手、小提琴手过多指腕运动而发生的手肌痉挛；长期吸入刺激性气体，粉尘而引起的慢性支气管炎；长期高度精神紧张而多发的高血压和冠心病、消化性溃疡病以及精神抑郁等。

第三章　职业卫生法律法规和标准

我国职业卫生法律法规和标准体系已基本建立，并在不断完善之中。这些法律法规和标准对用人单位的职业卫生工作提出了全面、具体的要求。

第一节　我国职业卫生法律法规体系及主要法规

一、我国职业卫生法律法规体系

我国职业卫生法律法规体系可以分为六个层次。

1. 宪法　《中华人民共和国宪法》是国家的根本大法，具有最高的法律效力，一切法律、行政法规、地方法规、规章都不得同宪法相抵触。

2. 法律　法律是由全国人大及其常委会制定的。我国的职业卫生法律和相关法律主要有：《职业病防治法》《中华人民共和国安全生产法》《中华人民共和国放射性污染防治法》《中华人民共和国劳动法》《中华人民共和国工会法》和《中华人民共和国清洁生产促进法》等。

3. 行政法规　行政法规是国务院根据宪法和法律制定的。例如：《使用有毒物品作业场所劳动保护条例》《放射性同位素与射线装置安全和防护条例》《中华人民共和国尘肺病防治条例》等。

4. 地方性法规　地方性法规是由省、自治区、直辖市、省和自治区的人民政府所在市、经国务院批准的较大的市的人大及其常委会，根据本行政区域的具体情况和实际需要制定和颁布的、在本行政区域内实施的规范性文件的总称。如《山东省职业病防治条例》《江苏省职业病防治条例》《云南省职业病防治条例》《沈阳市职业卫生监督管理条例》等。

5. 规章　包括部门规章和地方政府规章。部门规章由国务院各部、委员会、中国人民银行、审计署和具有行政管理职能的直属机构制定，地方政府规章由省、自治区、直辖市和较大的市人民政府制定。例如，原国家安全监管总局根据《职业病防治法》，制定了《工作场所职业卫生监督管理规定》（原国家安全监管总局令第 47 号）、《职业病危害项目申报办法》（原国家安全监管总局令第 48 号）、《用人单位职业健康监护监督管理办法》（原国家安全监管总局令第 49 号）和《建设项目职业病防护设施“三同时”监督管理办法》（原国家安全监管总局令第 90 号）等。国家卫计委制定了《国家职业卫生标准管理办法》（原卫生部令第 20 号）、《职业健康检查管理办法》（国家卫健委令第 2 号）和《职业病诊断与鉴定管理办法》（原卫生部令第 91 号）等。地方政府规章，如《广州市职业卫生监督管理规定》等。

6. 规范性文件　国家行政部门制定的法律范畴以外的其他具有约束力的行政规范、文件，通常以印发通知的形式下发，如《职业病分类和目录》（国卫疾控发〔2013〕48 号），《职业病危害因素分类目录》（国卫疾控发〔2015〕92号），《高毒物品目录》（卫法监发〔2003〕142号），《建设项目职业病危害风险分类管理目录》（2012年版）（安监总安健〔2012〕73号）等。

7. 其他　职业卫生方面的国际公约主要指国际劳工组织的公约，属国际法范畴，虽不应包括在我国法律体系内，但凡经全国人大常委会批准后，在我国国内具有法律效力，等同于法律。这类国际公约有《职业安全和卫生及工作环境公约》（155号）、《作业场所安全使用化学品公约》（170号）等。

二、主要职业卫生法律法规

（一）《中华人民共和国宪法》

《宪法》第四十二条明确规定，国家通过各种途径，创造劳动就业条件，加强劳动保护，改善劳动条件，并在发展生产的基础上，提高劳动报酬和福利待遇。加强劳动保护，改善劳动条件，这是对我国的职业安全卫生工作的总体规定。

（二）法律

1.《职业病防治法》　《职业病防治法》是我国预防、控制和消除职业病危害，防治职业病，保护劳动者健康及其相关权益的一部专门法律。本法于2002年5月1日起施行，先后经4次修正，最近一次修正后于2018年12月29日起实施。《职业病防治法》明确了我国“预防为主、防治结合”的职业病防治工作基本方针，多方监管的工作机制和“分类管理、综合治理”的职业病防治管理原则。

2.《中华人民共和国放射性污染防治法》　《中华人民共和国放射性污染防治法》（以下简称《放射性污染防治法》）的立法目的：防治放射性污染，保护环境，保障人体健康，促进核能、核技术的开发与和平利用。本法于2003年10月1日起施行。《放射性污染防治法》第三条规定了国家对放射性污染的防治，实行预防为主、防治结合、严格管理、安全第一的方针。

（三）行政法规

1.《中华人民共和国尘肺病防治条例》　1987年12月3日国务院以第105号令发布实施的《中华人民共和国尘肺病防治条例》共六章二十八条，包括：总则、防尘、监督和监测、健康管理、奖励和处罚、附则，是为保护劳动者健康，消除粉尘危害，防止发生尘肺病，促进生产发展而制定的。其适用范围为所有有粉尘作业的企业、事业单位。

2.《使用有毒物品作业场所劳动保护条例》　2002年4月30日国务院以第352号国务院令颁布，于2002年5月12日起实施的《使用有毒物品作业场所劳动保护条例》共八章七十一条，包括总则、作业场所的预防措施、劳动过程的防护、职业健康监护、劳动者的权利与义务、监督管理、罚则和附则。该条例作为职业病防治法配套的行政法规，在使用有毒物品作业场所的卫生许可制度、工伤保险、高毒特殊作业管理规定、职业卫生医师和护士制度、卫生行政部门责任、职业健康监护制度、责任追究等方面都有明显突破，对于规范使用有毒物品作业场所的劳动保护具有重要意义。

3.《放射性同位素与射线装置安全和防护条例》　该条例是2005年8月31日国务院第104次常务会议通过，以第449号国务院令予以公布，自2005年12月1日起施行，于2014年7月29日修订后施行。条例明确国务院环境保护主管部门对全国放射性同位素、射线装置的安全和防护工作实施统一监督管理，有关部门按照职责分工和本条例的规定，对有关放射性核素、射线装置的安全和防护工作实施监督管理。条例从许可和备案、安全和防护、辐射事故应急处理等几个方面对生产、销售、使用放射性核素和射线装置的单位提出了安全应用、保障人体健康、保护环境的要求。

（四）地方性法规

各地区为了贯彻《职业病防治法》，根据所在地区职业防治实际工作情况制定了一系列地方性法规，如《山东省职业病防治条例》《江苏省职业病防治条例》《云南省职业病防治条例》《沈阳市职业卫生监督管理条例》。

《沈阳市职业卫生监督管理条例》于2014年1月1日起施行。该条例内容包括总则、职业病危害预防、劳动者保护、监督检查、法律责任和附则，对《职业病防治法》部分条款进行了细化和补充。

（五）规章

1.《工作场所职业卫生监督管理规定》（原国家安全监管总局令第47号） 《工作场所职业卫生监督管理规定》（以下简称《规定》）是依据《职业病防治法》第六、九条等，对《作业场所职业卫生监督管理暂行规定》（原国家安全监管总局令第23号）进行的修订。按照新修改的《职业病防治法》的内容，新《规定》理清了安全监管部门的职业卫生监管法定职责、主要内容和相关措施等，分别从用人单位职业卫生管理机构与人员的设置、规章制度建设、作业环境管理、劳动者管理、职业健康监护、档案管理、材料和设备管理等方面，对用人单位职业卫生管理的主体责任进行了细化规定。

2.《职业病危害项目申报办法》（原国家安全监管总局令第48号） 职业病危害项目申报工作实行属地分级管理原则。《职业病危害项目申报办法》对职业病危害项目申报内容、申报形式和申报要求作了具体规定。

3.《用人单位职业健康监护监督管理办法》（原国家安全监管总局令第49号） 《用人单位职业健康监护监督管理办法》（以下简称《监护监管办法》）明确了上岗前、在岗期间、离岗时以及应急职业健康检查的人员范围，以规范、指导用人单位开展职业健康检查工作。规定了针对职业健康检查结果所采取的措施，以及职业健康监护档案管理。

《监护监管办法》根据《职业病防治法》的规定，本着强化用人单位主体责任、细化法律规定、增加可操作性的原则，对用人单位的职业健康监护职责作出了具体规定。如，《监护监管办法》规定，用人单位应当根据本办法以及《职业健康监护技术规范》（GBZ188）等国家职业卫生标准的要求，制定、落实本单位职业健康检查年度计划，并保证所需要的专项经费。用人单位在委托职业健康检查机构对从事接触职业病危害作业的劳动者进行职业健康检查时，应当如实提供相应文件、资料。

4.《职业卫生技术服务机构监督管理暂行办法》（原国家安全监管总局令第50号） 《职业卫生技术服务机构监督管理暂行办法》（以下简称《机构监管暂行办法》）是为了加强对职业卫生技术服务机构的监督管理，规范职业卫生技术服务行为，构建职业卫生技术服务体系，为用人单位提供更好的技术服务。由于2016年、2017年《职业病防治法》进行了修正，《机构监管暂行办法》需要进行完善，新的《机构监管办法》正在制定中。

5.《建设项目职业病防护设施"三同时"监督管理办法》（原国家安全监管总局令第90号） 《建设项目职业病防护设施"三同时"监督管理办法》（以下简称《三同时监管办法》），是按照国务院推进简政放权放管结合优化服务的改革要求，对《建设项目职业卫生"三同时"监督管理暂行办法》（原国家安全监管总局令第51号）进行的修订。修订后的《三同时监管办法》取消了监管部门对建设项目职业病防护设施"三同时"行政审批事项，保留了建设单位履行建设项目职业病防护设施“三同时”的有关要求，同时规定监管部门加强监督检查，依法查处有关违法违规行为。

《三同时监管办法》按照建设项目职业病防护设施“三同时”工作的不同阶段，对建设单位开展建设项目职业病危害预评价、职业病防护设施设计、职业病危害控制效果评价以及职业病防护设施验收相关责任要求进行了细化，并增加“监督检查”一章，明确了监管部门在职责范围内实施重点监督检查的内容和相关要求。

《三同时监管办法》删除了原《办法》中有关建设项目职业病危害预评价报告审核（备案）、严重职业病危害的建设项目防护设施设计审查、建设项目职业病防护设施竣工验收（备案）等涉及行政审批的内容，明确了建设单位的主体责任，建设单位负责人组织职业卫生专业技术人员开展有关评价报告和职业病防护设施设计评审，向监管部门报送验收方案，形成书面报告等责任，并要求通过公告栏、网络等方式公布有关工作信息，接受劳动者和监管部门的监督。

6.《职业病诊断与鉴定管理办法》（原卫生部令第 91 号）　《职业病诊断与鉴定管理办法》明确了相关部门在职业病诊断与鉴定工作中的协调配合职责，解决了因诊断资料不全而无法进行职业病诊断的问题，方便了劳动者，简化了程序，保护了劳动者权益。

7.《国家职业卫生标准管理办法》（原卫生部令第 20 号）　《国家职业卫生标准管理办法》规定有关职业病的国家职业卫生标准，由国务院卫生行政部门制定并公布。国家职业卫生标准由全国职业卫生标准委员会按照《全国卫生标准技术委员会章程》及有关规定审查、通过后，由卫生行政部门批准，并以卫生行政部门通告形式公布。

8.《职业健康检查管理办法》（国家卫健委令第 2 号）　《职业健康检查管理办法》是按照国务院推进简政放权放管结合优化服务的改革要求，根据修改后的《职业病防治法》对原《职业健康检查管理办法》（原国家卫计委令第 5 号）进行的修订。

《职业健康检查管理办法》要求医疗卫生机构开展职业健康检查工作后 15 个工作日内向省级卫生健康主管部门备案。省级卫生健康主管部门应当指定机构负责质量控制管理工作，组织开展实验室间比对和职业健康检查质量考核。

（六）规范性文件

1.《职业病分类和目录》（国卫疾控发〔2013〕48 号）　《职业病分类和目录》于 2013 年 12 月 23 日实施，将法定职业病分为 10 类 132 种（含 4 项开放性条款）。与原《职业病目录》（卫法监发〔2002〕108 号）相比，新增 18 种，对 2 项开放性条款进行了整合，对 16 种职业病的名称进行了调整。

具体包括职业性尘肺病及其他呼吸系统疾病 19 种、职业性皮肤病 9 种、职业性眼病 3 种、职业性耳鼻喉口腔疾病 4 种、职业性化学中毒 60 种、物理因素所致职业病 7 种、职业性放射性疾病 11 种、职业性传染病 5 种、职业性肿瘤 11 种和其他职业病 3 种。

2.《职业病危害因素分类目录》（国卫疾控发〔2015〕92 号）　《职业病危害因素分类目录》于 2015 年 11 月 17 日实施，共分为 6 类 459 种（含 5 项开放性条款）。

该《目录》是在原《职业病危害因素分类目录》（卫法监发〔2002〕63 号）基础上进行修订，将原 10 类调整为 6 类，分别为粉尘、化学因素、物理因素、放射性因素、生物因素和其他因素。对原《目录》所列职业危害因素作了进一步的细化，如化学因素中除列举与 59 种职业性化学中毒对应的因素外，还细化增加了其他 316 种化学因素内容。新《目录》中不再包括行业工种举例及可能导致的职业病。

3.《高毒物品目录》（卫法监发〔2003〕142 号）　2003 年发布了《高毒物品目录》

（卫法监发〔2003〕142号），共54种毒物。

4.《建设项目职业病危害风险分类管理目录（2012年版）》（原安监总安健〔2012〕73号） 2012年国家安全生产监督管理总局发布安监总安健〔2012〕73号文，公布了《建设项目职业病危害风险分类管理目录（2012年版）》。该目录在综合考虑《职业病危害因素分类目录》（卫法监发〔2002〕63号）所列各类职业病危害因素及其可能产生的职业病和建设项目可能产生职业病危害的风险程度的基础上，按照《国民经济行业分类》（GB/T 4754），分严重、较重和一般三个级别，对可能存在职业病危害的主要行业进行分类。

在实际运用中，如果建设项目拟采用的原材料、主要生产工艺和产品等可能产生的职业病危害的风险程度，与其在《目录》中所列行业职业病危害的风险程度有明显区别的，建设单位和职业卫生技术服务机构可以通过职业病危害预评价作出综合判断，根据评价结果确定该建设项目职业病危害的风险类别。

（七）经我国批准生效的国际公约

经我国批准生效的国际劳工公约，也是我国职业卫生法规形式的重要组成部分。国际劳工公约，是国际职业卫生法律规范的一种形式，它不是由国际劳工组织直接实施的法律规范，而是采用会员国批准，并由会员国作为制定国内职业卫生法规依据的公约文本。国际劳工公约经国家权力机关批准后，批准国应采取必要的措施使该公约发生效力，并负有实施已批准的劳工公约的国际法义务。到目前为止，我国已经加入的有关职业卫生公约有《职业安全卫生公约》（第144号，1976年）、《作业场所安全使用化学品公约》（第170号，1990年）、《建筑业安全卫生公约》（第167号，1988年）和《职业安全和卫生及工作环境公约》（第155号，1981年）等。

第二节　我国职业卫生标准体系及主要标准

职业卫生标准是以保护劳动者健康为目的，对劳动条件的各种卫生要求所做的统一规定。职业卫生标准是职业病防治工作标准化管理的技术规范，是衡量职业病危害控制效果的技术指标；是贯彻实施健康法律法规的重要技术依据，也是职业病防治工作监督管理的法定依据。

一、我国职业卫生标准体系

依据《中华人民共和国标准化法》规定，标准包括为国家标准、行业标准、地方标准和团体标准、企业标准等五个层次。标准包括国家标准、行业标准、地方标准和团体标准、企业标准。国家标准分为强制性标准、推荐性标准，行业标准、地方标准是推荐性标准。强制性标准是由法律规定必须遵照执行的标准，强制性国家标准的代号为“GB”。强制性标准以外的标准是推荐性标准，又叫非强制性标准，推荐性国家标准的代号为“GB/T”。

（一）国家标准

国家标准由国务院标准化行政主管部门编制计划和组织草拟，并统一审批、编号、发布。国家标准的代号为“GB”。

（二）行业标准

对没有国家标准又需要在全国某个行业范围内统一的技术要求，可以制定行业标准，作为对国家标准的补充，当相应的国家标准实施后，该行业标准应自行废止。行业标准由行业标准归口部门审批、编号、发布，实施统一管理。行业标准的归口部门及其所管理的行业标准范围，由国务院标准化行政主管部门审定，并公布该行业的行业标准代号。

（三）地方标准

对没有国家标准和行业标准而又需要在省、自治区、直辖市范围内统一的下列要求，可以制定地方标准：

1. 工业产品的安全、卫生要求。

2. 药品、食品卫生、环境保护等法律、法规规定的要求。

3. 其他法律、法规规定的要求。

地方标准由省、自治区、直辖市标准化行政主管部门统一编制计划、组织制定、审批、编号、发布。

（四）团体标准

团体标准是指依法成立的社会团体为满足市场和创新需要，协调相关市场主体共同制定的标准。根据国务院《深化标准化工作改革方案》关于“对团体标准进行必要的规范、引导和监督”的要求，为落实质检总局和国家标准委联合发布的《关于培育和发展团体标准的指导意见》“国务院标准化行政主管部门组织建立全国团体标准信息平台，加强信息公开和社会监督”的意见，由国家标准化管理委员会组织中国标准化研究院开发建设。全国团体标准信息平台于 2016 年 3 月正式发布上线。2019 年 1 月 9 日国家标准化管理委员会和民政部联合发布了（国标委联〔2019〕1 号）《国家标准委、民政部联合印发＜团体标准管理规定＞》通知，对团体标准的制定、实施和监督管理作了明确要求。

（五）企业标准

企业标准是对企业范围内需要协调、统一的技术要求、管理要求和工作要求所制定的标准。企业标准由企业制定，由用人单位法人代表或法人代表授权的主管领导批准、发布。企业产品标准应在发布后 30 日内向政府备案。

自 2002 年《职业病防治法》实施以来至今，国家卫生行政部门职业卫生监督主管部门先后制定、修订并发布了一系列国家职业卫生标准，国家安监行政部门颁布了一系列涉及职业卫生的安全生产行业标准，初步建立了国家职业卫生标准体系。

二、我国主要职业卫生标准

目前我国职业卫生标准分为九类。其中工作场所作业条件的卫生标准、职业接触限值、职业病诊断标准、职业照射放射防护标准和职业防护用品卫生标准为强制性标准，其他标准为推荐性标准。

（一）基础标准

基础标准现包括《职业卫生标准制定指南》（GBZ/T 210.1～5）和《职业卫生名词术语》（GBZ/T 224）。《职业卫生标准制定指南》已于 2008 年发布，分为“工作场所化学物质职业接触限值”“工作场所粉尘职业接触限值”“工作场所物理因素职业接触限值”“工作场所空气中化学物质测定方法”和“生物材料中化学物质的测定方法”5 个方面，该标准对指导职业卫生标准的制定具有重要意义。《职业卫生名词术语》（GBZ/T 224）规定了职业卫生术语的分类和定义或含义，适用于职业卫生的科研、管理及教学培训，2010 年 1 月 22 日正式公布，自 2010 年 8 月 1 日起实施。

（二）通用规则

为配合《职业病防治法》的实施，原《工业企业设计卫生标准》（TJ 36）修订分解成《工业企业设计卫生标准》（GBZ 1）和《工作场所有害因素职业接触限值》（GBZ 2）两个重要的职业卫生标准，并于 2002 年发布实施。2005 年开始对《工业企业设计卫生标准》（GBZ 1）进行又一次修订，于 2010 年 1 月 22 日正式公布的《工业企业设计卫生标准》（GBZ 1），自 2010 年 8 月 1 日起实施。新修订的《工业企业设计卫生标准》（GBZ 1）详细规定了工业企业的选址与整体布局、防尘与防毒、防暑与防寒、防噪声与振动、防非电离辐射及电离辐射、辅助用室等方面的内容，以保证工业企业的设计符合卫生要求，更符合《职业病防治法》的精神，更具有操作性。

2003 年发布的《工作场所职业病危害警示标识》（GBZ158），规范了工作场所职业病危害警示标识的种类、标识的设计原则、标识的选用和设置。

（三）职业接触限值标准

2002 年发布实施的《工作场所有害因素职业接触限值》（GBZ 2）规定了工作场所化学有害因素的职业接触限值，适用于工业企业卫生设计及存在或产生化学有害因素的各类工作场所；适用于工作场所卫生状况、劳动条件、劳动者接触化学因素的程度、生产装置泄漏、防护措施效果的监测、评价、管理及职业卫生监督检查等，但不适用于非职业性接触。

职业接触限值是职业病危害因素的接触限制量值，指劳动者在职业活动过程中长期反复接触，对绝大多数接触者的健康不引起有害作用的容许接触水平。化学有害因素的职业接触限值包括时间加权平均容许浓度、短时间接触容许浓度和最高容许浓度三类。

2003 年起对该标准进行修订，于 2007 年 11 月 1 日实施。修订后将“GBZ 2”分成“GBZ 2.1”和“GBZ 2.2”两部分。“GBZ 2.1”即《工作场所有害因素职业接触限值 第 1 部分：化学有害因素》（GBZ 2.1），“GBZ 2.2”即《工作场所有害因素职业接触限值 第 2 部分：物理因素》（GBZ 2.2）。

该标准规定了 339 种化学有害因素接触限值，其中 286 种规定了时间加权平均容许浓度（PC-TWA），116 种规定了短时间接触容许浓度（PC-STEL），53 种规定了最高容许浓度（MAC）。该标准对 46 种粉尘制定了 PC-TWA，其中 14 种粉尘制定了呼吸性粉尘的 PC-TWA。标准还规定了工作场所白僵蚕孢子、枯草杆菌蛋白酶等生物因素容许浓度。

新一版职业接触限值标准纳入部分化学有害因素的生物接触限值，待颁布。

（四）职业病诊断标准

截至 2018 年底，已制定和修订的职业病及其相关标准共一百余个。《职业病分类和目录》中 132 种职业病，均已有相应的职业病诊断标准。

（五）职业照射放射防护标准

《电离辐射防护与辐射源安全基本标准》（GB 18871）是辐射防护的基本标准，国家质量监督检验检疫总局 2002 年第 11 号（总第 47 号）国家标准批准公布。于 2002 年 10 月 8 日批准，以编号 GB 18871 发布，自 2003 年 4 月 1 日起实施。该标准同时取代《放射卫生防护基本标准》（GB 4792）和《辐射防护规定》（GB 8703）。该基本标准强制性地规定了电离辐射防护与辐射源安全的各方面要求。从一般要求、主要要求和详细要求三个层次上，逐层深入较全面地规定了防护与安全的技术要求和管理要求，并以相应附录做必要补充。该基本标准规定了表面污染控制水平，非密封源放射工作场所的分级，少量低水平放射性废液的排放控制要求，电离辐射的标志和警告标志等，还重新调整了放射性核素的毒性分组，又增加了有关放射性残存物持续照射的剂量约束要求。

《放射工作人员职业健康监护技术规范》(GBZ 235)规定了放射工作人员职业健康监护的基本原则和技术要求。目的是为了保证放射工作人员身体和心理健康以及体质能力胜任正常和异常情况下的工作，不至于引发导致危害工作和公众安全与健康的误操作，评价放射工作人员对于其工作的持续适任程度，并为事故照射的医学处理和职业病诊断提供健康资料。放射工作单位应当按照国家有关法规的要求，建立健全本单位放射工作人员的职业健康监护制度，保证职业健康监护工作的实施。

其余的相关照射放射防护标准还有:《医用 X 射线诊断受检者放射卫生防护标准》(GB 16348)、《X 射线计算机断层摄影装置质量保证检测规范》(GB 17589)、《放射工作人员健康要求》(GBZ 98)、《含密封源仪表的放射卫生防护要求》(GBZ 125)、《职业性外照射个人监测规范》(GBZ 128)、《医用 X 射线诊断放射防护要求》(GBZ 130)、《医用放射性废物的卫生防护管理》(GBZ 133)、《X 射线计算机断层摄影放射卫生防护标准》(GBZ 165)、《职业性皮肤放射性污染个人监测规范》(GBZ 166)、《放射性污染的物料解控和场址开放的基本要求》(GBZ 167)、《医用诊断 X 射线个人防护材料及用品标准》(GBZ 176)、《医疗照射放射防护基本要求》(GBZ 179)、《核电厂职业照射监测规范》(GBZ 232)等。

(六)职业危害预防控制标准

至今已发布《石棉作业职业卫生管理规范》(GBZ/T 193)、《工作场所防止职业中毒卫生工程防护措施》(GBZ/T 194)、《有机溶剂作业场所个人职业病防护用品使用规范》(GBZ/T 195)、《使用人造矿物纤维绝热棉职业病危害防护规程》(GBZ/T 198)、《服装干洗业职业卫生管理规范》(GBZ/T 199)、《血源性病原体职业接触防护导则》(GBZ/T 213)、《高毒物品作业岗位职业病危害告知规范》(GBZ/T 203)、《高毒物品作业岗位职业病危害信息指南规范》(GBZ/T 204)、《密闭空间作业职业病危害防护规范》(GBZ/T 205)、《建筑行业职业病危害预防控制规范》(GBZ/T 211)、《纺织印染业职业病危害预防控制指南》(GBZ/T 212)、《黑色金属冶炼及压延加工业职业卫生防护技术规范》(GBZ/T 231)、《汽车铸造作业职业危害防护控制指南》(GBZ/T 251)、《中小箱包加工企业职业危害预防控制指南》(GBZ/T 252)、《造纸业职业病危害预防控制指南》(GBZ/T 253)、《硫化氢职业危害防护导则》(GBZ/T 259-2014)、《中小制鞋企业职业危害预防控制指南》(GBZ/T 272)、《氯气职业危害防护导则》(GBZ/T 275)、《火力发电企业职业危害预防控制指南》(GBZ/T 280)、《正己烷职业危害防护导则》(GBZ/T 284)、《珠宝玉石加工行业职业病危害预防控制指南》(GBZ/T 285)、木材加工企业职业危害预防控制指南(GBZ/T 287)及 电池制造业职业危害预防控制指南(GBZ/T 299)等。防护标准起草过程中除参考发达国家(主要为美国)的相关标准和有关指南外，还重点参考了国际劳工组织的有关公约、建议书、操作规程、手册和世界卫生组织的有关指南。

(七)职业健康相关标准

2014 年，原国家卫计委对《职业健康监护技术规范》(GBZ 188)作了修改。该标准对健康监护的定义和范畴、开展健康监护的依据、工作程序、参与健康监护工作各方的责任和义务、健康监护资料的应用、目标疾病、开展健康监护职业病危害因素和人群的界定原则、健康监护的种类与周期检查方法和指标的确定原则、健康监护结果的评价等都从理论上作了简要的描述。对基本医学检查和常规医学检查内容作了具体的规定，相应的检测方法在附录中作了较详细的描述，对接触有害化学因素、粉尘、有害物理因素、有害生物因素和特殊作业人群的健康监护作出了具体规定。

此外，还有《消防员职业健康标准》（GBZ221）、《职业禁忌证界定导则》（GBZ/T260）等。

（八）劳动能力鉴定标准

《劳动能力鉴定——职工工伤与职业病致残等级》（GB/T 16180）。该标准是为保障因工作遭受事故伤害或者患职业病的劳动者获得医疗救治和经济补偿，对工伤或患职业病劳动者的伤残程度作出客观、科学的技术鉴定，该标准是在总结全国劳动社会保障机构应用《职工工伤与职业病致残程度鉴定》（GB/T 16180），开展工伤评残鉴定的实践基础上，对原标准的进一步补充与完善，充分反映了我国现阶段社会经济发展和保障水平。

（九）报警标准

针对我国高危行业职业病危害严重的特点，2009 年发布了《工作场所有毒气体检测报警装置设置规范》（GBZ/T 223），该标准规定了有毒气体报警点和报警值的确定方法，提出了仪器选型要求和具体的选型方法，对加强工作场所有毒气体的检测报警，使其规范化具有重要意义。

（十）方法标准

2004 年卫生部颁布了《工作场所空气中有毒物质监测的采样规范》（GBZ 159）和 81 类化合物职业卫生检测标准方法（GBZ/T 160.1～81）。2007 年，卫生部又颁布了 4 类化合物职业卫生检测标准方法（GBZ/T 160.82～85）和修订的 12 类化合物职业卫生检测标准法；同年，又颁布了工作场所物理因素测量（GBZ/T 189.1～11）和工作场所空气中粉尘测定（GBZ/T 192.1～5）。

2017 年，原国家卫计委对 GBZ/T 160 系列一共 81 个标准变更为 160 个标准，标准号改为 GBZ/T 300 系列，最后一个序列标准号为 GBZ/T 300.160-2017，2018 年 5 月 1 日起实行。该标准系列中 GBZ/T 300.1 为总则，GBZ/T 300.33 金属及其化合物包含 23 种金属及其化合物，GBZ/T 300.34 稀土金属及其化合物包含 16 种金属及其化合物，GBZ/T 300.59 挥发性有机化合物包含 37 种挥发性有机化合物，大大增加了化学物的种类。

（十一）风险评估标准

包括 2016 年原国家安全生产监督管理局颁布的《噪声职业病危害风险管理指南》和 2017 年原国家卫计委颁布了《工作场所化学有害因素职业健康风险评估技术导则》（GBZ/T298）。

（十二）管理标准

包括《用人单位职业病防治指南》（GBZ/T225）、工作场所职业病危害作业分级（GBZ/T229.1～4）等。

（十三）安全生产行业标准（AQ）中的相关职业卫生标准

安全生产标准由原国家安全生产监督管理总局统一编号、发布，标准代号为 AQ，大致可分为如下几类：

1. 基础标准 《作业场所职业危害基础信息数据》（AQ/T 4206）、《作业场所职业危害监管信息系统基础数据结构》（AQ/T 4207）等。

2. 管理标准 《涂装职业健康安全通用要求》（AQ 5208）、《制革职业安全卫生规程》（AQ 4215）、《钢铁冶炼企业职业健康管理技术规范》（AQ/T 4216）、《轧钢企业职业健康管理技术规范》（AQ 4239）、《铁矿采选业职业健康管理技术规范》（AQ 4240）、涂料生产企业职业健康技术规范（AQ 4254）、木器涂装职业安全健康要求（AQ 5217）、噪声职业病危害风险管理指南（AQT4276）等。

3. 方法标准　《有毒作业场所危害程度分级》（AQ/T 4208）、《粉尘采样器技术条件》（AQ4217-2012 代替 LD62-1994）；《电子工业防尘防毒技术规范》（AQ 4201）、《矿山个体呼吸性粉尘测定方法》（AQ 4205）；《城镇污水处理厂防毒技术规范》（AQ 4209）、《革类加工制造业防尘防毒技术规范》（AQ4210）、《家具制造业防尘防毒技术规范》（AQ4211）；《铝加工厂防尘防毒技术规程》（AQ/T4218）、《焦化行业防尘防毒技术规范》（AQ/T4219）、《石材加工工艺防尘技术规范》（AQ4220）、《粮食加工防尘防毒技术规范》（AQ4221）、《酒类生产企业防尘防毒技术要求》（AQ4222）、《自来水生产供应企业防尘防毒技术要求》（AQ4223）、《仓储业防尘防毒技术规范》（AQ4224）、《印刷企业防尘防毒技术规范》（AQ4225）、《城镇燃气行业防尘防毒技术规范》（AQ4226）、《氧化铝厂防尘防毒技术规程》（AQ/T4212）、《煤层气开采防尘防毒技术规范》（AQ4213）、《焊接工艺防尘防毒技术规范》（AQ4214）、《涂装作业危险有害因素分类》（AQ/T5209）、《汽车制造企业职业危害防护技术规程》（AQ/T4227）、《制药企业职业危害防护规范》（AQ/T4255）、《纺织业防尘防毒技术规范》（AQ4242）、《石棉生产企业防尘防毒技术规程》（AQ4243）、《日用化学产品生产企业防尘防毒技术要求》（AQ4238）、《制鞋企业防毒防尘技术规范》（AQ/T4249）、《造纸企业防尘防毒技术规范》（AQ/T4244）、《制鞋企业防毒防尘技术规范》（AQ/T4249）、《箱包制造企业职业病危害防治技术规范》（AQ/T4253）、《宝石加工企业职业病危害防治技术规范》（AQ/T4257）、《玻璃生产企业职业病危害防治技术规范》（AQ/T4258）、《家具制造业手动喷漆房通风设施技术规程》（AQ/T4275）、《卷烟制造企业防尘防毒技术规范》（AQ4245）、《电镀工艺防尘防毒技术规范》（AQ4250）、《建材物流业防尘技术规范》（AQ4246）、《隧道运营场所防尘防毒技术规范》（AQ/T4277）、《建筑施工企业职业病危害防治技术规范》（AQ/T4256）、《钢铁企业烧结球团防尘防毒技术规范》（AQ/T4248）、《水泥生产企业防尘防毒技术规范》（AQ/T4247）、《木材加工企业职业病危害防治技术规范》（AQ/T4251）、《黄金开采企业职业危害防护规范》（AQ/T4252）等。

4. 产品标准　《橡胶耐油手套》（AQ6102 代替 LD34.4-1992）、《耐酸（碱）手套》（AQ6103 代替 LD34.2-1992）、《焊工防护手套》（AQ6104 代替 LD34.3-1992）、《防 X 线手套》（AQ6207 代替 LD34.5-1992）、《呼吸性粉尘个体采样器》（AQ4204）、《焊接烟尘净化器通用技术条件》（AQ4237）、《粉尘采样器技术条件》（AQ4217）、《煤矿用自吸过滤式防尘口罩》（AQ1114）等。

5. 评价标准　《石棉矿山建设项目职业病危害预评价细则》（AQ/T4259）、《石棉矿山建设项目职业病危害控制效果评价细则》（AQ/T4260）、《石棉矿山职业病危害现状评价细则》（AQ/T4261）、《石棉制品业建设项目职业病危害控制效果评价细则》（AQ/T4262）、《石棉制品业职业病危害现状评价细则》（AQ/T4263）、《石棉制品业建设项目职业病危害预评价细则》（AQ/T4264）、《木制家具制造业建设项目职业病危害预评价细则》（AQ/T4265）、《木制家具制造业职业病危害现状评价细则》（AQ/T4266）、《木制家具制造业建设项目职业病危害控制效果评价细则》（AQ/T4267）、《火力发电企业建设项目职业病危害控制效果评价细则》（AQ/T4280）等。

第三节 行政处罚的有关规定（法律责任）

违反职业卫生法律法规的法律责任有行政责任、民事责任和刑事责任等方面，下面重点介绍违反职业卫生法律的行政责任。

一、职业卫生行政处罚程序

职业卫生监管部门在对相对人实施职业卫生行政处罚过程中的方式和步骤，即为职业卫生行政处罚程序。

（一）受理与立案

受理是指职业卫生监管部门对于在职业卫生监督管理中发现的、卫生机构监测报告的、社会举报的、上级交办或者下级报请的或者有关部门移送的案件，予以接收的行为。

立案是指职业卫生监管部门对于受理的案件，认为符合法定条件的，决定立案查处的行为。

（二）调查取证

调查取证是职业卫生监管行政处罚的必经程序，是指职业卫生监管部门对受理并立案的案件，所做的现场考察、现场勘验、现场检查、询问有关人员、请求鉴定、调取有关证据的行为。

（三）处罚决定

1. 职业卫生监管行政处罚的简易程序 简易程序，又称当场处罚程序。是指在具备某些条件的情况下，由职业卫生执法人员当场作出处罚决定，并当场执行的步骤、方式、时限、形式等过程。《行政处罚法》第三十三条规定：“违法事实确凿并有法定依据，对公民处以 50 元以下、对法人或者其他组织处以 1000 元以下罚款或者警告的行政处罚的，可以当场作出行政处罚决定。”

2. 职业卫生监管行政一般程序 一般程序，又称普通程序，是指除简易程序和听证程序之外的违法行为实施行政处罚所适用的程序，除法律、法规另有规定外，任何一个职业卫生监管行政处罚决定必须适用这一程序。具体内容如下：①调查取证；②告知处罚的事实、理由、依据和有关权利；③听取陈述、申辩或者举行听证；④处罚决定。

3. 听证程序 听证程序，是指职业卫生监管部门遵照行政处罚的公正、公开原则，针对处理案件较复杂或者较重大的违法行为，处以较重的行政处罚时，告知当事人有要求职业卫生监管部门举行听证会查清案件事实、进行陈述、申辩、质证的权利；当事人要求听证的，职业卫生监管部门应当组织听证会并承担听证费用。听证程序的基本内容：①告知当事人有要求听证的权利；②当事人在限期内提出听证要求，应当在行政机关告知后 3 日内提出要求；③告知当事人听证时间、地点；④公开听证；⑤非本案调查人员主持听证；⑥听证委托代理；⑦当事人进行申辩和质证；⑧制作听证笔录；⑨审查听证结果报告，作出处理决定。

4. 送达 送达，是指职业卫生监管部门依照法定的方式和程序，将有关法律文书送交当事人的活动。送达主要有当场送达、直接送达、留置送达、委托送达、邮寄送达和公告送达。

5. 行政处罚的执行与结案 行政处罚的执行，是指职业卫生监管部门依照法定的职权和程序作出了行政处罚决定，当事人自己履行或者强制当事人履行已经作出的行政处罚决定的行为。

（1）行政处罚的执行规则是：

1）行政处罚作出后，当事人应当在处罚

决定书规定的期限内予以履行，即当事人应当自收到行政处罚决定书之日起15日内，到指定的银行缴纳罚款。银行应当收受罚款，并将罚款直接上缴国库。

2）当事人对行政处罚不服申请行政复议或者行政诉讼的，行政处罚不停止执行，但行政复议或行政诉讼期间裁定停止执行的除外。

3）依据简易程序作出的行政处罚，职业卫生监管执法人员可以当场执行，并必须为当事人开具财政部门统一制发的专用罚没收据。

4）在边远、水上、交通不便等地区，当事人履行行政处罚向指定银行缴纳确有困难的，经当事人提出，职业卫生监管部门及其执法人员可以当场收缴罚款。

（2）《行政处罚法》第五十一条规定，当事人逾期不履行行政处罚决定的，作出行政处罚决定的行政机关可以采取下列措施：

1）到期不缴纳罚款的，每日按罚款数额的3%加处罚款。

2）根据法律规定，将查封、扣押的财物拍卖或者将冻结的存款划拨抵缴罚款。

3）申请人民法院强制执行。

（3）《行政处罚法》第五十二条规定，当事人确有经济困难，需要延期或者分期缴纳罚款的，经当事人申请和行政机关批准，可以暂缓或者分期缴纳。

行政处罚决定执行完毕后，案件即办结。承办人应当制作结案报告，并将有关材料归档；适用听证程序的案件应在一个月内报上级行政机关法制机构备案。

二、行政强制执行程序

行政强制执行是须申请法院才能实施的行为，职业卫生监管部门自身没有强制执行权，这一权力必须依照法定程序进行，这也是保障强制执行的合法性和防止相对人的合法权益被非法侵害的重要手段和条件。

（一）实施行政强制执行程序的适用条件

1. 实施行政强制措施时，必须已取得确凿的证据，即行政处罚决定是行政强制执行的根据，也是进入强制执行程序的前提条件。

2. 应按规定向被检查人出具强制措施的书面通知，并送达到执行人，书面通知中必须载明实施强制措施的理由和依据、所采取的措施及当事人的权利和义务；一般要再次要求相对人自动履行处罚决定，即采用告诫的方式进行敦促，如相对人仍不履行，则可进入实质阶段向法院申请强制执行。

3. 按规定需报上级行政部门或同级人民政府批准的，必须经批准后方能实施，但限制人身自由的行政处罚权只能由公安机关行使。

4. 职业卫生监管机构实施强制措施后，应在有关法律、法规、规章规定的期限内，作出解除强制措施或进一步处理的决定。

（二）法院的强制执行程序

根据我国现行法律、法规的规定，行政处罚决定需要强制执行时，应向法院提出执行申请。经审查后由法院按司法程序实施。具体程序如下：

1. 审查立案　法院收到职业卫生监管部门强制执行申请书，以及行政处罚决定和其他有关材料后，要从事实依据和法律依据两个方面进行审查核实。经审核认为行政处罚决定正确、执行申请合法，且其他有关材料齐备的，即立案予以执行。倘若认为上述内容有问题，则不予立案并将申请书退回职业卫生监管部门。

2. 通知履行　对于立案执行的职业卫生行政处罚决定，法院要向被处罚人发出执行通知书，并指定履行期限。假如被处罚的相对人仍拒不履行，法院则将强制执行。

3. 执行 强制执行由法院主持，特殊情况可请有关部门予以协助，如公安部门、职业卫生监管部门等。执行完毕，法院要将执行结果书面通知申请执行的职业卫生监管部门。

三、行政处罚的重要依据

职业卫生监管部门对用人单位在生产经营过程中违反职业卫生有关法律、法规规定的将依据有关法律、法规进行行政处罚，对构成犯罪的将依据《中华人民共和国刑法》追究刑事责任。进行行政处罚时主要依据：《职业病防治法》（第六十九条至第八十四条），《使用有毒物品作业场所劳动保护条例》（国务院令第 352 号）（第五十七条至第六十九条），《生产安全事故报告和调查处理条例》（国务院令第 493 号）（第三十五条至第四十三条），《工作场所职业卫生监督管理规定》（原国家安全监管总局令第 47 号）（第四十八条至第五十七条），《职业病危害项目申报办法》（原国家安全监管总局令第 48 号）（第十四条、第十五条），《用人单位职业健康监护监督管理办法》（原国家安全监管总局令第 49 号）（第二十六条至第三十条）等。

第四章 用人单位职业卫生管理要点

第一节 职业卫生管理基本要求

《职业病防治法》的立法宗旨是预防、控制和消除职业病危害，防治职业病，保护劳动者健康及其相关权益，促进经济社会发展。法律明确了我国职业病防治工作“坚持预防为主、防治结合的方针，建立用人单位负责、行政机关监管、行业自律、职工参与和社会监督的机制，实行分类管理、综合治理”的监督管理体制。因此，用人单位须依法建立健全职业病防治责任，设立职业卫生管理机构，配备职业卫生管理人员，确立本单位的职业病防治计划和规划，建立完善职业卫生管理制度与操作规程、职业卫生档案，确保职业病防治经费投入和加强劳动过程职业卫生管理等方面工作。

一、职业病防治工作方针

《职业病防治法》确立职业卫生工作基本方针是“预防为主、防治结合”。绝大多数职业病一旦发生、难以治愈，如职业性尘肺病、职业性噪声聋、职业性肿瘤、职业性慢性重度中毒，但职业病可通过预防、控制、管理和治理进行预防和控制、减少发生，可见“预防为主”是做好职业病防治工作的前提和基础。因此，用人单位应依法落实建设项目职业病防护设施“三同时”（同时设计、同时施工、同时投入生产和使用）工作，加强对产生职业病危害建设项目预评价、防护设施设计和控制效果的工作管理。生产过程中，需及时查找作业场所存在的职业病危害隐患并积极投入和治理改善，为劳动者创造符合国家职业卫生标准和卫生要求的工作环境和条件。其次，必须坚持“防治结合”，科学对待“防”与“治”，不能轻“防”重“治”，也不可只“治”不“防”。既要积极对职业病危害进行综合治理，也必须对发现的疑似职业病、职业病例积极进行医学观察、治疗，减少职业病病人痛苦，促进康复。这也是职业卫生工作实践遵循“三级预防”基本原则的重要环节，只有做到“预防为主、防治结合”，才能预防、控制和消除职业病危害，防治职业病发生。

二、建立健全用人单位职业病防治责任制

《职业病防治法》规定“用人单位应当建立、健全职业病防治责任制，加强对职业病防治的管理，提高职业病防治水平，对本单位产生的职业病危害承担责任”“用人单位的主要负责人对本单位的职业病防治工作全面负责”和“用人单位必须依法参加工伤保险”。2016 年 12 月党中央、国务院发布的《中共中央国务院关于推进安全生产领域改革发展的意见》明确提出“企业对本单位安全生产和职业健康工作负全面责任”和“建立企业全过程安全生产和职业健康管理制度，做到安全责任、管理、投入、培训和应急救援五到位”。

《国家职业病防治规划（2016—2020 年）》强调“用人单位在职业病防治工作中应承担

的主体责任，确保工作场所作业环境有效改善，职业健康监护工作有序开展，劳动者的职业健康权益得到切实保障”。规划提出的落实用人单位主体责任方面的具体措施有“督促职业病危害严重的用人单位建立防治管理责任制，健全岗位责任体系，做到责任到位、投入到位、监管到位、防护到位、应急救援到位。推动企业依法设立职业卫生管理机构，配备专（兼）职管理人员和技术人员。通过经验推广、示范创建等方式，引导用人单位发挥主体作用，自主履行法定义务。帮助用人单位有针对性地开展职业卫生培训，提高主要负责人、管理人员和劳动者的职业病危害防护意识。督促用人单位落实建设项目职业病防护设施“三同时”（同时设计、同时施工、同时投入生产和使用）制度，加强对危害预评价、防护设施控制效果评价和竣工验收等环节的管理。改善作业环境，做好工作场所危害因素申报、日常监测、定期检测和个体防护用品管理等工作，严格执行工作场所职业病危害因素检测结果和防护措施公告制度，在产生严重危害的作业岗位设置警示标识和中文警示说明。指导用人单位建立完善职业健康监护制度，组织劳动者开展职业健康检查，配合开展职业病诊断与鉴定等工作”。

因此，只有用人单位主体责任得到落实，才能实现“预防为主、防治结合”职业病防治方针，劳动者的职业卫生保护权利才能依法享有。

三、用人单位职业卫生管理基本要求

（一）《职业病防治法》第二十条规定，用人单位应当采取下列职业病防治管理措施

1. 设置或者指定职业卫生管理机构或者组织，配备专职或者兼职的职业卫生管理人员，负责本单位的职业病防治工作。

2. 制定职业病防治计划和实施方案。

3. 建立、健全职业卫生管理制度和操作规程。

4. 建立、健全职业卫生档案和劳动者健康监护档案。

5. 建立、健全工作场所职业病危害因素监测及评价制度。

6. 建立、健全职业病危害事故应急救援预案。

（二）具体做法可按照《用人单位职业病防治指南》（GBZ/T 225）提出要求，结合企业职业病危害风险程度，因地制宜，主要包括如下方面：

1. 职业卫生管理体系和规章制度建设

（1）设置职业病防治领导机构或者建立职业卫生委员会，组织本单位职业病防治工作。

法定代表人是用人单位职业卫生管理体系的最高责任人，全面负责用人单位的职业病防治工作。其具体职责：

1）建立、实施、定期评审职业卫生管理体系。

2）定期向最高管理层报告职业卫生管理体系的绩效。

3）组织并推动全体劳动者参加职业卫生管理活动。

用人单位法定代表人可在最高决策层任命一名或几名人员作为分管职业卫生工作的负责人。职业病防治领导机构或管理委员会由法定代表人、管理者代表、相关职能部门以及工会代表组成，其主要职责是审议职业卫生工作计划和方案，布置、督查和推动职业病防治工作。

（2）制定本单位职业卫生方针，职业病防治工作纳入企业目标管理责任制，制定职业病防治计划和实施方案。

用人单位应承诺遵守国家有关职业病防

治的法规、政策、标准，依据国家有关职业病防治的法规、政策、标准的要求，根据本单位的规模和活动类型，在征询劳动者及其代表意见的基础上，制定书面的职业卫生方针。职业卫生方针应该包括“遵守国家有关职业病防治法律、法规、标准和规范，预防和控制职业病及工作相关疾病，应符合本单位实际，适合本单位的规模和活动性质；保证全员参与。”职业卫生方针应达到以下要求：

1）内容明确，注明制定日期，并经法定代表人签字生效，或签发实施。

2）及时公布，保证全体劳动者及所有相关方及时得知。

3）定期评估，确保职业卫生方针持续的适用性。

用人单位在制定生产经营整体规划时，应将职业病防治工作纳入法定代表人的目标管理责任制中并通过层层分解的目标使下属机构都有相应的职责、任务、目标、进度和考核指标。

用人单位制定的年度职业病防治计划应包括目的、目标、措施、考核指标、保障条件等内容。实施方案应包括时间、进度、实施步骤、技术要求，考核内容、验收方法等内容。每年应对职业病防治计划和实施方案的落实情况进行必要的评估，并撰写年度评估报告。评估报告应包括存在的问题和下一步的工作重点书面评估报告应送达决策层阅知，并作为下一年度制定计划和实施方案的参考。

2. 设置职业卫生管理机构　职业卫生管理机构建立应结合企业职业病危害风险和企业规模等实际情况，职业卫生管理机构可以与安全生产、环境保护等部门联合办公；并配备专（兼）职的职业卫生专业人员，负责职业卫生管理工作的落实。

（1）职业卫生管理机构及其相关组织的责任是：

1）组织执行职业卫生管理体系的方针政策。

2）制定职业卫生管理工作计划，确定明确的目标及量化指标，并组织实施。

3）组织对劳动者的职业卫生培训以及劳动者之间（包括劳动者及其代表）的合作与交流，以全面实施其职业卫生管理体系要素。

4）负责确定职业危害识别、评价及其控制人员的职责、义务和权利，并告知劳动者。

5）制定有效的职业病防治方案，以识别、控制和消除职业病危害及工作有关疾病。

6）监督管理和评估本单位的职业病防治工作。

7）负责工作场所职业卫生监测、检测与评价和职工职业健康监护。

8）负责接触职业病危害劳动者三级职业卫生知识培训。

负责落实职业卫生管理专业人员应该具有相应知识背景和职业卫生工作经历，具有对本单位职业卫生工作提供技术指导和管理能力。一般来说，严重职业病危害用人单位必须配备专职职业卫生管理人员，一般和较重职业病用人单位超过100人需要配置专职职业卫生管理人员，100人以下的可以配置兼职人员。人数较多的企业可以按职工总数的千分之二到千分之五配备职业卫生专（兼）职人员。职业卫生专（兼）职人员用人单位应该给予书面聘用文件，并建立职业卫生管理人员专业档案。

（2）明确相关部门的职能、职责。用人单位应明确工会、人事及劳动工资、企业管理、财务、生产调度、工程技术、安全管理、职业卫生管理等相关部门在职业卫生管理方面的职责和要求。

（3）制定本单位职业卫生管理制度与操作规程：存在职业病危害的用人单位应根据国家、地方的职业病防治法律法规的要求，应当结合本单位实际，建立、健全下列职业卫生管理制度和操作规程：

1）职业病危害防治责任制度。

2）职业病危害警示与告知制度。

3）职业病危害项目申报制度。

4）职业病防治宣传教育培训制度。

5）职业病防护设施维护检修制度。

6）职业病防护用品管理制度。

7）职业病危害监测及评价管理制度。

8）建设项目职业卫生“三同时”管理制度。

9）劳动者职业健康监护及其档案管理制度。

10）职业病危害事故处置与报告制度。

11）职业病危害应急救援与管理制度。

12）岗位职业卫生操作规程。

13）法律、法规、规章规定的其他职业病防治制度。

职业卫生管理制度需要明确目的、责任清楚、易于执行和考核评估，应包括管理部门、职责、目标，内容、保障措施、评估方法等要素，岗位职业卫生操作规程可以与安全操作规程合并制定，便于职工掌握和执行。如检测及评价制度还要应包括应检测的车间（分厂）、岗位、职业性有害因素、经职业卫生现场调查确定的检测岗位点分布图及应测点应测样品数、检测周期、委托的检测机构资质、和经费保障等内容。

岗位操作规程应经科学论证，并与岗位职责相对应，其内容必须包括职业卫生防护的内容，可张贴或以其他方式，方便劳动者了解、提示劳动者遵守。

用人单位存在可能发生急性职业损伤的有毒、有害工作场所，必须建立、健全职业病危害事故应急救援预案。

3. 建立、健全职业卫生档案和接触职业病危害职工健康监护档案 职业卫生档案是职业病防治过程的真实记录和反映，也是卫生行政执法的重要参考依据。用人单位应建立职业卫生档案，指定专（兼）职人员负责，并应对档案的借阅做出规定。职业卫生档案包括：用人单位职业卫生基本情况、生产工艺流程、所使用的原辅材料名称及用量、产品、副产品、中间产品产量、职业性有害因素动态监测结果及其汇总、职业健康监护结果、职业病病人档案、职业病防护设施运转及维护档案等内容。

《职业病防治法》规定“用人单位应当为劳动者建立职业健康监护档案，并按照规定的期限妥善保存”。存在劳动关系的劳动者（含临时工）均应该依法建立职业健康监护档案。劳动者名册应按照上岗前、在岗期间和离岗分别建立存档。职业健康监护档案应当包括劳动者的职业史、职业病危害接触史、职业健康检查结果和职业病诊疗等有关个人健康资料。劳动者离开用人单位时，有权索取本人职业健康监护档案复印件，用人单位应当如实、无偿提供，并在所提供的复印件上签章。

4. 确保职业病防治管理必要的经费投入 职业病防治、管理经费包括人员配备、机构设置、职业病危害预防和治理、建设项目职业病危害预评价和控制效果评价、职业病防护设施配置与维护、个人职业病防护用品配置与维护、职业病危害因素检测与评价、职业健康监护、职业卫生培训、职业病病人诊断、治疗、赔偿与康复，工伤保险等方面。《职业病防治法》第四十一条规定“用人单位按照职业病防治要求，用于预防和治理职业病危害、工作场所卫生检测、健康监护和职业卫生培训等费用，按照国家有关规定，在生产成本中据实列支”；第二十一条规定“用人单位应当保障职业病防治所需的资金投入，不得挤占、挪用，并对因资金投入不足导致的后果承担责任”。因此，用人单位应定期评估职业病防治、管理经费投入是否与生产经营规模、职业危害的控制需求相适应。

5. 依法参加工伤保险 《职业病防治法》第七条“用人单位必须依法参加工伤保险”。

用人单位所有存在劳动关系的劳动者（含临时工）均应该缴纳工伤保险费。

6. 规范职业卫生档案管理　用人单位职业卫生档案是指用人单位在职业病危害防治和职业卫生管理活动中形成的，能够准确、完整反映本单位职业卫生工作全过程的文字、图纸、照片、报表、音像资料、电子文档等文件材料。用人单位应该建立健全的职业卫生档案主要包括以下主要内容：

（1）建设项目职业卫生“三同时”档案：“三同时”有关技术资料，以及其立项及评审、验收、过程报告等有关文件和资料。

（2）职业卫生管理档案，包括：

1）职业病防治责任制文件。

2）职业卫生管理规章制度、操作规程。

3）工作场所职业病危害因素种类清单、岗位分布以及作业人员接触情况等资料。

4）职业病防护设施、应急救援设施基本信息，以及其配置、使用、维护、检修与更换等记录。

5）职业病防护用品配备、发放、维护与更换等记录。

6）职业病危害事故报告与应急处置记录。

7）职业病危害项目申报等有关回执、立项批复文件等。

（3）职业卫生宣传培训档案：主要负责人、职业卫生管理人员和劳动者等相关人员职业卫生培训资料和企业其他宣传教育资料。

（4）职业病危害因素监测与检测评价档案：工作场所职业病危害因素检测、评价报告与记录。

（5）用人单位职业健康监护管理档案：职业健康监护计划、职业健康检查协议、职业健康检查结果汇总资料，存在职业禁忌证、职业健康损害或职业病的劳动者处理和安置情况记录。

（6）劳动者个人职业健康监护档案：接触职业病危害劳动者基本情况，上岗、定期、离岗等职业健康检查结果。

（7）法律、行政法规、规章要求的其他资料文件。

用人单位要严格职业卫生档案的日常管理，应设立档案室或指定专门的区域存放职业卫生档案，并指定专门机构和专（兼）职人员负责管理，做好职业卫生档案的归档工作，按年度或建设项目进行案卷归档，及时编号登记，入库保管，并防止出现遗失。职业卫生档案中某项档案材料较多或者与其他档案交叉的，可在档案中注明其保存地点。

职业卫生监管部门监督检查查阅或者复制职业卫生档案材料时，用人单位必须如实提供。劳动者离开用人单位时，有权索取本人职业健康监护档案复印件，用人单位应如实、无偿提供，并在所提供的复印件上签章。劳动者在申请职业病诊断、鉴定时，用人单位应如实提供职业病诊断、鉴定所需的劳动者职业病危害接触史、工作场所职业病危害因素检测结果等资料。用人单位发生分立、合并、解散、破产等情形的，职业卫生档案应按照国家档案管理的有关规定移交保管。

四、强化职工参与和提高劳动者职业健康素养

工会监督和职工参与是职业病防治工作不可缺少重要环节，是保障劳动者健康权益主要手段之一。劳动者参与职业卫生管理和职业病防治工作，是对自身健康负责，也是自身应该承担的义务。

《职业病防治法》规定，工会组织依法对职业病防治工作进行监督，维护劳动者的合法权益。用人单位制定或者修改有关职业病防治的规章制度，应当听取工会组织的意见。工会组织应当督促并协助用人单位开展职业卫生宣传教育和培训，有权对用人单位的职业病防治工作提出意见和建议，依法代表劳

动者与用人单位签订劳动安全卫生专项集体合同，与用人单位就劳动者反映的有关职业病防治的问题进行协调并督促解决。工会组织对用人单位违反职业病防治法律、法规，侵犯劳动者合法权益的行为，有权要求纠正；产生严重职业病危害时，有权要求采取防护措施，或者向政府有关部门建议采取强制性措施；发生职业病危害事故时，有权参与事故调查处理；发现危及劳动者生命健康的情形时，有权向用人单位建议组织劳动者撤离危险现场，用人单位应当立即作出处理。

《职业病防治法》第三十九条规定，劳动者参与用人单位职业卫生工作的民主管理，对职业病防治工作提出意见和建议。实践证明，职工参与用人单位职业卫生管理程度与其自身拥有的职业卫生知识有关。因此，为促进职工参与，应该加强职业健康素养的培养。第三十四条规定，用人单位的主要负责人和职业卫生管理人员应当接受职业卫生培训，遵守职业病防治法律、法规，依法组织本单位的职业病防治工作。用人单位应当对劳动者进行上岗前的职业卫生培训和在岗期间的定期职业卫生培训，普及职业卫生知识，督促劳动者遵守职业病防治法律、法规、规章和操作规程，指导劳动者正确使用职业病防护设备和个人使用的职业病防护用品。因此，劳动者应当学习和掌握相关的职业卫生知识，增强职业病防范意识，遵守职业病防治法律、法规、规章和操作规程，正确使用、维护职业病防护设备和个体防护用品，发现职业病危害事故隐患应当及时报告，对违反职业病防治法律、法规以及危及生命健康的行为提出批评、检举和控告，拒绝违章指挥和强令进行没有职业病防护措施的作业。

第二节　职业病危害项目申报

《职业病防治法》第十六条规定，国家建立职业病危害项目申报制度，用人单位工作场所存在职业病目录所列职业病的危害因素的，应当及时、如实向所在地卫生行政部门申报项目，接受监督。职业病危害因素分类目录由国务院卫生行政部门制定、调整并公布。职业病危害项目申报的具体办法由国务院卫生行政部门制定。

一、职业病危害项目申报的意义

职业病危害项目申报是用人单位必须履行的法定义务，是职业卫生监督管理部门履行行政监管职责的重要内容。开展职业病危害项目申报，有助于引导用人单位掌握本单位的职业病危害状况，自觉做好防范防控工作，落实职业健康主体责任，也有助于职业卫生监督管理部门掌握辖区内职业病危害的分布情况，有针对性地开展监管执法工作。

二、申报内容和申报程序

用人单位工作场所存在职业病目录所列职业病危害因素的，应当按照《职业病危害项目申报办法》的规定，及时、如实向所在地职业卫生监督管理部门申报职业病危害项目，并接受职业卫生监督管理部门的监督检查。为便于职业病危害申报工作，国家职业卫生监督管理部门建立有职业病危害项目申报系统，用人单位通过公布的职业病危害申报系统进行申报。《职业病危害项目申报表》《职业病危害项目申报回执》的式样由国务院卫生行政部门规定。

（一）申报内容

用人单位申报职业病危害项目时，应当提交《职业病危害项目申报表》（以下称为《申报表》）和下列文件、资料：

1. 用人单位的基本情况。

2. 工作场所职业病危害因素种类、分布与检测情况，以及接触人数、职业病发病情况等。

3. 法律、法规和规章规定的其他文件、资料。

（二）申报程序

用人单位要按照《申报表》规定的内容，通过申报系统进行申报。申报工作流程为：

1. 用人单位登录申报系统注册。

2. 用人单位在线填写和提交《申报表》。

3. 职业卫生监督管理部门审查备案。

4. 用人单位打印审查备案的《申报表》并经过主要负责人签字并盖章，按规定报送所在地职业卫生监督管理部门。

5. 职业卫生监督管理部门在收到用人单位报送的纸质《申报表》后，为用人单位开具《职业病危害项目申报回执》。用人单位将《申报表》和申报回执归入职业病危害项目管理档案。

（三）申报管理原则

职业病危害项目申报工作实行属地分级管理。中央用人单位、省属用人单位存在职业病危害的项目，向其所在地设区的市级职业卫生监督管理部门申报；其他用人单位的职业病危害项目，向其所在地县级人民政府职业卫生监督管理部门申报。鉴于一些地区的特殊行政划分，可以根据实际情况作相应调整。

（四）变更申报

用人单位有下列情形之一的，应当按照本条规定向原申报机关申报变更职业病危害项目内容：

1. 进行新建、改建、扩建、技术改造或者技术引进建设项目的，自建设项目竣工验收之日起30日内进行申报。

2. 因技术、工艺、设备或者材料等发生变化导致原申报的职业病危害因素及其相关内容发生重大变化的，自发生变化之日起15日内进行申报。

3. 用人单位工作场所、名称、法定代表人或者主要负责人发生变化的，自发生变化之日起15日内进行申报。

4. 经过职业病危害因素检测、评价，发现原申报内容发生变化的，自收到有关检测、评价结果之日起15日内进行申报。

用人单位终止生产经营活动的，应当自生产经营活动终止之日起15日内向原申报机关报告并办理注销手续。

三、违法责任

用人单位未按照本办法规定及时、如实地申报职业病危害项目的，责令限期改正，给予警告，可以并处5万元以上10万元以下的罚款。

用人单位有关事项发生重大变化，未按照本办法的规定申报变更职业病危害项目内容的，责令限期改正，可以并处5千元以上3万元以下的罚款。

第三节　建设项目职业病防护设施“三同时”

建设项目职业病防护设施“三同时”是从源头上预防、控制和消除职业病危害的一项重要法律制度，也是贯彻落实“预防为主、防治结合”方针、保障劳动者职业健康权益的有效手段。可能产生职业病危害的新建、改建、扩建和技术改造、技术引进建设项目（以下统称建设项目）必须做到职业病防护设施与主体工程“同时设计、同时施工、同时投入生产和使用”，目的是保证建设项目投产后建设项目符合职业卫生要求。

《职业病防治法》第二章“前期预防”对建设项目职业病防护设施“三同时”作出具体的规定。

一、基本要求

（一）职业病防护设施“三同时”责任主体

职业卫生法律法规规定，建设项目投资、管理的单位（以下简称“建设单位”）是建设项目职业病防护设施建设的责任主体。

建设单位应当优先采用有利于保护劳动者健康的新技术、新工艺、新设备和新材料，职业病防护设施所需费用应当纳入建设项目工程预算。建设单位对可能产生职业病危害的建设项目，应当依照本办法进行职业病危害预评价、职业病防护设施设计、职业病危害控制效果评价及相应的评审，组织职业病防护设施验收，并建立健全建设项目职业卫生管理制度与档案，并承担在职业病危害预评价报告、职业病防护设施设计、职业病危害控制效果评价报告编制、评审以及职业病防护设施验收等过程中违法责任。

（二）建设项目分类、分级管理

建设项目职业病防护设施“三同时”管理上实施分类和分级管理。

建设项目按可能发生的职业病危害分为一般、较重和严重三类，并对职业病危害严重建设项目实施重点监督检查。

国家卫生行政部门在国务院规定的职责范围内对全国建设项目职业病防护设施“三同时”实施监督管理。县级以上地方各级人民政府卫生行政部门依法在本级人民政府规定的职责范围内对本行政区域内的建设项目职业病防护设施“三同时”实施分类分级监督管理。跨两个及两个以上行政区域的建设项目职业病防护设施“三同时”由其共同的上一级人民政府卫生行政部门实施监督管理。

上一级人民政府职业卫生监督管理部门根据工作需要，可以将其负责的建设项目职业病防护设施“三同时”监督管理工作委托下一级人民政府职业卫生监督管理部门实施。

（三）建设项目职业病防护设施“三同时”评审和验收

建设单位依法开展建设项目职业病防护设施“三同时”工作是否达到防治职业病的目的，在有关评价、设计已完成或职业病防护设施验收条件成熟的情况下，建设单位应当组织制定相关评审（验收）工作方案，明确主持评审（验收）相关负责人以及任务分工。建设单位主要负责人应当主持评审（验收）工作，如因特殊情况无法参加的，由其书面授权指定有关负责人主持评审（验收）工作。建设单位应提前邀请参与评审（验收）的人员，并根据不同阶段要求通知有关评价、设计、施工和监理单位参会。

评审（验收）需要邀请3名以上（单数）的职业卫生专业技术人员对建设项目进行评审或验收，明确职业病危害风险类别及采取的职业病防护设施、措施与职业病防治有关法律、法规、规章和标准符合情况。职业卫生专业技术人员主要是指以下三类人员：各级职业卫生监督管理部门专家库的职业卫生专家；熟悉职业卫生法律、法规、技术标准和相关工艺、防护设施，从事职业卫生管理、有关工程、技术工作且具有中级及中级以上专业技术职称的人员；具有职业病危害检测与评价、职业健康监护等相关专业经验的注册安全工程师。

除国家保密的建设项目外，完成评审（验收）的项目，建设单位应当通过公告栏、网站等方式及时公布建设项目职业病危害预评价、职业病防护设施设计、职业病危害控制效果评价的承担单位、评价结论、评审时间及评审意见，以及职业病防护设施验收时间、验收方案和验收意见等信息，供本单位劳动者和职业卫生监督管理部门查询。

二、职业病危害预评价

（一）职业病危害预评价报告编制

《职业病防治法》第十七条规定：新建、扩建、改建建设项目和技术改造、技术引进项目，可能产生职业病危害的，建设单位在可行性认证阶段应当进行职业病危害预评价。职业病危害预评价报告应当对建设项目可能产生的职业病危害因素及其对工作场所劳动者健康康的影响作出评价，确定危害类别和职业病防护措施。

建设项目职业病危害预评价报告应当符合职业病防治有关法律、法规、规章和标准的要求，主要内容如下：

1. 建设项目概况，主要包括项目名称、建设地点、建设内容、工作制度、岗位设置及人员数量等。

2. 建设项目可能产生的职业病危害因素及其对工作场所、劳动者健康影响与危害程度的分析与评价。

3. 对建设项目拟采取的职业病防护设施和防护措施进行分析、评价，并提出对策与建议。

4. 评价结论，明确建设项目的职业病危害风险类别及拟采取的职业病防护设施和防护措施是否符合职业病防治有关法律、法规、规章和标准的要求。

（二）职业病危害预评价报告评审

建设项目职业病危害预评价报告编制完成后，属于职业病危害一般或者较重的建设项目，其建设单位主要负责人或其指定的负责人应当组织职业卫生专业技术人员对职业病危害预评价报告进行评审，并形成是否符合职业病防治有关法律、法规、规章和标准要求的评审意见；属于职业病危害严重的建设项目，其建设单位主要负责人或其指定的负责人应当组织外单位职业卫生专业技术人员参加评审工作，并形成评审意见。建设单位应当按照评审意见对职业病危害预评价报告进行修改完善，并对最终的职业病危害预评价报告的真实性、客观性和合规性负责。

职业病危害预评价工作过程应当形成书面报告备查，并存入职业卫生管理档案。

（三）不得通过评审和重新评价条件

建设项目职业病危害预评价报告不得通过评审的情形：

1. 对建设项目可能产生的职业病危害因素识别不全，未对工作场所职业病危害对劳动者健康影响与危害程度进行分析与评价的，或者评价不符合要求的。

2. 未对建设项目拟采取的职业病防护设施和防护措施进行分析、评价，对存在的问题未提出对策措施的。

3. 建设项目职业病危害风险分析与评价不正确的。

4. 评价结论和对策措施不正确的。

5. 不符合职业病防治有关法律、法规、规章和标准规定的其他情形的。

建设项目职业病危害预评价报告通过评审后，建设项目的生产规模、工艺等发生变更导致职业病危害风险发生重大变化的，建设单位应当对变更内容重新进行职业病危害预评价和评审。

三、职业病防护设施设计

建设项目的职业病危害防护设施应当符合国家职业卫生标准和卫生要求。因此，存在职业病危害的建设项目，建设单位应当在施工前按照职业病防治有关法律、法规、规章和标准的要求，进行职业病防护设施设计。

（一）建设项目职业病防护设施设计

职业病防护设施设计包括的内容有：

1. 设计依据。

2. 建设项目概况及工程分析。

3. 职业病危害因素分析及危害程度预测。

4. 拟采取的职业病防护设施和应急救援设施的名称、规格、型号、数量、分布，并对防控性能进行分析。

5. 辅助用室及卫生设施的设置情况。

6. 对预评价报告中拟采取的职业病防护设施、防护措施及对策措施采纳情况的说明。

7. 职业病防护设施和应急救援设施投资预算明细表。

8. 职业病防护设施和应急救援设施可以达到的预期效果及评价。

（二）职业病防护设施设计评审

职业病防护设施设计完成后，属于职业病危害一般或者较重的建设项目，其建设单位主要负责人或其指定的负责人应当组织职业卫生专业技术人员对职业病防护设施设计进行评审，并形成是否符合职业病防治有关法律、法规、规章和标准要求的评审意见；属于职业病危害严重的建设项目，其建设单位主要负责人或其指定的负责人应当组织外单位职业卫生专业技术人员参加评审工作，并形成评审意见。

建设单位应当按照评审意见对职业病防护设施设计进行修改完善，并对最终的职业病防护设施设计的真实性、客观性和合规性负责。职业病防护设施设计工作过程应当形成书面报告备查，职业病防护设施设计和工作过程存入职业卫生管理档案。

（三）不得通过评审和重新设计条件

建设项目职业病防护设施设计不得通过评审和开工建设的情形：

1. 未对建设项目主要职业病危害进行防护设施设计或者设计内容不全的。

2. 职业病防护设施设计未按照评审意见进行修改完善的。

3. 未采纳职业病危害预评价报告中的对策措施，且未作充分论证说明的。

4. 未对职业病防护设施和应急救援设施的预期效果进行评价的。

5. 不符合职业病防治有关法律、法规、规章和标准规定的其他情形的。

建设项目职业病防护设施设计在完成评审后，建设项目的生产规模、工艺等发生变更导致职业病危害风险发生重大变化的，建设单位应当对变更的内容重新进行职业病防护设施设计和评审。

四、职业病危害控制效果评价与职业病防护设施竣工验收

《职业病防治法》第十八条规定，建设项目在竣工验收前，建设单位应当进行职业病危害控制效果评价，职业病防护设施应当由建设单位依法组织验收，验收合格的方可投入生产和使用。

建设单位分期建设、分期投入生产或者使用的建设项目，其配套的职业病防护设施应当分期与建设项目同步进行验收。建设项目职业病防护设施未按照规定验收合格的，不得投入生产或者使用。

（一）验收前职业卫生工作要求

建设项目职业病防护设施建设期间，建设单位应当对其进行经常性的检查，对发现的问题及时进行整改。

建设项目投入生产或者使用前，建设单位应当依照职业病防治有关法律、法规、规章和标准要求，设置或者指定职业卫生管理机构和人员，建立和完善职业卫生管理制度、

操作规程，主要负责人和职业卫生管理人员接受职业卫生培训，组织劳动者进行上岗前的职业卫生培训，组织从事接触职业病危害作业的劳动者进行上岗前职业健康检查，工作场所设置警示标识，配置符合要求的职业病防护用品等管理措施。

（二）试运行要求

建设项目完工后，需要进行试运行的，其配套建设的职业病防护设施必须与主体工程同时投入试运行。试运行时间应当不少于30日，最长不得超过180日，国家有关部门另有规定或者特殊要求的行业除外。

（三）职业病危害控制效果评价

竣工验收前或试运行期间，建设单位委托职业卫生技术服务机构对拟验收项目进行职业病危害控制效果评价，编制评价报告。建设项目职业病危害控制效果评价报告应当符合职业病防治有关法律、法规、规章和标准的要求，报告包括下列主要内容：

1. 建设项目概况。

2. 职业病防护设施设计执行情况分析、评价。

3. 职业病防护设施检测和运行情况分析、评价。

4. 工作场所职业病危害因素检测分析、评价。

5. 工作场所职业病危害因素日常监测情况分析、评价。

6. 职业病危害因素对劳动者健康危害程度分析、评价。

7. 职业病危害防治管理措施分析、评价。

8. 职业健康监护状况分析、评价。

9. 职业病危害事故应急救援和控制措施分析、评价。

10. 正常生产后建设项目职业病防治效果预期分析、评价。

11. 职业病危害防护补充措施及建议。

12. 评价结论，明确建设项目的职业病危害风险类别，以及采取控制效果评价报告所提对策建议后，职业病防护设施和防护措施是否符合职业病防治有关法律、法规、规章和标准的要求。

（四）职业病防护设施验收

职业病危害控制效果评价结果证明建设项目满足了验收条件，建设单位编制验收方案，安排参与验收的人员及其工作内容、责任；确定验收工作时间和程序等，且验收方案明确建设项目概况和风险类别，以及职业病危害预评价、职业病防护设施设计执行情况。并按照法定时限内（验收前20日），书面将验收方案报告辖区职业卫生监督管理部门。

属于职业病危害一般或者较重的建设项目，其建设单位主要负责人或其指定的负责人应当组织职业卫生专业技术人员对职业病危害控制效果评价报告进行评审以及对职业病防护设施进行验收，并形成是否符合职业病防治有关法律、法规、规章和标准要求的评审意见和验收意见。属于职业病危害严重的建设项目，其建设单位主要负责人或其指定的负责人应当组织外单位职业卫生专业技术人员参加评审和验收工作，并形成评审和验收意见。

建设单位应当按照评审与验收意见对职业病危害控制效果评价报告和职业病防护设施进行整改完善，并对最终的职业病危害控制效果评价报告和职业病防护设施验收结果的真实性、合规性和有效性负责。验收完成后，建设单位应将职业病危害控制效果评价和职业病防护设施验收工作过程形成书面报告备查，其中职业病危害严重的建设项目应当在验收完成之日起20日内向管辖该建设项目的职业卫生监督管理部门提交书面报告。

（五）不得通过评审和验收的条件

建设项目职业病危害控制效果评价报告不得通过评审、职业病防护设施不得通过验收的条件的情形：

1. 评价报告内容不符合规定要求的。

2. 评价报告未按照评审意见整改的。

3. 未按照建设项目职业病防护设施设计组织施工，且未充分论证说明的。

4. 职业病危害防治管理措施不符合职业健康法规要求的。

5. 职业病防护设施未按照验收意见整改的。

6. 不符合职业病防治有关法律、法规、规章和标准规定的其他情形的。

五、违法责任

《职业病防治法》及其配套法规规定，建设项目未依法开展职业病防护设施“三同时”任何一项工作，给予警告，责令限期改正；逾期不改正的，处 10 万元以上 50 万元以下的罚款；情节严重的，责令停止产生职业病危害的作业，或者提请有关人民政府按照国务院规定的权限责令停建、关闭。

未按照规定对进行评审或者组织职业病防护设施验收、未形成书面报告备查或者未向职业卫生监督管理部门提交资料等情形的，给予警告，责令限期改正；逾期不改正的，处 5000 元以上 3 万元以下的罚款。

建设单位在职业病危害预评价报告、职业病防护设施设计专篇、职业病危害控制效果评价报告编制、评审以及职业病防护设施验收等过程中弄虚作假的，由职业卫生监督管理部门责令限期改正，给予警告，可以并处 5000 元以上 3 万元以下的罚款。

参与建设项目职业病防护设施“三同时”监督检查工作的专家库专家违反职业道德或者行为规范，降低标准、弄虚作假、牟取私利，作出显失公正或者虚假意见的，由监督管理部门将其从专家库除名，终身不得再担任专家库专家。职业卫生专业技术人员在建设项目职业病防护设施“三同时”评审、验收等活动中涉嫌犯罪的，移送司法机关依法追究刑事责任。

第四节　劳动过程中的职业病防护与管理

为了保护劳动者健康，必须对存在职业病危害的工作场所实行有别于一般工作场所的管理。作业场所的职业病防护与管理是对劳动者在生产过程中的安全和健康加以保护的一系列技术和管理的总称。主要包括劳动过程中所涉及的材料和工艺设备、职业病防护设施与应急救援设施、个体防护用品、职业卫生培训、职业病危害告知与警示标识的管理等方面。

一、材料和工艺设备的管理

《职业病防治法》第八条规定，国家鼓励和支持研制、开发、推广、应用有利于职业病防治和保护劳动者健康的新技术、新工艺、新设备、新材料，加强对职业病的机制和发生规律的基础研究，提高职业病防治科学技术水平；积极采用有效的职业病防治技术、工艺、设备、材料；限制使用或者淘汰职业病危害严重的技术、工艺、设备、材料。

（一）基本要求

在劳动过程中，生产使用的技术、工艺、设备和工具应该符合以下卫生要求：

1. 应当优先采用有利于防治职业病和保护劳动者健康的新技术、新工艺、新设备、新材料，逐步替代职业病危害严重的技术、工艺、设备、材料。不得生产、经营、进口和使用国家明令禁止使用的、淘汰的可能产生职业病危害的设备或者材料。

2. 设备、工具、用具等设施符合保护劳动者生理、心理健康的要求；优先选择先进工艺技术，无害的设备和低毒或无毒材料，生产过程考虑密闭化、机械化、自动化。

3. 可能产生职业病危害的设备，用人单位应要求设备厂商提供中文说明书，并在设备的醒目位置设置警示标识和中文警示说明。警示说明应当载明设备性能、可能产生的职业病危害、安全操作和维护注意事项、职业病防护以及应急救治措施等内容。

4. 向用人单位提供可能产生职业病危害的化学品、放射性核素和含有放射性物质的材料的，应当提供中文说明书。说明书应当载明产品特性、主要成分、存在的有害因素、可能产生的危害后果、安全使用注意事项、职业病防护以及应急救治措施等内容。产品包装应当有醒目的警示标识和中文警示说明。贮存上述材料的场所应当在规定的部位设置危险物品标识或者放射性警示标识。

5. 国内首次使用或者首次进口与职业病危害有关的化学材料，使用单位或者进口单位按照国家规定经国务院有关部门批准后，应当向国务院卫生行政部门、安全生产监督管理部门报送该化学材料的毒性鉴定以及经有关部门登记注册或者批准进口的文件等资料。

6. 进口放射性核素、射线装置和含有放射性物质的物品的，按照国家有关规定办理。

7. 用人单位对采用的技术、工艺、设备、材料，应当知悉其产生的职业病危害，对有职业病危害的技术、工艺、设备、材料隐瞒其危害而采用的，对所造成的职业病危害后果承担责任。

（二）材料和工艺设备管理

1. 建立健全管理制度　对采用的技术、工艺、设备、材料，用人单位应建立相应的职业卫生管理制度，并建立完善的设备、材料管理台账。定期对制度的针对性和落实情况进行检查，做好记录。

2. 强化工艺、设备、材料使用培训　对相应劳动者进行工艺、设备、材料使用培训，培训合格后方可上岗。以保证材料的采购、存储和使用，工艺和设备引进、保养和维护检修过程安全。

3. 强化可能产生职业病危害材料采购过程管理　可能产生职业病危害材料和设备采购时，对供应商进行合规性审查，向供应商提出提供材料毒性及成分、设备安全使用方法等资料。

4. 定期评估　定期评估本单位的工艺、技术、装备和材料的先进性水平，淘汰和限制使用落后工艺设备。

二、职业病防护设施与应急救援设施管理

职业病危害防护设施是以预防、消除或者降低工作场所的职业病危害，减少职业病危害因素对劳动者健康的损害或影响，达到保护劳动者健康目的的装置。应根据工艺特点、生产条件和工作场所存在的职业病危害因素性质，选择相应的职业病防护设施。

《职业病防治法》规定产生职业病危害的用人单位须有与职业病危害防护相适应的设施。建设项目的职业病防护设施所需费用应当纳入建设项目工程预算，并与主体工程同时设计，同时施工，同时投入生产和使用。对可能发生急性职业损伤的有毒、有害工作场所，用人单位应当设置报警装置，配置现场急救用品、冲洗设备、应急撤离通道和必要的泄险区。对放射工作场所和放射性核素的运输、贮存，用人单位必须配置防护设备和报警装置，保证接触放射线的工作人员佩戴个人剂量计。对职业病防护设备、应急救

援设施和个体防护用品，用人单位应当进行经常性的维护、检修，定期检测其性能和效果，确保其处于正常状态，不得擅自拆除或者停止使用。

（一）职业病防护设施管理

职业病防护设施设置具体技术要求见本书第六章第一节。在劳动过程中主要是保证职业病防护设施有效性。

1. 保证职业病防护设施有效 职业病防护设施有效首先是指职业病防护设施符合产品自身的质量标准，应该是经过国家质量监督检验合格的正规产品；其次职业病防护设施符合特定使用场所职业病防护要求，能够消除或降低职业病危害因素对劳动者健康的影响。职业病防护设施应保证确实有效并应建立相应的保管制度，保证责任到位，有人负责，定期检查，及时维修，每天上班之前应有人检查防护设施是否能正常运转，并有日常运转记录，还应建立制度保障这些设备维修时的安全。

2. 健全职业病防护设施及其台账 用人单位应建立健全职业病防护设施台账，台账包括设备名称、型号、生产厂家名称、主要技术参数、安装部位、安装日期、使用目的、防护效果评价、使用和维修记录、使用人、保管责任人等内容。职业病防护设施台账应有人负责保管，定期更新，并应制定借阅登记制度。

（二）应急救援设施管理

可能发生急性职业损伤的有毒、有害工作场所，是指可能发生毒物、强腐蚀物质、刺激性物质泄漏等对劳动者生命健康造成急性危害的工作场所。可能发生急性职业损伤的有毒、有害物质是指那些急性毒性大、刺激作用强和（或）危害大的，或者短时间接触可能产生刺激作用、慢性或不可逆的组织损伤、麻醉作用，足以增加可能的意外伤害影响自救能力并降低工作效率的物质。具体有毒有害物质的确定参考《高毒物品目录》及 GBZ2.1。职业病危害事故应急救援设施是指预防、处置、缓解急性职业损伤的设施。应急救援设施管理主要有：

1. 报警装置管理 按照《工作场所有毒气体检测报警装置设置规范》（GBZ/T233）的要求设置报警装置。集中储存化学品的区域，应设置防泄漏设施、事故通风装置及与事故排风系统相联锁的泄漏报警装置。

报警装置必须经通过相关部门检定，并应建立相应的管理制度，责任到位，有人负责，班前及定期检查，及时维修，保证报警装置能够正常运转。

2. 现场急救用品管理 现场急救用品包括发生事故时急救人员所用的个人职业病防护用品，如携气式呼吸器、全封闭式化学防护服、防护手套、防护鞋靴等，以及对被救者施救所需的急救用品，如做人工呼吸所需单向阀防护口罩、现场止血用品、防暑降温用品、给氧器，有特殊需求的可配备急救车、防护药箱等。急救用品的配置应根据现场防护的需要，在专业人员的指导下考虑生产条件、化学物质的理化性质和用量。急救用品应存放在车间内或邻近车间的地方，一旦发生事故，应保证在 10 秒内能够获取。急救用品存放地的醒目位置应有警示标识，确保劳动者知晓。应使劳动者掌握如何使用急救用品。

上述现场急救用品应安全有效，并应建立相应管理制度，责任到位，有人负责，每日巡检，及时维修或更新，保证现场急救用品的安全有效性。

3. 冲洗设备和淋浴间管理 冲洗设备主要指冲眼器、流动水龙头以及冲淋设备等。在可能发生皮肤黏膜或眼睛灼伤、有腐蚀性、刺激性化学物质的工作场所应配备上述冲洗设备，特别强调冲洗设备应使用方便，且不妨碍工作，保证在发生事故时劳动者能在 10

秒内得到冲洗。冲洗用水应安全并保证是流动水。设置冲洗设备的地方应有明显的标识，醒目易找。

上述冲洗设备应保证能正常使用，并应建立相应的管理制度，责任到位，有人负责，每日巡检，及时维修。

高毒作业应设置车间淋浴间，男女分别设置，淋浴间由更衣间、浴室和管理间组成。淋浴间内部构造应易于使用清扫卫生设备，并采取防水、防潮、排水和排气措施。应设置不断水的供水设备并保证用水卫生。淋浴器的数量应根据高毒作业的人数确定，一般4～8人设1个淋浴器。高毒作业女用浴室不能设浴池。

4. 应急撤离通道配置　应急通道须保持通畅，设置应急照明设施，并在醒目位置设置明显的警示标识。撤离通道的宽窄应根据需要设置，如需用车辆、担架的，宽度应能保证车辆、担架顺利通过。

应建立相应的管理制度，责任到位，有人负责，定期检查，保证应急通道畅通。

5. 泄险区管理　根据生产条件、所使用化学品的理化特性和用量考虑泄险区设置的位置、大小和选材。泄险区周围不能存在可能与排放到泄险区的有毒有害物质发生易燃、易爆等化学反应的物质。泄险区四周的选材不应与泄险物发生反应，泄露物质和冲洗水应纳入工业废水处理系统。

应在泄险区周围的醒目位置设置明显的警示标识以及中文警示说明。定期泄险要在中文警示说明中说明定期泄险的时间、泄险的物质和注意事项；事故性泄险应制定泄险预案，明确泄险的条件、泄险命令的发布人、泄险时如何进行人群疏散、泄险物质的无害化处理、消除发生次生事故的危险、泄险后的善后处理工作还应建立相应的管理制度明确相关人员负责泄险的日常管理，并保证无关人员不能进入泄险区。

6. 密闭空间作业管理　进入密闭空间作业，应配备便携式空气呼吸器、硫化氢检测仪、氧含量检测仪、照明设备、通信设备、机械通风设备、安全绳和吊救设备等设备和现场急救用品，并设置专用存放柜。

7. 职业病危害事故应急救援措施告知　用人单位应建立、健全岗位职业病危害事故应急救援措施并在工作场所/岗位的醒目位置公告。应急救援措施公告应简明易懂，条款清楚，用词规范，还应保证劳动者理解掌握。应急救援措施应针对作业岗位的特点，包括事故发生后的报告程序和时限，自救、他救方法和临时应急处理原则等。

三、个体防护用品管理

《职业病防治法》规定用人单位必须为劳动者提供符合防治职业病要求的个体防护用品，并督促、指导劳动者按照使用规则正确佩戴、使用。不得发放钱物替代发放职业病防护用品，并对职业病防护用品进行经常性的维护、保养，确保防护用品有效，不得使用不符合国家职业卫生标准或者已经失效的职业病防护用品。个人防护技术和选用见第六章第二节。在日常生产过程中，用人单位个体防护用品管理如下：

（一）制订个体防护用品配备计划并组织实施

用人单位应建立个体防护用品管理制度，并制订个体防护用品配备计划，明确经费来源、防护用品的技术指标、更换周期等；根据工种台账、按工种存在的职业病危害因素及水平，配备相应的个体防护用品；个体防护用品应保证安全有效，符合职业病危害个体防护用品的标准，并应建立相应的制度，责任到位，有人负责，定期检查、维修，及时更换超过有效期的用品，确保劳动者持有并会使用及维护。

（二）按标准配备符合职业病防治要求的个体防护用品

个体防护用品是指劳动者在职业活动中个人随身穿（佩）戴的特殊用品。如果职业病危害隐患没有消除，职业病防护设施达不到防护效果，佩戴个体防护用品可以作为最后一道防线，用以消除或减轻职业病危害因素对劳动者健康的影响。常用个人职业病防护用品有防护帽、防护服、防护手套、防护眼镜、防护口（面）罩、防护耳罩（塞）、呼吸防护器和皮肤防护用品等。

用人单位应根据工作场所的职业病危害因素的种类、对人体的影响途径以及现场生产条件、职业病危害因素的水平以及个人的生理和健康状况等特点，为劳动者配备适宜的个体防护用品。

所使用的个体防护用品应是由有生产个体防护用品资质的厂家生产的符合国家或行业标准的产品。有关个体防护用品的配备、选用标准参见有关国家标准，技术参数和防护效率应达到要求。

（三）建立个体防护用品发放登记制度

用人单位在发放个体防护用品时应做相应的记录，包括发放时间，工种，个体防护用品名称、数量，领用人签字等内容。

（四）及时维护并定期检测个体防护用品

合格的个体防护用品对于保护劳动者的健康具有重大意义。用人单位应对个人职业病防护用品进行经常性的维护、检修，定期检测其性能和效果，确保其安全有效，并不得擅自让劳动者停止使用。在发生事故使用个体防护用品后，也应及时维修。如果发生损坏时，应及时更换，防止发生意外事故。个体防护用品的回收处理按有关要求执行。用人单位应建立相应的管理制度，责任到位，有人负责，定期维护、检修，保证个体防护用品能正常使用。

四、职业卫生培训管理

职业安全健康工作的实践表明，加强职业卫生培训工作，是坚守发展决不能以牺牲人的生命为代价这一安全红线的内在要求；也是增强用人单位主要负责人和职业卫生管理人员的法律意识，提高用人单位职业病防治水平和劳动者自我防护能力的重要途径；更是是督促用人单位自觉履行职业病防治主体责任，预防和控制职业病危害，保障劳动者职业安全健康的源头性、基础性举措。

《职业病防治法》第三十五条规定，用人单位的主要负责人和职业卫生管理人员应当接受职业卫生培训，遵守职业病防治法律、法规，依法组织本单位的职业病防治工作。用人单位应当对劳动者进行上岗前的职业卫生培训和在岗期间的定期职业卫生培训，普及职业卫生知识，督促劳动者遵守职业病防治法律、法规、规章和操作规程，指导劳动者正确使用职业病防护设备和个人使用的职业病防护用品。劳动者应当学习和掌握相关的职业卫生知识，增强职业病防范意识，遵守职业病防治法律、法规、规章和操作规程，正确使用、维护职业病防护设备和个人使用的职业病防护用品，发现职业病危害事故隐患应当及时报告。

（一）用人单位是职业卫生培训主体

用人单位是职业卫生培训的责任主体。应当建立职业卫生培训制度，保障职业卫生培训所需的资金投入，将职业卫生培训费用在生产成本中据实列支。要把职业卫生培训纳入本单位职业病防治计划、年度工作计划和目标责任体系，制订实施方案，落实责任人员。要建立健全培训考核制度，严格考核管理，严禁形式主义和弄虚作假。要建立健全培训档案，真实记录培训内容、培训时间、训练科目及考核情况等内容，并将本单位年度培训计划、单位主要负责人和职业卫生管理人员职业卫生培训证明，以及接触职业病危害的劳动者、职业病危害监测人员培训情况等，分类进行归档管理。

（二）职业卫生培训对象

1. 用人单位的主要负责人和职业卫生管理人员　用人单位的主要负责人和职业卫生管理人员须通过职业卫生培训，具备与本单位所从事的生产经营活动相适应的职业卫生知识和管理能力，主要包括下列内容：

（1）职业卫生相关法律、法规、规章和国家职业卫生标准。

（2）职业病危害预防和控制的基本知识。

（3）职业卫生管理相关知识。

（4）卫生行政部门规定的其他内容。

2. 接触职业病危害的劳动者　用人单位应当对劳动者进行上岗前的职业卫生培训和在岗期间的定期职业卫生培训，普及职业卫生知识，督促劳动者遵守职业病防治的法律、法规、规章、国家职业卫生标准和操作规程。用人单位应当对职业病危害严重的岗位的劳动者，进行专门的职业卫生培训，经培训合格后方可上岗作业。因变更工艺、技术、设备、材料，或者岗位调整导致劳动者接触的职业病危害因素发生变化的，用人单位应当重新对劳动者进行上岗前的职业卫生培训。用人单位将职业病危害作业整体外包或者使用劳务派遣工从事接触职业病危害作业的，应当将其纳入本单位统一管理，对其进行职业病防治知识、防护技能及岗位操作规程培训。用人单位接收在校学生实习的，应当对实习学生进行相应的职业卫生培训，提供必要的职业病防护用品。

（三）明确培训内容及培训时间

用人单位要根据行业和岗位职业病危害特点，制定培训计划，确定培训内容和培训学时，确保培训取得实效。没有能力组织职业卫生培训的用人单位，可以委托培训机构开展职业卫生培训。

用人单位主要负责人主要培训内容：国家职业病防治法律、行政法规和规章，职业病危害防治基础知识，结合自身行业特点的职业卫生管理要求和措施等。初次培训不得少于16学时，继续教育不得少于8学时。

职业卫生管理人员主要培训内容：国家职业病防治法律、行政法规、规章以及标准，职业病危害防治知识，主要职业病危害因素及防控措施，职业病防护设施的维护与管理，职业卫生管理要求和措施等。初次培训不得少于16学时，继续教育不得少于8学时。职业病危害监测人员的培训，可以参照职业卫生管理人员的要求执行。

接触职业病危害的劳动者主要培训内容：国家职业病防治法规基本知识，本单位职业卫生管理制度和岗位操作规程，所从事岗位的主要职业病危害因素和防范措施，个人劳动防护用品的使用和维护，劳动者的职业卫生保护权利与义务等。初次培训时间不得少于8学时，继续教育不得少于4课时。煤矿接触职业病危害劳动者的职业卫生培训，按照有关规定执行。

以上三类人员继续教育的周期为一年。用人单位应用新工艺、新技术、新材料、新设备，或者转岗导致劳动者接触职业病危害因素发生变化时，要对劳动者重新进行职业卫生培训，视作继续教育。

（四）保证职业卫生培训质量

用人单位要充分利用手机短信、微博、微信等方式宣传职业病防治知识，鼓励劳动者集中参加网络在线职业卫生培训学习，有关内容和学时可按规定纳入考核体系。鼓励用人单位按照“看得懂、记得住、用得上”原则，根据不同类别、不同层次、不同岗位人员需求，组织编写学习读本、知识手册等简易教材。要借鉴安全生产培训的有效做法，在职业病危害严重的用人单位推行交班前职业卫生培训，有针对性地讲述岗位存在的职业病危害因素、岗位操作规程和防护知识等，使交班前职业卫生培训成为职业病危害预防的第一道防线。

五、职业病危害告知与警示标识管理

职业病危害告知是指用人单位通过与劳动者签订劳动合同、公告、培训等方式，使劳动者知晓工作场所产生或存在的职业病危害因素、防护措施、对健康的影响以及健康检查结果等的行为。职业病危害警示标识是指在工作场所中设置的可以提醒劳动者对职业病危害产生警觉并采取相应防护措施的图形标识、警示线、警示语句和文字说明以及组合使用的标识等。《职业病防治法》、《工作场所职业病危害警示标识》（GBZ 158）、《高毒物品作业岗位职业病危害告知规范》（GBZ/T203）等法律、规章和标准提出，应将工作场所可能产生的职业病危害如实告知劳动者，在醒目位置设置职业病防治公告栏，并在可能产生严重职业病危害的作业岗位以及产生职业病危害的设备、材料、贮存场所等设置警示标识。并依法开展职业卫生培训，使劳动者了解警示标识的含义，并针对警示的职业病危害因素采取有效的防护措施，保障劳动者职业健康。

（一）职业病危害告知

产生职业病危害的用人单位应将工作过程中可能接触的职业病危害因素的种类、危害程度、危害后果、提供的职业病防护设施、个人使用的职业病防护用品、职业健康检查和相关待遇等如实告知劳动者。一般通过以下方式进行职业病危害告知。

1. 与劳动者订立劳动合同（含聘用合同，下同）时，应当在劳动合同中写明工作过程可能产生的职业病危害及其后果、职业病危害防护措施和待遇（岗位津贴、工伤保险等）等内容，以书面形式告知劳动者。格式合同文本内容不完善的，应以合同附件形式签署职业病危害告知书。因工作岗位或者工作内容变更，从事与所订立劳动合同中未告知的、存在职业病危害的作业时，及时向劳动者履行如实告知的义务，并协商变更原劳动合同相关条款。

2. 对劳动者进行上岗前的职业卫生培训和在岗期间的定期职业卫生培训，使劳动者知悉工作场所存在的职业病危害，掌握有关职业病防治的规章制度、操作规程、应急救援措施、职业病防护设施和个体防护用品的正确使用维护方法及相关警示标识的含义，并经书面和实际操作考试合格后方可上岗作业。

3. 设置公告栏，公布本单位职业病防治的规章制度等内容。设置在办公区域的公告栏，主要公布本单位的职业卫生管理制度和操作规程等；设置在工作场所的公告栏，主要公布存在的职业病危害因素及岗位、健康危害、接触限值、应急救援措施，以及工作场所职业病危害因素检测结果、检测日期、检测机构名称等。

4. 组织职业健康检查时，从事接触职业病危害作业的劳动者进行上岗前、在岗期间和离岗时的职业健康检查，并将完整的检查结果书面告知劳动者本人，并由劳动者本人在告知本上签字确认。用人单位书面告知文件要留档备查。

（二）职业病危害警示标识

用人单位应在产生或存在职业病危害因素的工作场所、作业岗位、设备、材料（产品）包装、贮存场所设置相应的警示标识。产生职业病危害的工作场所，应当在工作场所入口处及产生职业病危害的作业岗位或设备附近的醒目位置设置警示标识。

1. 产生粉尘的工作场所设置“注意防尘”“戴防尘口罩”“注意通风”等警示标识，对皮肤有刺激性或经皮肤吸收的粉尘工作场所还应设置“穿防护服”“戴防护手套”“戴防护眼镜”等警示标识，产生含有有毒物质的混合性粉（烟）尘的工作场所应设置“戴防尘毒口罩”等警示标识。

2. 放射工作场所设置“当心电离辐射”等警示标识，在开放性同位素工作场所设置“当心裂变物质”。

3. 有毒物品工作场所设置“禁止入内”“当心中毒”“当心有毒气体”“必须洗手”“穿防护服”“戴防毒面具”“戴防护手套”“戴防护眼镜”“注意通风”等警示标识，并标明“紧急出口”“救援电话”等警示标识。

4. 能引起职业性灼伤或腐蚀的化学品工作场所，设置“当心腐蚀”“腐蚀性”“遇湿具有腐蚀性”“当心灼伤”“穿防护服”“戴防护手套”“穿防护鞋”“戴防护眼镜”“戴防毒口罩”等警示标识。

5. 产生噪声的工作场所设置“噪声有害”“戴护耳器”等警示标识。

6. 高温工作场所设置“当心中暑”“注意高温”“注意通风”等警示标识。

7. 能引起电光性眼炎的工作场所设置“当心弧光”“戴防护镜”等警示标识。

8. 生物因素所致职业病的工作场所设置“当心感染”等警示标识。

9. 存在低温作业的工作场所设置“注意低温”“当心冻伤”等警示标识。

10. 密闭空间作业场所出入口设置“密闭空间作业危险”“进入需许可”等警示标识。

11. 产生手传振动的工作场所设置“振动有害”“使用设备时必须戴防振手套”等警示标识。

12. 能引起其他职业病危害的工作场所设置“注意××危害”等警示标识。

（三）警示线

生产、使用有毒物品工作场所应当设置黄色区域警示线。生产、使用高毒、剧毒物品工作场所应当设置红色区域警示线。警示线设在生产、使用有毒物品的车间周围外缘不少于 30cm 处，警示线宽度不少于 10cm。开放性放射工作场所监督区设置黄色区域警示线，控制区设置红色区域警示线；室外、野外放射工作场所及室外、野外放射性核素及其贮存场所应设置相应警示线。

（四）职业病危害告知卡

产生严重职业病危害的作业岗位，除按要求设置警示标识外，还应当在其醒目位置设置职业病危害告知卡。告知卡应当标明职业病危害因素名称、理化特性、健康危害、接触限值、防护措施、应急处理及急救电话、职业病危害因素检测结果及检测时间等。

产生严重职业病危害的作业岗位是存在矽尘或石棉粉尘的作业岗位，存在“致癌”、“致畸”等有害物质或者可能导致急性职业性中毒的作业岗位，放射性危害作业岗位。

（五）公告栏与警示标识的设置管理

1. 用人单位公告栏应设置在办公区域、工作场所入口处等方便劳动者观看的醒目位置。告知卡应设置在产生或存在严重职业病危害的作业岗位附近的醒目位置。警示标识设置的位置应具有良好的照明条件。井下警示标识应用反光材料制作。

2. 公告栏和告知卡应使用坚固材料制成，尺寸大小应满足内容需要，高度应适合劳动者阅读，内容应字迹清楚、颜色醒目。用人单位多处场所都涉及同一职业病危害因素的，应在各工作场所入口处均设置相应的警示标识。工作场所内存在多个产生相同职业病危害因素的作业岗位的，临近的作业岗位可以共用警示标识、中文警示说明和告知卡。

3. 警示标识（不包括警示线）采用坚固耐用、不易变形变质、阻燃的材料制作。有触电危险的工作场所使用绝缘材料。可能产生职业病危害的设备及化学品、放射性核素和含放射性物质的材料（产品）包装上，可直接粘贴、印刷或者喷涂警示标识。

4. 公告栏、告知卡和警示标识不应设在门窗或可移动的物体上，其前面不得放置妨碍认读的障碍物。多个警示标识在一起设置时，应按禁止、警告、指令、提示类型的顺序，先左后右、先上后下排列。

5. 公告栏中公告内容发生变动后应及时更新，职业病危害因素检测结果应在收到检测报告之日起 7 日内更新。生产工艺发生变更时，应在工艺变更完成后 7 日内补充完善相应的公告内容与警示标识。

6. 告知卡和警示标识应至少每半年检查一次，发现有破损、变形、变色、图形符号脱落、亮度老化等影响使用的问题时应及时修整或更换。

第五节　职业病危害检测与评价管理

职业病危害因素监测、检测与评价是职业病防治工作中一项重要工作内容，通过对生产过程中产生的职业病危害因素进行检验、识别与鉴定，掌握工作场所中职业病危害因素的性质、强度及其在时间、空间的分布情况，调查职业病危害因素对接触人群健康的损害，评价工作场所作业环境、劳动条件职业卫生质量是否符合职业卫生标准的要求，为设置卫生防护措施，改善不良劳动条件，预防控制职业病、保障劳动者健康提供科学依据。

《职业病防治法》等法律法规规定，用人单位应当实施由专人负责的职业病危害因素日常监测，并确保监测系统处于正常运行状态。存在职业病危害的用人单位，应当委托具有相应资质的职业卫生技术服务机构，每年至少进行一次职业病危害因素检测。职业病危害严重的用人单位，还应当委托具有相应资质的职业卫生技术服务机构，每三年至少进行一次职业病危害现状评价。检测、评价结果应当存入单位职业卫生档案，并向职业卫生监督管理部门报告和劳动者公布。

一、用人单位职业病危害因素监测

（一）职业病危害因素监测目的

1. 及时掌握工作场所职业病危害因素程度。

2. 及时掌握职业病防护设施和生产工艺、设备运行情况。

3. 及时发现职业病危害事故和隐患。

（二）职业病危害因素监测管理

用人单位承担职业病危害因素监测人员需要是专人，并须具备职业病危害识别能力，熟悉仪器操作、熟悉生产工艺和设备等知识。

职业病危害因素监测设备（含在线监测）每年必须通过专业计量单位检定，并进行日常保养和维护。

二、职业病危害因素日常检测

职业病危害因素检测、评价在职业病防治工作中具有十分重要的意义，因此，检测、评价应当客观、真实、科学、准确，不得弄虚作假。

（一）采样点的选择原则

采样点选择合理，才能够正确、真实地反映工作场所的有毒有害物质水平。所以，无论哪种类型的监测，都应该科学地确定采样点，使获取的监测数据具有代表性。须遵循以下原则：

1. 选择有代表性的工作地点，其中应包括空气中有害物质浓度最高、劳动者接触时间最长的工作地点。

2. 在不影响劳动者工作的情况下，采样点尽可能靠近劳动者，空气收集器应尽量接近劳动者工作时的呼吸带。

3. 在评价工作场所防护设备或措施的防护效果时，应根据设备的情况选定采样点，在工作地点劳动者工作时的呼吸带进行采样。

4. 采样点应设在工作地点的下风向。

（二）采样点数目的确定

1. 工作场所按产品的生产工艺流程，凡逸散或存在有害物质的工作地点，至少应设置1个采样点。

2. 一个有代表性的工作场所内有多台同类生产设备时，1～3台设置1个采样点；4～10台设置2个采样点；10台以上，至少设置3个采样点。

3. 一个有代表性的工作场所内，有2台以上不同类型的生产设备，逸散同一种有害物质时，采样点应设置在逸散有害物质浓度大的设备附近的工作地点；逸散不同种有害物质时，将采样点设置在逸散待测有害物质设备的工作地点，采样点的数目参照有关规定确定。

4. 劳动者在多个工作地点工作时，在每个工作地点设置1个采样点。

5. 劳动者工作是流动的时，在流动的范围内，一般每10m设置1个采样点。

6. 仪表控制室和劳动者休息室，至少设置1个采样点。

（三）采样时段的选择

1. 采样必须在正常工作状态和环境下进行，避免人为因素的影响。

2. 空气中有害物质浓度随季节发生变化的工作场所，应将空气中有害物质浓度最高的季节选择为重点采样季节。

3. 在工作周内，应将空气中有害物质浓度最高的工作日选择为重点采样日。

4. 在工作日内，应将空气中有害物质浓度最高的时段选择为重点采样时段。

三、职业病危害现状评价

职业病危害现状评价是对用人单位工作场所职业病危害因素及其接触水平、职业病防护设施及其他职业病防护措施与效果、职业病危害因素对劳动者的健康影响情况等进行的综合评价。职业卫生法律法规规定职业病危害严重的用人单位，应当委托具有相应资质的职业卫生技术服务机构，每三年至少进行一次职业病危害现状评价。常见的职业病危害严重的用人单位或行业有化学原料和化学制品业、冶金、采矿业、建材等矿物制品、辐射加工、危险废物管理、火力发电和皮革加工业等。

原国家安全生产监督管理总局《工作场所职业卫生监督管理规定》（总局令第47号）规定存在职业病危害的用人单位，有下述情形之一的，应当及时委托具有相应资质的职业卫生技术服务机构进行职业病危害现状评价：

1. 初次申请职业卫生安全许可证，或者职业卫生安全许可证有效期届满申请换证的。

2. 发生职业病危害事故的。

3. 国家安全生产监督管理总局规定的其他情形。

用人单位职业病危害现状评价内容主要包括：总体布局、设备布局、建筑卫生学、职业病危害因素危害程度、职业病防护设施与应急救援设施、职业健康监护、个体防护用品、辅助用室、职业卫生管理及整改建议等方面。

四、检测与评价结果的管理

职业卫生法律法规规定检测、评价结果必须存入用人单位职业卫生档案，并向所在地职业卫生监督管理部门报告和向劳动者公布。职业病危害检测、现状评价报告中提出的整改建议和措施，用人单位应当予以落实。

用人单位在日常的职业病危害监测或者定期检测、现状评价过程中，发现工作场所职业病危害因素不符合国家职业卫生标准和卫生要求时，应当立即采取相应的治理措施，确保其符合职业卫生环境和条件的要求；仍然达不到国家职业卫生标准和卫生要求的，必须停止存在职业病危害因素的作业；职业病危害因素经治理后，符合国家职业卫生标准和卫生要求的，方可重新作业。

五、检测与评价工作程序和要求

用人单位应选择能够胜任其作业场所检测和评价能力的职业卫生技术服务机构进行服务，在与机构签订定期检测合同前，应对职业卫生技术服务机构的资质、计量认证范围等事项进行核对，并将相关资质证书复印存入职业卫生档案。用人单位委托职业卫生检测与评价时应该做到以下方面：

1. 定期检测范围应当包含用人单位产生职业病危害的全部工作场所，不得要求职业卫生技术服务机构仅对部分职业病危害因素或部分工作场所进行指定检测。并应在确保正常生产的状况下，配合职业卫生技术服务机构做好采样前的现场调查和工作日写实工作，并由用人单位的陪同人员在技术服务机构现场记录表上签字确认。

2. 用人单位主要负责人需对职业卫生技术服务机构制定的现场采样和检测计划进行确认，并在现场采样和检测计划上签字。

3. 职业卫生技术服务机构在进行现场采样检测时，用人单位应当保证生产过程处于正常状态，不得故意减少生产负荷或停产、停机。用人单位因故需要停产、停机或减负运行的，应当及时通知技术服务机构变更现场采样和检测计划。

4. 用人单位应对技术服务机构现场采样检测过程进行拍照或摄像留证。

5. 用人单位在委托职业卫生技术服务机构进行定期检测过程中不得有下列行为：

（1）委托不具备相应资质的职业卫生技术服务机构检测。

（2）隐瞒生产所使用的原辅材料成分及用量、生产工艺与布局等有关情况。

（3）要求职业卫生技术服务机构在异常气象条件、减少生产负荷、开工时间不足等不能反映真实结果的状态下进行采样检测。

（4）要求职业卫生技术服务机构更改采样检测数据。

（5）要求职业卫生技术服务机构对指定地点或指定职业病危害因素进行采样检测。

（6）以拒付少付检测费用等不正当手段干扰职业卫生技术服务机构正常采样检测工作。

（7）妨碍正常采样检测工作，影响检测结果真实性的其他行为。

第六节 职业健康监护与职业病管理

一、职业健康监护工作管理

职业健康监护是以预防为目的，根据劳

动者的职业接触史，通过定期或不定期的医学健康检查和健康相关资料的收集，连续性地监测劳动者的健康状况，分析劳动者健康变化与所接触的职业病危害因素的关系，并及时地将健康检查和资料分析结果报告给用人单位和劳动者本人，以便及时采取干预措施，保护劳动者健康。职业健康监护主要包括职业健康检查、离岗后健康检查、应急健康检查和职业健康监护档案管理等内容。

用人单位是职业健康监护工作的责任主体，其主要负责人对本单位职业健康监护工作全面负责。用人单位应制定职业健康监护计划，在每次在委托职业健康检查机构对从事接触职业病危害作业的劳动者进行职业健康检查时，如实提供用人单位的基本情况、工作场所职业病危害因素种类及其接触人员名册、职业病危害因素定期检测、评价结果等资料。

（一）职业健康检查

是指通过医学手段和方法，针对劳动者所接触的职业病危害因素可能产生的健康影响和健康损害进行临床医学检查，了解受检者健康状况，早期发现职业病、职业禁忌证和可能的其他疾病和健康损害的医疗行为。职业健康检查是职业健康监护的重要内容和主要的资料来源。职业健康检查主要包括上岗前、在岗期间、离岗时健康检查。

（二）职业健康检查的目的

1. 发现　早期发现职业病、职业健康损害和职业禁忌证。

2. 观察　跟踪观察职业病及职业健康损害的发生、发展规律及分布情况。

3. 评价　评价职业健康损害与作业环境中职业病危害因素的关系及危害程度。

4. 识别　识别新的职业病危害因素和高危人群。

5. 干预　目标干预，包括改善作业环境条件，改革生产工艺，采用有效的防护设施和个体防护用品，对职业病患者及疑似职业病和有职业禁忌人员进行处理与安置等。

6. 评价　评价预防和干预措施的效果。

7. 服务　为制定或修订卫生政策和职业病防治对策服务。

（三）职业健康监护的危害因素的特点

1. 强制性　国家颁布的职业病危害因素分类目录中的危害因素有确定的慢性毒性作用，并能引起慢性职业病或慢性健康损害；或有确定的致癌性，在暴露人群中所引起的职业性癌症有一定的发病率。因素对人的慢性毒性作用和健康损害或致癌作用尚不能肯定，但有动物实验或流行病学调查的证据，有可靠的技术方法，通过系统地健康监护可以提供进一步明确的证据，有一定数量的暴露人群。

国家颁布的职业病危害因素分类目录中的危害因素，只有急性毒性作用的以及对人体只有急性健康损害但有确定的职业禁忌证的，上岗前执行强制性健康监护，在岗期间执行推荐性健康监护。

有特殊健康要求的特殊作业人群应实行强制性健康监护。

2. 需专家评估　如需对本标准未包括的其他职业病危害因素开展健康监护，需通过专家评估后确定，评估内容包括：

（1）这种物质在国内正在使用或准备使用，且有一定量的暴露人群。

（2）有文献资料，主要是毒理学研究资料，确定其是否符合国家规定的有害化学物质的分类标准及其对健康损害的特点和类型。

（3）查阅流行病学资料及临床资料，有证据表明其存在损害劳动者健康的可能性或有理由怀疑在预期的使用情况下会损害劳动者健康。

（4）对这种物质可能引起的健康损害，是否有开展健康监护的正确、有效、可信的方法，需要确定其敏感性、特异性和阳性预计值。

（5）健康监护能够对个体或群体的健康产生有利的结果。对个体可早期发现健康损害并采取有效的预防或治疗措施；对群体健康状况的评价可以预测危害程度和发展趋势，采取有效的干预措施。

（6）健康检查的方法是劳动者可以接受的，检查结果有明确的解释。

（7）符合医学伦理道德规范。

（四）职业健康监护人群的界定原则

用人单位应明确以下几种情况的人群为需做职业健康监护的人群：

1. 接触需要开展强制性健康监护的职业病危害因素的人群，都应接受职业健康监护。

2. 在岗期间定期健康检查为推荐性的职业病危害因素，原则上可根据用人单位的安排接受健康监护。

3. 虽不是直接从事接触需要开展职业健康监护的职业病危害因素的作业，但在工作环境中受到与直接接触人员同样的或几乎同样的接触，应视同职业性接触，需和直接接触人员一样接受健康监护。

4. 根据不同职业病危害因素暴露和发病的特点及剂量效应关系，主要根据工作场所有害因素的浓度或强度以及个体累计暴露的时间长度和工种，确定需要开展健康监护的人群；可参考GBZ /T229等职业病危害分级标准。

5. 离岗后健康检查的时间，主要根据有害因素致病的流行病学及临床特点、劳动者从事该作业的时间长短、工作场所有害因素的浓度等因素综合考虑确定。

（五）健康监护种类

职业健康检查分为上岗前职业健康检查、在岗期间职业健康检查和离岗时职业健康检查、离岗后健康随访，以及发生职业病危害事故时应急职业健康检查。

（六）职业健康监护程序

1. 用人单位制定工作计划，选择并委托持有医疗执业许可证，并在卫生行政部门完成职业健康检查工作备案的机构进行职业健康检查。

2. 签订委托协议书 包括存在的危害因素、接触人数、本次检查人数，检查项目、检查时间、地点、费用等。

3. 单位提供基础资料 基本情况、危害因素、接触人数、生产技术、工艺、物料、防护情况等。

4. 体检机构进行职业健康检查。

5. 体检机构对检查结果汇总，在规定时间向企业提交职业健康检查报告。

（七）体检结果告知和结果处置

每次职业健康检查工作完成后，用人单位应当及时将职业健康检查结果及职业健康检查机构的建议以书面形式如实告知劳动者。并根据职业健康检查报告，采取下列措施：

1. 对有职业禁忌的劳动者，调离或者暂时脱离原工作岗位。

2. 对健康损害可能与所从事的职业相关的劳动者，进行妥善安置。

3. 对需要复查的劳动者，按照职业健康检查机构要求的时间安排复查和医学观察。

4. 对疑似职业病病人，按照职业健康检查机构的建议安排其进行医学观察或者职业病诊断。

5. 对存在职业病危害的岗位，立即改善劳动条件，完善职业病防护设施，为劳动者配备符合国家标准的职业病危害防护用品。

（八）建立健全职业健康监护档案

职业健康监护档案是健康监护全过程的客观记录资料，是系统地观察劳动者健康状况的变化，评价个体和群体健康损害的依据，其特征是资料的完整性、连续性。用人单位应当为劳动者个人建立职业健康监护档案，并按照有关规定妥善保存。职业健康监护档案包括下列内容：

1. 劳动者姓名、性别、年龄、籍贯、婚姻、文化程度、嗜好等情况。

2. 劳动者职业史、既往病史和职业病危害接触史。

3. 历次职业健康检查结果及处理情况。

4. 职业病诊疗资料。

5. 需要存入职业健康监护档案的其他有关资料。

劳动者离开用人单位时，有权索取本人职业健康监护档案复印件，用人单位应当如实、无偿提供，并在所提供的复印件上签章。用人单位发生分立、合并、解散、破产等情形时，应当对劳动者进行职业健康检查，并依照国家有关规定妥善安置职业病病人；其职业健康监护档案应当依照国家有关规定实施移交保管。

二、职业病诊断与鉴定管理

用人单位或者劳动者有需求进行职业病诊断的，需到有相应资质的医疗卫生机构提交职业病诊断申请。《职业病防治法》第四十四条规定，劳动者可以在用人单位所在地、本人户籍所在地或者经常居住地依法承担职业病诊断的医疗卫生机构进行职业病诊断。

（一）职业病诊断

职业病诊断 4 个步骤分别是当事人提出申请，受理，现场调查取证，诊断。具体流程见图 4-6-1。

（二）职业病鉴定

用人单位或者劳动者（成为“当事人”）对职业病诊断机构作出的职业病诊断结论有异议的，可以在接到职业病诊断证明书之日起三十日内，向职业病诊断机构所在地设区的市级卫生行政部门申请鉴定。

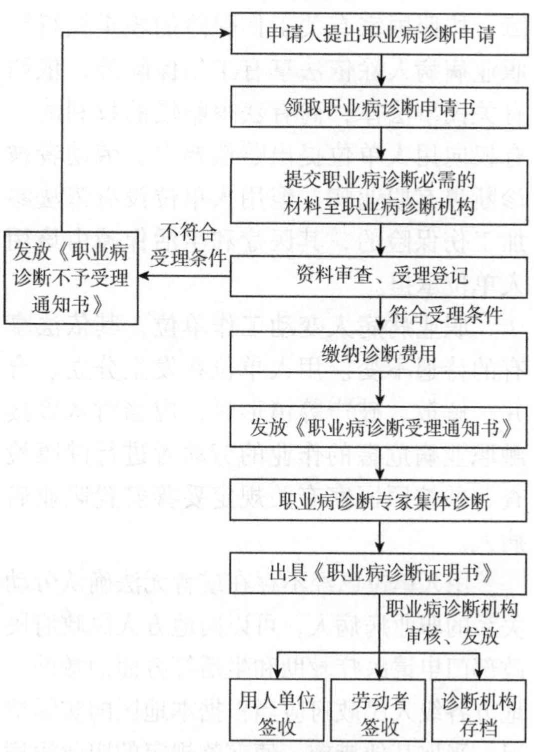

图 4-6-1 职业病诊断流程

设区的市级职业病诊断鉴定委员会负责职业病诊断争议的首次鉴定。

当事人对设区的市级职业病鉴定结论不服的，可以在接到鉴定书之日起十五日内，向原鉴定组织所在地省级卫生行政部门申请再鉴定。

职业病鉴定实行两级鉴定制，省级职业病鉴定结论为最终鉴定。

（三）职业病病人保障

《职业病防治法》第五十六条规定，用人单位应当保障职业病病人依法享受国家规定的职业病待遇。用人单位应当按照国家有关规定，安排职业病病人进行治疗、康复和定期检查。用人单位对不适宜继续从事原工作的职业病病人，应当调离原岗位，并妥善安置。

用人单位对从事接触职业病危害的作业的劳动者，应当给予适当岗位津贴。

职业病病人的诊疗、康复费用，伤残

以及丧失劳动能力的职业病病人的社会保障，按照国家有关工伤保险的规定执行。职业病病人除依法享有工伤保险外，依照有关民事法律，尚有获得赔偿的权利的，有权向用人单位提出赔偿要求。劳动者被诊断患有职业病，但用人单位没有依法参加工伤保险的，其医疗和生活保障由该用人单位承担。

职业病病人变动工作单位，其依法享有的待遇不变。用人单位在发生分立、合并、解散、破产等情形时，应当对从事接触职业病危害的作业的劳动者进行健康检查，并按照国家有关规定妥善安置职业病病人。

用人单位已经不存在或者无法确认劳动关系的职业病病人，可以向地方人民政府民政部门申请医疗救助和生活等方面的救助。地方各级人民政府应当根据本地区的实际情况，采取其他措施，使前款规定的职业病病人获得医疗救治。

第七节　特殊人群职业卫生管理

一、妇女职业卫生管理

21 世纪以来，伴随着经济全球化进程和我国经济的迅猛发展，越来越多的中国女性走出家庭，参与到国家经济建设的各个领域。据有关部门统计，劳动妇女约占妇女总人数的 68%，而职业女性约占全部从业人员的 44.8%，其中青年女职工的比例更大，妇女已经成为经济发展中不可或缺的力量。妇女在生产劳动过程中不可避免地接触一种或多种职业性有害因素，而且女性自身的生理特点与职业性有害因素常存在联合作用，因此职业性有害因素对妇女的健康损害有特殊之处，妇女在劳动过程中存在着一些特殊的职业卫生问题。

（一）职业性有害因素对妇女健康影响的特点

女性与男性在肌肉、骨骼、脂肪等方面都存在差异，本身的基础代谢水平也比男性低，在月经期、妊娠期及更年期等特殊时期，生理状况会发生改变，往往会降低对某些职业性有害因素的耐受能力。如在妊娠期时，肺通气量增加，吸入的毒物量随之增加；血液循环量增加，促进毒物的吸收；肝脏解毒能力减弱，机体对毒物的敏感性增加。特别是在生殖方面，职业性有害因素对于妊娠期和哺乳期女性和胎儿，甚至婴儿都会产生影响。如噪声、铅、苯、汞等可影响月经，对妊娠过程及妊娠结局会有不良影响。许多工业毒物都可以经乳汁排出，已知的有铅、汞、钴、氟、溴、碘、苯、二硫化碳、多氯联苯、烟碱、有机氯、三硝基甲苯等，经由乳汁排出的毒物是婴儿接触毒物的重要来源。

女性特殊的生理和解剖特点，决定了职业性有害因素对她们的影响与男性有所区别。职业性有害因素对女工的影响可以概括为以下几个方面：

1. 有些职业性有害因素对健康的影响无性别差异。如矽尘对男女都可以引起矽肺，并不会因为性别差异而导致致病程度的不同。

2. 女性对某些职业性有害因素较男性而言更加易感。如铅对造血系统的影响女性较男性易感，镉在肾脏中蓄积也比男性多。一些职业性有害因素对男性的影响较小，而对女性的影响较大。

3. 处于特殊时期（月经期、妊娠期、更年期）的女性对职业性有害因素更敏感，可能引起月经紊乱、不良妊娠结局，以及对胎儿、婴儿产生毒害。

（二）职业性有害因素对妇女的影响

成年女性有与生殖相关的一些生理特

点，包括月经期、妊娠期、分娩期、哺乳期和绝经期等生理过程。这些生理时期，生殖系统、神经系统、内分泌系统和其他一些生理功能都发生了一系列变化，职业性有害因素对机体的作用程度也会发生转变，应该予以充分注意。

1. 化学毒物对女工的不良影响　生产劳动中，工人会广泛地接触各种化学毒物，一般男女性中毒的危险性没有太大的差别，但是处于特殊生理时期的女性对毒物的敏感性会增加，要特别注意。

（1）对月经的影响：月经失调是化学毒物对女性健康影响中最常见的症状。目前已知的对女性月经功能有影响的物质有 70 余种，包括苯、甲苯、二硫化碳、有机磷农药、甲醛等有机物质，也有铅、锰、硒等无机化合物。这些有毒物质都会导致月经周期延长或缩短、月经持续时间改变，甚至会导致闭经。例如接触苯系物的女工会出现月经量增多，接触铅的女工月经量会减少。

（2）对妊娠的影响：某些化学物质会损伤卵细胞、抑制受精或导致不孕，或者使胚胎和胎儿发育异常。如接触铅、汞、镉、砷、染料的妇女，不孕率增高；接触氯乙烯、二硫化碳、铅、甲苯的女工妊娠中毒发病率上升。毒物进入妊娠期妇女体内后，会干扰胚胎和胎儿的正常发育，引起流产、早产或畸胎。

（3）对哺乳期女性的影响：很多毒物都会经乳汁排出，包括铅、汞、溴、碘、砷、苯、二硫化碳等。经乳汁排出的毒物易导致哺乳期婴儿中毒。我国婴儿因吸食母乳导致铅中毒时有发生。

2. 物理因素对女工的不良影响

（1）噪声：噪声可使女性中枢神经系统功能失调而导致内分泌功能紊乱，出现月经周期紊乱，经量过多或过少，以及痛经等。长期在 90dB(A)以上工作环境作业女工的月经量改变最为明显，100dB(A)以上工作环境作业的女工，妊娠恶阻、妊娠高血压综合征发病率明显提高。同时噪声会对在妊娠期妇女腹中胎儿的智力发育、听觉发育带来损害。

（2）振动：全身振动对女工的影响较大，可影响盆腔内血液循环，使盆腔内脏器淤血及炎症加重，主要表现为经期时间增加、经量增加和痛经。长期暴露于全身振动这一不良因素下，可导致痛经、自然流产率和分娩合并症的增多。

（3）高温：长期在高温下作业，会影响卵巢功能，使雌激素活性下降，导致月经周期延长。孕期妇女长期暴露于高温环境中会导致胎儿的先天缺陷和发育异常，尤其是神经系统缺陷。因此，孕妇不宜从事高温作业。

（4）低温：寒冷可引起子宫淤血，导致白带增多，易诱发痛经等症状。

（5）电离辐射：电离辐射损伤生殖细胞，影响妊娠，使胚胎发育不良、死亡，并导致流产、死胎或出现胎儿畸形。各种波长的射线，如 X 射线、γ射线和中子等，都会对性腺造成损伤，小剂量长期作用的结果可引起生殖细胞的遗传物质突变，作用于性腺则会造成月经功能障碍、周期延长、经量减少等症状；一次大剂量的暴露则可能引起染色体畸变，形成不可逆的损伤。

（6）非电离辐射：非电离辐射会造成女性月经紊乱、性功能减退。例如高频作业女性可出现月经周期延长或缩短、月经量增多等症状。妊娠期妇女接触高频电磁场或导致妊娠高血压综合征、自然流产等。哺乳期的女性接触微波会导致乳汁分泌量减少。

3. 重体力劳动对女工的不良影响　女性盆底组织除了尿道和直肠外，还有阴道穿过，导致其支持力量较弱，分娩时盆底组织还容易受到损伤，使盆底组织松弛。当女性从事重体力劳动时，会导致腹压增加，影响盆腔内器官的位置和功能。同时女性的骨骼和肌肉承受能力较男性弱，进行同等强度的体力劳动时时，女性的机体负担较男性大。具体表现为：

（1）从事重体力劳动，特别是负重作业时，由于腹压增高，盆腔内生殖器可能受压迫移位，会导致子宫后倾或下垂，严重者会发生子宫脱垂。这种情况多发于农村。

（2）长期参加重体力劳动的未成年女子以及自幼参加体育训练的女性运动员，可能发生骨盆的异常发育，引起骨盆狭窄或扁平骨盆。

（3）孕妇从事负重或较重的体力劳动，易发生流产或早产，同时影响到胎儿的发育，可能会造成胎儿的发育迟缓或新生儿死亡率增高。

（4）长期负重可引起女工月经失调，表现为月经过多、周期不规则、痛经等症状。

（5）负重作业女工多发慢性肌肉关节劳损及关节疾病，如慢性腱鞘炎、肩周炎、腰痛等。

我国《女职工禁忌劳动范围》中规定：连续负重（每小时负重次数6次以上）每次超过20kg，间断负重每次超过25kg的作业为女职工禁忌从事的劳动。除了按规定限值负重以外，还应根据搬运距离和持续时间适当减轻工作量，患有子宫位置不正、慢性附件炎、痛经、功能性子宫出血和关节痛等疾病的妇女，不宜参加负重作业。

4. 不良体位对女性生理功能的影响 长期站立，影响静脉回流，可引起下肢及盆腔血液淤滞，诱发妇女痛经等病症。长期坐位的女工也可因下肢静脉回流不畅，引起盆腔内器官的充血，容易发生痛经和加剧盆腔炎症，其骨盆部肌肉因缺乏锻炼，松弛无力，分娩时容易发生会阴撕裂。一些刺绣工长期坐位、低头、背部屈曲或侧弯，可能引起职业性肩、颈、腕综合征。

（三）妇女劳动保护的主要措施

1. 贯彻执行国家有关妇女劳动保护政策 认真贯彻执行国家保护妇女的法律法规、条例等，是做好妇女劳动保护工作的重要保证。1990年原劳动部颁布了《女职工禁忌劳动范围的规定》，2005年我国颁布了《中华人民共和国妇女权益保障法》，2012年国务院颁布了《女职工劳动保护特别规定》。

2. 妇女劳动保护的特殊要求 在执行国家政策的同时，用人单位还需要合理地安排妇女的工作，并重点加强“五期”（月经期、孕前期、孕产期、哺乳期和更年期）期间的职业卫生保健。

（1）月经期：避免久坐久站和在过冷的作业环境中工作。对于患有重度痛经、月经过多的女工经医疗卫生机构确诊后，经期可以给予1～2天的休假。禁忌从事冷水作业和低温作业第二级、第三级、第四级作业，以及《体力劳动强度分级》中规定的第三级、第四级体力劳动作业、《高处作业分级》中规定的第三级、第四级高处作业。

（2）孕前期：对于已婚待孕的女工，禁忌从事《有毒作业分级》中规定的第三级、第四级工作，包括暴露于铅、汞、苯、镉等有毒物质的工作。患有射线病、慢性职业中毒或近期内发生过急性中毒的女工，暂时不宜受孕，需要经过治疗并痊愈后才能受孕。从事铅作业或有过铅作业史的女工，即使没有出现铅中毒表现，也要经过诊断性驱铅试验后，确定是否适宜受孕。对于接触过某些有性腺毒性物质后，发生两次流产史的女工，最好暂时脱离有害作业。

（3）孕产期：处于不同妊娠期（妊娠早期、妊娠中期、妊娠晚期、生产前后期）需要注意的卫生保健各有不同的侧重点。

妊娠早期的妇女禁忌从事接触空气中有毒物质浓度超过国家职业卫生标准的作业、抗癌药物及己烯雄酚生产作业、放射性作业、人力进行的土方石方作业等第三级、第四级体力劳动作业、全身振动作业、高处作业以及工作中需要频繁攀高、弯腰、下蹲的作业。

妊娠中期妇女需要定期进行产前检查，并辅以系统的内科检查，必要时进行职业健康体检。对于铅作业的妊娠女工可以进行补钙，接触镉的女工可以补充锌，都能很好地降低这些职业性有害因素的危害。

妊娠后期要注意合理安排工作，减轻工作量和调换不适宜的工作。一般工种的女工妊娠满 7 个月后，应该在劳动时间内安排一定的工间休息，对于生产中接触具有发育毒性作用物质的女工应按照高危妊娠对待。

（4）分娩前后：2012 年颁布的《女职工劳动保护特别规定》规定女工的产假为98天，其中产前休息 15 天。难产的，增加产假 15 天；生育多胞胎的，每多生育 1 个婴儿，增加产假15天。女职工怀孕未满4个月流产的，享受15天产假；怀孕满4个月流产的，享受42 天产假。分娩后，生殖器官及盆底组织的恢复需要 6～8 周，产后休息不足会对母体健康和乳汁分泌都产生影响，并可因此影响乳儿的发育和健康。

（5）哺乳期：必须设法保证哺乳期女工的乳汁质量，使其不受到污染，并能够按时哺乳。我国法律规定，有不满 1 周岁婴儿的女职工，其所在单位应该每班劳动时间内给予其两次哺乳时间，每次30分钟，同时不得延长劳动时间，不得安排夜班劳动。哺乳期乳母避免从事铅及其化合物、汞及其化合物、锰、镉、铍、砷、氰化物、氮氧化物、二硫化碳、氨、苯、环氧乙烷、甲醛等多种有毒物质浓度超过国家卫生标准的作业，避免从事第三级体力劳动作业。

（6）更年期：为了适应更年期女性出现的生理、心理变化，需要注意劳逸结合，对于症状较重者，应适当减轻工作，更年期综合征患者则应及时治疗，并调离不适合从事的工作岗位。

3. 卫生辅助设施　女职工比较多的用人单位应当根据女职工的需要，建立女职工卫生室、孕妇休息室、哺乳室等设施，妥善解决女职工在生理卫生、哺乳方面的困难。

4. 改善生产环境　通过技术改革和管理，从根本上消除职业危害，改善劳动条件，使作业环境更安全。这一点也是解决所有职业卫生问题的重要方面。

5. 建立健全女职工劳动保护机构　妇女劳动保护工作与妇幼保健工作的目标是一致的，将二者结合起来，使妇女劳动保护的要求贯彻到妇幼保健日常工作中，才能够达到保护女工及其下一代健康的目的。同时辅以对女职工的宣传教育，指导妇女认识到职业有害因素，提高自我防范意识。

二、未成年工职业卫生管理

未成年工是指年满十六周岁未满十八周岁的劳动者。这个阶段的青少年，机体发育迅速，变化剧烈。在这一时期，性腺、脑下垂体、甲状腺等内分泌腺的作用正在加强，神经体液调节不稳定；自主神经系统的兴奋性增强。各器官系统的发育不平衡，如身高的增长速度超过体重的增长，心脏的发育较骨骼、肌肉系统迟缓等。同时，身高、体重、胸围等身体发育指标，对外环境的变化特别敏感。因此，生活条件的改善，能使青少年的体格发育水平明显提高。

机体神经体液调节不稳定以及个别器官系统发育不平衡，常使未成年人出现某些功能失调的现象，如心动过速，青年性高血压以及生理性的心脏肥大、甲状腺肥大等。多数情况下这些功能性的障碍和形态学的改变是可逆的。但在不良条件的影响下，可由生理状态发展为病理状态，如过重的体力劳动，过度的紧张或高温热辐射，能引起神经系统的过度紧张及心血管系统的过重负担，此时这种可逆性就会受到限制。

由于神经内分泌调节不稳定，对外界环境不良因素的反应性增高，故职业性有害因素对未成年工较成年人具有更大的危害性。

青少年的上呼吸道黏膜比较容易受到损害。皮肤柔嫩，跟成年人相比，更易发生经皮肤吸收中毒。单位时间、单位体重的呼吸量大于成年人，导致吸入粉尘及毒物的量也相对较大。因此未成年工在工龄不长、毒物浓度不高的情况下，也可能发生职业中毒。未成年工对铅、四乙基铅、汞、苯、一氧化碳、缺氧等较成年人敏感。且一旦发生中毒，症状也更重。未成年即参加接触矽尘作业的工人，其患矽肺的发病工龄往往很短，进展快且病情较严重。

青少年的骨骼成长速度快，但骨化过程尚未完成，对机械性因素的作用缺乏足够的抵抗力。长期处于不良体位或过度的静态紧张，如长时间的负重，可影响骨骼的正常发育而出现变形（如脊柱弯曲、扁平骨盆等）。韧带结构也较软弱，长时间站立或步行，特别是步行伴有负重的作业，易导致扁平足的发生。

在高温、毒物、噪声、振动、繁重体力劳动等职业性有害因素的影响下，未成年女工出现月经障碍的频率往往高于成年女性，且症状也比成年女性重。

为了保护未成年工的身体健康，保证其正常发育成长，应采取以下几条适当的劳动保护措施。

1. 不得安排未成年工从事矿山井下、有毒有害、国家规定的第四级体力劳动强度的劳动和其他禁忌从事的劳动。

2. 用人单位应当按下列要求对未成年工定期进行健康检查，注意经常观察其健康情况及身体发育状况，如发现异常，应及时矫治或调换工作。

（1）安排工作岗位之前。

（2）工作满一年。

（3）年满 18 周岁，距前一次的体检时间已超过半年。

3. 对未成年工的负重量应有一定限制。根据国际劳工组织（ILO）的建议，16～18 岁的少年单人负重不应超过 15～20kg；少女不超过 12～15kg；16 岁以下的男女、少年不应经常参加搬运工作。

4. 工作时间一般应较成年人短。14～17 岁的未成年工以每日 6h 为宜。工作中应安排工间休息及工间操等体育活动。不应加班加点及上夜班。

5. 工作时的体位、设备、工具等必须适合未成年人的身体特点。例如，机器或工作台过高时应设垫脚架，或安设合适的座位；站立作业尽可能改为坐位；各种手持工具（锤、钳、锄等）的柄应称手，使能紧握而不致滑脱；工具的重量和长度应适合未成年工的特点等。

6. 加强安全卫生知识的教育及安全操作的训练。用人单位接收在校学生实习的，应当对实习学生进行相应的职业卫生培训，提供必要的职业病防护用品。

三、劳务派遣用工的职业卫生管理

劳务派遣是指劳务派遣单位与劳务派遣用工单位签订劳务派遣协议，使劳动者在用工单位的指挥下劳动。劳务派遣的最大特点是劳动力的雇佣与劳动力的使用相分离，被派遣劳动者不与用工单位签订劳动合同，而是与派遣单位签订劳动合同。由于被派遣劳动者不是用工单位的正式职工，往往不能与用工单位的正式职工同工同酬，在劳动保护方面也容易被忽视。

（一）法律依据

1.《劳动合同法》 用人单位招用劳动者时，应当如实告知劳动者工作内容、工作条件、工作地点、职业危害、安全生产状况、劳动报酬，以及劳动者要求了解的其他情况。劳动合同的条款中应包含劳动保护、劳动条件和职业危害防护。

劳动者有下列情形之一的，用人单位不得与其解除劳动合同：①从事接触职业病危害作业的劳动者未进行离岗前职业健康检查，或者疑似职业病病人在诊断或者医学观察期间的；②在本单位患职业病或者因工负伤并被确认丧失或者部分丧失劳动能力的；③患病或者非因工负伤，在规定的医疗期内的；④女职工在妊娠期、产期、哺乳期的。

劳务派遣单位是《劳动合同法》所称用人单位，应当履行用人单位对劳动者的义务。劳务派遣单位派遣劳动者应当与接受以劳务派遣形式用工的单位（以下称用工单位）订立劳务派遣协议。用工单位应当履行下列义务：①执行国家劳动标准，提供相应的劳动条件和劳动保护；②对在岗被派遣劳动者进行工作岗位所必需的培训。

用人单位有下列情形之一的，依法给予行政处罚；构成犯罪的，依法追究刑事责任；给劳动者造成损害的，应当承担赔偿责任：①以暴力、威胁或者非法限制人身自由的手段强迫劳动的；②违章指挥或者强令冒险作业危及劳动者人身安全的；③侮辱、体罚、殴打、非法搜查或者拘禁劳动者的；④劳动条件恶劣、环境污染严重，给劳动者身心健康造成严重损害的。

用工单位给被派遣劳动者造成损害的，劳务派遣单位与用工单位承担连带赔偿责任。

2.《劳务派遣暂行规定》　劳务派遣单位应当对被派遣劳动者履行下列义务：①建立培训制度，对被派遣劳动者进行上岗知识、安全教育培训；②按照国家规定和劳务派遣协议约定，依法为被派遣劳动者缴纳社会保险费（含工伤保险），并办理社会保险相关手续；③督促用工单位依法为被派遣劳动者提供劳动保护和劳动安全卫生条件。

被派遣劳动者在用工单位因工作遭受事故伤害的，劳务派遣单位应当依法申请工伤认定，用工单位应当协助工伤认定的调查核实工作。劳务派遣单位承担工伤保险责任，但可以与用工单位约定补偿办法。

被派遣劳动者在申请进行职业病诊断、鉴定时，用工单位应当负责处理职业病诊断、鉴定事宜，并如实提供职业病诊断、鉴定所需的劳动者职业史和职业危害接触史、工作场所职业病危害因素检测结果等资料，劳务派遣单位应当提供被派遣劳动者职业病诊断、鉴定所需的其他材料。

3.《职业病防治法》　任何单位和个人不得将产生职业病危害的作业转移给不具备职业病防护条件的单位和个人。不具备职业病防护条件的单位和个人不得接受产生职业病危害的作业。

劳务派遣用工单位应当履行《职业病防治法》规定的用人单位的义务。

（二）现状

1. 劳务派遣用工情况　目前众多行业选择劳务派遣用工，如武汉市职防院在该市经济技术开发区职业卫生基本情况摸底调查中发现，在存在职业危害因素的427家企业中，共有42家存在劳务派遣用工，共涉及近30个工种和1336名工人。派遣用工企业数目最多的为汽车制造业，共21家，占50.0%；其次为金属制品业，4家，占9.5%。主要涉及油漆工、铸造工、焊接工、切割工和打磨工等。派遣用工人数排在前5位的依次为汽车制造业、电气机械和器材制造业、纺织/服装/服饰业、造纸和纸制品业、金属制品业，分别为536人（40.1%）、210人（15.7%）、200人（15.0%）、130人（9.7%）、67人（5.0%）。见表4-7-1。劳务派遣用工状况已经成为普遍用工方式。

2. 劳务派遣单位对职业病防治的认识　劳务派遣单位对职业病防治的认识能力参差不齐，如武汉市职防院2017年在两期针对人力资源公司进行职业安全健康培训的现场，对110家人力资源服务机构222名工作人员进行调查，调查发现培训前只有52%的人知晓《职业病防治法》、知道需要签署职业安全健康管理协议、知道劳务派遣单位需要承担职业病防治责任等内容，同时也对职业健康培训有所期待。

表 4-7-1 存在职业危害因素的企业劳务派遣用工情况

行业	企业数	主要工种	人数	构成比（%）
汽车制造业	21	焊接工、车工、打磨工、油漆工、涂装工、铸造工、维修工等	536	40.1
电气机械和器材制造业	2	喷漆工、预装	210	15.7
纺织、服装、服饰	1	纺车工	200	15.0
造纸和纸制品业	2	叉车司机、钉箱码包	130	9.7
金属制品	4	焊接工、切割工、热处理工、包装工	67	5.0
其他建材制造	1	搬运工	40	3.0
水生产和供应业	1	操作工	38	2.8
农副食品制造	1	搬运工	30	2.3
橡胶和塑料制品业	1	注塑工	26	2.0
化学原料和化学制品制造	2	凝聚工、操作工	24	1.8
酒、饮料和茶制造	1	上料	15	1.1
黑色金属冶炼和压延加工	1	毛刺清理工	12	0.9
金属制品、机械和设备修理	1	油漆工	3	0.2
专用设备制造	1	排管工	2	0.2
通用设备制造	2	机加工	3	0.2
合计	42		1336	100.00

（三）劳务派遣用工职业卫生管理

用工单位对本单位职工和被派遣劳动者要一视同仁，为被派遣劳动者提供《职业病防治法》要求用人单位提供的职业病防治方面的保护，否则要依法承担相应的法律责任。要做好劳务派遣用工的职业卫生管理，用人单位应从以下几方面着手。

1. 为被派遣劳动者购买工伤社会保险。

2. 设置有效的职业病防护设施，并为被派遣劳动者提供个人使用的职业病防护用品。

3. 定期对被派遣劳动者工作的场所进行职业病危害因素检测、评价。

4. 不得将产生职业病危害的作业转移给不具备职业病防护条件的单位和个人。

5. 对采用的技术、工艺、设备、材料，应当知悉其产生的职业病危害，不得隐瞒其危害，应通过合同、公告栏、警示标识和中文警示说明等方式告知被派遣劳动者。

6. 对被派遣劳动者应当进行上岗前、在岗期间的职业卫生培训和教育。

7. 组织从事接触职业病危害的被派遣劳动者进行上岗前、在岗期间和离岗时的职业健康检查。

8. 发生或可能发生急性职业病危害事故时，应当立即采取应急救援和控制措施，并及时报告所在地卫生行政监管部门和有关部门；对遭受或可能遭受急性职业病危害的被派遣劳动者，应当及时组织救治、进行健康检查和医学观察。

9. 被派遣劳动者申请职业病诊断时，应当如实提供职业病诊断所需的劳动者职业史和职业病危害接触史、工作场所职业病危害因素检测结果等资料。

第五章　劳动者的职业卫生权利与义务

职业卫生保护权是指劳动者在职业活动中享有其生命安全和身心健康能够得到有效保护，从而免遭职业病危害的权利。职业卫生保护权确立了劳动者的健康权利主体地位。

劳动者的主人翁地位是由劳动者享有的基本权利和劳动者履行的基本义务构成的，是通过劳动者的权利和义务体现出来的。劳动者的权利和义务是相互依存，不可分离的。任何权利的实现总是以义务的履行为条件，没有权利就无所谓义务，没有义务就没有权利。劳动者在享受法律规定的权利的同时，还必须履行法律规定的义务。只有坚持权利和义务的统一，才能充分体现劳动者主人翁地位。

第一节　劳动者职业卫生权利和义务的法律规定

《职业病防治法》第四条规定，用人单位应当为劳动者创造符合国家职业卫生标准和卫生要求的工作环境和条件，并采取措施保障劳动者获得职业卫生保护。工会组织依法对职业病防治工作进行监督，维护劳动者的合法权益。

《职业病防治法》第三十四条规定，劳动者应当学习和掌握相关的职业卫生知识，增强职业病防范意识，遵守职业病防治法律、法规、规章和操作规程，正确使用、维护职业病防护设备和个人使用的职业病防护用品，发现职业病危害事故隐患应当及时报告。

第二节　劳动者享有的职业卫生保护权利

劳动者享有以下职业卫生保护基本权利：

（一）获得职业卫生教育、培训

1. 县级以上人民政府职业卫生监督管理部门应当加强对职业病防治的宣传教育，普及职业病防治的知识，增强用人单位的职业病防治观念，提高劳动者的职业卫生意识、自我保护意识和行使职业卫生保护权利的能力。

2. 用人单位应当对劳动者进行上岗前的职业卫生培训和在岗期间的定期职业卫生培训，普及职业卫生知识，督促劳动者遵守职业病防治法律、法规、规章和操作规程，指导劳动者正确使用职业病防护设备和个人使用的职业病防护用品。

3. 劳动者应当学习和掌握有关职业病防治知识，遵守相关的法律、法规、规章和操作规程，正确使用、维护职业病防护设备和个人使用的职业病防护用品。劳动者有权获得职业卫生教育、培训。

（二）获得职业健康检查、职业病诊疗、康复等职业病防治服务

1. 对于从事接触职业病危害作业的劳动者，用人单位除了应组织上岗前、在岗期间和离岗时的职业健康检查外，还应为劳动者

建立个人职业健康监护档案，并按照规定的期限妥善保存。

2. 对遭受或者可能会遭受急性职业病危害的劳动者，用人单位应及时组织救治，进行健康检查和医学观察，所需费用由用人单位承担。

3. 当劳动者被疑患有职业病时，用人单位应及时安排对病人进行诊断。在病人诊断或者医学观察期间，不得解除或者终止与其订立的劳动合同。

4. 职业病病人依法享受国家规定的职业病待遇。用人单位应按照国家有关规定，安排病人进行治疗、康复和定期检查；对不适宜继续从事原工作的病人，应调离原岗位，并妥善安置；对从事接触职业病危害作业的劳动者，应给予适当岗位津贴。

5. 职业病病人的诊疗、康复费用，伤残以及丧失劳动能力职业病病人的社会保障，按照国家有关工伤社会保障的规定执行。

（三）了解工作场所产生或者可能产生的职业病危害因素、危害后果和应当采取的职业病危害防护措施

1. 产生职业病危害的用人单位，应当在醒目位置设置公告栏，公布有关职业病防治的规章制度、操作规程、职业病危害事故应急救援措施和工作场所职业病危害因素检测结果。

2. 对产生严重职业病危害的作业岗位，应当在其醒目位置，设置警示标识和中文警示说明。

3. 向用人单位提供可能产生职业病危害的设备、化学品、放射性核素和含有放射性物质的材料的，应当提供中文说明书，并在设备的醒目位置设置警示标识和中文警示说明。

4. 用人单位与劳动者订立劳动合同（含聘用合同）时，应当将工作过程中可能产生的职业病危害及其后果、职业病防护措施和待遇等如实告知劳动者，并在劳动合同中写明，不得隐瞒或者欺骗。

5. 对从事接触职业病危害作业的劳动者，用人单位应当组织上岗前、在岗期间和离岗时的职业健康检查，并将检查结果如实告知劳动者。

（四）要求用人单位提供符合防治职业病要求的防护设施以及个人使用的职业病防护用品，改善工作条件

1. 用人单位必须采用有效的职业病防护设施，并为劳动者提供个人使用的职业病防护用品。

2. 用人单位为劳动者个人提供的职业病防护用品必须符合防治职业病的要求；不符合要求的，不得使用。

3. 对放射工作场所和放射性核素的运输、储存，用人单位必须配置防护设备和报警装置，保证接触放射线的工作人员佩戴个人剂量计。

4. 对职业病防护设备、应急救援设施和个人使用的职业病防护用品，用人单位应当进行经常性的维护、检修，定期检测其性能和效果，确保其处于正常状态，不得擅自拆除或者停止使用。

（五）对违反职业病防治法律、法规以及危及生命、健康的行为提出批评检举和控告

1. 任何单位和个人有权对违反职业病防治法的行为进行检举和控告。有关部门收到相关的检举和控告后，应当及时处理。

2. 国家、用人单位应对防治职业病工作成绩显著的单位和个人，给予奖励。

3. 用人单位若因劳动者依法行使检举、控告权而降低其工资、福利等待遇或者解除、

终止与其订立劳动合同的行为是无效的。

（六）拒绝违章指挥和强令进行没有职业病危害防护措施的作业

1. 劳动者有权拒绝在没有职业病防护措施下从事职业病危害作业，有权拒绝违章指挥和强令的冒险作业。

2. 用人单位若与劳动者设立劳动合同时，没有将可能产生的职业病危害及其后果等告知劳动者，劳动者有权拒绝从事存在职业病危害的作业，用人单位不得因此解除或者终止与劳动者所订立的劳动合同。

（七）参与用人单位职业卫生工作和民主管理，对职业病防治工作提出意见和建议

1. 劳动者参与用人单位职业卫生工作的民主管理，对职业病防治工作提出意见和建议，是《职业病防治法》规定的劳动者享有的一项职业卫生保护权利。

2. 劳动者参与用人单位职业卫生工作的民主管理，是职业病防治工作的特点所决定的，也是确保劳动者权益的有效措施。

3. 劳动者本着搞好职业病防治工作的出发点，应对所在的用人单位的职业病防治管理工作是否符合法律法规规定、是否科学合理等方面，直接或间接地提出意见和建议。

（八）劳动者有权从用人单位获得下列资料

1. 作业场所职业病危害的特性、有害成分、预防措施、教育和培训资料。

2. 有毒物品的标签、标识及有关资料。

3. 有毒物品的安全使用说明书。

4. 可能影响安全使用有毒物品的其他有关资料。

5. 劳动者有权查阅、复印其本人职业健康监护档案。

（九）未成年工有权拒绝从事接触职业病危害作业；妊娠期、哺乳期的女职工有权拒绝从事对本人和胎儿、婴儿有健康危害的作业

未成年工、孕妇及哺乳期女职工处在身体发育或特殊生理期，对工作环境中存在的职业病危害因素更加敏感，更易引起健康损害，应对这些职业危害高危人群加以重视和保护。

（十）劳动者其他的权利及义务

用人单位在发生分立、合并、解散、破产等情形时，应当对从事接触职业病危害的劳动者进行健康检查，并按照国家有关规定妥善安置职业病病人。用人单位已经不存在或者无法确认劳动关系的职业病病人，可以向民政部门申请医疗救助和生活等方面的救助。

用人单位按照国家规定参加工伤保险的，被诊断为职业病的劳动者有权按照国家《工伤保险条例》的规定享受相应的保险待遇；用人单位未参加工伤保险的，其劳动者从事职业病危害作业而患职业病的，相应工伤待遇由用人单位负责解决。

劳动者除依法享有工伤保险待遇外，依照有关民事法律的规定，有权向用人单位提出经济等赔偿要求。

第三节　劳动者应履行的职业卫生义务

劳动者应履行以下职业卫生基本义务：

（一）劳动者应当学习和掌握相关的职业卫生知识

劳动者应参加上岗前的职业卫生法律法

规、岗位操作技能和特殊工种的教育培训，以及经常性的职业卫生教育活动，不断提高自身的职业病防治知识水平。

（二）遵守有关职业卫生和劳动保护的法律、法规和操作规程

职业卫生健康相关法规是以搞好职业卫生和安全生产工作，保障劳动者的健康为目的而制定的。它不仅从管理上规定了人们的职业卫生行为规范，也对生产技术、设备上进行规定，从而实现保障职工健康所需的各项前提条件。

（三）正确使用和维护职业中毒危害防护设施及其用品

按规定正确佩戴个体防护用品，可以对我们的人身安全和健康起到极大的保护作用。例如，如果不正确佩戴防尘口罩，可能会造成职业性尘肺病；不正确佩戴防毒口罩和面罩，可能会引起职业性化学性急性或慢性中毒；不正确佩戴防噪耳塞和耳罩，可能会引起职业性噪声聋等职业病危害。

（四）发现职业病危害事故或隐患时，应当采取应急措施并及时报告

当作业场所有可能发生出现职业病危害事故或隐患时，劳动者应当采取必要措施，按照规定正确使用应急设施、将危险加以消除或者减少到最低限度，并及时报告上级部门。

第四节 劳动者职业健康素养

WHO 将健康定义为，不仅仅指没有疾病和虚弱，健康是人的生理、心理和社会适应的整体良好状态。健康素养，是指个人获取和理解基本健康信息和服务，并运用这些信息和服务做出正确决策，以维护和促进自身健康的能力。目前，我国主要从以下三个方面来评价一个人的健康素养：基本的健康知识和理念；健康的生活方式和行为；健康基本技能。

劳动者职业健康素养，特指工业企业等用人单位中，接触职业病危害因素人员的健康素养。现阶段，劳动者应具备的职业健康素养包括以下三点：

一、基本健康知识和理念

（一）公民健康

1. 健康不仅仅是没有疾病或虚弱，而是身体、心理和社会适应的完好状态。

2. 每个人都有维护自身和他人健康的责任，健康的生活方式能够维护和促进自身和他人健康。

3. 健康生活方式主要包括合理膳食、适量运动、戒烟限酒、心理平衡 4 个方面。

4. 劳逸结合，每天保证 7～8h 睡眠。

5. 吸烟和被动吸烟会导致癌症、心血管疾病、呼吸系统疾病等多种疾病。

6. 戒烟越早越好，什么时候戒烟都为时不晚。

7. 保健食品不能代替药品。

8. 环境与健康息息相关，保护环境促进健康。

9. 献血助人利已，提倡无偿献血。

10. 成人的正常血压为收缩压低于 140mmHg，舒张压低于 90mmHg；腋下体温 36～37℃；平静呼吸 16～20 次/分；脉搏 60～100 次/分。

11. 避免不必要的注射和输液，注射时必须做到一人一针一管。

12. 接种疫苗是预防一些传染病最有效、最经济的措施。

13. 肺结核主要通过病人咳嗽、打喷嚏、大声说话等产生的飞沫传播。

14. 出现咳嗽、咳痰2周以上，或痰中带血，应及时检查是否得了肺结核。

15. 坚持正规治疗，绝大部分肺结核病人能够治愈。

16. 艾滋病、乙肝和丙肝通过性接触、血液和母婴三种途径传播，日常生活和工作接触不会传播。

17. 蚊子、苍蝇、老鼠、蟑螂等会传播疾病。

18. 异常肿块、腔肠出血、体重减轻是癌症重要的早期报警信号。

19. 遇到呼吸、心搏骤停的伤病员，可通过人工呼吸和胸外心脏按压急救。

20.应该重视和维护心理健康，遇到心理问题时应主动寻求帮助。

21. 每个人都应当关爱、帮助、不歧视病残人员。

22. 在流感流行季节前接种流感疫苗可减少患流感的机会或减轻流感的症状。

23. 妥善存放农药和药品等有毒物品，谨防儿童接触。

24. 发生创伤性出血，尤其是大出血时，应立即包扎止血；对骨折的伤员不应轻易搬动。

（二）职业健康

1. 应熟悉与职业健康相关的法律法规。
2. 知晓享有职业健康保护的权利。
3. 知晓如何签订劳动合同，获得危害告知。
4. 知晓用人单位的职业病防治和创造安全平等的工作环境职责。
5. 知晓工作岗位存在的职业病危害因素及职业禁忌证、可能罹患的职业病。
6. 知晓职业健康检查的重要性及用人单位结果告知责任。
7. 知晓患职业病时如何处理。
8. 知晓肌肉骨骼疾患及其他与工作相关健康问题。
9. 知晓职业压力的健康影响与防控，职业疲劳与过劳死的预防。

二、健康生活方式与行为

（一）公民健康

1. 勤洗手、常洗澡，不共用毛巾和洗漱用具。
2. 每天刷牙，饭后漱口。
3. 咳嗽、打喷嚏时遮掩口鼻，不随地吐痰。
4. 不在公共场所吸烟，尊重不吸烟者免于被动吸烟的权利。
5. 少饮酒，不酗酒。
6. 不滥用镇静催眠药和镇痛药等成瘾性药物。
7. 拒绝毒品。
8. 使用卫生厕所，管理好人畜粪便。
9. 讲究饮水卫生，注意饮水安全。
10. 经常开窗通风。
11. 膳食应以谷类为主，多吃蔬菜水果和薯类，注意荤素搭配。
12. 经常食用奶类、豆类及其制品。
13. 膳食要清淡少盐。
14. 保持正常体重，避免超重与肥胖。
15. 生病后要及时就诊，配合医生治疗，按照医嘱用药。
16. 不滥用抗生素。
17. 饭菜要做熟；生吃蔬菜水果要洗净。
18. 生、熟食品要分开存放和加工。
19. 不吃变质、超过保质期的食品。
20. 妇女怀孕后及时去医院体检，妊娠期体检至少5次，住院分娩。
21. 孩子出生后应尽早开始母乳喂养，6个月合理添加辅食。
22. 儿童青少年应培养良好的用眼习惯，预防近视的发生和发展。
23. 孩子出生后要按照计划免疫程序进行预防接种。
24. 正确使用安全套，可以减少感染艾滋病、性病的危险。
25. 发现病死禽畜要报告，不加工、不食用病死禽畜。

26. 家养犬应接种狂犬病疫苗；人被犬、猫抓伤、咬伤后，应立即冲洗伤口，并尽快注射抗血清和狂犬病疫苗。

27. 在血吸虫病疫区，应尽量避免接触疫水；接触疫水后，应及时预防性服药。

28. 食用合格碘盐，预防碘缺乏病。

29. 每年做 1 次健康体检。

30. 系安全带（或戴头盔）、不超速、不酒后驾车能有效减少道路交通伤害。

31. 避免儿童接近危险水域，预防溺水。

32. 安全存放农药，依照说明书使用农药。

33. 冬季取暖注意通风，谨防煤气中毒。

（二）职业健康

1. 不在产生危害的岗位附近喝水、进食、吸烟。

2. 学会正确使用和保养个体防护用品。

3. 学会遵守岗位职业卫生操作规程，正确使用和保养生产设备及职业病防治设施。

4. 认真参与职业病危害事故应急救援演练。

5. 定期参加职业健康检查，知晓与利用职业健康检查结果，并在发现职业禁忌证或疑似职业病后正确处理。

6. 参与上岗前及在岗期间定期职业卫生培训。

7. 保持工作场所洁净。

8. 参与企业各种心理健康活动，学会建立社会支持环境，保持良好的心态。

9. 创造条件开展工间活动，争取短时间午休。

三、健康基本技能

（一）公民健康

1. 需要紧急医疗救助时拨打 120 急救电话。

2. 能看懂食品、药品、化妆品、保健品的标签和说明书。

3. 会测量腋下体温。

4. 会测量脉搏。

5. 会识别常见的危险标识，如高压、易燃、易爆、剧毒、放射性、生物安全等，远离危险物。

6. 抢救触电者时，不直接接触触电者身体，会首先切断电源。

7. 发生火灾时，会隔离烟雾、用湿毛巾捂住口鼻、低姿逃生；会拨打火警电话 119。

（二）职业健康

1. 会熟练穿戴个体防护用品。

2. 遇到工作场所急性化学物沾染皮肤，能熟练进行紧急洗消。

3. 发现身边有人倒地，能熟练进行心肺复苏操作。

4. 工作场所发生急性职业病危害事故，能安全顺利紧急逃生。

5. 具备工作场所消防设施（消防栓、消防绳、消防器）使用技能。

6. 掌握工作场所肌肉骨骼疾患预防的技能。

7. 具备工作压力沟通与心理放松技能。

8. 具备慢性病自我管理的技能。

9. 具备缓解职业疲劳，预防过劳死的技能。

劳动者职业健康素养的提高需要用人单位、劳动者、职业病防治机构、全社会的共同努力，通过采取职业病防治知识的宣传、工友之间言传身教、职工参与式职业卫生教育培训、班前会工友之间职业健康防护重要语句提醒、现场设置职业病危害警示标识等方式，不断强化用人单位管理人员及基层劳动者的职业病防护意识。只有这样，才能更好地保障劳动者的职业健康，减少职工因病缺勤给企业生产带来的影响。

第六章　职业卫生工程控制及个体防护技术

第一节　职业卫生工程控制技术

职业卫生工作主要有职业病危害辨识、职业危害评估和职业病危害控制三个基本过程。其中职业病危害控制是职业病防治工作的最重要环节之一，属于源头控制，在预防医学称之为一级预防（又称病因预防），即从根本上使劳动者不接触或减少接触职业病危害因素。

一、法律法规、政策和标准要求

《职业病防治法》第八条规定，国家鼓励和支持研制、开发、推广、应用有利于职业病防治和保护劳动者健康的新技术、新工艺、新设备、新材料，加强对职业病的机理和发生规律的基础研究，提高职业病防治科学技术水平；积极采用有效的职业病防治技术、工艺、设备、材料；限制使用或者淘汰职业病危害严重的技术、工艺、设备、材料。第十四条规定，用人单位应当依照法律、法规要求，严格遵守国家职业卫生标准，落实职业病预防措施，从源头上控制和消除职业病危害。第十五条规定，产生职业病危害的用人单位的设立除应当符合法律、行政法规规定的设立条件外，其工作场所还应当有与职业病危害防护相适应的设施。第二十二条规定用人单位必须采用有效的职业病防护设施。《职业病防治法》“前期预防”一章，规定可能产生职业病危害的新建、扩建、改建建设项目和技术改造、技术引进项目职业病防护设施必须与建设项目同时设计、同时施工、同时投入生产和使用。

《使用有毒物品作业场所劳动保护条例》、《工作场所职业卫生监督管理规定》《建设项目职业病防护设施“三同时”监督管理办法》等法规规章规定建设项目和用人单位必须采取有效的职业病防护设施防治职业病的发生。《国家职业病防治规划（2016-2020年）》提出职业病防治工作的关键在于前期预防和源头治理，强化从源头预防控制职业病危害，从根本上减少职业病的发生。《职业病危害治理“十三五”规划》要求“坚持预防为主、防治结合，针对重点行业、重点职业病危害因素和重点人群，引导企业开展技术改造和转型升级，淘汰职业病危害严重的落后工艺、技术，改善工作场所条件，从源头预防控制职业病危害”。提出在产生粉尘、毒物的重点企业加强工程控制。

现行的标准和技术规范中对产生职业病危害场所和环节提出工程控制技术具体要求，如《工业企业设计卫生标准》（GBZ 1）、《工业建筑供暖通风与空气调节设计规范》（GB 50019）、《排风罩的分类及技术条件 》（GB/T 16758）、《工业企业噪声控制设计规范》（GB/T 50087）、《工作场所防止职业中毒卫生工程防护措施规范》（GBZ/T 194）。

二、职业卫生工程控制技术

《工业企业设计卫生标准》（GBZ 1）明

确要求工业企业建设项目的设计应优先采用有利于保护劳动者健康的新技术、新工艺、新材料、新设备，限制使用或者淘汰职业病危害严重的工艺、技术、材料；对于生产过程中尚不能完全消除的生产性粉尘、生产性毒物、生产性噪声以及高温等职业性有害因素，应采取综合控制措施，使工作场所职业性有害因素符合国家职业卫生标准要求，防止职业性有害因素对劳动者的健康损害。其控制层级是：

第一级：消除/替代，即优先采用先进的生产工艺、技术和无毒（害）或低毒（害）的原材料，消除或减少尘、毒职业性有害因素。

第二级：工程控制，就是职业卫生工程控制技术，是指对于工艺、技术和原材料达不到要求的，应根据生产工艺和粉尘、毒物特性等危害特征，设计相应的防尘、防毒通风控制、隔振降噪等措施，使劳动者活动的工作场所有害物质浓度或者强度符合职业病危害因素限值要求。

第三级：职业卫生管理控制，具体见本书第四章。

第四级：使用个体防护用品，存在职业病危害的作业场所劳动者接触浓度不符合要求的，应根据实际接触情况，在采取工程技术的同时需要给劳动者配置有效的个人防护措施。具体见本章第二节。

职业卫生工程控制措施又称为职业病防护设施，广义上是指消除或者降低工作场所的职业病危害因素的浓度或者强度，预防和减少职业病危害因素对劳动者健康的损害或者影响，保护劳动者健康的设备、设施、装置、构（建）筑物等的总称。通常情况下，职业病防护设施主要指防治职业病危害的各种密闭装置、全面通风装置、局部排风装置（密闭罩、排风柜、外部排风罩、接受式排风罩等）、吹吸式通风装置、湿式抑尘降尘装置和密闭隔离装置、减振降噪、隔热和防辐射设施以及应急救援设施等。

（一）隔离

如果工作场所的职业病危害不可避免，应用隔离工程控制方法是最好的控制措施之一。劳动者与职业病危害因素隔离，就能消除或者降低其危害风险。工程隔离方式有完全式物理隔断和距离隔离两种。常见的隔离实践技术有：

1. 对一些有氧化性、爆炸性、高毒等危害物质单独设置储存场所并与其他物质隔离，防止人员进入。

2. 为减少噪声的传播，设置隔声室；或者在满足工艺流程要求的前提下，将高噪声设备相对集中，并采取相应的隔声等控制措施与其他生产区域隔开。

3. 高温、强热辐射作业，应根据工艺、供水和室内微小气候等条件采用有效的隔热措施，如水幕、隔热水箱或隔热屏等。工作人员经常停留或靠近的高温地面或高温壁板，其表面平均温度不应＞40℃，瞬间最高温度也不宜＞60℃。

4. 使用屏障或者使用屏障联锁门防止人员进入电离辐射、非电离辐射、高毒场所、其他有毒场所。

5. 将散发有毒有害物质的工艺过程与其他无毒无害的工艺过程隔开。

（二）密闭

生产过程产生的粉尘、化学毒物、热等一旦从发生源逸散到作业场所，就会产生职业病危害，增加劳动者的接触风险。因此，比较好的控制策略就是通过工程技术加以密闭，将有害物的扩散限制在设定的密闭空间内，防止职业病危害逸散，并在密闭不严或不能密闭之处，安装通风排毒设施维持负压操作，将逸散的有毒有害物质排出。常见的密闭实践技术有：

1. 在产生有毒物质、粉尘、热等整个生产过程或者产生设备进行密闭，辅以抽排风净化系统。

2. 把强噪声源单独设置隔声室，降低噪声对外的传播。

3. 把热源、放射源、微波源采用相应材料进行密闭，采取远程控制。

4. 使用通风橱控制化学物和热蒸汽逸出。

5. 在生物安全柜内处理微生物。

（三）通风

通风是控制化学毒物和热危害的主要方法。通风系统按空气流动的动力来源分为自然通风系统和机械通风系统。空气流动动力的来源主要包括风机动力、热压、风压和密度差。通风按照气流组织方式分为局部通风、全面通风和混合通风。

《工业企业设计卫生标准》（GBZ 1）规定工业企业厂房建筑方位应能使室内有良好的自然通风，且以自然通风为主的厂房，车间天窗设计应满足卫生要求：阻力系数小，通风量大，便于开启，适应不同季节要求，天窗排气口的面积应略大于进风窗口及进风门的面积之和。热加工厂房应设置天窗挡风板，厂房侧窗下缘距地面不宜高于 1.2m。利用局部气流，消除工作场所中局部位置的粉尘、有毒有害气体或蒸气、异常温度等有害因素，使局部作业环境得到改善，是目前工业生产中控制有害物扩散、消除尘毒危害的最有效方法。当生产过程或设备有粉尘或有毒气体逸出时，或因生产条件限制而设备无法完全密闭时，就要采取通风措施，包括局部通风和全面通风。如对于逸散粉尘的生产过程，应对产尘设备采取密闭措施，并设置适宜的局部排风除尘设施对尘源进行控制，且当湿式作业仍不能满足卫生要求时，应采用其他通风除尘方式。采取局部通风时如由于生产条件限制或有害物发生源不固定等原因而不能采用局部排风，或采用局部排风后仍达不到卫生要求时，可采用全面通风。

1. 防尘毒通风基本要求　《工业企业设计卫生标准》（GBZ 1）、《工作场所防止职业中毒卫生工程防护措施规范》（GBZ/T 194）明确通风、除尘、排毒设计应遵循相应的防尘、防毒技术规范和规程的要求。

（1）当数种溶剂（苯及其同系物、醇类或醋酸酯类）蒸气或数种刺激性气体同时放散于空气中时，应按各种气体分别稀释至规定的接触限值所需要的空气量的总和计算全面通风换气量。除上述有害气体及蒸气外，其他有害物质同时放散于空气中时，通风量仅按需要空气量最大的有害物质计算。

（2）通风系统的组成及其布置应合理，能满足防尘、防毒的要求。容易凝结蒸气和聚积粉尘的通风管道、几种物质混合能引起爆炸、燃烧或形成危害更大的物质的通风管道，应设单独通风系统，不得相互连通。

（3）采用热风采暖、空气调节和机械通风装置的车间，其进风口应设置在室外空气清洁区并低于排风口，对有防火防爆要求的通风系统，其进风口应设在不可能有火花溅落的安全地点，排风口应设在室外安全处。相邻工作场所的进气和排气装置，应合理布置，避免气流短路。

（4）进风口的风量，应按防止粉尘或有害气体逸散至室内的原则通过计算确定。有条件时，应在投入运行前以实测数据或经验数值进行实际调整。

（5）供给工作场所的空气一般直接送至工作地点。放散气体的排出应根据工作场所的具体条件及气体密度合理设置排出区域及排风量。

（6）确定密闭罩进风口的位置、结构和风速时，应使罩内负压均匀，防止粉尘外逸并不致把物料带走。

（7）下列三种情况不宜采用循环空气：

1）空气中含有燃烧或爆炸危险的粉尘、纤维，含尘浓度大于或等于其爆炸下限的25%时。

2）对于局部通风除尘、排毒系统，在排

风经净化后，循环空气中粉尘、有害气体浓度大于或等于其职业接触限值的30%时。

3）空气中含有病原体、恶臭物质及有害物质浓度可能突然增高的工作场所。

（8）局部机械排风系统各类型排气罩应参照GB/T 16758的要求，遵循形式适宜、位置正确、风量适中、强度足够、检修方便的设计原则，罩口风速或控制点风速应足以将发生源产生的尘、毒吸入罩内，确保达到高捕集效率。局部排风罩不能采用密闭形式时，应根据不同的工艺操作要求和技术经济条件选择适宜的伞形排风装置。

（9）输送含尘气体的风管宜垂直或倾斜敷设，倾斜敷设时，与水平面的夹角应>45°。如必须设置水平管道时，管道不应过长，并应在适当位置设置清扫孔，方便清除积尘，防止管道堵塞。

（10）按照粉尘类别不同，通风管道内应保证达到最低经济流速。为便于除尘系统的测试，设计时应在除尘器的进出口处设可开闭式的测试孔，测试孔的位置应选在气流稳定的直管段，测试孔在不测试时应可以关闭。在有爆炸性粉尘及有毒有害气体净化系统中，宜设置连续自动检测装置。

（11）为减少对厂区及周边地区人员的危害及环境污染，散发有毒有害气体的设备所排出的尾气以及由局部排气装置排出的浓度较高的有害气体应通过净化处理设备后排出；直接排入大气的，应根据排放气体的落地浓度确定引出高度，使工作场所劳动者接触的落点浓度符合GBZ 2.1的要求，还应符合GB16297和GB3095等相应环保标准的规定。

（12）含有剧毒、高毒物质或难闻气味物质的局部排风系统，或含有较高浓度的爆炸危险性物质的局部排风系统所排出的气体，应排至建筑物外空气动力阴影区和正压区之外。

（13）采取集中空调系统的工作场所，其换气量除满足稀释有毒有害气体需要量，保持冷、热调节外，系统的新风量应不低于每人 $30m^3/h$，换气次数应每小时不少于12次。

（14）为保证车间内良好的通风和自然换气，产生有毒有害物质的工作场所不宜过于狭窄，厂房的高度应不低于3.2m，人均面积不少于 $4.5m^2$，人均占有体积不小于 $15m^3$ 为宜。

（15）在生产中可能突然逸出大量有害物质或易造成急性中毒或易燃易爆的化学物质的室内作业场所，应设置事故通风装置及与事故排风系统相连锁的泄漏报警装置。

在放散有爆炸危险的可燃气体、粉尘或气溶胶等物质的工作场所，应设置防爆通风系统或事故排风系统。

2. 高温作业场所通风要求 《工业企业设计卫生标准》（GBZ 1）对于高温作业厂房，应根据夏季主导风向设计朝向，使厂房能形成穿堂风或能增加自然通风的风压。高温作业厂房平面布置呈“L”形、“Ⅱ”形或“Ⅲ”形的，其开口部分宜位于夏季主导风向的迎风面。对通风及产热设备布置规定有：

（1）夏季自然通风用的进气窗的下端距地面不宜>1.2m，以便空气直接吹向工作地点；冬季需要自然通风时，应对通风设计方案进行技术经济比较，并根据热平衡的原则合理确定热风补偿系统容量，进气窗下端一般不宜<4m；若<4m时，宜采取防止冷风吹向工作地点的有效措施。

（2）以自然通风为主的高温作业厂房应有足够的进风、排风面积。产生大量热、湿气、有害气体的单层厂房的附属建筑物占用该厂房外墙的长度不得超过外墙全长的30%，且不宜设在厂房的迎风面。

（3）产生大量热或逸出有害物质的车间，在平面布置上应以其最长边作为外墙。若四周均为内墙时，应采取向室内送入清洁空气的措施。

（4）热源应尽量布置在车间外面；采用热压为主的自然通风时，热源应尽量布置在天窗的下方；采用穿堂风为主的自然通风时，热源应尽量布置在夏季主导风向的下风侧；热源布置应便于采用各种有效的隔热及降温措施。

（5）车间内发热设备设置应按车间气流具体情况确定，一般宜在操作岗位夏季主导风向的下风侧、车间天窗下方的部位。

（6）当高温作业时间较长，工作地点的热环境参数达不到卫生要求时，应采取降温措施。

1）采用局部送风降温措施时，气流达到工作地点的风速控制设计应达到：带有水雾的气流风速为 3～5m/s，雾滴直径应＜100μm；不带水雾的气流风速，劳动强度Ⅰ级的应控制在 2～3m/s，Ⅱ级的控制在 3～5m/s，Ⅲ级的控制在 4～6m/s。

2）设置系统式局部送风时，工作地点的温度和平均风速应符合表 6-1-1 的规定：

表 6-1-1　工作地点的温度和平均风速

热辐射强度（W/m²）	冬季		夏季	
	温度（℃）	风速（m/s）	温度（℃）	风速（m/s）
350～700	20～25	1～2	26～31	1.5～3
701～1400	20～25	1～3	26～30	2～4
1401～2100	18～22	2～3	25～29	3～5
2101～2800	18～22	3～4	24～28	4～6

注：①轻度强度作业时，温度宜采用表中较高值，风速宜采用较低值；重强度作业时，温度宜采用较低值，风速宜采用较高值；中度强度作业时其数据可按插入法确定

②对于夏热冬冷（或冬暖）地区，表中夏季工作地点的温度，可提高 2℃

③当局部送风系统的空气需要冷却或加热处理时，其室外计算参数，夏季应采用通风室外计算温度及相对湿度；冬季应采用采暖室外计算温度

工艺上以湿度为主要要求的空气调节车间，除工艺有特殊要求或已有规定者外，不同湿度条件下的空气温度应符合表 6-1-2 的规定。

表 6-1-2　空气调节厂房内不同湿度下的温度要求（上限值）

相对湿度（%）	＜55	＜65	＜75	＜85	≥85
温度（℃）	30	29	28	27	26

3. 全面通风　全面通风是用清洁空气对整个厂房进行通风、换气，将车间空气中有害物质（包括粉尘）稀释，不断把污染空气排出室外，使其浓度降低到职业接触限值以下。按照对有害物质控制机理的不同，全面通风可分为稀释通风、单向流通风、均匀流通风和置换通风等多种方式。应该根据工作场所的用途，生产工艺及设备布置、危害源的性质和使用量、危害源的位置及特点、劳动定员情况等综合考虑其气流组织，并根据计算全面通风换气量，以保证工作场所符合职业卫生要求。

（1）全面通风适用范围

1）全面通风主要适用于有害物质不能控制在车间内某一定的范围，或污染源不固定的场所。例如，因受生产条件限制、有害物源不固定或分散等原因，难以采用局部排风逐一控制，或者采用局部排风措施后仍然不能有效地控制有害物扩散，在这种情况下就需要辅以全面通风，对整个车间进行通风换气。

2）同时放散热、蒸气和有毒有害气体或仅放散密度比空气小的有毒有害气体的厂房，除设置局部排风外，宜从房间上部区域进行自然或机械全面排风。

3）全面通风也常用于比较封闭、狭小的空间，例如，经常有人来往的通道（地道、通廊）等，应有自然全面通风或机械全面通风措施。

4）热置换通风需要利用室内外的温度差作为驱动力，因此，置换通风一般适用于既有污染源，又有热源的生产场所，以及人员活动区域空气质量要求严格、房间高度不小于 2.4m 的场所。

（2）全面通风的设计原则

1）全面通风宜尽可能采用自然通风，以节约能源和投资。当自然通风达不到卫生要求时，则采用机械通风或自然通风与机械通风相结合的联合通风。

2）为了保证车间内良好的通风和自然换气，产生有毒有害物质的工作场所不宜过于狭窄，厂房的高度应不低于 3.2m，人均面积不少于 $4.5m^2$，人均占有体积不小于 $15m^3$ 为宜。

3）设置集中采暖且有排风的生产厂房及辅助建筑物，应考虑自然补风（包括利用相邻房间的清洁空气）的可能性。当自然补风达不到室内卫生和生产要求时，宜设置机械送风系统。

当机械通风系统采用部分循环空气时，循环空气中有害物质的浓度不应超过职业接触限值的 30%。

作业场所存在有毒有害物质的浓度可能突然增高，或空气中含有两种或两种以上有毒有害物质能对人体具有叠加或增强作用时，不得采用循环空气作空气调节或热风采暖。工作场所存在两种或两种以上毒物，混合后具有协同作用时，应隔开进行生产设计，分别单独设置排风系统，不得将两者的排风系统联在一起，通过工作场所的排风管道必须保持负压。

（3）全面通风气流组织方式：气流组织，是指对气流的方向和均匀程度以及风量分配进行控制。气流组织是通过送风口和吸风口的位置，以及风口的形式来确定的。一般情况下，室内有害物的分布及通风气流是不可能非常均匀的；混合过程也不可能在瞬间完成；即使室内平均有害物浓度符合卫生标准，有害物源附近空气中的有害物浓度，仍然会比室内平均值高得多。为了保证职业病危害因素浓度控制在容许限值以下，必须设计科学的气流组织。

合理的气流组织可以用最小的通风量达到最佳的通风效果。在一定的通风量下，采取不同的气流组织方式会产生不同的通风效果。全面通风气流组织形式包括均匀混合、短路、置换、活塞流等。

全面通风的气流组织设计应符合下列原则：

1）送风口应尽量靠近工作地点，送入室内的清洁空气应先经工作地点，再经污染区域排至室外，尽量减少途中污染。

2）排风口应尽量靠近有害物源或有害物浓度较高的区域，以便有害物能迅速排出，防止二次污染。

3）在有混合通风的房间里，全面通风的气流方向应与局部通风气流方向趋于一致，避免横向干扰。

4）应尽量使送风气流均匀分布，减少涡流，避免有害物质在局部作业场所积聚。涡流也称为有旋运动，是指通风气流在房间内流动过程中，有部分流体长时间在局部区域循环，不能随主流空气一起流动的情况。涡流会使有毒有害物在涡流区聚集，容易造成人员急性中毒。对于易燃易爆的气体，涡流区聚集还有爆炸的危险。

5）对设置机械通风的厂房，当对其室内清洁度要求较高，而其周围环境较差时，送风量应大于排风量，使室内保持正压。对于室内产生有害物可能污染周围相邻房间时，送风量应小于排风量（一般送风量为排风量的 80%～90%），使室内保持负压。

6）采用机械送风系统时，对散发热或同时散发热、湿和有害气体的生产厂房，当采用上部或上下部同时全面排风时，宜向作业点送风；对散发粉尘或密度比空气大的有害气体或蒸汽（不同时散发热）的工作场所，当从厂房下部排风时，宜向上部送风；当固定的工作地点靠近有害物散发源，且不可能安装有效的局部排风装置时，应直接向工作地点送风。

7）同时散发热蒸汽和有害气体，或仅散发密度比空气小的有害气体的工作场所，除设置局部排风外，宜在厂房上部进行自然或机械的全面排风，其排风量不宜小于每小时一次换气。

8）当采用全面通风消除余热、余湿或其他有害物质时，应分别从室内温度最高、含湿量或有害物质浓度最大的区域排风。当有害气体和蒸汽密度比空气小，或会形成稳定的上升气流时，宜从室内上部排出所需风量的 2/3，从下部排出 1/3；当有害气体和蒸汽密度比空气大，且不会形成稳定的上升气流时，宜从室内上部排出所需风量的 1/3，从下部排出 2/3。

9）进、排风口的相对位置应安排得当，防止进风气流不经污染地带就直接排出室外，形成气流短路。气流短路是指进风口进入房间的主导气流未到达工作地点，而直接进入吸风口被排出室外；或排风口排出的大部分空气未经充分扩散、稀释，直接回到吸风口被再次送入房间。在气流短路情况下，房间内的大部分区域处于盲区和涡流区，达不到全面通风目的。因此，实施气流组织，需特别注意避免气流短路，应有意识地增大进风口与吸风口的距离，通常可靠的距离是 20m。

（4）全面通风换气量及换气次数：全面通风的目的是消除和降低有害物的难度，维持工作场所良好的环境，避免职业病危害因素超过容许限值，因此需要通过计算全面通风量。可以假设某车间有害物质散发量为 M，房间体积为 V，当室内有害物散发量保持一定，在一定的时间内，室内有害物浓度处于稳定状态时，消除有害物所需的全面通风量按如下计算。

1）全面通风换气时，有毒有害物质各自所需换气量按下式计算：

$$L = K\frac{M}{Y_s - Y_o}$$

式中：L—换气量，m^3/h；

M—有害物产生量，mg/h；

Y_s—作业环境有害物浓度限定值，mg/m^3；

Y_o—新鲜空气中该种有害物浓度；

K—安全系数，考虑污染物毒性、污染源的分布及其散发的不均匀性、气流组织及通风的有效性等。

2）当室内的有害物散发量无法具体计算时，全面通风量可按类似房间换气次数的经验数值进行计算：

$$L=nV$$

式中：L—换气量 m^3/h；

n—通风换气次数，次/h；

V—通风车间体积，m^3。

3）当数种溶剂（苯及其同系物或醇类、醋酸酯类）蒸气，或数种刺激性气体（三氧化硫及二氧化硫及其盐类等）同时放散于空气中时，换气量按各种气体分别稀释至规定的接触限制所需空气量的总和计算。

4）除上述有毒有害物质的气体及蒸气外，其他有毒有害物质同时放散于空气中时，通风量仅按需要空气量最大的有毒有害物质计算。

4. 局部通风　是指利用局部气流，消除工作场所中局部位置的粉尘、有毒有害气体或蒸气、异常温度等有害因素，使局部作业环境得到改善，是目前工业生产中控制有害物扩散、消除尘毒危害的最有效方法。局部通风一般设置在有害物形成比较集中或是工作人员经常活动的局部地区。一般由排风罩、通风管道、风机和净化装置构成（图 6-1-1），以有效地把作业点的粉尘和有毒化学物排出。局部通风系统分为局部进风和局部排风两大类，它们都是利用局部气流，使局部工作地点不受有害物的污染，创造良好的工作环境。

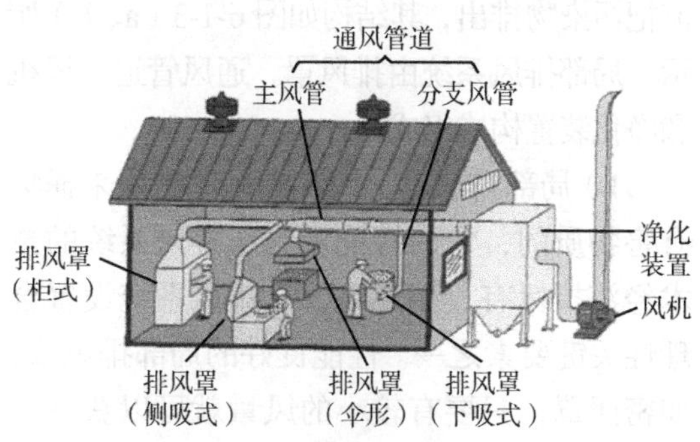

图 6-1-1　局部通风组成示意图

（1）局部送风系统：局部送风是把清洁、新鲜、温度适宜的空气送到工作地点，改善工作地点的空气条件。主要适合车间面积大，操作人员少的车间，用全面通风的方式改善整个车间的空气环境，既困难又不经济，同时也是不必要的。例如某些高温作业岗位，没有必要对整个车间进行降温，只需向个别局部工作地点送风，在局部工作地点造成良好的空气环境。其次用于室内有害物质浓度很难达到卫生标准要求、工作地点固定且岗位占空间很小的作业点，清洁空气直接送到劳动者的呼吸带，预防劳动者发生中毒、缺氧、中暑等。

局部送风分为系统式和分散式两种。图6-1-2是铸造车间浇注工段系统式局部送风系统示意图。空气集中处理后送入局部工作区。分散式局部送风一般是用轴流风扇或喷雾风扇，从而使作业场所的热量快速散发。

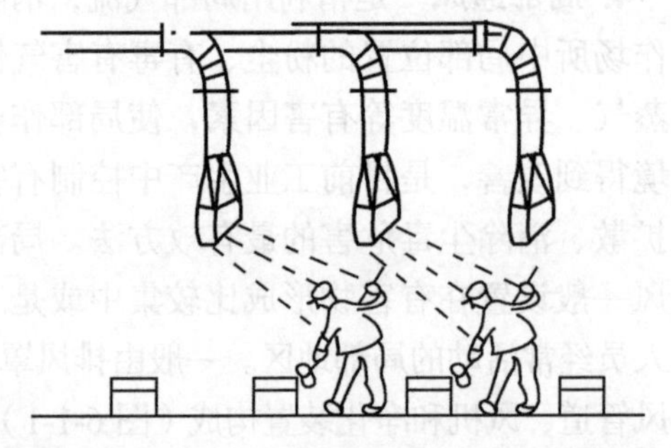

图 6-1-2 浇注工段系统式局部送风系统示意图

（2）局部排风系统：局部排风系统是在危害产生位置设置局部排风罩，利用局部排风气流把污染物排出，其结构如图6-1-3（a、b）所示，局部排风系统由排风罩、通风管道、风机和净化装置构成组成。

1）局部排风罩：局部排风罩是用来捕集有害物质的，它的性能对局部排风系统的技术经济指标有直接影响，是排风系统设置合理性关键要素之一。性能良好的局部排风罩，如密闭罩，只要有较小的风量就可以获得较好的工作效果。由于正常设备和操作的不同，排风罩的形式是多种多样的。按照密闭罩和工艺设备的配置关系，可分为局部密闭罩、整体密闭罩和大容积密闭罩三种基本形式。根据不同的工作原理，可分为密闭罩、柜式排风罩、外部吸气罩、槽边排风罩、接受式排风罩、吹吸式排风罩和气幕隔离罩等。

2）风管：通风系统中输送粉尘、危害气体的管道称为风管。为了提高系统的经济性，应合理选定风管中的气体流速，管路应力求短、直。并根据粉尘和有毒化学物理化特性考虑其材料等方面要素，便于粉尘和危害气体运输。

3）净化设备：为了防止大气污染，当排出的空气中有害物量超过排放标准时，必须用净化设备处理，达到排放标准后，排入大气。净化装置分除尘器和有害气体净化装置两类。

除尘器的形式很多，一般分为干式与湿式两大类，设计时根据粉尘性质和产尘量选择不同方式和规模的除尘器。有毒物质净化方式常见的有燃烧、分解、回收、吸收、吸附等。

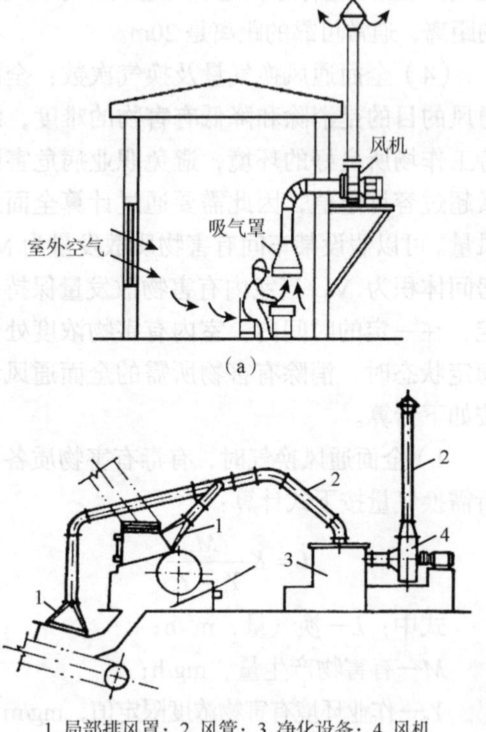

图 6-1-3 排风系统构成示意图

4）风机：风机是指向机械排风系统提供空气流动的动力部分，按照气体流动的方向，分为离心式、轴流式、斜流式（混流式）和横流式等类型。一般为了防止风机的磨损和腐蚀，通常把它放在净化设备的后面。

排风罩、净化技术在以下部分阐述。

5. 排风罩　排风罩是指设置在有害物源处，捕集和控制粉尘、有害气体的通风部件。根据不同的工作原理，可分为密闭罩、柜式排风罩、外部吸气罩、槽边排风罩、接受式排风罩、吹吸式排风罩和气幕隔离罩等。在生产过程需要结合生产工艺、设备以及含尘毒气流速度、尘毒性质选择合适的排风罩。如粉尘控制一般选择密闭排风罩、侧吸式排风罩、接受式排风罩和下吸排风罩；有害气体一般采用排毒柜、伞形排气罩、槽边吸气罩等。下面介绍几种常见排风罩。

（1）密闭罩：密闭罩可以将有害物源密闭在罩内的排风罩。主要用于有害物危害较大，控制要求高的场合（图 6-1-4）。密闭罩特点是排风量小，控制有害物的效果好，不易受环境气流影响，但影响操作。

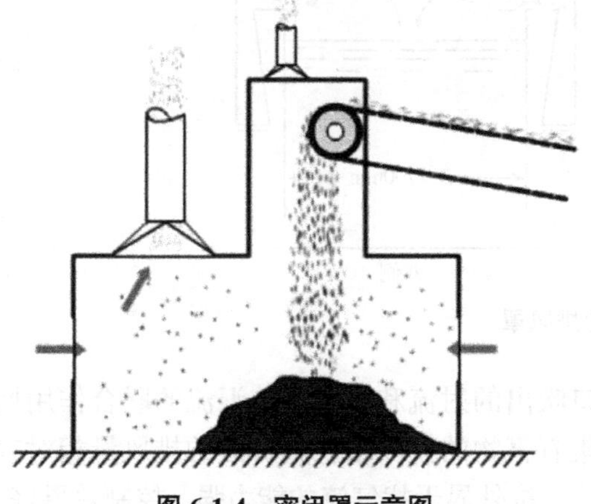

图 6-1-4　密闭罩示意图

按照密闭罩和工艺设备的配置关系，可分为局部密闭罩、整体密闭罩和大容积密闭罩三种基本形式。

（2）柜式排风罩：柜式排风罩一般是三面围挡一面敞开，或四周均封闭采取装操作拉门、工作孔的柜式排风罩。敞开作业面上需要保持一定的吸风速度，方能保证柜内有害物不逸出。常见的如对金属零件进行表面加工或清理的喷砂排风柜等。

柜式排风罩设计上根据气流的运动特点，柜式排风罩分为吸气式和吹吸式，其基本形式有：上吸气式（用于热过程），下吸气式（用于冷过程且有害物的密度较大），上下吸气式（用于发热量不稳定的过程）和送吸混合式（用于采暖或空调房间）。并结合操作空间的大小，设计柜式排风罩（小型通风柜）或大型的全室通风柜（图 6-1-5）。小型排风柜常见于小零件喷漆柜、理化实验室排风柜。大型的全室通风柜操作人员在柜内工作，见于工业企业大件喷漆房、粉料产品包装场所。

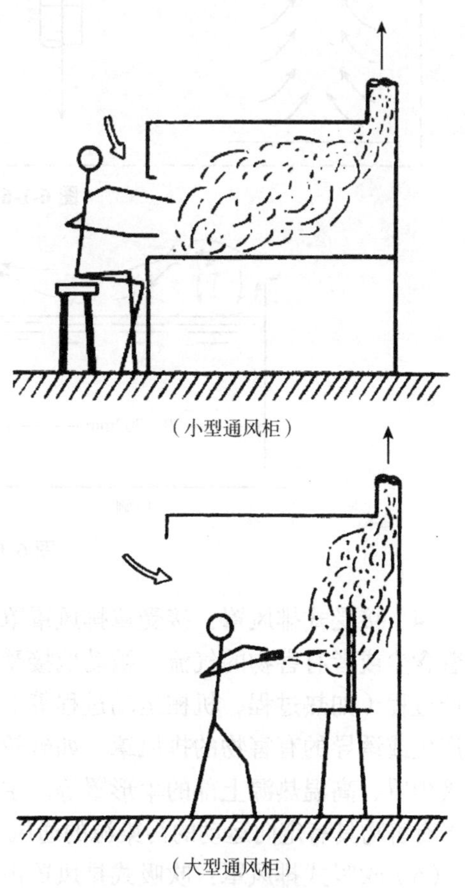

图 6-1-5　柜式排风罩

（3）外部吸气罩：外部吸气罩是工业应用较多的排风罩类型（图 6-1-6），一般根据职业病危害因素发生源、职业病危害因素理化性质、作业位置等方面确定适宜外部吸气罩。其设置在有害物发散源近旁，依靠罩口的抽吸作用，在产尘毒的控制点处形成一定的风速，以排除有害物的排风罩，其对生产操作的影响小，安装维护方便，但排风量大，且因工艺或操作条件的限制，控制效果相对较差。因此设计时应该充分考虑设置法兰和围挡，以提高其通风效率。

其分类按罩前有无障碍分为前面无障碍的外部吸气罩和前面有障碍的外部吸气罩；按吸气气流的运动方向分为侧吸式、上吸式（伞形罩）、下吸式和槽边排风罩；按罩口形状分为圆形罩、矩形罩和条缝罩。

槽边排风罩是外部吸气罩的一种特殊形式（图 6-1-7），专门用于各种工艺槽，如电泳槽、氧化槽、电镀槽、酸洗槽等。其特点是不影响工艺操作，有害气体不经过人的呼吸带。根据工艺设备布置方式，槽边排风罩可分为单侧式、双侧式和周边式。根据罩口形式不同，槽边排风罩的罩口有平口式和条缝式两种形式。

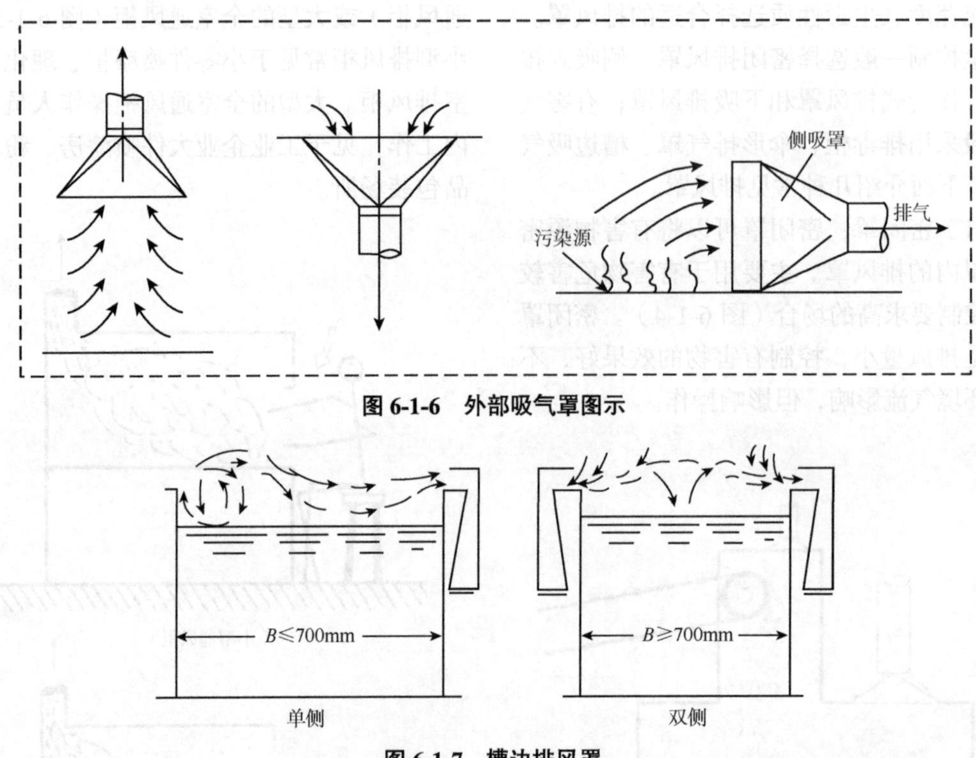

图 6-1-6　外部吸气罩图示

图 6-1-7　槽边排风罩

（4）接受式排风罩：接受罩排风罩罩口迎着含尘或者有害物的气流，被动地接受由生产过程（如热过程、机械运动过程等）本身产生或诱导的有害物的排风罩。如砂轮机的吸尘罩、高温热源上部的伞形罩等。主要用于有害物具有定向运动的污染源的通风。

（5）吹吸式排风罩：吹吸式排风罩由吹风和排风两部分构成（图 6-1-8），利用吹风口吹出的射流和吸风口前汇流的联合作用捕集有害物的排风罩。其所需的排风量相对较小，抗外界干扰气流的能力强，控制效果好，不影响工艺操作。其特点利用吹吸气流在局部地点捕集并排走浓度较高的污染气流，使得操作人员（或生物、空间）与污染气流或高温气流隔开，可以用新鲜空气组成的均匀流提供给操作人员，同时不让污染空气与操作者接触而直接排走等。

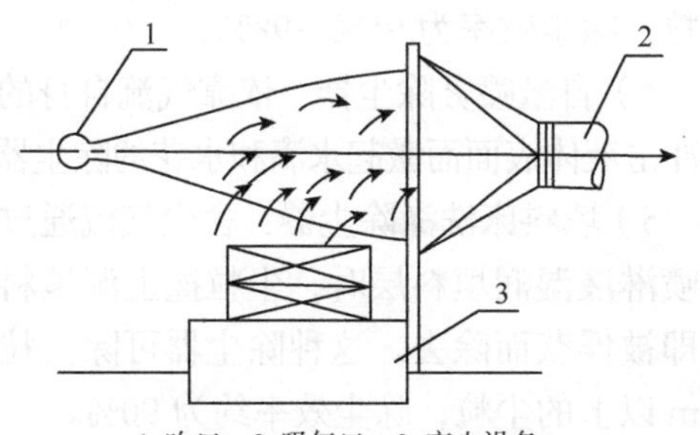

1. 吹口；2. 吸气口；3. 产尘设备

图 6-1-8 吹吸式排风罩

吹吸式排风罩主要用于因生产条件限制，外部吸气罩距有害物源较远，单纯依靠罩口的抽吸作用在有害物源附近造成一定的空气流动比较困难的场合。

（6）气幕隔离罩：气幕隔离罩利用高速气流所形成的气幕将有害物的气流与洁净空气隔离的排风罩。用于隔断室外空气，或利用气幕对有害源进行局部隔离，优点是不影响车辆或人的通行，因此在运输工具或者人员进出频繁生产场所利用大门空气幕来减少和隔绝外界气流侵入。

气幕隔离罩按形式可分为侧送式空气幕、下送式空气幕和上送式空气幕等；按送出气流温度可分为热空气幕、等温空气幕和冷空气幕。气幕不影响车辆或人的通行，可使采暖建筑减少冬季热负荷；对需要供冷的建筑可减少夏季冷负荷。空气幕不仅用于隔断室外空气，也可用于其他场合，例如在洁净房间防止尘埃进入，在冷库隔断库内外空气流动，在生产车间可利用气幕运行局部隔断，防治有害物的扩散。

6. 有害气体净化技术 为防治大气污染，保护环境，生产场所排出污染物必须采取净化处理。有害气体净化方法有燃烧、冷凝、吸收、吸附和分解等方法。下面简单介绍几种空气中有毒气体或蒸气的净化回收方法。

（1）燃烧净化法：主要用于净化有机溶剂的蒸气，使其经过燃烧变成无害的二氧化碳和水。方法有两种：一种是热力燃烧法，将废气直接加燃料烧到 760℃，并保持 0.5 秒的驻留时间，把可燃组分烧掉。通常利用现有的生产用炉或锅炉的燃烧室进行热力燃烧净化。另一种是催化燃烧法，将废气预热到较高温度（300℃），然后通过催化剂，使可燃组分经过催化氧化，变成无害物质，并释放热量。如电线厂已推广使用的催化燃烧热风循环漆包机，将烘漆废气予以净化就是采用这种方法。

（2）冷凝回收法：利用有毒气体不同蒸气压的特性，用冷却的方法使它从空气中凝结出来，予以回收，常作为净化措施的前处理。例如，炼油厂、油毡厂对氧化沥青生产的废气，在作燃烧净化前，就先经冷却水冷却，回收屈油。

（3）气体吸收法：使空气中有毒气体被溶解在液体吸收剂中，或经过化学变化而被吸收，从而使空气得到净化。这种方法使用颇广，吸收设备繁多，常用的有填料塔、喷洒塔、泡罩塔、泡沫塔等。例如用水吸收废气中的氯化氢或氨水；用碱性溶液来吸收氯气、二氧化硫、二氧化氮；用 0.1%碘，0.3%碘化钾液或 0.5%高锰酸钾液来吸收汞蒸气等。

（4）固体吸附法：利用固体吸附剂将空气中有毒气体吸附，将其与空气分离，例如用活性炭吸附废气中的苯及其他有机溶剂，然后通入蒸气，使活性炭解析再生、循环使用。解析排出的有机溶剂蒸气则通过冷凝法予以回收。

7. 除尘技术 除尘器是把生产过程中的含尘气体中分离并捕集粉尘、炭粒、雾滴的装置。按分离、捕集的作用原理，可分为机械除尘器、洗涤除尘器、袋式除尘器、声波除尘器、静电除尘器。除尘器选择根据尘源产生的粉尘的特性，含尘空气的温度，含湿量，粉尘浓度以及所要求的空气净化程度等因素来选择不同的原理的除尘器。

（1）机械除尘器：机理是利用重力、惯性力、离心力等机械力将尘粒从气体中分离出来的装置。

1）重力除尘器：含尘气体通过管道的扩大部分（重力沉降室），流速大大降低，较大尘粒即在重力作用下沉降下来。重力除尘器适用于含尘气体预净化。为提高除尘效率，可降低沉降室高度或设置多层沉降室。

2）惯性力除尘器：含尘气流冲击在挡板或滤层上，气流急转，尘粒即在惯性力作用下与气流分离。一般分为碰撞型和回转型两类。惯性力除尘器适用于捕集粒径10μm以上的尘粒。因易堵塞，对黏结性和纤维性粉尘不适用，除尘效率为50%～70%。

3）离心力除尘器：是指利用气流在旋涡运动中产生的离心力以清除气流中尘粒的设备。最常用的是旋风除尘器。其特点是结构简单，造价低，没有运动部件，压力损失一般为 40～150mmHg，适用于去除大于 5μm的尘粒。除尘效率为70%～90%。

4）多管式旋风除尘器（简称多管除尘器）是由若干个直径较小的旋风除尘器（单管）组合并联或将旋风除尘器串联起来，制成立式、卧式和倾斜式等多种结构。多管除尘器可去除粒径为3μm以上的尘粒,压力损失为 50～200mmHg，除尘效率为 85%～95%。

（2）洗涤除尘器：这是一种利用水洗涤含尘气体使气体净化的装置，常用有以下几种

1）重力喷淋除尘器（喷雾塔或洗涤塔）：含尘气体通过喷淋液的液滴空间时，因尘粒和液滴之间碰撞、拦截和凝聚等作用，较大尘粒因重力沉降下来，与洗涤液一起从塔底排走。常用于去除粒径大于50μm的尘粒，除尘效率不高。

2）旋风洗涤除尘器：这种除尘器捕集粒径小于5μm的尘粒，适用于气量大、含尘浓度高的场合，除尘效率可达到90%～95%。

3）卧式旋风水膜除尘器：气流进入除尘器后沿螺旋信道作旋转运动，在离心力作用下，尘粒高速冲击水箱内的水面，尘粒便落入水中达到除尘效果，适用于小于0.5μm的尘粒，除尘效率为95%～98%。

4）自激喷雾除尘器：依靠气流自身的动能冲击液体表面而激起水滴和水花的除尘器。

5）填料床洗涤除尘器：含尘气流通过经过喷淋液湿润填料层时，尘粒撞上湿填料表面即被俘获而除去。这种除尘器可除去粒径3μm以上的尘粒，除尘效率约为90%。

6）文丘里除尘器：含尘气体进入收缩管后，流速增大。进入喉管时，流速达到最大值。洗涤液从收缩管或喉管加入时，气液两相间相对流速很大，液滴在高速气流下雾化，气体湿度达到饱和，尘粒被水湿润。尘粒与液滴或尘粒与尘粒之间发生激烈碰撞和凝聚。在扩散管中，气流速度减小，压力回升，以尘粒为凝结核的凝聚作用加快，凝聚成粒径较大的含尘液滴，而易于被捕集。

（3）袋式除尘器：含尘气流通过过滤材料，将粉尘分离、捕集的装置。按照从滤布上清灰方法的不同，可分为三型。间歇清洁型是暂时停止工作，用敲打或用振荡器清除积灰，也可用压缩空气反向吹洗；周期清洁型是几组袋式除尘器，按顺序每隔一定时间停止一组的工作，然后进行清理；连续清洁型是用不断移动的气环反吹或用脉冲反吹空气方法清除积尘。用脉冲方式清除积尘的称为脉冲式除尘器。

（4）声波除尘器：含尘气体在声波振动下，引起尘粒共振，尘粒相互碰撞，然后凝聚。声波除尘器由声波发生源、凝聚塔、集尘器等组成，又常与离心力除尘器串联使用。

（5）静电除尘器：含尘气体从除尘器进口处进入除尘器，不带电的尘粒和负离子结合带上负电，运动到集尘极后失去电荷成中性，通过振动等沿集尘极落入灰斗。净化后的气体，从除尘器出口处排出。静电除尘器消耗的能量比其他除尘器少，除尘效率高达90%～99.9%，适用于去除粒径 0.05～50μm

的尘粒，可用于高温、高压的场合，能连续操作。

（四）物理因素控制

1. 噪声、振动的控制　控制生产性噪声与振动应掌握下列三个原则：

（1）消除或降低噪声和振动源，应在厂房和生产工艺设计采取消声减振阻尼等措施。

（2）切断噪声、振动的传播途径，采取隔声、吸声措施。

（3）加强劳动者个人防护。

噪声控制方面，GBZ1 规定工业企业噪声控制应对生产工艺、操作维修、降噪效果进行综合分析，采用行之有效的新技术、新材料、新工艺、新方法。对于生产过程和设备产生的噪声，应首先从声源上进行控制，设备选择上宜选用噪声较低的设备；在满足工艺流程要求的前提下，宜将高噪声设备相对集中，并采取相应的隔声、吸声、消声、减振等控制措施；为减少噪声的传播，宜设置隔声室。隔声室的天棚、墙体、门窗均应符合隔声、吸声的要求；产生噪声的车间，应在控制噪声发生源的基础上，对厂房的建筑设计采取减轻噪声影响的措施，注意增加隔声、吸声措施。最终使噪声作业劳动者接触噪声声级符合 GBZ2.2 的要求。采用工程控制技术措施仍达不到 GBZ2.2 要求的，应根据实际情况合理设计劳动作息时间，并采取适宜的个人防护措施。产生噪声的车间与非噪声作业车间、高噪声车间与低噪声车间应分开布置。非噪声工作地点的噪声声级的设计要求应符合表 6-1-3 的规定设计要求：

表 6-1-3　非噪声工作地点噪声声级设计要求

地点名称	噪声声级 dB(A)	工效限值 dB(A)
噪声车间观察（值班）室	≤75	
非噪声车间办公室、会议室	≤60	
主控室、精密加工室	≤70	≤55

防振动方面，GBZ1 规定采用新技术、新工艺、新方法避免振动对健康的影响，应首先控制振动源，宜选用振动较小的设备。产生振动的车间，应在控制振动发生源的基础上，对厂房的建筑设计采取减轻振动影响的措施。对产生强烈振动的车间应采取相应的减振措施，对振幅、功率大的设备应设计减振基础。手传振动接振强度符合 GBZ2.2 的要求，全身振动强度不超过表 6-1-4 规定的卫生限值。采用工程控制技术措施仍达不到要求的，应根据实际情况合理设计劳动作息时间，并采取适宜的个人防护措施。

表 6-1-4　全身振动强度卫生限值

工作日接触时间（t，h）	卫生限值（m/s^2）
4<t≤8	0.62
2.5<t≤4	1.10
1.0<t≤2.5	1.40
0.5<t≤1.0	2.40
t=0.5	3.60

受振动（1～80Hz）影响的辅助用室（如办公室、会议室、计算机房、电话室、精密仪器室等），其垂直或水平振动强度不应超过表 6-1-5 中规定的设计要求。

表 6-1-5　辅助用室垂直或水平振动强度卫生限值

接触时间（t，h）	卫生限值（m/s^2）	工效限值（m/s^2）
4<t≤8	0.31	0.098
2.5<t≤4	0.53	0.17
1.0<t≤2.5	0.71	0.23
0.5<t≤1.0	1.12	0.37
t=0.5	1.8	0.57

2. 防非电离辐射与电离辐射　GBZ1 规定产生工频电磁场的设备安装地址（位置）的选择应与居住区、学校、医院、幼儿园等保持一定的距离，使上述区域电场强度最高容许接触水平控制在 4kV/m。在选择极低频电磁场发射源和电力设备时，应综

合考虑安全性、可靠性以及经济社会效益；新建电力设施时，应在不影响健康、社会效益以及技术经济可行的前提下，采取合理、有效的措施以降低极低频电磁场辐射的接触水平。

对于在生产过程中有可能产生非电离辐射的设备，应制订非电离辐射防护规划，采取有效的屏蔽、接地、吸收等工程技术措施及自动化或半自动化远距离操作。如预期不能屏蔽的，应设计反射性隔离或吸收性隔离措施，使劳动者非电离辐射作业的接触水平符合 GBZ2.2 的要求。设计劳动定员时应考虑电磁辐射环境对装有心脏起搏器病人等特殊人群的健康影响。

工作场所使用放射源或射线装置进行工作时，设备、场所、监测报警等电离辐射防护应按 GB 18871 及相关国家标准执行，具体控制技术详见本书第十六章。

3. 防暑降温技术 GBZ1 规定应优先采用先进的生产工艺、技术和原材料，工艺流程的设计宜使操作人员远离热源，同时根据其具体条件采取必要的隔热、通风、降温等措施，消除高温职业危害。

对于工艺、技术和原材料达不到要求的，应根据生产工艺、技术、原材料特性以及自然条件，通过采取工程控制措施和必要的组织措施，如减少生产过程中的热和水蒸气释放，屏蔽热辐射源，加强通风，减少劳动时间，改善作业方式等，使室内和露天作业地点 WBGT 指数符合 GBZ2.2 的要求。对于劳动者室内和露天作业 WBGT 指数不符合标准要求的，应根据实际接触情况采取有效的个人防护措施。

另外，在厂房设计上应根据夏季主导风向设计高温作业厂房的朝向，使厂房能形成穿堂风或能增加自然通风的风压。高温作业厂房平面布置呈“L”形、“Ⅱ”形或“Ⅲ”形的，其开口部分宜位于夏季主导风向的迎风面。厂房宜设有避风的天窗，天窗和侧窗宜便于开关和清扫。产生大量热或逸出有害物质的车间，在平面布置上应以其最长边作为外墙。若四周均为内墙时，应采取向室内送入清洁空气的措施。车间内发热设备设置应按车间气流具体情况确定，一般宜在操作岗位夏季主导风向的下风侧、车间天窗下方的部位。高温、强热辐射作业，应根据工艺、供水和室内微小气候等条件采用有效的隔热措施，如水幕、隔热水箱或隔热屏等。工作人员经常停留或靠近的高温地面或高温壁板，其表面平均温度不应>40℃，瞬间最高温度也不宜>60℃。当高温作业时间较长，工作地点的热环境参数达不到卫生要求时，应采取降温措施。

三、职业病危害事故应急防护设施

（一）有毒气体监测报警装置

《工业企业设计卫生标准》（GBZ 1）规定在生产中可能突然逸出大量有害物质或易造成急性中毒或易燃易爆的化学物质的室内作业场所，应设置事故通风装置及与事故排风系统相连锁的泄漏报警装置。因此，需要结合生产工艺和毒物特性，在有可能发生急性职业中毒的工作场所，根据自动报警装置技术发展水平设计自动报警或检测装置。如产生一氧化碳的工作场所，应设置一氧化碳自动监测报警仪，经常监测空气中一氧化碳的浓度。监测报警设计基本要求如下：

1. 检测报警点应根据 GBZ/T233 的要求，设在存在、生产或使用有毒气体的工作地点，包括可能释放高毒、剧毒气体的作业场所，可能大量释放或容易聚集的其他有毒气体的工作地点也应设置检测报警点。

2. 应设置有毒气体检测报警仪的工作地点，宜采用固定式。当不具备设置固定式的条件时，应配置便携式检测报警仪。

3. 毒物报警值应根据有毒气体毒性和现

场实际情况至少设警报值和高报值。预报值为 MAC 或 PC-STEL 的 1/2；无 PC-STEL 的化学物质，警报值可设在相应超限倍数值的 1/2；警报值为 MAC 或 PC-STEL 值，无 PC-STEL 的化学物质，警报值可设在相应的超限倍数值；高报值应综合考虑有毒气体毒性、作业人员情况、事故后果、工艺设备等各种因素后设定。

（二）事故通风系统

在可能突然产生大量有毒有害物质的室内工作场所，当生产设备发生偶然事故或故障时，会突然散发大量有害气体或有爆炸性的气体时，应设置事故排风装置及与事故排风系统相连锁的泄漏报警装置。事故设计基本要求：

1. 事故排风的应根据工艺设计所提供的资料通过计算确定。当工艺设计不能提供有关计算资料时，应按每小时不小于房间全部容积的 12 次换气量确定。

2. 事故排风必需的排风量应有经常使用的排风系统和事故排风系统共同保证。事故排风的风机应分别在室内、室外便于操作地点设置开关，其供电系统的可靠性等级，应由工艺设计确定，并应符合 GB50052 的要求。

3. 事故排风的吸风口，应设在有毒有害物质散发量可能最大的地点。当事故发生向室内放散密度比空气大的气体和蒸汽时，吸风口应设在地面以上 0.3～1.0m 处；放散密度比空气小的气体和蒸汽时，吸风口应设在上部地带，且对于可燃气体和蒸气，吸风口应尽量紧贴顶棚布置，其上缘距顶棚不得大于 0.4m。

4. 事故排风的排风口，应设在安全处，远离门、窗及进风口和人员经常停留或经常通行的地点；排风口应高于 20m 范围内最高建筑物的屋面 3m 以上，当其与机械送风系统进风口的水平距离小于 20m 时，尚应高于进风口 6m 以上。排风口不得朝向室外空气动力阴影区和正压区。

5. 事故散发有毒有害物质设备的尾气必须经净化处理，达到国家排放标准后方可排入大气。若直接排入大气时，应引至屋顶以上 3m 高处放空，若邻近建筑物高于本车间时，应加高排放口高度。

6. 在放散有爆炸危险的可燃气体、粉尘或气溶胶等物质的工作场所，应设置防爆通风系统或事故排风系统。

（三）紧急冲淋装置

紧急冲淋装置用于事故后迅速清洗附着在人体上的有毒有害物质，通过使用大量的水快速喷淋、冲洗，达到应急处理，从而减轻受伤害程度，是一种最经济可行的洗消方法。GBZ 1、GBZ/T194 规定可能存在或产生有毒物质的工作场所应根据有毒物质的理化特性和危害特点设置冲洗喷淋设备、应急撤离通道、必要的泄险区以及风向标。泄险区应低位设置且有防透水层，泄漏物质和冲洗水应集中纳入工业废水处理系统。

生产过程中可能发生化学性灼伤及经皮肤吸收引起急性中毒事故的工作场所，应设置清洁供水设备和喷淋装置，对有溅入眼内引起化学性眼炎或灼伤可能的工作场所，应设淋浴、洗眼的设备。紧急冲淋装置一般由常见复合式、立式、壁挂式、便携式、实验室台式、电伴热、高性能抗腐蚀等多种形式。洗眼器、淋洗器的设置位置首要应该是安全的，不应处于一旦发生有毒气体泄漏、危险化学品喷溅或者发生火灾爆炸事故时最可能会遭受污染的位置，然后再考虑生产工艺流程、生产作业环境、空间结构、设备装置等因素，在可能被污染区域四周设置适当的紧急洗眼淋洗设备。《化工企业安全卫生设计规定》（HG20571）规定了紧急冲淋装置服务半径小于 15m。按照美国标准 ANSIZ358.1-2004，洗眼器和冲淋设备应该安装在危险源头的四周，在 10s 内能够快步到达洗眼器和冲淋设备的区域范围，应安装在和危险源同一水平面上，周边无障碍物，应避免上下楼梯或者斜坡、拐弯，最好能够直线到达，避免越层救护。设计时注意：

1. 洗眼器的水源应为清洁的或使用适当的滤材过滤后的。冲淋装置水流为 80～180L/min，可连续使用 15min 以上；洗眼器可调节水流为 9～16L/min，可连续使用 15min 以上。

2. 主要材料选用无毒、无害、耐酸碱，不易生锈。

3. 设置位置带有明显可见的标志，照度良好。在寒冷地区使用的，注意管线防冻。

4. 所有洗眼器、淋洗器的区域必须保持一条至少 1m 宽的通道。同时保持一个以喷淋头为中心直径不小于 1.2m 的空旷区域，该区域必须刷成安全色。

5. 其他应急防护设施生产或使用有毒物质的、有可能发生急性职业病危害的工业企业的劳动定员设计应包括应急救援组织机构（站）编制和人员定员。应急救援机构（站）可设在厂区内的医务所或卫生所内，设在厂区外的应考虑应急救援机构（站）与工业企业的距离及最佳响应时间。生产或使用剧毒或高毒物质的高风险工业企业应设置紧急救援站或有毒气体防护站。对有剧毒物质的工作场所，要配备有解毒剂和急救药品的急救箱（柜）。车间人数≥150 人时应按每 150 人至少设置一个急救箱（柜）。急救箱（柜）中除规定的急救用品外不得存放其他物品，并且应由有急救治疗合格证书的专人负责保管，该人员在工作时间不得离开岗位。对一些可能发生大量有害气体的工作场所，应备有氧气瓶、人工呼吸设备。

第二节　个体防护技术

个体防护用品又称为劳动防护用品，是指由用人单位为劳动者配备的，使其在劳动过程中免遭或者减轻事故伤害及职业病危害的个体防护装备。劳动防护用品是由用人单位提供的，保障劳动者安全与健康的辅助性、预防性措施，是保护劳动者健康和生命安全最后一道防线。因此在用人单位职业卫生管理工作有着重要的地位和意义。但是个体防护用品对劳动者的保护是有限度的，当危害风险超过允许的防护范围时，个体防护用品就会失去其作用，因此不得以劳动防护用品替代工程防护设施和其他技术、管理措施，更需要科学地选择、配置与管理个体防护用品。

一、个体防护用品分类

（一）按照防护部位分类

《用人单位劳动防护用品管理规范》把劳动防护用品分为以下十大类：

1. 防御物理、化学和生物危险、有害因素对头部伤害的头部防护用品。

2. 防御缺氧空气和空气污染物进入呼吸道的呼吸防护用品。

3. 防御物理和化学危险、有害因素对眼面部伤害的眼面部防护用品。

4. 防噪声危害及防水、防寒等的耳部防护用品。

5. 防御物理、化学和生物危险、有害因素对手部伤害的手部防护用品。

6. 防御物理和化学危险、有害因素对足部伤害的足部防护用品。

7. 防御物理、化学和生物危险、有害因素对躯干伤害的躯干防护用品。

8. 防御物理、化学和生物危险、有害因素损伤皮肤或引起皮肤疾病的护肤用品。

9. 防止高处作业劳动者坠落或者高处落物伤害的坠落防护用品。

10. 其他防御危险、有害因素的劳动防护用品。

（二）按照防护性能分类

1. 特种劳动防护用品，指列入特种劳动防护用品目录的劳动防护用品。主要包括：头部护具类，呼吸护具类，眼（面）护具类，防护服类，防护鞋类，防坠落护具类。

2. 一般劳动防护用品。未列入特种劳动防护用品目录的劳动防护用品为一般劳动防护用品。

（三）按照防护用品用途分类

1. 以预防职业病为目的　可分为防尘用品，防毒用品，防辐射性用品，防高低温用品，防噪声用品，防辐射用品，防化学物飞溅用品，护肤用品等。

2. 以防止伤亡事故为目的　可分为防坠落用品，防冲击用品，防触电用品，防机械外伤用品，防酸碱用品，耐油用品，防水用品，防寒用品等。

（四）呼吸防护用品

呼吸防护用品是预防职业病主要防护用品之一，主要防止有害气体、蒸气、粉尘、烟和雾经呼吸道吸入或直接向劳动者者供氧或清净空气，保证在尘、毒污染或缺氧环境中作业人员正常呼吸的防护用品。尘肺病等呼吸系统职业病是我国最为主要的职业病，因此，呼吸防护用品在职业病防治过程至关重要。

呼吸防护用品按防护方法可分为过滤式和隔绝式类两类。作业职业病危害程度越重，需要配置指定防护因数（APF）越高呼吸防护用品。各种类型呼吸防护用品 APF 见表 6-2-1。

表 6-2-1　各种类型呼吸防护用品的 APF

呼吸防护用品类型	面罩类型	APF	
		正压式	负压式
自吸过滤式	半面罩	不适用	10
	全面罩		100
送风过滤式	半面罩	50	不适用
	全面罩	200～1000	
	开放型面罩	25	
	送风头罩	200～1000	
供气式	半面罩	50	10
	全面罩	1000	100
	开放型面罩	25	不适用
	送气头罩	1000	
携气式	半面罩	＞1000	10
	全面罩		100

注：指定防护因数（APF）是指一种或一类适宜功能的呼吸防护用品，在适合使用者佩戴且正确使用的前提下，预期能将空气污染物浓度降低的倍数。危害因数是指空气污染物浓度与国家职业卫生标准规定的浓度限值的比值，取整数

（五）听力防护用品

噪声是用人单位最为常见的职业病危害因素，长期在高噪声环境下工作会损伤劳动者听力，因此噪声作业场所应该采取听力保护行动，需要给劳动者配备护听器。佩戴合适的护听器能够防止过量的声能侵入外耳道，使人耳避免噪声的过度刺激，减少听力损伤，预防噪声对人的不良影响。

护听器主要有耳塞、耳罩和防噪声帽盔三大类。

1. 耳塞是插入外耳道内，或置于外耳道口处的护听器。其结构简单、体积小、重量轻、价廉、使用方便，对中、高频噪声有较好的隔声效果。常见的耳塞有慢回弹耳塞、松树型耳塞、蘑菇型耳塞和硅橡胶耳塞等类型。

2. 耳罩由围住耳廓四周而紧贴在头部遮住耳道的壳体所组成的护听器，由耳罩壳、软垫和腔体吸声材料及弓架三部分所组成。其优点是比耳塞的隔声效果好，但是存在体积和重量较大，对耳廓有压力，长时间使用易感不适、闷热和出汗等缺点。

3. 防噪声帽盔是将整个头部罩起来的护

听器。帽盔内衬有吸声材料，两侧耳部可装耳罩或镶有软橡皮垫增加声密闭；优点是个体护听器中防噪效果最佳的，不但能隔绝气传导的噪声，还能减轻骨传导噪声的影响，对头部有防振的保护作用；缺点是体积大、重、造价高、使用不方便。

二、个体防护用品的选用

《用人单位劳动防护用品管理规范》规定用人单位应当为劳动者提供符合国家标准或者行业标准的劳动防护用品。使用进口的劳动防护用品，其防护性能不得低于我国相关标准。

（一）防护用品选择程序

用人单位应按照识别、评价、选择的程序（图 6-2-1），结合劳动者作业方式和工作条件，并考虑其个人特点及劳动强度，选择防护功能和效果适用的劳动防护用品。

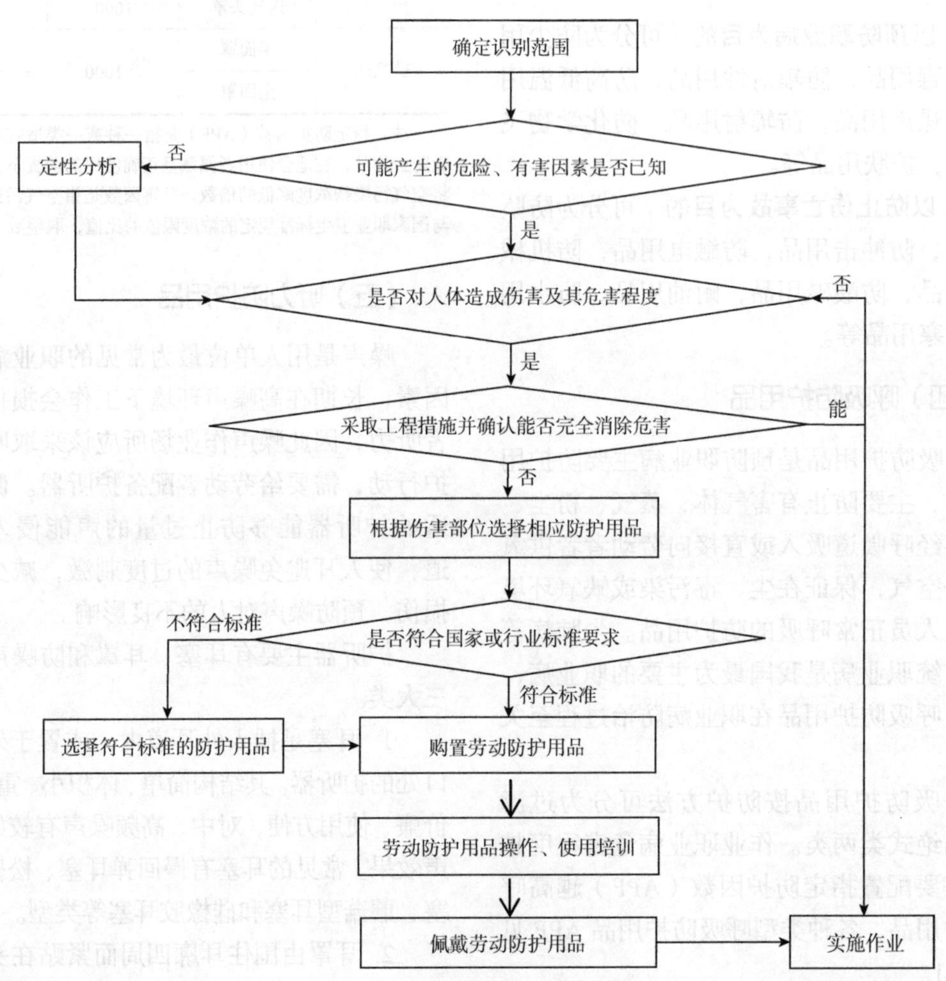

图 6-2-1 劳动防护用品选择程序

（二）防护用品的规范配置

《个体防护装备选用规范》（GB/T 11651）中提出了个体防护装备的基本原则和要求，并规定了 39 种作业的个体防护用品的选用。《用人单位劳动防护用品管理规范》规定了根据工作场所危害因素如接触粉尘、有毒、有害物质的劳动者及噪声、电离辐射、物体坠落、碎屑飞溅、转动机械和锋利器具等作业的劳动者防护配备要求。具体如下：

1. 接触粉尘、有毒、有害物质的劳动者应当根据不同粉尘种类、粉尘浓度及游离二氧化硅含量和毒物的种类及浓度配备相应的呼吸器（表 6-2-2）、防护服、防护手套和防护鞋等。具体可参照《呼吸防护用品自吸过滤式防颗粒物呼吸器》（GB 2626）、《呼吸防护用品的选择、使用及维护》（GB/T 18664）、《防护服装化学防护服的选择、使用和维护》（GB/T 24536）、《手部防护手套的选择、使用和维护指南》（GB/T 29512）和《个体防护装备足部防护鞋（靴）的选择、使用和维护指南》（GB/T 28409）等标准。

2. 接触噪声的劳动者，当暴露于 80dB≤$L_{EX,8h}$＜85dB 的工作场所时，用人单位应当根据劳动者需求为其配备适用的护听器；当暴露于 $L_{EX,8h}$≥85dB 的工作场所时，用人单位必须为劳动者配备适用的护听器，并指导劳动者正确佩戴和使用（表 6-2-2）。具体可参照《护听器的选择指南》（GB/T 23466）。

表 6-2-2　呼吸器和护听器的选用示例

危害因素	分　类	技术要求
颗粒物	一般粉尘，如煤尘、水泥尘、木粉尘、云母尘、滑石尘及其他粉尘	过滤效率至少满足《呼吸防护用品自吸过滤式防颗粒物呼吸器》（GB2626）规定的 KN90 级别的防颗粒物呼吸器
	石棉	可更换式防颗粒物半面罩或全面罩，过滤效率至少满足 GB2626 规定的 KN95 级别的防颗粒物呼吸器
	矽尘、金属粉尘（如铅尘、镉尘）、砷尘、烟（如焊接烟、铸造烟）	过滤效率至少满足 GB2626 规定的 KN95 级别的防颗粒物呼吸器
	放射性颗粒物	过滤效率至少满足 GB2626 规定的 KN100 级别的防颗粒物呼吸器
	致癌性油性颗粒物（如焦炉烟、沥青烟等）	过滤效率至少满足 GB2626 规定的 KP95 级别的防颗粒物呼吸器
化学物质	窒息气体或者缺氧环境	隔绝式正压呼吸器
	无机气体、有机蒸气	防毒面具 面罩类型： 工作场所毒物浓度超标不大于10倍，使用送风或自吸过滤半面罩；工作场所毒物浓度超标不大于 100 倍，使用送风或自吸过滤全面罩；工作场所毒物浓度超标大于 100 倍，使用隔绝式或送风过滤式全面罩
	酸、碱性溶液、蒸气	防酸碱面罩、防酸碱手套、防酸碱服、防酸碱鞋
噪声	劳动者暴露于工作场所 80dB≤$L_{EX,8h}$＜85 dB 的	用人单位应根据劳动者需求为其配备适用的护听器
	劳动者暴露于工作场所 $L_{EX,8h}$≥85dB 的	用人单位应为劳动者配备适用的护听器，并指导劳动者正确佩戴和使用。劳动者暴露于工作场所 $L_{EX,8h}$ 为 85～95dB 的应选用护听器 SNR 为 17～34dB 的耳塞或耳罩；劳动者暴露于工作场所 $L_{EX,8h}$≥95dB 的应选用护听器 SNR=34dB 的耳塞、耳罩或者同时佩戴耳塞和耳罩，耳塞和耳罩组合使用时的声衰减值，可按两者中较高的声衰减值增加 5dB 估算

3. 工作场所中存在电离辐射危害的，经危害评价确认劳动者需佩戴劳动防护用品的，用人单位可参照电离辐射的相关标准及《个体防护装备配备基本要求》（GB/T 29510）为劳动者配备劳动防护用品，并指导劳动者正确佩戴和使用。

4. 从事存在物体坠落、碎屑飞溅、转动机械和锋利器具等作业的劳动者，用人单位还可参照《个体防护装备选用规范》（GB/T 11651）、《头部防护安全帽选用规范》（GB/T

30041）和《坠落防护装备安全使用规范》（GB/T 23468）等标准，为劳动者配备适用的劳动防护用品。

5. 同一工作地点存在不同种类的危险、有害因素的，应当为劳动者同时提供防御各类危害的劳动防护用品。需要同时配备的劳动防护用品，还应考虑其可兼容性。

6. 劳动者在不同地点工作，并接触不同的危险、有害因素，或接触不同的危害程度的有害因素的，为其选配的劳动防护用品应满足不同工作地点的防护需求。

7. 劳动防护用品的选择还应当考虑其佩戴的合适性和基本舒适性，根据个人特点和需求选择适合号型、式样。

8. 用人单位应当在可能发生急性职业损伤的有毒、有害工作场所配备应急劳动防护用品，放置于现场临近位置并有醒目标识。并为巡检等流动性作业的劳动者配备随身携带的个人应急防护用品。

9. 进入立即威胁生命或健康浓度（IDLH）环境应该选配全面罩的正压式 SCBA；或者在配备适合的辅助逃生型呼吸防护用品前提下，配全面罩或送气头罩的正压隔绝式呼吸防护用品，且辅助逃生型呼吸防护用品应适合 IDLH 浓度的环境性质。

10. 在有害环境性质未知、是否缺氧未知及缺氧环境下，选择的辅助逃生型呼吸防护用品应为携气式，不允许使用过滤式；在不缺氧，但空气污染物浓度超过 IDLH 浓度的环境下，选择的辅助逃生型呼吸防护用品可以是携气式，也可以是过滤式，但应适合该空气污染物种类及其浓度水平。

三、防护用品规范管理

（一）依据标准制定采购计划

《用人单位劳动防护用品管理规范》规定用人单位应当根据劳动者工作场所中存在的危险、有害因素种类及危害程度、劳动环境条件、劳动防护用品有效使用时间制定适合本单位的劳动防护用品配备标准。并根据劳动防护用品配备标准制定采购计划，购买符合标准的合格产品。对采购的产品应当查验并保存劳动防护用品检验报告等质量证明文件的原件或复印件。

（二）依据岗位规范发放

用人单位应按照本单位制定的配备标准发放劳动防护用品，按照劳动防护用品发放周期定期发放，并作好登记（登记表示例见表 6-2-3）。

表 6-2-3　用人单位劳动防护用品配备标准示例

岗位/工种	作业者数量	危险、有害因素类别	危险、有害因素浓度/强度	配备的防护用品种类	防护用品型号/级别	防护用品发放周期	呼吸器过滤元件更换周期

（三）用品使用监督管理

用人单位的劳动者在作业过程中，应当按照规章制度和劳动防护用品使用规则，正确佩戴和使用劳动防护用品。用人单位使用的劳务派遣工、接纳的实习学生应当纳入本单位人员统一管理，并配备相应的劳动防护用品。对处于作业地点的其他外来人员，必须按照与进行作业的劳动者相同的标准，正确佩戴和使用劳动防护用品。因此，用人单位应当对劳动者进行劳动防护用品的使用、维护等专业知识的培训；督促劳动者在使用劳动防护用品前，对劳动防护用品进行检查，确保外观完好、部件齐全、功能正常。发放劳动防护用品，并做好登记（登记表示例见表 6-2-4）。

表 6-2-4　劳动防护用品发放登记表

序号	岗位/工种	员工姓名	防护用品名称	型号	数量	领用人签字	备注

劳动防护用品应当按照存放要求妥善保存，及时更换，保证其在有效期内；对工作过程中损坏的防护用品，用人单位应及时更换。应急劳动防护用品应该进行经常性的维护、检修，定期检测劳动防护用品的性能和效果，并保存检查记录，保证其完好有效。安全帽、呼吸器、绝缘手套等安全性能要求高、易损耗的劳动防护用品，应当按照有效防护功能最低指标和有效使用期，到期强制报废。个人防护装备判废程序见图 6-2-2。

用人单位职业安全健康管理部门和相关部门应当定期对劳动防护用品的采购、使用、存放、报废情况进行检查，确保劳动者正确使用和配置防护用品有效。

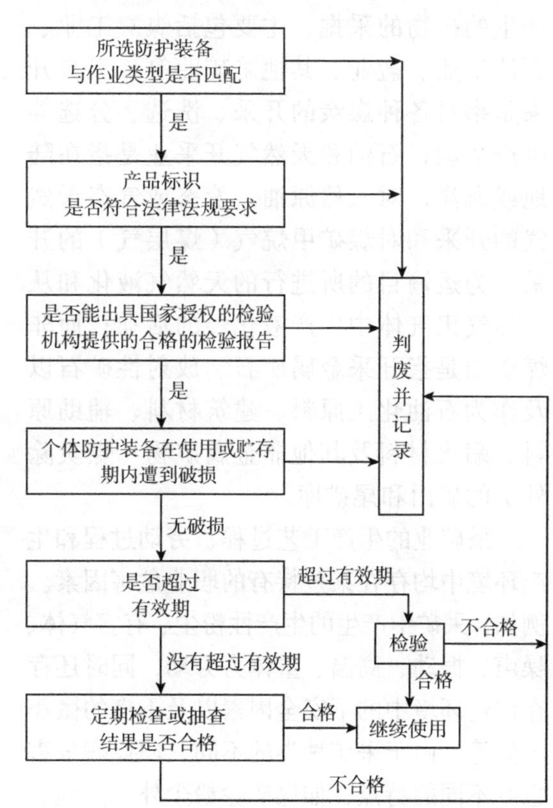

图 6-2-2　个体防护装备判废程序

第七章　采矿业职业病危害识别与控制

采矿业指对固体（如煤和矿物）、液体（如原油）或气体（如天然气）等自然产生的矿物的采掘，主要包括煤炭工业、石油工业、盐业、其他采矿业等。煤炭开采是指对各种煤炭的开采、洗选、分选等生产活动；石油和天然气开采业是指在陆地或海洋，对天然原油、液态或气态天然气的开采和对煤矿甲烷气（煤层气）的开采，为运输目的所进行的天然气液化和从天然气田气体中生产液化烃的活动；而非煤矿山是指开采金属矿石、放射性矿石以及作为石油化工原料、建筑材料、辅助原料、耐火材料及其他非金属矿物（煤炭除外）的矿山和尾矿库。

采矿业的生产工艺过程、劳动过程和生产环境中均存在某些特有的职业危害因素。例如，采矿中产生的生产性粉尘、有害气体、噪声、振动、高温、重体力劳动，同时还存在作业环境中的不安全因素以及不良的微小气候等。由于采矿种类的不同，职业病危害也有不同的特点，如煤矿除粉尘外，高温、甲烷和煤尘爆炸的危险是比较特殊的；而在金属和非金属矿开采的矿石中存在有毒物质（铅、汞、砷、锰、铍、铀、石棉），而且某些矿物（金、钨、萤石等）和石英共生，致使粉尘中游离二氧化硅含量较高，对肺组织的危害十分严重。石油天然气开采过程中也会同时存在化学因素（生产性毒物、生产性粉尘）、物理因素（异常气象条件、噪声、振动、电离辐射、非电离辐射）及生物因素（细菌、寄生虫、病毒）等职业病危害，危及劳动者健康和生命。

第一节　煤炭生产过程中的职业病危害识别与控制

我国是世界上主要的开采和使用煤炭的国家，煤炭工业是我国重要的能源和国民经济支柱产业之一。煤炭行业包括煤炭的地质勘探、煤炭开采及选煤等不同的作业过程。煤炭行业属于高危作业，因此在各个生产阶段都存在许多风险和各种职业病危害因素，其中尤以地下开采过程的职业病危害因素最为严重和具有代表性。

一、煤田地质勘探过程中的职业病危害

煤田地质勘探属野外流动作业，包括找煤、普查、详查、精查四个阶段。工作过程中存在的主要职业病危害因素包括：

（一）生产性粉尘

在钻探、凿岩及装岩运输、勘探爆破和取样等生产过程中，都有不同程度的粉尘危害产生。根据地质情况不同，可能接触矽尘（游离二氧化硅含量＞10%）、煤尘、其他粉尘（游离二氧化硅含量＜10%）以及混合性粉尘。

（二）重金属及类金属

某些溶解度大的粉尘含有铅、砷、锰等

金属元素，经呼吸道溶解并迅速吸收，而引起全身性中毒。可能产生金属或类金属的环节很多，例如，探矿机械制造及修配铸造作业中使用的配砂、造型及型砂处理，开箱、落砂及清砂等；地质实验中岩矿样品加工的破碎、过筛、拌匀缩分、清扫及选矿；膨润土、重晶石粉、珍珠岩及塑料钙母料等非金属矿产品加工等；地质市场中如基桩的喷粉、泥浆搅拌及打锚杆等；其他如锅炉房司炉作业、电焊焊接、砂轮磨削等作业。

（三）有害气体

在对岩层实施爆破时会产生氮氧化物气体，煤及岩层内也会有硫化氢、甲烷等有害气体逸出。

（四）物理因素

包括不良的气象条件（如高温、高湿、高寒等），异常的气压条件（高气压、低气压），电离辐射（X射线、γ射线等），非电离辐射（紫外辐射、高频辐射等），噪声和振动等。

（五）生物因素

如草原、牧区、森林地带的各种细菌、病毒感染等（主要是指相关因素对偏远地区煤田地质职工的健康影响）。

二、煤炭开采过程中的职业病危害

煤炭开采通常采用露天开采和井下开采两种方式。

（一）露天开采

根据采掘、运输、排土三个主要生产环节所采用的开采机械设备的工作特点，可以将露天开采工艺方法划分为三种类型：间断作业、连续作业和半连续作业。露天开采的主要职业危害因素有：

1. 不良气象条件　露天开采作业工人常年工作在野外，不良的气象条件对健康产生直接的影响，如夏季露天作业工人，受到太阳直接照射和高气温易发生中暑；寒冷季节在野外作业，易发生冻疮。

2. 生产性噪声和振动　长期接触一定强度的噪声，不仅损害听觉系统，而且严重影响神经系统、心血管系统、内分泌及免疫系统、消化系统及代谢功能、生殖功能及胚胎发育以及工作效率等；露天采煤多使用大型机械设备，操作人员常接触全身振动或手臂振动，长期接触振动使机体产生全身功能障碍和振动性白指。

3. 有害气体　一氧化碳、二氧化碳、氮氧化物、甲烷、二氧化硫、硫化氢和丙烯醛等是露天开采的常见有害气体，可以造成神经系统、消化系统、呼吸系统、心血管系统等的损害。

（二）井下开采

1. 生产性粉尘　井下开采作业环境较差，在阴暗潮湿的作业条件下，煤矿工人长期吸入含有大量游离二氧化硅的岩尘、煤尘或混合性粉尘，可导致矽肺、煤工尘肺。

2. 有害气体　矿井中发生的甲烷爆炸，能够造成作业工人的死亡、缺氧窒息和职业性外伤；一氧化碳中毒可引起组织缺氧，严重的可导致低氧血症甚至死亡。

3. 生产性噪声和振动　矿井内振动造成作业工人的心肺、骨骼、肌肉、神经、免疫等系统功能障碍；噪声除可引起听觉系统的直接损伤外，还对神经系统、心血管系统、内分泌及免疫系统、消化代谢系统等造成损伤，导致工作效率下降。

三、选煤过程中的职业病危害

选煤是煤炭深加工的一个不可缺少的工序。从矿井中直接开采出来的煤炭叫原煤。原煤在开采过程中混入了许多杂质，而且煤炭的品质也不同，内在灰分小和内在灰分大的煤混杂在一起。选煤就是将原煤中的杂质剔除，降低煤炭运输成本，提高煤炭的利用率。煤矿根据市场及企业的不同要求，对煤块进行破碎、筛选、水洗或浮选、过滤，去掉矸石及煤泥，提高了热值，降低了硫分，既能满足不同工艺的需求，又能提高市场价格。选煤厂主要包括破碎、筛选/跳汰、泵房、水洗/浮选、过滤等工段，设有装卸、破碎、筛选、泵房、水洗、浮选、过滤、设备维护等岗位。存在的主要职业病危害因素有：

1. 粉尘 以煤尘为主，存在于原煤准备工段的原煤在装卸、筛分、破碎和皮带输送过程，在主选车间原煤进行分选、产品煤输送至产品仓过程。

2. 生产性噪声与振动 皮带、振动筛、泵区、离心区、重介旋流器作业区、浓缩机作业区等场所，在破碎、筛选/跳汰、泵房、水洗/浮选、过滤等工段使用的通风机、空压机、筛分机、破碎机、溜槽、电机等设备的运转均存在一定程度的噪声和振动。

3. 化学品危害 选煤作业中使用的浮选剂，由呼吸道吸入、皮肤接触对人体健康有一定的影响，主要表现为：急性中毒、慢性影响、皮肤损害等。

第二节 煤炭地下开采过程中的职业病危害识别与控制

我国煤炭储藏量大，产量高，劳动者众多，煤炭生产以地下开采为主。本文所描述的煤矿开采的职业病危害识别与控制即特指地下开采的职业病危害及控制。我国煤矿90%为井下开采，在煤炭生产的整个过程中都伴随着生产性粉尘（包括煤尘、矽尘、二者的混合性粉尘）、生产性毒物（包括三硝基甲苯、铅、苯、砷化氢、氨、磷化物）、不良气象条件（包括通风、采光、照明、气温、湿度、风速）等职业病危害因素。

一、生产工艺流程与职业病危害因素

煤炭地下开采主要生产工艺流程见图7-2-1：

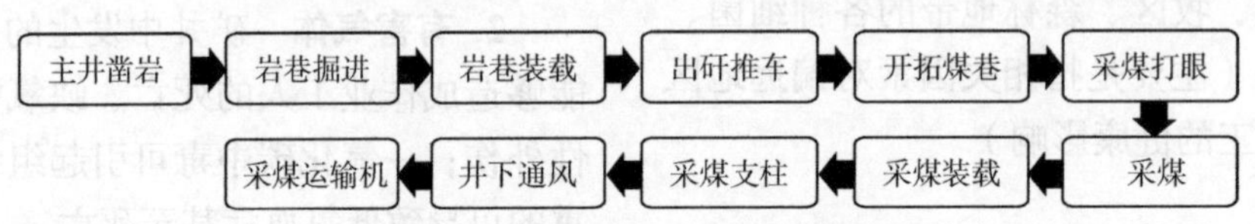

图 7-2-1 煤炭地下开采工艺流程

（一）掘进作业

在岩层或煤层中，掘凿巷道的过程称为掘进。掘进是采煤的准备工作，在岩石层挖掘通往煤层的巷道、运输巷道、通风巷道，以及在半煤层、煤层中挖掘采煤准备巷道，均属于掘进作业。其主要工序是：凿岩、爆破、装岩、运输和支护，按照工艺类型分为岩巷爆破掘进、煤巷爆破掘进和煤巷综合掘进等类型。

1. 岩巷爆破掘进 岩巷炮掘工艺指采用爆破方式进行落岩、机械或人工装岩，矿车或运输机运岩、锚喷、砌碹、棚式等进行支护的掘进工艺；其中以锚喷支护为主。其生产工艺流程见图7-2-2：

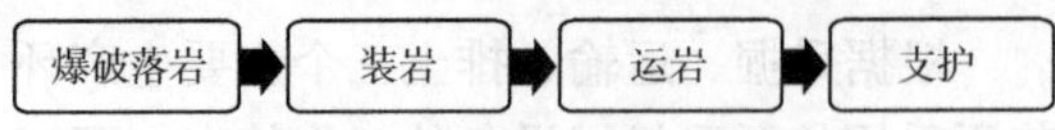

图 7-2-2 岩巷爆破掘进工艺流程

（1）爆破落岩：包括打眼、放炮等工序。

1）在打眼过程中产生的职业病危害因素主要有矽尘、振动和噪声。

2）在爆破过程中产生的职业病危害因素主要有矽尘、噪声和甲烷。

（2）装岩：有人工装岩、机械装岩两种。装岩机械主要有耙斗装岩机、铲斗式装岩机。装岩过程中产生的职业病危害因素主要有矽尘和噪声。

（3）运岩：矿车运输、机械运输（如刮板运输机、皮带运输机等）等方式。装岩过程中产生的职业病危害因素主要有粉尘和噪声。

（4）支护：主要采用的支护形式为锚喷支护为主，支护过程中产生的职业病危害因素如下：

1）打锚眼过程中产生的职业病危害因素主要有矽尘、振动和噪声。

2）喷射混凝土过程中产生的职业病危害因素主要有矽尘和噪声。

2. 煤巷爆破掘进　煤巷炮掘工艺指采用爆破方式进行落煤、机械或人工装煤，皮带运输机、刮板输送机或矿车运煤、人工支护的掘进工艺。其生产工艺流程见图 7-2-3：

爆破落煤
装煤
运煤
支护

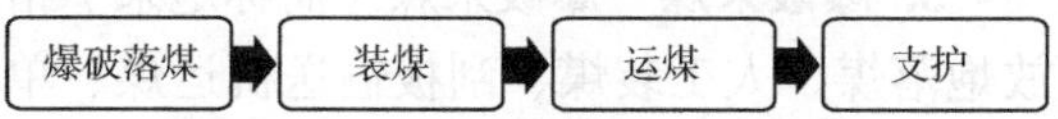

图 7-2-3　煤巷爆破掘进工艺流程

（1）爆破落煤：包括打眼、放炮等工序

1）打眼使用手提式煤电钻、麻花钎子，在打眼过程中产生的职业病危害因素主要有煤尘、振动、噪声和甲烷。

2）在爆破过程中产生的职业病危害因素主要有煤尘、噪声和甲烷。

（2）装煤和运煤：装煤有人装煤和机械装煤两种。机械装煤主要有耙斗装煤机、铲斗式装煤机。运煤采用刮板输送机或矿车运煤。装煤和运煤过程中产生的职业病危害因素主要有煤尘和噪声。

（3）支护：主要采用金属棚式支护，另外棚式支架还有木棚、钢筋混凝土棚。木棚和钢筋混凝土棚主要为梯形结构，而金属棚除了梯形结构外，还有拱形结构。支护过程中产生的职业病危害因素主要有煤尘和噪声。

3. 煤巷综合掘进　煤巷综掘工艺指采用煤巷综合掘进机进行落煤、装煤掘进，采用皮带运输机、刮板输送机或矿车运煤、半机械化支护或人工支护的掘进工艺。其生产工艺流程见图 7-2-4：

掘进机掘进
运煤
支护

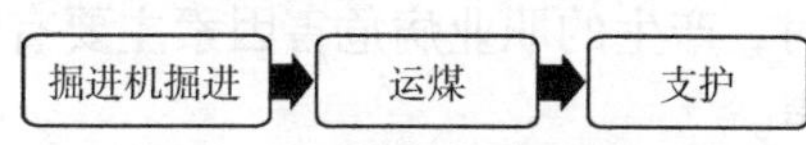

图 7-2-4　煤巷综合掘进工艺流程

（1）掘进机掘进：掘进机基本上是依靠切割头的叶片进行落煤，破碎的煤落入装煤机中，将其过渡到运煤系统。在机械破煤的过程中产生的职业病危害因素主要有煤尘、甲烷和噪声。

（2）运煤：采用皮带运输机、刮板输送机或矿车运煤。在运煤的过程中产生的职业病危害因素主要有煤尘、甲烷和噪声。

（3）支护：主要采用金属棚式支护，其他有锚杆（网）支护等。在支护的过程中产生的职业病危害因素主要有煤尘和噪声。

（二）采煤作业

目前我国地下采煤主要存在综合机械化采煤、普通机械化采煤和炮破采煤几种方式。其生产工艺流程如下：

1. 综合机械化采煤　综合机械化采煤是指回采工作面中采煤的全部生产工艺，如破煤、装煤、运煤、支护和顶板管理等采煤过程均实现了机械化操作，其生成工艺流程见图 7-2-5：

机组落煤
输送机运煤
顶板支护
采空区处理

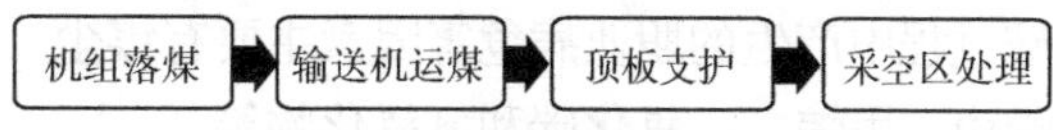

图 7-2-5　综合机械采煤工艺流程

（1）机组落煤：滚筒采煤机基本上是依靠螺旋叶片进行落煤并将破碎的煤装入刮板输送机。在机械破煤的过程中产生的职业病危害因素主要有煤尘、甲烷和噪声。

（2）输送机运煤：采煤工作面和运输巷道内的运煤系统主要采用刮板输送机、转载机、破碎机和可伸缩胶带输送机等。在运煤的过程中产生的职业病危害因素主要有煤尘、甲烷和噪声。

（3）顶板支护：液压支架进行顶板支护移架时，产生的职业病危害因素主要有煤尘和噪声。

（4）采空区处理：一次采全高的采煤工作面普遍采用全部垮落法处理。分层开采的工作面大部分采用金属（塑）网假顶，全部垮落法。在采空区处理过程中产生的职业病危害因素主要有煤（矽）尘、甲烷和噪声。

2. 普通机械化采煤 普通机械化采煤是指回采工作面中使用机械化方式破煤和装煤，输送机运煤和单体液压支架支护顶板，人工支柱和回采放顶的采煤工艺。其生产工艺流程见图 7-2-6：

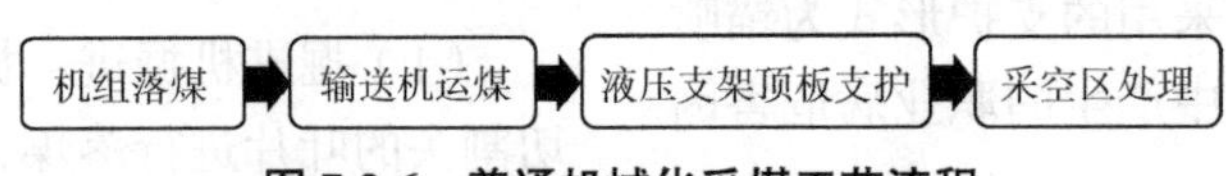

图 7-2-6 普通机械化采煤工艺流程

（1）机组落煤：滚筒采煤机基本上是依靠螺旋叶片进行落煤并将破碎的煤装入刮板输送机。在机械破煤的过程中产生的职业病危害因素主要有煤尘、甲烷和噪声。

（2）输送机运煤：采煤工作面和运输巷道内的运煤系统主要采用刮板输送机、转载机和可伸缩胶带输送机等。在运煤的过程中产生的职业病危害因素主要有煤尘、甲烷和噪声。

（3）顶板支护：高档普通机械化采煤工作面采用单体液压支架配合钢梁进行顶板支护。在人工进行支架的卸载和架设时产生的职业病危害因素主要有煤尘和噪声。

（4）采空区处理：一次采全高的采煤工作面普遍采用全部垮落法处理。分层开采的工作面大部分采用金属（塑）网假顶，全部垮落法。在采空区处理过程中，产生的职业病危害因素主要有煤（岩）尘、甲烷和噪声。

3. 爆破采煤 爆破采煤（简称炮采）指放炮落煤、人工装煤、刮板输送机运煤、单体支柱支护、人工支柱和回柱放顶的采煤工艺。其生产工艺流程见图 7-2-7：

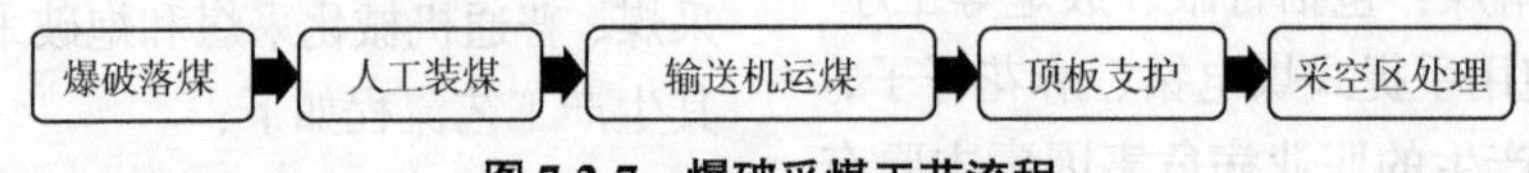

图 7-2-7 爆破采煤工艺流程

（1）爆破落煤：包括打眼、装药、填炮泥、联炮线、放炮等工序。打眼使用手提式煤电钻、麻花钎子。在打眼过程中产生的职业病危害因素主要有煤尘、振动、噪声和甲烷。爆破过程中产生的职业病危害因素主要有煤尘、噪声、甲烷、一氧化碳和氮氧化物等。

（2）人工装煤：爆破后，一部分煤崩落输送机中，其余由人工装入输送机中。人工装煤时产生的职业病危害因素主要有煤尘。

（3）输送机运煤：在缓倾斜煤层工作面，多采用刮板输送机运煤。在运煤的过程中产生的职业病危害因素主要有煤尘、甲烷和噪声。

（4）顶板支护：采用单体液压支架配合钢（木）梁进行顶板支护，人工进行支架的拆卸和架设。在人工进行支架的卸载和架设时产生的职业病危害因素主要有煤尘和噪声。

（5）采空区处理：一次采全高的采煤工作面普遍采用全部垮落法处理。分层开采的工作面大部分采用金属（塑）网假顶，全部垮落法。在采空区处理过程中，产生的职业病危害因素主要有煤（岩）尘、甲烷和噪声。

（三）矿井辅助生产系统

1. 选煤厂 选煤厂主要生产工艺流程

见图 7-2-8：

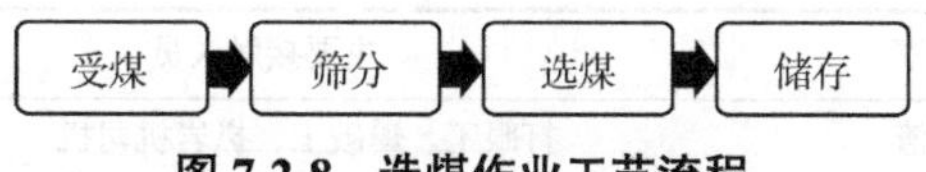

图 7-2-8　选煤作业工艺流程

（1）受煤：受煤是接受井下提升到地面的煤炭，一般从井口附近设有的煤仓由皮带输送机经皮带走廊进入选煤系统。受煤过程中产生的职业病危害因素主要有煤尘和噪声。

（2）筛分：将进入的选择煤系统的煤炭根据用户要求进行分级筛分。筛分过程中产生的职业病危害因素主要有煤尘、振动和噪声。

（3）选煤：将筛分后的煤炭进行水选或手选。手选过程中产生的职业病危害因素主要有煤尘和噪声。

（4）储存：将选后的煤炭送入储煤仓。在将选后的煤炭送入储煤仓过程中产生的职业病危害因素主要有煤尘和噪声。

2. 矿井维修　矿井维修主要包括机械加工维修和焊接过程。机械加工维修机械加工维修过程中产生的职业病危害因素主要有噪声。焊接过程中产生的职业病危害因素主要有电焊烟尘、氮氧化物、锰及其化合物、高温、电焊弧光（紫外辐射）等。

3. 辅助设备　矿井中的通风机、压风机、水泵和提升机等在运转过程均可产生噪声。

二、煤炭地下开采中的主要职业病危害

（一）采煤工作面

综合分析采煤工艺流程，得出采煤过程中主要职业病危害因素为：煤尘、噪声、手传振动、二氧化碳、甲烷、炮烟（主要有害成分有硫化氢、甲烷、一氧化碳、二氧化碳、氮氧化物、二氧化硫）。职业病危害因素存在的工序或场所见表 7-2-1。

表 7-2-1　采煤工作面主要职业病危害因素

作业地点	职业病危害因素	产生工序	主要接触人员
综采工作面	煤尘	综采机组落煤、运煤	机组司机、溜子工、支护工
	甲烷	煤体及顶、底板、采空区	采煤面所有工作人员
	噪声	落煤、运煤	机组司机、溜子工、支护工
普采工作面	煤尘	普采机组落煤、运煤	机组司机、溜子工、支护工
	甲烷	煤体及顶、底板、采空区	采煤面所有工作人员
	噪声	落煤、运煤	机组司机、溜子工、支护工
炮采工作面	煤尘	打眼、放炮、装煤、运煤	打眼工、放炮工、溜子工、攉煤工、支护工
	噪声	打眼、放炮、运煤、工作面机械运转	打眼工、放炮工、攉煤工、溜子工
	手传振动	打眼	打眼工
	甲烷	煤体及顶、底板、采空区	采煤面所有工作人员
	硫化氢、一氧化碳、氮氧化物、二氧化硫	放炮	采煤面所有工作人员

（二）掘进工作面

掘进工作面的主要职业病危害因素为：煤尘、矽尘、水泥粉尘、噪声、手传振动、甲烷、二氧化碳、炮烟（主要有害成分：硫化氢、甲烷、一氧化碳、二氧化碳、氮氧化物、二氧化硫）。职业病危害因素存在的工序或场所见表 7-2-2。

表 7-2-2 掘进工作面单元职业病危害因素

作业地点	职业病危害因素	产生工序	主要接触人员
岩巷炮掘工作面	矽尘	打眼、爆破、扒岩、运渣	打眼工、爆破工、扒岩机司机
	水泥尘	锚喷	锚喷工
	噪声	落煤、运煤	机组司机、溜子工、支护工
	手传振动	打眼	打眼工
	噪声	打眼、爆破、扒岩、风机、运转	打眼工、爆破工、风机工
	硫化氢、一氧化碳、氮氧化物、二氧化硫	爆破	爆破工、扒岩机司机
煤巷综采工作面	煤尘	掘进机作业、运煤	机组司机、运输工、架棚工
	甲烷	周边煤壁	机组司机、运输工、架棚工
	噪声	掘进机作业、出渣、机械运转、风机运转	机组司机、运输工、风机工
煤巷炮掘工作面	煤尘	打眼、爆破、装煤、运煤	打眼工、爆破工、溜子工、攉煤工
	手传振动	打眼	打眼工
	噪声	打眼、爆破、装煤、运煤、风机运转	打眼工、爆破工、风机工
	甲烷	周边煤壁	机组司机、架棚工
	硫化氢、一氧化碳、氮氧化物、二氧化硫	爆破	爆破工

（三）矿井辅助工种

煤矿辅助工种接触的主要职业病危害因素为：煤尘、木粉尘、噪声、振动、电焊烟尘。职业病危害因素存在的工序或场所如表 7-2-3 所示。

表 7-2-3 煤矿辅助工种职业病危害因素

作业地点	职业病危害因素	产生工序	主要接触人员
选煤厂	煤尘	选煤楼筛分车间、皮带间	皮带工、选煤工、振动筛司机
	噪声	振动筛、皮带机头	皮带工、选煤工、振动筛司机
绞车房	噪声	提升	绞车工
通风机房	噪声	主扇运行	通风机工
空压机房	噪声	机械运转	空压机工
水泵房	噪声	排水	水泵工
机修车间	电焊烟尘	焊接	焊工
	高温	焊接	焊工
	紫外辐射	焊接	焊工
	噪声	机械运转	维修工

三、煤炭开采职业病危害因素的监测与职业健康监护

为了掌握长期在不良劳动条件下从事煤炭开采的劳动者的不良健康影响，在职业健康管理工作中，应有计划、有目的地进行作业环境监测或生物监测。同时还应进行作业环境的调查和职业健康检查，以进一步掌握作业条件对劳动者健康的影响，并根据以上调查和检查结果，提出有针对性的防治措施。其中包括采取有效的工程技术措施和个体防护措施，以满足国家相关标准的要求。

（一）职业病危害因素监测

煤炭开采常见的职业病危害因素有生产性粉尘、有毒物质、生产性噪声和振动等。凡有国家标准的有害因素都应列为监测对象。

根据原安全生产监管总局《煤矿作业场

所职业病危害防治规定》要求，煤矿应当配备专职或者兼职的职业病危害因素监测人员，装备相应的监测仪器设备。监测人员应当经培训合格；未经培训合格的，不得上岗作业。煤矿应当以矿井为单位开展职业病危害因素日常监测，并委托具有资质的职业卫生技术服务机构，每年进行一次作业场所职业病危害因素检测，每三年进行一次职业病危害现状评价。根据监测、检测、评价结果，落实整改措施，同时将日常监测、检测、评价、落实整改情况存入本单位职业卫生档案。检测、评价结果向所在地职业卫生管理部门和驻地煤矿安全监察机构报告，并向劳动者公布。

工作场所职业病危害因素测定包括：布点、指标、频次/周期。应分别按照粉尘（矽尘和煤尘）、噪声、振动及毒物监测相关规定进行；应选择恰当的测定点，即劳动者在生产过程中经常操作或定时观察易接触有害因素的作业点；作业点有害因素浓度的日常定期定点测定。煤矿作业场所粉尘监测点的选择布置应符合表 7-2-4 的要求。

表 7-2-4 煤矿作业场所测尘点的选择和布置要求

类别	生产工艺	测尘点布置
采煤工作面	司机操作采煤机、打眼、人工落煤及攉煤	工人作业地点
	多工序同时作业	回风巷距工作面 10～15m 处
掘进工作面	司机操作掘进机、打眼、装岩（煤）、锚喷支护	工人作业地点
	多工序同时作业（爆破作业除外）	距掘进头 10～15m 回风侧
其他场所	翻罐笼作业、巷道维修、转载点	工人作业地点
露天煤矿	穿孔机作业、挖掘机作业	下风侧 3～5m 处
	司机操作穿孔机、司机操作挖掘机、汽车运输	操作室内
地面作业场所	地面煤仓、储煤场、输送机运输等处生产作业	作业人员活动范围内

煤矿应当在正常生产情况下对作业场所的粉尘浓度进行监测。粉尘浓度应当符合表 7-2-5 的要求；不符合要求的，应当采取有效措施。

表 7-2-5 煤矿作业场所粉尘浓度要求

粉尘种类	游离 SiO_2 含量（%），用 N 表示	时间加权平均容许浓度（mg/m^3）	
		总尘	呼尘
煤尘	N<10	4	2.5
矽尘	10=N=50	1	0.7
	50<N=80	0.7	0.3
	N>80	0.5	0.2
水泥尘	N<10	4	1.5

粉尘监测采用定点或者个体方法进行，鼓励推广实时在线监测系统。粉尘监测应当符合下列要求：

1. 总粉尘浓度，煤矿井下每月测定 2 次或者采用实时在线监测，地面及露天煤矿每月测定 1 次或者采用实时在线监测。
2. 呼吸性粉尘浓度每月测定 1 次。
3. 粉尘分散度每 6 个月监测 1 次。
4. 粉尘中游离 SiO_2 含量，每 6 个月测定 1 次，在变更工作面时也应当测定 1 次。

煤矿应当使用粉尘采样器、直读式粉尘浓度测定仪等仪器设备进行粉尘浓度的测定。井工煤矿的采煤工作面回风巷、掘进工作面回风侧应当设置粉尘浓度传感器，并接入安全监测监控系统。

（二）职业健康监护

煤矿行业是以原煤生产为主的行业，涉及工种很多。按国家有关法律、法规的规定，新工人入矿，准备从事有害作业前、在岗期间及离岗时均应进行健康检查，职业健康检查费用由用人单位承担，并建立职业健康监护档案。用人单位应制定年度职业健康检查计划并保证专项经费，有计划地开展职业病和多发病的防治工作。做好上岗前、在岗期间和离岗时健康检查。对在上岗前健康检查中发现有职业禁忌证者应禁止从事井下作业。对在岗期间健康检查中发现的职业病和多发病患者，应及时给予治疗。做好矿工职业病和多发病的登记统计工作，对发病原因进行分析，提供开展防治工作的科学依据。具体检查内容见表 7-2-6。

表 7-2-6 煤炭开采职业健康监护主要项目表

危害因素	上岗前检查项目	在岗期间检查项目	体检周期	职业禁忌证
矽尘	常规检查和胸部 X 线摄片、肺功能	常规检查和胸部 X 线摄片、肺功能	生产性粉尘作业分级Ⅰ级，2 年 1 次；生产性粉尘分级Ⅱ级以上，1 年 1 次	1. 活动性肺结核 2. 慢性阻塞性肺病 3. 慢性间质性肺病 4. 伴肺功能损害的疾病
煤尘	常规检查和胸部 X 线摄片、肺功能	常规检查和胸部 X 线摄片、肺功能	生产性粉尘作业分级Ⅰ级，3 年 1 次；生产性粉尘分级Ⅱ级以上，2 年 1 次	1. 活动性肺结核 2. 慢性阻塞性肺病 3. 慢性间质性肺病 4. 伴肺功能损害的疾病
水泥粉尘	常规检查和胸部 X 线摄片、肺功能	常规检查和胸部 X 线摄片、肺功能	生产性粉尘作业分级Ⅰ级，4 年 1 次；生产性粉尘分级Ⅱ级以上，2～3 年 1 次	1. 活动性肺结核 2. 慢性阻塞性肺病 3. 慢性间质性肺病 4. 伴肺功能损害的疾病
噪声	常规检查和耳鼻检查、纯音听阈测试	常规检查和耳鼻检查、纯音听阈测试	作业场所噪声 8h 等效声级≥85dB，1 年 1 次；作业场所噪声 8h 等效声级<85dB，2 年 1 次	上岗前与在岗期间体检职业禁忌证不同，具体详见 GBZ188
振动	常规检查项目和手部痛、触觉、振动觉检查	常规检查项目和手部痛、触觉、振动觉检查等	2 年	1. 多发性周围神经病 2. 雷诺病
一氧化碳	常规检查	推荐性检查，或参照上岗前体检项目	3 年	中枢神经及周围器质性疾病
三硝基甲苯	常规检查项目和眼晶状体、玻璃体、眼底检查、肝功能、高铁血红蛋白	常规检查和眼晶状体、玻璃体、眼底检查、肝功能、肝脾 B 超	肝功能检查每半年 1 次；健康检查 1 年 1 次	1. 慢性肝病 2. 白内障

四、煤炭地下开采作业中的职业病危害控制措施

用人单位应认真贯彻实施《安全生产法》和《职业病防治法》及有关法规、标准，坚持预防为主的方针，保障劳动者的合法权益，促进企业的经济发展。煤矿生产是不安全因素较多、劳动条件较差、职业病危害较严重的行业。必须严格执行国家现行法规，严格禁止不具备安全生产条件的煤矿投产，并不断对煤矿进行技术改造，逐步实现采矿自动化的战略，从根本上改善煤矿工人的劳动条件。

（一）技术措施

粉尘、噪声、振动是煤炭行业的主要职业病危害因素。改善煤矿井下作业工人的劳动条件、控制煤矿井下作业中的职业病危害因素、保护煤矿工人健康的根本出路是对煤矿生产过程、设备的技术改造，逐步实现机械化、自动化生产。

1. 矿井通风 矿井通风是煤矿生产不可缺少的条件。其目的是：①供给井下各工作

面足够的新鲜空气，满足井下工作人员正常呼吸的生理需要；②稀释并排除在生产过程中产生的甲烷等有害气体；③稀释和排除生产过程中产生的粉尘，调节工作面的温度和湿度。

加强井下通风，将各种有害气体浓度稀释到《煤矿安全规程》规定的标准以下。

（1）机电部门必须按规定定期检查主要通风机运行情况，确保主要通风机连续运转。主通风机发生故障时，必须及时启动备用通风机。凡因机电事故而突然停电造成局部通风机停止运转，必须及时启动《煤矿事故应急预案》，将无风区内的所有人员撤至全风压进风巷中，并设置警示标识。恢复通风必须按规程及措施规定进行，严禁无风作业、无风放炮。

（2）通风部门对矿井通风系统、通防设施等要建立巡查制度，每十天至少全面检查测定一次矿井、主要进回风巷及采掘工作面等地点风量，保证矿井通风系统合理，各采掘工作面及其他用风地点的风量必须满足要求。

（3）加强局部通风管理，井下掘进工作面局部通风及必须实现“双风机、双电源”并自动切换。

（4）煤矿井下实施爆破时，局部通风机风筒出风口距工作面的距离不得大于 5m，加强通风增加工作面的风量，及时排除炮烟。人员进入工作面进行作业前，必须把工作面的炮烟吹散稀释，并在工作面洒水。爆破时，人员必须撤到新鲜风流中，并在回风侧挂警戒牌。

调整合适的排风管道风速，加强除尘。最低排尘风速为 0.25～0.5m/s；最优排尘风速为 1.2～1.6m/s。在此风速范围内既可以有效地冲淡和排除浮尘，又不致产生二次扬尘。

2. 防尘措施　井工煤矿必须建立防尘洒水系统。永久性防尘水池容量不得小于 $200m^3$，且贮水量不得小于井下连续 2h 的用水量，备用水池贮水量不得小于永久性防尘水池的 50%。

防尘管路应当敷设到所有能产生粉尘和沉积粉尘的地点，没有防尘供水管路的采掘工作面不得生产。静压供水管路管径应当满足矿井防尘用水水量的要求，强度应当满足静压水压力的要求。

井工煤矿掘进井巷和硐室时，必须采用湿式钻眼，使用水炮泥，爆破前后冲洗井壁巷帮，爆破过程中采用高压喷雾（喷雾压力不低于 8MPa）或者压气喷雾降尘、装岩（煤）洒水和净化风流等综合防尘措施。

井工煤矿炮采工作面应当采取湿式钻眼，使用水炮泥，爆破前后应当冲洗煤壁，爆破时应当采用高压喷雾（喷雾压力不低于 8MPa）或者压气喷雾降尘，出煤时应当洒水降尘。

井工煤矿采煤机作业时，必须使用内、外喷雾装置。内喷雾压力不得低于 2MPa，外喷雾压力不得低于 4MPa。内喷雾装置不能正常使用时，外喷雾压力不得低于 8MPa，否则采煤机必须停机。液压支架必须安装自动喷雾降尘装置，实现降柱、移架同步喷雾。破碎机必须安装防尘罩，并加装喷雾装置或者除尘器。放顶煤采煤工作面的放煤口，必须安装高压喷雾装置（喷雾压力不低于 8MPa）或者采取压气喷雾降尘。

井工煤矿掘进机作业时，应当使用内、外喷雾装置和控尘装置、除尘器等构成的综合防尘系统。掘进机内喷雾压力不得低于 2MPa，外喷雾压力不得低于 4MPa。内喷雾装置不能正常使用时，外喷雾压力不得低于 8MPa；除尘器的呼吸性粉尘除尘效率不得低于 90%。

3. 噪声的控制　煤矿应当优先选用低噪声设备，通过隔声、消声、吸声、减振、减少接触时间、佩戴防护耳塞（罩）等措施降低噪声危害。控制和消除噪声源是根本措施，改革工艺和生产设备，以消除或降低噪声。

（1）控制噪声传播。隔声：用吸声材料、吸声结构和隔声装置将噪声源封闭，防止噪声传播。常用的有隔声墙、隔声罩、隔声地板、隔声门窗等。消声：用吸声材料铺装室内墙壁或悬挂于室内空间，可以吸收辐射和反射声能，降低传播中噪声的强度水平。常用吸声材料有玻璃棉、矿渣棉、毛毡、泡沫塑料、棉絮等。

（2）采用合理的防护措施。利用耳塞防护。合适的耳塞隔声效果可达30～40dB（A），对高频噪声的阻隔效果较好。

（3）合理安排劳动制度。工作时间穿插休息时间，休息时间离开噪声环境，限制噪声工作时间，可减轻噪声对人体的危害。

（4）卫生保健措施。对受到噪声危害的人员定期体检，听力下降者及时治疗，重者调离噪声作业。上岗前或在岗期间职业健康检查中发现的听觉器官疾病、心血管病、神经系统器质性疾病者，不得从事噪声作业。

4. 振动的控制 为减轻振动对人的危害，要采取以下各种减振措施：

（1）对局部振动的减振措施。改革工艺和设备，改革工作制度。合理使用减振用品，建立合理的劳动制度，限制作业人员的接触振动时间。煤矿井下的振动危害主要来自于煤电钻、风钻、综采综掘及其他机械对操作人员的危害。

（2）对全身振动的减振措施。在有可能产生较大振动设备的周围设置隔离地沟，衬以橡胶、软木等减振材料，以确保振动不能外传。对振动源采取减振措施，如用弹簧等减振阻尼器，减少振动的传递距离。井下采煤机、掘进机、柴油车等座椅下加泡沫垫等，减弱运行中传来的振动。

（3）另外，利用尼龙件代替金属件，可减少机器的振动，及时检修设备，可以防止因零件松动引起的振动。

5. 个体职业病危害防护 个体防护用品在预防生产性外伤、潮湿、化脓性皮肤病等方面均有重要意义。工人应有安全帽，以防头部外伤；工作服，可用防水布制作；工作靴应采用橡胶靴；在薄煤层经常以跪卧式工作的矿工应使用护膝和护肘，以防止发生滑囊炎；操纵风动工具者应使用防振手套和防止噪声的耳塞；在产生粉尘地点工作的矿工应佩戴防尘口罩。个体防护用品的维护和检修很重要，工作服应经常洗涤、除尘和干燥；防尘口罩应定期更换滤料，保证防尘效果。

（二）职业卫生管理措施

用人单位必须紧密结合自身实际，制定一套符合国家法律法规、运转有效的职业安全卫生管理体系与制度，包括用人单位职业安全卫生管理条例、目标责任制与考核指标、“三同时”管理制度、健康监护办法、防护设施管理办法、人员培训制度等。

此外，还要进一步落实“三级预防”措施。按照《安全生产法》《职业病防治法》及其配套法规的要求，严格执行建设项目职业卫生“三同时”制度，从源头抓起；鼓励煤炭企业采用先进技术设备和工艺；加强对工作场所职业病危害因素的动态监测；对工作场所职业病危害因素严重超标的岗位进行技术改造；做好个体防护及职业健康监护工作，指导监督、合理选择、正确使用职业安全卫生防护设备和个体防护用品；定期开展职业卫生培训和宣传教育活动，教育劳动者遵守国家职业安全卫生法律法规及本单位的规章制度。

（三）人机工效措施

通过技术革新改善作业环境及工作条件，创造健康、安全、舒适的更适合人的生理和心理的作业环境十分重要。对保护人的身心健康和工作效率的提高都会产生影响。如加强通风排毒可降低有害物质浓度，加强作业过程或作业中的防寒、保温措施或高温井下的通风除湿等措施，使用空气调节装置，使工作场所气温常年保持在比较适宜的范围内。采取防噪减噪的措施，合理的照明条件，可提高工作的准确性和速度，降低意外伤害的发生。合理组织生产活动和合理安排工间休息，减轻工人的生理和心理负荷，提高作业能力。

1. 减轻负重及用力 尽量减少作业过程中的负重量，工人注意作业姿势和用力方式，尤其是一些在狭小空间作业带来的强迫体位的影响，可通过工作方式的调节来缓解和减轻。此外，尽可能采用机械化的作业和运输。

2. 改善人机界面 选择符合人体劳动生理的工作设备，可根据自身的情况进行调节，有利于工人的操作和使用。提高机械设备的自动化水平，实施自动化、程序化操作。使人、机、环境处于良好的状态，将潜在的危害降到最低程度。

3. 工间休息 适当安排工间休息，可以有效地减轻疲劳程度。工间休息时间的长短和次数，视劳动强度、工作强度和作业环境等因素确定，工间休息方式可根据作业特点确定。噪声作业应避免加班或连续工作时间过长，工间休息时应离开噪声环境，休息时间尽量减少或避免接触较强的噪声，以保证充足的睡眠。限制作业时间和振动强度，严格实施振动作业的卫生标准，限制接触振动的强度和时间，可以有效地保护劳动者的健康。

（四）卫生保健措施

井下设保健站，设立固定急救药箱，组织矿工自救互救。井下保健站除进行医疗急救工作外，还应与有关部门配合搞好井下防尘、防毒和饮水、饮食供应等安全卫生工作。

在矿井出入口附近设必要的生活卫生室，对预防职工多发病等有重要意义。生活卫生室包括更衣室、浴室、厕所、盥洗室、衣物干燥室、洗衣室等。各室的配置应充分考虑矿工上下班经过的路线和活动顺序以及各室间的联系。更衣室和浴室应按通过式卫生处理室的形式建造。在靠近浴室处设太阳灯室，以便矿工在浴后进行紫外线照射。

合理的饮水和饮食供应是预防矿工消化道疾病和提高劳动生产率的重要措施。各个矿井均应设有饮水供应站，负责供应优质的饮用水；饮水桶下井后，最多不得超过 24h 即须另换新水；饮水桶每周至少消毒一次；最好使用送水、送饭两用保温车；为井下高温作业工人提供降温饮料。

在矿井内，应设足够数量的厕所，并应注意进行清扫和消毒。

五、煤矿事故应急救援

煤炭行业安全生产形势严峻，接触职业病危害因素的人数众多。建立、健全职业病危害事故应急救援措施，能够有效保证企业生产的正常进行。

如一旦发生井下瓦斯爆炸事故，要立即组织进行救护，具体可参考以下措施：

1. 迅速组织撤出灾区和受威胁区域的人员，积极组织矿山救护队抢救遇险人员。同时，尽快查明爆炸原因、发火地点、火势大小、火灾蔓延的方向和速度，遇险人员的分布及其伤亡情况，防止火灾向有人员的巷道蔓延。

2. 因事故造成自己所在地点有毒有害气体含量增高，可能危及救护人员生命安全时，必须及时正确地佩戴、使用自救器，并严格制止不佩戴自救器的人员进入灾区工作或通过窒息区撤退。

3. 瓦斯爆炸后，应立即切断通往事故地点的一切电源，设法扑灭各种明火和残留火，以防再次引起爆炸。

4. 采取一切可能采取的措施，迅速恢复灾区通风。排除爆炸产生的烟雾和有毒气体，让新鲜空气不断供给灾区，是抢救遇险人员最有效的方法。但在恢复通风前，必须查明有无火源存在，否则会再次引起爆炸。通风时必须选择正确的方法，处理火灾时常用的通风方法有：正常通风、增减风量、反风、风流短路，停止主要通风机运转等。使用这些通风方法应根据已探明的火区地点和范围、灾区人员分布情况来决定。

5. 清除灾区巷道的堵塞物。瓦斯爆炸后，常发生冒顶，造成巷道堵塞，影响救护队员进行侦察抢救，必须清理巷道的堵塞物，打开通路。

6. 扑灭爆炸引起的火灾。为了抢救遇险人员，防止事故蔓延和扩大，在灾区内发现火灾或残留火源，应立即扑灭。火势很大，一时难以扑灭时，应制止火焰向遇险人员所在地点蔓延，特别是在火源地点附近有瓦斯聚积的盲硐时，应千方百计防止火焰蔓延到盲硐附近引起瓦斯爆炸，待遇险人员全部救出后，再进行灭火工作。火势特大，并有引起瓦斯爆炸危险，用直接灭火法不能扑灭，并确认火区内遇险人员均已死亡无法救出活人时，可考虑先对火区进行封闭，控制火势，用综合灭火法灭火，待火灾熄灭后，再寻找遇难人员的尸体。

7. 发生连续爆炸时，为了抢救遇险人员或封闭灾区，救护队指战员在紧急情况下，也可利用两次爆炸的间隔时间进行，但应严密监视通风和瓦斯情况，并认真掌握连续爆炸中的时间间隔规律，考虑在灾区往返时间。当间隔时间不允许时，不能进入灾区，否则难以保证救护人员的自身安全。在抢救事故中，要防止扩大事故，增加伤亡，决不允许用活人换死人。

8. 对于从灾区内营救出来的伤员，应妥善安置到安全地点。凡发生群体性意外伤害，抢救工作的首要任务是检伤分类。要迅速根据伤情，就地取材，及时进行止血、包扎、骨折固定、人工呼吸等应急处理。遇有一氧化碳中毒者，应及时将其转移到通风良好的安全地区。

9. 在现场急救和搬运伤员过程中，方法要得当，动作要轻巧，避免伤员扩大伤情和受不必要的痛苦。

第三节 石油和天然气开采过程中的职业病危害识别与控制

石油石化工业的发展，与国民经济和人民日常生活的各个领域有着密切的关系，占有重要的地位。石油和天然气开采包括勘探、钻井、测井、井下作业、原油开采、天然气开采以及油气管道输送与储存等过程。在各个生产过程中，都存在不同的职业病危害。本节重点说明石油、天然气勘探和开采过程职业病危害的识别与控制。

一、石油、天然气勘探过程的职业病危害因素识别与控制

石油、天然气勘探是指利用各种勘探手段，了解地下的地质状况，认识生油、储油、油气运移、聚集、保存等条件，综合评价含油气远景，确定油气聚集的有利地区，探明油气田的面积，搞清油气田情况和产出能力的过程，包括地质勘探、物理勘探、钻井勘探和化学勘探。

（一）生产工艺简介

1. 地质勘探 地质勘探又称野外石油地质调查，是以岩石学、构造地质学、矿藏学等理论为基础，对露在地面的地层和岩石进行观察、研究、综合、全面分析某区域的地质资料，以便了解一个地区有无生成石油和储存石油的条件，最后对该地区的含油气远景作出评价。野外地质调查一般要经过普查、详查和细测三个步骤。

2. 物理勘探 地球物理勘探是根据地质学和物理学原理，利用电子学和信息论等多学

科技术领域新技术建立起来的一种通过研究地层岩石某些物理性质来查明地质构造（包括地质圈闭）的方法。主要物理勘探方法有重力勘探、磁法勘探、电法勘探和地震勘探等。

3. 钻井勘探 钻井勘探又称打探井，目的是随钻头向地下岩层钻进的同时，及时发现含油气显示和获取含油岩样，确定含油层位及深度，探测其开采价值等。生产过程包括钻井施工和探油气两方面内容，探油气工作包括地质录井、地球物理测井和中途测试与测油四个部分。

4. 化学勘探 化学勘探是指油气化学勘探，它是研究化合物、标型元素、微生物等在岩石圈、水圈、大气圈的可研究部分的变化规律，并以此来查明和评价某地区的含油气远景的勘探方法。常用的陆上采样工具有洛阳铲、手摇钻、顿钻和机械钻机等。确定野外采样点位，在陆地土壤中采样，采样深度一般在2m左右。

（二）主要生产设备和原辅材料

1. 地质勘探 地质勘探过程中生产设备有野外作业用车、地形图、小铁锤、晒图机、地面数据接收站等。原辅材料主要有现场采集的各种样品，计算机绘制过程使用的各种处理药品以及化验分析试剂等。

2. 物理勘探 主要生产设备：车装钻机、山地钻机、地震仪器车、生产运输车、推土机、发电机、重力仪、电法仪等。

主要原辅材料：计算机绘解用各种处理药品、炸药、雷管等。

3. 钻井勘探 主要生产设备：野外作业用车、钻井使用的钻机、钻具等，综合录井仪、钻时记录仪、烘干箱、荧光分析仪等。

主要原辅材料：实验室使用盐酸、氢氧化钠等化学试剂。

4. 化学勘探 主要生产设备：野外作业用车及野外定位使用地形图、罗盘、经纬仪以及卫星定位系统，采样工具、包装材料和试剂等。

主要原辅材料：包装材料为锡箔纸、无机玻璃纸、牛皮纸袋、聚氯乙烯塑料袋、铁皮筒或玻璃瓶等，现场采样试剂，化验室使用的各种无机酸碱和有机试剂。

（三）主要职业病危害因素分布情况

石油、天然气勘探过程中主要职业病危害因素及其分布区域如表7-3-1所示。

表7-3-1 石油、天然气勘探过程主要职业病危害

勘探类型	主要职业病危害因素	分布区域
地质勘探	高温、低温、高湿、低湿、高压、低压、紫外线等不良环境条件，传染病，寄生虫病等	普查、详查、采样以及实地验证等野外作业现场
	盐酸、硫酸、氢氧化钠等试剂	化验室分析
	噪声、X射线、可见光、紫外线、高频、中频、低频、静电场、二氧化碳、油墨、氨水等	资料处理和计算机绘解
物理勘探	高温、低温、高湿、低湿、高压、低压、紫外线等不良环境条件，传染病，寄生虫病等	野外作业现场
	噪声、炸药、一氧化碳、氮氧化物等	地震勘测过程
	噪声、X射线、可见光、紫外线、高频、中频、低频、静电场、二氧化碳、油墨、氨水等	资料处理和计算机绘解
钻井勘探	高温、低温、高湿、低湿、高压、低压、紫外线等不良环境条件，传染病，寄生虫病等	野外作业现场
	噪声、石油伴生气、泥浆、硫化氢、一氧化碳以及放射性核素等	录井测量过程
	X射线、可见光、紫外线、高频、中频、低频、静电场、二氧化碳、油墨、氨水等	资料处理和计算机绘解

续表

勘探类型	主要职业病危害因素	分布区域
化学勘探	高温、低温、高湿、低湿、高压、低压、紫外线等不良环境条件，传染病，寄生虫病等	野外作业现场
	噪声、细菌微生物、泽弗林氯化物、硫酸铜等	勘探测量过程
	X 射线、可见光、紫外线、高频、中频、低频、静电场、二氧化碳、油墨、氨水等	资料处理和计算机绘解

（四）石油、天然气勘探过程的职业病危害控制要点

石油、天然气勘探中，劳动者面临的职业病危害因素基本类似，野外作业是勘探作业的共性，受到气象条件的影响，包括高（低）温、高（低）湿、高（低）压及病原微生物的危害。计算机绘解时，氨水和油墨是比较严重的危害。应采取以下措施进行控制：

1. 落实防暑降温措施 勘探大多为露天作业，夏季高温时间应该按照《防暑降温措施管理办法》要求，合理安排工作时间：

（1）日最高气温达到 40℃以上，应当停止当日室外露天作业。

（2）日最高气温达到 37℃以上、40℃以下时，用人单位全天安排劳动者室外露天作业时间累计不得超过 6h，连续作业时间不得超过国家规定，且在气温最高时段 3h 内不得安排室外露天作业。

（3）日最高气温达到 35℃以上、37℃以下时，用人单位应当采取换班轮休等方式，缩短劳动者连续作业时间，并且不得安排室外露天作业劳动者加班。

2. 计算机绘解工作场所的通风措施 加强通风，降低室内氨气和油墨稀释剂的浓度，根据操作方式，可以在油印场所使用局部排风装置。

（五）石油、天然气勘探作业个体防护用品的配置

根据职业病危害情况，重点配备野外作业防护用品，包括防寒帽、防寒鞋、防寒服、防水服、太阳镜、防水胶鞋、防昆虫手套。还应配备防噪声耳塞、满足使用数量的防毒口罩。基本配置要求见表 7-3-2。

表 7-3-2 石油、天然气勘探作业个体防护用品配置

作业工种	防护用品配置
野外作业	防寒帽、防寒鞋、防寒服、防水服、太阳镜、防水胶鞋、防昆虫手套
计算机绘解	防毒口罩
录井测量	防噪声耳塞

（六）应急处置要点

石油、天然气勘探野外作业，在高温季节应防止中暑的发生，注意以下几点：

1. 制订高温中暑应急预案。

2. 应急准备 在夏季露天勘探作业时，根据实际气温情况，调整作业时间，避开高温时段；开展防暑知识教育，增强高温作业人员的自我保护意识；关注高温预警的气象信息；设置作业点休息场所和供水点，并完善相应的降温措施；确定作业所在地医疗卫生单位，随时就诊。

3. 应急响应 将中暑先兆人员立即脱离高温环境，移到清凉、通风地方，密切观察体温、血压、脉搏变化；在中暑者头部、大腿根部采用冰袋、冷毛巾冷敷，或用 30%乙醇擦拭全身等物理降温，清醒者也可服人丹、十滴水、藿香正气水等；对日射病者应严密观察意识、瞳孔等变化，头置冰供暖或冰帽，以冷水洗面及颈部，以降低体表温度，有意识障碍呈昏迷者，要注意防止因呕吐物误吸而引起窒息，将病人的头偏向一侧，保持其

呼吸道通畅；对重症中暑者应立即送往医疗机构进行治疗。

4. 对氨水存放点严格管理，为防止玻璃瓶破碎导致氨水泄漏，应在存放处设置围堰，并在合理距离内设置应急冲淋措施。使用场所应加强通风，为现场操作人员配备防毒口罩。

二、石油、天然气开采过程中的职业病危害因素识别与控制

（一）生产工艺简介

1. 原油开采 采油从井口到计量站、联合站，各个环节有机地联合在一起，整个过程具有机械化、密闭化和连续化的特点，简单工艺为采油井-计量间-中转站-联合站，期间采用全密闭管道仪表控制。地下油藏的多样性，使得油田开采具有多样性，一般包括自喷井采油、机械采油、热力采油和强化开发等方式。

2. 天然气开采 天然气为蕴藏在地壳内的气体总称，分为可燃气体和非可燃气体二大类。气田气和油田气属于可燃气体，油田气是开采原油时伴生的气体，在地下高压状态下溶解在原油中，喷出地面后由于压力下降，即与原油分离成为游离的天然气。天然气的开采包括集气和气田集输两个过程，集气有单井集气、多井集气常温分离、多井集气低温分离三种类型，气田集输系统的作用是收集天然气，经过降压、分离、净化，使天然气达到符合管输要求的条件，然后输往外输管道首站。

（二）生产设备和原辅材料

1. 原油开采

（1）生产设备

自喷井井口主要设备装置有：采油树、清蜡设备、油嘴、水套加热炉、油气计量分离器等。

机械采油井场主要装置：采油树、加热和清蜡设备、油气计量分离器及采油机械等，机械采油泵主要包括深井泵、水力活塞泵、电动潜油泵等。

（2）原辅材料

油藏流体：多组分混合物，可以分为气体、凝析气、挥发油及黑油几类，主要成分有碳氢化合物（烷烃、环烷烃、芳香烃等）、非烃组分有氮、二氧化碳及硫化氢，还可能存在氦、汞及金属有机化合物。

石油助剂：聚丙烯酰胺聚合物、氢氧化钠、碳酸钠、硅酸钠、氢氧化钾溶液和表面活性剂聚化物，各种液态碳氢化合物或液化石油气、碳酸气、氮气、烟道气等。

井架维护保养：油漆。

2. 天然气开采

主要生产设备：井场装置及集气管线等，加热装置和高压分离器。

主要原辅材料：天然气的主要成分是可燃烃类气体，一般包括甲烷、乙烷、丙烷、丁烷等以及少量的二氧化碳、硫化氢、氮气等。

（三）职业病危害因素识别

1. 石油开采 石油开采作业人员主要职业病危害包括露天作业的不良气象条件、机械噪声、油藏流体中的化学因素，强化开发过程中的化学药剂和维修作业过程的有机溶剂等，详细职业病危害因素分布见表 7-3-3。

表 7-3-3 石油开采过程主要职业病危害因素分布

序号	分布区域	主要职业病危害因素
1	野外作业现场	高温、低温、高湿、低温、高压、低压、紫外线、传染病、寄生虫等
2	井品及管汇周围	噪声、石油、天然气、硫化氢、一氧化碳、氮氧化物等
3	油藏流体	烷烃、环烷烃、芳香烃、氮、二氧化碳、硫化氢、氦、汞及金属有机化合物等
4	强化开发	丙烯酰胺聚化物、氢氧化钠、碳酸钠、硅酸钠、氢氧化钾、表面活性剂聚合物等
5	装置维护	油漆中含有的苯、甲苯、二甲苯等

2. 天然气开采 天然气开采主要职业危害因素包括露天野外作业不良气象条件、气态烃类、非烃类气体等，详细职业病危害因素见表 7-3-4。

表 7-3-4 天然气开采过程主要职业危害因素分布

序号	分布区域	主要职业病危害因素
1	野外作业现场	高温、低温、高湿、低温、高压、低压、紫外线、传染病、寄生虫
2	油气集输各环节	噪声、石油、天然气、硫化氢、二氧化碳、一氧化碳、氮氧化物
3	井口	缓蚀剂、石油、天然气、硫化氢、二氧化碳、一氧化碳、氮氧化物

（四）石油、天然气开采过程职业病危害控制要点

在石油、天然气开采过程中，常见的危害因素为硫化氢和烃类，可能导致的职业病包括硫化氢中毒、氮氧化物中毒和甲苯中毒等。因此职业病防治的关键是加强油井口和采油气设备的密闭管理，防止油井自喷事故，减少天然气、石油的跑冒滴漏，并采取以下防护措施。

1. 防毒措施

（1）采取自动化操作，减少接触毒物的机会。

（2）采用质量、密闭性及连接良好的设备、管道、阀门及管件，防止泄漏，使用密闭管道输送可燃易爆物料。

（3）在计量间设置通风帽，防止有毒气体的积聚。

（4）在可能逸散硫化氢的工作场所，设置低位排风系统。

2. 防噪声措施

（1）单独布置噪声较大的设备，将流水泵放置在泵房中，并加盖隔声罩；场内设置隔声值班室。

（2）为接触噪声人员配备防护耳塞或耳罩。

3. 防暑防寒措施 控制室内配备冷暖两用空调，为户外工作人员配备护目镜、防寒服、防冻裂保护剂等。

（五）石油、天然气开采应急处置措施

管道、阀门管发生压力失控、集输管线泄漏或油井自喷事故时，可能造成原油、天然气的大量逸出，导致短时间内巡检场所烃类化合物和硫化氢气体的浓度急剧升高，可发生天然气窒息，急性烃类化合物和硫化氢中毒，甚至引起死亡。

生产设备中管道、容器等设备较多，存在密闭空间作业场所，在对储罐、地下管道维修和清理作业时，由于作业空间狭小，通风不良，会引起硫化氢急性中毒。因此，应采取如下措施：

1. 制定应急预案 油气开采单位应制定有针对性的应急预案，包含硫化氢、一氧化碳等有毒气体中毒预案和高温中暑预案，检维修过程中的防护预案并明确应急救援组织。

2. 医疗救援 因石油、天然气开采区域一般较为偏远，油气开采单位应设定相应的应急救援机构和医护人员，并与当地有救援能力的医疗机构建立紧密联系，确保发生事故时能得到及时救助。

3. 现场应急救援 油气开采单位应在可燃或有毒气体可能泄漏和聚集的场所，设置可燃气体或有毒气体检测报警器，并把报警信号引入值班室。

工作场所设置的硫化氢有毒气体报警器安装高度应距地坪（或楼地板）0.3～0.6m。在站场进出口、输气管道上均应安装可燃气体检测报警仪。

4. 应急救援演习 油气开采单位应定期组织人员进行应急救援演习，使作业人员熟知自救方法，逃离路线等急救常识。

第四节 非煤矿山行业中的职业病危害识别与控制

非煤矿山是指开采金属矿石、放射性矿石以及作为石油化工原料、建筑材料、辅助原料、

耐火材料及其他非金属矿物（煤炭除外）的矿山。具体包括：金矿、锡矿、锑矿、铅锌矿、钒矿、铀矿、瓷土矿、石灰石矿（场）、建筑用砂、石矿、青石矿、铜矿、钨矿、花岗岩矿、萤石矿、砖瓦黏土场以及石油、天然气等。中毒窒息事故是非煤矿山的常见职业病危害事故类型。此外，尘肺病和矿山肿瘤在非煤矿山就业工人中普遍存在。绝大多数非国有小矿山设计不规范，开采方法落后，大多采用非正规采矿方法，装备水平低，多数采用手工作业方式；管理方式落后，职业卫生管理制度不健全，缺乏职业卫生管理机构和人员，劳动者素质有待提高，没有基本的安全卫生保护措施，导致伤亡事故和矽肺病发病率极高。

一、生产工艺流程

对矿山进行山皮土、夹层土及废渣等剥离后，平整布孔面，按设计要求依次布孔、钻孔、装药，并按操作规程进行爆破，如有大块，再进行二次爆破；符合开采粒度要求的石灰石利用机械铲装、运输，进入破碎工序。以石材矿山为例，见图 7-4-1。

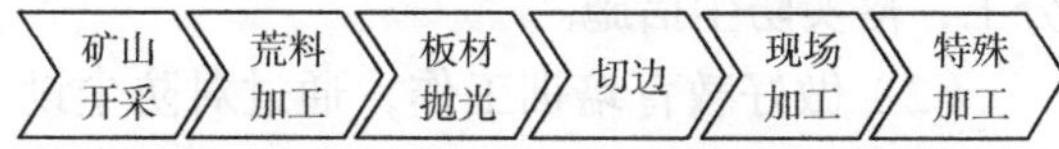

图 7-4-1　石材矿山生产工艺流程图

1. 矿山开采　分为人工开采和爆破开采两类。爆破开采又有微爆破开采和大爆破开采两类。大理石、沿海一带的花岗石（较软）常常用人工开采或微爆破开采，四川一带的花岗石（较坚硬）一般用大爆破开采。

2. 荒料加工　开采出来的大石块叫作荒料，一般是用金刚石圆盘锯进行锯解加工成石板，对于大理石，则还可以用金刚砂锯进行加工。经过锯解的板材称为毛板。

3. 板材抛光　抛光设备有多种，从小型手扶式的到大型全自动的都有。一般使用金刚砂作磨料。大理石抛光，一般使用毛毡加蜡再加各种不同颗粒粗细的金刚砂细粉进行抛光。经过抛光的板材称为光板。

4. 切边　光板经过切边机切割成所需要的尺寸规格，就可以出厂销售了。

5. 现场加工　有时候在施工现场需要对石材进行现场加工，例如需要改小、切角，这一般是使用手提式切割机进行切割加工。

6. 特殊加工　例如有些石材需要在上面打孔、磨边等，一般是用手提式切割机、角磨机进行加工的。另外还有些特殊加工，例如烧毛等。

二、非煤矿山生产中的主要职业病危害识别

（一）非煤矿山粉尘的危害

1. 矽尘　主要存在于黑色金属矿采选业，有色金属矿采选业，石英石采选、建筑材料及其他非金属矿采选业，可能导致的职业病为矽肺。

2. 石墨粉尘　主要存在于石墨矿的开采，可能导致的职业病为石墨尘肺。

3. 石棉粉尘　主要存在于石棉矿的开采和建筑材料及其他非金属矿采选业，可能导致的职业病为石棉肺。

4. 滑石粉尘　主要存在于建筑材料及其他非金属矿采选业，可能导致的职业病为滑石尘肺。

5. 水泥粉尘　主要存在于黑色金属矿、有色金属矿、建筑材料及其他非金属矿的支护作业过程，可能导致的职业病为水泥尘肺。

（二）非煤矿山放射性危害

一般非煤矿山开采，即使不是生产铀等放射性矿石的矿山，都含有微量的放射性物质，如氡。氡的产生是镭 226 原子衰变的结果，这种衰变是自然发生的，人们无法控制这种衰变，因而氡的产生是连续的，氡从岩

石里跑到空气中的过程也是连续的。氡进入人体的主要途径是呼吸道。吸入的氡经上呼吸道进入肺部，并通过渗透作用至肺泡壁溶于血液循环系统分布到全身，并积聚在含脂肪较多的器官或组织中，按其本身固有的规律进行衰变，损害肺部和上呼吸道，加速某些慢性疾病的发展，严重危害职工身体健康。

（三）非煤矿山化学危害

1. 金属、非金属及其化合物 锰、铬、磷、砷、氟及其化合物等，主要存在于黑色金属矿采选业、有色金属矿采选业、建筑材料及其他非金属矿采选业中，可能导致金属和非金属及其化合物中毒。

2. 化学性有害气体 矿井中可能存在的有害气体有甲烷、一氧化碳、二氧化碳、氮氧化物、硫化氢、二氧化硫等。沼气来源于岩层、岩块内，一氧化碳和氮氧化物来源于爆破的炮烟，二氧化碳来源于岩层和巷道的木材腐烂。各种有害气体的聚集，浓度升高时，均可能引起化学中毒事件的发生。

（四）非煤矿山物理因素危害

1. 不良气象条件 矿井下气象条件的特点是气温高，湿度大，可导致矿工高温中暑、上呼吸道炎症及风湿性疾病。

2. 噪声与振动 由于机械化生产和放炮开采，噪声与振动存在于凿岩、放炮、通风及运输等生产过程，可能导致噪声聋和手臂振动病。

三、非煤矿山职业病危害的防治措施

（一）非煤矿山粉尘类职业病危害的防治对策

1. 技术措施

（1）大力推行综合防尘措施，严格贯彻“预防为主、防治结合”的方针，要把矿井空气中的粉尘浓度控制在规定的标准以内，必须采取综合防尘措施，即包括通风排尘，洒水降尘，个体保护及其各种抑尘措施等；在生产主采用湿式凿岩，可明显降低钻眼时的粉尘浓度，岩石爆破和装岩时采用水炮泥和喷雾洒水，防尘效果显著。

（2）对井下粉尘浓度进行定期监测，对作业人员进行规范化职业健康检查，及早发现尘肺病人，也是预防的重要措施。

（3）通风除尘。在矿井内采取通风的方法，将产尘点含尘气体排出，补充新鲜空气，确保作业点空气粉尘浓度符合国家职业卫生标准。许多矿井证明搞好通风工作是取得良好防尘效果的重要环节，排尘风速逐渐增大能使较大的尘粒悬浮在风流中被带走，增强了稀释作用，但是风过大，吹扬起沉积粉尘反而使得粉尘浓度增高，要使粉尘浓度降到一个最低值，就要优化出最优排尘风速。一般干燥巷中最优排尘风速为1.2～2.0m/s；在潮湿巷道中，以稀释为主，最优排尘风速还应适当提高。

2. 管理措施

（1）加强防尘工作的领导，各部门明确分工，落实防尘措施。

（2）做好教育培训工作，通过对防尘设备的使用常识、个体防护用品知识的宣传、培训，使广大职工充分认识到粉尘的危害。

（3）加强设备维护管理，投入使用的各种通风除尘设备应该加强检查维护，确保高效运行。

（二）非煤矿山放射性危害的防治对策

主要采用个人防护服、屏蔽辐射、适当缩短接触时间、加强抗放射饮食、增加疗休养等综合防护措施来预防非煤矿山放射性危害。

（三）非煤矿山化学危害的防护对策

加强矿井内自然通风与机械通风，增加工作面新鲜空气，以稀释和排除有害气体。

按井下同时工作的人数计算，每人每分钟的风量不得少于4m^3，要坚持监测井下的甲烷、一氧化碳、硫化氢等，发现浓度异常，应立即采取防范措施。

1. 使用机械通风。

2. 建立合理的通风系统，实行分区通风。

3. 根据锰矿生产需要配足风量，并保证合适的通风断面和风速。

4. 掘进工作面必须使用局部风机通风，防止循环风和污风串联。

5. 禁止采用扩散通风或微风、无风作业。

6. 矿井因停电或检修，主要通风机停止运转期间，严禁井下作业，必须有专人值守，待恢复送电和通风后再行井下作业。

7. 有毒有害气体检测人员必须严格执行检测制度，认真填写日报和有关记录，严格按有关检测次数和要求检测，严禁空班漏检、假检、假记录、假汇报现象，发现问题应及时处理和汇报。

8. 矿山安全负责人在审阅有毒有害气体记录时，对发现的问题，必须认真对待，及时进行处理。

9. 井下工作面人员要按规定佩戴个体防护器具，加强个体职业病危害防护。

10. 爆破后坑内空气炮烟等有害气体及粉尘含量未达到规定的卫生标准时严禁下井作业。

（四）非煤矿山物理因素的防护对策

1. 噪声防治措施

（1）噪声源控制：设计及其工艺要优选低噪声设备的机型，拟采购的主要设备及辅助设备要依据《工业企业噪声控制设计规范》，向厂家提出限制要求，不得超过规定的噪声值，从源头控制噪声。

（2）隔声降噪：对值班室、操作室、休息室，采用双层门窗和隔声性能良好的围护结构，各洞、缝填塞密实，并设置隔声门斗。上述隔声措施实施后，可使工作岗位噪声降低20～40dB（A）。

（3）消声器降噪：风机进出口装设高效消声器。消声器的选择应遵循《工业企业噪声控制设计规范》（GB/T 50087）的规定，使用消声器后可降低噪声10～30dB（A）。

（4）阻尼降噪：对产生较高电磁辐射噪声的设备采用阻尼措施可降低噪声5～15dB（A）

（5）保持防噪距离：设计上统筹安排，做到布局合理，有相应的防噪距离，尽可能将产生噪声的主要设备的位置降低。必要时，可考虑建立隔噪构筑物。

（6）控制接触噪声时间：对处在电动机等高噪声设备环境中劳动的员工，应根据实际噪声检测结果，对照《工作场所职业病危害作业分级第4部分：噪声》（GBZ/T 229.4-2012），对每个工作日的实际接触噪声时间加以限制。

（7）合理使用噪声防护用品，佩戴合格耳塞、耳罩等护耳器。

2. 振动防治措施　噪声源于振动，应从工艺技术上消除或减少振动源，对有强力振动的凿岩机、电动机等大型设备应通过下列措施减振：

（1）其基础应作隔振、减振处理，以减少振源的振动输出，可在振源设备周围地层中设置隔振沟、板桩墙等，切断振波向外传导。

（2）安装要求：安装过程中，应调整好设备、设施的基础重量、刚度与面积，使基础固有频率避开振源频率，错开30%以上，以防发生共振。

（3）连接要求：对有强力振动的大型动力设备、管道与基础支架、建筑物及其他设备之间，宜采用柔性连接或支撑。有机械撞击噪声的部位，应通过使用哑音材料，来降低噪声。噪声源的有关设备的机械零、配件，宜用高分子材料和人工合成合金，这样会消耗一部分噪声能。

（4）其他减振措施：应分别情况在设备上设置动平衡装置，安装减振支架、减振手柄、减振垫层、阻尼层，减轻手持振动工具的重量。

通过实施综合降噪技术措施，上述车间、作业点的噪声可以达到《工作场所职业病危害作业分级第4部分：噪声》（GBZ/T 229.4）规定的安全作业级别和《工业企业噪声控制设计规范》（GB/T 50087）规定的噪声值；并符合噪声安全作业、值班室、休息室（室内背景声级）噪声70dB（A）以下的限制值。按《工作场所有害因素职业接触限值第2部分：物理因素》（GBZ 2.2）的要求，应尽量将工人8h等效声级控制在85dB（A）以内。

四、职业病危害因素监测与职业健康监护

用人单位应当按照国家有关规定进行工作场所职业病危害因素监测和员工职业健康监护。

（一）工作场所监测

针对非煤矿山生产中存在的粉尘、有毒气体、噪声和振动等主要职业病危害因素，按照有关规定进行严格监测。工作场所职业病危害因素测定包括：布点、指标、频次/周期。应分别按照粉尘（矽尘和煤尘）、噪声、振动及毒物监测相关规定进行；应选择恰当的测定点，即劳动者在生产过程中经常操作或定时观察易接触有害因素的作业点；作业点有害因素浓度的日常定期定点测定。

1. 粉尘和毒物的测定 为正确选择监测点、采样方法和分析方法，必须在采样前到工作场所进行调查，了解工艺流程、生产设备、操作方法、有害物质发生源及扩散规律、防尘技术措施等情况。根据监测的目的和现场调查结果选择工人在生产过程中经常和定时停留的作业点作为长期或定期采样监测点。非煤矿山企业必须按国家规定对生产性粉尘进行监测，测定总粉尘、呼吸性粉尘、粉尘中游离二氧化硅含量。

2. 噪声测量时 噪声测量时要注意避免或减少气流、电磁场、温度和湿度等因素对测量结果的影响。

3. 振动测定 局部振动测试点应选在工具手柄或工件手握处附近。传感器应牢固地固定在测试点。对于检测的结果应对照国家有关标准，了解本企业的作业环境的控制情况是否符合《工作场所物理因素测量第9部分：手传振动》（GBZ/T 189.9）的要求。

（二）职业健康监护

按国家有关法律、法规的规定，新工人入矿，准备从事有害作业前、在岗期间及离职时均应进行健康检查，并建立职业健康监护档案。应制定职业健康检查年度计划及保证专项经费，有计划地开展职业病和多发病的防治工作。做好就业前离岗时健康检查和定期的在岗健康检查。对在上岗前健康检查中发现有职业禁忌证者应禁止从事井下作业。对在定期健康检查中发现的职业病和多发病患者，应及时给予治疗。做好劳动者职业病和多发病的登记统计工作，对发病原因进行分析，提供开展防治工作的科学依据。

五、应急救援措施

必须建立具备必要的医疗设备的中心急救站，如有可能，应配备救护车，以便将重伤者在合格的随车医务工作者护理下送到就近医院。大型矿山中应在几个中心点设置急救箱或急救站。除采取上述各项措施外，对于存在职业病危害因素的工作场所、设备、化学品、放射性核素和含放射性物质的产品包装以及贮存场所应设置职业病危害警示标识。

中毒窒息事故应急救援措施：①救护人员应摸清有害气体的种类、可能的范围、产生的原因，中毒窒息人员的位置；②救护人员要采取防毒措施才能进行营救工作，如通风排毒，戴防毒面具等。

第八章　金属冶炼行业职业病危害识别与控制

金属冶炼是我国国民经济的支柱产业之一，属于制造业的一个子行业，包括黑色金属冶炼业（钢铁冶炼）和有色金属冶炼业（铝、锌、锡冶炼等）。生产工艺过程复杂，涉及劳动者众多，根据我国《建设项目职业病危害风险分类管理目录》，金属冶炼为职业病危害严重的行业，生产过程中可产生金属粉尘、化学毒物、高温、噪声等职业病危害因素。

黑色金属冶炼主要包括钢、铁冶炼。钢冶炼是利用不同来源的氧（如空气、氧气）来氧化炉料（主要是生铁）所含杂质从而达到金属提纯。铁冶炼通常用高炉法、直接还原法、熔融还原法等将铁从矿石等含铁化合物中还原出来。有色金属冶炼是通过熔炼、精炼、电解或其他方法从有色金属矿、废杂金属料等有色金属原料中提炼常用有色金属。常见的有色金属包括重金属（铜、铅、汞）、轻金属（铝、镍、锌）、稀有金属（钼、铍、锶）、贵金属（金、银、铂）、放射性金属（镭、钍、铀）等。

金属冶炼多在高温、高压、有毒、腐蚀等环境下进行，职业病危害因素较为复杂。主要职业病危害因素为粉尘及含有不同有色金属的烟尘（金属烟）；大型金属冶炼厂所需的燃料一般为自产煤气，煤气的生产、净化、运输、使用等各个环节均易发生泄漏，引发急性中毒事故。此外，金属冶炼原料为各种有色金属矿，含硫化物较多，冶炼中产生大量的二氧化硫，因此利用回收二氧化硫生产硫酸通常是有色金属冶炼厂的主要副产品。铝冶炼中由于加入冰晶石，产生氟化物，引起氟中毒等。熔炼过程中还产生高温、强热辐射，电炉精炼过程还产生高频电磁场。因此，只有不断提高机械化、自动化和密闭化水平，完善职业病危害防护设施及个人防护，方可确保劳动者安全。本章就黑色金属及有色金属冶炼的职业病危害识别及控制进行介绍。

第一节　钢铁冶炼生产过程中的职业病危害识别

钢铁工业包括采矿、选矿、烧结、焦化、炼铁、炼钢、连铸和轧钢等生产过程。其具体生产过程见图 8-1-1。本章主要介绍焦化、烧结、炼铁、炼钢、连铸和轧钢六个部分。

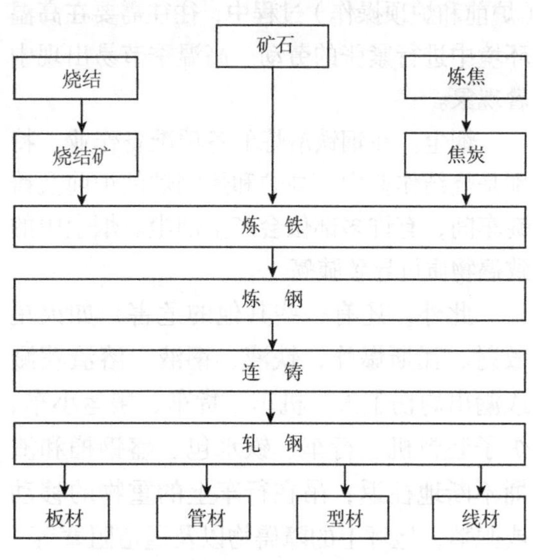

图 8-1-1　钢铁工业生产工艺流程图

钢铁工业职业病危害的共同特点是：一般都有高温、强热辐射作业，一氧化碳急性中毒事故时有发生。

一氧化碳中毒。在钢铁生产过程中，高炉、转炉和焦炉产生大量煤气。煤气除尘后，可作为各车间的燃料来源，有些则送到化工厂做原料使用。这种煤气含有大量一氧化碳（高炉煤气中含有22%～30%，焦炉煤气中含有5%～10%，转炉煤气中含有68%～70%）。一氧化碳有时从高炉炉顶和炉腰向外散发，或从厂内的许多煤气管道中漏出，容易造成急性一氧化碳中毒。但大多数一氧化碳中毒是在高炉周围工作，特别是在进行修理工作时所发生；其余则是在热风炉附近工作、在炉体周围巡查，或靠近炉顶工作时发生的。高炉开始出渣和出铁时，从炉内逸出的煤气也会引起在出渣口和出铁口附近操作的工人中毒。一氧化碳中毒还可能产生于下列原因：煤气从炼钢厂或轧钢厂的水封阀或液封槽逸出；鼓风机、锅炉房或通风机突然关闭；漏气；清理静电除尘器或关闭管道阀门时，煤气未曾全部排除。

接触高温。在炼铁（高炉炉前操作）、炼钢（炉前、铸锭和连续铸钢操作）和炼焦（炉前和炉顶操作）过程中，往往需要在高温环境中进行紧张的劳动。高温季节易出现中暑现象。

烟尘。在钢铁冶炼的各项准备作业，特别是烧结作业中，高炉和炼钢炉的炉前及铸锭车间，有许多部位会产生烟尘。烟尘中的致癌物质可导致肺癌。

此外，还有一些其他的危害，如火星散射、瓦斯爆炸，铁液、钢液、溶渣喷溅或漏出灼伤工人，机车、货车、搬运小车、炉子装料机、行车、铁水包、盛钢桶和渣桶不断地往返，吊在行车上的重物的移动或脱落，地坪上的障碍物以及通道阻塞等，都可能造成危险。而且，几种造成危险的情况常会同时发生，如吊着铁水包或盛钢桶的行车经过有许多障碍物的地坪上空等。

第二节　焦化生产过程中的职业病危害识别与控制

我国是世界上最大的焦炭生产国，焦化产业从业人数已超过40万人，其中约2/3集中于中小型焦化企业。由于焦化生产工艺流程较为复杂，同时存在冶金和化工职业病危害，包括烟、尘、废气及多种有毒物质，为职业病的高发行业。尤其是中小焦化企业技术装备水平较低，安全管理相对薄弱，从业人员的安全素质和意识相对落后，因此职业卫生问题更加突出。冶金焦化工艺的主要产品为焦炭，可为钢铁冶炼过程提供原料，还可以回收多种化工产品。

本节以焦化生产为典型代表，介绍主要生产工艺流程，识别分析其中涉及的主要职业病危害因素，并指出该类行业职业病危害因素防治和管理要点。

一、工艺流程

焦化生产的主要原料是煤炭，一般由备配煤工艺，炼焦工艺，煤气净化工艺、化工生产工艺及产品组成。各工序由于承担不同的生产任务，其生产过程、劳动过程、工作环境各异，职业病危害因素的分布及其防护也不尽相同。焦化生产工艺流程参见图8-2-1。

二、主要原辅材料与生产设备

焦化生产过程使用的主要原料为洗精煤，辅料包括硫酸、液碱。所使用的主要生产设备见表8-2-1。

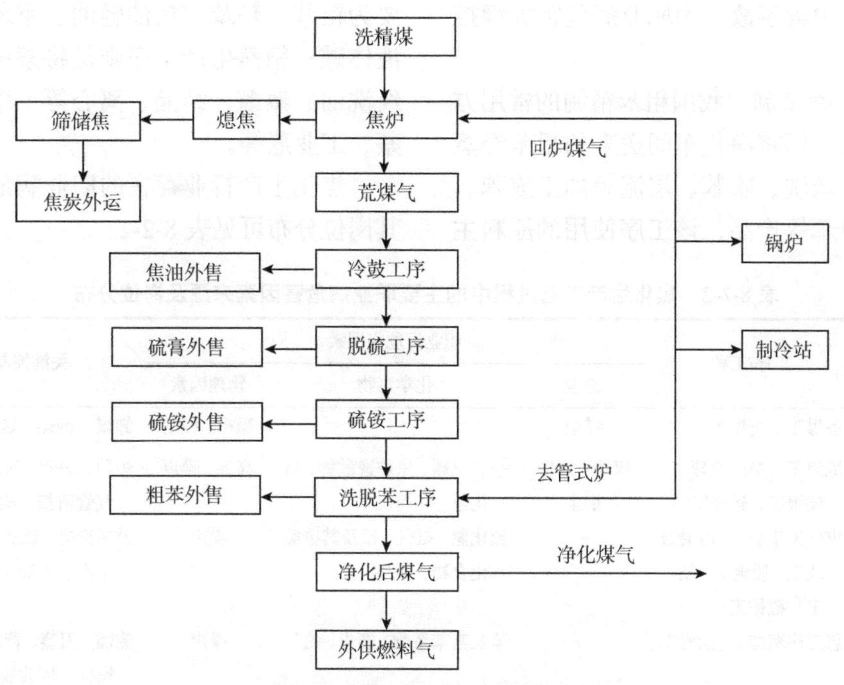

图 8-2-1　焦化生产工艺流程图

表 8-2-1　焦化生产过程中使用的主要生产设备

项　目	名　称
备配煤工艺	翻车机、吊车、卸煤机、推土机、破块机、配煤斗槽、配煤盘、电子秤、电磁分离器、粉碎机、煤塔、胶带运输机、贮煤槽
炼焦工艺	运煤机、炼焦炉、集气管、洗涤塔
煤气净化工艺	机械煤气发生炉、鼓风机、压缩机、溶液泵、柴油泵、熔硫釜、离心机、干燥机
焦油加工工艺	管式炉、蒸馏塔、冷却器、反应器、油水分离器及各种油类贮槽、泵
苯、萘精制工艺	解析塔、吸收塔、结晶器、离心机、汽化器、氧化器、热风鼓风机、冷却塔、脱酚塔

三、主要职业病危害因素来源及分布

1. 备配煤　备配煤是焦化工程的第一道工序，是为炼焦炉提供合格原料煤的过程，通过对洗精煤进行堆放、配合、粉碎、调湿、除杂等处理，从而达到炼焦要求，再经皮带输送到煤塔供炼焦作业区使用。

2. 炼焦　炼焦是焦化工程的第二步工艺，也是核心工艺。把炼焦配合煤在常温下装入炭化室进行加热，一层一层地经过干燥、预热、分解、产生胶质体、胶质体固化、半焦收缩、转变为焦炭。炼焦过程约经过22.5h 后进入熄焦工艺。该生产过程需要频繁启闭炉盖、炉门，进行装煤、推焦、熄焦等操作。

3. 煤气净化　炼焦产生的主要副产物为荒煤气。荒煤气经氨水冷却，再经气液分离、冷却、脱硫、洗涤净化吸收等，获得净煤气。该工序的副产物经精制车间进一步加工，可回收煤焦油、硫膏、硫铵、粗苯等化工副产品。净化处理的物料多为有毒、易燃、易爆物，发生火灾、爆炸及职业中毒事故的风险较高。

4. 焦油加工　该工序对回收的焦油经加热、蒸馏、冷却、洗涤、离心、分离等进行深加工，得到酚、吡啶、萘油、沥青等多种化工产品。该工序加工、生产和贮存的产品均为易燃易爆、有毒物质，极易发生火灾、爆炸及职业中毒事故，为职业病危害关键控制点。

5. 苯、萘精制 我国粗苯精制的常用方法是酸洗法，即将净化车间送来的粗苯经蒸馏、酸洗、碱洗、吹苯、层流等加工成苯、甲苯、二甲苯等产品，该工序使用的原料主要为粗苯、轻苯、焦油轻油、重苯、硫酸和液体碱；精萘生产工序则是将萘洗混合馏分经洗油、蒸馏、结晶、离心等工序制成精品萘、工业苊等。

焦化生产行业存在的职业病危害因素及其岗位分布可见表 8-2-2。

表 8-2-2 焦化生产工艺过程中的主要职业病危害因素来源及岗位分布

工艺/车间	工序/工种	职业病危害因素			关键控制岗位
		粉尘	化学毒物	物理因素	
备配煤	备煤工、配煤工	煤尘	—	噪声、振动	卸煤、倒煤、放送煤、粉碎
炼焦	炼焦工、炉门修理工、调温工、运焦工	煤尘、焦炉烟尘	一氧化碳、焦炉逸散物、硫化氢	高温、噪声	炉顶、炉侧、送焦、调火、集气管清扫、测温
煤气净化	煤气发生炉工、冷凝鼓风工、脱硫工、制氢工、硫铵工	—	硫化氢、氨气、氰及其腈类化合物、吡啶、酚	噪声	鼓风冷凝、硫酸铵生产、粗苯生产、吡啶生产、脱酚
焦油加工	蒽工序蒸馏工、沥青工	—	苯及其苯系物、沥青、氨气	噪声	蒸馏、闪蒸、管式炉、沥青机操作、回收脱酚、蒸氨塔
苯、萘精制	氧化工、蒸发工、蒸馏工、洗涤工、结晶工	—	苯及其苯系物、二硫化碳、萘、苊、硫酸	噪声	蒸馏、洗涤、精萘、油库、萘结片机

焦化炼焦过程中会产生大量焦炉逸散物，以多环芳烃为主，同时伴有有毒气体和蒸气，如：苯及苯系物，硫化氢、一氧化碳和氨等；备配煤车间存在煤尘；熄焦、放焦、辊筛、调筛、振筛、皮带运输、装车、除尘器除尘、粉焦抓操作等焦处理过程存在粉尘。焦炉的生产和维护操作还存在高温、热辐射。煤气鼓风机、空压机、各种工业泵及其他机械设备运行过程中还产生噪声。

煤气回收净化过程中产生一氧化碳、硫化氢、苯及苯系物、氨气、氰及腈类化合物等有毒气体和蒸气，焦油中还存在沥青、苯及苯系物、蒽油、萘类、酚类、吡啶等有害物质。

四、职业病危害工程控制要点

冶金焦化厂是产生有毒有害气体、粉尘、噪声和高温比较严重的企业，产生粉尘、毒物、物理因素的生产设备，如焦炉、各种塔槽等室内易于泄漏的设施，必须采取有效的卫生防护措施，推荐执行《焦化行业防尘防毒技术规范》（AQ/T4219）。

（一）备配煤

1. 运送原料煤的带式输送机应置于相应通廊内，防止物料外溢，安装防尘设施。

2. 粉碎机室应密闭，并应设除尘装置。

3. 翻车机、卷扬机、调车机、卸煤机等机械受煤时应有防尘、防毒措施。

4. 备配煤宜采用湿式作业。

5. 皮带运煤过程中具有落差的皮带转运点应安装通风除尘设备或采取湿式作业。

6. 煤堆应有防止自燃的措施，煤堆上宜喷覆盖剂或水，煤场应设置防尘装置。

7. 堆取料机应设置风速计。

8. 地下通廊应有防止地下水浸入设施，地坪设置坡向集水沟，集水沟必须设盖板。

9. 各机进出口应设置带净化器的抽风除尘设施。

（二）炼焦

1. 炼焦工艺宜采用集气管自动调压炉门口集尘罩，装煤除尘二合一地面站及炉顶导烟装置，严格执行操作规程，确保集气管压力合格，减少烟尘放散。

2. 炉顶、炉盖、炉门、看火孔等处应密闭，避免泄漏。

3. 炉端台顶部宜设工人休息室及通风窗口。

4. 装煤车与炉盖之间应安装通风除尘设备。

5. 烟道走廊和地下室应设防煤气中毒措施。

（三）煤气净化

1. 含有燃烧和爆炸性粉尘的空气，应在进入排风机前经过净化。

2. 有尘、挥发性有机溶剂溢出设备开口部位应设排风装置。

3. 硫酸高置槽应设液位的高位报警装置，槽下方设防漏围堰。

4. 粗苯中间槽应设液位计，并宜设高位报警装置。

（四）焦油加工

1. 焦油车间应安装通风排毒设施。

2. 凡能散发沥青烟气的地点，均应设烟气捕集净化装置。

3. 酚、吡啶产品装桶处应设抽风装置。

4. 酸槽应设防酸外溢和防泄漏的围堤。

5. 蒽的输送宜实现机械化，并加以密闭。

6. 酚精制工作场所应设应急喷淋设施。

7. 沥青高置槽应有事故收集围堰。

（五）苯、萘精制

1. 苯蒸馏泵房、精苯洗涤厂房应设事故排风装置。

2. 精苯槽罐区宜设高度不低于 2.2m 的围堰。

3. 精苯生产区不宜布置化验室、维修间和生活室等辅助建筑。

4. 苯类管道宜采用铜制盲板。

5. 萘的结晶制片包装及输送宜使用机械化。

6. 萘的包装封口处应设除尘装置。

此外，产生噪声、振动的设备应有消声、吸声、隔声及隔振、减振措施，并根据噪声、振动的物理特性进行设计，防高温、防潮湿、防寒、防恶臭措施均应符合《工业企业设计卫生标准》（GBZ 1）的要求。车间采光照明应分别按《建筑采光设计标准》（GB 50033）和《建筑照明设计标准》（GB 50034）执行。

对于局部机械通风系统的吸气罩，罩口风速的大小需保证将发生源产生的尘毒吸入罩内。通风排毒、通风除尘和空气调节设计，必须遵循《工业建筑供暖通风与空气调节设计规范》（GB 50019）及相应的防尘、防毒技术规范和规程的要求。应有控制二次污染的措施，当使用循环风时，进风需经净化，进风中粉尘或有害物质的浓度不得超过该物质最高容许浓度的 30%。在产生有毒有害气体、易燃易爆物质或易挥发性物质且可能泄漏或积聚的各种塔、槽阀门等处，必须设置固定式或便携式检测报警仪器和事故通风设施。

如职业病危害因素得不到有效控制，工作场所空气中职业病危害因素超过国家职业接触限值，用人单位必须为劳动者配备工作服、手套、帽子、防护鞋、眼镜、耳塞、耳罩、面罩（防尘口罩或防毒面罩）等个体防护用品。为了防止皮肤受到有害物污染，还可考虑适当使用防护膏、油等。

焦化行业个体防护用品配备见表 8-2-3。

表 8-2-3 焦化生产个体防护用品配备一览表

工艺	工序	主要职业病危害因素	防护用品配备
备配煤	备、配煤	煤尘、噪声、振动	防尘口罩、防噪耳塞
炼焦	炼焦、炉门修理、调温、运焦	煤尘、焦炉烟尘、一氧化碳、焦炉逸散物、硫化氢、高温、噪声	防尘口罩、防噪耳塞、防毒面罩、防护眼镜
煤气净化	煤气发生炉、冷凝鼓风、脱硫、制氢、硫铵	硫化氢、氨气、氰及其腈类化合物、吡啶、酚	防毒面罩
焦油加工	蒽工序蒸馏、沥青	苯及其苯系物、沥青、氨气	防毒面罩
苯、萘精制	氧化、蒸发、蒸馏、洗涤、结晶	苯及其苯系物、二硫化碳、萘、苊、硫酸	防毒面罩

五、应急处置要点

焦化生产行业的应急处置基本原则可参考第四章第四节相关内容。此外，有以下几点值得关注：

1. 焦化生产企业应制订突发事件应急预案，必要时建立急救站，以应对跑、冒、滴、漏及粉尘爆炸等突发事故。在可能发生突发事件的工作场所附近设置救援物资储备室，救援物资可包括：防化服、正压供气式空气呼吸器、有毒气体分析仪、防爆测定仪、给氧设施、对讲机、救援绳索、胶靴、灭火器等。对于可能发生急性职业中毒事故的工作场所还应设置警示标识及应急洗眼装置。

2. 进入煤槽、煤塔扒煤或清扫时，劳动者应佩戴个体防护用品，不应用纱布口罩或其他不适合阻止有害气体中毒的器具，并应有专人监护方可入内。在密闭缺氧环境中，空气中放散高浓度毒物（如一氧化碳、硫化氢、氨气）及应急抢修设备时应采用自给供气式防毒面具。如发生中毒事故，应将中毒患者迅速转移出煤气危险区域，至空气新鲜处，保持呼吸道通畅，静卧、保暖、吸氧，对发生猝死者立即进行心肺脑复苏抢救，同时通知对口应急救援医院准备抢救。

3. 事故现场应划出危险区域，布置岗哨，阻止非抢救人员进入。

4. 企业应针对防尘防毒专项应急预案组织应急演练，每年至少 1 次。

六、职业卫生管理要点

冶金焦化厂职业病危害的防护重点主要是对焦炉烟尘和有毒有害物质的控制，通过适宜的防护措施才能得以实现。企业职业卫生管理基本内容可参考第四章相关内容。此外，焦化生产企业还应注意以下两点。

（一）职业卫生管理措施

1. 企业应开展技术革新和工艺优化，完善防尘防毒技术措施。

2. 防尘防毒设备的维护、检修应纳入企业的生产经营计划，生产设备进行大修时，防尘、防毒设备亦应同时检修。

3. 企业应按 GBZ158 的要求，在有尘毒危害的作业场所明显位置设置警示标识及相应说明。

4. 防尘防毒设施不应擅自拆除，检修后应立即恢复。

5. 不使用轻油、洗油苯类等易散发可燃气体的液体或有毒液体擦洗设备、用具、衣物及地面。

6. 企业应对从业人员进行防尘、防毒专业知识针对性的教育与考核，每年应至少组织 1 次。

7. 通风除尘的操作、维修、检测、监督人员应具备相应岗位的专业知识和能力。

8. 防尘系统的检测装置应定期维护与

校验。

（二）卫生保健措施

企业应根据《职业健康监护技术规范》（GBZ 188）等国家职业卫生标准的规定和要求，建立接触尘毒人员的定期职业健康检查制度，进行上岗前检查、在岗期间定期检查、离岗时检查、离岗后医学随访和应急健康检查，建立劳动者职业健康档案，不得安排未经上岗前健康检查的劳动者从事接触有职业病危害的作业。对身患职业病、职业禁忌证，符合调离规定者，应及时调离岗位，并妥善安置。

第三节　烧结生产过程中的职业病危害识别与控制

烧结是将含铁废弃物与精矿粉烧结成块用作炼铁原料的过程。按照炼铁要求，将粉状料（如粉矿）或细粒料（如精矿）与熔剂和燃料按照一定比例混合组成配合料，再经高温加热，在不完全融化的条件下烧结成块，从而为高炉炼铁提供人造富矿，主要包括原料组织、配料、混合、布料、点火、烧结、破碎、筛分、冷却、成品、返矿和送入高炉等工序。

一、工 艺 流 程

烧结矿的生产工艺流程主要有原料的组织、原料配料、混合、烧结过程及冷却和筛分。自动化程度较高，但工作场所存在粉尘、高温职业病危害因素，劳动者以现场巡检为主。烧结车间生产工艺流程见图 8-3-1：

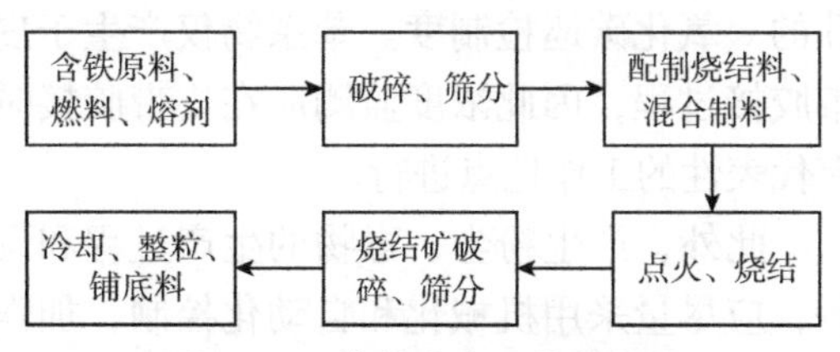

图 8-3-1　烧结生产工艺流程图

二、主要原辅材料与生产设备

烧结生产的主要原料为精矿粉、石灰石、白云石、碎焦、无烟煤，使用的主要设备包括翻车机、皮带机、破碎机、振动筛、圆盘机、烧结机、环冷机、矿槽、给矿机、混料机、空冷机、成品筛等。

三、主要职业病危害因素来源及分布

烧结生产过程中存在的职业病危害因素及其分布可见表 8-3-1。

表 8-3-1　烧结生产过程中的主要职业病危害因素及分布

岗位	主要职业病危害因素		
	粉尘	化学毒物	物理因素
烧结原料	混合粉尘	—	噪声
烧结配料	混合粉尘	—	噪声
烧结	混合粉尘	—	噪声、高温
冷却筛分	混合粉尘	—	噪声、高温
返矿	混合粉尘	—	噪声、高温
风机	混合粉尘	—	噪声
皮带运输机	混合粉尘	—	噪声
皮带胶接	混合粉尘	苯及其化合物	噪声、高温

烧结生产工艺流程虽较稳定，但原料配料、混料、输送和布料生产中产生的粉尘危害较重，存在量大、点多、面广等特征。劳动者接触的粉尘为精矿粉、石灰石、白云石、焦炭、煤等粉尘的混合尘，游离二氧化硅含量<10%。此外，由于生产工艺及设备要求，烧结正常生产过程中不允许存在一氧化碳，但是当管道及设备故障出现泄漏时，各岗位劳动者均有短时间接触一氧化碳风险。

除粉尘外，烧结生产还接触高温、噪声。高温主要存在于烧结机头部和尾部，温度可达 44～45℃。噪声源主要包括破碎机、振动

筛、风机、生产设备的运转及矿粉在生产过程中对设备的撞击，为稳态噪声。此外，烧结生产使用各种类型的皮带机，皮胶带的修补黏合需要使用黏合剂，因此工作场所中还会接触少量苯、甲苯、二甲苯等有机物。

四、职业病危害工程控制要点

（一）原料贮存及运输

1. 原料在储存运输过程中要有可靠的防水、防雨雪、防散漏措施。

2. 有毒物料或粉状物料输送宜密闭，减少转运点和缩短运输距离，不宜采用人工或抓斗装卸。

3. 用于气力输送的管道应确保气密性良好。

4. 在原料、燃料、熔剂的卸料、破碎、筛分、带式输送机转载点等产尘场所，均应设置防尘系统。

5. 露天原料储存区宜设置防风抑尘网，与其他区域隔离。

（二）配料与混合

1. 配料室、配料矿槽、混合料矿槽应设置通风除尘装置，矿槽周边区域进行湿式清扫，防止二次扬尘。

2. 粉料、湿料矿槽倾角不应小于 65°，块矿矿槽不应小于 50°，防止矿尘外逸。

3. 配料圆盘与配料带式输送机产尘点应设密闭排风罩。

（三）烧结

1. 烧结机应设通风除尘装置，产尘点设置密闭罩。

2. 点火器应设置空气、煤气比例调节装置和煤气低压自动切断装置。

3. 在烧结机点火器烧嘴前的煤气管道上，应安装煤气紧急事故切断阀。

4. 主抽风机启动前应检查水封水位是否符合相关规定。

5. 带式烧结机布料器处、辊式破碎机、台车翻转卸料处应安装防尘罩。

（四）球团

1. 进入烘干设备作业，应预先切断煤气，用蒸气或氮气吹扫残余煤气；检测设备内一氧化碳浓度，待低于最高容许浓度 $30mg/m^3$ 后方可进入作业。

2. 加热炉点火时，应先点火后给气，如发现火焰被吹灭，应立即关闭煤气调节阀，经吹扫置换后再进行电炉作业。

3. 进入竖炉及相关设备检修时，应先切断煤气，通入氮气或蒸气，确保一氧化碳浓度低于最高容许浓度 $30mg/m^3$ 及氧含量高于19.5%方可进入检修。

4. 调火、看火时应佩戴呼吸防护器，距窥视口应有一定距离，以防中毒。

5. 烘干机、回转窑等设施如停车时间大于 8h，应关闭煤气切断阀，打开末端放散阀，通入氮气或蒸气吹扫。

粉尘是烧结生产最主要的职业病危害因素之一，几乎贯穿整个工艺流程，在局限空间，煤尘浓度过高还存在爆炸风险，因此应定期开展浓度监测。烧结生产中产生的主要化学毒物是一氧化碳和苯系物。在正常生产情况下，一氧化碳的浓度很低，然而烧结过程中，煤气系统开启，存在泄漏的可能。劳动者作业或经常停留的煤气区域，宜设置固定式一氧化碳监测报警装置，对浓度进行实时监测。到煤气区域作业的人员应配备便携式一氧化碳报警仪，烧结机区域应建立经常性的一氧化碳巡检制度。苯系物仅产生于皮带胶接过程，因此浓度监测应在皮带胶接时有代表性的工作地点进行。

此外，产生粉尘、毒物的生产过程和设备，应尽量采用机械化和自动化控制，加强密闭，在生产工艺流程中采取通风措施。产生粉尘的作业点，应首先采用湿式作业，有冲洗地面、墙壁的设施。所有产尘设备与产尘点，必须严格密闭，并设除尘系统。粉尘、毒物的发生源，应布置在工作地点的自然通风的下风侧；如布置在多层建筑物内时，放散有害气体的生产过程应布置在建筑物的上层。如需布置在下层时，应采取有效措施，防止污染上层空气；根据生产工艺流程和粉尘、毒物特性，采取防尘防毒通风措施控制其扩散。经常有人来往的通道（地道、通廊）应有自然通风或机械通风，并不得敷设有毒气体的管道；露天作业的工艺设备，亦应采取有效的卫生防护措施。机械通风装置的进风口应设于室外空气比较洁净的地方。相邻工作场所的进气和排气装置，应合理布置，避免气流短路。

容易凝结蒸汽和聚积粉尘的通风管道、几种物质混合会引起爆炸、燃烧或形成更大危害物质的通风管道，应设单独通风系统，不得相互连通。厂房内的设备和管道设计应与地面成适度夹角。如必须设置水平管道时，应在适当位置设置清扫孔，以利清除积尘，防止管道堵塞。按照粉尘类别不同，通风除尘管道内应保证达到最低经济流速。为便于除尘系统的测试，设计中应在除尘器的进出口处设测试孔，测试孔的位置应选在气流稳定的直管段，应同时设置连续自动检测装置。主抽风机室应设有监测烟气泄漏、一氧化碳等有害气体及其浓度的信号报警装置。煤气加压站的煤气区域的岗位，应设置监测煤气泄漏的显示报警装置。

高温监测点主要为烧结机、单辊破碎机、热矿筛、一次返矿、冷却机和成品皮带运输机等岗位。应在作业温度最高的时段进行监测，此外，夏季高温季节建议增加监测频次。

针对高温及噪声职业病危害，合理设计工艺流程，使劳动者远离热源，是改善高温作业劳动条件的根本性措施。工艺流程的设计宜使操作人员远离热源，同时根据其具体条件采取必要的隔热降温措施；厂房的朝向，应根据夏季主导风向对厂房能形成穿堂风或能增加自然通风的风压作用来确定。厂房迎面宜与夏季主导风向成45°～90°。热车间应设有避风的天窗，天窗和侧窗应便于开关和清扫。此外，在作业现场设置隔热挡板，加强通风，配备喷雾风扇或水幕，可减少烧结工人巡检时的高温接触。

控制和消除声源是噪声治理的根本性措施。振动筛、破碎机以及风机等噪声大的设备均应有隔声措施或配置消声器。缩短噪声接触时间也是预防噪声职业病危害的有效措施。因此，建议在工作场所设置隔声办公室、值班室、控制室、工人休息室。

五、个体防护用品配备

烧结球团个体防护用品配备见表8-3-2。

表 8-3-2 烧结球团个体防护用品配备一览表

工序	主要职业病危害因素	防护用品配备
烧结原料	粉尘、噪声	防尘口罩、耳塞
烧结配料	粉尘、噪声	防尘口罩、耳塞
烧结	粉尘、噪声、高温	防尘口罩、耳塞、隔热服
冷却筛分	粉尘、噪声、高温	防尘口罩、耳塞、隔热服
返矿	粉尘、噪声、高温	防尘口罩、耳塞、隔热服
风机	粉尘、噪声	防尘口罩、耳塞
皮带运输机	粉尘、噪声	防尘口罩、耳塞
皮带胶接	粉尘、苯及其化合物、噪声、高温	防尘口罩、防毒口罩、耳塞、隔热服

烧结球团工艺使用的主要防护用具是防尘口罩、防毒面罩、防噪声耳塞。防尘口罩要求滤过率和透气率高、质轻、易于清洗。对防尘口罩的发放、更换、佩戴，应加强管理和检查，防止劳动者不按规定更换、佩戴。

正常生产时，应尽量在烧结机的上风侧操作，巡视、维修时应保证最少两人以上，佩戴适宜的呼吸防护器及一氧化碳报警设备。在皮带修补过程中劳动者应佩戴防毒面罩。在高温作业区，劳动者的工作服应选择耐热、导热系数小而透气性能好的面料。头面部受热辐射照射时，应佩戴特制的防热帽或面罩及绿色的防护眼镜，夏季应设空调值班室，供应符合卫生要求的含盐清凉饮料及防暑药物。噪声接触水平较高的作业点，劳动者应佩戴耳塞、耳罩和隔声头盔等防护用品。

六、应急处置要点

烧结生产的应急处置基本原则可参考第四章第四节相关内容。此外，还应关注急性中毒事故，应采取应急救援措施，并要求用人单位必须配备相应的应急救援设施。烧结生产企业，需要在烧结工作地点附近设置紧急救援站或有毒气体防护站。配备单向阀面罩式呼吸器和吸氧装置。在烧结生产过程中存在职业病危害因素的工作场所、设备等应设置职业病危害警示标识。在烧结、冷却筛分、返矿、皮带胶等接触高温的岗位，应在夏季合理组织工作班次，缩短劳动者接触高温的时间，加强巡检，车间安装制冷设施，供给含盐清凉饮料。一旦有劳动者出现头晕、乏力、多汗等先兆中暑症状，应立即安排劳动者至清凉处休息，出现晕厥、猝倒等病情严重者应立即送医。

七、职业卫生管理要点

1. 建立、健全职业病防治责任制 设置职业卫生管理机构，配备专（兼）职的职业卫生专业人员，负责本单位的职业病防治工作；制订职业病防治计划和实施方案；建立、健全职业卫生操作规程，职业健康监护档案；落实工作场所职业病危害因素监测及评价制度；建立职业病危害事故应急救援预案。对可能发生急性职业病危害的工作场所，用人单位应设置报警装置，配备现场急救用品、冲洗设备、应急撤离通道和必要的泄险区；定期进行职业病危害因素监测，并确保监测系统正常运行。加强对用人单位的负责人及劳动者的职业卫生培训，使其掌握相关的职业卫生知识和相关的法律、法规等。

2. 开展职业卫生宣传教育 加强对用人单位负责人及劳动者的职业卫生培训，使其掌握相关的职业卫生知识和法律、法规等，提高职业病防治自觉性。

3. 开展职业健康检查 对接触职业病危害因素的劳动者，用人单位应组织上岗前、在岗期间和离岗时的职业健康检查。目的是及时发现职业禁忌证；确定是否可从事接触职业病危害因素的作业；为今后定期检查或动态观察提供自身对比的基础资料；及时发现职业病患者，根据有关规定采取医疗、康复、社会保障等措施，予以妥善安置；检出疑似职业病患者，作为重点监护对象；对发现有职业禁忌证的患者，及时调离接触职业病危害因素的作业岗位；根据发病情况对职业病危害做出卫生学评价。

第四节 炼铁生产过程中的职业病危害识别与控制

炼铁是通过将烧结及焦化厂等提供的炼铁所需原料及燃料按一定比例有规律的由炉顶装入炉内，把铁矿石还原成铁水的连续生产过程。一般出铁温度控制在1500～1520℃，炼铁生产以高炉为中心，具有规模大、连续生产及机械化、自动化程度高的特点。原料主要为各种铁矿及加工后的熟料，主要产品是铁水和生铁，副产品有炉渣、高炉煤气和炉尘。在生产过程中，职业病危害因素主要以粉尘、高温、噪声及一氧化碳为主。

炼铁生产所需的原料、燃料、产品、副产品，均可能对劳动者造成职业病损害。例如，在矿石与焦炭运输、装卸，破碎与筛分，烧结矿整粒与筛分过程中，会产生大量粉尘；炉前作业存在高温热辐射；出铁、出渣会产生大量的烟尘，铁水、熔渣遇水易发生爆炸；炼铁厂煤气泄漏可致人中毒，高炉煤气与空气混合可发生爆炸；喷吹烟煤粉可发生粉尘爆炸等。

一、工 艺 流 程

炼铁生产是将铁矿石、烧结矿、石灰石、焦炭等原料加入高炉，加热后发生化学反应，经高温熔化成铁水及液体熔渣，并分层存于炉缸，通过渣铁分离技术进行出渣和出铁。高炉炼铁生产工艺主要包括以下几个系统：上料系统；布料系统；送风系统；煤气净化系统；铁渣处理系统；喷吹系统。生产工艺流程图见图 8-4-1。

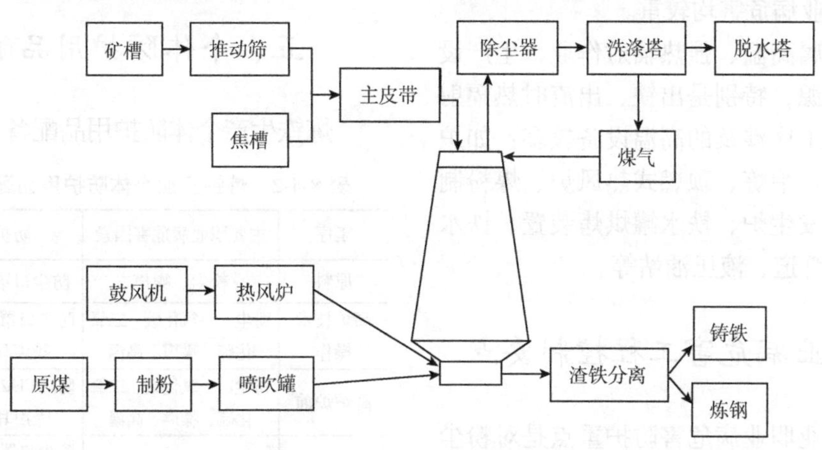

图 8-4-1　炼铁生产工艺流程图

二、主要原辅材料与生产设备

炼铁生产主要原料为铁矿石、烧结矿、石灰石、焦炭。使用的主要生产设备包括：高炉、推动筛、皮带机、除尘器、钢带机、鼓风机、热风炉、喷吹罐等。

三、主要职业病危害因素来源及分布

炼铁生产过程中的主要职业病危害因素来源及岗位分布见表 8-4-1。

表 8-4-1　炼铁生产过程中的主要职业病危害因素来源及岗位分布

工序/工种	职业危害因素		
	粉尘	化学毒物	物理因素
原料	混合粉尘	—	噪声
高炉技术操作	混合粉尘	一氧化碳、二氧化硫	噪声、高温
高炉炉前	混合粉尘	一氧化碳、二氧化硫	噪声、高温
铸铁	混合粉尘	—	噪声、高温
热风炉	—	一氧化碳	噪声、高温

炼铁生产中接触的粉尘多为混合尘，其有害成分为矽尘、煤尘、石灰石尘、石墨尘、氧化铁尘等。尤其是炉前工人，因以人工操作为主，工作班内接触粉尘时间较长。炼铁生产中的化学毒物主要为一氧化碳。高炉煤气中一氧化碳的含量较高，当设备泄漏、违反操作规程作业时，高炉技术操作工、炉前工、高炉配管工及检修工等炉体周围劳动者接触高浓度一氧化碳的风险较高。此外，高

炉炉前工尚可接触少量二氧化硫。

炼铁工序存在大量噪声源，主要有：给料机、高炉鼓风、除尘抽风、卷扬、钢带机、振动筛、皮带机、称量斗等设施，产生噪声的工序有煤粉制备、出铁场开铁口、出铁渣、封堵铁口、铸铁、渣处理、TRT 余压发电装置运行、净煤气减压阀组减压、各类气体放散、配套的水泵、风机、起重机、压缩机运转等。除高炉操作室噪声较低外，以上各作业点噪声职业病危害均较重。

因炼铁属高温、强热辐射作业，生产设备为主要热源，特别是出铁、出渣时热辐射最强，炼铁工序涉及的高温设备较多：如炉顶系统、高炉冶炼、顶燃式热风炉、煤粉制备系统烟气发生炉、铁水罐烘烤装置、铁水浇铸、蒸气管道、液压油站等。

四、职业病危害工程控制要点

炼铁企业职业病危害防护重点是对粉尘和一氧化碳、高温的控制。除遵循第六章第一节所述基本工程防护措施外，有以下工程控制措施可供参考：

1. 高炉区应位于居民区常年最小频率风向的上风侧。

2. 高炉除尘器应设于高炉铁口、渣口 10m 以外，且不允许正对铁口、渣口布置。

3. 厂内操作室、值班室不应设在热风炉燃烧器、除尘器清灰口等有可能泄漏煤气的危险区。

4. 不应在氧气、煤气管道上方设置值班室。

5. 采用封闭式出铁、出渣，用盖板对铁沟、渣沟封闭，以减少热辐射强度。

6. 在作业现场设置隔热挡板，使炉前工人在出铁、出渣及生产巡视时能减少接触高温和热辐射的损害。同时加强作业现场的通风，有条件时配备喷雾风橱或水幕。

7. 对产生粉尘的工作地点（如出铁场、铁沟、渣沟、炉顶等），尽可能采用密闭、抽风防止粉尘外逸。铁沟、渣沟及水冲渣沟应设活动封盖和相应的除尘装置。在沟下、皮带通廊及出铁场、渣场洒水，防止二次扬尘。

8. 振动筛、炉顶均压阀、放散阀、放风阀以及除尘风机等噪声大的设备均应采取隔声措施或配置消声器。高炉办公室、值班室、控制室、工人休息室应采取隔声措施。

9. 炉顶维修和操作岗位必须配备一氧化碳报警装置。

五、个体防护用品配备

炼铁生产个体防护用品配备见表 8-4-2。

表 8-4-2 炼铁企业个体防护用品配备一览表

工序	主要职业病危害因素	防护用品配备
原料	粉尘、噪声	防尘口罩、防噪声耳塞
高炉技术操作	粉尘、一氧化碳、二氧化硫、噪声、高温	防尘口罩、防毒口罩、防噪声耳塞、隔热服
高炉炉前	粉尘、一氧化碳、二氧化硫、噪声、高温	防尘口罩、防毒口罩、防噪声耳塞、隔热服
铸铁	粉尘、噪声、高温	防尘口罩、防噪声耳塞、隔热服
热风炉	一氧化碳、噪声、高温	防毒口罩、防噪声耳塞、隔热服

个体防护是职业病防护的最后一道防线。炼铁生产个体防护用品最主要的是防尘口罩。要求防尘口罩滤过率和透气率高、质轻、易于清洗。对防尘口罩的发放、更换、佩戴，应加强管理和检查。高温作业区，夏季应设安装空调设备的集体值班室，供应符合卫生要求的含盐清凉饮料及防暑药物，工作服的面料选择以耐热、导热系数小而透气性能好为原则。头面部受热辐射照射时，应佩戴特制的防热帽或面罩及防护眼镜。接触高噪声岗位，劳动者应佩戴耳塞、耳罩和隔声头盔等防护用品。

六、应急处置要点

炼铁生产作业的应急处置基本原则可参

考第四章第四节相关内容。此外，有以下几点值得关注：

1. 制订突发事故应急救援预案，并定期进行演练。发生一氧化碳、二氧化硫等急性职业中毒事故时应立即向上级领导报告，不得延误，并组织人员赶赴现场，组织急救。

2. 在炼铁工作地点附近应设置紧急救援站或有毒气体防护站，配备单向阀面罩式呼吸器和吸氧装置，在确保搜救人员生命安全的情况下进行急救工作。

七、职业卫生管理要点

企业职业卫生管理基本内容可参考第四章相关内容。此外，炼铁企业有以下内容需要特别注意，具体是：

1. 用人单位应当建立、健全职业病防治责任制，加强对职业病防治的管理，对本单位产生的职业病危害承担责任。配备专（兼）职职业卫生专业人员，制订职业病防治计划和实施方案，完善职业卫生管理制度和操作规程；建立、健全职业卫生档案和劳动者健康监护档案及职业病危害事故应急救援预案。此外，应加强对用人单位的负责人及劳动者的职业健康培训，使其掌握相关的职业健康知识和相关的法律、法规等。

2. 用人单位应组织接害劳动者进行上岗前、在岗期间和离岗时的职业健康检查，以及时发现职业禁忌证、疑似职业病患者，从而尽早调离职业病危害因素作业岗位、组织申请职业病诊断，并给予职业病患者医疗、康复、社会保障等措施，进行妥善安置。

3. 在新建、技术改造或大修后的生产环境，可能会存在高炉煤气泄漏风险，企业应重新监测评估作业场所一氧化碳浓度，以防发生急性中毒事故。

4. 在存在煤气泄漏风险区域，企业应设立“煤气危险区，禁止单独工作”的警示标识。

5. 在高温作业区，实行分级管理，高温季节应合理安排劳动休息制度，缩短持续劳动时间，为劳动者提供清凉含盐饮料。

第五节　炼钢连铸生产过程中的职业病危害识别与控制

炼钢是根据所炼钢种的要求将炉料装入炼钢炉，在 1700℃左右的高温下将炉料熔化成液体，经过一系列氧化还原反应（氧化为主），完成脱碳、脱磷、脱硫、脱氧去除钢中杂质，再根据钢种的要求，加入适量合金元素，从而生产连铸坯的过程。炼钢的生产作业主要包括运料、加料、冶炼、出钢、连铸或铸锭等。高温、强热辐射是炼钢过程的主要职业病危害因素。

一、工艺流程

炼钢的生产工艺主要有三种：转炉炼钢、电炉炼钢、平炉炼钢，以前两种应用较多。炼钢生产过程从钢水冶炼成坯，是一道连续的生产工艺，主要包括铁水脱硫、混铁炉备铁、转炉冶炼、炉外精炼、连铸浇钢、精整出坯等工序，炼钢连铸生产工艺流程见图 8-5-1。

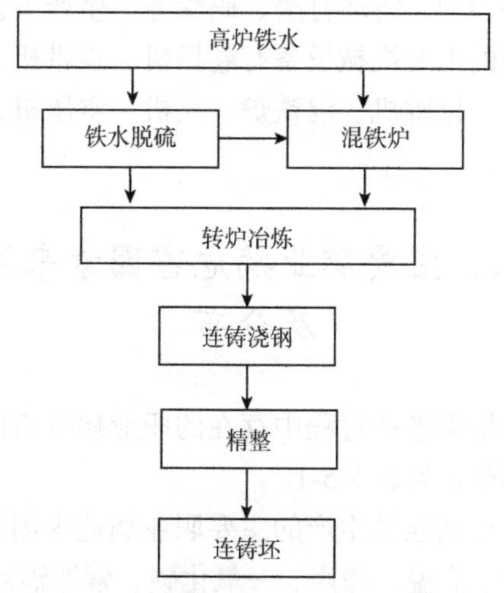

图 8-5-1　炼钢连铸生产工艺流程图

铁水脱硫的主要任务是为低硫钢种提供低硫铁水。该工序使用的脱硫剂为氧化钙，可将硫化铁转化为更稳定的硫化物，将形成的脱硫渣除去后即可得到低硫铁水。转炉冶炼是炼钢的关键步骤，将铁水、废钢、散状造渣料与氧气混合，再经氮气-氩气顶、底复吹工艺，将铁液中有害元素和氧化产物排入炉渣，待温度及成分达到要求时出钢。

连铸浇钢是将液态钢水变成固态钢坯的过程。即将钢水流入中间包，将两罐连浇并去除杂物，经结晶器壁激冷形成矩形坯壳，经引锭杆、矫直辊、拉矫机等机械作用切割成一块块铸坯。精整出坯工序的操作关键为质量检查和描号，包括缺陷清理、二次切割、装车扣罩、发车下送等环节。

二、主要原辅材料与生产设备

炼钢的主要原料是含炭较高的铁水、生铁以及废钢铁，主要生产活动包括喷吹脱硫、测温取样、倒渣、起吊铁块、起吊渣盆、倒罐出铁、扒渣、加废钢、兑铁、吹炼、出钢、吹扫钢补炉盖、转炉喷补、上料、煤气回收等。连铸的主要生产活动包括吊运中间包、大包热修、清除罐沿渣、中间包浇铸、火焰切割、铸坯打磨、码垛等。生产工艺中使用的主要机械设备有卷扬机、皮带机、铁水罐、拉矫机、混铁炉、风机、空压机、转炉等。

三、主要职业病危害因素来源及分布

炼钢连铸过程中存在的职业病危害因素及其分布见表 8-5-1。

炼钢连铸生产的主要职业病危害因素有粉尘、高温、噪声、一氧化碳、紫外辐射。

表 8-5-1 炼钢连铸过程中的主要职业病危害因素及分布

工序	主要职业病危害因素		
	粉尘	化学毒物	物理因素
原料	其他粉尘	一氧化碳	高温、噪声
炼钢	其他粉尘	一氧化碳	高温、噪声、紫外辐射
炉外精炼	其他粉尘	—	高温
连铸精整	其他粉尘	—	高温、噪声、紫外辐射

（一）粉尘

粉尘是炼钢系统主要的职业病危害因素之一，主要存在于炼钢系统，连铸系统粉尘相对较少。废钢的切割、辅助料的准备与装卸、运送；其次是出钢、出渣、浇注、混铁炉倾倒铁水、脱硫扒渣、修炉、拆炉和修罐作业、连铸坯修磨、拆除和修砌钢包等，以及现场普遍使用压缩空气吹扫积尘引起的二次扬尘。炼钢连铸生产中产生的粉尘主要为氧化铁粉尘，仅修砌作业粉尘游离二氧化硅含量较高。接触粉尘的工种涉及上料工、皮带工、混铁炉工、兑铁工、钢渣工、合金工等。

（二）噪声

炼钢系统产生噪声的设备较多，声级强度高，主要噪声源是电炉、各类泵（真空泵、液压泵、水泵）、风机等，连铸系统的噪声源主要为各类泵和风机的运转。噪声性质多为稳态噪声，且强度较高。

（三）一氧化碳

一氧化碳主要存在于炼钢系统。转炉炉顶作业区域，炉前炉后岗位及煤气的输送管道、阀门、下氧枪等部位发生急性一氧化碳中毒的风险较高。

（四）高温

炼钢生产的高温作业类型属高温强热辐射型。炼钢系统的高温热辐射源较为分散，且作业危害程度较为严重，如出钢、出渣、修钢水罐。连铸系统高温作业区主要在浇注平台、铸坯切割区。生产中的混铁炉兑铁水、炼钢炉加铁水、出钢、测温取样、连铸浇钢、钢坯整理、喷补、热修罐等作业均为高温作业。涉及工种主要有上料工、皮带工、脱硫工、混铁炉工、取送样工、兑铁工、炼钢工、合金工、钢渣工、喷补工、真空工、吹氩工、浇钢工、切割工、钢坯精整工等。

（五）紫外线辐射

炼钢、电焊、切割等作业岗位都存在紫外线辐射。

四、职业病危害工程控制要点

炼钢连铸行业职业病危害防护重点是对一氧化碳和粉尘的控制。除遵循第六章第一节所述基本工程防护措施外，炼钢连铸业还应该强化以下工程控制措施：

（一）一氧化碳控制措施

1. 散发一氧化碳气体的设备、装置应进行密闭，避免直接操作。

2. 转炉煤气回收系统风机后及风机房应设一氧化碳检测仪，并应设煤气中毒救护设施；转炉煤气加压机房和泄漏一氧化碳可能积聚的工作场所应设机械通风和一氧化碳浓度检测报警；煤气泄漏危险区设安全警示标识。

3. 真空脱碳炉（VOD）废气中含有大量一氧化碳，对VOD装置的真空泵水封池应采取可靠的密闭措施，并设放散管将一氧化碳引至厂房顶外。

4. 电炉烟气除尘系统设置燃烧室，将烟气中大部分一氧化碳燃烧。

（二）粉尘控制措施

1. 钢包喷粉精炼过程中产生的含尘烟气有一定毒性，应设置通风除尘设施。

2. 根据粉尘进入烟罩时的燃烧状况和对粉尘中所含能量利用方式的不同，可采用燃烧法、半燃烧法和未燃烧法消除粉尘。

（三）噪声控制措施

对风机、空压机、排气阀、放空阀、调压阀、转炉烟气净化和回收装置的排风机等产生气流噪声的设备安装隔声板，或进行隔声包扎，各种阀安装消声器。

当管道与强振设备连接时，应采用柔性连接。

（四）高温控制措施

炉顶、炉前等高温场所的休息室，连铸机、其他高温场所的工人休息室。

大包、中间包浇钢等高温工作地点可采取局部通风降温措施（如喷雾送风、隔热等）。

五、个体防护用品配备

炼钢连铸生产中需要配备的个体防护用品见表8-5-2。

表8-5-2　炼钢连铸过程中个体防护用品配备一览表

工序	主要职业病危害因素	防护用品配备
原料	粉尘、一氧化碳、高温、噪声	防尘口罩、防毒口罩、隔热服、耳塞
炼钢	粉尘、一氧化碳、高温、噪声、紫外辐射	防尘口罩、防毒口罩、隔热服、耳塞、防护眼镜
炉外精炼	粉尘、高温	防尘口罩、隔热服
连铸精整	粉尘、高温、噪声、紫外辐射	防尘口罩、隔热服、耳塞、防护眼镜

六、应急处置要点

炼钢连铸作业的应急处置基本原则可参考第一章第四节相关内容。还应注意：一氧化碳是炼钢生产中常见的毒物，主要存在于转炉炉顶作业区域和下氧仓等，特别是炉前炉后岗位、煤气输送管道、阀门等部位，易发生泄漏事故致急性中毒，吸入高浓度可致死亡。因此，易发生煤气泄漏的地点应设置紧急救援站或有毒气体防护站，配备单向阀面罩式呼吸器和吸氧装置。发生此类事故时，救援人员佩戴好呼吸器方可进入事故区。救援时首先将患者移离事故现场，至新鲜空气处，呼叫 120 或者其他急救医疗服务中心。如果患者停止呼吸，应实施人工呼吸；如果出现呼吸困难，需进行吸氧。

七、企业职业卫生管理要点

企业职业卫生管理基本内容可参考第四章相关内容。此外，炼钢连铸企业有以下内容需要特别注意，具体是：

1. 炼钢连铸生产各车间产生噪声设备多，且分布密集，容易出现噪声叠加，在选择可产生噪声的设备时，要求噪声达到行业标准，同时附带必要的消声、隔声设施。产生噪声的车间与非噪声作业车间、高噪声车间与低噪声车间应分开布置。应尽可能设置隔声操作室，将操作人员保护在安全环境中，减少工人与噪声接触的时间和强度，噪声作业场所采用双层门窗隔声；出入口的门宜安装自闭装置，使房屋保持良好的密闭性。

2. 夏季高温季节企业应合理组织劳动班次，启动高温中暑报告制度，加强高温时段巡检监控，一旦劳动者出现头晕、乏力、多汗等症状立刻安排至清凉处休息，避免中暑事故发生。

第六节　轧钢生产过程中的职业病危害识别与控制

轧钢生产是钢材压力加工或深加工的过程，从而获得冶金生产的产品。我国的许多大型钢铁厂已拥有国际先进的生产设备，轧钢工序作业条件大幅度提高，机械化、自动化程度高，但仍有部分钢铁厂轧钢装备落后，工艺不合理，职业病危害较重。

一、工艺流程

轧钢生产按生产工序划分主要包括轧制原料、金属轧制、酸洗、金属材料涂层、金属材料处理、精整、金属材料拉拔、钢丝绳制造等。其原料为炼钢系统的热钢锭或连铸坯。轧制原料工序包括连铸坯模整理、轧钢原料、均热和加热工种，是使用气割机等对连铸坯的缺陷进行处理的过程；金属轧制工序包括冷轧管、轧钢和轧钢备品工种，主要对翻钢机、推出钢、辊道进行操纵；酸洗工序包括酸洗设备的进出、设备的控制、下料烘干、废料处理等；金属材料涂层工序主要包括配料、酸洗、化验、接箍镀锌、钝化、喷漆、锌锅的维护、锌锭的准备等；金属材料热处理包括上料、下料等活动；精整工序包括轧钢精整工、重轨加工工、轧钢成品工等；金属材料拉拔工序包括冷拔管工、拉丝工等；钢丝绳制造工序主要包括成绳、卷线、编绳编制、张拉钢绳等活动。

轧钢生产主要生产工艺流程见图 8-6-1。

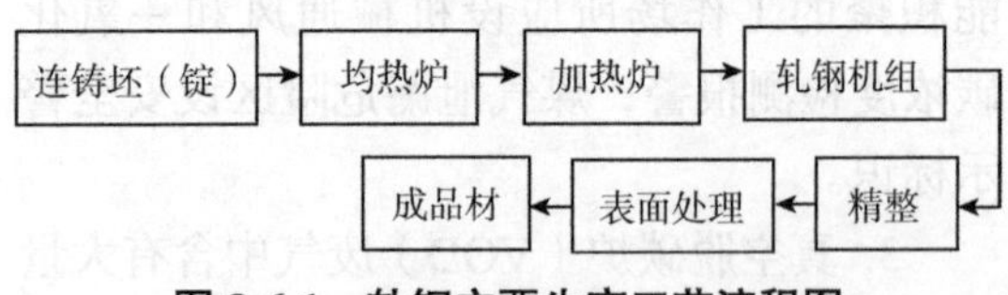

图 8-6-1　轧钢主要生产工艺流程图

二、主要原辅材料与生产设备

轧钢生产主要原料为炼钢系统的热钢锭或连铸坯，生产辅料包括盐酸、硫酸、氢氧化钠、氢氧化钾等。主要生产设备包括各种轧机、气割机、上料机、矫直机、翻钢机、推钢机、拉钢机、精整机、剪切机、铅浴炉、均热炉、加热炉、退火炉、烘烤炉、热卷箱、冷锯机、拉丝机、冷床、集卷机、分卷机、切管机、淬火机、拔管机、精绕机、磨模机、合绳机、股绳机、卷线机等。

三、主要职业病危害因素来源及分布

轧钢生产工艺较为复杂，主要职业病危害包括粉尘、化学毒物、噪声、高温、电离辐射等。粉尘主要存在于热轧板卷焊接、炉渣处理、钢板修磨等岗位；化学毒物主要来自燃料、机械润滑油成分的挥发，包括一氧化碳、乙炔、锰及其化合物、盐酸、硫酸、氢氧化钠、氢氧化钾、铬及其化合物、锌及其氧化物、铅及其氧化物、氟化物、甲苯、二甲苯、沥青、三氯乙烯、氮气、丙烯酸、乙酸乙酯、聚偏氟乙烯等；高温主要来自均热炉、加热炉、退火炉等加热过程；噪声主要存在岗位为加热炉、轧钢机、矫直机、精整机操作岗位及各种鼓风机、空压机、泵等的操作；电离辐射主要来自钢坯、板材厚度检测等过程。

生产过程中产生的具体职业病危害因素及存在岗位详见表 8-6-1。

表 8-6-1 轧钢生产工艺过程中的主要职业病危害因素来源及岗位分布

车间名称	主要工种	主要职业病危害因素		
		粉尘	化学因素	物理因素
轧制原料	钢锭气割	—	乙炔	噪声
	均热炉、加热炉、冷轧淬火	—	一氧化碳	高温
	原料焊接	电焊烟尘	氮氧化合物、臭氧、锰及其化合物	
金属轧制	轧钢机操纵	—	—	高温、噪声
	轧制废渣处理	氧化铁粉尘	—	—
	备品修理电焊操作	电焊烟尘	氮氧化合物、臭氧、锰及其化合物	—
	精轧机出口	—	—	电离辐射
酸洗	上料、配制、吊车	—	盐酸、硫酸	—
金属材热处理	钢绳制造、铅浴炉、拉丝、铅涂层	铅及其氧化物、铅尘	铅烟	—
金属材涂层	镀锌、中间活套、光整、矫直、剪边、卷曲	—	—	噪声
	镀锌钝化	—	铬酸、铬酸盐	—
	锌锅、镀锌上下线	—	锌及其化合物	—
	彩涂封闭处理槽	氟化物	—	—
	彩涂：烘烤炉	—	苯、甲苯、二甲苯、丙烯酸、乙酸乙酯、聚偏氟乙烯	—
	喷漆	—	苯、甲苯、二甲苯	—
	薄板加热熬油、硅钢沥青注油	—	沥青	—
	无缝油管涂油	—	三氯乙烯	—
	镀锌氮氢冷却	—	氮气、二氧化氮	—
	热处理炉	—	—	高温
金属材丝拉拔	拉拔机械区	—	—	噪声
		电焊烟尘	锰及其化合物、氮氧化合物、臭氧	—

四、职业病危害工程控制要点

轧钢生产是高温、噪声、化学毒物等职业病危害较为严重的生产单元，其基本工程防护措施可参照第六章第一节。除此之外，有以下几点需要特别注意：

改革生产工艺、提高自动化水平、以无毒或低毒原料代替高毒原料是控制职业病危害的最根本措施。如现有生产条件无法满足自动化要求时，应采取适宜的防护设施。如轧钢生产中产生噪声的作业点，可对轧钢机、设备的气动系统、鼓风机、煤气升压机、可控硅开关、空气压缩机等安装消声器和隔声罩以控制噪声接触水平。

（一）粉尘控制措施

1. 粉尘主要来自于炉窑的砌筑与修理、炉渣处理、钢坯焊接等，建议采取湿式作业或安装除尘装置。

2. 锌锅的锌灰和锌渣的吹刷区，均应设通风除尘装置。

3. 磨辊间应设相应的除尘通风设施。

4. 除尘装置卸、输灰宜采用机械输送或气力输送，卸、输灰过程不应产生二次污染。

（二）有毒有害气体控制措施

1. 产生尘毒的生产设备应采取有效通风、排毒净化等卫生防护措施。

2. 机械通风装置进风口的位置，应设于室外空气洁净的地方。

3. 可能大量释放或易于聚积其他有毒气体而导致劳动者发生急性职业中毒的工作场所，应配备固定式检测报警装置。

4. 当数种溶剂（苯及同系物、醇类或醋酸酯类）蒸气或刺激性气体同时放散于空气中时，应按各种气体分别稀释至规定的接触限值所需要空气量的总和计算全面通风换气量。除上述有害气体及蒸气外，其他有害物质同时放散于空气中时，通风量仅按需要空气量最大的有害物质计算。

5. 产生强腐蚀性物质的工作场所应有冲洗地面、墙壁的设施。

6. 酸洗和碱洗区域，应有防止人员灼伤的设施，并设置喷淋器、洗眼器等应急设施。

7. 酸洗、碱洗装置，应有密闭或净化设施，使车间空气中毒物浓度符合职业接触限值要求。

8. 轧钢生产中各种加热炉、退火炉、热处理炉使用的燃气，在输送过程中由于管道或阀门的泄漏或不完全燃烧可产生一氧化碳及二氧化硫等，应加强设备管道维护与管理，在易超标区域的醒目位置设置警示标识和报警装置。

（三）噪声控制措施

1. 对于轧钢机、穿孔机等产生噪声的设备，应首选低噪声设备，采取消声、吸声、隔声及隔振等控制措施。

2. 应在轧机、矫直机、剪切机、精整机等噪声较大场所建立隔声操作室。

3. 应根据生产特点、实际需要和使用方便的原则设置辅助用室。

（四）高温控制措施

1. 轧钢生产过程中高温与热辐射共同存在热处理炉区域及热钢运行的场所，应采取有组织的自然通风，必要时设置机械通风，热源上方应设通风天窗。

2. 起重机天车驾驶室、车间主控室、操作室等应安装空调，使其室内空气温度均不超过28℃。

3. 横跨轧机辊道的主操作室，以及位于经常受热坯烘烤或附近有氧化铁皮飞溅物的操作室，应采用耐热材料和其他隔热措施，并采取防止脱落的氧化层飞溅以及防雾的措施。

4. 在有劳动者操作的加热炉平台、修磨

等处应设局部送风装置。

5. 产生大量余热的场所，应设通风排气装置。

（五）电离辐射控制措施

1. 存在电离辐射的工作场所，防护设施应符合 GBZ1 的要求。

2. 电感应加热炉，应有防止电磁场危害周围设备和人员的措施。

五、个体防护用品配备

轧钢生产个体防护用品配备见表 8-6-2。

表 8-6-2　轧钢生产个体防护用品配备一览表

工艺	工序	主要职业病危害因素	防护用品配备
轧制原料	钢锭气割	乙炔、噪声	防毒面具、耳塞
	均热炉、加热炉、冷轧淬火	一氧化碳、高温	防毒面具、隔热服
	原料焊接	锰及其化合物、氮氧化合物、臭氧、电焊烟尘	防尘口罩、防毒面具
金属轧制	轧钢机操纵	高温、噪声	隔热服、耳塞
	轧制废渣处理	氧化铁粉尘	防尘口罩
	备品修理电焊操作	锰及其化合物、氮氧化合物、臭氧、电焊烟尘	防尘口罩、防毒面具
	精轧机出口	电离辐射	防辐射服
酸洗	上料、配制、吊车	盐酸、硫酸	防毒面具
金属材热处理	钢绳制造、铅浴炉、拉丝、铅涂层	铅及其氧化物、铅烟、铅尘	防尘口罩、防毒面具
金属材涂层	镀锌、中间活套、光整、矫直、剪边、卷曲	噪声	耳塞
	镀锌钝化	铬酸、铬酸盐	防毒面具
	锌锅、镀锌上下线	锌及其化合物	防毒面具
	彩涂封闭处理槽	氟化物	防毒面具
	彩涂：烘烤炉	苯、甲苯、二甲苯、丙烯酸、乙酸乙酯、聚偏氟乙烯	防毒面具
	喷漆	苯、甲苯、二甲苯	防毒面具
	薄板加热熬油、硅钢沥青注油	沥青	防毒面具
	无缝油管涂油	三氯乙烯	防毒面具
	镀锌氮氢冷却	氮气、二氧化氮	防毒面具
	热处理炉	高温	隔热服
金属材丝拉拔	拉拔机械区	噪声	耳塞
	拉丝焊接操作	锰及其化合物、氮氧化合物、臭氧、电焊烟尘	防尘口罩、防毒面具

大多数作业对劳动者身体的所有部位都有危险，但所穿着防护服的类型与作业类型有关。炉前作业的工人，需要配备防烧伤的工作服，如：防火工作服、鞋罩、长筒靴、手套和安全帽。安全帽应有防火星和强光的面罩或护目镜。所有岗位均须穿戴安全靴，戴硬壳帽，许多作业需要戴手套。防护服应能防止高温对健康的不良影响。有金属网护目镜的防火头罩能够有效地防止火星伤人，且耐热。实践证明，某些合成纤维的耐热性能也很好。

六、应急处置要点

轧钢企业应急处置基本原则可参考第四

章第四节相关内容。此外，还应注意：

1. 必须经常检查所有急救设施，加强工人熟悉急救方法的培训，建立具有必要的医疗设备的中心急救站。

2. 轧钢企业存在多种化学性有害因素，易发生急性中毒及高温中暑事故，一旦发生事故应立即将患者移离现场，至空气新鲜处，呼叫 120 或者其他急救医疗服务中心。如果患者停止呼吸，应实施人工呼吸；如果出现呼吸困难，需进行吸氧。

七、企业职业卫生管理要点

轧钢企业职业病危害因素种类多、分布广，其职业卫生管理基本内容可参考第四章相关内容。此外，轧钢企业还应注意：

1. 镀锌、彩涂、喷漆等接触高毒化学品的岗位应加强巡检，定期监测职业病危害因素浓度，以防发生急、慢性中毒事故。

2. 镀锌、彩涂、喷漆岗位接触的苯、铬及其化合物均为致癌物，企业应加强劳动者职业卫生培训，为劳动者配备适宜的防毒口罩，并按要求正确佩戴。防毒口罩应定期更换。

3. 钢绳制造、铅浴炉、拉丝、铅涂层岗位接触铅烟、铅尘，以上岗位劳动者应具有正确使用个体防护用品的知识和技能，并督促正常使用。

4. 提高电炉、精炼炉屋顶罩的排尘功能，减少二次烟气的逸散量，做好个体防护，配备防尘口罩。

做好轧钢车间、炼钢车间机械通风，避免有害气体的滞留，加强对室外设备管道的检修、维护，尽可能减少有毒物质的跑、冒、滴、漏，此外，车间应设置淋浴器和洗眼器等应急设施，并设置专人负责应急设施的管理和维护。

5. 存在或产生有毒有害化学物的工作场所、贮存场所、生产设备以及收集废物的容器或包装物应设置“当心中毒”警告标识，“戴防毒面具/防尘口罩”“穿防护服”“戴防护眼镜”“戴橡胶手套或乳胶手套”“注意通风”等指令标识和“紧急出口”“救援电话”等提示标识，均必须在醒目位置设置相应的警示标识和简明中文警示说明。

6. 炼钢车间、轧钢车间、煤气站均是高温作业环境，应做好预防中暑措施：如提高自动化生产水平，缩短高温作业时间，夏季配置透气性能好、吸汗的工作服、耐高温鞋。

7. 加强职业健康教育工作，使职工了解、掌握职业病防治知识，普及职业中毒急救知识，提高防护技能和防范意识。监督职工严格执行操作规程，正确使用防护设施及个体防护用品。企业聘用的有害作业的临时工应纳入职业人群的保护范围。做好劳动者的健康监护工作，定期对接害工人进行职业健康检查，对体检结果异常的劳动者做到早发现、早调离、早治疗。

第七节　铁合金制造过程中的职业病危害识别与控制

铁合金作为钢铁工业和机械铸造行业必不可少的重要原料之一，是由一种或两种以上的金属或非金属元素与铁元素组成的，并作为钢铁和铸造业的脱氧剂、孕育剂和合金添加剂等的合金。例如硅铁是硅与铁的合金，锰铁是锰与铁的合金，硅钙合金是硅与钙组成的合金。随着现代科学技术的发展，各个行业对钢材的品种、性能的要求越来越高，从而对铁合金也提出了更高的要求。铁合金的品种在不断地扩大，铁合金的品种繁多，分类方法也多。一般可按铁合金中主元素分类、按铁合金中含碳量分类、按生产方法分类，含有两种或两种以上合金元素的为多元铁合金，主要品种有硅铝合金、硅钙合金等。

本节主要对铁合金冶炼中常见的硅铁合金冶炼、锰铁合金冶炼、铬铁合金冶炼的生产工艺、涉及的原辅材料及可能产生的职业病危害因素进行分析，并提出该类行业职业病危害的控制措施和防治要点。

一、工 艺 流 程

根据使用的设备不同，铁合金冶炼方法可分为高炉法、电炉法、炉外法、转炉法及真空电阻炉法。冶炼硅铁合金一般采用还原电炉（矿热炉）法，锰铁合金的冶炼一般采用高炉法，铬铁合金根据含碳量的高低可采用电炉法、高炉法、转炉法及真空电阻炉法。铁合金冶炼各种方法工艺流程见图 8-7-1。电炉法与高炉法工艺流程相似见图 8-7-1A，转炉法和真空电阻法工艺流程见图 8-7-1B、C。

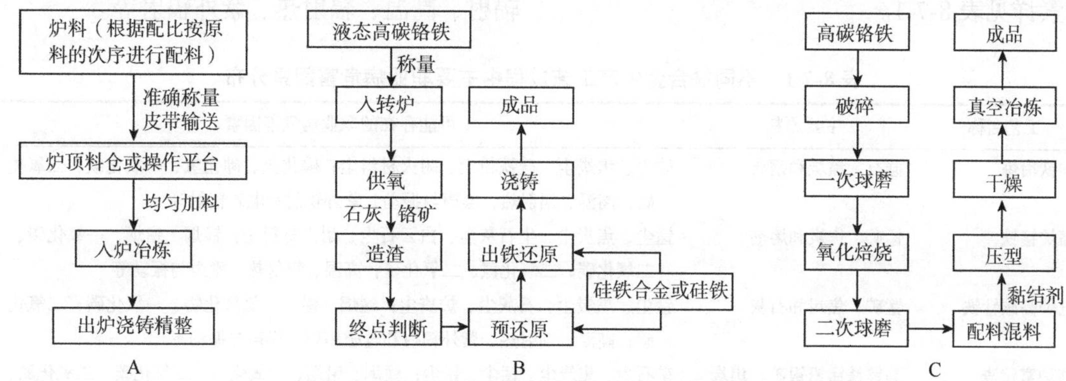

图 8-7-1　常见铁合金冶炼工艺流程图

A. 电炉法与高炉法生工艺流程；B. 转炉法工艺流程；C. 真空电阻法工艺流程

二、主要原辅材料

1. 硅铁合金　炼制硅铁是指将硅从含有 SiO_2 的硅石中还原出来。冶炼硅铁所用的主要原料有硅石、焦碳、钢屑。硅石是由石英颗粒被粘合剂粘合而成的岩石，粘合剂成分也是 SiO_2，对硅石的要求：硅石中 SiO_2 含量应大于 97%；硅石中的有害杂质含量要低；硅石要有良好的抗爆裂性；入炉的硅石要求有一定的粒度。炼制硅铁时，可用各种碳素材料作还原剂，如木炭、石油焦、沥青焦、煤气焦、碎焦、烟煤和无烟煤等，对碳素材料的要求：灰分低，气孔率大，化学活性好，电阻率高，在高温下有一定机械强度。钢屑是硅铁成分的调节剂，冶炼硅铁采用碳素钢屑。

2. 锰铁合金　高炉锰铁冶炼的原料主要有锰矿、焦炭和熔剂。高炉锰铁冶炼用的锰矿有氧化矿、碳酸盐矿、焙烧矿和烧结矿，锰矿中的锰是高炉锰铁冶炼中的主要回收元素。锰铁高炉冶炼用的焦炭主要有冶金焦、气煤焦和土焦。不同焦炭质量差别较大，对焦炭的要求：高而稳定的固定碳含量；较低的灰分；较高的机械强度。高炉锰铁冶炼所用的熔剂有石灰石或生石灰、白云石等。

3. 铬铁合金　铬铁可以分为高碳、中碳、低碳、微碳及超微碳等品种。电炉熔剂法生产高碳铬铁采用连续式操作方法，原料按焦炭、硅石、铬矿顺序进行配料，以利混合均匀；气顶吹炼制中低碳铬铁的原料为高碳铬铁、铬矿、石灰和硅铬合金；电硅热法冶炼微碳铬铁的主要原料有铬矿、硅铬合金和石灰，也有的配加萤石和铁鳞；真空法冶炼微碳铬铁的主要原料是高碳铬铁。

三、主要职业病危害因素来源及分布

铁合金冶炼曾是原国家安全监管总局开

展的尘毒危害治理示范企业创建工作中重点行业领域之一，职业病危害因素种类较多。因其复杂的生产工艺流程，使用不同的生产工艺或设备产生的职业病危害因素与浓（强）度也存在差别，因此在实际工作中应在定性识别的基础上注重定量识别。铁合金制造中可能产生的职业病危害因素种类分类如下，不同铁合金生产工艺可能产生的职业病危害因素详见表 8-7-1。

1. 粉尘 主要有原料粉尘（硅石尘、锰矿尘、铬矿尘、氧化铝尘、铝尘等）、铁末尘、耐火材料尘等。

2. 化学毒物 主要有锰烟、锰尘、铬烟、铬尘、铅烟、铅尘、氧化锌烟雾、一氧化碳、二氧化碳、二氧化硫、氮氧化物、氟化物等。

3. 物理因素 主要有噪声、振动、电磁辐射、高温、辐射热、紫外辐射等。

表 8-7-1 不同铁合金生产工艺过程中主要职业病危害因素分布

工艺名称	主要原料	可能存在的职业病危害因素
硅铁冶炼	硅石、焦炭和钢屑	矽尘、焦炭尘、硅铁粉尘、耐火材料尘；磷化氢、砷化氢、一氧化碳、二氧化碳；高温、辐射热、噪声与振动、紫外辐射和电磁辐射等
高炉锰铁	锰矿、焦炭和熔剂	锰尘、焦炭尘、生石灰尘、白云石尘、耐火材料尘；锰烟、铅烟、一氧化碳、二氧化碳、二氧化氮、二氧化硫；高温、辐射热、噪声与振动等
电炉高碳锰铁	锰矿、焦炭和石灰	锰尘、焦炭尘、石灰尘、炉渣尘；锰烟、铅烟、氮氧化物、一氧化碳、二氧化碳；高温、辐射热、紫外辐射和电磁辐射、噪声与振动等
高炉富锰渣	高锌铁锰铅银矿、焦炭	矿石尘、焦炭尘、锰尘、铅尘；锰烟、铅烟、一氧化碳、二氧化碳、二氧化氮、二氧化硫、氧化锌烟雾；噪声、高温、辐射热等
电炉富锰渣	高锌铁锰铅银矿、焦炭、萤石	矿石尘、焦炭尘、锰尘、铅尘；锰烟、铅烟、一氧化碳、二氧化碳、二氧化氮、二氧化硫、氧化锌烟雾、氟化物；噪声、高温、辐射热、电磁辐射、紫外辐射等
锰硅合金	锰矿、富锰渣、焦炭、硅石、白云石	锰矿尘、焦炭尘、石灰尘、炉渣尘；锰烟、铅烟、氮氧化物、二氧化碳、一氧化碳；高温、热辐射、电磁辐射、紫外辐射、噪声和振动等
中低碳锰铁	锰铁合金、石灰、萤石	锰尘；锰烟、氟化物（吹氧法）；高温、辐射热、噪声与振动等
中低碳铬铁	高碳铬铁	含铬粉尘；铬烟、一氧化碳、二氧化碳；噪声、高温、热辐射等
电硅热法微碳铬铁	铬矿、硅铬合金、石灰和萤石	铬矿尘、硅石尘、焦炭尘、石灰尘；铬烟、氟化物、一氧化碳、二氧化碳、二氧化氮、二氧化硫；高温、辐射热、紫外辐射、电磁辐射、噪声与振动等
真空固态脱碳法微碳铬铁	高碳铬铁	铬铁粉尘、氧化铬粉尘；一氧化碳；高温、辐射热、噪声等
硅铬合金	铬矿、硅石和焦炭	三氧化二铬尘、矽尘、焦炭尘、耐火材料尘；一氧化碳、二氧化碳；高温、辐射热、噪声与振动、紫外辐射和电磁辐射等

四、职业病危害工程控制要点

铁合金冶炼企业职业病危害防护重点是对原料系统、冶炼系统有毒有害物质的控制。除遵循第六章第一节所述基本工程防护措施外，有以下工程控制措施可供参考：

1. 原料破碎、矿石筛分及原料中转处等主要产尘地采取湿式作业，设冲洗地面的设施或喷雾洒水龙头，定期洒水抑尘，也可安装除尘设施。

2. 铲装运输设备设密闭操作驾驶室，破碎机、皮带机（传送带）和振动给料装置等扬尘设施应设计为密闭式，并安装局部排气通风装置，同时设减振设施，以改善作业人员的劳动环境。

3. 经常有劳动者停留的皮带运输通道，应设自然通风或机械通风装置。

4. 鼓励采用新技术与新设备进行冶炼，减少加料门开启的频率，从而减少高温炉面的热辐射及烟尘的外排。

5. 出铁口上设置吸尘罩，捕集出铁时排放的含尘烟气，降低含尘烟气排放量。

6. 产热高的工作地点，如冶炼炉、冶炼平台、浇铸、清渣场所等均应加强通风和散热，应设轴流风机降温。

7. 受料斗、过渡料仓以及配料车在内壁撞击处设置胶带等耐磨柔软的内衬，以降低矿石撞击噪声。

8. 电焊作业保持良好通风，必要时使用局部机械抽气吸尘装置。

9. 在控制室、休息室、值班室、化验室等处应采用建筑隔音、隔热措施，安装机械通风除尘和降温装置，并设相应的采光照明设施。

10. 加强对生产设备、设施的检查与维修，确保其处于正常状态。

五、个体防护用品配备

1. 原料系统接触粉尘、化学毒物、噪声的作业人员应正确佩戴符合要求的防尘口罩、防毒口罩、防噪声耳塞等个体防护用品。

2. 冶炼系统作业人员应遵守严格的个人防护要求，穿戴防护服、佩戴能耐高速撞击和铁水飞溅的护目镜。

六、应急处置要点

建立完善应急救援体系，制定相应的职业危害事故应急预案，定期组织演练。

发生或者可能发生急性职业病危害事故时，用人单位应当立即采取应急救援和控制措施，并及时报告当地卫生行政部门。必须经常检查所有急救设施，并培训工人正确的急救方法。大型工厂中应在几个中心点设置急救箱或急救站，如有可能，应配备救护车，以便将重伤者在合格的随车医务工作者护理下送到就近医院。

七、企业职业卫生管理要点

1. 各生产岗位人员必须掌握生产规律，熟悉操作规程。

2. 加强原料的管理和挑选工作，严防爆炸品、密封容器进入炉内。

3. 经常检查冷却系统，确保运行畅通。控制好冷却水压和水量，以防止水冷系统强度不够造成钢板烧穿，导致铁液遇水爆炸。

4. 炼铁生产车间应严格执行热风炉工作制度，防止由于换炉事故造成热风炉爆炸；炼钢车间要严格执行从补炉、装炉、熔炼到出钢整个生产过程的操作规程，避免由于操作不当造成熔炼过程中的喷溅、爆炸事故。

5. 在炎热季节对高温作业工种的工人供应含盐清凉饮料，调整工作时间，减少高温作业时间。

6. 组织从事接触职业病危害的作业的劳动者进行上岗前、在岗期间和离岗时的职业健康检查。

7. 产生职业病危的作业岗位醒目位置设置警示标识和中文警示说明。

第八节　铅锌冶炼过程中的职业病危害识别与控制

铅锌金属广泛应用在军工、建筑、汽车、化工等诸多领域，关系国计民生，在国民经济建设中有着重要意义。

铅主要用于制造合金。按照性能和用途铅合金可分为：耐腐合金、焊料合金、电池合金、轴承合金等。

锌主要用于镀锌板和精密铸造。锌能与许多有色金属组成合金，其中最重要的是铜锌合金（黄铜）。锌的氧化物大多用于颜料工业和橡胶工业，氯化锌用作木材的防腐剂，硫酸锌用于制革、纺织和医药等工业。

一、工 艺 流 程

对于我国的铅冶炼工艺，其从初期到现在也发生了较大的改变，初期铅的冶炼几乎全部采用火法，如烧结-鼓风炉工艺，该生产工艺较落后，资源消耗大，产生的污染严重，国家发改委2007年已经发文要求逐步淘汰落后产能。当前比较常见的铅冶炼工艺主要有底吹-鼓风炉炼铅工艺（SKS法）、富氧底吹+液态高铅渣直接还原熔炼工艺、基夫赛特直接炼铅工艺（Kivcet 法）、富氧顶吹熔炼工艺（ISA法）、富氧侧吹炼铅工艺。

锌的冶炼方法可分为火法、湿法两类。目前国际上主要炼锌方法是湿法，该方法工艺采用自动化控制系统，工业生产效率较高，且冶炼过程中产生的有毒有害物质能够进行高效的回收，我国的锌冶炼工厂正在逐步将这种方法应用在工业生产中。目前，湿法炼锌主要有常压浸出法和氧压浸出法，传统的湿法炼锌工艺包括焙烧、浸出、溶液净化、点解沉积、阴极锌熔铸 5 道工序；火法炼锌主要有密闭鼓风炉炼锌法。铅、锌冶炼常见生产工艺流程见图 8-8-1。SKS 法见图 8-8-1A，湿法炼锌见图 8-8-1B，密闭鼓风炉炼锌法见图 8-8-1C。

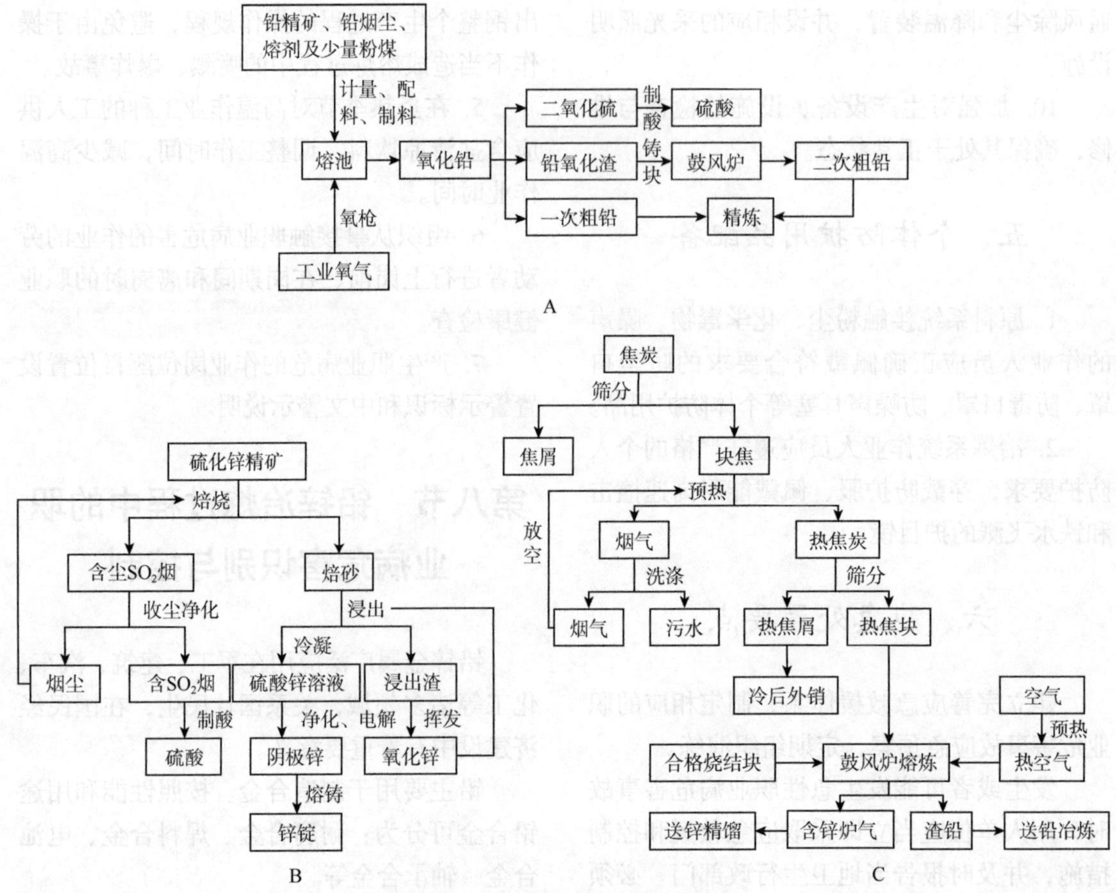

图 8-8-1 铅锌冶炼生产工艺流程图

A. SKS 法；B. 湿法炼锌；C. 密闭鼓风炉炼锌法

二、主要原辅材料

铅锌矿石是由含铅矿物、含锌矿物、共生矿物和脉石所组成。自然界很少见单一的铅锌矿，一般都是与其他金属共生，最常见的有铅锌矿，其次为铜锌矿、铜锌铅矿。铅锌矿石按其所含矿物不同而分为硫化矿和氧化矿，氧化矿是次生的，它是在硫化矿床上部由于硫化物长期风化而形成的。目前铅锌冶炼的主要原料是硫化矿，氧化矿为次要原料。

三、主要职业病危害因素来源及分布

火法铅锌冶炼在高温中进行，湿法铅锌冶炼在酸性水溶液中进行，从这些过程中散发的生产性毒物与生产性粉尘构成了生产过程的化学有害因素，如矽尘、铅尘、煤尘、铅烟、砷化氢、砷及其化合物、镉及其化合物、汞、氧化锌、一氧化碳及酸雾等；除此之外，还有高温、高湿、噪声等物理有害因素，共同对人体健康产生危害。

对于不同生产规模、不同企业类型、不同产品类型的铅锌冶炼企业，其生产车间（分厂或工段）及岗位设置基本类同，铅锌冶炼企业主要生产车间为烧结、熔炼、铅电解、锌精馏、电解锌、硫酸等车间。以各车间为单元，职业病危害因素详见表 8-8-1。

表 8-8-1 铅锌冶炼生产工艺过程中主要职业病危害因素分布

车间名称	主要工种	职业病危害因素		
		粉尘	毒物	物理因素
烧结车间	装卸工、加料工、操作工	矽尘、煤尘等	铅烟、汞、氧化锌、一氧化碳、二氧化硫、氮氧化物、砷化氢、砷及其化合物等	高温、辐射热和噪声等
熔炼车间	熔炼工、加料工、检修工、操作工、天车工	矽尘、煤尘等	铅尘、铅烟、氧化锌、一氧化碳、二氧化硫、氮氧化物、砷化氢、砷及其化合物等	高温、辐射热和噪声等
铅电解车间	操作工、分析工、电解工、检修工、天车工	铅尘	铅烟、镉、汞、砷化氢、砷及其化合物等	高温、辐射热和噪声等
锌精馏车间	操作工、检修工、天车工	—	铅烟、镉、氧化锌、砷化氢、砷及其化合物	高温、辐射热和噪声等
电解锌车间	操作工、剥锌工、电解工、掏槽工、检修工、天车工	矽尘、煤尘等	硫酸、氧化锌、铅	噪声和高温
硫酸车间	操作工、仪表工、分析工、检修工	矽尘	二氧化硫、硫酸、汞、砷化氢、砷及其化合物	噪声和高温

尘毒是铅锌冶炼企业职业病危害中较为关键的控制因素，各生产车间各生产环节可产生粉尘、铅、砷化氢、砷及其化合物、镉及其化合物、汞、氧化锌、一氧化碳、二氧化硫、硫酸等职业病危害因素，所以铅锌冶炼控制尘毒危害的关键点是革新污染严重的落后工艺，改造密封不好的旧设备，加强生产设施密闭和车间通风除尘，严格控制粉尘、毒物逸散到作业场所空气中的机会，尽可能降低工作场所空气中的毒物浓度。

四、职业病危害工程控制要点

铅锌冶炼企业职业病危害防护重点是有毒有害物质、高温及噪声的控制。除遵循第六章第一节所述基本工程防护措施外，有以下工程控制措施可供参考：

（一）改革生产工艺

1. 直接熔炼法取代传统的烧结——鼓风炉工艺 直接熔炼法采用喷射技术与氧气熔

炼，提高了生产效率，减少了废气的排放，降低了铅锌冶炼对环境的污染，此外，直接熔炼法设备密封性强，自动化程度高，可有效减少操作人员数量，也就大大减少了职业中毒的机会。由此可见，推广直接熔炼、改革旧工艺是改善铅锌火法冶炼作业环境的治本之策，真正达到了控制污染源头的目的。

2. 利用烧结烟气制酸脱汞 我国的铅锌资源汞含量较高，可利用国内企业开发出的碘化钾法和氯化法烟气脱汞技术，或利用国外成熟的脱汞技术，如硫化氯化两段除汞技术，有效降低作业环境中汞的含量。

3. 加强密闭防尘毒与加强通风除尘毒 密闭防尘与通风除尘要综合运用，并且可以设置成密闭的管道与设备尽量实现密闭化。同时利用科技水平提高单位自动化的水平，不能全密闭化的工作地点要加强局部通风除尘与负压操作。

铅锌火法冶炼尘毒控制最理想的办法是将有关设备完全密闭并施以适当的负压。对于可以设置成全封闭的设备或管道，如对烧结—鼓风炉中产生的烟尘、烟化炉尘，还有锌流态化焙烧和挥发窑烟尘以及余热锅炉尘，可以改人力或汽车转运为真空输送，既可消除扬尘污染，又可减轻劳动强度，改善劳动环境。

对于因技术或者现实条件要求所限，不能设置成全封闭的设备或管道，如在烧结机中，烧结小车与鼓风箱之间的密封属部分密闭；设备部分密闭的还有烧结机烟罩、各落料点、破碎机、振动筛等，由于要对这些设备进行操作和看管，应当实现半密封装置，并配局部通风净化设施和维持一定的负压操作。

无密封的设备有鼓风炉出铅口、渣口、熔铅锅、皮带运输机、浇铸机等，采用局部密闭罩吸尘。对于烟尘量大的部位，应设置烟罩—管道—布袋收尘器—排风机系统进行收尘；对于烟量小的部位，应设置烟罩—管道—排风机系统将其排散于大气；对于操作室，保证不断送入清洁空气也是有效地防止职业中毒措施。为了使局部通风除尘毒达到良好的效果，要求做到：吸尘罩的形状应与烟尘扩散的情况相适应，尽可能接近尘源；管道应尽量减少拐弯以减少阻力，管道要适当倾斜，尽量减少或避免较长的水平管道，以防管道积灰，并便于清理；抽风机要有足够的抽力，以便使吸尘罩有足够的风速。

熔铅锅是铅锌厂通用的火法精炼设备，最容易引起铅中毒。由于熔铅温度高，蒸发面积大，铅蒸气的散发造成工作场地空气中铅浓度严重超标。熔炼锅上空行车频繁作业致使生产现场无法采用吸气效率高的密闭排烟罩或者顶吸式排烟罩，可采用侧方向的吸气罩，但由于锅口径较大且侧吸气面与锅间距离较远，整个排烟设施难达到较高的吸气效率，宜采用集中或均匀吹风与敞口上遮边式吸风相结合的吹吸通风排气装置。

4. 加强湿式作业，杜绝冒槽跑液 运输矿石、烧结块、混料等过程采用湿式收尘，以减少扬尘，其污水经处理，上清液循环使用，底流送配料，既可防止二次污染，又能提高材料的利用率。

湿法冶炼车间的反应槽最容易引起砷中毒。为了避免砷化氢中毒事故发生，湿法冶炼车间的反应槽应安装由集汽罩、排气管和抽风机组成的安全设施，严格按操作规程进行作业，维持槽面负压，杜绝冒槽跑液；一旦遇停电、通风失灵时，应组织操作人员迅速离开现场，此时只有佩戴好空气净化器的人员才能进入现场。有条件的工厂，应安设自动采样—连续监测—自动报警的预防砷化氢中毒的报警装置。

湿法冶炼车间最容易引起牙酸蚀病。为了预防和减轻酸雾危害，一般电锌厂都采取措施，加强厂房通风，以降低作业现场空气中的酸雾含量。

（二）控制噪声

对噪声的控制，主要包括控制噪声的产生与传播两个方面。一方面，对于噪声明显的车间，尽可能选用噪声与振动较小的破碎机、球磨机、筛分机、振动筛等生产设备；并设法提高机器制造的精度，尽量减少机器部件的撞击和摩擦，减少机器的振动；在进行工作场所设计时，合理配置声源，将高、低噪声的机器分开，有利于减少噪声危害。另一方面，为了减少噪声的传播，可从吸声、消声、隔声、隔振多方着手。可采用吸声材料做墙壁或屋顶，或在工作场所内悬挂吸声体，吸收辐射和反射的声能，使噪声程度减低，具有较好吸声效果的材料有玻璃棉、矿渣棉、棉絮等；消声方法是防止动力性噪声的主要措施，用于风道和排气管，常用的有阻性消声器、抗性消声器，消声效果较好；在某些情况下，还可以利用一定的材料和装置，将声源或劳动者封闭在一个单独的空间中，如设置隔声室和控制室，设置双层玻璃隔声可以达到较理想的效果；为了防止通过固体传播的噪声，必须在机器或振动体的基础与地板、墙壁连接处设隔振或减振装置。

（三）防暑降温

首先要合理设置热源，热源应布置在夏季主导风向的下风侧；采用热压为主的自然通风时，热源布置在天窗下面；操作人员在自动化操作室里远离热源。隔热是防暑降温的一项重要措施，可以利用水或导热系数小的材料进行隔热，其中尤以水的隔热效果为最好，能最大限度地吸收辐射热。任何房屋均可通过门窗、缝隙进行自然通风换气，合理配置进风口和排风口，充分利用热压和风压的综合作用，使自然通风发挥最大的效能；对于高温车间的天车驾驶室、车间内的监控室、操作室等应有良好的隔热措施，并安装空调器。

五、个体防护用品配备

1. 根据《工业企业设计卫生标准》的要求，合理设置衣物储存柜数量，便于作业人员将便服、工作服分开存放。

2. 劳动者应认真穿戴好防护口罩、鞋帽、工作服等个体防护用品，这一点尤其重要，用人单位要督促其正确佩戴与维护。

3. 建立工作服、面具、面罩等定期清洗检查制度，防止工人穿工作服进入食堂等非污染区。

4. 噪声作业劳动者要坚持佩戴防护耳塞、耳罩或帽盔等。

5. 高温作业工人的工作服，应以耐热、导热系数小而透气性能好的织物制成。防止辐射热，可用白帆布或铝箔制的工作服。此外，按不同作业的需要，配备工作帽、防护眼镜、面罩、手套、鞋盖、护腿等个体防护用品。特殊高温作业岗位工人，如炉衬热修、清理钢包等工种，为防止强烈热辐射的作用，应佩戴隔热面罩和穿着隔热、阻燃、透气的防护服，如喷涂金属（铜、银）隔热面罩、铝膜隔热服等。

6. 培养劳动者良好的个人卫生意识，养成饭前洗手、洗脸等卫生习惯。

六、应急处置要点

在铅锌冶金生产工艺流程过程中存在多种急性伤害的危险因素，如发生生产事故时砷化氢、二氧化硫等毒物的大量外泄极易导致急性中毒的发生；制酸设备及铅电解的电解液发生跑、冒、滴、漏可能导致酸烧伤和腐蚀危险；余热锅炉、气包等压力容器，熔炼车间采用爆破方式处理炉垢及低热值煤气洗涤系统和以煤气作为燃料的精馏塔均存在爆炸危险；高、低压电气设备及线路的某些部位有可能漏电而发生电击事故。因此，建立有效的应急救援体系是非常必要的。

对可能发生急性职业损伤的烧结、熔炼、铅电解、锌精馏车间等工作场所，用人单位应当设置报警装置，配置现场急救用品、冲洗设备、应急撤离通道和必要的泄险区。

建立、健全职业病危害事故应急救援预案，发生或者可能发生急性职业病危害事故时，用人单位应当立即采取应急救援和控制措施，并及时报告所在地安全生产监督管理部门和有关部门。必须经常检查所有急救设施，并培训工人正确的急救与救人方法。大型工厂中应在几个中心点设置急救箱或急救站，如有可能，应配备救护车，以便将重伤者在合格的随车医务工作者护理下送到就近医院。

七、企业职业卫生管理要点

根据《职业病防治法》的要求，用人单位应设置职业卫生管理部门，配备专职或者兼职的职业卫生专业人员，负责本单位的职业病防治工作。大型铅锌冶炼企业应设有职业病防治所或工业卫生处，有专职的工业卫生管理和监测人员。中型铅锌冶炼企业应设有工业卫生科，有专职的工业卫生管理人员。小型铅锌冶炼企业应设有专兼职的工业卫生管理人员。

1. 在铅锌火法冶炼厂内，几乎每个工序的机器设备、地面、墙壁和门窗上，都会散落很多含铅等毒物的粉尘。风吹、车辆及人员走动和机器振动都会使积尘重新飞扬，造成二次污染。为此应当采取控制措施，并建立经常的清扫制度，应做到以下几点：

（1）在物料堆场装设由供水管线、组合喷嘴群组成的管网自动喷洒水防尘系统，在不影响生产的情况下，保持粉料湿润。

（2）在交通繁忙的路段安装地下喷洒网，控制粉尘飞扬，并经常清除路面粉尘，对潮湿的路面可使用清扫车，干燥路面可使用吸尘车。

（3）厂区路面和其他空间地面应铺成混凝土地面，以防有毒物质渗入，也便于清洗。对于制酸系统路面，要平整光滑，以防汞珠积存，避免汞蒸气二次挥发。

（4）厂房应尽可能避免积尘死角，避免窗台凸缘和清扫不到的弯角。

（5）加强设备和管道的修理和维护工作，尽量避免发生跑、冒、滴、漏。

2. 噪声岗位作业工人应适当安排工间休息，休息时应离开噪声环境，以恢复听觉疲劳。应经常检测车间噪声，监督检查预防措施执行情况及效果。

3. 在炎热季节对高温作业工种的工人供应含盐清凉饮料，调整工作时间，减少高温作业时间。休息室应尽可能设置在远离热源处，宜安装空气调节系统。

4. 组织从事接触职业病危害的劳动者进行上岗前、在岗期间和离岗时的职业健康检查。

5. 产生职业病危的作业岗位醒目位置设置警示标识和中文警示说明。

第九节　铝冶炼过程中的职业病危害识别与控制

铝是银白色的金属，比重小，具有良好的导热性、导电性、防腐蚀性能。铝的化学活性很强，具有与氧猛烈反应的倾向：在空气中铝的表面生成一层连续而致密的氧化铝薄膜，保护铝不再继续氧化；铝粉或铝箔在空气中加热即燃烧生成氧化铝。铝可溶于盐酸、硫酸和碱溶液，但对冷硝酸和有机酸在化学上是稳定的。铝能与许多金属形成优质铝基轻合金，在现代工业技术上应用极为广泛。纯铝和铝合金都是铝的应用形式，纯铝主要用作高压输电线、电缆壳、导电板及各种电工制品；铝合金主要用作汽车、装甲车、坦克、飞机等的部件，生活用品、家具、建筑构架、门窗等也广泛使用铝合金。

“十二五”期间，铝材产量年均增长16.9%，2015年，我国铝的产量为3141万吨，占全球总产量55%。目前，我国铝工业内部面临着矿产资源短缺、产品结构不合理、环保压力大三大难题。但是，我国铝产业也有条件扩大市场需求，当前的“绿色”发展要求轻量化，《中国制造2025》等政策同样支持轻量化，铝是轻量化的优选材料，铝业在未来的发展中依然是大有可为的产业。

一、工艺流程

工业和信息化部公告（2013年第36号）《铝行业规范条件》对企业布局、规模和外部条件，质量、工艺和装备，能源消耗，资源消耗及综合利用等方面做了详细的要求与规定。铝的生产工艺包括从铝矿石生产氧化铝以及氧化铝电解两个主要过程，而后是熔炼生成铝锭。铝冶炼的产品主要包括电解铝、精铝、在冶炼过程中生产的铝基合金及矿产铝和再生铝。从生产流程来分析，氧化铝是通过一系列化学过程从铝土矿中提炼出来，电解铝是通过电解氧化铝得到，而生产铝材的主要原材料是电解铝。因此，可以把铝行业分为上游的铝矿采选、中游的铝冶炼和下游的深加工，三者构成了铝行业内部完整的产业链。铝冶炼行业产业链见图8-9-1。

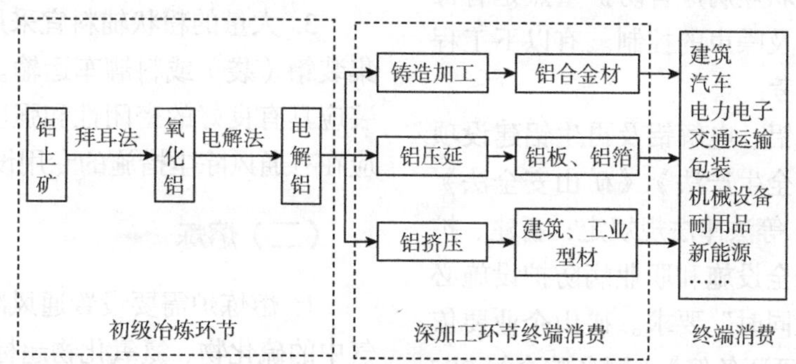

图8-9-1　铝冶炼行业产业链

二、主要原辅材料

铝矿石是铝冶炼的主要原材料，《铝行业规范条件》规定铝土矿山（包括与煤矿等伴生的铝土矿）必须采用适合矿床开采技术条件的先进采矿方法，尽量采用大型设备，提高自动化水平，并依据铝土矿资源情况增设脱硫和除铁生产系统。

三、主要职业病危害因素来源及分布

总体来说，传统的铝冶炼企业通常把主要生产设备布置在厂房内，工人采用固定式手动操作，大部分时间在厂房内（设备旁）进行生产活动，同时接触多种职业病危害因素。现代铝冶炼企业所采用的生产设备，大大提高了机械化、自动化、密闭化、程序化，工人采用巡视式控制操作，减少了劳动者接触职业危害的机会。在铝冶炼企业的作业环境中通常存在氧化铝粉尘、氟化物、沥青烟气、氯、氯化氢、二氧化硫、一氧化碳、高温、热辐射、噪声和电磁辐射等职业病危害因素。对于不同生产规模、不同企业类型、不同产品类型的铝冶炼企业，其生产车间（分厂或工段）及岗位设置不尽相同，但主要生产车间可分为电解、精炼、除尘、成品等车间。以各车间为单元，常见的职业病危害因素详见表8-9-1。

表 8-9-1 铝冶炼各车间可能存在的职业病危害因素

车间名称	主要工种	职业病危害因素		
		粉尘	毒物	物理因素
电解车间	打壳工、采样工等	铝尘（主要为氧化铝），其余为电焊尘、碳素、氟化物等	氟化物、沥青烟气、氯、氯化氢、二氧化硫、一氧化碳	高温、热辐射、电磁辐射、噪声等
精炼车间	操作工、天车工、采样工等	—	—	高温、热辐射、噪声等
除尘车间	操作工、监测工等	铝尘等	—	高温、噪声等
成品车间	操作工、天车工、搬运工等	—	—	高温、热辐射、噪声、振动等

四、职业病危害工程控制要点

铝冶炼企业职业病危害防护重点是有毒有害物质、高温及噪声的控制。有以下工程控制措施可供参考：

矿山、氧化铝、电解铝及再生铝建设项目必须符合《安全生产法》《矿山安全法》《职业病防治法》等法律法规规定；新建、扩建和改造项目安全设施和职业病防护设施必须严格履行“三同时”要求。矿山企业要依照《安全生产许可证条例》（国务院令第 397 号）等有关规定，依法取得安全生产许可证后方可从事生产活动；氧化铝企业赤泥堆场应符合国家有关尾矿库安全管理规定及技术规程。

相关研究表明铝冶炼厂的职业病发病以铝尘肺、工业性氟病为主，由此可见，铝冶炼生产过程中职业病危害的关键控制点为氧化铝粉尘和氟化物，作业场所的关键控制点为电解炉。除遵循第六章第一节所述基本工程防护措施外，参照《铝加工厂防尘防毒技术规程》（AQ/T 4218），有以下工程控制措施可供参考：

（一）物料储存及运输

1. 原材料在储存于运输过程中应有可靠的防水、防雨雪、防散漏措施。

2. 有毒物料或粉状物料输送宜密闭，宜采用管道化、机械化、自动化操作，减少转运点和缩短输送距离，不宜采用人工或抓斗装卸。

3. 大量的粉状辅料宜采用密闭性较好的集装箱（袋）或料罐车运输。袋装粉料的包装应具有良好的密闭性和强度，拆包、倒包应在有通风除尘措施的专用设备上进行。

（二）熔炼

1. 熔炼炉需要设置通风净化装置。如烟气中的硫化物、氮氧化物超标，应进行脱硫、脱氨处理。

2. 排风罩应按炉型、工艺操作及排烟要求分别采用固定式或回转升降式排风罩、对开式排风罩、炉口环形罩和整体密闭罩等。

3. 应选用附着较少的炉料，并宜经过预处理，宜采用无毒或低毒添加剂，如添加有毒添加剂时，应为作业人员选用、配备防护用品进行操作。

（三）铸造

1. 宜采用粉尘危害性小的砂型生产工艺。

2. 铸型排气孔应通畅，浇注时一氧化碳应引出点燃。

3. 手工落砂时，铸件温度宜在 50℃以下，不宜采用压缩空气清铲，落砂、打磨、切割等操作条件较差的场合，宜采用机械手遥控隔离操作。

4. 铸件表面清理不宜采用干喷砂作业，在工艺允许的条件下，宜采用湿法作业。

5. 原砂烘干用的平板干燥炉、立式干燥炉、卧式滚筒干燥炉、振动沸腾烘砂炉等均应设通风除尘系统，并应考虑防止结露、粘袋堵塞的措施。

（四）通风净化系统

在布置工艺设备时，应为通风系统的工艺（包括排风罩的位置、风管敷设、平台位置、除尘器设备等）的合理布局提供必要的平面和立体空间等条件，且要确保工艺设备的运行控制与通风系统的运行实行连锁控制，加强设备密闭与烟尘净化。

1. 对于生产尘毒危害的定型设备，铝加工厂应选用配备有密闭罩的设备，密闭装置的结构应牢固、严密，并便于操作、检修。

2. 两设备之间处于动态连接时，宜采用柔软性材料密封连接，收尘设备、冷却设备、烟管、排灰设备和烟尘输送系统应密闭。

3. 密闭罩上的观察窗、操作孔和检修门应具有较好的密闭性。

4. 尘毒净化管道系统和除尘器、净化器的进出口，应设检测孔。

简而言之，对于氧化铝粉尘的治理要做到自动化、机械化、密闭化和除尘高效化：如在电解炉安装可拆卸挡板，除必要时打开外，平时应置于关闭状态，以减少粉尘逸出；在密闭的皮带廊内运输原料；在密闭的管道和容器内运送和储存氧化铝；采用防透性能好的包装袋包装氧化铝。但应注意的是在电解车间不能采取湿式作业，要求绝缘作业，防止电解炉高温遇水爆炸。

对于氟化物的治理要做到自动化、巡视化、密闭化和通风高效化。在电解车间的工人采用控制室内操作回转窑、电解炉等设备。在减少工人接触氟化物机会的同时，对电解炉密闭隔离。

五、个体防护用品配备

1. 应按GB/T11651和GB/T18664为作业人员配备合格的个体防护用品。

2. 作业人员应按规定正确使用个体劳动防护用品。

3. 由于各种原因，生产场所的噪声强度暂时不能得到控制，或需要在特殊高噪声条件下工作的，佩戴个体防护用品是保护听觉器官的一项有效措施。最常用的是耳塞，一般由橡胶或软塑料等材料制成，根据外耳道形状设计大小不等的各种型号，隔声效果可达 20～35dB（A）。此外，还有耳罩、帽盔等，其隔声效果优于耳塞，耳罩隔声效果可达 30～40dB（A），但佩戴时不够方便，成本也较高，普遍采用存在一定的困难。

4. 高温作业工人的工作服，应以耐热、导热系数小而透气性能好的织物制成。防止辐射热，可用白帆布或铝箔制的工作服。此外，按不同作业的需要，供给工作帽、防护眼镜、面罩、手套、鞋盖、护腿等个体防护用品。特殊高温作业工人，如炉衬热修、清理钢包等工种，为防止强烈热辐射的作用，应佩戴隔热面罩和穿着隔热、阻燃、通风的防护服，如喷涂金属（铜、银）隔热面罩、铝膜隔热服等。

六、应急处置要点

1. 制订中毒事故应急救援预案，每年至少举行 1 次应急演练。

2. 在厂区内应按 GB 2893、GB 2894 的规定，正确使用安全标志与安全色。尘毒作业场所及有毒物料储存场所应按 GBZ 158 的要求设置警示标识。

3. 用人单位应保持定期对应急救援物资（包括喷淋洗眼装置、空气呼吸器、防化服、报警装置、急救箱等）进行维护、确保能正常使用。

4. 对于产生高毒物质的电解车间应设置与相应事故防范和应急救援相配套的设施和设备，并留有应急通道。一旦发生刺激性气体中毒事件，应遵循现场急救原则，采取相关救护措施，做好中毒患者的早期治疗处理。

七、企业职业卫生管理要点

1. 制订职业病防治计划，并列入企业中、长期发展规划，逐步加以落实。

2. 建立、健全职业卫生管理制度和操作规程。

3. 建立职业健康检查制度，健全职业健康监护档案。

4. 建立、健全工作场所职业病危害因素的监测及评价制度。

5. 加强对各级、各类人员的职业卫生培训等内容。

6. 配备的职业卫生管理人员的数量应视生产规模、职业病危害的严重程度等具体工作量而定，一般应满足法规所要求的包括职业卫生评价、职业病危害因素的日常监测、职业性健康检查、职业病诊断与治疗等工作要求。

7. 根据《工业企业设计卫生标准》的要求，合理设置生产卫生用室和生活用室。

8. 对尘毒环境中的作业人员，应执行休息、就餐、洗漱及污染衣物的洗涤管理制度。

第十节　铜冶炼过程中的职业病危害识别与控制

铜是人类发现最早的金属之一，也是最好的纯金属之一，稍硬、极坚韧、耐磨损，还有很好的延展性、导热和导电性。铜和它的一些合金有较好的耐腐蚀能力，在干燥的空气里很稳定，但在潮湿的空气里在其表面可以生成一层绿色的碱式碳酸铜，俗称铜绿。在有色金属中，铜的产量和耗电量仅次于铝，居第二位，在电器、输电和电子工业中用量最大，广泛用来制作轴承、轴瓦、油管、阀门、泵体，以及高压蒸气设备、医疗器械、光学仪器、装饰材料及金属艺术品和各种日用器具等。

我国在十二五期间，铜材产量年均增长10.2%。2015 年，我国铜的产量为 796 万吨，占全球总产量的 35%。与金属铝相似，铜冶炼工业目前面临着技术创新能力不足资源保障基础薄弱、环境保护压力加大等方面的问题。十三五是我国有色金属工业转型升级、提质增效，迈入世界有色金属工业强国行列的关键期，既面临大有作为的重大战略机遇，也面临许多矛盾相互叠加的严峻挑战。随着农村电网改造、新一代电子信息产业、新能源汽车、高端装备制造等战略性新兴产业的发展，铜的市场需求仍将保持一定的增长。

一、工艺流程

工业和信息化部公告（2014 年第 29 号）《铜冶炼行业规范条件》对企业布局、生产规模，质量、工艺技术和装备，能源消耗，资源综合利用等方面做了详细的要求与规定。铜精矿生产电解铜的冶炼方法分为火法冶金和湿法冶金两大类，火法炼铜是目前采用的主要方法。

火法炼铜工艺一般都分为三段，第一段是造锍熔炼，由铜精矿炼成含铜 40%～75%的铜锍（也称冰铜），第二段是将铜锍炼成含铜 98%以上的粗铜，第三段是将粗铜精炼成阳极铜。火法熔炼步骤及工艺流程见图 8-10-1。当今火法冶金技术正朝着短流程连续炼铜、高富氧、低能耗、高效率、低碳冶金、清洁生产、自动化、信息化、智能化方向发展。熔池熔炼方法和漂浮熔炼方法是现代炼铜的主要方法，相对于传统的火法炼铜，现代炼铜技术有能耗低、烟气量小、生产速度高、环境保护好等优点。

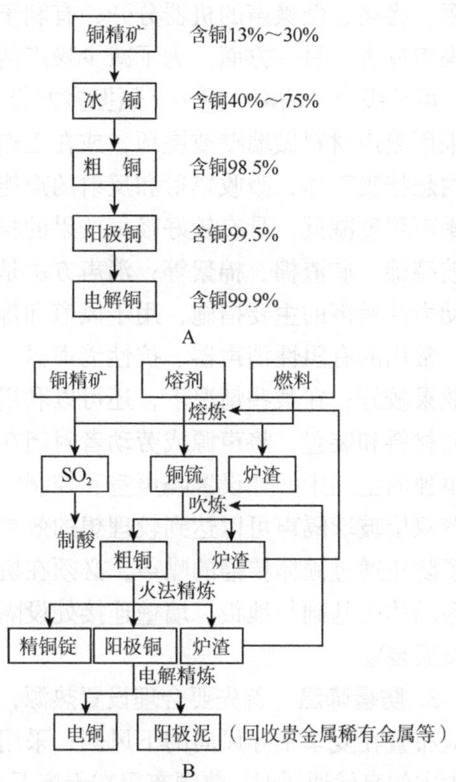

图 8-10-1　火法炼铜步骤及生产工艺流程图

A. 火法炼铜步骤；B. 生产工艺流程图

湿法炼铜是用浸出剂浸出铜矿石或铜精矿中的铜，然后用化学提取法或电解提取法从经过净化处理的浸出液中获得金属铜的工序，可简单地分为三个步骤：浸出、萃取、电解。

二、主要原辅材料

生产电解铜（阴极铜）的原料分为铜精矿和废杂铜，铜精矿是当今生产电解铜的主要原料。根据铜化合物的性质，铜矿物可分为自然铜、硫化矿和氧化矿三种类型。在自然界中自然铜的含量极少，一般都以金属共生矿的形态存在。铜矿石中常伴生有多种重金属和稀有金属，如金、银、砷、锑、铋、硒、铅、钴、镍、钼等。硫化矿分布最广，目前电解铜的 90%左右来自硫化矿。冶炼过程中的燃料主要为天然气，也可根据实际需求加入块煤；冶炼所涉及的辅助材料主要为耐火材料、耐火砖。

三、主要职业病危害因素来源及分布

《建设项目职业病危害风险分类管理目录（2012 版）》规定：常用有色金属冶炼项目的职业病危害等级为“严重”。铜冶炼过程中产生大量有毒烟尘，并伴有高温和热辐射，对劳动者的身体健康危害极大。现代炼铜工厂主要可分为原料、熔炼、吹炼、精炼、制酸、电解、污水处理等生产系统，下面分述各个生产系统可能存在的职业病危害因素，详见表 8-10-1。

表 8-10-1　铜冶炼各车间可能存在的职业病危害因素

生产系统	主要职业病危害因素
原料[1]	铜尘、矿尘、其他粉尘、噪声、振动等
熔炼	矿尘、其他粉尘、SO_2、CO、氮氧化物、铜烟、铅烟、砷及其无机化合物、镉及其化合物、氧化锌、H_2S、噪声、高温等
吹炼	其他粉尘、SO_2、CO、氮氧化物、铜烟、铅烟、砷及其无机化合物、镉及其化合物、氧化锌、噪声、高温等
精炼	煤尘、其他粉尘、SO_2、CO、氮氧化物、铜烟、铅烟、砷及其无机化合物、镉及其化合物、氧化锌、噪声、高温等
制酸	矿尘、SO_2、CO、氮氧化物、砷及其无机化合物、镉及其化合物、氧化锌、硫酸、噪声等
电解[2]	硫酸、盐酸、噪声等
污水处理	砷化氢、硫酸、盐酸、噪声等

[1] 矿物质中如存在放射性物质可能会导致放射性损伤

[2] 电解装置可能产生极低频电磁辐射

四、职业病危害工程控制要点

铜冶炼企业职业病危害防护重点是有毒

有害物质、高温及噪声的控制。除遵循第六章第一节所述基本工程防护措施外，有以下工程控制措施可供参考：

1. 控制尘毒 新建和改造利用铜精矿的铜冶炼项目，须采用生产效率高、工艺先进、能耗低、环保达标、资源综合利用好的先进工艺，如闪速熔炼、富氧底吹、富氧侧吹、富氧顶吹、白银炉熔炼、合成炉熔炼、旋浮铜冶炼等富氧熔炼工艺，以及其他先进铜冶炼工艺技术。必须配置烟气制酸、资源综合利用、节能等设施。烟气制酸须采用稀酸洗涤净化、双转双吸（或三转三吸）工艺，烟气净化严禁采用水洗或热浓酸洗涤工艺，硫酸尾气需设治理设施。设计选用的冶炼尾气余热回收、收尘工艺及设备必须满足国家《节约能源法》《清洁生产促进法》《环境保护法》、《清洁生产标准铜冶炼业》（HJ 558）和《清洁生产标准铜电解业》（HJ 559）等要求。

新建和改造利用各种含铜二次资源的铜冶炼项目，须采用先进的节能环保、清洁生产工艺和设备。预处理环节应采用导线剥皮机、铜米机等自动化程度高的机械法破碎分选设备，对特殊绝缘层及漆包线等除漆需要焚烧的，必须采用烟气治理设施完善的环保型焚烧炉。禁止采用化学法以及无烟气治理设施的焚烧工艺和装备。冶炼工艺须采用NGL炉、旋转顶吹炉、精炼摇炉、倾动式精炼炉、100吨以上改进型阳极炉（反射炉）以及其他生产效率高、能耗低、资源综合利用效果好、环保达标的先进生产工艺及装备，同时应配套具备二噁英防控能力的设备设施。禁止使用直接燃煤的反射炉熔炼含铜二次资源。全面淘汰无烟气治理措施的冶炼工艺及设备。

2. 控制噪声 对噪声的控制，主要包括控制噪声的产生与传播两个方面。一方面，对于噪声明显的车间，尽可能选用噪声与振动较小的破碎机、球磨机、筛分机、振动筛等生产设备；并设法提高机器制造的精度，尽量减少机器部件的撞击和摩擦，减少机器的振动；在进行工作场所设计时，合理配置声源，将高、低噪声的机器分开，有利于减少噪声危害。另一方面，为了减少噪声的传播，可从吸声、消声、隔声、隔振多方着手：可采用吸声材料做墙壁或屋顶，或在工作场所内悬挂吸声体，吸收辐射和反射的声能，使噪声程度减低，具有较好吸声效果的材料有玻璃棉、矿渣棉、棉絮等；消声方法是防止动力性噪声的主要措施，用于风道和排气管，常用的有阻性消声器、抗性消声器，消声效果较好；在某些情况下，还可以利用一定的材料和装置，将声源或劳动者封闭在一个单独的空间中，如设置隔声室和控制室，设置双层玻璃隔声可以达到较理想的效果；为了防止通过固体传播的噪声，必须在机器或振动体的基础与地板、墙壁连接处设隔振或减振装置。

3. 防暑降温 首先要合理设置热源，热源应布置在夏季主导风向的下风侧；采用热压为主的自然通风时，热源布置在天窗下面；操作人员在自动化操作室里远离热源。隔热是防暑降温的一项重要措施，可以利用水或导热系数小的材料进行隔热，其中尤以水的隔热效果为最好，能最大限度地吸收辐射热。任何房屋均可通过门窗、缝隙进行自然通风换气，合理配置进风口和排风口，充分利用热压和风压的综合作用，使自然通风发挥最大的效能；对于高温车间的天车驾驶室、车间内的监控室、操作室等应有良好的隔热措施，并安装空调器。

五、个体防护用品配备

个体防护用品配备可参考铝冶炼。

六、应急处置要点

应急处置要点可参考铝冶炼。

七、企业职业卫生管理要点

按照《职业病防治法》的要求，建设单位或用人单位应设置专职的职业卫生管理机构，配备职业卫生管理人员，制定一系列管理制度和操作规程，职业病危害防护设施的费用、职业卫生培训宣传费等职业卫生专项投资按要求单独列出。

建设单位或用人单位制定严格的劳动防护用品管理制度，根据不同工作按照相关规定发放，检查并督促劳动者按要求佩戴劳动防护用品。同时，在有毒物质产生、使用和储存的场所及工人接触毒物作业岗位的醒目位置设置警示标识、警示说明和职业病危害告知卡；在生产车间内设置冲淋装置、有毒气体浓度检测报警系统，并制定有相应的应急救援预案，设置有应急救援站点等。

总而言之，生产中要应用先进技术和工艺，尽可能采取自动化控制，最大限度地减少操作者接触职业病危害因素的机会；完善建设项目或生产项目中职业病危害关键控制点的防尘、防毒、防噪设施，并时常检修、维护；建设项目或生产项目的个体防护措施、职业卫生管理措施、职业健康监护措施和应急救援措施等方面应依照要求进一步细化完善。

第十一节　其他有色金属冶炼过程中的职业病危害识别与控制

十二五以来，我国有色金属工业积极应对复杂多变的国内外宏观经济形势和发展环境，积极推进转方式、调结构、促转型，基本完成了十二五规划发展目标，行业发展保持平稳态势，为实现由大到强奠定了坚实基础。十三五是我国有色金属工业转型升级、提质增效，迈入世界有色金属工业强国行列的关键时期，既面临大有作为的重大战略机遇，也面临诸多矛盾相互叠加的严峻挑战。除去前文介绍的铅、锌、铝、铜四种常用有色金属，其他常用有色金属还包括锡、锑、汞、镉、镁等，以及金、钨、钼、钼等主要稀贵金属。其他有色金属冶炼职业病危害也较为严重，但相对于铅、锌、铝、铜来说产量较少，生产工艺流程与前文也较为相近，在此重点介绍其职业病危害因素和控制措施。

一、锡　冶　炼

锡的冶炼历史悠久，特别是近代工业革命以后，锡的冶炼规模逐渐从分散式向集约化发展，从作坊式向集团化发展；冶炼装备从简陋、手工作业向大型化、机械化、自动化发展；冶炼技术从粗放式向精细化、标准化发展。工业和信息化部公告（2015年第89号）《锡行业规范条件》对企业布局、生产规模，质量、工艺技术和装备，能源消耗，资源综合利用等方面做了详细的要求与规定。

锡冶炼技术大体上可以分为锡炼前处理技术、锡精矿还原熔炼技术、粗锡精炼技术、锡烟化挥发技术、锡冶炼综合回收技术及清洁环保技术。其中，锡精矿还原熔炼技术是关键一环，还原熔炼的设备主要有反射炉、电炉、奥斯麦特炉，反射炉已逐渐被淘汰；电炉的突出优势在于锡冶炼直接回收率高，投资较低，较适用于小型冶炼厂；奥斯麦特技术发展迅速，推广很快。总体来说，锡冶炼过程中存在着粉尘、毒物与物理因素三大类职业病危害因素，其中物理因素主要是噪声与高温，用人单位应针对性地做好控制措施。

（一）锡冶炼主要职业病危害因素来源及分布

1. 毒物　锡冶炼过程中存在多种化学毒物，如砷化氢、氧化砷、铅烟、铅尘等，其中最主要的职业病危害因素是砷化氢和氧化砷。

在烧结焙烧和鼓风炉熔炼过程中大部分砷及其化合物以烟尘的形态随烟气排出，并被除尘装置收留后进入炉灰中。因此，锡的焙烧、还原熔炼和除尘净化工作场所均存在砷及其化合物的职业病危害。特别是在收尘过程中皮肤和呼吸道可能同时接触高浓度的砷及其化合物。含砷炉渣和炉灰在潮湿环境或遇水后会产生大量的砷化氢气体，常是导致砷化氢职业中毒的主要原因。

在焙烧、锡鼓风炉熔炼、粗锡火法精炼过程中，因铅高温熔化产生大量铅烟和铅蒸气，铅烟和铅蒸气在空气中部分氧化成氧化铅，部分冷凝为铅尘。

锡精矿焙烧一般采用碎煤或碎焦作燃料和还原剂，在多膛焙烧炉或回转窑中进行。煤燃烧过程中产生大量的二氧化硫、一氧化碳、氮氧化物、二氧化碳等有毒气体。

在熔炼前的浸出工段中，使用盐酸浸出方法去除锑、铋、铅、铁等杂质，因而产生盐酸雾职业病危害。

2. 粉尘 在矿石破碎、运输过程中存在矿石粉尘；锡精矿配料、烧结焙烧过程中存在煤尘、锡精矿尘和炉渣尘；在锡的还原熔炼、精炼过程中存在矿石粉尘、煤尘、炉渣尘。此外，在窑炉维修过程中可能接触高浓度的矽尘等。

3. 噪声 矿石破碎机、球磨机、皮带运输机、干燥炉、反射炉、鼓风机、除尘风机等设备在运转过程中均会产生高强度噪声，尤以破碎机、球磨机、鼓风机、除尘风机噪声危害较大。

4. 高温与热辐射 锡精矿的焙烧、还原熔炼和粗锡火法精炼等过程均在高温窑炉内进行，这些工作场所产生的高强度的辐射热，在通风散热条件欠佳的情况下易形成高温、强辐射热生产环境。

（二）职业病危害控制措施

锡矿山采选、冶炼企业建设项目应遵守《安全生产法》《矿山安全法》《职业病防治法》等法律法规，执行保障安全生产和职业病危害防治的国家标准或行业标准；新建、改造和现有项目安全设施和职业病防护设施应严格履行“三同时”手续。开展安全生产标准化工作，强化企业安全生产基础建设。锡冶炼企业的作业环境应满足《工业企业设计卫生标准》（GBZ 1）、《工作场所有害因素职业接触限值第 1 部分：化学有害因素》（GBZ 2.1）及《工作场所有害因素职业接触限值第 2 部分：物理因素》（GBZ 2.2）的要求。

1. 防毒措施 工作场所应设置良好的通风除尘系统，要有足够的抽风量来维持罩口风速，排风罩设计形状应合理，确保除尘效果。工作场所地面应选用负压吸气干式清扫方式，禁止采用流水冲洗。另应做好个体职业病危害防护，特别是在收尘过程中皮肤和呼吸道可能同时接触高浓度的砷及其化合物，应同时做好呼吸道和皮肤的防护。

2. 防暑降温措施 由于工作场所存在的热源较多，中央控制室、操作室、工人休息室等处应安装空调，为操作人员创造一个舒适的工作环境。吊车司机室、岗位操作室应进行隔热处理，并配备制冷空调降温。炉前工、铸锭工应戴滤光防护眼镜，以真空镀膜制成的红外线防护镜效果较好。并供给含盐饮料，补充电解质的不足。

3. 防噪声措施 在设计时应尽量选用低噪声的设备，从源头控制噪声。中央控制室、操作室、工人休息室应进行隔声处理，如安装双层玻璃密闭窗、设隔声门斗等。发放防噪声耳塞或耳罩，要求工人进入噪声作业工作场所前必须佩戴好耳塞（耳罩）。

4. 应急救援措施 锡冶炼过程中多处产生砷化氢气体，较易引起急性砷化氢中毒事故。用人单位应建立应急救援预案，对上述工作场所应安装毒物报警器和设立应急救援通道，设置警示标识，并配备个体防护用品等。

二、锑 冶 炼

锑是一种重要的稀有金属元素，广泛应用于塑料、橡胶、涂料阻燃、聚酯催化剂、蓄电池、轴承合金、荧光粉、电子陶瓷、医药、军事等领域。近20年来，我国的锑工业得到了快速发展。我国锑矿主要由两类矿床构成：一是单一的硫化锑矿，二是与其他金属共生的复合矿。目前对单一硫化锑矿的提取工艺主要是挥发熔炼-还原熔炼，脆硫铅锑矿的提取工艺主要是是沸腾焙烧—溢流焙砂配料—烧结—鼓风炉还原熔炼—吹炼—精炼。以上两种方法均以火法工艺为主，在冶炼过程中会产生粉尘、毒物、物理因素三大类职业病危害因素，其中物理因素主要是噪声与高温，各种锑冶炼中职业病危害因素大致相同，但其危害程度与矿石中铅、砷、硫含量密切相关，用人单位应针对性地做好控制措施。

（一）锑冶炼主要职业病危害因素来源及分布

1. 粉尘　生产性粉尘是锑冶炼过程中主要的职业病危害因素，其中最重要的是锑尘。在焙烧炉、鼓风炉、反射炉、锑白炉、生锑炉等炼锑炉的每个工序中都存在锑尘或锑蒸气的危害。锑冶炼过程中产生的粉尘多属混合性粉尘，以锑和锑的化合物为主，并含有少量铅尘、氧化砷尘等。但烘干和制粒工序产生的粉尘中含有矽尘，锑品包装工序中产生的粉尘以粉状锑为主。

2. 毒物　浮选锑矿石经烘干炉烘干和制成锑粒矿时，会产生少量的锑、铅和砷等毒物。锑矿石在熔析、熔炼过程中会产生锑尘和大量的锑蒸气，及少量的氧化砷、铅尘、铅烟、二氧化硫、氮氧化物、一氧化碳、二氧化碳等职业病危害因素。其化学毒物的产生量与锑矿石的组分密切相关，如含铅、含砷量较高的矿石，车间空气中铅尘、氧化砷尘含量相对较高；含硫量较高的矿石，二氧化硫含量相对较高。

锑白包装和布袋室主要接触三氧化二锑。三氧化二锑是白色粉末状，易分散到车间空气中。

3. 噪声　鼓风机、压风机、皮带运输设备、除尘风机等设备在运转过程中产生高强度的噪声，多属中高频稳态噪声。

4. 高温和热辐射　烘干炉、生锑炉、焙烧炉、鼓风炉、反射炉、锑白炉均属高温窑炉，产生高温与强辐射热。

（二）职业病危害控制措施

应针对粉尘、锑、铅、砷、二氧化硫、高温等职业病危害因素采取综合性防护措施。

1. 防尘防毒措施

（1）在厂区总平面布置时，车间与车间之间要有足够的防护距离，防止污染物的相互影响。

（2）选用先进的锑冶炼工艺、设备和技术。如各炼炉的加料、出料、配料和锑白包装等生产实行机械化、自动化操作，减少工人直接接触机会。

（3）保持工作场所的清洁，地面经常洒水，抑制粉尘飞扬。

（4）加强生产设备的密闭，尘毒散发点的通风收尘。

（5）加强个人防护，必须佩戴防尘口罩、工作帽、工作服，搞好个人清洁卫生，勤洗澡、勤换衣。

2. 防暑降温措施

（1）各炼炉应尽量布置在车间主导风向的下风侧、天窗下，相互之间要保持一定的距离，防止热源的叠加作用。

（2）加强自然通风及机械通风，以降低车间内的温度。

（3）夏季是炼锑工人锑性皮炎（又称锑痒疮）的高发季节，应发放锑痒疮防治药物，如薄冰霜等。

（4）做好防暑降温工作，高温季节调整作业时间，供应清凉饮料和防暑药物等。

3. 噪声防护措施

（1）在厂区总平面布置时，噪声源与人员相对集中的车间之间要有足够的防护距离，或设立噪声隔离带。

（2）压风机房、鼓风机房、破碎机房等高强度噪声源应采取隔声措施，对墙壁、门窗进行吸声与隔声处理。

（3）对振动较大的设备应进行隔振处理，减少噪声的传播。

（4）空气动力性噪声设备应安装消声器。

（5）进入噪声强度超过 85dB（A）的工作场所应佩戴防噪声耳塞或耳罩。

从目前我国锑行业发展的趋势来看，传统的火法冶炼工艺将被逐渐淘汰，而采用富氧熔池熔炼取代传统的炼锑方法将是锑冶炼技术未来发展的必然趋势。用人单位应进一步加大科技投入，在实践中积极创新，实现技术创新，加强锑冶炼工艺中的自动化、机械化、密闭化，从根本上控制锑冶炼过程中产生的职业病危害因素。

三、汞 冶 炼

汞是在常温下唯一的液态金属，是现代工业生产和科学技术不可缺少的材料。

由硫化汞矿石炼汞，通常采用火法冶炼。火法炼汞简单实用，主要包括两个基本过程：一是汞矿石的焙烧或蒸馏；二是汞蒸气的冷凝。火法炼汞包括高炉炼汞和沸腾炉焙烧炼汞。高炉炼汞设备主要包括炼汞高炉、冷凝器及其前后的附带设备（除尘设备和冷凝废气处理设备）三部分。

湿法炼汞用来处理浮选精矿，包括碱性浸出和电积两个主要过程。采用湿法炼汞，由于浸出和电解过程差不多都是在常温下进行，汞面上有水溶液覆盖，汞蒸气不容易逸出，可以防止或减少生产过程中的汞中毒事故。由高炉冷凝器取出的汞，俗称毛汞，需采用阳极氧化法和蒸馏方法进行精炼，去除杂质。

（一）汞冶炼主要职业病危害因素来源及分布

1. 毒物 在汞的冶炼过程中均存在汞蒸气的职业病危害，尤以火法炼汞最为严重。火法炼汞焙烧过程中还产生大量的二氧化硫气体。

2. 粉尘 主要是矿石尘和作为燃料的煤尘两大类。在矿石搬运和破碎过程中，以及矿渣处理过程中均产生矿石尘，其危害性主要决定于矿脉的化学成分，如果含石英高，则危害性大。

3. 物理因素 主要是高温与噪声等。

（二）职业病危害控制措施

1. 提高生产设备与工艺机械化、自动化水平，尽量减少劳动者直接接触机会。

2. 各生产厂房内要保证良好的通风。

3. 各生产设备要尽可能加以密封，以减少烟尘和汞蒸气在车间内的弥漫。

4. 要尽可能降低冷凝器以后的废气温度，必要时采用化学方法对废气加以净化。

5. 及时清扫流失在车间地面上的汞，减少汞的蒸发。

6. 操作人员必须身穿工作服并戴过滤口罩，不得在车间内进食，下班后要洗澡更衣，避免把汞污染带回家。

四、镉 冶 炼

镉是较稀有的重金属元素，多以硫化镉矿物存在，无独立的矿床，常伴生于铅、锌矿中，在矿石中含量较小，为次要矿物。火法炼锌的废镉渣中，镉含量远远高于原生矿物。因此，工业上冶炼镉的原料往往都是冶炼厂的中间物料，其中 95%的镉来自锌生产的副产品。用于镉冶炼的原料主要是湿法锌冶炼厂产生的含镉渣、蒸馏法锌冶炼厂产生的富镉兰粉、铜与铅冶炼厂的烟尘、锌焙烧烟尘、颜料厂的废渣及废电池回收等。

镉冶炼的主要工艺可分为电积法、置换法和蒸馏法等。按冶炼方法又可分为火法和湿法：一种是从湿法炼锌中所产的镉渣中提炼镉，镉渣经球磨后用硫酸或锌电解废液直接在空气搅拌槽或机械搅拌槽内进行浸出；另一种是从含镉烟尘中提炼镉。在铅、锌、铜火法熔炼过程中产出的烟尘一般含有较高的镉、砷、锑、氯和少量稀有元素。从烟尘中回收镉的方法视烟尘的成分而定，与湿法炼锌得到的含镉渣的处理不同之处在于烟尘需经富集，然后使镉转入溶液。

（一）镉冶炼的主要职业病危害因素来源及分布

1. 化学毒物　镉的冶炼是在密封管道和湿式作业中进行，环境中的毒物一般以蒸气的形式存在。生产过程中主要有镉、砷、铅、砷化氢、硫化氢等化学毒物。依据镉渣或烟尘的成分不同，还可能存在锑、镍、铊等，但一般含量较少。其存在的主要岗位是浸出、置换、粗炼、真空蒸馏和精镉铸锭等。镉渣及镉尘的酸浸和锌粉置换沉淀镉的过程中会产生砷化氢，一旦泄漏或逸出，可能导致严重的急性砷化氢中毒。加硫酸和氯气时容易导致氯气泄漏、酸雾和化学灼伤。

2. 粉尘类　粉尘类职业病危害因素主要是混合金属性粉尘，其防治重点为加料、熔化等工作岗位。

3. 物理因素　主要职业病危害因素为各类工业泵、风机等产生的机械噪声，熔炼过程中存在高温与辐射热等。

（二）职业病危害控制措施

1. 为减少烟尘和镉、铅、砷等毒物蒸气的逸散，提高空气的净化程度，在镉的熔炼、精炼和熔化铸造过程中，敞开的金属流槽或熔池表面积应尽可能小。在操作孔、出口和流槽处应安装排风罩。铸镉一般为手工操作，其熔锅上方及墙上均应有机械排风装置。

2. 为了减少镉的蒸气逸散，所有的熔池表面需用厚层氢氧化钠覆盖，并安装高效吸尘器。

3. 镉的酸浸和置换沉淀镉的过程中，产生砷化氢，应重点防护。主要措施有：一是加强工作场所的通风；二是安装安全报警装置；三是严格按安全操作规程进行操作；四是穿戴好防毒面具等个体防护用品。

4. 做好个体防护。应穿戴好防护服、防护衣和防护面罩，注意个人卫生，如勤换衣、勤洗澡等。

5. 应急救援措施。镉的提炼易导致砷化氢、硫化氢、镉、二氧化硫、硫酸等急性职业中毒事故，并可能存在氯气罐等重大危险源。用人单位应建立应急救援预案，对上述工作场所应安装毒物报警器和设立应急救援通道，设置警示标识，并配备个体防护用品等。

五、镁 冶 炼

镁是一种具有重要应用价值的轻金属，是航空工业的重要材料，可用于制造飞机机身、发动机零件等，但因为冶炼成本较高应用范围受到限制。传统制备金属镁的方法成本高，并且是劳动密集型产业。2011 年，工业和信息化部公告（2011）第 7 号《镁行业准入条件》对企业布局及规模、工艺装备、产品质量、资源能源消耗、环境保护等方面做了详尽的规定。

2016 年 7 月，澳大利亚联邦科学与工业研究组织日前宣布，该机构开发出一种新的金属镁冶炼技术，可使金属镁的制备过程节省多达 80%的能源，并减少多达 60%的一氧化碳排放，有望使金属镁制造业重现活力。

这项新的冶炼技术被称作“镁音速”，它通过碳对镁矿的热还原反应以及被称作“超音速喷嘴”的设备高效生产高质量的金属镁。“超音速喷嘴”是一个类似火箭发动机喷嘴的装置，可使热还原产物镁蒸气和一氧化碳以4倍于音速的毫秒级速度通过其中，令镁蒸气瞬间凝结、固化成为镁金属。

菱镁矿、白云石、湖盐镁资源、海盐制盐母液-苦卤是目前我国主要可利用的镁资源。目前镁冶炼的方法主要有两种：电解法和热还原法。镁的冶炼车间主要包括炉料车间、还原车间、精炼车间等，冶炼过程要经过破碎、配料、氯化、电解、精炼、铸造、酸洗镀膜等过程。工序多，工艺复杂，生产中的职业病危害较多。

（一）镁冶炼的主要职业病危害因素来源及分布

1. 炉料车间 压球操作、硅破操作、微机操作、回转窑操作均可能接触到车间内存在的粉尘、煤气（主要为CO）、高温、噪声等职业病危害因素。

2. 还原车间 炉前作业的劳动者可能接触到粉尘、高温、噪声等职业病危害因素；炉温操作的劳动者可能接触到煤气（主要为CO）、噪声等职业病危害因素；真空操作的劳动者可能接触到高温、噪声等职业病危害因素；压镁操作的劳动者可能接触到噪声、高温等职业病危害因素；维修岗位的劳动者可能接触到煤气（主要为CO）、高温、噪声等职业病危害因素。

3. 精炼车间 炉面作业、浇铸作业、叉车作业、粗镁存储、设备检修岗位的劳动者主要面临着煤气（主要为CO）、有害气体、高温、噪声等职业病危害因素。

4. 其他职业病危害因素 生产过程使用和产生剧毒的氯气，容易发生操作人员急性氯气中毒；从氯化、电解到精炼、铸造，操作处理熔融金属和盐类，容易发生烧烫灼伤；电解使用强直流电，系列电压高，场地又遭氯化物污染，容易发生人员触电；熔镁外溢，容易燃烧甚至发生爆炸。

氯盐粉尘垃圾，有吸水潮解特性，容易腐蚀建筑物与设备。

（二）职业病危害控制措施

镁冶炼过程中关键控制职业病危害的措施包括防尘毒、控制噪声以及防暑降温，相关内容可参考铝的冶炼相关章节。下面阐述针对镁冶炼过程中额外需要注意的内容：

1. 用人单位贯彻执行《安全生产法》《消防法》及相关的法律法规，加强安全生产管理，建立、健全安全生产责任制度，完善安全生产条件，确保安全生产。

2. 用人单位应结合生产特点，制定本企业安全措施实施细则和安全检查表，并按安全检查表认真进行检查；认真做好安全生产教育，普及安全知识和安全法规，使职工了解本企业安全生产特点；并对员工进行专业技术和安全生产知识培训，并经考核合格后上岗。

3. 生产人员应按 GB/T 11651 的有关规定，使用劳动保护用品。操作人员在进行作业以前，应按上述要求穿戴防护用品，未穿戴防护用品的人员不允许靠近作业区域，不允许操作设备。

4. 精炼车间宜为单层建筑，屋顶不宜采用轻钢结构，应使用不可燃材料，地板的材料要耐热、不吸水。

5. 车间不应使用自动喷淋装置，若本身已有的，应将阀门锁死并将其中水排尽。

6. 精炼车间应具有良好的通风设备，通风设备不能设置在熔化炉的上方附近，以防漏雨。熔炼及浇铸处应采用防火墙与车间其他部分隔开，所有安全设施，未经主管部门批准，不得拆除或挪作他用。

7. 生产现场应配备适用的灭火剂：如粉状 2 号熔剂及生产用覆盖剂、干镁砂或干砂子、石棉板或石棉布等，精炼车间还应配备专用的 D 级灭火器。

8. 镁及镁合金燃烧禁止使用水、泡沫、四氯化碳、二氧化碳灭火剂。

9. 在生产管理中，要把控制、平衡氯气作为突出重点，纳入日常生产调度管理。要使电解槽副产氯气量保持小于氯化炉使用氯气量，防止出现多余氯气，给生产和操作人员造成危害。一旦出现氯气多余时，要有紧急处理措施，以保证安全。

10. 要使氯化炉保持负压状态，减少氯气跑冒，必须改善氯化生产排烟设施，提高排烟机排放能力，并保证经常运行良好。

纯镁的力学性能很低，不能直接用作结构材料，镁的最大用途之一是作为铝合金的合金元素，它可以改善材料的强度和抗腐蚀性能。从长远看金属镁作为新材料前景广阔，新的节能工艺如能成熟并实现工业化应用，原镁生产行业有望突破式发展。但需注意的是由于镁合金有别于锌、铝合金，性质比较活泼，易燃易爆，用人单位需提高安全生产意识，制定正确操作规范。镁合金压铸生产中的要点是保持现场中的干燥、干净，严格按照正确的操作规范作业并妥善处理压铸机后加工产生的粉尘、切屑、废料等，使现场作业人员受到良好的安全作业训练，并切记不可用水及普通灭火器来扑灭镁合金起火。

六、金冶炼

用于生产金的原料主要是金矿床采出的矿石，其次是有色重金属选矿和冶金产出的副产金原料以及各种含金的废旧原料。

金矿石的冶炼工艺大致可分为三个工序：预处理、合质金、精炼提纯。混汞法主要生产设备有捣矿机、碾盘机、混汞筒、球磨机、棒磨机、混汞板（混汞槽）等。另外，还有现代新型氰化法提金工艺，如炭浆法、树脂浆法、堆浸法、槽浸法等。

（一）金冶炼主要职业病危害因素来源及分布

1. 毒物　金冶炼属于职业病危害较严重的行业之一，在冶炼过程中需使用剧毒的氰化物和汞，矿石中含有多种有色金属元素及其他元素，其中有害元素主要有砷和硫等，可产生砷化氢、二氧化硫等有害气体，较易导致急性职业中毒。

金冶炼工艺过程中使用的化学毒物较多，有剧毒的氰化物和汞，多种高浓度的强酸、强碱等；并产生毒性较大的砷化氢、二氧化硫、氮氧化物、一氧化碳、氨气、氯化亚汞、砷烟（尘）、铅烟（尘）等。致使工作场所空气中可能存在数十种化学毒物，其中危害最大的是砷化氢和氰化氢气体、汞蒸气、砷烟（尘）和铅烟（尘）等。

2. 粉尘　在金矿石预处理过程中，存在矿石粉尘、石灰石粉尘、煤尘、铁末尘、氧化铝粉尘、活性炭粉尘、硝石尘、硫黄尘和各类原料尘等。金矿石尘的危害性主要决定于脉石的化学成分，实测数据表明不同矿石粉尘中游离二氧化硅含量差异很大，其危害性也相差甚远。在实际工作中应结合矿石游离二氧化硅定量分析结果来评价。对于其他有色重金属选矿的副产金原料尘以及各种含金的废旧原料粉尘，应注意其有毒重金属的含量与危害。在设备抢修、维修和收尘工清理管道与过滤器时，检修工需进入设备内直接接触高浓度的粉尘，应重点做好个人防护。

3. 物理性有害因素

（1）噪声和振动：主要来源于鼓风机、捣矿机、碾盘机、电动机、风机等机电设备。

（2）高温和热辐射：在精矿焙烧和加热冶炼等过程中使用各类高温炉，都会产生高温与热辐射。

（3）电磁辐射：采用大功率电炉和电解工艺时可能存在极低频电磁场的职业危害。

（二）职业病危害控制措施

1. 防毒措施 防中毒措施应以防止急性砷化氢中毒、氰化氢中毒和汞中毒为重点。所有可能产生砷化氢、氰化氢气体的酸浸和置换岗位应加强通风排毒。应尽量将反应槽、罐置于通风柜内，并维持柜内负压状况，避免毒气外逸。并应防止含有氰化物等的物料污染手、衣服、工具、座椅及地面。

混汞法是产生汞蒸气的重要来源，应加强设备密封、岗位通风和烟气中汞蒸气的回收净化。厂房地面应坚实、光滑，有一定的倾斜度（1%～3%），并用塑料、橡胶或沥青等不吸附汞的材料铺设，以及建立良好的排水系统。洒在地面上的小量汞，应用吸液管或吸汞器及时加以回收。冲洗地面的废水和其他含汞废水，都要集中于净化池，经处理达到排放标准后方能排放。厂房墙壁要光滑平整，木材、混凝土等表面是汞的良好吸附剂，应涂以油漆或喷沥青漆，并经常用热肥皂水或 1/1000 的高锰酸钾水刷洗墙壁和地面。

硫黄共熔、浓硫酸浸煮等岗位，由于剧烈反应会产生大量的二氧化硫等烟气，应加强设备的密闭与通风排毒。硝酸、硫酸、盐酸消化时产生大量的氮氧化物气体和酸雾，应将反应槽置于通风柜内，以防止氮氧化物气体中毒和酸雾的腐蚀作用。

应加强安全生产教育，促进工人自觉遵守职业安全卫生操作规程，避免人为的污染。

加强个体职业病危害防护，操作人员的工作服最好使用吸汞性能差的柞蚕丝料或绸料，并应置于单独的通风房间内，与干净衣服应分房放置。避免在工作场所吸烟和进食，进食前先用热水和肥皂洗手，下班时需用热水和肥皂洗澡，并更换全部衣服及鞋袜。

2. 防尘措施 用工程技术措施消除或降低粉尘危害是防尘的根本措施。可通过工艺改革实现操作的机械化、自动化，如遥控操纵、计算机控制、隔室监控等。对不能采取湿式作业的场所，应采取密闭通风除尘的办法，也可采取密闭尘源与局部抽风相结合的方法。其防尘重点部位为矿石的破碎与运输、焙烧炉和干燥炉烟气的收尘等。应适当加大抽风量，以维持负压操作。加强个体防护，进入粉尘作业生产岗位时应佩戴防尘口罩，以减少粉尘对劳动者身体健康的危害。

3. 防暑降温措施 合理设计工艺流程，改进生产设备和操作方法是改善高温作业劳动条件的根本措施。工房设计时应考虑有良好的自然通风；对于自然通风不能满足散热要求的车间应设计机械通风，如局部抽风、局部送风和车间全面机械通风等。

高温作业工人应补充与出汗量相等的水分和盐分，饮水方式以少量多次为宜。高温作业的工作服应以耐热、导热系数小且透气性能好的织物制成。对高温作业的工人应进行上岗前和入暑前的职业健康体检。

根据本地区气候特点，合理安排作息制度，抢修、维修热炉膛时，应向工人操作处送冷气，或采取轮换作业的工作方式。

4. 防噪声措施 一般来说，噪声并不是金冶炼行业的主要职业病危害因素，特别是一些小规模的金冶炼企业，所选设备的功率均较小，噪声强度相对不高。但对于一些大型鼓风机、捣矿机、碾盘机、电动机、风机等可能产生高强度噪声，应从设备选型、建设项目总平面布局、设计减振基础、配备隔声和消声设施、加强个体职业病危害防护等多方面考虑。

5. 应急救援措施 针对有可能发生的砷化氢气体中毒、氰化氢气体中毒、二氧化硫气体中毒、氮氧化物气体中毒、汞中毒和酸碱灼伤等，应建立应急救援预案，工作场所应设立毒物警示标识和中文说明等，并在相关岗位设置急救药品、喷淋冲洗设施等。

七、钨 冶 炼

钨为金属元素，呈钢灰色或银白色，具有硬度高、熔点高（所有金属元素中最高）以及常温下不受空气侵蚀的特性。钨属于较稳定的元素：空气中400℃开始轻微氧化；常温下任意浓度的盐酸、硫酸、硝酸及王水中都是稳定的。钨的主要用途是作为硬质合金、高速钢、轧制品等，电光源或真空电子行业、微电子行业、航空航天也有所涉及。2016年，工业和信息化部公告（2016年第1号）《钨行业规范条件》对企业布局和生产规模、质量工艺和装备、资源综合利用及消耗、环境保护等方面做了详尽的规定。

钨冶炼主要包括钨精矿分解及钨化合物提纯两个方面。钨精矿分解又可分湿法与火法。湿法分为碱分解法和酸分解法，碱分解法适用于分解分解黑钨精矿；酸分解法适合处理白钨精矿；火法分解常用碳酸钠烧结法。钨精矿分解后的溶液还含有一定的杂质，必须经过净化以后才能进一步制取金属钨，要去除的杂质主要是硅、磷、砷、钼、氟等，净化方法主要有三种：传统化学净化法、萃取净化法及离子交换法。

1. 钨冶炼的主要职业病危害因素来源及分布 湿法钨冶炼过程中的主要职业病危害因素主要是来源与矿石本身运输及冶炼过程中产生的粉尘，以及添加的各种化学试剂，化学反应过程中产生的多种有毒有害气体，同时也有设备运行产生的噪声等物理有害因素；火法分解冶炼过程中主要职业病危害因素包括矿石本身产生的粉尘，冶炼过程中的高温与热辐射，杂质与伴生矿物与辅助材料反应产生的多种有毒有害气体，同时也有设备运行产生的噪声等物理有害因素。净化阶段若采取萃取净化法或离子交换法可能还会有有机溶剂及高分子材料的职业病危害因素。

2. 职业病危害控制措施 钨矿山、冶炼、加工建设项目应符合《安全生产法》《矿山安全法》《职业病防治法》等法律法规规定，执行保障安全生产和职业病防治的国家标准或行业标准；新建和改造项目安全设施和职业病防护设施应严格履行“三同时”手续。开展安全生产标准化工作，强化企业安全生产基础建设。钨冶炼的职业病危害控制措施依然需要从加强管理、改革生产工艺、控制噪声、防暑降温方面共同考量，具体参见铅锌冶炼章节，其中革新生产工艺，提高生产的自动化、智能化与密闭化依然是重中之重。

八、铟 冶 炼

铟是一种银灰色、质地极软的易熔金属。自20世纪90年代以来，铟及其化合物被广泛应用在半导体、低熔点合金、红外线检测器和振荡器的制造，以及临床医学中肿瘤放射治疗和放射性核素显影等行业。其中，应用氧化铟锡（ITO）制作透明导电薄膜用于液晶显示器、接触式屏幕以及其他电子设备，约占铟（化合物）用量的60%～70%，并以年均30%以上的增长率递增。

目前炼铟分两种，即原生铟和再生铟。原生铟主要是从原矿中提取铟，也是当前冶炼铟的主要来源；再生铟则是对废弃金属回收后的冶炼，主要是从铅、锌、铜、锡等矿石冶炼过程中回收的副产品，但再生铟占的总量不大。目前尚未发现铟的单独矿床，它以微量伴生在锌、锡等矿物中，目前主要是从闪锌矿中提取。我国闪锌矿主要分布在云南省。目前，世界上铟生产的主要提取工艺技术是萃取-电解法。

直至20世纪90年代中期，人民还普遍认为纯金属形式的铟是没有毒性的，是一个安全的金属，但自2001年日本首先报道ITO所致肺间质性疾病的病例后，之后美国、中国相续报道了 ITO 引起的间质性肺疾病及肺泡蛋白沉积症。因此，2013 年修订的《职业病分类和目录》新增铟及其化合物中毒。国内于 2017 年首次出台《职业性铟及其化合物中毒的诊断》的诊断标准。铟冶炼过程中除去铟及其化合物较为特殊的职业病危害因素外，还存在粉尘、铅、砷、镉、砷化氢、各种酸碱、噪声、高温等职业病危害因素。

相对于其他的有色金属冶炼，铟被人类发现和开发利用较晚，要做好职业危害的防护，提高企业和劳动者职业卫生防护意识迫在眉睫。对于铟的生产企业需要对可能存在铟及其化合物污染的工程项目，做好有害因素的源头治理工作，采用先进的生产工艺，从源头上消除铟及其化合物的职业危害在铟及其化合物作业环境中。此外，要安装有效的通风设施，生产过程中尽可能封闭粉尘来源，保证工作场所铟及其化合物空气浓度标准符合国家职业卫生标准。劳动者在工作场所必要时需要戴防尘口罩，遵守操作规程。

九、钼 冶 炼

钼是一种灰色的过渡金属，钼和钨性质十分相似，具有高温强度好、硬度高、密度大、抗腐蚀能力强、热膨胀系数小、导电和导热性能良好等特性。钼的纯金属是银白色，非常坚硬。把少量钼加到钢之中，可使钢变硬。我国钼矿主要分布在陕西、辽宁、河南等省。钼在钢铁中的用量占总消费量的 80% 以上。金属钼及合金用于制造电子管、晶体管等电子器件，钼合金用于航天航空等用的各种高温部件，石油化学工业中钼主要用作制造各种催化剂、有机合成、煤液化、阻燃剂、消烟剂等。

钼矿的选矿方法主要是浮选法，回收的钼矿物是辉钼矿。钼精矿的冶炼主要有氧化焙烧、硝酸浸出法、次氯酸钠浸出法、电氧化浸出法。其中，氧化焙烧会产生大量的烟气，污染环境，钼回收率低；硝酸浸出法由于需要高温高压、对反应设备要求高，生产技术难度大，且生产过程中存在安全隐患，目前国内已暂停使用该法；次氯酸钠浸出法反应条件温和，对设备要求不高，但原料次氯酸钠消耗量大而造成生产成本过高；电氧化浸出法是由次氯酸钠法改进而来，继承了次氯酸钠浸出率高、反应条件温和、无污染的特点，并且能够较为方便的控制、调节反应的方向、限度、速率。目前也出现了一些新方法，如辉钼矿精矿不经氧化焙烧，直接用氧压煮法或细菌浸出法提取纯三氧化钼。对低品位氧化矿用硫酸浸出，从溶液中用离子交换法或萃取法提取纯三氧化钼。

钼冶炼场所存在的职业危害因素主要有粉尘、铅烟、砷、汞、钼、二氧化硫、氮氧化物、二氧化碳、一氧化碳、噪声等。为及时发现和控制职业病，保障作业工人健康，建议钼冶炼场所加强技术创新，提高生产的自动化与智能化，合理设置吸尘排毒罩，确保抽风排毒系统的正常运转，控制作业场所粉尘浓度，粉尘作业岗位的工人佩戴符合卫生学要求的防尘口罩；噪声作业岗位应发放符合卫生要求的耳塞并督促作业工人正确佩戴；有毒有害气体作业岗位的工人佩戴有过滤效果的口罩。总之，钼冶炼的职业病危害控制措施依然需要从加强管理、改革生产工艺、控制噪声等方面综合考虑，其中革新生产工艺，提高生产的自动化、智能化与密闭化依然是重中之重。

第九章　化工行业职业病危害与控制

化工行业按原材料不同大致可分为五类：石油加工业、化学原料和化学制品制造业、医药制造业、化学纤维制造业、橡胶和塑料制品业。化学原料和化学制品制造业又分为八小类：基础化学原料制造、肥料制造、农药制造、涂料/油墨/颜料及类似产品制造、合成材料制造、专用化学产品制造、炸药/火工及焰火产品制造、日用化学产品制造。

据国家统计局2016年统计资料，我国化工行业中规模以上企业单位数，其中化学原料和化学制品制造业有24 583家、医药制造业有7541家、化学纤维制造业有1820家、橡胶和塑料制品业有18 298家、石油加工、炼焦和核燃料加工业有1876家。

化工行业中的职业病危害因素种类主要是化学毒物、粉尘、噪声及高温。

本章主要针对化工行业中化学毒物种类较多、职业病危害较重的硫酸生产、石油化工、合成树脂、合成纤维、染料生产、制药行业、农药制造、烟花爆竹生产等行业进行危害识别分析，并介绍职业病危害防治要点。

第一节　硫酸等无机化工生产过程中的职业病危害识别与控制

无机化学工业包括硫酸工业、纯碱工业、氯碱工业、合成氨工业、化肥工业和无机盐工业。硫酸是无机化学工业中最重要的产品之一，它可作成成品，也是很多化工产品的中间原料。产品有无水硫酸、含水硫酸和发烟硫酸等。

本节以硫酸制造为典型代表，介绍主要生产工艺流程，识别分析其中涉及的主要职业病危害因素，并指出该类行业职业病危害因素防治和管理要点。

一、工艺流程

根据使用催化剂的不同，硫酸的工业制法可分为接触法和硝化法，其工艺流程参见图9-1-1。接触法的基本原理是应用固体催化剂，以空气中的氧直接氧化二氧化硫。硝化法（包括铅室法和塔式法）是借助于氮的氧化物使二氧化硫氧化制成硫酸。我国目前硫酸的主要生产方法就是接触法。

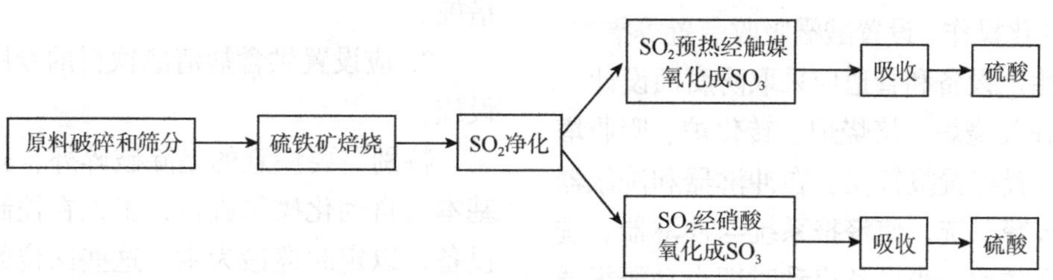

图9-1-1　硫酸生产工艺流程图

二、主要原辅材料与生产设备

接触法生产硫酸过程使用的主要原料为硫铁矿或硫黄，辅料为有色金属冶炼烟气、石膏和催化剂等。所使用的设备主要有打砂机、斗提机、皮带机、给料机、焚烧炉、炉前鼓风机、废热锅炉、脱吸塔、泡沫塔、电除雾器、干吸塔、转化器、浓酸冷却器。

三、主要职业病危害因素来源及分布

硫酸生产过程中存在的职业病危害因素及其分布可见表9-1-1。

表9-1-1 硫酸生产工艺过程中的主要职业病危害因素来源及岗位分布

工艺/车间	工序/工种	职业危害因素				关键控制岗位
		粉尘	化学毒物	物理因素	生物因素	
硫酸生产	原料破碎	其他粉尘	—	噪声	—	是
	焙烧		二氧化硫	噪声、高温		
	净化		二氧化硫			
	转化		二氧化硫、硫酸及三氧化硫、五氧化二钒	噪声、高温		是
	吸收		二氧化硫、硫酸及三氧化硫	噪声、高温		
	排渣	其他粉尘				是
储罐区	装车		硫酸及三氧化硫			

四、职业病危害工程控制要点

硫酸制造行业的基本工程防护措施可参照第六章第一节。除此之外，有以下几点需要特别注意：

（一）粉尘控制措施

原料破碎和排渣岗位应设通风除尘设施。

（二）有毒有害气体控制措施

1. 生产设备采取露天布置、设备密闭、高度自动化操作、设置酸雾吸收装置等措施。

2. 生产设备和管道应采取防腐蚀设计。

3. 在焚烧炉、焙烧炉、转化炉、吸收塔等适宜位置配置报警仪。在冲淋器和洗眼器处设置报警系统，使警报系统与冲淋器、洗眼器实现联动，当设备启动时即自动警报通知外援。

（三）噪声控制措施

鼓风机和泵等尽可能选用低噪声型号，独立设置，并采取阻声、消声、隔声和减振措施。

（四）防高温热辐射措施

1. 露天布置的管道和设备应加装隔热设施。

2. 焚烧炉休息室、巡检工人休息室、上料和排渣工人休息室应采用空调或其他降温措施。

3. 应设置供含盐清凉饮料的专用房间和设施。

特别需要注意的是除破碎外，其他工序基本为自动化操作进行，工人在控制室操作设备，以定时巡检为主，这些岗位的关键控制点是设备管道意外泄露、仪器维修和采样时均有可能引起急性职业中毒、化学灼伤和高温灼伤，具有较大的职业风险。

五、个体防护用品配备

硫酸制造行业个体防护用品配备见表9-1-2。

表 9-1-2　硫酸制造业个体防护用品配备一览表

工序	工种	主要职业病危害因素	防护用品配备
破碎	操作工	其他粉尘、噪声	防尘口罩、防噪耳塞
焙烧	巡检工	二氧化硫、噪声、高温	防毒口罩、防酸（碱）服、防酸碱护目镜、热防护服、防噪耳塞、防化学品鞋（靴）
净化	巡检工	二氧化硫	防毒口罩
转化	巡检工	二氧化硫、硫酸及三氧化硫、五氧化二钒、噪声、高温	防毒口罩、防酸（碱）服、防酸碱护目镜、热防护服、防噪耳塞、防化学品鞋（靴）、防化学品鞋（靴）
吸收	巡检工	二氧化硫、硫酸及三氧化硫、噪声、高温	防毒口罩、防酸（碱）服、防酸碱护目镜、热防护服、防噪耳塞、防化学品鞋（靴）
排渣	操作工	其他粉尘	防尘口罩
储罐区	装车工	硫酸及三氧化硫	防毒口罩、防酸（碱）服、防酸碱护目镜、防化学品鞋（靴）

六、应急处置要点

硫酸生产中由于设备及管道泄漏有可能引起急性职业中毒、化学灼伤和高温灼伤，主要应急救援措施如下：

1. 迅速撤离中毒人员至安全区，呼吸困难时吸氧，呼吸停止时进行人工呼吸，心脏骤停时立即进行心脏按压；皮肤污染，脱去污染的衣服，用清水反复彻底冲洗15min，然后涂抹碳酸氢钠（小苏打）。眼睛接触，提起眼睑，用大量流动清水或生理盐水彻底冲洗至少15min。有食入者用水漱口，给饮牛奶或蛋清。

2. 硫酸灼伤时，救援者要防止皮肤直接接触，用棉布先吸去皮肤上的硫酸，再用大量流动清水冲洗，最后用0.01%的苏打水（或稀氨水）浸泡，切勿直接冲洗。

3. 应急处理人员佩戴自给正压式呼吸器，穿防酸碱工作服。不要直接接触泄漏物，尽可能切断泄漏源。防止流入下水道、排洪沟等限制性空间。

4. 硫酸罐区小量泄漏：用砂土、干燥石灰或苏打灰混合。也可以用大量水冲洗，洗水稀释后放入废水系统。大量泄漏：用泵及地下槽迅速倒灌或槽车转移，或构筑围堤或挖坑收容，用泵转移至槽车或专用收集器内，回收或运至废物处理场所处。

七、企业职业卫生管理要点

硫酸生产企业职业卫生管理制度、职业卫生培训等可参考第四章相关内容。此外，由于硫酸危害严重，有以下几点值得注意：

1. 严格制定和执行操作规程、劳动保护和卫生制度。建立岗位责任制，设备维修制度，防止因违章操作而发生事故和跑、冒、滴、漏。重视车间内清洁卫生，湿式清扫，以防二次尘源。对于危害因素浓度超过国家卫生限值的岗位，应加强个人防护。

2. 对工人进行岗前培训，考核合格方可上岗。培训员工正确使用安全标签和安全技术说明书，了解化学品的健康危害和应急处置方法，掌握个体防护用品的选择、使用、维护和保养。岗位变动或生产工艺流程变化时，重新培训。

3. 定期清洗作业场所，对废物和溢出物适当处置，保持作业场所清洁。

4. 在作业场所入口或作业场所的显著位置，应设置“当心中毒”警告标识，“戴防毒面具/防尘口罩”“穿防护服”“戴防护眼镜”“戴橡胶手套或乳胶手套”“注意通风”等指令标识和“紧急出口”“救援电话”等提示标识。硫酸储罐围堰的设置应符合国家标准的要求。围堰周围设置黄色警示线，警示标识和中文警示说明。警示说明应当载明产生职业中毒危害的种类、后果、预防以及应急救治措施等内容。警示线设在使用有毒作业场所外缘不少于30cm处。可能产生职业病危害的设备发生故障时，或者维修、检修存在有毒物品的生产装置时，根据现场实际情况设置“禁止启动”或“禁止入内”警示标识，可加注必要的警示语句，详见图9-1-2。

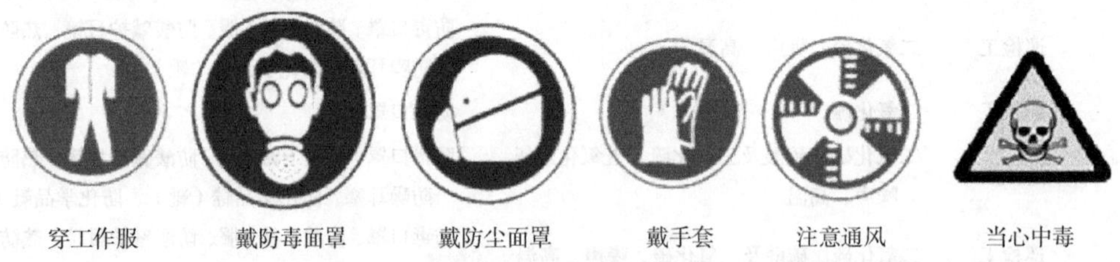

图 9-1-2　警示标识

第二节　石油化工行业中的职业病危害控制

石油化工是指通过对原油进行一系列炼制加工、逐步分离和合成，制造出来的各种石油化工产品。石油化工行业，产品的种类繁多，使用的原辅材料、中间体和副产品也多，职业病危害因素分布面较广，接触机会较多。

石油化工工艺流程可以分为三大类：一次加工（常减压蒸馏）、二次加工、三次加工（油品精制）。本节主要介绍几种常见的、危害因素接触较多处理工艺、识别分析其中涉及的主要职业病危害因素，并指出该类作业职业病危害因素防治和管理要点。

一、工艺流程

工艺流程说明（图9-2-1）：

常减压蒸馏是原油的一次加工，它是通过蒸馏的方法将原油分离成各种燃料油、润滑油馏分（或二次加工原料）。

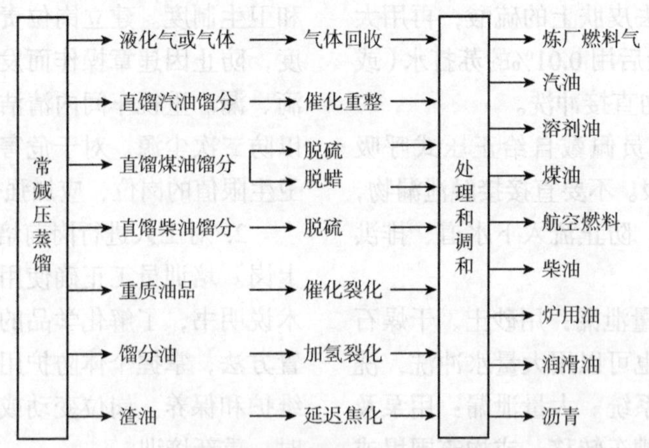

图 9-2-1　石油化工工艺流程图

催化裂化是将重质油品在催化剂存在的条件下，在一定的温度、压力下，经过以裂解为主的一系列化学反应，转化成汽油、柴油、液化气、干气等主要产品以及渣油、焦炭等副产品。

催化重整是指在催化剂作用条件下对汽油馏分进行重整。重整是指烃类分子重新排列成新的分子结构。

加氢裂化是指馏分油在催化剂和氢气存在下，脱除馏分油中硫、氮、氧等和金属化合物氢解反应，将烷烃、烯烃进行裂化、异构化和少量环化反应，多环化物转化为单环化物。

煤、柴油加氢是直馏煤油或直馏柴油加氢精制是在临氢和催化剂的条件下，通过加氢反应，使得原料中的硫、氮、氧化合物反应生成硫化氢、氨气、水而脱除、烯烃饱和，从而改善产品性能。

馏分油（VGO）加氢是指常减压来的柴油和催化裂化柴油脱硫、脱氮、脱氧，烯烃和多环芳烃加氢饱和反应，脱金属反应，以及轻度加氢裂化反应，从而改善油品性能。

重油加氢（ARDS）是指常减压渣油，由过滤、反应、分馏、脱硫、含硫污水处理等工序组成。

延迟焦化是将渣油经深度热裂化转化为气体和轻、中质馏分油及焦炭的加工过程，是炼油厂提高轻质油收率和生产石油焦的主要手段。

二、主要原辅材料、产品与生产设备

石油化工生产过程中使用的主要原辅材料、生产的产品及使用的生产设备见表9-2-1。

表 9-2-1　石油化工中使用的主要原辅材料、产品和生产设备

项目	原料	辅料	产品	生产设备
常减压蒸馏	原油	缓蚀剂、破乳剂、颗粒白土等	航柴油、汽油、重整油、化工轻料、轮滑油料、渣油	初馏塔、精馏塔、常压塔、减压塔等
催化裂化	脱沥青油、蜡油、常压重油、减压渣油等	金属钝化剂、催化剂、缓蚀剂、CO 助燃剂等	汽油、柴油、干气（C1～C2 组分）、液化气（C3～C4 组分）	反应器、再生器、沉降器、旋风分离器、风机、汽轮机、气压机、增压机等
催化重整	直馏汽油	铂催化剂、铂铼催化剂等	汽油、苯、甲苯、二甲苯、乙苯、苯乙烯	预加氢反应器、重整反应器、分馏塔、再生器、精馏塔、换热器等
加氢裂化	馏分油	减压蜡油、焦化蜡油、氢气	干气、液态烃、轻石脑油、柴油、尾油	加热器、反应器、分馏塔、脱硫塔、压缩机、汽轮机等
煤、柴油加氢	直馏煤油和直馏柴油	氨、氢气、缓蚀剂、二乙醇胺等	媒油、柴油、石脑油	加氢反应器、分馏塔、脱硫塔、汽提塔、加热炉等
馏分油加氢	常减压来的柴油和催化裂化柴油	液氨、碱液、加氢脱硫催化剂	柴油、媒油和石脑油	加热炉、反应器、分馏塔、脱硫塔、加热炉等
重油加氢	常压渣油	氢气、三乙醇胺	渣油、柴油、石脑油	过滤器、反应器、分馏塔、脱硫塔、汽提塔等
延迟焦化	渣油	消泡剂、抗焦增收剂、脱硫剂	汽油、柴油、蜡油、石油焦、干气、液化石油气	加热炉、焦化炉、分馏塔、脱硫塔、焦炭塔、压缩机等

三、主要职业病危害因素来源及分布

石油化工生产过程中存在的主要职业病危害因素见表9-2-2。

四、职业病危害工程控制要点

（一）防毒措施

1. 尽可能以无毒、低毒的工艺和原材料代替有毒、高毒工艺和原辅材料。

表9-2-2 石油化工工艺过程中的主要职业病危害因素来源及岗位分布

分布区域		职业危害因素				关键控制岗位
		粉尘	化学毒物	物理因素	生物因素	
常减压蒸馏	初馏塔	—	硫化氢、液化石油气、汽油	—	—	是
	常压塔区	—	硫化氢、液化石油气、汽油	—	—	是
	常压炉区	—	—	高温、噪声	—	—
	减压炉区	—	—	高温、噪声	—	—
	减压塔区	—	—	高温、噪声	—	—
催化裂化	反应再生区	—	液化石油气、汽油	—	—	—
	分馏区	—	硫化氢、液化石油气、汽油	噪声	—	是
	吸收稳定区	—	硫化氢、液化石油气、汽油	噪声	—	是
	能量回收区	—	高温	噪声	—	—
催化重整	原料油预处理	—	汽油		—	—
	反应（再生）	—	氨、汽油	噪声、γ射线	—	是
	芳烃抽提	—	苯、甲苯、二甲苯、乙苯、苯乙烯	噪声	—	是
	芳烃精馏	—	苯、甲苯、二甲苯、乙苯、苯乙烯	噪声	—	是
加氢裂化	加热炉	—	一氧化碳、一氧化氮、二氧化氮、二氧化硫	高温、噪声	—	—
	加热炉、热油泵房	—	—	高温、热辐射	—	—
	反应器	—	硫化氢、氨气、硫醇	高温	—	是
	二硫化碳罐	—	二硫化碳		—	—
	分馏塔区	—	硫化氢、液态烃、硫醇	—	—	是
	压缩机	—		噪声	—	
	脱硫化氢塔	—	硫化氢、氨气	—	—	是
	高分、低分酸性水	—	硫化氢、氨气	—	—	是
煤、柴油加氢	反应区	—	硫化氢、二硫化碳、氨	高温、热辐射	—	是
	分馏区	—	硫化氢、氨	高温、热辐射、噪声	—	是
	脱硫区	—	硫化氢	噪声	—	是
	机泵	—	柴油、煤油	噪声	—	
	分馏区	—	硫化氢	高温、热辐射、噪声	—	是
	加热炉	—	二硫化碳	高温、热辐射、噪声	—	是

续表

分布区域		职业危害因素				关键控制岗位
		粉尘	化学毒物	物理因素	生物因素	
馏分油加氢	原料区		柴油			
	反应区		硫化氢、氨、氢氧化钠	高温、热辐射	—	是
	分离区		硫化氢、氨	高温、热辐射、噪声	—	是
	脱硫区		硫化氢	噪声	—	是
	机泵		柴油	噪声	—	—
	分馏区		硫化氢	高温、热辐射、噪声	—	是
	加热炉		硫化氢	高温、热辐射、噪声	—	是
重油加氢	原料区		渣油		—	—
	反应区		硫化氢、氨	高温、热辐射	—	是
	分离区		硫化氢、氨	高温、热辐射、噪声	—	是
	脱硫区		硫化氢	噪声	—	是
	机泵		渣油、柴油、煤油	噪声	—	—
	分馏区		硫化氢	高温、热辐射、噪声	—	是
	双塔汽提		氨		—	是
	加热炉		硫化氢	高温、热辐射、噪声	—	是
延迟焦化	加热炉		一氧化碳、一氧化氮、二氧化氮、二氧化硫	高温、热辐射、噪声	—	是
	焦炭塔区	焦炭粉尘	焦炉逸散物	中子射源、高温、热辐射	—	是
	分馏塔	—	焦炉逸散物、汽油、柴油	噪声	—	是
	压缩机	—	—	噪声	—	—
	干气脱硫塔	—	硫化氢	—	—	是
	液化石油气脱硫塔	—	硫化氢、液化石油气	—	—	是

2. 生产装置应密闭化、管道化，尽可能实现负压生产，防止有毒物质泄漏、外逸。

3. 生产过程机械化、程序化和自动控制，减少作业人员有毒物质。

4. 车间有毒物质逸散且自然通风不能满足时，应设置机械通风排毒、净化装置，使工作场所有毒物质浓度控制到职业卫生标准限值以下。

5. 加强设备的日常巡检与维护，尤其是管道的连接部分、阀门区、泵和压缩机等。发现问题及时解决，杜绝跑、冒、滴、漏及意外事故发生。同时还应加强各种防毒设施的维护和保养，确保其正常使用。

（二）防尘措施

1. 采用密闭管道输送、密闭自动化称重、密闭设备加工、防止粉尘外逸；不能完全密闭的尘源，在不妨碍操作的条件下，尽可能半密闭罩、隔离室等设施隔绝、减少粉尘与工作场所空气的接触，见粉尘限制在局部范围内，减少粉尘的扩散。

2. 通过降低物料落差，适当降低溜槽倾斜度、隔绝气流、减少诱导空气量和设置空间等方法，抑制由于正压造成的扬尘。

3. 对亲水性、弱黏性的物料和粉尘应尽可能采取增湿、喷雾、喷蒸汽等措施，可有效地减少物料在装卸、转运、破碎、筛分、混合和清扫等过程中粉尘的产生和扩散。厂房喷雾有助于车间粉尘的凝聚、降落。

4. 为消除二次扬尘，尽量减少积尘平面、地面、墙壁应平整光滑、墙角呈圆角、便于清扫；使用负压清扫装置来清扫逸散、沉积在地面、墙壁、构件和设备上的粉尘。

（三）防噪声、振动措施

1. 噪声较大的设备应尽量远离其他非噪声车间、行政区和生活区。

2. 噪声与振动强度较大的生产设备应安装在单层厂房或多层厂房的底层；对振幅、功率大的设备应设计减振基础。

3. 噪声较大的设备如空压机、风机和各类泵应独立设置，并采取吸声和消声措施，设备底部设置减振措施。

（四）高温控制措施

1. 夏季自然通风的进气窗其下端距地面不应高于 1.2m，以便空气直接吹向工作地点。冬季自然通风的进气窗其下端一般不低于 4m。如低于 4m 时，应采取防止冷风吹向工作地点的有效措施。

2. 自然通风应有足够的进风面积。产生大量热、湿气、有害气体的单层厂房的附属建筑物，占用该厂房外墙长度不得超过外墙全长 30%，且不宜设在厂房的迎风面。

3. 高温作业地点采用局部送风降温措施时，带有水雾的气流达到工作地点的风速应控制在 3～5m/s，雾滴直径应小于 100μm；不带水雾的气流到达工作地点的风速，轻作业控制在 2～3m/s，重作业应控制在 4～6m/s。

4. 在炎热季节对高温作业工人应提供含盐清凉饮料（含盐量为 0.1%～0.2%），饮料水温不宜高于 15℃。

（五）防电离辐射措施

1.放射工作人员应配备个人剂量计。

2.定期对放射人员健康检查和作业环境监测。

3.建立放射工作人员健康档案和个人剂量监测档案。

五、个体防护用品配备

石油化工个体防护用品配备见表 9-2-3。

表 9-2-3 石油化工个体防护用品配备一览表

项目	分布区域	主要职业危害因素	防护用品配备
常减压蒸馏	初馏塔	硫化氢、液化石油气、汽油	防毒口罩
	常压塔区	硫化氢、液化石油气、汽油	防毒口罩
	常压炉区	高温、噪声	长袖工作服 防噪耳塞
	减压炉区	高温、噪声	长袖工作服 防噪耳塞
	减压塔区	高温、噪声	长袖工作服 防噪耳塞
催化裂化	反应再生区	液化石油气、汽油	防毒口罩
	分馏区	硫化氢、液化石油气、汽油、噪声	防毒口罩 防噪耳塞
	吸收稳定区	硫化氢、液化石油气、汽油、噪声	防毒口罩 防噪耳塞
	能量回收区	高温、噪声	长袖工作服 防噪耳塞

续表

项目	分布区域	主要职业危害因素	防护用品配备
催化重整	原料油预处理	汽油	防毒口罩
	反应（再生）	氨、汽油、噪声、γ射线	防毒口罩 防噪耳塞
	芳烃抽提	苯、甲苯、二甲苯、乙苯、苯乙烯、噪声	防毒口罩 防噪耳塞
	芳烃精馏	苯、甲苯、二甲苯、乙苯、苯乙烯、噪声	防毒口罩 防噪耳塞
加氢裂化	加热炉	一氧化碳、一氧化氮、二氧化氮、二氧化硫、高温、噪声	防毒口罩 长袖工作服 防噪耳塞
	加热炉、热油泵房	高温、热辐射	长袖工作服
	反应器	硫化氢、氨气、硫醇、高温	防毒口罩 长袖工作服
	二硫化碳罐	二硫化碳	防毒口罩
	分馏塔区	硫化氢、液态烃、硫醇	防毒口罩
	压缩机	噪声	防噪耳塞
	脱硫化氢塔	硫化氢、氨气	防毒口罩
	高分、低分酸性水	硫化氢、氨气	防毒口罩
煤、柴油加氢	反应区	硫化氢、二硫化碳、氨、高温、热辐射	防毒口罩 长袖工作服
	分馏区	硫化氢、氨、高温、热辐射、噪声	防毒口罩 长袖工作服 防噪耳塞
	脱硫区	硫化氢、噪声	防毒口罩 防噪耳塞
	机泵	柴油、煤油、噪声	防毒口罩 防噪耳塞
	分馏区	硫化氢、高温、热辐射、噪声	防毒口罩 长袖工作服 防噪耳塞
	加热炉	二硫化碳、高温、热辐射、噪声	防毒口罩 长袖工作服 防噪耳塞
馏分油加氢	原料区	柴油	防毒口罩
	反应区	硫化氢、氨、氢氧化钠、高温、热辐射	防毒口罩 长袖工作服
	分离区	硫化氢、氨、高温、热辐射、噪声	防毒口罩 长袖工作服 防噪耳塞
	脱硫区	硫化氢、噪声	防毒口罩 防噪耳塞
	机泵	柴油、噪声	防毒口罩 防噪耳塞

续表

项目	分布区域	主要职业危害因素	防护用品配备
重油加氢	分馏区	硫化氢、高温、热辐射、噪声	防毒口罩 长袖工作服 防噪耳塞
	加热炉	硫化高温、热辐射、噪声	防毒口罩 长袖工作服 防噪耳塞
	原料区	渣油	防毒口罩
	反应区	硫化氢、氨、高温、热辐射	防毒口罩 长袖工作服
	分离区	硫化氢、氨、高温、热辐射、噪声	防毒口罩 长袖工作服 防噪耳塞
	脱硫区	硫化氢、噪声	防毒口罩 防噪耳塞
	机泵	渣油、柴油、煤油、噪声	防毒口罩 防噪耳塞
	分馏区	硫化氢、高温、热辐射、噪声	防毒口罩 长袖工作服 防噪耳塞
	双塔汽提	氨	防毒口罩
	加热炉	硫化氢、高温、热辐射、噪声	防毒口罩 长袖工作服 防噪耳塞
延迟焦化	加热炉	一氧化碳、一氧化氮、二氧化氮、二氧化硫、高温、噪声	防毒口罩 长袖工作服 防噪耳塞
	焦炭塔区	焦炭粉尘、焦炉逸散物、中子射源、高温、热辐射	防毒口罩 长袖工作服
	分馏塔	焦炉逸散物、汽油、柴油、噪声	防毒口罩 防噪耳塞 长袖工作服
	压缩机	噪声	防噪耳塞
	干气脱硫塔	硫化氢	防毒口罩 长袖工作服
	液化石油气脱硫塔	硫化氢、液化石油气	防毒口罩 长袖工作服

六、应急处置要点

1. 石油化工行业存在硫化氢、氨气和苯等高毒物质，企业应建立职业中毒应急救援预案在工作场所安装有毒气体报警仪，设置相应的警示标识，并配备洗眼器和淋浴等应急救援设备。

2. 根据毒物的理化特性选用清洗液，如二硫化碳沾污皮肤，可选用乙醇擦洗。酚沾污皮肤可用甘油、聚乙二醇或聚乙二醇同乙醇混合液清洗。但极大部分经皮肤吸收或沾污皮肤的毒物可用清水冲洗。

3. 易产生酸、碱灼伤的岗位要设洗眼器和淋浴器；常备有弱酸、弱碱溶液，如3%硼酸液和5%碳酸氢钠溶液；有明显眼病或视力异常者要及时调离。

七、企业职业卫生管理要点

企业职业卫生管理基本内容可参考第四章相关内容。

第三节　合成树脂和塑料生产过程中的职业病危害识别与控制

合成树脂是将有机原料用化学方法人工合成而得的一类具有类似天然树脂性能的高分子量的聚合物，是一种无定刑的半固体或固体有机物。合成树脂一般常按加热成型后的性能变化，将其划分为热塑性树脂和热固性树脂，其中热塑性树脂有聚乙烯、聚丙烯、聚苯乙烯、聚氯乙烯等。热固性树脂有酚醛和尿醛树脂、环氧树脂、氟树脂、不饱和聚酯和聚氨酯等。

本节介绍4种常见树脂（聚乙烯PE、发泡聚苯乙烯EPS、聚丙烯PP、聚氯乙烯PVC）的工艺流程，识别分析其中涉及的主要职业病危害因素，并指出该类作业职业病危害因素防治和管理要点。

一、生产工艺流程

4种主要树脂的工艺流程图分别参见图9-3-1～图9-3-5。

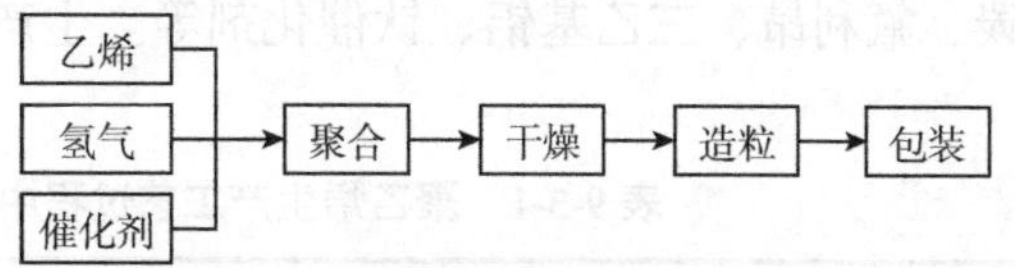

图 9-3-1　低压聚乙烯工艺流程图

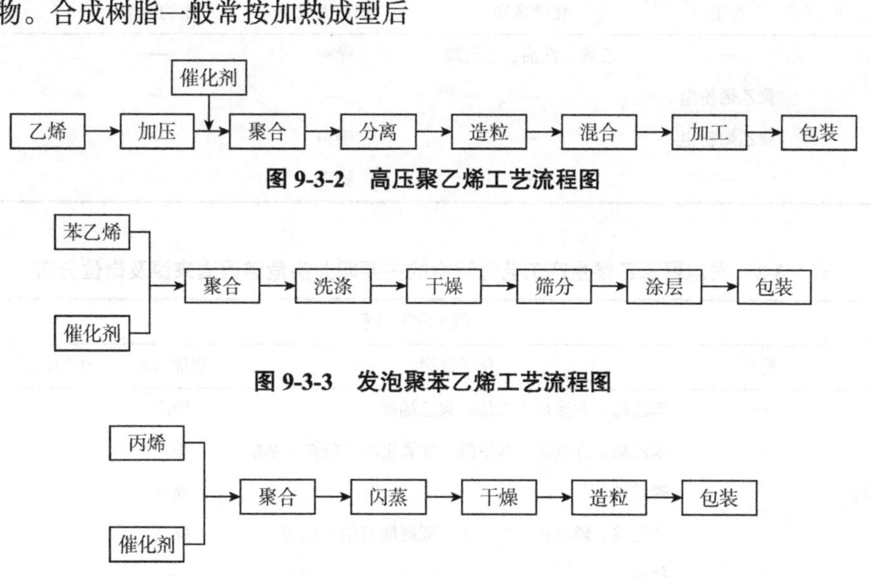

图 9-3-2　高压聚乙烯工艺流程图

图 9-3-3　发泡聚苯乙烯工艺流程图

图 9-3-4　聚丙烯工艺流程图

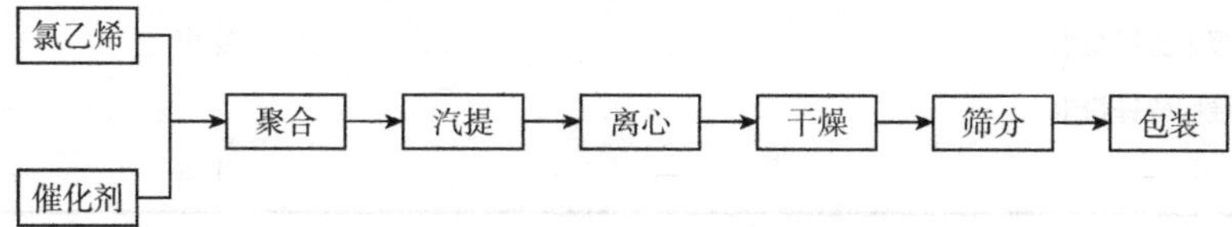

图 9-3-5　聚氯乙烯工艺流程图

二、主要原辅材料与生产设备

聚乙烯生产过程中使用的主要原材料为乙烯。使用的辅料包括氢气、己烷、90 号溶剂油、四氯化钛、三乙基铝等。生产过程中使用的主要生产设备有聚合釜、离心机、混炼机、挤压机、螺旋脱水机等。

聚苯乙烯生产过程中使用的主要原材料为苯乙烯。使用的辅料包括引发剂、戊烷、有机分散剂、硫酸镁、二甲基二硫等。生产过程中使用的主要生产设备有聚合釜、洗涤釜、离心机、干燥机、分离机等。

聚丙烯生产过程中使用的主要原材料为丙烯。使用的辅料包括氢气、氮气、一氧化碳、氟利昂、三乙基铝、钛催化剂等。生产过程中使用的主要生产设备有脱水罐、固碱塔、分子筛塔、水解塔、脱硫塔、分子筛塔、脱氧塔、聚合釜、闪蒸釜、造粒机等。

聚氯乙烯生产过程中使用的主要原材料为氯乙烯。使用的辅料包括聚乙烯醇、羟丙基甲基纤维素、双-2-乙基己基过氧化二碳酸酯、偶氮二异庚腈等。生产过程中使用的主要生产设备有聚合釜、汽提塔、离心机、干燥机、分子筛塔等。

三、主要职业病危害因素来源及分布

合成树脂生产行业存在的职业病危害因素及其岗位分布可见表 9-3-1～表 9-3-4。

表 9-3-1 聚乙烯生产工艺过程中的主要职业病危害因素来源及岗位分布

工序/工种	职业危害因素				关键控制岗位
	粉尘	化学毒物	物理因素	生物因素	
聚合	—	乙烯、汽油、正己烷	噪声	—	是
干燥	聚乙烯粉尘	—	—	—	—
造粒	聚乙烯粉尘	—	噪声	—	是
包装	—	—	噪声	—	—

表 9-3-2 发泡聚苯乙烯生产工艺过程中的主要职业病危害因素来源及岗位分布

工序/工种	职业危害因素				关键控制岗位
	粉尘	化学毒物	物理因素	生物因素	
单体混合	—	苯乙烯、六溴环十二烷、聚乙烯蜡	噪声	—	是
引发剂混合物	—	苯乙烯、过氧化二苯甲酰、过氧化苯甲酰叔丁基酯	噪声	—	是
悬浮剂混合物	—	磷酸钠	噪声	—	是
聚合	—	苯乙烯、磷酸钠、二甲苯、亚硫酸氢钠、戊烷	噪声	—	—
洗涤	—	盐酸	—	—	—
脱水干燥	聚苯乙烯粉尘	季铵盐	噪声	—	—
筛分	聚苯乙烯粉尘	—	噪声	—	是
涂层	硬脂酸锌粉尘	—	—	—	—
包装	—	—	噪声	—	—

表 9-3-3 聚丙烯生产工艺过程中的主要职业病危害因素来源及岗位分布

工序/工种	职业危害因素				关键控制岗位
	粉尘	化学毒物	物理因素	生物因素	
精制	—	丙烯、乙烯、一氧化碳	—	—	是
聚合	—	丙烯、乙烯一氧化碳、氟利昂	—	—	—
闪蒸干燥	—	丙烯、乙烯	—	—	是
造粒	—	—	噪声、高温	—	—
包装	聚丙烯粉尘	—	—	—	—

表 9-3-4 聚氯乙烯生产工艺过程中的主要职业病危害因素来源及岗位分布

工序/工种	职业危害因素				关键控制岗位
	粉尘	化学毒物	物理因素	生物因素	
聚合	—	氯乙烯、聚乙烯醇、偶氮二异庚腈	—	—	—
回收	—	氯乙烯	—	—	是
汽提	—	氯乙烯	—	—	—
干燥	—	—	噪声、高温	—	是
包装	聚氯乙烯粉尘		噪声	—	—

四、职业病危害工程控制要点

1. 合成树脂的聚合反应大多在高温、高压条件下在密闭反应釜内进行，防止设备和管道的泄露。

2. 树脂聚合反应结束，在出料操作过程中，因为出料操作方式不善或者设备选材不当，易泄露未反应完的单体、溶剂、乳化剂、催化剂、引发剂，应在该岗位安装固定式或移动式通风设备，以减少对工人身体的危害。

3. 聚合、干燥和造粒等岗位应设置密闭隔热设施，减少生产过程的热辐射。

4. 离心、造粒、包装等岗位应设置通风除尘设施，含粉尘的空气通过吸风罩收集，经布袋除尘处理后高空排放。

5. 提高工艺的自动化，投料和排放通过密闭管道和加料泵自动进行。

6. 生产车间设备设置专用局部通风系统并对尾气进行二级冷凝和净化处理后，通过高空排放。

7. 生产车间可能产生有毒气体、可燃气体泄露的岗位设置检测报警系统。

五、个体防护用品配备

聚乙烯生产过程个体防护用品配备要求见表 9-3-5，发泡聚苯乙烯生产过程个体防护用品配备要求见表 9-3-6，聚丙烯生产过程个体防护用品配备要求见表 9-3-7，聚氯乙烯生产过程个体防护用品配备要求见表 9-3-8。

表 9-3-5 聚乙烯生产过程个体防护用品配备一览表

工序	主要职业病危害因素	防护用品配备
聚合	乙烯、汽油、正己烷、噪声	防毒口罩 防噪耳塞
干燥	聚乙烯粉尘	防尘口罩
造粒	聚乙烯粉尘、噪声	防尘口罩 防噪耳塞
包装	噪声	防噪耳塞

表 9-3-6 发泡聚苯乙烯生产过程个体防护用品配备一览表

工序	主要职业病危害因素	防护用品配备
单体混合	苯乙烯、六溴环十二烷、聚乙烯蜡、噪声	防毒口罩 防噪耳塞 防化学品手套
引发剂混合物	苯乙烯、过氧化二苯甲酰、过氧化苯甲酰叔丁基酯、噪声	防毒口罩 防噪耳塞 防化学品手套
悬浮剂混合物	磷酸钠、噪声	防噪耳塞 防化学品手套
聚合	苯乙烯、磷酸钠、二甲苯、亚硫酸氢钠、戊烷、噪声	防毒口罩 防噪耳塞
洗涤	盐酸	防毒口罩
脱水干燥	聚苯乙烯粉尘、季铵盐、噪声	防尘口罩 防噪耳塞
筛分	聚苯乙烯粉尘、噪声	防尘口罩 防噪耳塞
涂层	硬脂酸锌粉尘	防尘口罩
包装	噪声	防噪耳塞

表 9-3-7 聚丙烯生产个体防护用品配备一览表

工序	主要职业病危害因素	防护用品配备
精制	丙烯、乙烯、一氧化碳	防毒口罩
聚合	丙烯、乙烯、一氧化碳、氟利昂	防毒口罩
闪蒸干燥	丙烯、乙烯	防毒口罩
造粒	噪声、高温	防噪耳塞
包装	聚丙烯粉尘	防尘口罩

表 9-3-8 聚氯乙烯生产个体防护用品配备一览表

工序	主要职业病危害因素	防护用品配备
聚合	氯乙烯、聚乙烯醇、偶氮二异庚腈	防毒口罩
回收	氯乙烯	防毒口罩
汽提	氯乙烯	防毒口罩
干燥	噪声、高温	防噪耳塞
包装	聚氯乙烯粉尘、噪声	防尘口罩

六、应急处置要点

合成树脂生产的应急处置基本原则可参考第四章第四节相关内容。此外，有以下几点值得关注：

1. 合成树脂的单体，溶剂和催化剂等都属于易燃易爆物质，工艺过程复杂，主要生产过程都是在高温高压的条件下进行，稍有疏忽就会引起火灾和爆炸。

2. 高压、超高压系统的反应器、管道附件要定期检查，压力表、安全阀、紧急放空、自动报警及联锁等安全附件和控制仪表也要经常检查，以保证灵敏可靠。

3. 在粉体干燥和输送系统上要有良好的防静电措施，否则静电荷大量积累放电，将成为树脂输送，干燥系统着火爆炸的主要火源。

4. 若有气体中毒患者，应尽快将其转移到新鲜空气处，脱去并隔离受污染的衣服和鞋子，保持患者温暖和安静，并呼叫 120 或者其他急救医疗服务中心。如果患者停止呼吸，应实施人工呼吸；如果出现呼吸困难，需进行吸氧。

七、企业职业卫生管理要点

企业职业卫生管理基本内容可参考第四章相关内容。此外，合成树脂生产企业有以下内容需要特别注意，具体是：

1. 工厂的设计和布置要考虑得当，防火防爆间距要符合《石油化工企业设计防火规定》和《建筑设计防火规范》的要求。

2. 各岗位操作人员必须经过培训，并考试合格，方可上岗独立操作。工厂要定期检查安全技术规程和岗位操作法的执行情况。每个工人都要弄清本岗位易燃、易爆、易中毒的因素，掌握排除故障和事故处理的技能。

3. 对密闭化装置和管道要进行经常性的维护和检修，防止有毒物料泄漏、喷溅。对各设备及管道进行维检修时，督促操作人员执行操作规程，应佩戴好供氧式防毒面具、防护服等。

4. 消除跑、冒、滴、漏，在有可能积存可燃气体和可燃物料蒸气的部位，安装可燃气体监测警报，避免事故发生。

5. 加强操作工人的个人保护措施。首先是教育工人懂得个人防毒措施和各种器材的防毒原理，自觉实施自我保护措施，学会自救互救方法。

6. 定期对接触有毒有害物质的人员进行身体检查，发现异常及早调离现场岗位进行治疗，并要在毒物危险性大，危害严重的岗位逐步推行定期离岗疗养制度，有效地减少工人接触毒物的时间。

7. 按照《工作场所职业病危害警示标识》（GBZ 158）的要求进一步规范职业病危害警示标识的设置，特别是警示标识位置和大小方面的要求。

第四节　合成纤维生产过程中的职业病危害识别与控制

合成纤维是将人工合成的、具有适宜分子量并具有可溶（或可熔）性的线型聚合物，经纺丝成形和后处理而制得的化学纤维。合成纤维按化学物结构可以分为两类，一类是碳链合成纤维，如聚丙烯纤维（丙纶）、聚丙烯腈纤维（腈纶）、聚乙烯醇缩甲醛纤合成纤维（维尼纶）等；另一类是杂链合成纤维，如聚酰胺纤维（锦纶）、聚对苯二甲酸乙二酯（涤纶）等。

合成纤维的生产由单体、聚合、纺丝和后加工等步骤组成，主要的职业病危害因素包括生产中说使用的原料、中间体、成品、热载体、高温和噪声等。

本节介绍 5 种主要合成纤维（涤纶纤维、锦纶 66 纤维、腈纶纤维、维纶纤维、丙纶纤维）的工艺流程，识别分析其中涉及的主要职业病危害因素，并指出该类作业职业病危害因素防治和管理要点。

一、生产工艺流程

涤纶纤维主要有聚酯生产和纤维生产 2 个主要工艺，纤维生产有直接纺丝法和切片纺丝法，其流程分别参见图 9-4-1～图 9-4-3。

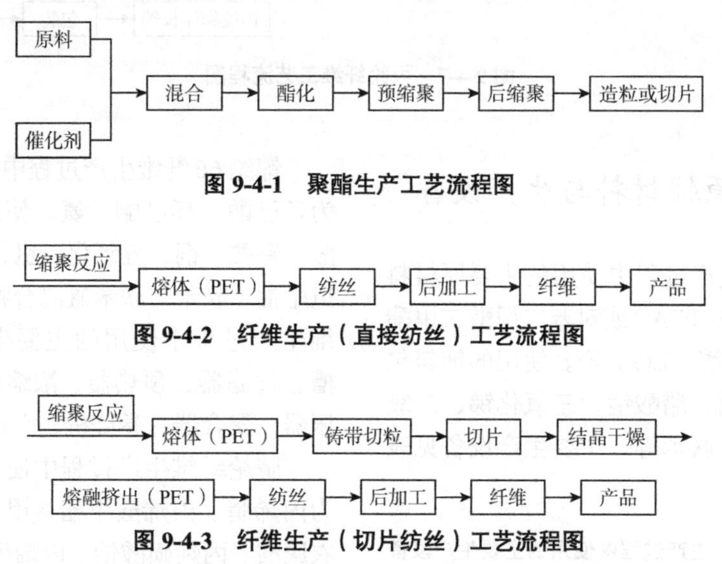

图 9-4-1　聚酯生产工艺流程图

图 9-4-2　纤维生产（直接纺丝）工艺流程图

图 9-4-3　纤维生产（切片纺丝）工艺流程图

锦纶 66 纤维生产方法有间歇缩聚法和连续缩聚法，世界上生产尼龙 66 主要采用连续法，其主要工艺包括单体合成、尼龙 66 盐制造（已内酰胺）、聚合、纺丝及后加工等主要工艺，其流程参见图 9-4-4。

腈纶纤维生产包括聚合、纺丝和后加工 3 个主要工艺，其流程参见图 9-4-5。

锦纶纤维生产包括聚合、纺丝和后加工 3 个主要工艺，其流程参见图 9-4-6。

丙纶纤维包括丙纶短纤维和丙纶膨体长丝两个主要品种，其生产工艺流程参见图 9-4-7。

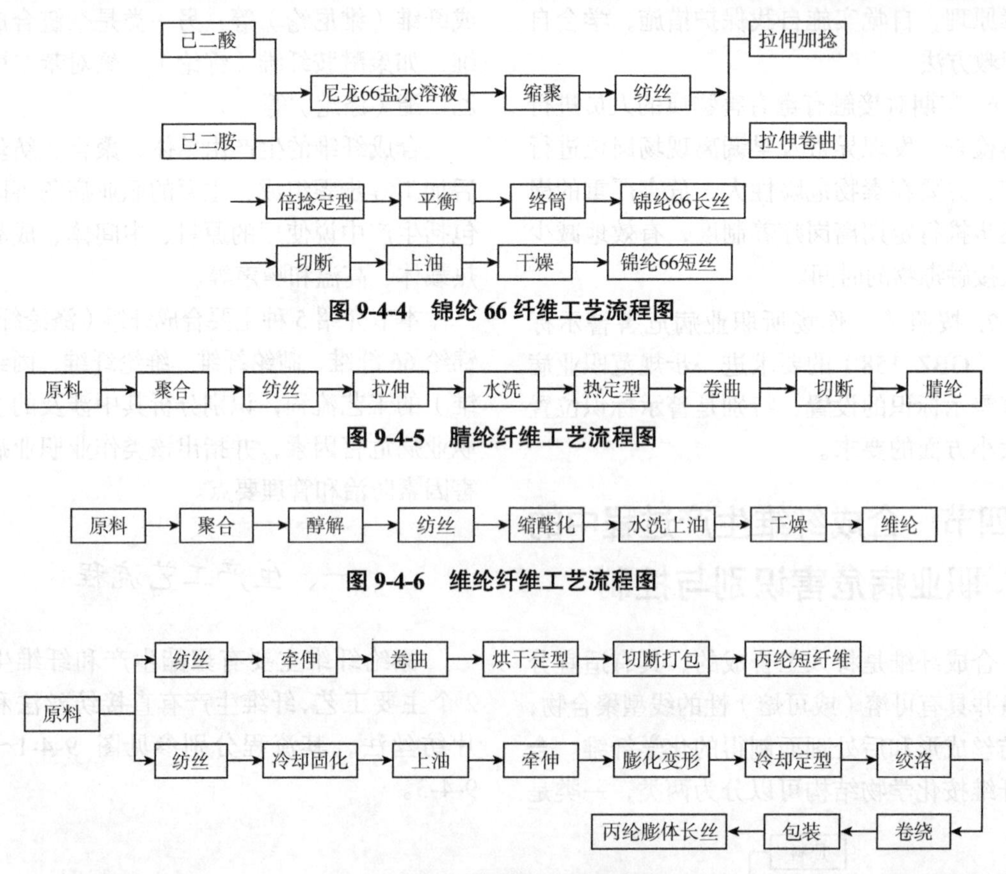

图 9-4-4　锦纶 66 纤维工艺流程图

图 9-4-5　腈纶纤维工艺流程图

图 9-4-6　维纶纤维工艺流程图

图 9-4-7　丙纶纤维工艺流程图

二、主要原辅材料与生产设备

涤纶纤维生产过程中使用的主要原材料为精对苯二甲酸（PTA）或对苯二甲酸二甲酯（DMT）、乙二醇（EG）等。使用的辅料包括甲醇、醋酸钴、醋酸锰、三氧化锑、二氧化钛、亚磷酸、联苯等。主要生产设备见表 9-4-1。

表 9-4-1　涤纶纤维生产过程中使用的主要生产设备

项目	名　称
聚酯生产	氧化塔、酯化塔、粗甲酯结晶系统、酯交换塔、空气压缩机
涤纶纤维生产	纺丝机、卷绕机、干燥机、牵伸机

锦纶 66 纤维生产过程中使用的主要原料为环已醇、环已酮、氨。使用的辅料包括硝酸、磷酸、铜、五氧化二钒、雷尼镍、乙醇、道生油（联苯与联苯醚混合物）。锦纶 66 纤维生产过程中使用的主要生产设备有计量槽、过滤器、预热器、浓缩槽、反应器、减压器、聚合器、卷绕机、牵伸机等。

腈纶纤维生产过程中使用的主要原材料为丙烯腈、丙烯酸甲酯、甲基丙烯酸甲酯、衣康酸、丙烯磺酸钠、丙烯酰胺、醋酸乙烯。使用的辅料包括偶氮二异丁腈、异丙醚、异丙醇、硫氰酸钠、二氧化硫脲、甲脒亚磺酸、二甲基亚砜。腈纶纤维生产过程中使用的主要生产设备有混合槽、反应釜、热交换器、纺丝机、水洗机、烘干机、拉伸机、定型机、卷曲机和切断机等。

维纶纤维生产过程中使用的主要原料为醋酸乙烯。使用的辅料包括甲醇、甲醛、偶氮二异丁腈、氢氧化钠、硫酸、硫酸钠。维纶纤维生产过程中使用的主要设备有反应釜、溶解机、脱泡桶、过滤机、纺丝机、水洗槽、醛化机、牵引机、干燥拉伸机、切断机、打包机等。

丙纶纤维生产过程中使用的主要原料为聚丙烯。使用的辅料为联苯。丙纶纤维生产过程中使用的主要设备等。

三、主要职业病危害因素来源及分布

合成纤维生产过程中存在的职业病危害因素及其分布可见表 9-4-2～表 9-4-6。

表 9-4-2 涤纶纤维生产工艺过程中的主要职业病危害因素来源及岗位分布

工艺/车间	工序/工种	职业危害因素				关键控制岗位
		粉尘	化学毒物	物理因素	生物因素	
聚酯生产	氧化塔	—	对苯二甲酸、对甲基苯甲酸甲酯	—	—	是
	酯化塔	—	甲醇	—	—	—
	粗甲酯结晶系统	—	对苯二甲酸乙二酯、甲醇	—	—	是
	酯交换塔	—	乙二醇、甲醇	高温	—	—
	热载体加热	—	氢化三联苯	—	—	—
	空气压缩	—	—	噪声	—	—
纤维生产	纺丝	—	联苯-联苯醚	高温、噪声	—	是
	卷绕	—	—	高温、噪声	—	—
	干燥	—	—	噪声	—	—
	牵伸	—	—	高温、噪声	—	—
	切断	涤纶纤维尘	—	—	—	—
	打包	涤纶纤维尘	—	—	—	—

表 9-4-3 锦纶 66 纤维生产工艺过程中的主要职业病危害因素来源及岗位分布

工艺/车间	工序/工种	职业危害因素				关键控制岗位
		粉尘	化学毒物	物理因素	生物因素	
尼龙 66 盐制造	氧化反应器	—	环己醇、环己酮、硝酸、磷酸、五氧化二钒	—	—	是
	精己二酸干燥	己二酸粉尘	—	—	—	—
	胺化反应器	—	己二酸、氨、己二腈、己二胺	—	—	—
	半睛蒸发器	—	氨、己二腈	—	—	—
	加氢反应器	—	己二腈、乙醇	—	—	—
	氮气流干燥	尼龙 66 盐粉尘	—	高温	—	—
聚合	聚合	—	己二胺	—	—	—
纺丝	导热油系统	—	联苯-联苯醚	—	—	—
后加工	卷绕	—	—	噪声	—	—
	牵伸	—	—	噪声	—	—

表 9-4-4 腈纶纤维生产工艺过程中的主要职业病危害因素来源及岗位分布

工艺	工序	职业危害因素				关键控制岗位
		粉尘	化学毒物	物理因素	生物因素	
聚合	聚合反应器	—	丙烯腈、丙烯酸甲酯、甲基丙烯酸甲酯、丙烯磺酸钠、醋酸乙烯、偶氮二异丁腈、异丙醚、异丙醇	—	—	是
	萃取系统	—	异丙醚、硫氰酸钠	—	—	—
	溶液回收系统	—	硫氰酸钠	—	—	—
纺丝	纺丝	—	丙烯腈、丙烯酸甲酯、甲基丙烯酸甲酯	噪声	—	是
后加工	烘干	—	—	高温	—	—
	牵伸	—	—	噪声	—	—
	水洗	—	丙烯腈、丙烯酸甲酯、甲基丙烯酸甲酯	—	—	是
	针梳	腈纶纤维粉尘	—	—	—	—
	切断机	—	—	噪声	—	—
	打包	—	—	噪声	—	—

表 9-4-5 维纶生产工艺过程中的主要职业病危害因素来源及岗位分布

工艺/车间	工序/工种	职业危害因素				关键控制岗位
		粉尘	化学毒物	物理因素	生物因素	
聚合	反应釜	—	醋酸乙烯、甲醇、偶氮二异丁腈	—	—	是
纺丝	纺丝	—	甲醇、硫酸钠、氢氧化钠	高温、噪声	—	—
缩醛化	醛化	—	甲醛、硫酸、硫酸钠、氢氧化钠	—	—	—
后加工	牵引	—	—	噪声	—	—
	干燥拉伸	维纶纤维尘	—	高温、噪声	—	—
	打包	—	—	噪声	—	—

表 9-4-6 丙纶生产工艺过程中的主要职业病危害因素来源及岗位分布

工艺/车间	工序/工种	职业危害因素				关键控制岗位
		粉尘	化学毒物	物理因素	生物因素	
纺丝	纺丝	—	联苯	高温	—	是
	烘干定型	—	—	高温	—	—
后加工	牵伸	—	—	噪声	—	—
	卷曲	—	—	噪声	—	—
	打包	丙纶纤维尘	—	噪声	—	是

四、职业病危害工程控制要点

1. 合成纤维熔体管道和纺丝箱体系统采用气相或液相热媒加热保温。高温热媒泄漏性极强，为减少它的职业病危害，采用了密封效果好的设备并尽量采用焊接，焊缝应经过 X 射线检验，以防渗漏。

2. 热媒系统应设置有自控安全排放装置。热媒分解产生的不凝气体排入收集罐，收集罐排气管上装有阻火器和冷却器，能防止热媒蒸汽泄漏。

3. 在纺丝间设计送排风设施，使车间空

气中的联苯—苯醚浓度不超过国家标准。

4. 熔体管道及热媒管道采用不锈钢材质，外面包裹保温棉（硅酸铝）保温隔热，外包不锈铝，以降低辐射热。

5. 高温车间设置全面、局部通风设施，加强冷热空气交换。

6. 卷绕机、牵伸机、打包机、空压机等噪声设备应设置在厂房一楼，并独立布置，采取隔声和消声措施。控制室和操作室原理噪声工作场所设置。

五、个体防护用品配备

合成纤维生产过程个体防护用品配备要求见表9-4-7～表9-4-11。

表9-4-7 涤纶纤维生产个体防护用品配备一览表

工艺/车间	工序/工种	主要职业危害因素	防护用品配备
聚酯生产	氧化塔	对二甲苯、对苯二甲酸已二酯、对甲基苯甲酸甲酯	防毒口罩
	酯化塔	甲醇	长袖工作服
	粗甲酯结晶系统	对苯二甲酸乙二酯、甲醇	防噪耳塞
	酯交换塔	乙二醇、甲醇、高温	
	热载体加热	氢化三联苯	
	空气压缩	噪声	防噪耳塞
纤维生产	纺丝	联苯-联苯醚	防毒口罩
		高温、噪声	长袖工作服 防噪耳塞
	卷绕	高温、噪声	长袖工作服 防噪耳塞
	干燥	噪声	防噪耳塞
	牵伸	高温、噪声	长袖工作服 防噪耳塞
	切断	涤纶纤维尘	防尘口罩
	打包	涤纶纤维尘	防尘口罩

表9-4-8 锦纶66纤维生产个体防护用品配备一览表

工艺/车间	工序/工种	主要职业危害因素	防护用品配备
尼龙66盐制造	氧化反应器	环己醇、环己酮、硝酸、磷酸、五氧化二钒	防毒口罩
	精己二酸干燥	己二酸粉尘	防尘口罩
	胺化反应器	己二酸、氨、己二腈、己二胺	长袖工作服
	半睛蒸发器	氨、己二腈	防噪耳塞
	加氢反应器	己二腈、乙醇	
	氮气流干燥	尼龙66盐粉尘、高温	
聚合	聚合	己二胺	防毒口罩
纺丝	导热油系统	联苯-联苯醚	防毒口罩
后加工	卷绕	噪声	防噪耳塞
	牵伸	噪声	防噪耳塞

表 9-4-9 腈纶纤维生产个体防护用品配备一览表

工艺	工序	职业危害因素	防护用品配备
聚合	聚合反应器	丙烯腈、丙烯酸甲酯、甲基丙烯酸甲酯、丙烯磺酸钠、醋酸乙烯、偶氮二异丁腈、异丙醚、异丙醇	防毒口罩
	萃取系统	异丙醚、硫氰酸钠	
	溶液回收系统	硫氰酸钠	
纺丝	纺丝	丙烯腈、丙烯酸甲酯、甲基丙烯酸甲酯、噪声	防毒口罩 防噪耳塞
后加工	烘干	高温	长袖工作服
	牵伸	噪声	防噪耳塞
	水洗	丙烯腈、丙烯酸甲酯、甲基丙烯酸甲酯	防毒口罩
	针梳	腈纶纤维粉尘	防尘口罩
	切断机	噪声	防噪耳塞
	打包	噪声	防噪耳塞

表 9-4-10 维纶生产个体防护用品配备一览表

工艺/车间	工序/工种	职业危害因素	防护用品配备
聚合	反应釜	醋酸乙烯、甲醇、偶氮二异丁腈	防毒口罩
纺丝	纺丝	甲醇、硫酸钠、氢氧化钠	防毒口罩
		高温、噪声	长袖工作服 防噪耳塞
缩醛化	醛化	甲醛、硫酸、硫酸钠、氢氧化钠	防毒口罩
后加工	牵引	噪声	防噪耳塞
	干燥拉伸	维纶纤维尘	防尘口罩
		高温、噪声	长袖工作服 防噪耳塞
	打包	噪声	防噪耳塞

表 9-4-11 丙纶生产个体防护用品配备一览表

工艺/车间	工序/工种	主要职业危害因素	防护用品配备
纺丝	纺丝	联苯、高温	防毒口罩 长袖工作服
后加工	烘干定型	高温	长袖工作服
	牵伸	噪声	防噪耳塞
	卷曲	噪声	防噪耳塞
	打包	丙纶纤维尘 噪声	防尘口罩 防噪耳塞

六、应急处置要点

1. 导热油发生泄漏时迅速撤离中毒人员至安全处，禁止无关人员进入污染区，切断火源。应急处理人员戴自给式呼吸器，戴化学安全防护眼镜，穿化学防护服，手戴耐酸碱橡胶手套，不要直接接触泄漏物，在确保安全情况下堵漏。喷水雾可减少蒸发。用砂土或其他不燃性吸附剂混合吸收，然后收集运至废物处理场所。如大量泄漏，利用围堤收容，然后收集、转移、回收或无害处理后废弃。

2. 导热油系统设置液相联苯、纺丝熔体超压报警联锁系统、停运系统，并设有联苯紧急排放系统，当出现较大事故需要时，可远程操作阀门，将设备和管路中的联苯快速排放至设在室外的地下贮槽内。

3. 合成纤维生产过程中，有些工序如聚合是在密闭管道内进行反应，应防止设备管道腐蚀，密封不严，可能发生跑、冒、滴、漏等意外事故。

七、企业职业卫生管理要点

1. 加强防护设施维护检修的管理，保证设备和管道的密闭，防止有毒物质泄漏。加强防毒防噪知识的培训和宣传，提高工人职业卫生防护意识。

2. 高温作业场所，在夏季来临之际，对接触高温的作业人员进行高温作业职业性体检，调离有职业禁忌证的人员。夏季加强防暑降温措施，合理安排工作时间，避免中暑发生。

3. 企业应制订包含职业卫生防护的管理规章制度和岗位操作防护规程，并为工人安排时间学习，考核相应内容后，应张贴公示在操作岗位旁。

4. 工作人员应具有正确使用个体防护用品的知识和技能，企业应督促正常使用。

5. 在使用或产生有毒物质作业场所入口或作业场所的显著位置，应设置“当心中毒”警告标识，“戴防毒面具/防尘口罩”“穿防护服”“戴防护眼镜”“戴橡胶手套或乳胶手套”“注意通风”等指令标识和“紧急出口”“救援电话”等提示标识。依据《高毒物品目录》，在使用丙烯腈和氨等高毒物品作业场所应设置《告知卡》和红色警示线。警示线设在使用有毒作业场所外缘不少于30cm处。应急撤离通道设置紧急出口提示标识。可能产生职业病危害的设备发生故障时，或者维修、检修存在有毒物品的生产装置时，根据GBZ 158等标准规范要求现场实际情况设置“禁止启动”或“禁止入内”警示标识。

第五节 染料生产过程中的职业病危害识别与控制

染料是指能使其他物质获得鲜明而牢固色泽的一类有机化合物，由于现在使用的颜料都是人工合成的，所以也称为合成染料。

染料按化学结构可以分类为偶氮染料、蒽醌染料、靛族染料、硫化染料、酞菁染料、菁染料、三芳基甲烷染料和含有杂环结构的染料等。染料按应用分类包括分散染料、活性染料、硫化染料、阳离子染料、还原染料、酸性染料、直接染料、中性染料、溶剂染料、压敏热敏染料和其他用途的染料等。其中分散染料、活性染料、硫化染料是产量最多的三种。

本节以活性蓝生产为典型代表，介绍主要工艺流程、识别分析其中涉及的主要职业病危害因素，并指出该类作业职业病危害因素防治和管理要点。

一、工艺流程

活性蓝的主要反应过程包括重氮化、偶合、一次缩合、二次重氮化、二次偶合、二次缩合反应，其生产工艺流程见图9-5-1。

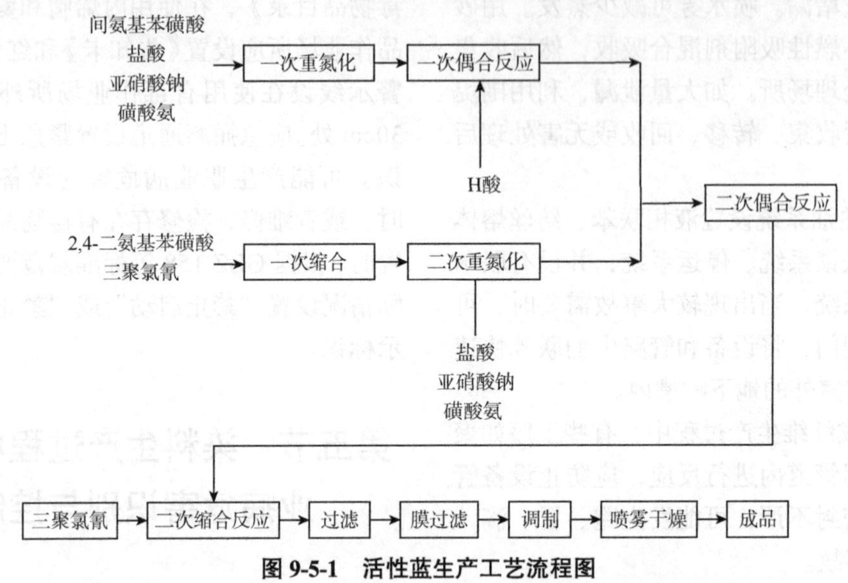

图 9-5-1　活性蓝生产工艺流程图

二、主要原辅材料与生产设备

活性蓝生产的主要原辅材料有三聚氰氯、对位酯、H 酸（1-氨基-8 萘酚-3，6 二磺酸）、间二氨基苯磺酸、磺化吐氏酸、亚硝酸钠、氢氧化钠等。主要生产设备有缩合反应釜、重氮氟、偶合氟、压滤机、喷雾干燥塔、混拼机、压缩机、空压机、真空泵等。

三、主要职业病危害因素来源及分布

活性蓝生产工艺过程中的主要职业病危害因素见表 9-5-1。

表 9-5-1　活性蓝生产工艺过程中的主要职业病危害因素来源及岗位分布

工艺/车间	工序/工种	职业危害因素				关键控制岗位
		粉尘	化学毒物	物理因素	生物因素	
生产车间	一次重氮化		盐酸、间氨基苯磺酸、亚硝酸钠、磺酸氨	—	—	—
	一次偶合		H 酸	—	—	—
	一次缩合		2，4-二氨基苯磺酸、三聚氯氰	—	—	—
	二次重氮化		盐酸、亚硝酸钠、磺酸氨	—	—	—
	二次缩合		三聚氯氰	—	—	—
	喷雾干燥	染料粉尘	—	噪声	—	是
辅助生产	空压机房		—	噪声	—	—
	泵房		—	噪声	—	—
	锅炉房	煤尘	—	噪声	—	—

四、职业病危害工程控制要点

（一）防毒措施

以低毒或无毒的物料代替有毒或高毒的物料；选用先进的生产工艺和设备，采用自动化或半自动化，减少有毒物质的接触；生产设备尽量密闭化，减少有毒物质的散发；逸散有毒物质的岗位采用局部通风排毒设施，合理设计罩口风速和风量，使工作场所有害物质浓度降低到职业接触限值以下。产生粉尘的岗位安装除尘设施。

（二）防噪声措施

1. 设备选型时，选用低噪声的空压机、泵类等设备，从源头上降低设备本身的噪声；对风机加装隔声罩。

2. 设备布局上，将空压机、泵等产生强噪声或振动的设备独立布置。

3. 设备安装时，空压机、泵类设备采取减振垫等措施。

五、个体防护用品配备

活性蓝染料生产过程个体防护用品配备要求见表 9-5-2。

表 9-5-2　活性蓝染料生产个体防护用品配备一览表

工序	主要职业病危害因素	防护用品配备
一次重氮化	盐酸、间氨基苯磺酸、亚硝酸钠、磺酸氨	防毒口罩
一次偶合	H 酸	防毒口罩
一次缩合	2,4-二氨基苯磺酸、三聚氯氰	防毒口罩
二次重氮化	盐酸、亚硝酸钠、磺酸氨	防毒口罩
二次缩合	三聚氯氰	防毒口罩
喷雾干燥	染料粉尘、噪声	防毒口罩 防噪耳塞
空压机房	噪声	防噪耳塞
泵房	噪声	防噪耳塞
锅炉房	煤尘、噪声	防尘口罩 防噪耳塞

六、应急处置要点

1. 染料生产的应急处置要点是反应釜和管道的泄露导致急性中毒。生产染料的原料、中间体、成品，几乎都是芳香族硝基和氨基化合物，在生产过程中加入酸碱产生酸雾、氯、氨等刺激性气体。活性基三聚氯氰会产生氯化氢和氰化氢剧毒物质。企业应制定相应的职业中毒救援及处置方案。

2. 一旦发生急性中毒事故，应迅速将中毒者移至空气新鲜处，脱去被毒物污染的衣服，用温水清洗皮肤并注意保暖。必要时吸氧，若呼吸停止，应立即进行人工呼吸。出现眼睛被灼伤，应立即用清水彻底冲洗，并涂敷可的松眼药膏。

3. 一旦出现有毒物质泄露，应迅速将泄露污染区的人员撤离至安全区进行隔离，切断火源。现场处理人员戴正压式空气呼吸器、穿防毒衣服，尽快切断泄露源，防治毒物进入下水道。小量泄露可用活性炭或其他惰性材料吸收。大量泄露则需构筑围堤或挖坑收容，用泡沫覆盖以降低蒸发。并用防爆泵转移至槽车或专用容器内进行适当处理。

七、企业职业卫生管理要点

1. 制定完整、详细的职业病危害因素检测计划，对涉及职业病危害因素的各个岗位进行定期检测。一旦发现浓（强）度超标的设备和岗位，及时查找原因，必要时更换设备，以确保各种职业病危害因素达到国家职业卫生标准的要求。

2. 对可能产生职业病危害的岗位，在醒目的位置设置警示标识和中文警示说明，特别是在使用有毒物品作业场所入口或作业场所的醒目位置，需设置“当心中毒”警示标识，“佩戴防毒面具”“注意通风”等指令标识和“紧急出口”等提示标识。

3. 加强职工个人防护教育，正确佩戴个体防护用品。

4. 落实各项职业卫生管理制度，严格操作规范，杜绝违章操作，坚持职工岗前体检和定期职业健康检查，并建立健全职业卫生档案。

第六节　制药行业中的主要职业病危害识别与控制

医药制造业是职业病频发的重点行业之一。药品在生产过程中，用到许多高分子化合物，有机溶媒添加剂，化学反应复杂，职业危害因素种类繁多。医药制造业可分为化学药品原料药制造、化学药品制剂制造、中药饮片加工、中成药生产、兽用药品制造、生物药品制造和卫生材料及医药用品制造。其中以化学品原料药制造和制剂制造职业病危害最严重。

制药行业原料药生产中，由于其生产工艺较为特殊，工艺流程繁多，生产周期较长，使用大量的有机溶剂，各工序为非连续生产，反应时间存在不确定性，工作人员操作方式多以现场直接操作为主，可能接触的职业病危害因素类型各式各样，使得急慢性职业中毒频繁引发。制剂加工过程中，由于药剂的不同，造成的职业病危害也不同。

本节以化学药品原料药阿奇霉素生产为典型代表，介绍主要工艺流程、识别分析其中涉及的主要职业病危害因素，并指出制药行业涉及的职业病危害因素防治和管理要点。

一、工艺流程

（一）阿奇霉素的主要生产过程

包括甲基化工段、精制工段、母液处理工段。其工艺流程见图 9-6-1～图 9-6-3。

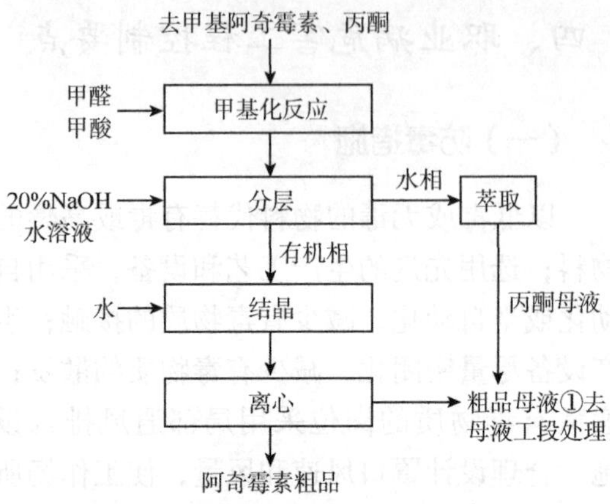

图 9-6-1　阿奇霉素甲基化工段工艺流程图

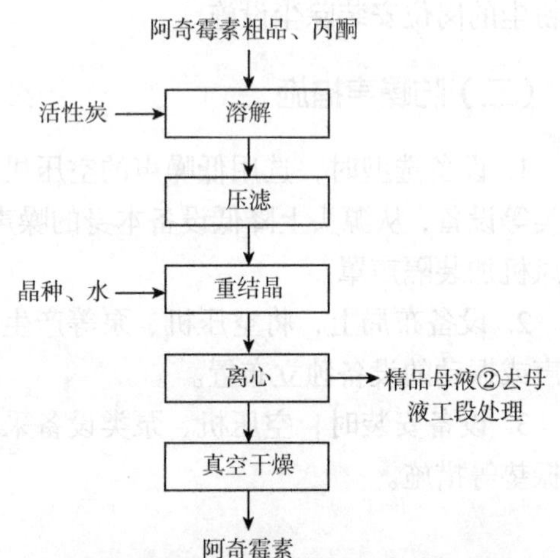

图 9-6-2　阿奇霉素精制工段工艺流程图

（二）工艺过程说明

1. 甲基化工段　将丙酮打入甲化釜中，开启搅拌，加入去甲基阿奇霉素，搅拌，升温。再加入甲醛，搅拌 5min 后，加入甲酸，继续升温，回流 2.5h。反应毕，冷却，缓慢滴加碱液，静置分层有机层滴加饮用水结晶，搅拌 3～4h。离心、称重、得阿奇霉素湿品。离心后的母液压至母液处理岗位。

2. 精制工段　将粗品、丙酮、活性炭投入溶解釜，加热搅拌至全部溶解后，压滤到结晶釜，加入部分纯化水，再加入晶种，缓慢冷却。然后回温继续加入纯化水，水加完搅拌 10h。离心，滤饼称重后干燥，得阿奇霉素精品。离心后的母液压至处理岗位处理。

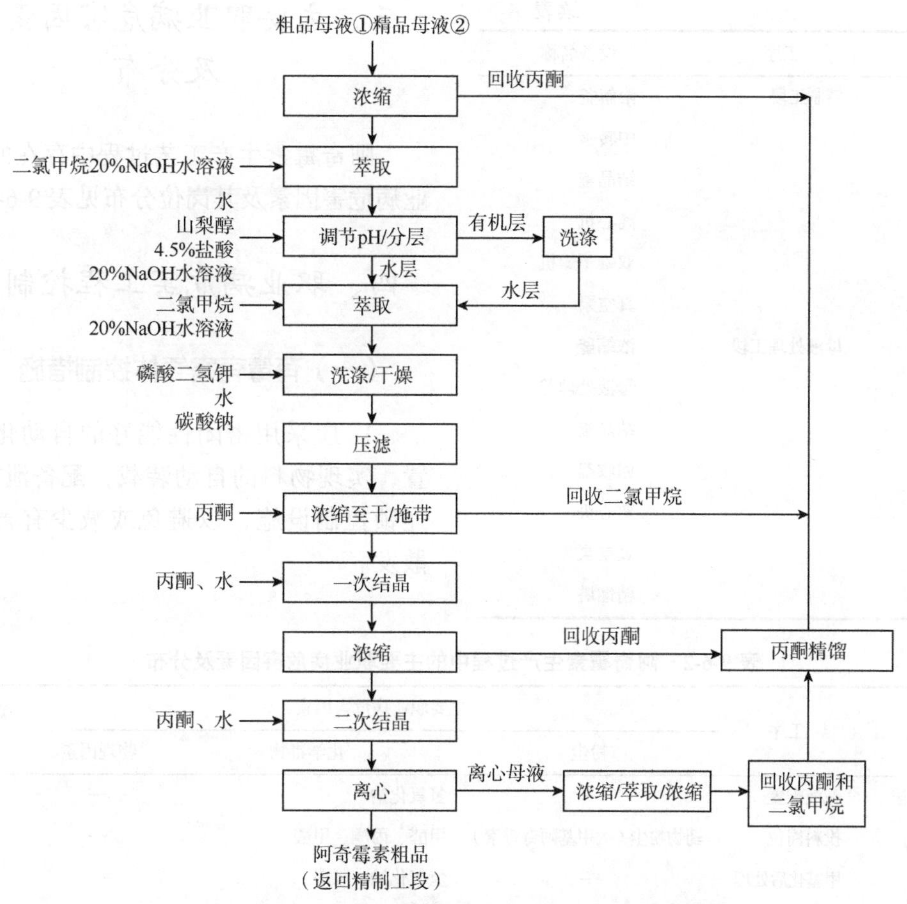

图 9-6-3 阿奇霉素母液回收工段工艺流程图

3. 母液处理 将粗品和精品离心后的母液，每批减压蒸馏回收丙酮后，加入二氯甲烷，加氢氧化钠调，分层，有机层并入后处理釜中。母液处理釜中加入饮用水、山梨醇搅拌溶解，降温、加入稀盐酸调 pH 至酸性。有机层加饮用水-磷酸二氢钾洗液洗涤、分层，有机层加碳酸钠干燥至澄清，压滤至浓缩釜。

滤液减压浓缩至固体，加丙酮，滴加饮用水，滴水完成后，减压蒸馏丙酮。蒸馏结束后降温至室温，抽取水层。物料中加入丙酮，升温溶解，再滴加饮用水结晶，继续搅拌 8h。冷却料液、放料、离心、称重，得阿奇霉素母液粗品。

离心后的母液减压回收丙酮，水层加入二氯甲烷提取后排放，二氯甲烷母液经浓缩后的残夜做危废处理。

二、主要原辅材料与生产设备

该行业生产过程中主要原辅料为去甲基阿奇霉素、甲醛、甲酸、丙酮、氢氧化钠、盐酸、二氯甲烷等。

主要生产设备见表 9-6-1。

表 9-6-1 主要生产设备一览表

序号	工序	设备名称
1	甲基化工段	甲化釜
2		结晶釜
3		离心机
4		水冲泵
5		真空泵

续表

序号	工序	设备名称
6	精制工段	溶解釜
7		中转釜
8		结晶釜
9		离心机
10		双锥干燥机
11		真空泵
12	母液处理工段	浓缩釜
13		母液处理釜
14		结晶釜
15		回收釜
16		离心机
17		真空泵
18		精馏塔

三、主要职业病危害因素来源及分布

阿奇霉素生产工艺过程中存在的主要职业病危害因素及其岗位分布见表9-6-2。

四、职业病危害工程控制要点

（一）有毒有害气体控制措施

1. 应采用密闭性能好的自动化生产装置，实现物料的自动装载，配备泄漏检测、连锁控制设施，以避免或减少有害物质的散发。

表9-6-2　阿奇霉素生产过程中的主要职业病危害因素及分布

工艺	工序	主要职业病危害因素			关键控制岗位
		粉尘	化学毒物	物理因素	
甲基化工段	碱液配置	—	氢氧化钠	—	—
	投料岗位	药物粉尘（去甲基阿奇霉素）	甲醛、丙酮、甲酸	—	是
	甲基化后处理	—	氢氧化钠、甲醛	—	—
	离心岗位	—	甲醛、丙酮、甲酸	—	是
精制工段	投料岗位	药物粉尘（阿奇霉素粗品）	丙酮	—	是
	离心岗位	—	丙酮	—	是
母液回收工段	母液处理	—	丙酮、二氯甲烷、氢氧化钠、盐酸	—	—
	离心岗位	—	丙酮、二氯甲烷、盐酸	—	是
固体库		—	氢氧化钠	—	—
储罐区		—	丙酮、二氯甲烷、甲酸、甲醛、盐酸	—	—
冰机房		—		噪声	—
空压机房		—		噪声	—
污水处理站		—	氨、硫化氢	噪声	—

2. 反应釜生产过程中保持微负压，以减少投料过程中挥发性物料的挥发、逸散。

3. 反应釜、离心机、计量槽、储罐、真空缓冲罐等涉及易燃蒸气的放空排气通过吸风罩、吸风管进行统一收集，送至废气处理系统吸收处理。

4. 在生产车间应设置应急冲淋洗眼装置及可燃气体探测器。

5. 在储罐周围设置围堰，防止毒物溢出蔓延危及操作人员，在罐区、仓库设置紧急淋浴设施、洗眼器及可燃气体探测器，储罐应设置有氮封措施。

6. 罐区储存液体物料通过管道输送至车间内高位槽，通过高位槽滴加入反应釜内，避免工人直接接触有毒物质；桶装液体物料通过叉车运送至车间内，通过真空泵吸入反应釜内，减少工人的接触时间。

7. 生产车间应采用密闭离心机，同时设置内吸式装置，确保离心机内腔表现为负压状态，把形成的毒害物质排出，防止朝生产车间散发。

（二）粉尘控制措施

1. 反应釜固体物料投料口应设置收集引风与处理装置，以有效收集粉尘与毒物，减少了粉尘对作业人员影响。

2. 作业人员在投加固体物料时开启真空装置，釜内保持微负压，减少粉尘向车间逸散。

3. 采用真空干燥措施，干燥过程为密闭过程，减少粉尘对作业人员影响。

（三）防噪声、振动措施

1. 在设备选择时宜用噪声低的设备；产生高噪声设备与低噪声设备应分开布置。

2. 隔离噪声源防止污染相邻车间，冷冻机组独立设置，避免噪声叠加；泵房、空压机建立在室外；设备底部设减震垫。

（四）高温控制措施

1. 各个车间采取良好的通风，在自然通风较差的车间应设置机械通风设施加强通风。

2. 生产车间设有洁净厂房，洁净厂房内恒温恒湿。

3. 夏季高温季节，供应含盐清凉饮料及防暑降温药品。

4. 车间办公室、休息室设置空调设施。

五、个体防护用品配备

阿奇霉素生产过程个体防护用品配备要求见表 9-6-3。

表 9-6-3　阿奇霉素生产过程个体防护用品配备一览表

工艺	工序	主要职业病危害因素	配备的防护用品
甲基化工段	碱液配制	氢氧化钠	防腐蚀液护目镜 耐酸碱手套 耐酸碱服
	投料岗位	药物粉尘（去甲基阿奇霉素）、甲醛、丙酮、甲酸	防毒口罩
	甲基化后处理	氢氧化钠、甲醛	防毒口罩
	离心岗位	甲醛、丙酮、甲酸	防毒口罩
精制工段	投料岗位	药物粉尘（阿奇霉素粗品）、丙酮	防毒口罩
	离心岗位	丙酮	防毒口罩
母液回收工段	母液处理	丙酮、二氯甲烷、氢氧化钠、盐酸	防毒口罩
	离心岗位	丙酮、二氯甲烷、盐酸	防毒口罩
固体库	—	氢氧化钠	防腐蚀液护目镜耐酸碱手套 耐酸碱服
储罐区	—	丙酮、二氯甲烷、甲酸、甲醛、盐酸	防毒口罩
冰机房	—	噪声	防噪耳塞
空压机房	—	噪声	防噪耳塞
污水处理站	—	氨、硫化氢、噪声	防毒口罩、防噪耳塞

六、应急处置要点

1. 阿奇霉素生产企业可能发生的急性职业病危害事故主要有甲基化工序碱液配制存在的氢氧化钠危害因素，可发生碱腐蚀灼伤事故；反应釜投料、管道泄漏导致有毒有害气体泄漏，导致中毒；储罐区化学毒物的泄漏导致中毒；污水处理站清淤时可发生氨和硫化氢中毒事故；夏季高温可发生高温中暑事故。企业应制定相应的职业中毒救援及处置方案、高温中暑应急救援预案及处置方案。

2. 企业应在厂区最高显著位置设置风向标，在生产车间、仓库和储罐区设置喷淋洗眼装置。仓库、罐区等场所设置有毒气体检测报警仪。罐区设置泄险区和应急通道，泄险区应低位设置且有防透水层，泄漏物质和冲洗水应集中纳入工业废水处理系统。

3. 生产车间应配置相应的应急救援药品。配置 2%醋酸或 3%硼酸用于处理碱灼伤；污水处理站应配置 2%的碳酸氢钠用于处理酸腐蚀灼伤；针对夏季高温中暑应配置相应的防暑降温药品及饮品。

七、用人单位职业卫生管理要点

1. 制定完整、详细的职业病危害因素检测计划，对涉及职业病危害因素的各个岗位进行定期检测。一旦发现浓（强）度超标的设备和岗位，及时查找原因，必要时更换设备，以确保各种职业病危害因素达到国家职业卫生标准的要求。

2. 对可能产生职业病危害的岗位，在醒目的位置设置警示标识和中文警示说明，特别是在使用有毒物品作业场所入口或作业场所的醒目位置，需设置“当心中毒”警示标识，“佩戴防毒面具”“注意通风”等指令标识和“紧急出口”等提示标识。

3. 加强职工个人防护教育，正确佩戴个体防护用品。

4. 落实各项职业卫生管理制度，严格操作规范，杜绝违章操作，坚持职工岗前体检和定期职业健康检查，并建立健全职业卫生档案。

第七节　化学农药生产过程中的职业病危害识别与控制

我国是农业大国，农药是重要的农业生产资料，农药生产企业大部分为中小企业。农药属于精细化工产品，品种繁多，生产工艺复杂，生产过程中存在的职业病危害隐患也较多，是职业病危害严重的行业之一。化学农药制造包括农药原药和混合农药制剂。化学农药按用途主要包括杀虫剂、除草剂、杀菌剂、植物生长调节剂等；按化学结构主要包括有机氯、有机磷、有机氮、有机硫、氨基甲酸酯、拟除虫菊酯等；按加工剂型主要包括粉剂、可湿性粉剂、乳剂、水剂等剂型。

草甘膦是一种广谱灭生性有机磷除草剂，应用范围较广、用量较大，是我国出口量最大的农药品种之一。草甘膦工艺复杂、工序多，且在生产过程中使用多种化学物质，接触人群多，是职业病危害严重的行业。

本节以草甘膦生产为例，介绍其主要生产工艺流程（图 9-7-1），识别分析其中涉及的主要职业病危害因素，并指出该类行业职业病危害因素防治和管理要点。

一、工艺流程

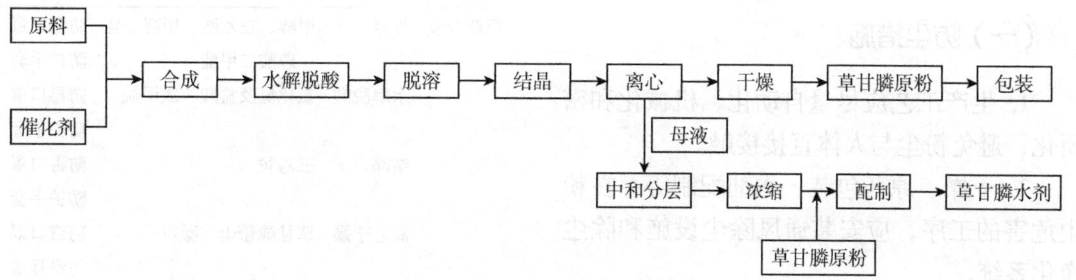

图 9-7-1 草甘膦生产工艺流程

二、主要原辅材料与生产设备

草甘膦农药生产过程中使用的主要原材料为亚磷酸二甲酯和多聚甲醛等。使用的辅料包括三乙胺、甲醇和氨基乙酸等。主要生产设备有合成釜、水解釜、脱溶釜、蒸馏塔、结晶釜、冷凝器、过滤机、离心机、烘干机、产品罐，辅助生产设备有空压机、电动机及各类泵等。

三、主要职业病危害因素来源及分布

草甘膦生产过程的主要职业病危害因素见表 9-7-1。

表 9-7-1 草甘膦生产工艺过程中的主要职业病危害因素来源及岗位分布

工艺/车间	工序/工种	职业危害因素				关键控制岗位
		粉尘	化学毒物	物理因素	生物因素	
原药合成	投料	—	甲醇、三乙胺、甲醛、亚磷酸二甲酯	—	—	—
	水解脱酸	—	氯化氢及盐酸、氯甲烷	—	—	—
	结晶	—	三乙胺	—	—	—
	离心干燥	草甘膦粉尘	—	噪声	—	是
	包装	草甘膦粉尘	—	—	—	是
制剂配制	中和	—	三乙胺、氢氧化钠	—	—	是
	配制	草甘膦粉尘	—	—	—	—
辅助生产	空压设备	—	—	噪声	—	—
	配电设备	—	—	工频电场	—	—
	污水处理	—		硫化氢、氢氧化钠、噪声	—	—
	真空站	—	—	噪声	—	—
	循环水	—	—	噪声	—	—
	冷冻站	—	—	噪声	—	—

四、职业病危害工程控制要点

（一）防尘措施

1. 生产工艺应尽量自动化、机械化和密闭化，避免粉尘与人体直接接触。

2. 干燥、原药包装、水剂配制等存在粉尘危害的工序，应安装通风除尘设施和除尘净化系统。

3. 原药离心时尽量采用密闭离心机，防止粉尘的逸散。

（二）防毒措施

1. 各种反应釜应尽量选用密闭型，防止有毒物质的泄露。物料的投放采用管道式或负压投料。

2. 生产设备和管道经常进行检查维修保养，防止有毒物质的跑、冒、滴、漏。

3. 存放原料和辅料的容器应当密封有效、无泄露。

4. 原材料和成品应单独存放于仓库内，仓库应设置通风设施。

（三）噪声控制措施

1. 设备选型时，选用低噪声的空压机、泵类等设备，从源头上降低设备本身的噪声；对风机加装隔声罩或者消声器。

2. 设备布局上，将空压机、循环水、泵等产生强噪声或振动的设备独立布置，并安装隔声设施。

3. 设备安装时，空压机、泵类设备采取减振垫等措施。

五、个体防护用品配备

草甘膦生产过程个体防护用品配备要求见表 9-7-2。

表 9-7-2 草甘膦生产个体防护用品配备一览表

工艺	工序	主要职业病危害因素	防护用品配备
原药合成	投料	甲醇、三乙胺、甲醛、亚磷酸二甲酯	防毒口罩 防护手套
	水解脱酸	氯化氢及盐酸、氯甲烷	防毒口罩 防护手套
	结晶	三乙胺	防毒口罩 防护手套
	离心干燥	草甘膦粉尘、噪声	防毒口罩 防噪耳塞 防护手套 防护围裙
	包装	草甘膦粉尘	防毒口罩 防护手套 防护围裙
制剂配制	中和	三乙胺、氢氧化钠	防毒口罩
	配制	草甘膦粉尘	防毒口罩 防护手套 防护围裙
	空压设备	噪声	防噪耳塞
	污水处理	硫化氢、氢氧化钠、噪声	防护手套 防噪耳塞
	真空站	噪声	防噪耳塞
	循环水	噪声	防噪耳塞
	冷冻站	噪声	防噪耳塞

六、应急处置要点

1. 贮存甲醇、多聚甲醛、三乙胺和液碱的车间或储罐应设有地面围堰，防止事故时液体流入下水道。

2. 生产车间和污水处理站应配备过滤式防毒面罩和空气呼吸器以满足事故状态下人员防护的要求。

3. 生产车间和污水处理站设置应急冲淋设施和洗眼器。

4. 生产车间应配置相应的应急救援药品。配置 2%醋酸或 3%硼酸用于处理碱灼伤；污水处理站应配置 2%的碳酸氢钠用于处理酸腐蚀灼伤；针对夏季高温中暑应配置相应的防暑降温药品及饮品。

七、用人单位职业卫生管理要点

1. 制定完整、详细的职业病危害因素检测计划，对涉及职业病危害因素的各个岗位进行定期检测。一旦发现浓（强）度超标的设备和岗位，及时查找原因，必要时更换设备，以确保各种职业病危害因素达到国家职业卫生标准的要求。

2. 对可能产生职业病危害的岗位，在醒目的位置设置警示标识和中文警示说明，特别是在使用有毒物品作业场所入口或作业场所的醒目位置，需设置“当心中毒”警示标识，“佩戴防毒面具”“注意通风”等指令标识和“紧急出口”等提示标识。

3. 加强职工个人防护教育，正确佩戴个体防护用品。工人下班前洗手、沐浴更衣，保持良好的卫生习惯，防止毒物经消化道和皮肤侵入人体。

4. 落实各项职业卫生管理制度，严格操作规范，杜绝违章操作，坚持职工岗前体检和定期职业健康检查，并建立健全职业卫生档案。

第八节　烟花爆竹生产过程中的职业病危害识别与控制

烟花爆竹是以火药为原料制成的工艺美术品，引燃后通过燃烧或爆炸，产生光、声、色、型、烟雾等效果，用于观赏，具有易燃易爆危险的物品。烟花爆竹生产企业属于劳动密集型企业，机械化程度低，手工劳动多。制造烟花爆竹的烟火剂一般是氧化剂、可燃物（又称还原剂）、黏合剂、色光剂、促敏、纯感剂等组成，职业危害因素多。

一、生产工艺流程

烟花爆竹工艺流程主要包括粉碎筛选、配制混合、烘药、压药与造粒、装药、切引、组装等，详见图 9-8-1。

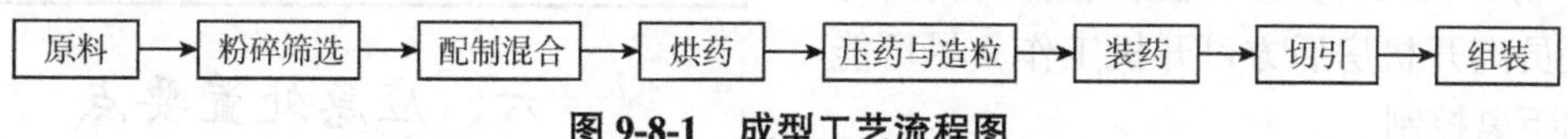

图 9-8-1　成型工艺流程图

二、主要原辅材料与生产设备

烟花爆竹生产过程中使用的主要原材料为硫黄、木炭、高氯酸钾和金属粉末（铝银粉、铝镁合金）等。使用的辅料包括聚乙烯醇、插引、结鞭引、固引剂和油蜡纸等。烟花爆竹生产过程中使用的主要生产设备有打底机、卷筒机、切纸机、插引机、造粒机、结鞭机、封装机、药线机等。

三、主要职业病危害因素来源及分布

烟花爆竹行业存在的职业病危害因素及其岗位分布见表 9-8-1。

表 9-8-1　烟花爆竹生产工艺过程中的主要职业病危害因素来源及岗位分布

工序/工种	职业危害因素				关键控制岗位
	粉尘	化学毒物	物理因素	生物因素	
粉碎	其他粉尘（混合粉尘）	—	—	—	是
配药	其他粉尘（混合粉尘）	—	—	—	是

续表

工序/工种	职业危害因素				关键控制岗位
	粉尘	化学毒物	物理因素	生物因素	
混合	其他粉尘（混合粉尘）	—	噪声	—	是
装药	其他粉尘（混合粉尘）	—	噪声	—	—
切引	其他粉尘（混合粉尘）	—	噪声	—	—
组装	—	—	噪声	—	—

四、职业病危害工程控制要点

1. 以无毒或低毒的原材料代替有毒或毒性较大的原材料，从源头上降低高毒物质危害。

2. 革新生产设备、实现自动化作业，避免作业人员接触粉尘。

3. 每个车间安装温湿度计，如气温超过32℃，即刻停止生产。

4. 木炭和硫黄应混合粉碎，其他原料应单料粉碎。原料单料粉碎时使用专用粉碎机，每次粉碎后，及时清扫。产生粉尘的粉碎、混合、装药、切引车间应设通风除尘设施，下班后及时清扫、冲洗。

5. 粉碎机的开关应设置在机器工房的外部，人员离开机房后方可开机工作，尽可能采用远距离控制。

6. 化工原材料库储存的物品大部分属于危险化学品，混存、受潮、遇热等可以引起氧化剂与还原剂之间的化学反应，从而造成火灾爆炸。必须氧化剂与还原剂分开存放，保持库房通风。

五、个体防护用品配备

烟花爆竹制造行业个体防护用品配备要求见表9-8-2。

表9-8-2 烟花爆竹制造业个体防护用品配备一览表

工序	主要职业病危害因素	防护用品配备
粉碎	其他粉尘（混合粉尘）	防尘口罩 长袖工作服
配药	其他粉尘（混合粉尘）	防尘口罩 长袖工作服
混合	其他粉尘（混合粉尘）、噪声	防尘口罩 耳塞 长袖工作服
装药	其他粉尘（混合粉尘）、噪声	防尘口罩 耳塞 长袖工作服
切引	其他粉尘（混合粉尘）、噪声	防尘口罩 防噪耳塞 长袖工作服
组装	噪声	防噪耳塞 长袖工作服

六、应急处置要点

1. 若发生燃烧爆炸事故，烟火药，黑火药，化工原料燃烧过程中释放大量含硫，一氧化碳，氮氧化合物烟气吸入可引起中毒窒息事故。迅速撤离中毒人员至空气新鲜处临时救治，呼吸困难者给予吸氧，停止呼吸者立即人工呼吸。烧伤者立即脱去衣服，用凉水冲洗降温，并用纱布覆盖伤口，以免感染。不能弄破水疱，伤员口渴，给盐水或含盐饮料。处理后立即送到专业医院。

2. 木炭、硫黄等可燃性粉尘与空气混合达到一定的浓度可形成爆炸性环境，遇着火源能引起爆炸。与气体爆炸相比，其燃烧速度和爆炸压力均较低，但因其燃烧时间长，产生能量大，所以破坏力和损害程度大。最初的局部爆炸发生后，会扬起周围的粉尘，继而引起二次爆炸，三次爆炸，扩大伤害。

七、企业职业卫生管理要点

1. 工人必须穿戴棉质服装、鞋袜、袖套，戴防护帽、口罩等。不得穿戴有药尘的工作服进入其他车间。

2. 工人必须经安全教育、技术培训，了解所接触药物性能，掌握本岗位操作规程，经考核合格才能上岗。

3. 车间应保持清洁，地面潮湿，药尘、粉药应及时消除。统一收集、销废。采用湿法清扫卫生。

4. 药物在干燥时，温度不得超过 60℃，不得去翻动和收取，必须冷却至库温时才能入室收藏。未干燥的药物严禁堆放和入库。

5. 车间内严禁吸烟、进食饮水等。下班后要沐浴，工作服要与便服隔离存放，并定期清洗。

第十章　建筑材料行业职业病危害识别与控制

建筑材料工业简称“建材工业”，国民经济分类归为“非金属矿物制品业”。建材工业是为基本建设和国民经济各部门提供建筑材料、非金属矿产品及其制品的物质生产部门，其产品按其产品性质可分为三大类：①除钢材、木材以外的建筑材料，如水泥、平板玻璃、砖瓦、沙石、建筑卫生陶瓷、建筑砌块及各种水泥制品等；②非金属矿产品及其制品，如石棉、云母及其制品，金刚石，大理石，水晶石等；③新型非金属材料，如玻璃纤维、玻璃钢、人工合成晶体材料等。

建筑材料行业中的职业病危害因素种类主要是粉尘（矽尘和石棉尘）、噪声、高温和有毒化学物质。《建设项目职业病危害风险分类管理目录（2012 年版）》把非金属矿物制品业职业病危害风险等级均归为严重类别。据国家统计局官网 2013 年经济普查数据显示，非金属矿物制品业企业数达 21.3 万个，从业人数达到 987.8 万人。

本章主要针对作业人员较集中、职业病危害严重的水泥制造、耐火材料制品制造、陶瓷制品制造、石棉制品制造、玻璃制造、石材加工行业、黏胶剂制造与运用行业进行危害识别分析，并介绍职业病危害防治要点。

第一节　水泥生产过程中的职业病危害识别与控制

水泥是非常重要的建筑材料，广泛应用于土木建筑、水利、国防等工程，是国民经济建设中不可或缺的基础原材料，自 1985 年起，我国水泥产量一直居世界第一位。水泥制造是以石灰石和黏土等为主要原料，经破碎、配料、磨细制成生料，然后喂入水泥窑中煅烧成熟料，再将熟料加适量石膏（有时还掺加混合材料或外加剂）磨细而成。

水泥按用途及性能分为通用水泥、专用水泥和特性水泥，其中通用水泥主要指硅酸盐水泥、普通硅酸盐水泥、矿渣硅酸盐水泥、火山灰质硅酸盐水泥、粉煤灰硅酸盐水泥和复合硅酸盐水泥这六大类水泥。其中硅酸盐类水泥的生产工艺在水泥生产中具有代表性，硅酸盐水泥的主要化学成分为氧化钙（CaO）、二氧化硅（SiO_2）、三氧化二铁（Fe_2O_3）、三氧化二铝（Al_2O_3），所以水泥生产中主要职业病危害因素是粉尘。长期吸入生料粉尘可引起矽肺、其他尘肺，吸入烧成后的熟料或水泥粉尘可引起水泥尘肺、慢性阻塞性肺炎。原料烘干、立窑煅烧、回转窑煅烧等作业地点，有高温、热辐射、有毒气体。此外，各种设备运转时，可产生不同程度的噪声，损伤听力。水泥遇水或汗液，能生成氧化钙等碱性物质，刺激皮肤引起皮炎，进入眼内引起结膜炎、角膜炎。

现以硅酸盐类水泥生产为典型代表，介绍水泥制造业职业病危害因素防治和管理要点。

一、工艺流程

水泥生产随生料制备方法不同，可分为

干法（包括半干法）与湿法（包括半湿法）两种，干法与湿法的区别，主要是原料的加工处理方法不同，干法是石灰石粉碎后，要同黏土、铁粉、煤等原料经过烘干、配料后进入细磨。湿法时则不需要烘干，将原料加水磨成泥浆，泵入原泥池，再送入窑中烧成。按烧成设备分立窑、回转窑两种，目前新型干法水泥技术已在我国水泥工业中确立了主导地位。水泥生产的过程可简单分为三个阶段，即生料制备、熟料煅烧、水泥粉磨，亦可简称为“两磨一烧”的工艺过程。生料制备的工艺流程主要包括原料破碎均化、配料粉磨均化及生料粉磨均化三个环节；熟料烧成的工艺流程主要包括煤粉制备、生料预热分解、熟料煅烧、熟料冷却破碎及入库、熟料出厂五个环节；水泥粉磨的工艺流程主要包括配料及输送、水泥粉磨及储存、水泥散装出厂、水泥袋装出厂四个环节。水泥制造工艺流程见图 10-1-1（立窑）和图 10-1-2。

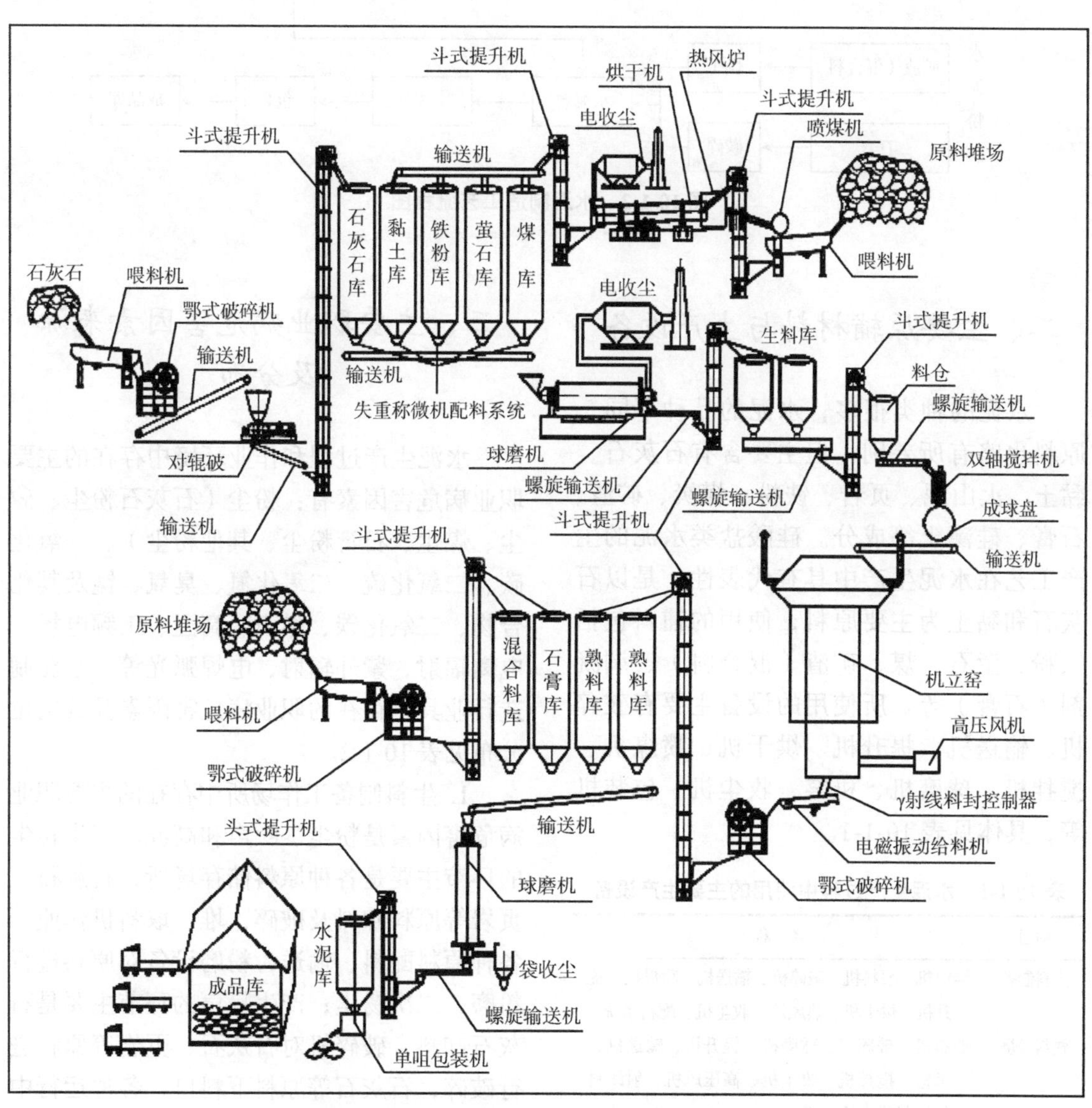

图 10-1-1　水泥制造工艺流程示意图（立窑）

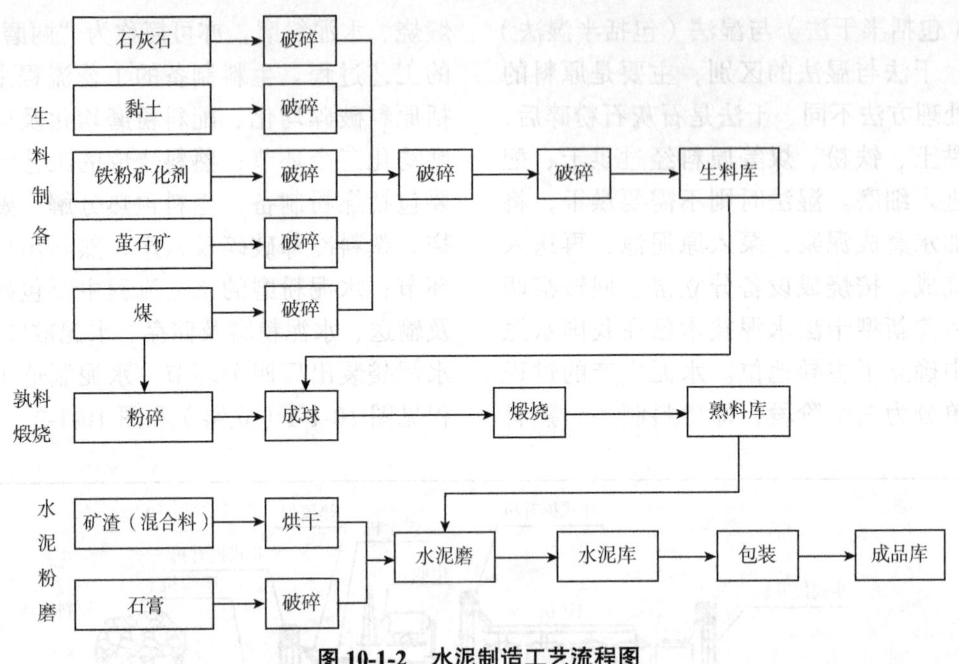

图 10-1-2　水泥制造工艺流程图

二、主要原辅材料与生产设备

水泥的种类很多，水泥的品种不同，原料也略有所差别，但主要含有石灰石、黏土、火山泥、页岩、铁粉、煤炭、矿渣、石膏、硅藻土等成分。硅酸盐类水泥的生产工艺在水泥生产中具有代表性，是以石灰石和黏土为主要原料，使用的辅料包括铁粉、萤石、煤、矿渣（混合料）、调凝剂（石膏）等。所使用的设备主要有破碎机、输送机、提升机、烘干机、喷煤机、搅拌机、球磨机、机窑、收尘机、包装机等，具体见表 10-1-1。

表 10-1-1　水泥生产过程中使用的主要生产设备

项目	名　称
生料制备	堆料机、喂料机、破碎机、输送机、喷煤机、提升机、烘干机、热风炉、收尘机、配料系统
熟料煅烧	喂料机、破碎机、球磨机、提升机、输送机、机窑、搅拌机、收尘机、高压风机、射线料封控制器、给料机
水泥粉磨	喂料机、破碎机、输送机、提升机、烘干机、收尘机、球磨机、包装机

三、主要职业病危害因素来源及分布

水泥生产过程和作业环境中存在的主要职业病危害因素有：粉尘（石灰石粉尘、矽尘、煤尘、石膏粉尘、其他粉尘）、一氧化碳、二氧化硫、二氧化氮、臭氧、锰及其化合物、二氧化碳、噪声、高温、工频电场、电离辐射、紫外辐射、电焊弧光等。水泥制造行业具体存在的职业病危害因素及其岗位分布见表 10-1-2。

1. 生料制备工作场所中存在的主要职业病危害因素是粉尘、噪声和高温。产生粉尘的环节主要是各种原料储存场所，石灰石、页岩等原料卸料及破碎，堆、取料机作业，各种原料配料、输送，粉磨设备对原料进行粉磨，二次扬尘；产生噪声的环节主要是石灰石卸料，破碎机对石灰石、页岩等原料进行破碎，石灰石等原料下料口，各种运行中的大型电机，袋式除尘器脉冲清灰，原料粉磨，各种运行中的各类大型风机。产生高温的环节主要是热风炉和烘干机等岗位。

2. 熟料烧成各工作场所中存在的主要职业病危害因素有粉尘、噪声、高温、氮氧化物、二氧化硫和一氧化碳。产生粉尘的环节主要是原煤堆场卸车，原煤破碎，原煤堆取料机作业，原煤输送皮带及各皮带转载点，原煤的粉磨、选粉，生料入窑和喂料，熟料的破碎、输送、入库，熟料散装装车；产生噪声的环节主要是原煤破碎、粉磨设备对原煤进行粉磨、各类运行中的风机、熟料破碎以及输送、各类运行中的电动机、袋式除尘器脉冲清灰；产生高温的环节主要是预分解系统、立窑、熟料地坑、拉链机等部位；产生氮氧化物、二氧化硫的环节主要是窑头和窑尾；产生一氧化碳的环节主要是煤粉制备系统和窑头和窑尾。

表 10-1-2 水泥生产过程中的主要职业病危害因素来源及岗位分布

工艺	工序	职业危害因素			关键控制岗位
		粉尘	化学毒物	物理因素	
生料制备	卸料	无机粉尘	—	噪声	
	破碎	无机粉尘	—	噪声、振动	是
	喂料	无机粉尘	—	噪声	
	配料	无机粉尘	—	噪声	
	输送	无机粉尘	—	噪声	
	粉磨	无机粉尘	—	噪声、振动	是
	除尘	无机粉尘	—	噪声	
	烘干	无机粉尘	—	噪声、高温	
熟料煅烧	破碎	无机粉尘	—	噪声、振动	是
	喂料	无机粉尘	—	噪声	
	球磨	无机粉尘	—	噪声、振动	是
	窑头	无机粉尘	氮氧化物、二氧化硫、一氧化碳	噪声、高温、辐射热	是
	窑尾	无机粉尘	氮氧化物、二氧化硫、一氧化碳	噪声、高温、辐射热	是
	料封	无机粉尘	—	噪声、射线	
	输送	无机粉尘	—	噪声	
	入库	无机粉尘	—	噪声	
水泥粉磨	混合	无机粉尘	—	噪声	是
	运输	无机粉尘	—	噪声	
	破碎	无机粉尘	—	噪声、振动	是
	配料	无机粉尘	—	噪声	
	粉磨	无机粉尘	—	噪声、振动	是
	除尘	无机粉尘	—	噪声	
	包装	无机粉尘	—	噪声	是
	入库	无机粉尘	—	噪声	
辅助	化验室	—	盐酸、氨	—	
	水处理	—	氨	—	
	机修	电焊烟尘	锰及其化合物、氮氧化物、一氧化碳	噪声、紫外辐照	

3. 水泥粉磨工作场所中存在的主要职业病危害因素是粉尘、噪声。产生粉尘的环节缓凝剂、混合材的运输、卸车、破碎，熟料、缓凝剂、混合材的输送过程，水泥配料，水泥粉磨，选粉过程，水泥成品入库，水泥成品散装，水泥成品包装和装卸，二次扬尘；产生噪声的环节水泥粉磨、选粉，各种运行中的大型风机，袋式除尘器脉冲清灰。

4. 辅助单元存在的主要职业病危害因素是噪声、工频电场、电离辐射。噪声主要来源压缩机、变压器运转产生的；工频电场主要是变压器、电柜等产生的；电离辐射主要γ射线料封控制器产生的。另外机修车间电焊操作时存在的主要职业病危害因素是电焊烟尘、一氧化碳、氮氧化物（二氧化氮为主）、锰及其化合物、臭氧、紫外辐射、噪声等。

四、职业病危害工程控制要点

水泥制造业职业病危害防护重点是对各类粉尘的控制和防止二次扬尘的产生。除遵循第六章第一节所述基本工程防护措施外，行业上采取以下控制措施。

（一）防尘措施

水泥生产工作场所的粉尘控制包括收尘和通风管道等设施，应符合下列要求：

1. 防尘设施结合生产工艺、减少物料的中转环节，降低物料落差，缩短运输距离。

2. 输送皮带廊长度大于50m时应设置除尘设备，转载点应有密闭除尘设备。熟料库和预均化堆棚应加强排风。生料磨、水泥磨等车间地面应平整，易于清扫。

3. 熟料库底应使用排风机进行通风散热；熟料库应使用高效袋式除尘器；卸料坑应封闭，配备除尘设备；窑尾应使用高效除尘器，具体依据GB/T 6719。

4. 堆场转载应控制落差高度，落差高度不宜大于3m。堆煤机端部应设置软帘类的挡尘设施。

5. 包装车间水泥胶带运输转载点处，应根据现场实际情况设置由弹性材料制成的挡尘帘，控制转载点处粉尘外溢；水泥成品输送胶带的转运点应设置特殊设计的导运装置，降低转运点落差，保证转运点运输平稳、顺畅。袋装水泥用包装袋应符合GB 9774的质量要求。

6. 根据具体情况配备可移动吸尘罩或在成品输送胶带上安装固定的吸尘罩，捕集输送胶带及水泥袋表面散落的水泥，减少二次扬尘。

7. 包装机收尘宜采用袋式除尘器，包装操作区收尘吸风口的设置应保证作业人员处于尘源的上风向并有一定的负压。

8. 散装水泥装车的水泥出口处应有收尘设施，袋装水泥装车点应有可靠的收尘、挡尘措施。应定期使用吸尘器对地面进行清扫。

（二）防暑降温措施

水泥厂的高温作业主要在煅烧和烘干作业中，可因地制宜地采取隔热，自然通风和局部通风等措施，并设置带空调的休息间。

（三）降噪减振措施

除优选噪声较低的机器设备，保持其良好运转状态。针对各种产生振动、噪声设备采取减振和隔声措施外，应采取以下措施：

1. 在磨机、空气压缩机和大型风机周围50m 范围内，不应设置行政办公楼、居住建筑等。

2. 振幅、功率大的设备应设计减振基础。罗茨风机进出风管及旁路管道应装消声器，空气压缩机的进风管口应装消声器。

3. 破碎机、磨机、风机、空气压缩机等振动与噪声较大的生产设备应采取减振、降噪措施，宜采取壳体噪声隔离或建筑噪声隔离等措施。

4. 在原料粉磨、熟料烧成、煤粉制备、水泥粉磨、水泥包装及各类破碎等车间设置的值班室应为隔声室。值班室、控制室接触噪声声级应符合国家规定。

（四）防毒、防辐射措施

1. 产生一氧化碳、二氧化碳、氮氧化物等气体的高温煅烧车间应设置通风系统，保持通风良好。产生有害气体的辅助生产车间、煤烘干机地坑、循环水泵站的加氯间、污水泵站等，在工作过程中容易产生各种有害气体，需设置通风系统。

2. 实时监测车间空气中一氧化碳、氮氧化物等有毒气体的浓度。窑尾收尘器和煤磨收尘器气体进口处应设置一氧化碳监测报警装置。

3. 针对产生电离辐射的设备采用有效屏蔽，对于产生非电离辐射采取屏蔽、吸收、接地、隔离距离等防护措施。

五、个体防护用品配备

改善工艺水平和工程技术改造，使工作场所职业危害因素浓度或强度降低的基础上，应根据 GB/T 11651 要求针对性使用有效的个体防护用品，如 N95 防尘口罩、防毒口罩、减噪耳塞/耳罩、工作服、防护手套等。防护用品正确规范使用，定期更换。劳动者保持良好的个人卫生习惯，勤换工作服、班后洗澡、保持皮肤清洁等。具体参见第六章第二节相关内容。

六、应急处置要点

水泥生产制造的应急处置基本原则可参考第四章第四节相关内容。此外，有以下几点值得关注：

1. 水泥厂在制水泥过程中，由于设备、设施、技术等方面的原因，常出现塌方、水泥喷出等事故，致使现场操作的人员出现热水泥烧伤事件。如发生热水泥烧伤，应立即用大量流动清水冲洗，迅速送医院进行医疗处理。清创前用低浓度醋酸或 5%硼酸冲洗创面，清创时去除污物及腐皮，用磺胺嘧啶银混悬液外涂，暴露治疗，持续热风吹干保痂。

2. 水泥尘中含硅酸钙、硅酸二钙、铁铝酸四钙、铝酸三钙等成分，水泥窑内温度在 1500 ℃左右，刚出窑的水泥热料温度在 1000℃以上，当高温粉尘与人体接触后上述成分与汗水在皮肤表面反应，形成胶体膜层，起到保温作用。

3. 水泥呈碱性，对皮下脂肪起“皂化”作用，加重组织的损伤。车间或场所应处置、使用设置中和溶液和冲洗皮肤、眼睛的供水设施。对于窑喷型损伤，除了上述热力伤外，窑内高压水泥热料直接作用于人体，会带来不同程度的冲击伤和吸入性损伤，加上喷出成分含有一氧化碳、二氧化碳、二氧化硫等气体，有强烈刺激性和一定毒性。迅速送医院，尽早作气管切开，吸氧和超声雾化吸入。

七、企业职业卫生管理要点

水泥生产制造企业职业卫生管理可参考第四章相关内容，针对行业特点，以下几点值得关注：

1. 企业应有健全的防尘、防噪管理责任制及防尘、防噪规章制度，明确规定各级管理部门及生产岗位操作工的防尘、防噪工作职责，并与各级经济承包制挂钩。

2. 企业应配备专职的职业卫生管理人员，负责防尘、防噪等工作管理、防尘、防噪等措施实施及粉尘监测工作。

3. 加强对接尘、接噪职工的防尘安全教育和防尘、防噪等技术培训，并进行必要的考核。

4. 定期测定车间空气中粉尘浓度、噪声强度，测定结果整理归档，发现超标应及时采取措施。

5. 车间、设备卫生应每班清扫，事故性粉尘散落应及时清理，减少二次扬尘。

6. 定期打扫厂区道路，加强露天存放原燃材料的管理，控制颗粒物的无组织排放。

7. 建立接触职业病危害职工健康监护档案，定期检查身体，发现问题及时处理。

8. 除尘设备的维护、维修应纳入企业的生产经营计划，生产设备进行大修时，防尘设备亦应同时检修、同时投入运行。

第二节　耐火材料制造过程中的职业病危害识别与控制

耐火材料是一种物理和化学性质适宜于在高温环境下使用的非金属材料，但不排除某些产品可含有一定量的金属材料，其广泛用于冶金、化工、石油、机械制造、水泥、动力等工业领域。耐火材料以耐火砖为主，其次是耐火泥和不定形耐火材料。主要包括黏土砖、高铝质砖、硅砖、碱性砖、碳化硅砖、锆质砖等。主要用于工业生产中建造窑炉、熔池、火道、坩埚等热工设备。耐火材料按化学矿物质组成分类，可分为硅质（氧化硅质）、硅酸铝质、刚玉质、镁质、镁钙质、铝镁质、镁硅质、碳复合耐火材料、锆质耐火材料、特种耐火材料；按材料化学属性分类，可分为酸性耐火材料、中性耐火材料、碱性耐火材料。酸性耐火材料以氧化硅为主要成分，常用的有硅砖和黏土砖。中性耐火材料以氧化铝、氧化铬或碳为主要成分，常用的有刚玉制品。碱性耐火材料以氧化镁、氧化钙为主要成分，常用的是镁砖。

耐火材料生产主要职业病危害因素有粉尘、噪声和高温等，耐火材料生产工艺流程中的各个环节，都可能产生大量含有较高游离二氧化硅的粉尘（矽尘），因此，耐火材料行业是我国矽肺发病最严重的行业之一。

本节介绍耐火材料制造业的主要工艺流程，识别分析其中涉及的主要职业病危害因素，并指出该类行业职业病危害因素防治和管理要点。

一、工 艺 流 程

不同的耐火制品，使用的原材料及生产时发生的物理化学反应虽不同，但生产工序和加工方法基本一致，根据制品的致密程度和外形不同，有烧结法、熔铸法和熔融喷吹法等。烧结法是将部分原料预烧成熟料，破碎、粉碎、细磨和筛分，再按一定配比与生料混合，经过成型、干燥和烧成；熔铸法是将原料经过配料混匀和细磨等工序，经过高温熔化，直接浇铸，经冷却结晶、退火成为制品；熔融喷吹法是将配料熔化后，以高压空气或过热蒸汽进行喷吹，使之分散成纤维或空心球的方法。耐火材料的生产工艺流程包括原料加工和产品制造两部分。耐火材料制造工艺流程见图 10-2-1。

1. 原料加工　天然矿石原料加工是将各种矿石通过剔除杂质、破碎成所需粒度的过程。通常工艺流程包括原料拣选、破碎、粉碎、细磨和筛分等工序。

2. 产品制造　产品制造基本工序为：配料、混合、成型、干燥、烧成、成品检验等。大型耐火材料厂均已实现机械化、自动化生产。

二、主要原辅材料与生产设备

耐火材料的原料主要有白云石熟料、铝硅酸盐、尖晶石、镁橄榄石、镁砂、细粉、硬质黏土、铬铁矿、骨料等。生产设备主要有皮带输送机、螺旋脱水机、振动筛、颚式破碎机、圆锥破碎机、辊式破碎机、反击式破碎机、悬辊式粉磨机、气流磨、筛分机和包装机等。

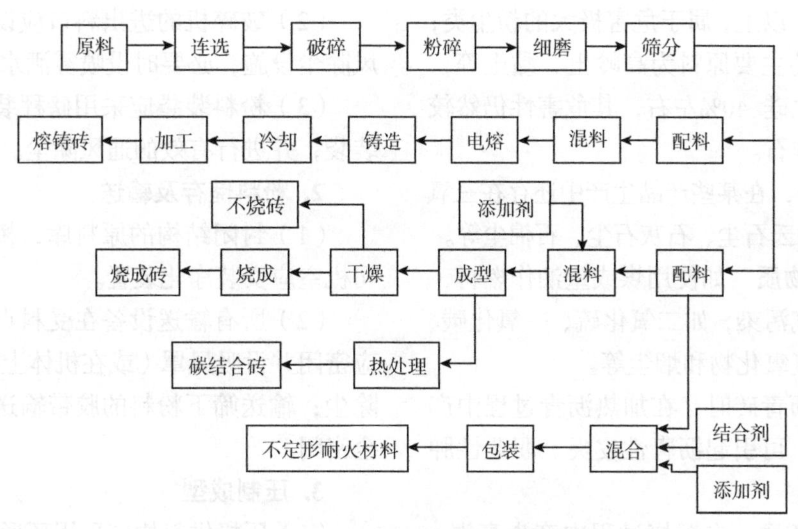

图 10-2-1　耐火材料制造工艺流程

三、主要职业病危害因素来源及分布

耐火材料生产加工过程中的主要职业病危害因素是生产性粉尘，以矽尘为主，因此矽肺是耐火材料工业中的主要职业病。耐火材料生产加工过程中噪声的危害也极为严重，噪声是耐火材料生产过程中的第二大职业病危害因素。耐火材料制造行业存在的职业病危害因素及其岗位分布见表 10-2-1。

表 10-2-1　耐火材料生产过程中的主要职业病危害因素来源及岗位分布

工艺	工序	职业危害因素			关键控制岗位
		粉尘	化学毒物	物理因素	
原料加工	拣选	矽尘	—		
	破碎	矽尘	—	噪声、振动	是
	粉碎	矽尘	—	噪声、振动	
	细磨	矽尘	—	噪声	
	筛分	矽尘	—	噪声、振动	
产品制造	配料	矽尘	—	—	
	混合	矽尘	—	—	
	成型	矽尘	—	噪声、振动	是
产品制造	烧成	矽尘	二氧化硫、一氧化碳、二氧化碳、氮氧化物和烟尘	高温、辐射热	是
	干燥	矽尘	—	高温、高湿、微波辐射	
	成品检验	—	—	—	

1. 粉尘　耐火材料生产过程中各工段均可能产生粉尘，但以原料破碎、粉碎、细磨、筛选岗位浓度最高。其次是拌料、粉料运输、干燥和装出窑等岗位。粉尘的危害程度主要决定于粉尘中游离二氧化硅含量和粉尘浓度。如生产硅砖的主要原料为硅石，含游离

二氧化硅93%以上，属于危害极大的粉尘类；生产黏土砖的主要原料为高岭土、黏土等，含游离二氧化硅 40%左右，其危害性仍然较大，但小于硅石。

除矽尘外，在某些产品生产中还存在三氧化二铝尘、白云石尘、石灰石尘、石棉尘等。

2. 有毒物质 如使用煤或重油作燃料，存在燃烧废气污染，如二氧化硫、一氧化碳、二氧化碳、氮氧化物和烟尘等。

如生产沥青砖时，在加热沥青过程中产生沥青烟气，可引起沥青性皮炎、职业性肿瘤等。

3. 物理因素 在煅烧过程中产生高温、强辐射热；在干燥过程中产生高温、高湿环境。因此，从事干燥、窑炉看火、装出窑等工种的劳动者均可能接触高温、强辐射热等。

在原料破碎、粉碎、筛分、压制成型、运输等过程中均产生程度不同的噪声和振动。

此外，在使用微波炉干燥时存在微波辐射，看火岗位存在高强度红外辐射等。

四、职业病危害工程控制要点

耐火材料制造业各个工艺环节可以说无处不产尘，其工程防护措施除遵循第六章第一节所述基本工程防护措施外，还需要结合其特点进行针对性防护。我国多年职业病防治经验证明，采取水、密、风、护、革、管、教、查八字方针是有效的、正确的方法。同时改进工艺，提高机械化、自动化程度在防尘上意义重大。

（一）防尘措施

1. 原料加工

（1）各种产尘设备，如破碎机、提升机、输送机、振动筛等应从工艺上进行密闭；给料、粉碎、混合、筛分设备均应进行整体或局部密闭。

（2）破碎机的进出料口应设密闭罩和通风除尘设施，必要时设喷雾洒水设施。

（3）粉料装袋应采用磅秤装袋或包装机装袋，并进行有效的通风除尘。

2. 粉料储存及输送

（1）封闭结构的原料库，桥式抓斗吊车司机室应安装净化装置。

（2）所有输送设备在受料点、卸料点均应密闭并设吸风罩（或在机体上吸风）集尘、除尘；输送筛下粉料的胶带输送机，应进行全密闭。

3. 压制成型

（1）压机供料槽应采用环形吸尘罩。

（2）磅秤密闭，应采用侧吸罩。

（3）砖坯检尺台应设吸风罩。

（4）清除砖坯表面浮尘作业，应进行通风除尘。

4. 烧成 隧道窑的装砖台、卸砖台作业地点，应设有喷雾风扇。应采用专门工具清扫坯体灰尘，并在作业点上设吸风罩。烧成车间应设专门的窑车维修室，且室内设吸尘装置。

5. 其他工段

（1）石灰乳工段铁鳞加工球磨机，应设除尘系统。

（2）竖窑出料口、冷却设备出料口，应设除尘装置。

6. 除尘系统 除尘设施风量和风速应满足防尘要求，排风罩在不妨碍操作前提下应尽量靠近尘源。除尘系统的设置应便于管理，符合节能和安全生产的要求，不同性质粉尘、不同湿度、不同温度的含尘气体，不宜合用一个通风除尘系统。除尘系统应定期维护、检修和调整，除尘管道应定期清理、检查和维护，避免积尘与破损。

7. 清扫设施 车间应配备水管、吸尘器等防止二次扬尘的清扫设施。

8. 组织管理 加强组织管理，健全防尘制度。

（二）防毒措施

对窑炉烟气应给予净化处理，避免对工作场所带来污染。使用煤气的窑炉应做好防止煤气泄漏的安全措施，如按照 GBZ/T 223 安装 CO 报警装置，设置设备连锁装置和应急救援措施等。生产沥青砖时应对沥青烟给予净化治理。

（三）减振防噪措施

对于产生高强度噪声的设备，如破碎机、振动筛等尽量单独布置，采用减振垫和隔声降噪装置。

（四）其他防护措施

设置职业病危害警示标识，并定期检查；贯彻执行有关政策和法规；加强劳动保护，定期对劳动者进行身体检查。同时做好个人防护，相关岗位工人有效使用防噪耳塞。看火工佩戴红外线防护眼镜，给高温作业者发放防热辐射工作服和清凉饮料等。

五、个体防护用品配备

耐火材料制造行业个体防护用品配备见表 10-2-2。

表 10-2-2 耐火材料制造业个体防护用品配备一览表

工艺	工序	职业危害因素	防护用品配备
原料加工	拣选	矽尘	防尘口罩（N95）
	破碎	矽尘、噪声、振动	防尘口罩（N95）、防噪耳塞
	粉碎	矽尘、噪声、振动	防尘口罩（N95）、防噪耳塞
	细磨	矽尘、噪声	防尘口罩（N95）、防噪耳塞
	筛分	矽尘、噪声、振动	防尘口罩（N95）、防噪耳塞
产品制造	配料	矽尘	防尘口罩（N95）
	混合	矽尘	防尘口罩（N95）
	成型	矽尘、噪声、振动	—
产品制造	烧成	矽尘、二氧化硫、一氧化碳、二氧化碳、氮氧化物、烟尘、高温、辐射热	防尘毒口罩、防噪耳塞、长袖工作服
	干燥	矽尘、高温、高湿、微波辐射	防尘口罩、防噪耳塞、长袖工作服
	成品检验	—	—

六、应急处置要点

耐火材料制造业的应急处置基本原则可参考第四章第四节相关内容。此外，耐火材料制造使用煤气的窑炉易发生煤气泄漏，其应急处置有以下几点值得注意：

1. 一旦发现煤气泄漏，应先关闭或切断气体管道，采取对相邻设备进行降温冷却等措施，对泄漏的介质进行稀释或放散，防止爆燃及火灾事故的发生。

2. 对灾害现场进行必要的人员疏散或撤离工作。应杜绝一切火源。

3. 进入煤气泄漏及火灾危险区的抢险人员必须佩戴正压空气呼吸器，不能采用防尘口罩或其他不适宜防止一氧化碳中毒的器具。

4. 在抢救过程中，若员工出现头晕、呕吐等中毒症状，应及时给予吸氧并送医救护。若员工出现口吐白沫、失去知觉，且呼吸停止时，应使其迅速离开现场立即做人工呼吸，待恢复知觉后送往高压氧舱进行治疗。

七、企业职业卫生管理要点

耐火材料制生产企业职业卫生管理可参考第四章相关内容。此外，耐火材料材料生产过程中的主要职业病危害因素是粉尘、噪声，应强化对粉尘、噪声危害的管理，具体有以下几点值得注意：

1. 必须规范职业健康检查，严格上岗前、在岗、离岗职业健康体检，可以根据定期和离岗体检测评预防措施的效果，早发现，早治疗。并做好接尘工人离岗后随访。

2. 着重个人防护：生产环境中粉尘等有害因素浓度不能达到卫生要求时，必须戴防尘、防毒口罩，建议选择过滤性能好、呼吸阻力小、重量轻，不妨碍视线，便于清洁呼吸防护器具。生产环境中噪声不能达到卫生要求时，应戴有效的防噪耳塞。

3. 培养良好个人卫生习惯，加强卫生保健宣教也很重要，教育工人坚持做到不在含有害物质的环境中进食、吸烟。养成饭前洗手、下班后淋浴的卫生习惯。

第三节 陶瓷生产过程中的职业病危害识别与控制

陶瓷制品按其功能用途分类，一般把陶瓷分为日用陶瓷、建筑陶瓷、卫浴陶瓷、艺术陶瓷、工业陶瓷等，其中，我国生产日用陶瓷、建筑陶瓷、卫生陶瓷制品的企业较多，产量较大。据中国陶瓷企业名录2016版统计，我国拥有建筑陶瓷生产企业4550家，日用陶瓷生产企业5114家，卫生陶瓷生产企业900家。

所有的陶瓷生产企业，都存在程度各异的职业病危害，而粉尘是陶瓷生产企业最严重的职业病危害因素。2015年国家安全监管总局组织对部分地区的27家陶瓷生产企业和23家耐火材料制造企业进行了调研检测，结果大多数工作场所的粉尘属于矽尘，且广泛存在浓度超过国家标准限值现象，最高超标140倍，对劳动者职业健康带来严重危害。2017年国家安全监管总局制定了《陶瓷生产和耐火材料制造企业粉尘危害治理工作方案》。

陶瓷制品行业的主要职业病危害因素包括粉尘、噪声、高温以及有毒气体。

一、工艺流程

陶瓷生产一般包括原料配备、成型、干燥、施釉、烧成、处理包装这六大工序。陶瓷各类产品的生产工艺流程互相接近或交错，陶瓷生产一般工艺流程见图10-3-1。

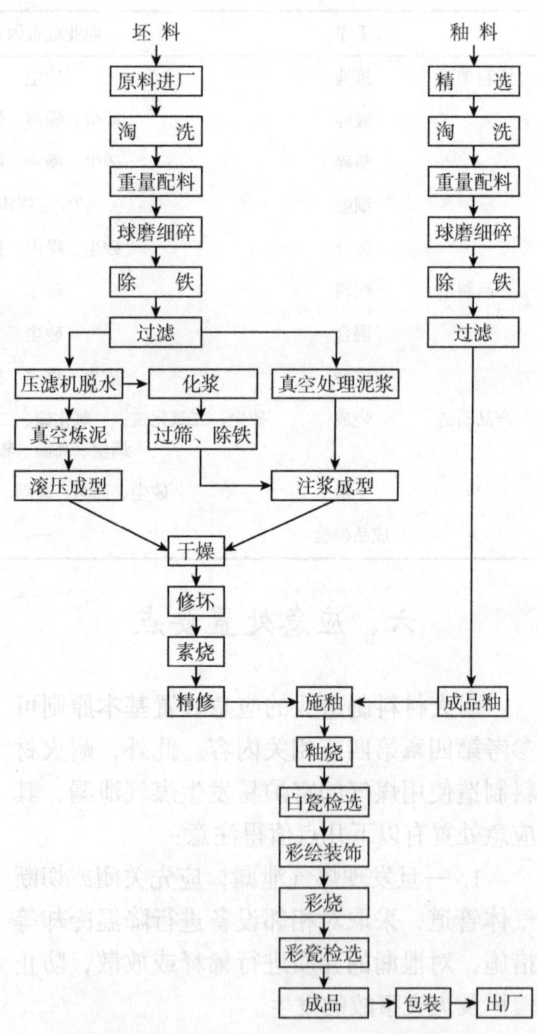

图10-3-1 陶瓷生产一般工艺流程示意图

二、主要原辅材料与生产设备

陶瓷制品行业生产过程使用的主要原材料为可塑的黏土类原料、不可塑石英类原料和溶剂原料。黏土类原料如高岭石、伊利石等，石英类原料如脉石英、石英砂等，熔剂原料如长石碱性金属物等。

各种原料中游离二氧化硅含量有很大差别：

1. 可塑性原料 又称黏性原料，如各种黏土、高岭土等，南方产的各种黏土游离二氧化硅含量在10%以下，北方产的黏土游离二氧化硅含量较高，在10%～30%。

2. 非可塑性原料 又称减黏性原料，如石英、长石等，不具可塑性，游离二氧化硅含量较高，石英>80%，长石在10%～30%。

3. 熔剂原料 在高温下能形成熔融物，如长石、霞石、游离二氧化硅含量在10%～30%，原料制备过程中各种矿石有大量的粉尘外逸。

釉料的原料主要是石英和长石，游离二氧化硅含量是所有原料中最高的，粉碎釉料原料——石英时所产生的粉尘危害最为严重。用彩色釉或生产建筑陶瓷时还要用各种着色的氧化金属（如钴、锰、铬、镍、铁、钛等）为瓷器进行装饰，而涂描的彩光釉料（如金水等）中，常含有有机溶剂，如硝基苯、氯仿、苯等。在此类釉料制备和使用过程中，有接触上述毒物的机会。

陶瓷制造过程中使用的主要生产设备见表10-3-1。

表 10-3-1 陶瓷制造过程中使用的主要生产设备

项目	名 称
原料配备	鄂式破碎机、轮碾机、铲车、漏斗、球磨机、喷雾干燥塔、振动筛
成型	注浆成型—模具腔—主要用于卫浴陶瓷、日用陶瓷及其他形状不规则产品
	可塑成型—挤压、旋压、塑压设备—主要用于日用陶瓷及部分小规格建筑陶瓷（如劈离砖）生产
	干压成型—模具、压砖机—主要用于建筑陶瓷（如墙地砖）

续表

项目	名 称
干燥	烘房式干燥器、隧道式干燥器、立式干燥器—日用陶瓷
	辊道式干燥器—建筑陶瓷
施釉	喷枪、淋釉机、平板印花机、辊筒印花机、喷墨印刷机
烧成	棍道窑—建筑陶瓷
	隧道窑、梭式窑—卫浴陶瓷、日用陶瓷及其他形状不规则产品
处理包装	切割机、粗抛机、中抛机、精抛机、自动包装机

三、主要职业病危害因素来源及分布

陶瓷制造过程中存在的职业病危害因素及其分布见表10-3-2。

特别需要注意的是，成型工特别是面砖压型时也可能发生手指外伤。

四、职业病危害工程控制要点

陶瓷制品制造行业职业病危害防护重点是对粉尘和噪声的控制。除遵循第六章第一节所述基本工程防护措施外，有以下工程控制措施可供参考：

（一）防尘措施

从每道工艺出发，采取不同的控制措施，使生产过程机械化、密闭化、自动化，从源头隔断粉尘对劳动者的健康危害。各个环节除尘设施风量和风速应满足防尘要求，排风罩在不妨碍操作前提下应尽量靠近尘源。除尘系统的设置应便于管理，符合节能和安全生产的要求，不同性质粉尘、不同湿度、不同温度的含尘气体，不宜合用一个通风除尘系统。除尘系统应定期维护、检修和调整，除尘管道应定期清理、检查和维护，避免积尘与破损。各车间应配备水管、吸尘器等防止二次扬尘的清扫设施。

1. 原料配备工艺 在原料配备环节，原料的运输、卸载、投料等易产生粉尘的环节，应配备自动化操作，减少人工接触粉尘。原料储存在不影响原料性能的情况下，应尽量保持环境的湿润。产品包装时，应采用磅秤装袋或自动包装设备流水线式装袋方法，自动储存转运生产线，避免人员接触粉尘。

原料的储存方式有露天堆积和室内料仓两种，尽量使原料堆积点靠近工作点，减少由于粉尘移动带来的粉尘伤害。粉状原料应储存在专用的库房或料仓中，不得开敞堆放。对于露天堆放的，应使用防风网罩遮蔽，减少气候对其的影响，防止风吹扬尘。在企业资金可承受范围内，建议为原料车间配备全套的水幕或风幕除尘系统。

原料粗碎、粉磨、混合、干燥、输送、包装等设备应设密闭罩或外部排风罩；原料粗碎工序应采用加湿措施。易放散粉尘的加料点、卸料点及物料转运点应设置密闭罩或外部排风罩，并减少物料的落差高度。物料转运点应采用溜管形式，避免物料自由坠落。粉料输送应选择密闭性好的斗式提升机等输送设备，选用胶带输送机输送物料时应进行有效的密闭。

破碎机的进出料口应该设置密闭罩和通风除尘设施，必要时加设喷雾洒水系统。给料、粉碎、混合、搅拌设备应进行整体或局部密封。

在原料投料时，接料漏斗尽量低位设置，降低投料时物料落差，从而减少粉尘的产生，同时在接料漏斗处装设收尘装置，或设置防护性屏障可以降低粉尘的扩散。传送带加装局部（转运点）密闭罩或整体密闭罩，能够有效地防止物料掉落产生粉尘。

2. 成型工艺 在陶瓷生产的整个工艺流程中，需多次对产品进行修复，一般企业均采用干修与湿修相结合的办法。干修与湿修的经济和技术投入类似，但是湿修产生的粉尘大大减少，修坯（粘接附件、钻孔）或装饰（雕刻）建议企业采用湿式或半干式作业。

压机工序与其他生产工序应有隔离设施。

在压制成型时会产的气流含有一定量的粉料，修坯和胚体钻孔应采用湿法或半干法作业，半干法修坯时作业点必须设置局部排风罩；确需干法作业时必须在作业点单独设置排风罩；修坯后应采用负压吸尘清洁坯体；采用正压吹尘的，应在清灰室进行，清灰室应设除尘设施。

产尘量大的区域设置防护性屏障，降低粉尘的扩散。如只能采用干式作业时，应在作业点设置下吸或侧吸式排风罩（如布袋除尘器、管道式除尘等），或在专门的带排风的装置内进行。陶瓷成品验尺台应设吸风罩。科学地控制可塑成型时所需模型的泥料量，减少粉尘的产生。注浆成型所有的模型一般为树脂材料和石膏材料，建议企业采用树脂模型。

可塑成型多余的泥料、注浆成型多余的泥浆应盛在专门的容器内；粉料静压成型工艺应采用封闭方式，料箱和模型中产生的含尘气流应有专门的风管吸入除尘系统净化处理。

坯体砂轮切割、打磨及刷坯作业点应设置排风罩。

成型车间和修坯岗位，应实行每班湿式清扫，防止二次扬尘。

3. 干燥工艺 建议企业配备干燥室，成型的产品运输到干燥室，尽量设置全自动机器运输，在干燥台周围粉尘收纳箱，便于及时对干燥产生的粉尘进行收集。车间应该配备冲洗工具、吸尘器等措施，定时清扫车间，阻止扬尘，鼓励陶瓷智能化高效干燥系统的投入使用。

4. 施釉工艺 施釉间进行全面通风，喷釉或淋釉区域加装局部通风装置，手工喷釉时，应在排风罩或通风柜中进行，喷釉方向应朝向排风罩内。独立的喷釉工作台，设置上吸下吹的排风罩，能有效地减少手工施釉时粉尘对作业人员的伤害。

我国机器人施釉系统研制成熟，为陶瓷企业的发展提供了强大的技术支持，鼓励企业引进机器人施轴系统，能较大程度地减少作业过程中粉尘对人的伤害。

5. 烧成工艺　企业应尽量避免使用需人工在窑室内作业的窑炉，采用自动化程度较高的节能窑炉，在窑炉装砖台、卸砖台等工作点，配置好喷雾风扇，出窑点配置有自动清扫功能的布袋除尘器。窑炉保温应采用不易产尘的保温材料，如硅酸铝、软瓷材料等。低温烧成技术，余热利用技术，智能化立体仓储技术，高效收尘技术能够尽快地投入一线的陶瓷生产企业，从而带动整个行业的技术进步。

采用专门工具清扫坯体灰尘，并在作业点上设置排风罩。煤和煤渣应放置在规定的地点并采取有效的抑尘措施。成品打磨作业应设置排风罩。烧成车间应设专门的窑车维修室，且室内设吸尘装置。

6. 处理包装工艺　自动包装机在建筑陶瓷和卫浴陶瓷生产企业使用较多，日用陶瓷多采用手工包装或半自动包装，我国的系统化的自动包装系统较完善，建议企业使用自动包装，减少粉尘危害。

（二）降噪措施

1. 鼓风机室、循环氨水泵房、苯洗涤泵房、湿法脱硫泵房等尽量与操作仪表室隔开或设隔音门。

2. 离心式鼓风机应独立，以便与楼板及操作平台分开，使振动不致传到建筑物。

3. 硫铵离心机、蒽离心机等高转速设备布置在楼板上时应有隔振措施。

（三）防暑降温措施

1. 炼焦车间的下列场所应采用空调或其他降温措施：炉顶等高温场所的休息室、推焦车、装煤车、拦焦车和熄焦车司机室，其他高温场所的工人休息室。

2. 炉顶等高温工作地点可采取局部通风降温措施（如喷雾送风、隔热等）。

3. 应设置供含盐清凉饮料的专用房间和设施。

五、个体防护用品配备

陶瓷制品行业主要职业病危害因素、分布及其防护用品配备要求见表 10-3-2。

表 10-3-2　陶瓷制品行业主要职业病危害因素、分布及其防护用品配备一览表

车间/工艺	主要工种/岗位	主要职业病危害因素			防护用品配备
		粉尘	化学因素	物理因素	
原料配备	原料堆厂、投料、粉碎、筛分、配料、搅拌、炼泥、造粒、泥浆脱水	硅尘、陶瓷尘	—	噪声	防尘口罩、防噪耳塞
釉料制备	精选、配料、粉碎	硅尘、锰尘	—	噪声	防尘口罩、防噪耳塞
成型	压制成型、可塑成型	滑石尘、陶瓷尘	—	噪声	防尘口罩、防噪耳塞
干燥	对流干燥、辐射干燥、微波干燥	陶瓷尘	一氧化碳、二氧化硫、氮氧化物	—	防尘口罩
烧成	上砖底粉、装出窑	氧化铝粉尘、陶瓷尘		—	防尘口罩、防噪耳塞
	烧成	陶瓷尘		高温	
施釉	施釉、印花、釉面装饰	陶瓷尘	有机溶剂	—	防毒口罩
后处理	切边、刮平、抛光、磨边、拣选、包装	陶瓷尘	氯乙烯、氯化氢	噪声	防尘口罩、防噪耳塞
煤粉制备	煤料制粉	煤尘	—	—	防尘口罩
司炉	上料	煤尘	—	—	防尘口罩

特别需要注意的是，成型工特别是面砖压型时也可能发生手指外伤

六、应急处置要点

陶瓷制品作业的应急处置基本原则可参考第四章第四节相关内容。

七、企业职业卫生管理要点

企业职业卫生管理基本内容可参考第四章相关内容。此外，陶瓷制品企业有以下内容需要特别注意：

1. 湿式作业，坏料、匣料、釉料三种主要原料均可水法生产，从根本上消除发生粉尘的条件。

2. 原料车间，采用密闭、通风措施，粉碎，成型等分散产尘点，设置吸出式局部通风。

3. 作业场所采取湿式清扫，消除二次扬尘。

4. 强化粉尘个体防护，以粉尘防护口罩为例，企业应该为接尘岗位的劳动者提供符合 GB 2626 的防尘口罩。接触矽尘的劳动者应配备过滤效率不低于 KN95 级别的防尘口罩。粉尘的累积会使得口罩的防尘效果降低，因此用人单位应及时更换防尘口罩，并加强对口罩发放率的督查工作。

5. 可以建立企业自媒体平台，实事推送粉尘职业卫生相关知识，切实加强劳动者职业健康教育。交接班时，带领企业员工集体诵读职业健康展示板，加强培训效果，提高劳动者个体防护意识。

第四节　石棉及其替代品生产过程中的职业病危害识别与控制

我国石棉资源丰富，开采和应用日益广泛。由于石棉具有优良的理化性质，广泛应用于建筑、航空、汽车、拖拉机、机器、造船、铁路运输、机电等工业部门，作为防火、隔热、制动、绝缘、衬垫、填充物的材料。因此，除采矿及选矿外，加工工业也极为发达，如制作石棉布、石棉绳、石棉板等。石棉制造是指以石棉或其他矿物纤维素为基础，制造摩擦制品、石棉纺织制品、石棉橡胶制品、石棉保温隔热材料制品的生产活动。石棉可分为蛇纹石石棉和闪石石棉两大类，温石棉是蛇纹石类的唯一成员，角闪石类包括青石棉（亦称蓝石棉）、铁石棉（铁闪石）、直闪石石棉、透闪石石棉、阳起石石棉 5 种。温石棉具备优良的性能，在各个领域广泛应用，使用量最多。石棉的危害主要是长期吸入石棉粉尘可导致石棉肺。另外，石棉粉尘有较强的致癌作用，长期吸入石棉粉尘可以在石棉肺基础上并发肺癌或其他癌症，如胸膜和腹膜的间皮瘤、支气管癌、胃癌、喉癌及结肠癌等，其中以肺癌为主。我国已将石棉肺和石棉所致肺癌、胸膜间皮瘤列入职业病名单。

石棉制品种类很多，石棉的主要制品为石棉水泥制品、石棉保温制品、石棉摩擦制品、石棉密封制品，石棉特种制品这五大类，具体分类见表 10-4-1。

本节以石棉线、石棉布和石棉瓦为典型代表，介绍主要生产工艺流程，识别分析其中涉及的主要职业病危害因素，并指出该类行业职业病危害因素防治和管理要点。

表 10-4-1　石棉制品类别

序号	石棉制品种类	主要产品
1	石棉水泥制品	石棉水泥瓦、钢丝网石棉水泥波瓦、石棉水泥平板、石棉水泥管、石棉硅酸钙板
2	石棉保温制品	石棉纱、石棉线、石棉绳、石棉带、热绝缘石棉纸、热绝缘石棉板、泡沫石棉、石棉衣着、石棉被

续表

序号	石棉制品种类	主要产品
3	石棉摩擦制品	碳酸镁石棉砖管、石油钻机闸瓦、载重起草和客车用制动器衬片、火车用合成闸瓦、刹车带、飞机用刹车片、汽车和拖轮机用离合器衬片、油中用纸基摩擦材料
4	石棉密封制品	石棉橡胶板、耐油石棉橡胶板、增强石棉橡胶板、石棉乳胶板、石棉橡胶衬垫板、缠绕式垫片、金属包垫片、钢架石棉复合板、气缸密封垫板、石棉钢片、石棉橡胶钢丝布、四氟复合垫片、石棉钢丝布、油浸石棉盘根、橡胶石棉盘根、缓蚀型石棉橡胶板、抗腐蚀石棉复合板、铅片盘根、波型垫圈、自密封垫圈、旋塞衬窑、橡胶石棉垫圈、石棉纤维环
5	石棉特种制品	石棉炉门圈、隔膜石棉布、石棉绝缘带、电绝缘石棉纸、绝缘橡胶石棉板、石棉绝缘胶圈、酸洗石棉、烧碱石棉、石棉粒、衬垫石棉片、引上机石棉片

一、工艺流程

石棉制品制造主要有原棉处理、成品加工等工艺，因制作的产品种类不同，工艺流程略有不同，下面以石棉线、石棉布和石棉瓦为例，其流程分别参见图 10-4-1 和图 10-4-2。

1. 石棉线、石棉布的工艺流程（图 10-4-1）。

2. 石棉瓦的工艺流程（图 10-4-2）。

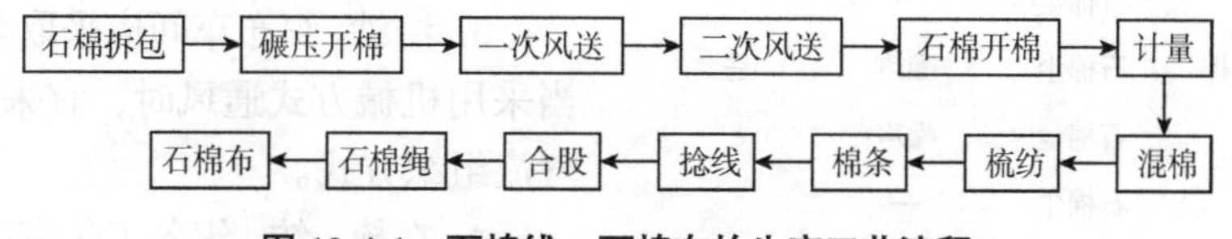

图 10-4-1 石棉线、石棉布的生产工艺流程

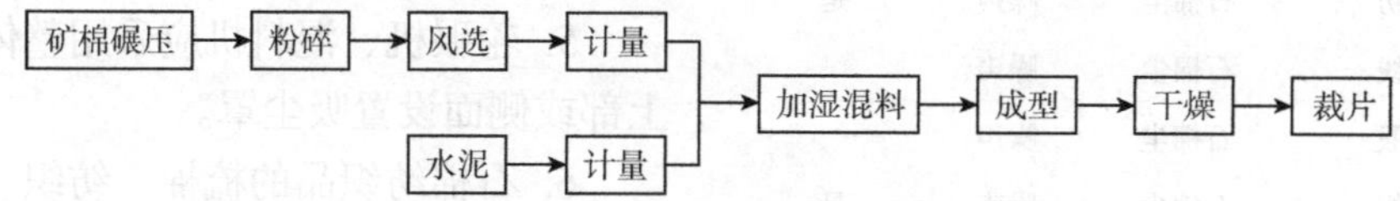

图 10-4-2 石棉瓦生产工艺流程

二、主要原辅材料与生产设备

石棉制品业生产过程使用的主要原材料为是石棉，对于不同的石棉制品中需要添加不同的辅料，以石棉瓦为例，其辅料主要为水泥。下面以石棉线、石棉布和石棉瓦制造为例，其过程中使用的主要生产设备见表 10-4-2 和表 10-4-3。

表 10-4-2 石棉线、石棉布制造过程中使用的主要生产设备

项目	名 称
原棉处理	转碾机、混料机、破碎机、振动筛
梳纺	梳棉机、纺纱机
编织	初捻机、复捻机、编织机

表 10-4-3 石棉瓦制造过程中使用的主要生产设备

项目	名 称
石棉纤维加工	转碾机、破碎机、振动筛、混料机、输送机、给料机
成品加工	电锯、球磨机、烘干机、输送机、给料机、裁断机

三、主要职业病危害因素来源及分布

石棉制品生产中的主要职业病危害因素是石棉粉尘。主要产尘工序为粉碎、原料处理和梳棉。

石棉制品生产过程和工作环境中还有其他职业病危害因素存在，如噪声、高温等。

石棉制品制造业以石棉线、石棉布、石棉瓦为例，其存在的职业病危害因素及其岗位分布可见表 10-4-4 和表 10-4-5。

表 10-4-4 石棉线、石棉布制造过程中的主要职业病危害因素来源及岗位分布

工艺	工序	主要职业病危害因素		关键控制岗位
		粉尘	物理因素	
原棉处理	拆包	石棉尘	—	
	碾压开棉	石棉尘	噪声	是
	风送	石棉尘	噪声	
梳纺	计量	石棉尘	—	
	混棉	石棉尘	噪声	
	梳纺	石棉尘	噪声	是
编织	捻线	石棉尘	噪声	
	合股	石棉尘	噪声	
	编织	石棉尘	噪声	是
	缝纫	石棉尘	噪声	
	裁剪	石棉尘	噪声	

表 10-4-5 石棉瓦制造过程中的主要职业病危害因素来源及岗位分布

工艺	工序	主要职业病危害因素		关键控制岗位
		粉尘	物理因素	
石棉纤维加工	碾压	石棉尘	—	是
	粉碎	石棉尘	噪声	是
	风送	石棉尘	噪声	
成品加工	计量	石棉尘	噪声	
	加湿混料	石棉尘	噪声、高湿	
	成型	石棉尘	噪声	是
	干燥	石棉尘	噪声、高温	是
	裁片	石棉尘	噪声	

四、职业病危害工程控制要点

石棉制造行业的基本工程防护措施可参照第六章第一节。除此之外，石棉生产中产生的粉尘对员工的身心健康危害极大，因此，对现有的石棉及替代品生产中的防尘问题应提出严格要求，有以下几点需要特别注意：

（一）石棉纺织品制造主要防尘措施

1. 石棉原料搬运应机械化。拆包、称重、混合和入料等产尘较大的作业点应设置半密闭罩和通风除尘装置，并与其他工位隔离，保证作业人员呼吸带处于气流的上风向，并注意减少干扰气流的影响。

2. 物料分离装置应密闭，避免泄漏。下料装置应有可靠的避免二次扬尘的措施。

3. 纺纱、织布车间应采取全面通风措施，当采用机械方式通风时，宜采用上送下吸的气流组织方式。

4. 在梳、纺、织各工位宜采用湿法降尘，减少空气中的悬浮粉尘。

5. 轮碾机、混料机应采用整体密闭，在上部或侧面设置吸尘罩。

6. 石棉纺织品的梳棉、纺织、编织、缝纫和裁剪工位应采取局部通风措施。

7. 作业场所地面应光洁、平整，工艺允许时宜喷雾状水增湿，每班定时清洁。

（二）石棉建材制品制造主要防尘措施

1. 石棉原料添加工序应采用湿法生产工艺。

2. 应采用自动方法开启可能产生粉尘的包装或容器，将物料直接卸入混料系统。若无法实现应采用密闭式或强制通风方法。

3. 粉状物料的运输应密封或采取防止扬尘的措施。转运点应采取机械通风除尘的措施防止粉尘逸散。

4. 干式混料设备应进行密闭，安装局部通风除尘系统。

5. 对石棉建材制品应做外包装，防止石棉粉尘逸散。

6. 锯、钻、磨石棉建材制品的机械应安装局部通风防尘设施。

7. 废建材及裁切打磨等工序的废料要及时清理，集中处置，不应任意摆放。

（三）进出石棉工作场所需要净化，具体净化步骤如下

1. 开始工作时，进入洁净存衣室，脱掉所有便服，放入洁净存衣柜，带上呼吸器。

2. 通过淋浴室，进入防护服存衣室，带上护目镜，穿上防护服（包括专用鞋、手套等）。

3. 离开防护服存衣室，进入作业区。

4. 作业结束时，进入防护服存衣室，通过装有高效过滤器的真空清扫器清扫防护服（包括鞋、手套等）和呼吸器表面所附着的石棉尘，脱掉所有衣物，放入存衣柜。

5. 佩戴呼吸器进入污染淋浴室，并对全身洗浴。

6. 通过缓冲区，进入洁净淋浴室，摘下呼吸器和护目镜，洗浴全身。

7. 进入洁净存衣室，干燥后，穿好便服离开。

8. 指定专人定期对净化单元进行清扫和维护。

（四）石棉工作场所清扫

1. 必须及时清扫工作地点，保持工作清洁。

2. 应使用装有高效过滤器的真空清扫器经常对工作场所进行清扫，以防止所有机械、厂房、生产设备、防尘设备外表面和所有建筑内壁积尘。清扫车间墙壁、天花板前，应使用塑料布等材料对生产设备或工作台面进行遮盖。

3. 清扫工作应尽量在没有其他人员的情况下开展；如果其他劳动者因工作需要留在清扫现场时，确保已穿佩戴防护用品。清扫作业时，安装有通风防尘系统的，必须运行通风防尘系统。

4. 应保持地面完好、墙壁内表面、厂房天花板光滑，及时维护和修补地面裂缝、粉刷墙壁和天花板，使地面、墙壁、天花板易于清扫，不积尘。

5. 石棉制品加工车间内墙壁面清扫工作每年不少于一次。墙壁除使用装有高效过滤器的真空清扫器进行清扫外，也可采用冲洗的方法清扫，但冲洗的含石棉废水严禁直接排入地下污水管道系统，必须经过适当处理。

6. 每班作业结束后，交接班之前，都应对机械进行清扫。对于无法使用真空清扫器清扫的机器设备表面，应采用油刷清扫。

7. 用于捕集石棉粉尘和废物的真空清扫器必须安装有高效过滤器，并确保严密不漏气。集尘包应按规定程序及时更换和处理。

8. 如果清扫器使用过程中，集尘包突然破裂，必须停止使用，立即移出作业区，把集尘包放入一个密闭容器内。必须用另一套真空清扫器对集尘包破裂的真空清扫器进行清扫。

另外作业区休息室室内空气应呈微正压，进气气流空气质量应达到卫生要求。石棉生产加工车间必须保持负压状态，以防止潜在石棉粉尘对室外或相邻环境的污染。

五、个体防护用品配备

石棉制造行业的个体防护用品主要是防石棉粉尘，应根据 AQ/T 4262、GB/T 11651、GB/T 18664 配置有效的个体防护用品，用人单位应向劳动者提供能遮盖全身的成套防护服装，包括护发帽、防毒无渗透防护服、防毒无渗透手套、工作鞋或鞋罩、护目镜。用人单位应对使用过的工作服定期洗涤，禁止把工作服带回家洗涤。用人单位应在工作场所设置更衣室、更衣箱和职工浴室，便于接尘作业人员更换个体防护用品和洗浴。接尘作业人员应能正确使用个体防护用品，上岗时应穿戴好个体防护用品。接尘作业人员

不应穿着污染的工作服进入非工作场所，避免交叉污染。本节以石棉线、石棉布和石棉瓦为例，其个体防护用品配备见表 10-4-6 和表 10-4-7。

表 10-4-6 石棉线、石棉布制造个体防护用品配备一览表

工艺	工序	主要职业病危害因素	防护用品配备	建议型号或参考标准
原棉处理	拆包	石棉尘	长袖工作服、防目镜、呼吸设备	呼吸设备选用要求：作业环境石棉纤维浓度≤1f/cc，配有高效过滤器的半面具；≤5f/cc，配有高效过滤器的全面具；≤10f/cc，配有高效过滤器的供气式呼吸器；≤100f/cc，配有压力供气式全面具；>100f/cc，配有压入式供气全面具。参考标准 AQ/T 4262、GB/T 11651、GB/T 18664
	碾压开棉	石棉尘、噪声	长袖工作服、防目镜、呼吸设备、防噪耳塞	
	风送	石棉尘、噪声	长袖工作服、防目镜、呼吸设备、防噪耳塞	
梳纺	计量	石棉尘	长袖工作服、防目镜、呼吸设备	
	混棉	石棉尘、噪声	长袖工作服、防目镜、呼吸设备、防噪耳塞	
	梳纺	石棉尘、噪声	长袖工作服、防目镜、呼吸设备、防噪耳塞	
编织	捻线	石棉尘、噪声	长袖工作服、防目镜、呼吸设备、防噪耳塞	
	合股	石棉尘、噪声	长袖工作服、防目镜、呼吸设备、防噪耳塞	
编织	编织	石棉尘、噪声	长袖工作服、防目镜、呼吸设备、防噪耳塞	同上
	缝纫	石棉尘、噪声	长袖工作服、防目镜、呼吸设备、防噪耳塞	
	裁剪	石棉尘、噪声	长袖工作服、防目镜、呼吸设备、防噪耳塞	

表 10-4-7 石棉瓦制造个体防护用品配备一览表

工艺	工序	主要职业病危害因素	防护用品配备	建议型号或参考标准
石棉纤维加工	碾压	石棉尘	长袖工作服、防目镜、呼吸设备	呼吸设备选用要求：作业环境石棉纤维浓度≤1f/cc，配有高效过滤器的半面具；≤5f/cc，配有高效过滤器的全面具；≤10f/cc，配有高效过滤器的供气式呼吸器；≤100f/cc，配有压力供气式全面具；>100f/cc，配有压入式供气全面具。参考标准 AQ/T 4262、GB/T 11651、GB/T 18664
	粉碎	石棉尘、噪声	长袖工作服、防目镜、呼吸设备、防噪耳塞	
	风送	石棉尘、噪声	长袖工作服、防目镜、呼吸设备、防噪耳塞	
成品加工	计量	石棉尘、噪声	长袖工作服、防目镜、呼吸设备、防噪耳塞	
	加湿混料	石棉尘、噪声、高湿	长袖工作服、防目镜、呼吸设备、防噪耳塞	
	成型	石棉尘、噪声	长袖工作服、防目镜、呼吸设备、防噪耳塞	
	干燥	石棉尘、噪声、高温	长袖工作服、防目镜、呼吸设备、防噪耳塞	
	裁片	石棉尘、噪声	长袖工作服、防目镜、呼吸设备、防噪耳塞	

六、应急处置要点

石棉制造行业的应急处置基本原则可参考第四章第四节相关内容。此外，有以下几点值得关注：

1. 发生石棉纤维泄漏时，必须及时清扫，清扫人员必须穿戴全套的个体防护用品进行清理工作。

2. 石棉应急现在必须使用高效过滤器的真空清扫器进行清扫；没有真空清扫器时，清扫前必须全部淋湿。

3. 石棉溢出量较少时，应立即收集溢出物，重新装入容器或包装袋内密封好，不得拖延。如果全部从容器或包装袋内溢出时，必须喷水淋湿，并立即覆盖，然后着手清除干净，并按照 GBZ/T 193 的清扫要点和废物处理要点进行。

七、企业职业卫生管理要点

企业职业卫生管理基本内容可参考第四

章相关内容。此外，石棉制品制造企业有以下内容需要特别注意。

1. 用人单位不应安排未成年人和妊娠期、哺乳期的女职工从事接触石棉的作业。

2. 应根据 GBZ 158 和 GBZ/T 203 在作业场所的醒目位置设置职业病危害警示标识和告知卡，石棉原料、含石棉材料及半成品、石棉制品的存放处应设明显警示标识。

3. 用人单位必须采取除尘净化措施，排入大气的石棉尘浓度应符合 GB 16297 的规定。石棉作业产生的废渣、废水也应符合国家标准的相关规定。

4. 用人单位应尽量实现机械化、自动化，避免劳动者手工直接操作，控制工作场所中劳动者人数及劳动者在作业岗位的暴露时间。

5. 指定专人负责通风除尘设备的定期维护检修，确保其处于正常工作状态，不得擅自拆除或停用。

6. 劳动者不得在工作场所吸烟或摄食饮料或食物，饮食前必须洗手和洗脸。

7. 企业应遵照《石棉作业职业卫生管理规范》(GBZ/T 193)控制生产过程石棉危害。

第五节　玻璃制品生产过程中的职业病危害识别与控制

我国是玻璃生产和使用大国，玻璃的种类繁多，广泛应用各个领域。主要有建筑玻璃、家具玻璃、灯具玻璃、工艺玻璃、仪器玻璃、电子玻璃、特种玻璃等诸多方面。

玻璃是非晶态无机非金属材料，一般是用多种无机矿物（如石英砂、硼砂、硼酸、重晶石、碳酸钡、石灰石、长石、纯碱等）为主要原料，另外加入少量辅助原料（萤石、硼砂、硼酸、硼镁石等）制成的。它的主要成分为二氧化硅和其他氧化物。普通玻璃的化学组成是 Na_2SiO_3、$CaSiO_3$、SiO_2 或 $Na_2O \cdot CaO \cdot 6SiO_2$ 等，主要成分是硅酸盐复盐。玻璃根据基本结构可分为硅酸盐玻璃、硼硅酸盐玻璃、硼酸盐玻璃和磷酸盐玻璃等。另有混入了某些金属的氧化物或者盐类而显现出颜色的有色玻璃，和通过物理或者化学的方法制得的钢化玻璃等。

本节以浮法玻璃制造的主要工艺流程，识别分析其中涉及的主要职业病危害因素，并指出该类行业职业病危害因素防治和管理要点。

一、工 艺 流 程

不同品种的玻璃，生产工艺流程有所差异，而基本流程相似，工艺流程主要包括原料预加工（包括破碎和粉碎、脱水和干燥、筛分、除铁）、配合料制备（包括称量、混合、输送）、熔制（包括送料、配合料熔化、玻璃液的精炼及冷却），成型（包括吹制法、压制法、拉引法、浇注法、压延法），退火（加热、保温、慢冷、快冷），后加工（冷加工、热加工、化学处理）6 个工艺。即按玻璃不同品种的配方，将原材料按比例称重、配料，然后送入熔炉加热熔化，并根据熔化温度上升程度与工艺的要求，适当加入助溶剂、稳定剂、澄清剂、加速剂和着色剂。熔融的玻璃，再根据玻璃制品形态要求与生产设备条件、进行手工吹制或机械成型，然后经退火窑退火即为成品。浮法玻璃生产的工艺流程参见图 10-5-1。

玻璃的熔制在熔窑内进行。熔窑主要有两种类型：一种是坩埚窑，玻璃料盛在坩埚内，在坩埚外面加热。另一种是池窑，玻璃料在窑池内熔制，明火在玻璃液面上部加热。玻璃的熔制温度大多在 1300～1600℃。大多数用火焰加热，也有少量用电流加热的，称为电熔窑。

成型必须在一定温度范围内才能进行，这是一个冷却过程，成型方法可分为人工成型和机械成型两大类。因为人工成型劳动强度大，温度高，条件差，大部分已被机械成型所取代。机械成型除了压制、吹制、拉制外，还有压延法、浇铸法、离心浇铸法、烧结法等。

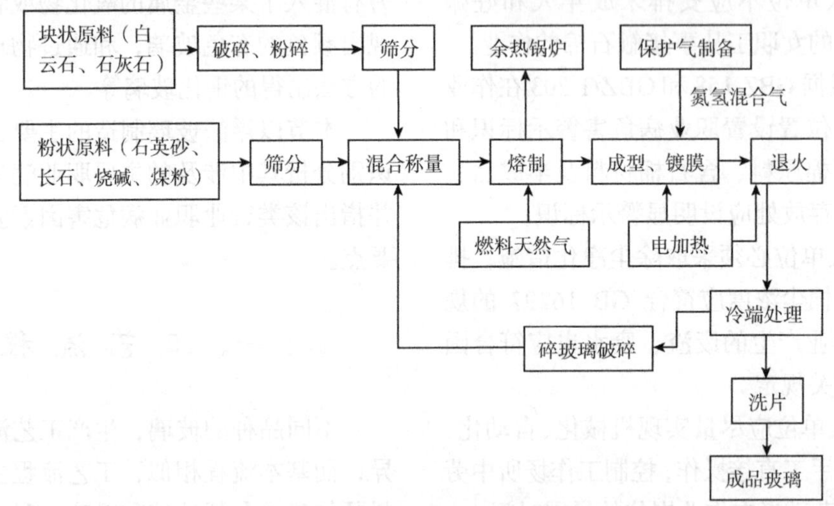

图 10-5-1 浮法玻璃生产的工艺流程

玻璃制品在成型后必须进行退火，就是在某一温度范围内保温或缓慢降温一段时间，以消除或减少玻璃中的热应力以达到允许值。

此外，某些玻璃制品为了增加其强度，可进行刚化处理。包括：物理刚化（淬火），用于较厚的玻璃杯、桌面玻璃、汽车挡风玻璃等和化学刚化（离子交换），用于手表表蒙玻璃、航空玻璃等。刚化的原理是在玻璃表面层产生生压应力，以增加其强度。

二、主要原辅材料与生产设备

玻璃生产的主要原料有多种无机矿物，如石英砂、硼砂、硼酸、重晶石、碳酸钡、石灰石、长石、纯碱等玻璃形成体、玻璃调整物和玻璃中间体等，其余为辅助原料，辅助原料包括萤石、硼砂、硼酸、硼镁石、澄清剂、助熔剂、乳浊剂、着色剂、脱色剂、氧化剂和还原剂等。

浮法玻璃制造过程中使用的主要生产设备见表 10-5-1。原料预加工（包括破碎和粉碎、脱水和干燥、筛分、除铁），配合料制备（包括称量、混合、输送），熔制（包括送料、配合料熔化、玻璃液的精炼及冷却），成型（包括吹制法、压制法、拉引法、浇注法、压延法），退火（加热、保温、慢冷、快冷），后加工（冷加工、热加工、化学处理）。

表 10-5-1 玻璃制造过程中使用的主要生产设备

项目	名 称
煤气输送系统	煤气调压站
原料制备与输送	振动给料机、混合机、筛碾系统、带式输送机
	原料混合、筛碾、输送、进料
	煤粉运输、储存、进料
浮法联合生产系统	投料机、带式输送机、给料机、搅拌器、通风机、拉边机、纵切机、横切机、掰边机、横向掰断装置、搅碎机、电磁振动给料器
	玻璃切裁、掰边和落板
	燃烧器
	玻璃熔窑、锡槽
	退火
余热锅炉系统	余热锅炉、废水处理系统
空气压缩站	空气压缩机
氮氢站	氮气站
	氢气站

三、主要职业病危害因素来源及分布

玻璃生产过程中产生的职业病危害因素主要有粉尘、高温及热辐射和有毒有害化学物质等。玻璃制品制造业存在的职业病危害因素及其岗位分布可见表 10-5-2。

表 10-5-2　玻璃制造过程中的主要职业病危害因素及分布

项目	主要的职业病危害因素		
	粉尘	化学毒物	物理因素
煤气输送	—	一氧化碳、硫化氢	
输送	—		噪声、振动
破碎、筛分	矽尘、其他粉尘（石灰石粉尘、白云石粉尘）	碳酸钠	噪声
进料	煤尘	—	—
混合搅拌	矽尘	—	噪声、振动
切裁	矽尘	—	噪声
熔制	—	氮氧化物、二氧化硫、一氧化碳、二氧化碳、硫化氢	高温、辐射热
成型	—	—	高温、辐射热
退火	—	—	高温、噪声、辐射热
余热锅炉系统	—	氮氧化物、二氧化硫、一氧化碳、二氧化碳、硫化氢	高温、噪声
空气压缩站	—	—	噪声、振动
氮氢站	—	—	噪声
	—	氨	噪声

1. 粉尘　因原料破碎、粉碎、筛分、运输、配料过程中会产生大量粉尘，而玻璃最主要的原料是石英石，游离二氧化硅含量高达 80%，故玻璃生产过程中接触职业病危害因素主要矽尘，工人在工作中可由于长期吸入高浓度矽尘可引起矽肺。粉尘还有煤尘、石灰石粉尘、白云石粉尘等，如有锡槽内锡液会被氧化产生氧化锡（锡渣）。

2. 高温及热辐射　在熔化、成型车间，从熔窑和熔融的玻璃中向车间散放大量热量和热辐射，是典型的高温且有强辐射的工作场所，熔化、成型和退火等工序均存在高温和热辐射。玻璃熔炉温度达 1560～1580℃，熔炉表面温度在 150～395℃。熔融的玻璃温度为 1080～1290℃。平板玻璃生产中，垂直引上玻璃的机器外壳表面温度在 150℃以上；中间平台地面温度为 113～120℃；玻璃自动型机可被加热到 350～400℃；生产过程中的制品温度达 450℃；进行退火的成品温度为 350～400℃。此外，车间的地面和墙壁由于气温和热辐射的加热，其温度最高可达 60℃以上。夏季调查我国南方某些玻璃厂有槽引上或无槽引上的机械操作工序：气温在 45～50℃，最高可达 70℃以上；热辐射强度为 2.09～12.55J/（cm^2・min）。操作工工作时间的 6.5%～30%处于高气温和强热辐射的条件下。裁板工、成型操作工、给料工排列工、制型工、吹制工、修饰工、搬运工等均处于高温环境。各个工种根据其操作地点距熔炉的远近不同，受到不同程度的高温、热辐射危害，其中吹制工受热辐射影响较强，辐射强度可达 12.55J/（cm^2・min），易发生中暑，工伤发生率也相应增多。熔融玻璃可射出红外线。玻璃工在红外线长时间反复作用下，有可能发生职业性白内障，俗称玻璃工白内障。

3. 其他有毒有害化学物质 生产防护射线用的铅玻璃以及部分光学玻璃、晶质器皿玻璃、人造宝石等，常在原料中加入铅丹（Pb_3O_4）等物质，故在此类玻璃生产的配料、拌料和熔制过程中可接触到氧化铅尘和氧化铅蒸气，长时间接触可能发生铅中毒。为了消除熔融玻璃中的气泡、结石和条纹，提高玻璃质量，需加入澄清剂，常用者为砒霜（AS_2O_3）；近年来多用氟化钙和冰晶石（Na_3AlF_6）作为加速剂。作业工人长期接触上述毒物，有引起相应毒物中毒的可能。保温瓶胆、灯泡等生产时用煤气灯封口，可接触一氧化碳。此外，玻璃生产中还用一些少量的辅助材料或着色剂，如氢氧化镍、硫化镉等，在加温过程中逸出的镉、镍蒸气对人均可产生有害作用。如有保护气制备系统可能有氨气接触或泄漏。燃料系统、锅炉系统可产生 CO、CO_2、NO、NO_2、SO_2 等。

4. 噪声 在自动或机制玻璃瓶过程中多采用压缩空气，因而压缩空气的气流噪声常是玻璃瓶制作中的主要噪声源。噪声性质为稳态连续性噪声；声压级可达 86~95dB(A)，为高频噪声。长期在高噪声环境工作，可对听觉器官带来损害，并对全身神经系统和心血管系统有所危害。

此外，足和手的刺伤、割伤、烫伤等也较多见。

四、职业病危害工程控制要点

预防职业病危害的根本途径是将从原料、熔融到成型全过程实现自动化生产，使操作者远离粉尘和热源。玻璃制造业基本工程防护措施可参照第六章第一节。除此之外，结合以下特点进行控制。

（一）原料车间的防尘措施

1. 玻璃原料在破碎、筛分、贮存、称量、混合及配合料输送直至窑头料仓的下料过程中，应在工艺设备的产尘点（如入料口和出料口等处）设置密闭抽风除尘设施；熔窑投料池上方应设除尘设施。

2. 湿式作业，湿法粉碎、湿法配料可以显著地减少粉尘的发生。

3. 碎玻璃处理宜采用机械化、连续化的作业线，碎玻璃系统干法作业所有破碎、落料处宜设置除尘设施。

4. 由于生产操作需要，不能全部封闭的倒料口，切、磨的扬尘部位等，应采取湿法防尘或设置半封闭式的并辅有吸尘设置的罩、帘等装置。

（二）熔化车间防暑降温措施

1. 隔绝热源将熔窑体用保温材料包起来，减少向车间散热。

2. 加强全面通风，提倡有组织的自然通风。

3. 人工玻璃吹制工、平板玻璃工的裁板、引上、修边等作业地点，应设局部通风。

（三）机械设备防噪声、振动

1. 产生噪声、振动的设备，做好防振基础，加防振垫。

2. 将产生噪声的设备单独隔离开来，防止噪声向工作地带传播。

（四）防毒措施

对熔炉烟气应给予净化处理，避免对工作场所带来污染，如烟气中的硫化物、氮氧化物超标，应进行脱硫、脱氮处理。使用燃料系统、锅炉系统应做好防止煤气泄漏的安全措施，有保护气制备系统也应做好防止氨气泄漏的安全措施，如安装报警器、设备连锁装置和应急救援措施等。

五、个体防护用品配备

玻璃制品制造业个体防护用品配备见表10-5-3。

表 10-5-3　玻璃制造行业个体防护用品配备一览表

项目	主要的职业病危害因素	防护用品配备
煤气输送	一氧化碳、硫化氢	防毒口罩
输送	噪声、振动	防噪耳塞
破碎、筛分	矽尘、其他粉尘（石灰石粉尘、白云石粉尘）、碳酸钠、噪声	防尘口罩、防噪耳塞
进料	煤尘	防尘口罩、防噪耳塞
混合搅拌	矽尘、噪声、振动	防尘口罩、防噪耳塞
切裁	矽尘、噪声	防尘口罩、防噪耳塞
熔制	氮氧化物、二氧化硫、一氧化碳、二氧化碳、硫化氢、高温、辐射热	防毒口罩、长袖工作服
成型	高温、辐射热	长袖工作服
退火	高温、噪声、辐射热	长袖工作服、防噪耳塞
余热锅炉系统	氮氧化物、二氧化硫、一氧化碳、二氧化碳、硫化氢、高温、噪声	防毒口罩、长袖工作服、防噪耳塞
空气压缩站	噪声、振动	防噪耳塞
氮氢站	氨、噪声	防毒口罩、防噪耳塞

此外对接触红外线辐射的作业工人，操作时应佩戴防护眼镜。对接触到氧化铅尘和氧化铅蒸气应佩戴防尘毒口罩，并定期更换，劳动者保持良好的个人卫生习惯，勤换工作服、班后洗澡、保持皮肤清洁等。对接触到其他化学毒物的应佩戴有效的防毒口罩。

六、应急处置要点

1. 玻璃生产易发生高温中暑，应急救援措施如下

（1）迅速把伤员移至阴凉通风处或有空调的房间，平卧，解开衣裤，以利呼吸和散热。

（2）轻者饮淡盐水或淡茶水，可服用藿香正气水、十滴水、人丹等。

（3）体温升高者，用凉水擦洗全身，水的温度要逐步降低，在头部、腋窝、大腿根部可用冷水或冰袋敷之，以加快散热。

（4）严重中暑，经降温处理后，应及时送至医院以便及早获得专业急救和治疗。

2. 液氨储罐区可能发生氨泄漏事故。煤气输送系统、煤气调压站可能发生 CO 急性职业中毒。应采取应急要点如下

（1）工作场所设置自动报警装置。

（2）易发生事故的工作地点附近设置冲淋、洗眼设施。

（3）配备相应的急救药品。

七、企业职业卫生管理要点

玻璃制品制造行业是职业病危害较严重的行业，企业职业卫生管理基本内容可参考第四章相关内容。此外，玻璃制品制造企业有以下内容需要特别注意。

1. 原料工人的矽肺、熔制工人的高温中暑、白内障都对工人的健康造成很大危害。粉尘、毒物、高温、噪声等职业病危害因素应定期监测其浓度或强度。

2. 加强厂房的通风，设备设置除尘装置、毒物自动报警装置，并定期进行维护、维修。

3. 作业人员配备的防尘毒口罩等个体防护用品要适用、规范，定期更换。

4. 工人应根据接触的职业病危害因素定

期进行职业健康体检，并为劳动者建立职业健康监护档案。

第六节　胶粘剂制造与应用行业的职业病危害识别与控制

胶粘剂是指能把纸、布、皮革、木、金属、玻璃、橡皮或塑料之类的材料粘合在一起的物质。胶粘剂可分为天然胶粘剂和人工合成胶粘剂。在工业和人们日常生活中使用的绝大多数为人工合成胶粘剂，其组分多为混合物。除起基本黏附作用的基质外，还含有固化剂、稀释剂、增塑剂、偶联剂、引发剂、增稠剂、稳定剂、填充剂等多种化学物品。胶粘剂种类繁多，在工业生产中应用广泛，其职业病危害问题日益受到重视。

合成胶粘剂生产的大部分企业存在规模小、品种少、产品老化、更新换代缓慢等特点。胶粘剂的使用行业分布主要包括制鞋、家具制造、玩具制造、皮革、制衣、箱包、包装、涂料、防水工程、机械、汽车、航天航空、电子电器、医疗卫生、广告宣传等。据调查，我国生产与使用胶粘剂的企业多达7万余家，品种超过3000个。以三醛胶（脲醛、酚醛和三聚氰胺—甲醛树脂胶）和聚合物乳液产量最大。国产的胶粘剂以职业病危害严重的溶剂型及醛类产品为主。

一、生产工艺流程

多数胶粘剂生产工艺流程简单，对设备要求不高。虽然不同种类的胶粘剂生产所用原料、工艺条件和设备不完全相同，但大致可分为配料、混合、反应、包装等几道生产工序。生产设备主要有反应釜、搅拌机、包装机及各类罐槽容器等。粘接生产的工艺流程见图10-6-1。

其化学原料主要有以下几类：基料、溶剂、固化剂与促进剂、填料及颜料、增塑剂、增韧剂、偶联剂、防老剂、增黏剂、阻燃剂等。

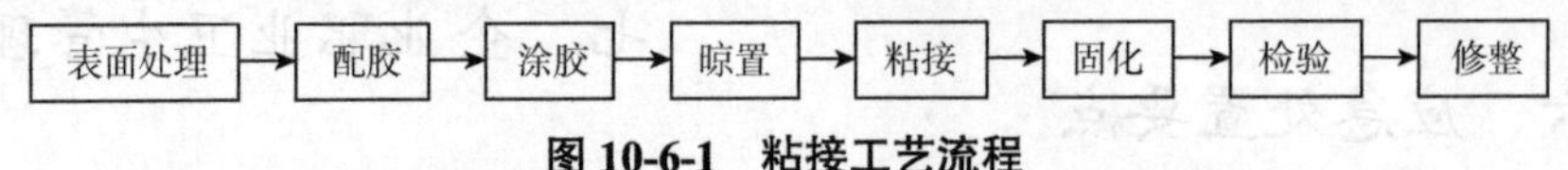

图10-6-1　粘接工艺流程

二、常用胶粘剂主要职业病危害识别

在配胶过程中可能有大量的有机溶剂挥发，有时为稀释胶液需加入一定的有机溶剂，如环氧树脂配胶时常加入丙酮作为稀释剂等。可能存在的职业病危害因素：主要是胶粘剂本身或加入的稀释剂产生的有机挥发物及搅拌机产生的噪声与振动等。

在涂胶、晾置、粘接过程中可能存在的职业病危害因素：主要是胶粘剂本身或加入的稀释剂产生的有机挥发物，以及加热时产生的高温、热辐射等。

物体表面叠合粘接后还需适当按压、锤压或滚压，以赶出空气，密实胶层。

固化可能存在的职业病危害因素：主要是胶粘剂本身或加入的稀释剂产生的有机挥发物，加压时产生的噪声，加热时产生的高温、热辐射等。

我国个体民营企业、手工作坊使用胶粘剂十分普遍，导致的职业病危害也十分突出。如制鞋、制衣、制箱、家具制造、玩具制造等使用含苯胶粘剂引起员工集体苯中毒事件已屡见不鲜。该类工作场所往往使用劣质胶粘剂，且缺乏必要的密闭通风条件，职业病危害十分严重。

目前，我国胶粘剂职业病危害具有接触人群广泛且分散、职业病危害严重且表现多样等特点。

胶粘剂的职业病危害存在于胶粘剂的生产和使用过程中。绝大多数胶粘剂为多组分混合物，其毒性主要取决于加入的固化剂、稀释剂、增塑剂、偶联剂、引发剂、增稠剂、稳定剂、填充剂等多种化学物品的种类与含量。而起基本黏附作用的基料多属无毒或低毒类物质，如含苯溶剂型胶粘剂毒性大，水溶性胶粘剂毒性则相对较小等。

在胶粘剂生产、储运和使用过程中产生的有毒物质进入人体的途径以呼吸道为主，也可经皮肤或消化道进入。

在胶粘剂的生产使用过程中对人体的职业病危害表现为急性毒性作用、慢性毒性作用和皮肤黏膜损害作用。在工作场所中短时间高浓度接触胶粘剂挥发气体可导致急性职业中毒；长时间较低浓度接触可导致慢性职业中毒；皮肤黏膜接触可导致接触性皮炎或过敏性皮炎。目前尤以含苯胶粘剂使用过程中导致急慢性苯中毒事故的职业病危害最为严重，已引起国家卫生行政部门的高度重视。

鉴于胶粘剂种类繁多、成分复杂，在进行职业病危害因素识别时应注意以下几个问题：①同类型胶粘剂因加入的助剂不同，其毒性相差甚远，因此对于不同生产厂家、不同型号的产品，特别是“三无”产品应分别予以识别；②在生产过程中应根据所使用的原料与杂质、可能产生的中间产物与副产品等方面来进行职业病危害因素识别；③在使用过程中可根据其产品说明书、工作场所散发的气味及检测结果来进行职业病危害因素识别；④目前我国胶粘剂市场管理较乱，大量“三无”产品和假冒产品充斥市场，很多产品没有按照国家规定标明有害成分和警示标识，在胶粘剂的使用过程中进行职业病危害因素识别时，应对其产品来源和产品说明书的可靠性予以验证。

1. 聚乙烯醇缩甲醛胶 聚乙烯醇缩甲醛胶俗称107胶，有建筑行业“万能胶”之称。聚乙烯醇缩甲醛胶生产以高浓度的甲醛溶液和聚乙烯醇为原料，在加热反应的过程中产生高浓度的甲醛蒸气，对生产工人产生危害。此外生产过程中还产生噪声和热辐射等职业病危害因素。

聚乙烯醇缩甲醛本身无毒、无害、无刺激。但在生产过程中反应不完全时，形成甲醛的残留。在使用过程中游离甲醛挥发，造成严重的职业病危害。因此，该类胶粘剂属于高毒类品种，生产与使用时应做好现场通风排毒和个人防护。此外，在使用过程中可能还存在添加剂粉尘（如碳酸钙粉、水泥尘等）和噪声等。

目前因采用新的工艺，使缩合反应趋于完全，已生产出含游离甲醛极低的聚乙烯醇缩甲醛胶，如518环保型胶等。另可在107胶的基础上，再加尿素进行氨基化处理，得到含甲醛极低的改性聚乙烯醇缩甲醛胶，即801胶，可在较大程度上降低聚乙烯醇缩甲醛胶使用过程中甲醛的职业病危害。

2. 脲醛树脂系列胶 脲醛树脂本身无毒，在脲醛树脂生产过程中除大量使用合成原料甲醛和尿素外，还需用到控制产生化学反应条件的氢氧化钠和盐酸等。主要职业病危害因素是甲醛、盐酸雾、氢氧化钠、噪声和热辐射等。脲醛树脂生产以尿素和甲醛为原料，若采用多次分批加入尿素的低毒脲醛树脂生产新工艺，在保证脲醛树脂性能的前提下可有效地降低其甲醛含量。

在使用过程中主要是脲醛树脂中残留甲醛挥发导致的职业病危害，此外还可能存在添加剂的危害和机械加工过程中产生的噪声与热辐射等。游离甲醛含量超标的脲醛树脂人造板是导致“装修病”的主要原因。

3. 聚醋酸乙烯胶粘剂 聚醋酸乙烯酯乳液（又称聚醋酸乙烯乳液），俗称白胶或白乳胶。在生产工艺流程过程中需加入少量的邻苯二甲酸二丁酯、醇类化合物、甲醛、苯酚等多种有机添加剂。

在生产和使用聚醋酸乙烯酯乳液胶过程中，添加到乳液中的甲醛、邻苯二甲酸二丁酯、醇类化合物、苯酚等多种有机溶剂可能污染工作场所，并存在生产性噪声和热辐射等职业病危害因素。

4. 环氧树脂胶粘剂 环氧树脂胶粘剂是由环氧树脂、固化剂及各种添加剂混配而成，俗称万能胶。环氧树脂属低毒类有机物，在生产和使用过程中其职业病危害因素主要决定于所选固化剂种类以及所含各类助剂的品种与含量。使用不同品种的环氧树脂胶粘剂，其职业病危害因素相差较大，主要有以下几类：

（1）毒物：主要有双酚A、环氧氯丙烷、丙酮、甲苯、乙酸乙酯、环氧丁基醚、环氧丙烷苯基醚、二缩水甘油醚、己二胺、三乙烯四胺、低分子聚酰胺、顺丁烯二酸酐、邻苯二甲酸酐、双氰胺等。

（2）粉尘：主要有石英粉尘、刚玉粉尘、钛白粉尘、云母粉尘、各种金属粉尘、二硫化钼粉尘、石墨粉尘、石棉粉尘、玻璃纤维尘、碳酸钙尘、水泥尘、陶土尘、滑石粉尘等。

（3）物理因素：主要是机械噪声与振动、高温与热辐射等。

5. 酚醛树脂胶粘剂 以酚类与醛类缩聚而成的树脂统称为酚醛树脂。酚醛树脂本身属于低毒类物质，但在其胶粘剂生产中加入了较多的化学毒物。在酚醛树脂生产过程中可能存在酚类（苯酚、二甲酚、间苯二酚、多元酚等），醛类（甲醛、乙醛、糠醛等），催化剂（盐酸、草酸、硫酸、对甲苯磺酸、氢氧化钠、氢氧化钾、氢氧化钡、氨水、氧化镁和乙酸锌等）等多种毒物，并存在噪声、高温等物理性有害因素。

在酚醛树脂胶粘剂生产过程中可能存在石棉粉尘、酚醛树脂尘、丁腈混炼胶尘、苯、氯化亚锡、没食子酸丙酯、乙酸乙酯等多种毒物和粉尘，并存在机械噪声与振动、高温、热辐射等。

酚醛树脂胶粘剂在应用时主要存在挥发的多种有机溶剂、粘接物料粉尘以及加工过程产生的噪声与振动、高温与热辐射等。

6. 橡胶类胶粘剂 橡胶类胶粘剂一般可以分为溶剂型及乳液型两大类。橡胶类胶粘剂对大多数材料都有良好的粘接性能，常用橡胶类胶粘剂品种有氯丁橡胶、丁腈橡胶、丁基橡胶、丁苯橡胶；聚硫橡胶、天然橡胶等。在制鞋、航空、交通、建筑、机械、轻工等行业应用广泛。其中氯丁橡胶胶粘剂应用最多，主要用于制鞋业，少量用于汽车、家具和建筑装潢等。含苯氯丁橡胶胶粘剂的广泛使用是导致我国目前中小型企业职业病危害严重的原因之一。

以氯丁橡胶为主体材料制成的胶粘剂称为氯丁橡胶胶粘剂。在生产和使用氯丁橡胶胶粘剂过程中，职业病危害因素主要决定于所选溶剂和助剂的品种与含量。使用不同品种氯丁橡胶胶粘剂，其职业病危害因素也不同，主要有以下几类：

（1）毒物：主要有N-苯基-子萘胺、苯酚、苯乙烯、2，6-二叔丁基对甲酚、三异氰酸苯酯甲烷、均二苯硫脲、乙烯硫脲、三乙基亚甲基三胺、苯、邻二氯苯、硝基苯、甲苯、二甲苯、四氯化碳、环已烷、乙酸乙酯、丙酮、异戊醇和正己醇等。

（2）物理因素：主要是机械噪声与振动、高温等。

为改善氯丁胶粘剂对金属及某些非金属的粘接性能，提高粘接强度，配制出双组分氯丁胶粘剂，可能存在的职业病危害因素：氧化镁、氧化锌、防老剂、汽油、乙酸乙酯、二氯乙烷等毒物，以及机械噪声与振动等。

其他型氯丁橡胶胶粘剂，如丁腈橡胶胶粘剂，可能存在的职业病危害因素：硫黄、氧化锌粉尘，丁二烯、丙烯腈、丙酮、三氯甲烷、二氯乙烯、三氯乙烯、乙酸乙酯、硝基甲烷、硝基乙烷、硝基丙烷、氯苯、氯甲苯、乙酸丁酯等。聚氨酯胶粘剂在生产和使用过程中存在多异氰酸酯、聚氨酯、苯系物、醇类、酮类等职业病危害因素。

其他溶液型胶粘剂是将高分子的均聚物或共聚物溶于适当的溶剂中，配成一定浓度高分子溶液的胶粘剂。具有配制简单、使用方便等特点。其职业病危害因素主要决定于所使用的溶剂种类，常用的品种有三氯甲烷、甲苯、丙酮等。

三、职业病危害因素的监测与职业健康监护

用人单位应按国家有关规定进行职业病危害因素监测和员工的职业健康监护。

（一）职业病危害因素监测

定期对粉尘作业环境进行监测，了解工作场所劳动条件，及时落实或改进防尘措施，改善劳动条件。

1. 建立由用人单位主要负责人全面负责的职业病危害防治责任制，并层层分解落实到车间、班组。

2. 设立职业卫生管理机构，配备具有职业病危害防治专门知识的专兼职管理人员。

3. 建立并严格执行高毒物质危害检测制度，每年至少聘请有资质的技术服务机构进行一次高毒物质危害检测，并根据用人单位实际加强日常检测监控，确保工作场所有毒物质浓度符合国家标准。

（二）职业健康监护

健康监护的基本内容包括健康检查、健康监护档案建立、健康状况分析和劳动能力鉴定等。

1. 对接触高毒物质危害因素的劳动者每年至少进行一次职业健康检查，并依法组织劳动者进行上岗前、在岗期间和离岗时职业健康检查。

2. 为劳动者建立完善的职业健康监护档案。

四、职业病危害控制措施

由于胶粘剂品种繁多，基本工程防护措施可参照第六章第一节。除此之外，应根据生产或使用不同特点的胶粘剂采取相应的防护措施，主要包括技术措施、工程措施和个人防护措施三个方面。

1. 技术措施 在胶粘剂生产方面，通过技术创新，积极探索用无毒或低毒的物质代替有毒或高毒物质的生产工艺流程技术，这是消除胶粘剂职业病危害的最根本的措施。使用水基涂料或水基粘合剂替代有机溶剂基的涂料或粘合剂；使用水基洗涤剂替代溶剂基洗涤剂；使用三氯甲烷替代三氯乙烯作脱脂剂；制油漆的颜料用锌氧化物或钛氧化物替代铅氧化物，用高闪点化学品替代低闪点化学品等。

在胶粘剂使用方面，应在满足工艺需要的前提下，尽量选用那些毒性小的胶粘剂，并应在工艺设计时尽量集中使用、减少用量，同时应提高对“三无产品”的识别能力。

2. 工程措施 在胶粘剂生产过程中采用管道投料、密闭化、机械化、连续化生产工艺流程，可以有效地避免有毒物质对劳动者的职业病危害。

在胶粘剂使用过程中根据实际情况可采取密闭化、机械化生产，避免劳动者直接接触，或采取局部通风、全面通风等工程措施，以降低工作场所有毒物浓度。

针对预防胶粘剂使用过程中职业病危害而开发的多功能净化工作台较好地解决了小型粘接工作场所职业病危害问题。该工作台

可设计多个操作岗位，每个操作岗位包括密闭抽风管、抽风罩、操作孔、刷胶台面、晾胶架、工作灯、红外加热器等，工作人员通过操作孔隔离操作，有效地减少了劳动者接触毒物的机会。

3. 个体职业病危害防护措施 工作人员的个体职业病危害防护措施包括避免呼吸道吸入和皮肤直接接触两方面。对于在毒物浓度较高的场所，特别是事故处理、反应釜、反应罐等密闭容器清理等场所的工作人员，应佩戴过滤式防毒面罩或供气式防护面罩等。

手工配胶、刷胶等操作过程中应戴手套，避免皮肤直接接触胶液，可有效地预防胶粘剂对皮肤的损害。

五、应急救援措施

有机溶剂急性中毒的处理，尤其是群体中毒医疗救治的运作，由于有机溶剂有强烈的麻醉作用，故在医疗救护过程中应注意心、肺、脑复苏措施的及时应用。

第七节 石材加工过程中的职业病危害识别与控制

中国石材的生产主要分布在南部的福建省、广东省，东部的山东省三个石材生产大省，其中福建与山东为原料与加工生产大省，而广东主要从事进口石材的加工，上述三省占了中国石材生产85%的产量，主要是大理石、花岗石产品。中国石材的内消费主要分为 3 大部分，即建筑的内外装饰用板材，这是石材使用最大的一部分；其次是建筑用石，包括园林、工程用石；再就是石雕刻、石艺术品、墓碑石产品等。

2013 年 5~8 月，原国家安全生产监督管理总局职业健康司组织力量，对全国 6 个省的 20 家石材加工企业进行了调研和现场检测。根据对各省（区、市）石材加工企业调查摸底统计，目前全国有石材加工企业 1.9 万余家，各省（区、市）均有分布；职工总数约 25 万人，接触粉尘人数约 10 万人。从规模上看，大中型企业 50 家，仅占 0.3%，小微型企业 18986 家，占 99.7%。

石材加工业涉及的主要职业病危害因素为粉尘、噪声，其次为手传振动、化学毒物。由于石材加工企业粉尘中游离二氧化硅含量 2.62% ～ 42.12%，总尘浓度在 1.50 ～ 852.00mg/m^3，呼尘浓度在 1.20～124.33mg/m^3，粉尘、噪声检测结果不合格率高，故该行业职业病危害为严重。

本节以建筑装饰石材制造为典型代表，介绍主要生产工艺流程，识别分析其中涉及的主要职业病危害因素，并指出该类行业职业病危害因素防治和管理要点。

一、工 艺 流 程

一般来说，石材加工工艺为：切割加工—研磨抛光—异型加工（雕刻、磨边、倒角）—检验修补等。

二、主要原辅材料与生产设备

石材加工生产过程使用的主要原材料为大理石、花岗石，辅料主要为树脂（191、196 不饱和聚酯树脂、固化剂、促进剂）、胶（云石胶、AB 胶、环氧石材干挂胶、117 胶）。石材加工使用的主要生产设备见表 10-7-1。

表 10-7-1 石材加工使用的主要生产设备

项目	名 称
切割加工	片锯切割机、红外线切割
研磨抛光	自动磨光机、手动磨光机（电磨、气磨）、磨边机、吹灰气枪
异型加工检	异形切割机、异形磨边机
验修补其	手动磨光机（电磨、气磨）
他工艺	数控水刀切机、数控雕花机、等厚机、防形机

三、主要职业病危害因素来源及分布

石材加工行业存在的职业病危害因素及其岗位分布见表 10-7-2。

四、职业病危害工程控制要点

石材加工行业的基本工程防护措施可参照第六章第一节。除此之外，有以下几点需要特别注意：

1. 淘汰落后工艺，开展粉尘治理：接触粉尘的岗位尽量湿式作业，接触粉尘噪声的岗位尽量采用自动化设备。

2. 手工打磨作业位设置具有通风除尘效果的打磨台，且打磨台不应采取下送上排的通风除尘方式。打磨位置不固定时应采用移动式除尘装置。

3. 将产生粉尘的干磨工序独立布置在水帘除尘房中进行。

4. 红外线切割、水刀切机和雕花机等噪声较大的机械设备区域应与其他接触噪声较低的岗位隔离。

五、个体防护用品配备

石材加工行业主要职业病危害因素、分布及其防护用品配备要求见表 10-7-2。

表 10-7-2　石材加工行业主要职业病危害因素、分布及其防护用品配备一览表

车间/工艺	主要工种/岗位	主要职业病危害因素			关键控制岗位	防护用品配备
		粉尘	化学因素	物理因素		
切割加工	切割	硅尘、大理石粉尘	—	噪声	是	防尘口罩、防噪耳塞
研磨抛光	搓砂、打磨抛光	硅尘、大理石粉尘	—	噪声、手传	是	防尘口罩、防噪耳塞、防振手套
异型加工	切割、磨边、拼花	硅尘、大理石粉尘	—	噪声	是	防尘口罩、防噪耳塞
检验修补	打磨、护理、贴边	硅尘、大理石粉尘	挥发性有机物	噪声	是	
其他工艺	雕花、水刀、仿形	—	—	数控设备，接触噪声水平依据控制室隔声效果而定	—	防噪耳塞

六、应急处置要点

石材加工作业的应急处置基本原则可参考第四章第四节相关内容。此外，有以下几点值得关注：

1. 可能导致急性职业损伤的有害因素为大理石胶、人造大理石胶配制时产生的挥发性有机物，但是，根据现场调查以及检测结果，各有机物（苯、甲苯、二甲苯、丙酮、丁酮、环已酮、苯乙烯）均为未检出，可能是胶用量少浓度低、车间宽敞、通风良好的原因。

2. 产生急性损伤可能以机械损伤为主，企业需配置急救药箱。

七、企业职业卫生管理要点

石材加工企业职业卫生管理制度、职业卫生培训等可参考第四章相关内容。此外，有以下几点值得注意：

1. 产生噪声高的设备要与低噪声的设备分区隔离。

2. 对地面每班进行湿式清扫，对工作台面每班后进行湿式清扫或有效的负压吸尘器清扫，防止二次扬尘的危害。采取有效的降温措施，防止普通电风扇在车间的使用。

第十一章　机械加工过程中的职业病危害识别与控制

机械行业按行业分类包括金属制品业、通用设备制造业、专用设备制造业、交通运输设备制造业（含汽车制造业、铁路、船舶、航空航天和其他运输设备制造业）、电气机械和器材制造业、电子设备制造业、仪器仪表制造业等。

据国家统计局 2017 年统计资料，我国机械行业当中规模以上企业单位数，其中金属制品业有 20 562 个，通用设备制造业有 23 655 个，专用设备制造业有 17760 个，汽车制造业有 14 908 个，铁路、船舶、航空航天和其他运输设备制造业有 4824 个，电气机械和器材制造业有 23 934 个，电子设备制造业有 16 095 个，仪器仪表制造业有 4507 个。

机械行业中的职业病危害因素种类主要是矽尘、电焊烟尘、砂轮磨尘等生产性粉尘，噪声、高温、紫外线、振动、X 射线、γ射线等各类物理因素，以及一氧化碳、金属烟尘、有机溶剂、酸碱等各类化学毒物。

本章针对机械行业中通用的作业进行危害识别分析，重点针对职业病危害较重的焊接作业、涂装作业、电镀作业等进行危害识别分析，并介绍职业病危害防治要点。

第一节　机械加工过程中的职业病危害识别与控制

机械制造业是各种工业的基础，也是国民经济发展的重要支柱产业。机械制造业主要是通过对金属原材料的各种加工和组装，最终形成产品。机械制造业涉及范围广泛，各个生产环节之间相对独立，工艺流程较清晰，自动化程度较低，容易直接接触到各种职业病危害因素。

本节主要涉及铸造、锻压、热处理、机械加工、机械装配等作业，介绍其主要生产工艺流程，识别分析其中涉及的主要职业病危害因素，并指出该类行业职业病危害因素防治要点。焊接、涂装、电镀等作业放在本章后续节中进行分析。

一、工艺流程

基本生产过程可概括为铸造、锻压、热处理、机械加工、表面处理、焊接气割、涂装和组装等生产工序，详见图 11-1-1。

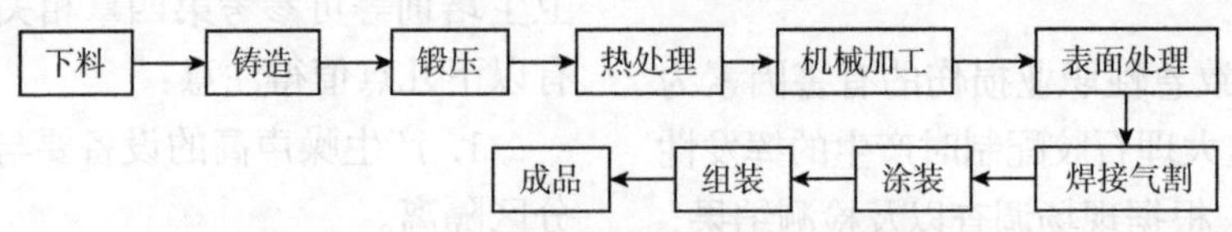

图 11-1-1　机械制造行业典型工艺流程

1. 铸造　铸造是将液态金属浇注到与零件的形状和尺寸相适应的铸型空腔中，待其冷却凝固后以获得毛坯或零件的一种成形工艺方法，铸造成形所获得的毛坯或零件称为铸件。铸造分为砂型铸造和特种铸造，特种铸造包括压力铸造、离心铸造、熔模铸造等。

本文主要讨论砂型铸造。砂型铸造的工艺主要包括制造模样和芯盒、制备型砂和芯砂、造型、造芯、烘干、合箱、熔炼、浇注、落砂、清理和检验等。

模样是造型过程中必备的工艺装备，用来形成铸型的型腔。用来制作模样的材料主要有木材、金属、塑料、菱苦土和泡沫塑料等。

铸造用型砂的种类根据原砂和粘结剂的不同可分为石英砂、镁砂、橄榄石砂、水玻璃砂、树脂砂和油砂等。普通砂型和砂芯需经过烘干，包括升温预热、高温加热和炉内冷却3个阶段。

制造砂型的工艺过程称为造型，是砂型铸造最基本的工序，造型方法可分为手工造型和机器造型。手工造型是指用手或手动工具完成紧砂、起模、修型和合箱等主要操作的造型工序。机器造型是使用机器设备完成紧砂、起模等主要工序的造型方法。

浇注是指经熔炼后的液体金属用机械或人工从熔炼炉取出并注入铸型箱内的过程。落砂是指用手工或机械使铸件和型砂、砂箱分开的操作。浇注完毕后，金属凝固冷却到一定温度后，把铸件从砂箱中取出，进行落砂。清理是指去除铸件内外表面的黏砂、毛刺和浇冒口痕迹等，有手工、滚筒、喷砂和抛光等方法。

2. 锻压　锻压是锻造和冲压的总称，是一种利用锻压机械对金属坯料施加压力，使其塑性变形以获得一定机械性能、形状和尺寸的锻件加工方法。锻压按成型方法可分为自由锻、模型锻造和板料冲压等。

3. 热处理　热处理是指金属材料在固态下通过加热、保温和冷却的手段，在不改变外形的前提下，只改变金属的物理特性（硬度、韧度、弹性和导电性能）。热处理包括正火、淬火、退火、回火和渗碳等基本过程。热处理工艺很多，一般可分为普通热处理、表面热处理和特殊热处理等。

4. 机械加工　机械加工是指通过各种机械设备对工件的外形尺寸或性能进行改变的过程，如利用各种机床对金属零件进行的车、刨、钻、磨、铣等冷加工。在机械制造过程中，通常是通过铸、锻、焊、冲压等方法制成金属零件的毛坯，然后再通过各种机械加工制成合格零件，最后装配成机器、设备和工具等。

一般机械加工是指操作工人通过车床、铣床、刨床、磨床、钻床等进行的机械车削、铣削、刨削、磨削、钻削等加工。特种加工方法是指物理化学加工、电加工和复合加工的方法。如电火花加工、电解加工、超声波加工、激光加工、电子束加工、离子束加工和液体喷射加工等都是典型的特种加工方法。

5. 机械装配　机械装配是机械制造过程中的最后一个环节，它包括装配、调整、检验和试验等工序。通常将机械划分为若干个能进行独立装配的装配单元，具体包括零件、套件、组件和部件。

小批量生产多为手工装配，而大批量生产需建设装配流水线。不同机械产品的装配生产工艺相差甚远，简单的装配以组合、调整和检验为主；而复杂的产品装配工序繁琐，可能在装配过程中还需用到各类焊接、胶粘和涂装等工艺。

部分机械加工行业中还存在探伤。

二、主要原辅材料与生产设备

机械加工行业生产过程使用的主要原材料为金属件，部分使用塑料件或塑料件与金属件一起加工组装。每个工序之间差别较大，所使用的辅料和生产设备也不同，详见表11-1-1。

表 11-1-1 机械加工制造过程中使用的主要辅料和生产设备

工序	主要辅料	主要生产设备
铸造	铸造砂、粘结剂、脱模剂、熔炼添加剂	熔炉、混砂机、落砂机、抛丸机、造芯机、造型机、浇注机
锻压	基本没有	加热炉、空气锤、切边压力机、热模锻压力机、螺旋压力机、摩擦压力机、冲床、剪床
热处理	酸、碱，金属盐、硝盐、氰盐等盐类，甲醇、乙醇、丙酮、汽油等有机溶剂	各种热处理炉
机械加工	切削油、乳化液等	铣床、刨床、磨床、钻床、加工中心等各类机床
组装	各种零件、组件、粘胶剂、清洗剂	流水线
探伤	—	工业 X 射线探伤机

三、主要职业病危害来源及分布

在机械制造的各个生产工艺中都会存在不同种类和程度的职业病危害。本节重点介绍铸造、锻压、热处理、机械加工和机械装配（表 11-1-2）。焊接、涂装和电镀等在其他章节进行介绍。

表 11-1-2 机械加工制造过程中的主要职业病危害因素及分布

工序	岗位	主要职业病危害因素			关键控制岗位
		粉尘	化学毒物	物理因素	
铸造（以砂型铸造为例）	砂处理	矽尘	—	—	是
	造型	矽尘	甲醛和氨	噪声	是
	砂型与砂芯烘干	—	—	高温、热辐射	
	合箱	矽尘	—	—	是
	熔炼	—	一氧化碳、二氧化碳、金属烟雾	高温、热辐射	是
	浇注	矽尘和重金属氧化物混合尘	一氧化碳、二氧化碳、金属和有机废气混合烟雾	高温、热辐射	是
	清砂	矽尘	—	噪声、振动	是
	后处理	金属氧化物粉尘	—	噪声、振动	
锻压	加热	金属粉尘	一氧化碳、二氧化碳	高温、热辐射	
	锻锤	金属粉尘	—	高温、热辐射、噪声、振动	
	冲压	—	—	噪声	
热处理（不同工艺有所不同）		—	酸、碱、金属盐、硝盐、氰盐，甲醇、乙醇、丙酮及汽油等有机溶剂	高温、热辐射、噪声	
机械加工		金属和矿物性粉尘	乳化液、切削油	噪声	
探伤		—	—	X 射线	

在各个工序中，不同的加热设备，热源不同，产生的危害也不同。除以上所列的职业病危害因素外，使用高频炉和微波炉可分别产生高频和微波辐射，煤作为燃料进行加热还可产生煤尘、二氧化硫、氮氧化物等。

四、职业病危害工程控制要点

机械行业的基本工程防护措施可参照第六章第一节，焊接、涂装、电镀作业的工程防护措施参照本章第二、三、四节，探伤作业的工程防护措施参照第十六章第一节。除此之外，有以下几点需要特别注意：

（一）铸造作业

1. 提高工艺技术和自动化水平，消除或降低高危物质含量

（1）改进铸造工艺，宜采用溃散性好、粉尘危害性小的砂型生产工艺。

（2）金属熔炼时宜采用无毒或低毒添加剂。

（3）合箱、手工落砂时不宜采用压缩空气吹扫，铸件表面清理不宜采用干喷砂作业。

（4）工艺允许的条件下，宜采用湿式作业，在产生粉尘的作业区采取地面洒水措施，物料在装卸、转运、破碎、筛分等过程中的粉尘污染宜采用喷水雾降尘。

（5）铸型排气孔应通畅，浇注时一氧化碳应引出点燃。

2. 密闭化、机械化作业

（1）凡产生粉尘污染的定型设备（如混砂机、筛砂机、带式输送机、抛丸喷丸清理设备等），制造商应配置密闭罩；所有破碎、筛分、混辗、清理等设备均应采取密闭或半密闭措施。

（2）应根据不同的粉尘污染情况，分别采取局部密闭罩、整体密闭罩或密闭室等不同的密闭方式。

（3）散粒状干物料输送宜采取密闭化、管道化、机械化和自动化措施，减少转运点和缩短输送距离，不宜采用人工装卸或抓斗。

（4）输送散粒状干物料的带式输送机应设密闭罩。

（5）砂准备及砂处理生产应半密闭化或密闭化、机械化。

（6）黏土砂混砂工艺不宜采用扬尘大的爬式翻斗加料机和外置式箱式定量器，宜采用带称量装置的密闭混砂机。

（7）批量生产时，应采用生产线作业。

（8）落砂、打磨、切割等操作条件较差的场合，宜采用机械手遥控隔离操作。

（9）炉料准备的称量、送料及加料应采用机械化装置。

（10）大量的粉状辅料宜采用密闭性较好的集装箱（袋）或料罐车运输，采用气力输送到铸造车间料仓内。

3. 改善工作场所的通风状况

（1）在布置工艺设备时，应为除尘系统的工艺流程的合理布局提供必要的平面布置和立体空间等条件。

（2）大批量生产的清理工作台连续成排布置时，应将各工作台面分隔开。

（3）筛分、砂处理、砂再生等过程应设置通风防尘设施。

（4）采用游离二氧化硅大于10%铸造砂的工艺，造型、制芯、清砂、清理等环节应设置通风防尘设施。

（5）熔炼、浇注应设置防尘排毒净化设施，其形式应结合燃料、炉子、熔炼金属综合考虑。

（6）熔炼和浇注区域同时设置全面通风设施，也可利用气窗进行自然通风。

（7）固定落砂区域应单独设置，并设除砂间或防尘帘屏和排风罩；对于特大铸件，可采取湿式作业，并加强个体防护。

（8）精加工区域宜结合工作台设置不同形式的排风罩，首先考虑排风柜，若条件受限则考虑侧吸或下吸式排风罩，不宜采取上吸式排风罩，由装置转动过程中产生的粉尘可采用接受罩。

（9）采取排风罩设施的，除密闭罩控制风速宜不小于 0.4m/s 以外，其他罩式控制风速宜不小于 1m/s。

（10）袋装粉料的包装应具有良好的密闭性和强度，拆包、倒包应在有通风除尘措施的专用设备上进行。

（11）工艺设备的运行控制，应与除尘系统的运行联锁控制，应确保通风除尘设备先于工艺设备提前运行和滞后于工艺设备停止运行。

（12）清除沉积在地面、墙面、设备、管道、建筑构件上和地沟内的积尘宜定期采用真空清扫，在面积大、积尘多的情况下宜采用集中式真空清扫系统。

4. 降噪措施

（1）加强落砂、清砂、抛丸、精整等环节的噪声防护，采取自动化、机械化、减振、隔声等各种措施，减少作业人员直接接触，或设置观察室。

（2）采取手工作业的，宜降低岗位密度，加强设备的检查维修，降低转动机械设施的风噪水平，采用柔性材料代替刚性材料等措施，并加强个人防护。

（二）其他机械行业相关作业

1. 提高工艺技术，消除或降低危害源头

（1）应优先采用无危害的生产物料，严格按限制使用有剧毒的氰盐、钡盐作为热处理的生产物料。

（2）产生高噪声的工艺和设备宜采用机械化、自动化操作，并宜采取密闭隔声措施或远程操作。

2. 通风防尘毒措施

（1）颗粒料、粉料运转时，应减少转运点的落差。落料点应密闭和采取消除或降低正压的措施。

（2）颗粒料、粉料输送应采用密闭或半密闭式输送设备，运输和装卸不应采用抓斗、翻板车、卡车和铲车等工具；当长距离输送时，宜采用管道输送方式；落料处应设排风净化系统；当采用带式输送机输送时，应密闭并设回路黏料清除装置。

（3）气力输送系统储运粉料的密闭料仓，应设泄压除尘设施。

（4）挥发性有毒溶剂，宜采用管道输送方式。

（5）干式除尘器，应配备密封良好的卸灰阀和卸灰容器；灰料输送、搬运和存放，应采取避免散落和二次扬尘的措施。

（6）车间地面、设备、建筑构件和起重机等表面积尘不得采用压缩空气吹扫，宜采用真空吸尘。

（7）袋装粉料的拆包、倒包，应在有排风的专用装置中进行。

3. 噪声振动控制

（1）物料输送宜采用低噪声的运输方式，并应避免在运输中出现大落差和直接撞击。

（2）隔声措施：能够限制在局部空间的噪声源，应采取密闭隔声措施。

（3）隔声设计，应符合下列规定：

1）对分散布置的高噪声设备，宜采用隔声罩；对集中布置的高噪声设备，宜采用隔声间；隔声罩和隔声间应密闭，并应设含有消声措施的通风散热或通风换气系统或装置。

2）对不能采用隔声罩或隔声间的高噪声设备，宜在声源附近或受声处设置隔声屏障。

3）高噪声车间、站房及试验室，应设隔声的控制室、观察室或值班室。

4）对辐射噪声的管道，应做阻尼、隔声处理或设置在地下或管沟中。

5）穿过高噪声车间、站房及试验室围护结构的管道，其穿墙孔洞或穿墙套管四围的缝隙应做密闭隔声处理。

（4）产生混响较强的车间站房及试验室，宜采用吸声降噪措施；门、窗应采取密闭隔声措施；吸声降噪设置方式应符合下列规定：

1）声源较密、面积较大、体积扁平的厂房，应采用吸声顶棚或顶部吊挂空间吸声体方式。

2）吸声降噪量较高、面积较小的厂房，宜在顶棚、墙面做吸声处理。

3）声源局部集中的厂房，宜在声源所在局部的顶棚、墙面做吸声处理或吊挂空间吸声体。

（5）通风机、空压机和发动机等设备进、排气管道上，应采取控制空气动力性噪声的措施。

（6）消声设计，应符合下列规定：

1）降低中、高频为主的稳态气流噪声，应采用阻性或阻性为主的阻抗复合消声器。

2）降低中、低频为主的脉动气流噪声，应采用抗性或抗性为主的阻抗复合消声器或消声坑。

3）降低高温、高压、高速、潮湿条件下的气流噪声或在气流通道内布置吸声材料，当不宜采用多空吸声材料时，宜采用微穿孔板消声器。

4）降低高压、高速排气放空噪声，应采用高压气体排放小孔消声器、节流降压消声器或两者复合的消声器。

（7）消声器宜布置在靠近声源、气流稳定的管道处；当消声器直接布置在机房内时，消声器外壳及消声器后的管道应具有良好的隔声能力。

（8）在机械行业中，锻压机、造型机、压力机、振动筛等设备及风动工具、电动工具等工具进行振动控制，宜采取下列措施：

1）宜消除或减少振动源，或降低振动强度。

2）宜采用无冲击、热压法工艺。

3）宜采用平衡良好的设备。

4. 防暑降温

（1）铸造、锻造、热处理、电碳和电瓷焙烧、碳化硅、刚玉冶炼等高温车间及锅炉房的防暑降温，应从工艺、总图布置、建筑和通风等方面采取综合治理措施。

（2）散热源的防护措施，应符合下列规定：

1）应缩短炽热产品、半成品在工作区内的停留时间与运输距离。

2）散热源上方宜配置天窗、高侧窗等自然通风设施。

3）散热源周围应采取有效的隔热措施。

4）对作业点应采取降温措施。

（3）高温车间宜采用避风天窗，端部应给予封闭。天窗与侧窗应便于开关和清扫。

（4）经常受辐射热影响的工作场所，应采用水幕、隔热水箱或隔热屏等隔热措施。

（5）下列工作场所，宜设置局部送风：

1）铸造车间浇注平台、铸板机作业点、铸锭坑和落砂机旁。

2）操作人员长期逗留或承受强辐射的热处理炉门口。

3）大型锻造车间锻造作业点。

4）锅炉房和煤气站作业点。

5）电瓷、电碳和碳化硅焙烧窑进口和出口处。

6）中央实验室的热工间。

7）烘干设备出入口。

8）二氧化钨还原炉前作业点。

（6）在锻造车间、铸造车间的熔化及浇注工部和热处理车间等特殊高温的工作场所，其操作间和起重机的司机室应采取空调降温措施。

5. 非电离辐射防护

（1）对于在生产过程中产生非电离辐射的设备，应采取有效的屏障接地、吸收等防护措施及自动化或半自动化远距离操作。

（2）在机械行业中，应对下列工作场所设置电磁防护措施：

1）淬火、熔炼、焊接、硬质合金刀具固定加热、半导体加工区熔及外延等感应加热处。

2）木材干燥和塑料热合等介质加热处。

3）射频溅射处。

（3）电磁辐射防护应采用屏蔽和接地，并应计算近区场强分布且分别设置辐射单元屏蔽、设备整体屏蔽或作业室屏蔽。

（4）机械行业中，对激光切割、激光打孔、激光焊接激光热处理、激光检测等激光加工，应按激光设备的类别采取相应的激光辐射安全防护措施。

五、个体防护用品配备

机械行业个体防护用品配备见表 11-1-3。

表 11-1-3　机械行业个体防护用品配备一览表

工序	岗位	主要职业病危害因素	防护用品配备
铸造（以砂型铸造为例）	砂处理	矽尘	防尘口罩
	造型	矽尘、甲醛、氨、噪声	防尘毒面罩 防噪耳塞
	砂型与砂芯烘干	高温、热辐射	长袖工作服
	合箱	矽尘	防尘口罩
	熔炼	一氧化碳、二氧化碳、金属烟雾、高温、热辐射	长袖工作服 防尘口罩
	浇注	矽尘和重金属氧化物混合尘、一氧化碳、二氧化碳、金属和有机废气混合烟雾、高温、热辐射	长袖工作服 防噪用品 防尘口罩
	清砂	矽尘、噪声、振动	防尘口罩 防噪用品
	后处理	金属氧化物粉尘、噪声、振动	防尘口罩 防噪用品
锻压	加热	金属粉尘、一氧化碳、二氧化碳、高温、热辐射	长袖工作服 防尘口罩
	锻锤	金属粉尘、高温、热辐射、噪声、振动	长袖工作服 防噪用品 防尘口罩
	冲压	噪声	防噪耳塞
热处理（不同工艺有所不同）		酸、碱、金属盐、硝盐、氰盐、甲醇、乙醇、丙烷、丁烷、丙酮及汽油等有机溶剂、高温、热辐射、噪声	长袖工作服 防噪用品 防毒口罩 防酸碱手套
机械加工		金属和矿物性粉尘、乳化液、切削油、噪声	长袖工作服 防噪用品

六、应急处置要点

机械行业制造的应急处置基本原则可参考第四章第四节相关内容。此外，有以下几点值得关注：

1. 热处理厂房浸淬油槽应设置事故回油池，淬火油槽应设置单独排风系统。

2. 下列设备和房间的排风系统不得合用：

（1）硝石槽和水槽。

（2）砂轮机和抛光机。

（3）喷砂室、砂轮机等产尘设备和产生

水蒸气、酸碱蒸气、油雾等设备。

（4）产生剧毒物质房间和其他房间。

七、企业职业卫生管理要点

企业职业卫生管理基本内容可参考第四章相关内容。

第二节　焊接作业过程中的职业病危害识别与控制

焊接技术是通过加热或加压，或两者并用，并且使用（或不用）填充材料，使工件达到永久性结合的方法。焊接方法分为三大类：熔化焊、压力焊和钎焊。焊接作业广泛应用于各类行业，包括汽车、船舶、铁路、设备制造、金属制品、建筑、金属冶炼、其他制造等行业，以及各行业的检维修作业。

焊接作业的主要职业病危害因素包括电焊烟尘、锰及其化合物、氮氧化物、臭氧、紫外辐射、噪声等。

本节介绍电焊作业的主要工艺流程，识别分析其中涉及的主要职业病危害因素，并指出该类作业职业病危害因素防治要点。

一、工艺流程

熔化焊是在焊接过程中，利用局部的热源，将所需焊接的工件结合处加热到熔化状态，加入（或不加入）填充金属，不施加压力完成焊接的方法。在工业生产中，熔化焊是应用最广泛、最普遍的一种焊接方法，其产生的职业病危害因素较多。如焊条电弧焊、埋弧焊、气体保护电弧焊、等离子弧焊、气焊、电渣焊、电子束焊、激光焊等。

压力焊是在焊接过程中，对焊件施加压力完成焊接的方法。压力焊可以分为加热或不加热两种方式，如电阻焊、摩擦焊、气压焊等是通过加压、加热熔化焊件接合处的方式，而冷压焊、爆炸焊等不进行加热、直接在焊件接触面上施加足够大的压力结合的方式。

钎焊是利用熔点比焊件低的金属材料做钎料，经过加热使钎料熔化，湿润金属接触面，靠毛细管作用将钎料吸入到接头接触面的间隙内，使液相和固相之间相互扩散完成焊接的方法。如扩散焊、火焰钎焊、感应钎焊、炉钎焊、盐浴钎焊、电子束钎焊等。

根据焊接工艺的应用和职业病危害情况，本节重点介绍熔化焊中的焊条电弧焊、埋弧焊、气体保护电弧焊、等离子弧焊等电弧焊；简略介绍熔化焊中的电子束焊、激光焊，压力焊中的电阻焊，以及钎焊。

电弧焊是熔化焊中最主要的焊接工艺，是目前应用最广泛的焊接方法。在焊接过程中当所用的电极是熔化的焊材时，叫作熔化极电弧焊，如焊条电弧焊、埋弧焊、二氧化碳气体保护电弧焊等；在焊接过程中当所用的电极是不熔化的碳棒或钨棒时，叫作不熔化极电弧焊，如钨极氩弧焊、等离子弧焊等。

（一）焊条电弧焊

焊条电弧焊是各种电弧焊方法中发展最早、目前仍然应用最广的一种焊接方法。

焊条电弧焊是以焊条与焊件作为两个电极，利用两电极之间产生的电弧放电时产生的热量，使焊件接触面和焊条熔化，从而使两块焊件熔合成一体。电弧放电时中心部分温度高达 3000～4000℃。焊条由焊芯和药皮组成。焊芯的主要成分是钢，另外，含有微量碳、锰、硅、铬、镍、硫、磷等化学元素。药皮中主要含有氧化铁、氧化锰和氧化钛等化合物。

焊条电弧焊配用相应的焊条可适用于大多数工业用碳钢、低合金高强度钢、不锈钢、铸铁、铜、铝、镍及其合金等各种金属材料的焊接。焊条电弧焊最适宜的焊接厚度一般为 3～19mm。

（二）埋弧焊

埋弧焊是以连续送进的焊丝作为电极和填充金属，焊接时，在焊接区上面覆盖一层颗粒状焊剂层，电弧在焊剂层下燃烧，将焊丝端部和焊件接触面熔化，形成焊缝。由于埋弧焊焊缝质量好、焊接速度高，特别适用于大型工件的机械化焊接，目前已广泛用于碳钢、低合金钢和不锈钢的焊接。

（三）气体保护电弧焊

气体保护电弧焊是一种以一定流量的外加保护气体通入焊接区，保护电弧和熔池金属的电弧焊接方法。气体保护电弧焊根据保护气体种类和使用电极的不同，分为非惰性气体保护电弧焊（包括二氧化碳、混合气体保护电弧焊）和惰性气体保护电弧焊（包括钨极、熔化极惰性气体保护电弧焊）。在国外，工业发达国家中 70%的焊接工作量由气体保护电弧焊和埋弧焊完成。2000 年以来，我国气体保护电弧焊和埋弧焊占比也在不断上升。

目前常见的气体保护电弧焊有氩弧焊、二氧化碳气体保护电弧焊、氦气保护焊、混合气保护焊等。

氩弧焊是利用氩气作为焊接时的保护性气体，氩气由焊炬中的专门气路输送，由喷嘴喷出，在焊弧周围形成一个氩气保护层，使电弧热量集中。氩弧焊又包括非熔化极氩弧焊和熔化极氩弧焊。

二氧化碳气体保护电弧焊是利用二氧化碳作为焊弧保护性气体的熔化极气体保护电弧焊。目前二氧化碳气体保护电弧焊广泛应用于汽车、船舶、集装箱、石化机械、农机、重机、起重设备、锅炉和焊管等领域，主要用于焊接低碳钢和低合金高强度钢，可焊 0.5～150mm 厚度的工具。

（四）等离子弧焊

等离子弧焊，是指利用等离子弧高能量密度束流作为焊接热源的非熔化极电弧焊方法。由于等离子弧焊温度高、能量集中、焊接速度快，特别适合于各种难熔、易氧化及热敏感性强的金属材料的焊接。

等离子体是气体的特殊状态，气体处于电离状态而总电荷为零，具有流动性和较高的导电性，在带电离子重新结合时能释放出巨大的能量，激起很高的温度和强光。由一种特制的等离子喷枪产生出压缩电弧，即等离子弧。等离子弧通常有非转移弧、转移弧、混合弧等三种形式。非转移弧是由钍钨棒作阴极，枪体内壁作阳极，两者之间产生的电弧可用来切割非金属、喷涂和焊接薄件等。转移弧是由钍钨棒作阴极，工件作阳极，产生的电弧可用来切割、熔化金属和焊接厚件等。混合弧由非转移弧和转移弧组成的等离子弧，如堆焊多采用这种电弧。

（五）其他焊接工艺

1. 电子束焊 电子束焊是利用加速和聚焦的电子束轰击置于真空或非真空中的焊件所产生的热能进行焊接的方法，是一种利用电子束作为能量的熔化焊。除了熔化焊过程中产生的职业病危害因素，还会产生 X 射线。

2. 激光焊 激光焊是一种利用激光作为能量的熔化焊方法。与电子束焊相比，激光焊最大的特点是不需要真空室，不产生 X 射线。

3. 电阻焊 电阻焊是利用电流通过焊件及其接触处所产生的电阻热，将焊件局部加热到塑性或熔化状态，然后在压力下成型的压力焊方法。常见的有点焊、凸焊、缝焊、对焊等。

4. 钎焊 钎焊是熔化焊剂却不熔化焊件，这样液相的焊剂和固相的焊件通过相互扩散完成焊接的方法。这样的焊剂又叫作钎料。

二、主要原辅材料

焊接工艺中主要原辅材料为焊件、焊材、

保护气体和能源（表 11-2-1）。

1. 焊件　焊件主要是金属材料，包括钢、铁、铜、铝、金属合金等，其中大部分焊件主要是钢材。钢材中合金元素和杂质对焊接有一定的影响，在熔化焊和加热压力焊工艺中可因焊件熔化而产生各种职业病危害因素。一般情况下，钢材中都含有一定量的锰、硅、铬、镍等元素。由于一定含量的锰可提高钢的冲击值和塑性，一般焊缝钢材中的锰含量控制在 0.8%～1.0%。适量的硅可提高钢的强度，过高的硅可降低钢的冲击值和塑性，一般钢中含硅量为 0.10%～0.25%。一般情况下，铬含量小于 0.5%对钢的性能有利，而对焊接无有害影响。焊缝钢材中含有 0.3%～2.0%的镍能提高焊缝的冲击韧性。

2. 焊材　需要焊材的焊接工艺，因焊件、工艺、环境等不同，需要不同的焊材。焊材通常分为焊条、焊丝、焊剂等。焊材往往作为填充金属，与焊件熔合形成焊缝。在电弧焊中，焊材也作为电极，通过电弧放电来熔化焊材和焊件达到焊接的目的。

焊条是涂有药皮的供焊条电弧焊使用的熔化电极，由药皮和焊芯两部分组成。焊条中被药皮包覆的金属芯称为焊芯。焊芯一般是钢丝，传导焊接电流产生电弧，同时焊芯本身熔化作为填充金属与液体焊件金属熔合形成焊缝。焊条焊接时，焊芯金属占整个焊缝金属的一部分，焊芯成分一般与焊件成分相似。药皮由各种氧化物、碳酸盐、硅酸盐、有机物、氟化物、铁合金及其他化学粉末等，按一定配方比例混合制成的，具有稳定电弧、保护熔池、改善焊缝质量等作用。不同焊件需要不同类型焊条，其药皮成分相差较大。目前我国焊条的牌号以焊缝金属的抗拉强度等级和焊条药皮类型来区分的。牌号前加“结”字代表结构钢焊条，前两位数字代表焊缝金属的抗拉强度等级，第三为数字代表焊条药皮类型。一般情况下，碱性焊条产尘量高于酸性焊条，而且碱性焊条药皮中含有氟化物。

焊丝是埋弧焊、电渣焊、气体保护焊、气焊等熔焊方法的填充金属，其功用和特点与焊条相似。在埋弧焊、电渣焊、熔化极氩弧焊、二氧化碳气体保护电弧焊时，焊丝既是填充金属，同时也是导电电极；但在非熔化极氩弧焊和气焊时，焊丝仅用作填充金属。此外，不少焊丝无药皮，而没有药皮的焊条非常少见了。

焊剂主要用于埋弧焊、电渣焊和钎焊。用以焊接各种钢材和有色金属时，必须与相应的焊丝合理配合使用，才能得到满意的焊缝。焊剂由大理石、石英、萤石等矿石和钛白粉、纤维素等化学物质组成。用于钎焊的焊剂又称为“钎料”，由于钎料的熔点必须比焊件熔点低，一般选取铝基、银基、铜基、镍基等硬钎料，或锡基、铅基、锌基等软钎料。

3. 保护气体　熔化极焊工艺在焊接过程中在电弧周围都会产生气体，保护熔池不受周围空气的影响。但因气体保护焊具有少渣或无渣、效率高等优点，逐渐被推广使用。一般外加保护气体为氩气、二氧化碳及各种混合气体。

4. 能源　大多数焊接的能源来自于电能，但具体表现有所区别。电弧焊均表现为电弧加热形式，电阻焊均表现为电阻加热形式，而电子束焊表现为电子束加热，激光焊表现为激光加热等。

部分熔化焊的能源来自于化学能，主要为气焊，利用可燃气体与助燃气体混合燃烧生成的火焰为热源，包括氧乙炔气焊、氧丙烷焊、氢氧焊等。

部分压力焊的能源来自于机械能，如摩擦焊、冷压焊等。

此外，还有太阳能焊等。

表 11-2-1 常见焊接工艺原副材料一览表

	焊件	焊材	外加保护气体	焊接部位能量来源
焊条电弧焊	有	有	无	电能（电弧）
埋弧焊	有	有	无	电能（电弧）
非熔化极氩弧焊	有	无	有	电能（电弧）
熔化极氩弧焊	有	有	有	电能（电弧）
二氧化碳气体保护电弧焊	有	有	有	电能（电弧）
等离子弧焊	有	有或无	有或无	电能（等离子弧）
电子束焊	有	一般无	无	电能（电子束）
激光焊	有	一般无	无	电能（激光）
电阻焊	有	无	无	电能（电阻）
钎焊	有	有	无	工艺不同，加热方法不同
气焊	有	有	无	化学能（气体燃烧）

三、主要职业病危害因素来源

焊接作业的主要职业病危害因素有电焊烟尘、有毒化学物、紫外线辐射、高频电磁场、高温、噪声等，其中以电焊烟尘、锰及其化合物、紫外线辐射最为常见，危害也最广泛。

（一）电焊烟尘

电焊烟尘是焊接作业中焊件及焊材在高温条件下，发生一系列复杂的冶金反应，而产生的高温烟尘。电焊烟尘的主要成分为氧化铁、氧化硅、二氧化锰、氟化物及各种金属氧化物等。由于烟尘颗粒小，极易吸入肺中。长期吸入电焊烟尘会造成肺组织纤维性病变，即电焊工尘肺。

不同的焊接作业产生的电焊烟尘量不同，主要取决于焊件、焊材、工艺参数和抑尘因素等。焊件的大小、形状影响焊接工艺的选择，也影响劳动者的作业环境，尤其是在通风不良的密闭空间作业危害极大；电焊烟尘大多来自于焊材，药皮是首要影响因素；极性、电流电压、送丝速度等参数的改变都会影响电焊烟尘的产生量。相对的，有焊材的、作用温度高的焊接作业产生的电焊烟尘浓度较大。一般情况下，焊条电弧焊产生的电焊烟尘浓度最大，气体保护焊其次，气焊较少，钎焊几乎不产生电焊烟尘。

（二）有毒化学物

在焊接电弧所产生的高温和强紫外线作用下，伴随着电焊烟尘，还会产生大量的有毒化学物，如锰及其化合物、臭氧、一氧化碳、氮氧化物、氟及其化合物、氟化氢等。

1. 锰及其化合物 在焊材药皮中含有锰，含量2%～40%不等，一般酸性焊条的含锰量高于碱性焊条。经高温电弧热解，蒸发、凝聚成锰烟尘，随着电焊烟尘一同散发到周围空气中。因此除了焊材中锰含量决定锰及其化合物的浓度外，高温也是其产生的主要因素。一般情况下，相同的焊材，电焊烟尘浓度高，锰及其化合物浓度也会有所增加。

2. 臭氧、氮氧化物、氟化氢、一氧化碳、氯代烃、光气等有毒气体 在电弧高温和强烈紫外线的激发下，周围空气中的氮、氧被电离发生反应以及与材料中的碳、氟、氯等物质发生一系列反应，产生臭氧、氮氧化物、氟化氢、一氧化碳、氯代烃、光气等有毒气体。焊接温度的高低常影响这些有毒气体的产生量。一般情况下，产生量均低于国家职业接触限值。但当焊接工艺温度较高，如氩弧焊，又在通风条件不良的环境下作业，浓度会相当高，可引起急性中毒。这些有毒气体中，又以臭氧、氮氧化物为最常见，氟化氢常见于碱性焊条，氯代烃、光气与金属焊件清洗后的残留有关，而一氧化碳产生量往往较低。

3. 金属氧化物　由于焊件和焊材中有各种不同的金属，在高温燃烧条件下，金属熔化与空气中的氧发生反应，可产生各种金属氧化物，但除了锰及其化合物及混合的电焊烟尘，大多数单独的氧化物均低于职业接触限值。

4. 其他有害物质　在药皮中含有较多氟时可产生氟化物，在焊接聚氯乙烯板材时可产生氯气，当焊件内衬聚四氟乙烯可产生含氟裂解气（八氟乙烯、六氟丁烯等）等。

（三）电焊弧光

由于焊接的电弧温度高达3000℃以上，在此温度下可产生强烈的电弧光，主要包括红外线、可见光和紫外线。当温度大于1200℃时，辐射光谱中即可产生紫外线，而且随着温度升高，紫外线的波长变短，强度加大，所以电弧焊基本上都产生较强的中短波紫外线。红外线也是随着物体温度升高而强度增大，波长变短。

焊接产生的紫外线主要损伤眼睛及裸露的皮肤，引起角膜结膜炎（电光性眼炎）和皮肤红斑症。眼部长期接触红外线照射，也会造成红外线白内障和视网膜灼伤。

（四）高温

由于电弧温度很高，在通风不良时易形成高温作业的工作环境。

（五）噪声

产生电弧的焊接作业，在通电时可产生一定强度的噪声。大部分的单独焊接机产生的噪声均较低，当焊接机密度较高，或者金属焊件碰撞较多，可使噪声强度超过国家职业接触限值。

（六）电离辐射

非熔化电极氩弧焊使用的钍钨极含有1%～2.5%的氧化钍，钍为天然放射性物质，能放出α、β、γ三种射线。电子束焊由于高能电子束的作用也可产生X射线。

四、职业病危害工程控制要点

电焊作业基本工程防护措施可参照第六章第一节。除此之外，有以下几点需要特别注意：

（一）提高焊接技术，改进焊接工艺和材料

1. 在满足产品质量要求的前提下，合理设计焊接工艺，尽可能选择产生职业病危害因素较少的焊接工艺。①选用烟尘产生量少的焊接方法，扩大半自动焊和自动焊的使用范围；②正确选择电源极性，不锈钢焊条采用直流极性正接法焊接时发尘量较低，而结构钢焊条直流极性正接法焊接时发尘量较大；③选择合适的焊接位置，选择恰当的焊接参数，选用低锰、低氢、低尘、低毒焊条。

2. 在密闭空间内进行焊接作业时，尽量采用单面焊双面成型工艺。

3. 在不改变产品焊接特性的基础上，使用有害成分少的材料来替代有害成分多的材料。

4. 选用具有电焊烟尘离子荷电就地抑制技术的气体保护电焊工艺，可使80%～90%的电焊烟尘被抑制在工作表面，实现就地净化烟尘，减少电焊烟尘污染。

（二）改善工作场所的通风状况

1. 合理进行作业的布局，合理设计通风系统，充分利用自然通风方法进行通风。通风应

遵循局部通风为主，全面通风为辅的原则。

2. 全面通风的原则

（1）焊接车间或焊接量大、焊机集中的工作地点，实施全面机械通风。当焊接作业室净高度低于3.5m或每个焊工工作空间小于200m^{3}或工作间（室、舱、柜、容器等）内部结构影响空气流动而使焊接工作点的尘毒浓度超过规定时，必须实施全面机械通风。

（2）进行全面机械通风时，应按每个焊工通风量不小于57m^3/min进行设计。

（3）面式扩散源应采用全面通风方式通风。

3. 常用的全面机械通风措施　包括天窗、屋顶风机、轴流风机、引射风机。侧墙设置轴流风机加强自然通风器（天窗）排风。在焊接车间的屋顶设置排风风机。利用天窗或在侧墙设置轴流风机进行自然通风，天窗侧墙轴流风机非同类宜单独设置。设置诱导风机引射室内焊接烟气流向上流通，经自然通风器排出室外。

4. 局部通风的原则

（1）对于点式扩散源，可使用局部排风。

（2）对半自动焊和自动焊，应使用排烟焊枪等局部通风装置。

（3）使用局部排风时，应使扩散源处于通风罩控制范围内。

（4）设置局部机械排风捕集电焊烟尘和有毒气体，应该设置相应净化设备防止污染大气。

（5）局部通风应控制焊接电弧附近的风速，控制风速应符合AQ/T 4274的要求。

5. 局部通风形式　包括固定式排烟罩（吸尘罩）、移动式排烟罩、手持式排烟罩等，通风系统主要由吸尘罩（排烟罩）、风道、除尘或净化装置以及风机组成。应根据不同的作业方式、焊接工件尺寸及工艺，选择使用下吸式吸气罩、侧吸式吸气罩、上吸式吸气罩或回转式活动吸气罩。加强通风系统的维护和保养，使其有效地发挥作用。

6. 局部机械排风系统　各类型排风罩应符合GB/T 16758要求。

（1）局部排风罩尽可能靠近焊接作业点，对流动性较大的焊接作业，应做成可移动式的罩口。

（2）排风罩应不影响工人操作，检修方便。

（3）保证捕集效果的情况下，节省风量。

（4）使用固定式排烟罩时，有毒气体、粉尘等不经过操作者的呼吸带，排放口的风速以1.0m/s为宜；风量应该自行调节，排放口高度必须高于作业厂房顶部1.0～2.0m。

7. 密闭空间作业应符合GB 8958和GBZ/T 205的要求，并设置通风换气装置。在密闭船舱、化工容器和管道内施焊或在大作业厂房非定点施焊时，应采用移动式排烟罩，也可使用压力引射式局部通风装置。使用时，需将吸头置于电弧附近，再开动风机。

8. 不得使用风扇　不得使用风扇直接吹散烟尘通风，造成烟尘弥漫整个车间，扩散危害。

五、个体防护用品配备

电焊作业个体防护用品配备见表11-2-2。

表11-2-2　电焊作业个体防护用品配备一览表

	主要职业病危害因素	防护用品配备	建议型号或参考标准
电焊作业	电焊烟尘、锰及其化合物、氮氧化物、臭氧、紫外线、噪声	长袖工作服	非化纤材质
		防尘口罩	KN90及以上级别口罩
		防紫外线面罩	电焊面罩
		绝缘鞋	绝缘鞋
		防噪用品（噪声超标选用）	根据作业环境选用耳塞
		送风面罩（密闭空间选用）	根据作业环境选用送风面罩

六、应急处置要点

电焊作业的应急处置基本原则可参考第四章第四节相关内容。此外，有以下几点值得关注。

1. 炽热的金属遇水可产生氢气，可能发生爆炸，尤其是在密闭空间（如建筑物、船舱等）中发生火灾时。宜使用窒息法进行灭火，如以干砂、碎石粉、干燥的氯化钠等为原料的灭火器，通常情况下禁止使用水、泡沫或二氧化碳灭火器灭火。

2. 金属燃烧时可产生金属氧化物及刺激性、腐蚀性或有毒气体，吸入或直接接触相关物质或其分解产物可产生严重危害甚至导致死亡。若有相关患者，应尽快将其转移到新鲜空气处，脱去并隔离受污染的衣服和鞋子，保持患者温暖和安静，并呼叫120或者其他急救医疗服务中心。如果患者停止呼吸，应实施人工呼吸；如果出现呼吸困难，需进行吸氧。

七、企业职业卫生管理要点

企业职业卫生管理基本内容可参考第四章相关内容。

第三节　涂装作业过程中的职业病危害识别与控制

涂装是指将涂料涂覆于物体表面，形成具有防护、装饰或特定功能涂层的工艺过程。涂装作业是指为实现涂料在金属或非金属表面的涂覆进行作业所涉及的工程系统，一般包括涂装前准备、涂装、固化等过程。涂装作业按涂料，可分为粉末喷涂、溶剂型涂料涂装、水性涂料涂装等；按涂装方式，可分为空气喷涂、无气喷涂、静电喷涂、电泳涂装等。涂装作业广泛应用于汽车、船舶、铁路、设备制造、金属制品、建筑等行业。

涂装作业的主要职业病危害因素包括除锈、打磨、涂覆等过程产生的各种粉尘，涂料中的苯、甲苯、二甲苯等有机溶剂和铅、镉、铬等重金属颜料或原料，以及预处理过程中产生的高温、高湿以及振动、噪声等。

本节介绍涂装作业的主要工艺流程，识别分析其中涉及的主要职业病危害因素，并指出该类作业职业病危害因素防治要点。

一、工艺流程

涂装工艺流程包括涂装前准备、涂装、固化等过程。根据不同工艺，具体流程内容各有不同。

1. 涂装前准备　涂装前准备包括喷件的表面预处理和涂料的准备。

表面预处理包括除锈、除油、磷化、铬化等。除锈包括机械除锈和化学除锈。机械除锈常见的有抛丸、喷丸、喷砂等方法，利用高速旋转叶轮或压缩空气将铁丸或砂投射到物体表面，通过冲击和摩擦作用进行除锈。化学除锈是使用酸液溶解金属氧化物，然后用碱液中和或清水冲洗干净的过程。除油常见方法为碱煮洗法，用3%～5%的氢氧化钠溶液加热至70～80℃煮洗，再用清水漂洗干净。磷化是一种化学与电化学反应形成磷酸盐化学转化膜的过程。磷化可应用于不同作业的预处理，在涂装作业中能提高漆膜层的附着力与防腐蚀能力。铬化是用铬酸盐溶液与金属作用在其表面生成三价或六价铬化层的过程，多用于铝、镁及其合金的处理。目前涂装表面预处理中的除锈、除油、磷化有合并的趋势。除以上工艺外，有时还包括除尘、除旧漆和有机溶剂清洗等作业。

涂料的准备主要是指涂料的调配。除了调色外，粉末涂料和水溶性涂料一般不需要调配；而溶剂型涂料准备包括树脂、颜料、溶剂和助剂的调配，又称“调漆”。

2. 涂装 见表 11-3-1。

表 11-3-1 常见涂装作业工艺分类、工作原理及危害特点

分类		工作原理	危害特点
刷涂	刷漆	利用各种漆刷和排笔蘸取涂料在物品表面进行涂刷	一般使用溶剂型涂料，直接接触
	辊涂	以转辊作为涂料的载体，涂料在转辊表面形成一定厚度的湿膜，然后借助转辊在转动过程中与物品接触，将涂料涂敷在物品表面	自动化或半自动化作业
喷涂	空气喷涂	利用压缩空气将涂料雾化的喷涂方法	产生大量漆雾
	无气喷涂	将涂料增至高压，通过很细的喷孔喷出使涂料形成扇形雾状无气喷涂可以结合静电、热喷涂	产生漆雾较少，不使用或少使用溶剂
	静电喷涂	利用电晕放电原理使雾化涂料在高压直流电场作用下荷负电，并吸附于荷正电物品表面的涂装方法	产生漆雾较少
	热喷涂	是指利用某种热源（如电弧、等离子喷涂或燃烧火焰等）将金属或非金属加热熔化或半熔化，用高速气流喷射到物品表面的过程	无溶剂，不同形状的固体金属或非金属
	静电喷粉	与静电喷涂原理相似，但粉末直接分散，不需要雾化	无溶剂，各种塑粉
浸涂		将物品全部浸没在涂料中，经过短时间后再从槽中取出，并将多余的涂料重新流回槽内的过程	溶剂挥发量大
电泳涂装		利用外加电场使悬浮于电泳液中的颜料和树脂等微粒定向迁移并沉积于物品表面的涂装方法	自动化作业，水溶性涂料，溶剂挥发少
淋涂		通过喷嘴或窄缝从上方淋下，呈帘幕状淋在由传送装置带动的物品上，形成均匀涂膜，而多余的涂料流回容器的过程	溶剂挥发量较大
流化床涂装		将空气或惰性气体吹入容器底部，使粉末涂料滚翻，呈现"沸腾"状态，预热的物品通过"沸腾"的粉末区达到涂覆的过程	自动化，无溶剂，固体粉末

3. 固化 固化是指物品表面涂层经过物理性挥发或化学性氧化聚合等作用而形成与物品牢固粘结的固体薄膜的过程，也可称为"干燥"。

固化方法分为自然干燥、烘干和辐射固化三类。自然干燥是在常温大气环境中，依靠溶剂挥发、氧化聚合或固化剂固化而干燥成膜。烘干是利用蒸汽、燃料、电能等能源，提高温度加快固化速度的方法。辐射固化是利用紫外线或电子束，使不饱和树脂漆被快速引发、聚合，硬化速度很快。此外，还有高频固化、微波固化等。

二、主要原辅材料

涂装工艺中主要原辅材料为待涂装物品、涂料以及表面预处理需要的各种耗材。

（一）待涂装物品

待涂装物品可以是金属件，也可以是木材、塑料、墙面等非金属件。除了前处理时，需要进行抛光、切割、打磨等作业，可产生带有待涂装物品的粉尘外，其他来自待涂装物品产生的职业病危害均很小。

（二）涂料

涂料是涂装工艺中产生职业病危害的主要原辅料。按涂料形态分，可分为溶剂型涂料、无溶剂型涂料、水性涂料和粉末涂料等。相对地，溶剂型涂料危害较大，而水性涂料和粉末涂料危害较小。近几十年来，水性涂料和粉末涂料使用比例在不断上升。

1. 溶剂型涂料 主要由树脂、颜料、溶剂和助剂等组成。

树脂是涂料主要成膜物质，大多为油脂类、树脂类和无机高分子物质，毒性较低，且不易挥发。

颜料一般是微小颗粒的无机或有机粉末，不溶于水或油，但经过分散或搅拌能均匀地分散于涂料中形成悬浮液。无机颜料有各种矿物颜料，如钛白粉、铁红、铅化合物、铬化合物、镉化合物等；有机颜料，如酞菁绿、酞菁蓝等。分散于涂料中的颜料，由于其含量低，大多不易挥发，呼吸道接触较少，但部分颜料具有一定毒性，尤其是铅、铬、镉等重金属颜料。

溶剂是溶解成膜物质的易挥发有机液体，在涂装后基本全部挥发，因此对作业人员的危害最大。常见的溶剂有苯、甲苯、二甲苯、溶剂汽油、丙酮、甲乙酮、丙醇、丁醇、丁酯、乙酸乙酯、乙酸丁酯等。苯作为单独的溶剂已很少使用，但作为甲苯和二甲苯等溶剂的杂质和溶剂汽油的组分存在于涂料中，其职业病危害仍不容忽视。

助剂是涂料的辅助成膜部分，又称为添加剂。助剂在涂料中的用量很少（一般为千分之几），却能改善涂料的性能，如改善工艺的引发剂、乳化剂、分散剂、阻聚剂等，改善贮存性能的放结皮剂、防沉剂等，改善施工性能的流平剂、消泡剂、增稠剂、抗潮剂等，改善使用性能的紫外光吸收剂、防霉剂等，还有阻燃剂、防划剂、固化剂等。助剂种类非常繁多，不少助剂是商业秘密。

2. 无溶剂型涂料　主要由树脂、颜料、助剂组成，有时添加少量的溶剂。

3. 水性涂料　由水溶性树脂、颜料、助剂和水组成，水作为溶剂或作为分散剂。

4. 粉末涂料　由树脂、助剂、颜料、填料等，经混合、粉碎、过筛而成。

由于没有溶剂，或溶剂含量很低，无溶剂型涂料、水性涂料、粉末涂料的危害远远低于溶剂型涂料。

（三）表面预处理需要的各种原辅料

表面预处理包括各种不同工艺，如除锈、除油、磷化、铬化等。

除锈包括机械除锈和化学除锈。机械除锈中常使用钢砂、石英砂、金刚砂、铁砂、树脂砂、陶瓷砂或钢丸、铁丸、玻璃丸、陶瓷丸等，进行抛丸、喷丸、喷砂。其中石英砂危害较大。化学除锈中常使用各种酸、碱，相对酸用量较大。

除油常使用低浓度的氢氧化钠，此外，还用到碳酸钠、磷酸三钠、水玻璃、OP乳化剂等辅料。

磷化常使用磷酸或锰、锌、镉的磷酸化合物。

铬化使用三价或六价铬化液。

三、主要职业病危害因素的来源

（一）粉尘

粉尘产生环节主要为表面预处理的机械除锈、刮腻子、打磨、粉末涂料涂装等。

1. 机械方法除锈过程生成的粉尘。包括手工工具除锈、机动工具除锈、喷砂、喷丸、抛丸、滚磨等作业方式所生成的粉尘。

2. 在刮腻子和打磨的过程中都会产生粉尘，在涂装过程中有时会反复这两个过程。这类粉尘包括腻子粉和涂膜上剥落下来的粉尘，粉尘粒度比较细。由于粒度细，在空中悬浮时间长。腻子粉为混合物，常含有一定量的碳酸钙。

3. 粉末涂料涂覆过程生成的粉尘。粉末涂料一般要求 180 目过筛，这类粉尘污染是由喷粉室回收装置设计不良而造成粉末外逸，往往在喷粉室的操作口最为严重。

（二）毒物

1. 有机溶剂　溶剂型涂料中常含有苯、甲苯、二甲苯、溶剂汽油、丙酮、甲乙酮、丙醇、丁醇、丁酯、乙酸乙酯、乙酸丁酯等有机溶剂，少量有机溶剂涂料存在甲醇、氯代烃、二甲基甲酰胺等危害因素。在实际检测中，应参考涂料的 MSDS 或化学成分进行识别；若无相关资料的，可联用质谱仪，分析环境中的主要职业病危害因素。

由于这些溶剂大多挥发性较低，在溶剂型涂料中有一定含量，在成膜后膜中溶剂成分的含量又很低。所以在调配、涂装和固化过程中，大量挥发到空气中，若缺乏防毒安全措施，会对作业人员造成严重危害。不同的涂装工艺危害不同。相对地，刷漆、喷涂、淋涂和浸涂危害性较大，人工作业危害尤为严重；而辊涂、无气喷涂、静电喷涂相对危害较小。

不同的固化过程危害也不同。物理性挥发危害高于化学性氧化聚合；因烘干设备常带有通风设施，自然挥发危害就相对较高。

在毒物识别中，不但要考虑调配、涂装和固化的危害因素，还要注意溶剂清洗环节，手工有机溶剂清洗可产生大量的有机溶剂危害因素。

2. 重金属 涂料中的铅、镉、铬等重金属主要来自颜料，铬还来自于预处理铬化。

含铅的着色颜料中，白色颜料中常见铅白和含铅氧化锌；黄色颜料中常见铅铬黄、钼铬红和碱式硅铬酸铅；绿色颜料中常见为铅铬绿。常用的防锈颜料有红丹、铅酸钙、黄丹等。在涂装时，含铅涂膜打磨时可产生铅尘。涂有铅防锈漆的钢板，刮铲时会产生铅尘。部分国家已禁止使用含铅油漆，中涂协也已提出“中国淘汰含铅涂料倡议书”。

3. 多异氰酸酯 多异氰酸酯是所有聚氨酯材料必不可少的原料之一，其种类比较多，目前以二异氰酸甲苯酯（TDI）、二苯基甲烷二异氰酸酯（MDI）和多苯基多亚甲基多异氰酸酯（PAPI）为主，在聚氨酯涂料中又以TDI和MDI为主。

4. 酸、碱 在表面预处理过程中，会涉及酸或碱，包括盐酸、硫酸、磷酸和氢氧化钠等。

（三）高温、高湿

在预处理阶段，部分预处理槽需要一定温度，可产生高温高湿环境。

在固化阶段，采用烘干工艺的，可产生高温环境。

（四）噪声、振动

在预处理阶段，采用有机械除锈工艺的，大多会产生高强度噪声，手工打磨可产生振动。在整个涂装作业中，如果涂件为金属件，在上件、下件、搬运等过程中，都会产生一定强度的噪声。同时，也应注意各种风机产生的噪声。

四、职业病危害工程控制要点

涂装作业基本工程防护措施可参照第六章第一节。除此之外，有以下几点需要特别注意：

（一）提高工艺技术，消除或降低高毒物质含量

1. 禁止或限用的材料或工艺

（1）严禁使用含铅白的涂料，严禁用苯脱漆或清洗。

（2）禁止使用含苯涂料（苯含量超过1%，下同）、含苯稀释剂、含苯溶剂、含汞、砷、铅、镉、锑的车间底漆。

（3）禁止使用干喷砂除锈、火焰法除旧漆、大面积使用汽油、甲苯、二甲苯除油除旧漆、喷涂含红丹涂料等工艺。

（4）限制使用含红丹涂料、二氯乙烷清洗除油、含铬酸盐的车间底漆或前处理液。

2. 选用先进的材料和工艺

（1）采用带有良好防锈油脂的钢材，尽可能地采用危害性较小的化学除锈工艺，避免采用机械除锈，造成粉尘和噪声危害。

（2）用抛丸或喷丸代替喷砂除锈。

（3）采用以水为介质的电泳漆，以水为稀释剂的苯丙乳胶漆以及水溶性丙烯酸漆等

涂料。

（4）应用不使用有机溶剂的工艺，如热喷涂、静电喷粉、流化床涂装等。

（5）采用无气喷涂或静电喷涂代替常规喷涂，减少有机溶剂的使用量，降低漆雾的产生。

（6）产生粉尘的作业，尽可能采取湿式作业，如采用水喷砂方式代替干喷砂，补漆工序使用湿磨腻子，或以湿磨涂膜代替干腻子或涂膜等。

（7）工艺条件许可时，酸性处理槽应添加有效的酸雾抑制剂。

（8）涂漆工具清洗溶液宜选用毒性小、挥发性低的溶剂。

（二）加强密闭和隔离，提高工艺自动化

1. 机械除锈采用密闭式设备，整体密闭或局部密闭，如小型密闭式喷砂室，操作者用戴有防护手套的两只手通过手孔进入喷砂室，其余部分均系密闭，能阻隔粉尘对操作者的污染。

2. 喷漆须在喷漆室或带有通风设施的喷漆房内进行，若条件受限，喷漆作业需与其他区域相对隔离，并具有良好的通风排毒措施。

3. 隔离操作和仪表控制自动化。当喷漆室内危害因素浓度超过职业接触限值时，可采用涂装设备与作业人员隔离的方法，作业人员区域的大气压力高于涂装设备区域，两者之间借助仪表控制实现自动化操作。

4. 提高工艺自动化水平，上下件作业尽可能远离涂装区，减少人员的直接接触。

5. 涂漆后自然干燥的固化间应单独设置。

6. 密闭室内作业时，应保证新鲜空气供应量不少于每人 $30m^3/h$。

7. 加强有机溶剂作业的管理，装有机溶剂或废液的瓶、桶、罐、釜、槽盖应及时盖上，不能盖上的应减少敞开面，废弃的液体涂料和辅料严禁倒入下水道。

（三）改善工作场所的通风状况

1. 通风防尘措施

（1）机械法除锈或清除旧漆、打磨工序应设置独立的排风系统和除尘装置，打磨位置不固定时应采用移动式除尘设施。

（2）喷粉室应设有机械通风和粉末回收装置，粉末净化回收装置的出粉口，应采取防止粉尘飞扬的措施。

（3）产生危害因素的工作台面宜设置通风柜，条件不足的设置其他排风罩，防尘排风罩不宜采用上吸罩。

2. 通风

（1）喷涂前处理中涉及酸碱雾、铬、溶剂蒸气等危害因素，应采取局部排风设施。在采用机械化的化学前处理生产线时，排风罩宜采用隧道密闭式；在采用手工操作时，排风罩宜采用侧吸式。

（2）喷涂前处理中处理液配置、调漆及涂漆工具清洗时应设置局部排风设施，条件许可宜设置通风柜。

（3）喷漆室应设有机械通风和漆雾净化装置，电泳槽宜设置间壁设施和通风排毒设施，浸漆槽、淋涂、滚涂装置应设置通风排气装置，淋涂的通风排气装置与供漆泵自动联锁。

（4）涂漆作业的流平段应设置局部排风设施，室内的自然干燥和烘干室宜设置排风设施。

（5）各种原因导致局部排风量不足或不能设置局部排风设施，产生毒物的场所应设置足够风量的全面排风；采用机械送风的，空气中有害因素含量不应超过职业接触限值的 30%，避免与排风口产生污染交叉。

（6）全面通风应考虑多种有机溶剂危害因素的总和，气流组织应避免危害因素经过劳动者呼吸带。

3. 其他措施

（1）涂装作业的局部排风系统，应设置

净化装置，喷粉应设置回收装置。

（2）喷漆室、喷粉室及通风净化设备应进行日常运行维护检查，应定期清理沉积漆垢、积留粉尘，发现异常情况，应及时处理。

（四）其他特殊作业除采取以上措施外，还应按照以下标准规范采取相应措施

1. 在密闭空间进行涂装作业的，按照《涂装作业安全规程有限空间作业安全技术要求》（GB 12942-2006）、《密闭空间作业职业危害防护规范》（GBZ/T 205）等标准规范采取相应措施。

2. 木器涂装按照《木器涂装职业安全健康要求》（AQ 5217）。

3. 船舶涂装按照《船舶涂装作业安全规程》（CB 3381）等。

五、个体防护用品配备

涂装作业个体防护用品配备见表 11-3-2。

表 11-3-2　涂装作业个体防护用品配备一览表

工序	主要职业病危害因素	防护用品配备
预处理	粉尘、高温、高湿、振动、噪声	长袖工作服 防酸碱手套 防酸碱靴 防酸碱围裙 防尘口罩 防毒口罩 防噪用品
涂装	苯、甲苯、二甲苯等有机溶剂，铅、镉、铬等重金属等	长袖工作服 防尘毒口罩
固化	高温、苯、甲苯、二甲苯等有机溶剂	长袖工作服 防毒口罩

六、应急处置要点

涂装作业的应急处置基本原则可参考第四章第四节相关内容。此外，有以下几点值得关注：

1. 涂装酸碱作业场所，应设置事故应急冲洗供水设施，并保证作业时间不间断供水。

2. 在涂装作业过程中可能突然逸出大量有毒有害物质或易燃易爆的化学物质的作业场所，应安装自动报警装置、事故通风设施，其通风换气次数不小于 12 次/小时。事故排风装置的排出口应避免对居民和行人的影响。

七、企业职业卫生管理要点

企业职业卫生管理基本内容可参考第四章相关内容。

第四节　电镀作业过程中的职业病危害识别与控制

电镀是指在含有金属盐的电解质溶液中，根据电化学的基本原理，以被镀覆金属作为阳极（或用不溶性阳极），欲镀覆金属的工件作为阴极，借助直流电源，在工件表面形成均匀、致密、结合良好的单质金属或合金沉积层的过程。镀层性能不同于基体金属，具有新的特征。根据镀层的功能分为防护性镀层、装饰性镀层及其他功能性镀层。从电镀的方法来说，一般采用挂镀方法，小零件也采用筐镀或滚镀，极小零件也采用振动镀的方法。从电镀品种来说，常用的单金属电镀有 10 多种，合金电镀有 20 多种。电镀作业广泛应用各个行业，如航空航天、海洋工程、机械设备、金属制品、家电、电子产品、建筑、五金等。但由于电镀工艺环境污染严重，近年来各地进行了集中整治，相继建立了电镀工业园区。

电镀作业的主要职业病危害因素包括前处理抛光、喷砂等过程产生的各种粉尘，前处理的酸、碱、有机溶剂及电镀液中的重金属、氰化物等，在较高温度的镀液可产生高

温、高湿，前处理和镀件碰撞可产生噪声等。

本节介绍电镀作业的主要工艺流程，识别分析其中涉及的主要职业病危害因素，并指出该类作业职业病危害因素防控要点。

一、工艺流程

电镀工艺流程包括电镀前处理、电镀和电镀后处理。根据不同工艺，具体流程内容各有不同。

（一）电镀前处理

为了得到结合力较好的镀层，必须进行电镀前处理。电镀前处理是在电镀前，修整工件表面，除掉工件上的油污、氧化皮、毛刺等物质，裸露出基体材料新鲜、干净的表面，为后续镀层的沉积提供所需的电镀表面的过程，包括机械整平、抛光、除油、酸洗、水洗等，不同的材料使用不同的前处理方法。

机械整平工作包括磨光、机械抛光、滚光、喷砂处理等。其中磨光是通过高速旋转的磨轮使金属表面变得平坦、光滑；机械抛光与磨光相似，不同的是机械抛光使用抛光轮，表面涂抹抛光膏；滚光是将零件和磨料一起在滚桶机内进行滚磨，有时加入酸碱等化学剂；喷砂用压缩空气将干砂流强烈地喷到金属零件表面上将污物除去的方法，在镀硬铬时需要使用喷砂做前处理。

抛光包括化学及电化学抛光。化学抛光是依靠化学浸蚀作用对工件进行抛光，常用于不锈钢、铜、铝合金的抛光，效率高，但抛光液寿命短。电化学抛光是将金属零件置于一定组成的溶液中进行阳极处理，以获得光亮表面的过程。

除油包括机械除油、有机溶剂除油、乳液除油、碱性除油、电化学除油等。有机溶剂除油目前较少使用，大多用于清洗精密机械零件和电子产品零件的除油。碱性除油是指用含有碱性化学试剂的处理液除去表面油污的方法。电化学除油是在化学除油的基础上加上电解，除油效率高。

酸洗包括浸酸、除锈、弱浸蚀等。水洗包括热水洗、冷水洗、喷淋清洗、逆流漂洗、超声波清洗等。

（二）电镀

常用的单金属电镀有镀锌、镀铜、镀镍、镀铬、镀贵金属等，常见的合金电镀有铜锡合金、镍铁合金、锌镍合金、金合金等。

随着电镀技术的发展，还出现了高速电镀、电刷镀、机械镀、复合电镀等技术。

1. 高速电镀　通过缩短各道工序的操作时间和间歇时间达到快速电镀的目的。因此，在电镀中会提高镀液的温度、搅拌速度，增加镀液的浓度和化学物的分散度。

2. 电刷镀　是指不用镀槽而用浸有专用镀液的镀笔与镀件作相对运动，通过电解而获得镀层的电镀过程，具有设备简单、工艺灵活的特点，可以在现场流动作业。一般电刷镀的镀液中金属离子含量比镀槽中的镀液高几倍，甚至十几倍。

3. 机械镀　是通过滚桶转动在加热或在某些介质促进下，靠镀件与介质之间的滚动摩擦，将一种或一种以上金属“碾压”到镀件上，该法不用电，是一种物理方法。由于该法使用金属粉，因此又称为粉末机械镀。机械镀分热机械镀和冷机械镀两种，目前主要镀种是镀锌、锌铝和复合镀锌。

4. 复合电镀　是在电镀或化学镀溶液中加入不溶性的固体微粒，并使其与基质金属在阴极上共沉积，形成的具有优异性能的新型镀层的电镀方法，也称为“分散镀”。复合镀可分为电化学复合镀（复合电镀）和化学复合镀（无电解复合镀）。该法可通过加入具有特殊性质的材料，改善镀层的性能，在贵金属电镀时可节约大量材料。

5. 脉冲电镀　使用脉冲电流进行电镀的方法，该法可减少镀液的用量。

此外还有一种与电镀相似的工艺，化学镀，又称为“无电解电镀”。化学镀不需要外电源，是一种利用镀液中的还原剂来还原金属离子的过程。化学镀一般使用次磷酸钠、硼氢化钠、二甲基胺硼烷、肼、甲醛等作为还原剂。常见的有化学镀镍、化学镀铜。

（三）电镀后处理

为使镀层增加防护性能，提高装饰性能及其他特殊目的，需对电镀后的镀层进行处理，包括钝化、封闭、除氢等。

钝化是使金属表面转化为不易被氧化的状态，而延缓金属的腐蚀速度的方法。在工业上是用钝化剂（主要是氧化剂）对金属进行钝化处理，形成一层保护膜。冷浓硫酸、冷浓硝酸与铁、铝均可发生钝化。

封闭是使用封闭剂在金属表面形成一种致密的保护膜，常用与电镀后金属件的防锈防腐蚀处理。

除氢是将渗透到金属镀层内部的氢除去，避免发生氢脆现象导致构件的脆断。相对于钝化处理来说，除氢处理的方法比较单一和简单，一般都是采用热处理的方式把原子态的氢驱逐出来。

二、主要原辅材料

除了镀件外，在不同阶段还需要以下的原辅料：

1. 电镀前处理 机械整平的磨光需要磨料，通常为人造刚玉（主要成分为氧化铝）和金刚砂（主要成分为碳化硅）；抛光使用的抛光膏，是由金属氧化物粉末与硬脂酸、石墨、石蜡等混合而成，其中白膏的金属氧化物粉末主要为无水氧化钙和少量氧化镁，红膏主要为三氧化二铁和少量氧化铝，绿膏主要为三氧化二铬和少量氧化铝；滚光常用的磨料为钉子尖、石英砂、铁砂、皮革碎块等；喷砂常用的砂子有石英砂、金刚砂、钢砂等。

化学抛光中使用的抛光液常见有磷酸、硫酸、硝酸，有时也使用盐酸、氢氟酸、亚硝酸、铬酸、丙二醇、缓蚀剂等化学物；电化学抛光的电解液包括磷酸、硫酸、硝酸、铬酸、盐酸及其混合物，有时也使用含氟、碱性和中性化学物。

有机溶剂除油常使用汽油、丙酮、三氯乙烯、三氯乙烷、四氯乙烯等；碱性除油中使用的处理液常包含氢氧化钠、碳酸钠、磷酸三钠、乳化剂和表面活性剂等组分；电化学除油的电解液与碱性除油处理液相似。

酸洗或弱浸蚀常用化学物有硫酸、盐酸、硝酸、磷酸、铬酐、氢氟酸及其酸混合物、氢氧化钠。

2. 电镀 见表 11-4-1。

表 11-4-1 不同电镀工艺的主要辅料

分类	方法	主要辅料
镀锌	氰化物镀锌	氰化钠、氧化锌、氢氧化钠
	锌酸盐镀锌	氧化锌、氢氧化钠、碳酸钠、三乙醇胺
	氯化钠镀锌	氯化锌、氯化铵、氨三乙酸、聚乙二醇
	硫酸盐镀锌	硫酸锌、硫酸钠、氯化铵、硫酸铝、硼酸
镀铜	氰化物镀铜	氰化亚铜、氰化钠、氢氧化钠、碳酸钠、硫酸锰、硫氰酸钾等
	酸性硫酸盐镀铜	硫酸铜、硫酸
	焦磷酸盐镀铜	焦磷酸铜、焦磷酸钾、硝酸盐、磷酸氢二钾、氨水等
镀镍		硫酸镍、氯化镍、硼酸、氨基磺酸镍、甲醛、氮化钠、醋酸等
镀铬	普通镀铬液	铬酸酐、硼酸
	复合镀铬液	铬酸酐、硫酸、氟硅酸
	自动调节镀铬液	铬酸酐、硫酸锶、氟硅酸钾
	四铬酸盐镀铬液	铬酸酐、硫酸、氟化钠、柠檬酸钠
	常温镀铬液	铬酸酐、氟化物
	快速镀铬液	铬酸酐、硼酸、氧化镁

续表

分类	方法	主要辅料
镀银	氰化镀银	氰化银、游离氰化钾、碳酸钾、氢氧化钾
镀铜锡合金（青铜）	氰化镀铜锡合金	氰化亚铜、锡酸钠、游离氰化钠、氢氧化钠、三乙醇胺、酒石酸钾钠、醋酸铅等
镀铜锌合金（黄铜）		氰化亚铜、氰化锌、游离氰化物、总氰化钠、氢氧化钠、硫氰化钾、碳酸钠
镀金合金	碱性镀金液	氰化金钾、氰化银钾、氰化铜钾、氰化镍钾、氰化镉钾、氰化钾、磷酸盐
	酸性镀金液	氰化金钾、氰化银钾、氰化铜钾、氰化镍钾、氰化镉钾、氰化钾、柠檬酸、酒石酸
	中性镀金液	氰化金钾、氰化银钾、氰化铜钾、氰化镍钾、氰化镉钾、氰化钾、磷酸盐、乙二胺四乙酸钠等

3. 电镀后处理　钝化中使用的辅料主要包括钝化液和出光液，钝化液有铬酸酐、浓硫酸、浓硝酸、磷酸等，出光液为硝酸、氢氟酸、盐酸、过氧化氢溶液（双氧水）等。

封闭中使用的封闭剂有纯水、铬酸盐、表面活性剂、高分子物质等，为水溶性物质。

三、主要职业病危害因素的来源

（一）粉尘

粉尘产生环节主要为电镀前处理的机械整平，包括磨光、机械抛光、滚光、喷砂等，以滚光和喷砂中使用石英砂危害最大。

（二）毒物

1. 酸、碱　电镀前处理使用酸量较大，化学抛光和电化学抛光都会使用磷酸、硫酸、硝酸、盐酸、氢氟酸、亚硝酸、铬酸等，部分也使用氢氧化钠等碱性物质；在酸洗和浸蚀中，也会使用到硫酸、盐酸、硝酸、磷酸、铬酐、氢氟酸等。由于硝酸和浓硫酸的强氧化性，在电镀前处理过程中，还可以产生氮氧化物和二氧化硫。

在电镀过程中，不同的电镀液也会涉及酸或碱，包括盐酸、硫酸、磷酸、硼酸、醋酸、铬酸酐、氟硅酸和氢氧化钠、氨水等。

2. 重金属　电镀的过程是金属电解的过程，不同金属的电镀涉及不同金属的危害，尤其是镀铬过程中产生的铬酸雾和重铬酸雾，以及镀镍过程中产生的镍盐雾。

3. 氰化氢　含氰电镀法中使用氰化物，当接触到酸的时候，会产生大量的氰化氢，导致严重事故。但即使在碱性的电镀液中，由于氰化物在溶液中与空气中的二氧化碳接触，也可以产生少量的氰化氢。另外，氰化物经破损皮肤或消化道吸收也可引起严重中毒。

4. 有机溶剂　在电镀前处理中，在除油过程中因使用有机溶剂，可产生汽油、丙酮、三氯乙烯、三氯乙烷、四氯乙烯等危害。

5. 其他　在电镀整个过程中，根据原辅材料，还会接触到一些有害物质，如镉及其化合物、碳酸钠、过氧化氢溶液（双氧水）、氟硅酸盐、甲醛等。

除了主要的生产工艺外，还需注意原辅料的运输、储存、配料、投料、废水排放、废水处理和电镀槽的清洗等作业产生的危害。

（三）高温、高湿

部分前处理或电镀槽需要加温，可产生高温高湿的环境。

（四）噪声、振动

在前处理阶段，在磨光、机械抛光、滚光、喷砂等机械整平处理中，大多会产生高强度的噪声，手工打磨时会产生振动。使用超声波清洗的岗位，也可产生高频噪声。在整个电镀作业中，由于电镀件常为金属件，在上件、下件、搬运等过程中，都会产生一定强度的噪声。同时，也应注意各种机泵产生的噪声。

四、职业病危害工程控制要点

电镀作业基本工程防护措施可参照第六章第一节。除此之外，有以下几点需要特别注意。

（一）提高工艺技术和自动化水平，消除或降低高毒物质含量

1. 改进电镀工艺，采用无毒代替有毒或低毒代替高毒的选用原则：

（1）根据产业结构调整目录，淘汰除镀银、镀铜基合金和预镀铜打底外的氰化电镀。

（2）镀铬工艺中使用三价铬代替六价铬。

（3）喷砂中用金刚砂、钢砂代替石英砂，或采用水喷砂方式代替干喷砂。

2. 使用电镀替代工艺，如利用激光熔覆技术、热喷涂等技术代替电镀。

3. 在满足工艺要求的情况下，宜采用水基溶液脱脂及低温脱脂工艺代替有机溶剂脱脂工艺。

4. 优先采用机械化、连续化、密闭化及自动控制设备，减少人员直接操作。

（二）使用含氰电镀的，应采取各种措施降低氰化氢的产生量，防止引起氰化氢和氰化物中毒

1. 含氰工序的局部通风设施应单独设置。

2. 氰化物或含氰废液的存放场所应远离酸性物质，包括氰镀槽应远离酸性溶液槽，并通风良好。

3. 含氰污水应单独处置。

4. 废弃的氰化物溶液，应通过分析试验，检测合格后方可排入污水处理站。

5. 工件表面的酸性物质应清洗干净后再放入含氰镀槽；工件在用氰化物电解液电镀后，应在专用的水洗槽内用清水冲洗干净。

6. 使用含氰的溶液应防止溶液接触皮肤。

7. 氰化物电镀用的阳极宜采用冲洗的方式，不应擦拭；清洗阳极棒和阴极棒时，应将其从槽上取下后再清洗，不应直接洗擦。

8. 氰化物溶液槽使用后应将槽盖盖严。

9. 盛装及运送氰化物的器具应专用，称量及盛装应在通风良好的条件下进行，并在明显位置标注剧毒标记。器具使用完毕后，应作消毒处理，并用水冲洗干净。

（三）改善工作场所的通风状况

1. 电镀槽应设置局部排风设施，含铬工序的局部通风设施应单独设置。

2. 镀前处理与镀后处理的防尘防毒

（1）机械抛光与打磨等工序应设有吸尘装置或局部通风设施。

（2）使用有机溶剂脱脂时应采用局部通风设施。

（3）酸洗除锈槽应设置局部通风设施。

3. 通风设施的设置

（1）采用机械化生产线时，排风罩宜采用隧道密闭式；手工操作时，排风罩宜采用侧吸条缝式，若不影响操作，尽可能设置密闭排风罩。

（2）槽宽小于 0.5m 时，采用单侧排风；槽宽为 0.5～0.8m 时，宜采用双侧排风；槽宽为 0.8～1.2m 时，应采用双侧排风；槽宽大于 1.2m 时，采用吹吸式槽边排风罩；圆槽直径为 0.5～1m 时，采用环形排风罩。

（3）槽边排风罩应设置在槽的长边一侧，沿槽边的排风速度应分布均匀。

（4）酸、碱处理及电镀槽液面控制风速应至少为 0.35m/s，其他化学品处理槽液面控制风速应至少为 0.3m/s。

（5）排风罩距液面的高度，不应低于 0.15m。

（6）设有进风装置的电镀生产线，进风

口与排风口的水平距离不应小于 20m，当水平距离小于 20m 时，进风口应比排风口至少低 6m。

（7）工艺槽有害气体的排风管应采用防腐材料制作，弱碱槽和热水槽的排风系统的户外管段也可采用镀锌薄钢板。

（8）排风总管应有不小于 0.005 的排水坡度，并在风管的最低点和通风机的底部采取排水措施，如果排出的液体有毒，应排入相应的污水处理池。

（9）氰化槽和有机溶剂槽的排风系统，其风管的正压段不应穿过其他房间。

4. 其他要求

（1）向槽内加入有毒化学药品时，应在通风良好的条件下进行，并按作业指导书要求操作。

（2）电镀操作前，应打开通风设备；停止作业时，应后关闭通风设备；若通风设备出现故障应停止操作。

（3）排风口应设置缓冲装置，气体不可直接排出，风管顶部应有盖帽，且排风口应高于屋面 5m。

（4）粉尘、酸雾和有毒气体应经净化或吸收处理达标后排放，排放气体应符合国家环保标准要求。

（5）吸尘装置或局部通风设施应及时维护。

（四）其他防尘防毒措施

1. 在条件允许的情况下，槽面上可设置密闭式活动盖板；在槽面无法覆盖时，可在液面上加盖覆盖料（如塑料棒、球等）、抑制剂等，以减少液面有害物质的挥发；产生酸雾的液面宜放置酸雾抑制剂。

2. 作业人员有外伤时，不应继续工作。伤口未愈的人员，不应接触氰化物、铬酸酐等剧毒品。

3. 落入镀槽的铁制工件宜用磁铁取出；非铁质工件宜用带有长柄的撮铲或夹具取出。

4. 工件进出溶液的速度应缓慢，防止液体飞溅。若采用人工放置，特别是带有深盲孔的工件，应使工件有一定倾斜角度，并缓慢进行。

5. 配制和调整溶液时，应将固体化学药品在槽外溶解后再慢慢加入槽内，不应将固体化学药品直接投入槽液中。

6. 化学性质相抵触的化学品，不应在同一库房储存；剧毒品管理应严格按照规范贮存。

五、个体防护用品配备

电镀作业个体防护用品配备见表 11-4-2。

表 11-4-2　电镀作业个体防护用品配备一览表

工序	主要职业病危害因素	防护用品配备
前处理	粉尘、酸、碱、有机溶剂、高温、高湿、振动、噪声（不同工艺或环节，产生因素不同）	长袖工作服 防尘口罩 防毒口罩 防噪用品 防酸碱手套 防酸碱围裙 防酸碱靴 防护眼镜
电镀	氰化物，铬酸、镍、镉、铬等重金属等，酸、碱，高温、高湿	长袖工作服 防毒口罩 防酸碱手套 防酸碱围裙 防酸碱靴 防护眼镜
后处理	铬酸、硫酸、硝酸、氢氟酸、盐酸	长袖工作服 防毒口罩 防酸碱手套 防酸碱围裙 防酸碱靴 防护眼镜

六、应急处置要点

电镀作业的应急处置基本原则可参考第四章第四节相关内容。此外，有以下几点值得关注：

1. 使用酸碱等腐蚀性化学品的作业场所，应设置事故应急冲洗供水设施，并保证作业时间不间断供水。

2. 含有氰化物等有毒液体及腐蚀性液体的工作场所应设置应急撤离通道和必要的泄险设施。

3. 在可能发生急性中毒事故的工作场所，应设置有毒气体自动报警仪和事故通风设施，事故通风换气次数不小于 12 次/小时。

4. 配备与有毒物品性质相适应的急救药箱。

七、企业职业卫生管理要点

企业职业卫生管理基本内容可参考第四章相关内容。

第十二章　电力行业职业病危害识别与控制

电力工业是指将煤炭、石油、天然气、核燃料、水能、海洋能、风能、太阳能、生物质能等一次能源经发电设施转换成电能，再通过输电、变电与配电系统供给用户作为能源的工业部门。电力系统指由发电、输电、变电、配电和用电等环节组成的电能生产与消费系统。国家电监会将电力系统划分为发电、输电、供电和用电四个环节。

目前我国的发电方式主要有火力发电、水力发电、太阳能发电、风能发电、核能发电等。2017 年，全国电力工业统计数据显示：我国的电力来源主要来自于火力发电，约占电量的 62.24%；水电是中国可再生能源主力军，水电发电量占可再生能源发电量 53%；而核电作为国家技术名片，以能安全、高效地产生电力在近几年得到快速发展，见表 12-1。

表 12-1　全国电力工业统计数据一览表（2018 年）

指标名称	计算单位	全年累计	
		绝对量	增长（%）
全国全社会用电量	亿千瓦	68 449	8.5
全口径发电设备容量[a]	万千瓦	69 940	84
水电	万千瓦	12 329	3.2
火电	万千瓦	49 231	7.3
核电	万千瓦	2944	18.6
并网风电	万千瓦	3660	20.2
并网太阳能发电	万千瓦	1775	50.8

注：全口径发电量（a）：指所有的电力企业发电量总和（包括规模发电厂和非规模发电厂），含小水电发电量数据

据统计，2019 年 1～2 月份，全国规模以上电厂发电量 10 982 亿 kW，同比增长 2.9%，增速比上年同期回落 8.1 个百分点。1～2 月份，全国规模以上电厂火电发电量 8427 亿 kW，同比增长 1.7%，全国规模以上电厂水电发电量 1352 亿 kW，同比增长 6.6%；1～2 月份，全国核电发电量 484 亿 kW，同比增长 23.0%；1～2 月份，全国 6000 千瓦及以上风电厂发电量 653 亿 kW，同比增长 2.4%。

本章对火力发电、水力发电、核能发电、风力发电和太阳能发电等电力行业生产过程中存在的职业病危害因素进行分析、识别与控制。

第一节　火力发电企业职业病危害识别与控制

火力发电厂是我国能源的重要支柱，目前我国社会经济生活所需电能的 60%以上都是由火力发电厂生产。

火力发电的种类很多，但其生产过程无外乎是利用燃料燃烧将发出的热量将水加热变成蒸汽或者过热蒸汽，蒸汽推动汽轮机，汽轮机带动发电机，发电机发出电能。能量转换过程为：燃料的化学能-热能-机械能-电能。火力发电按所用燃料划分，主要有燃煤发电、燃油发电、燃气发电、生物质发电、垃圾发电等。其生产工艺和原理基本相同。火力发电厂的生产过程历来以高污染和高职业病危害而引人注目，本节以燃煤发电为代表对存在的职业病危害因素进行分析为用人单位职业病防治管理提供参考。

一、工 艺 过 程

利用燃料燃烧将发出的热量将水加热后

变成蒸汽或者过热蒸汽，蒸汽推动汽轮机，汽轮机带动发电机，发电机发出电能。能量转换过程为：燃料的化学能-热能-机械能-电能。火力发电系统主要由燃烧系统（以锅炉为核心）、汽水系统（主要由各类泵、给水加热器、凝汽器、管道、水冷壁等组成）、电气系统（以汽轮发电机、主变压器等为主）等组成。燃煤发电主要生产工艺流程见图 12-1-1。

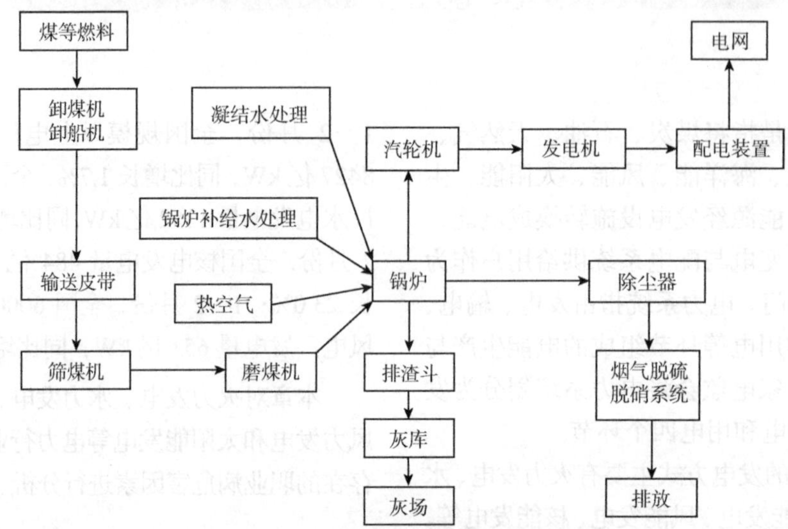

图 12-1-1　火力发电主要生产工艺流程图

1. 燃烧系统　包括输煤、煤仓、筛分破碎、燃烧制粉、烟气脱硫脱硝、灰渣系统、灰库等。

2. 汽水系统　包括供排水、化学水处理系统（锅炉补给水处理系统、凝结水精处理系统、中水及循环水处理系统、加药系统、工业废水处理系统）等。

3. 电气系统　包括发电机、主变压器、高压开关、控制室等。

二、主要原辅材料与生产设备

1. 使用的原辅材料　电厂生产过程中使用的材料主要有原材料煤、存在于化学水处理和电气岗位的次氯酸钠、盐酸、碱、肼、氨等化学物。

2. 主要生产设备　有输煤系统中的煤仓、卸煤机、输煤皮带等；燃烧系统中的磨煤机、碎煤机、送风机、排粉风机、锅炉、除尘器、引风机、灰渣泵等；汽水系统中的锅炉、汽轮机、凝汽器、除氧器、加热器、给水泵、凝结水泵、发电机等；电气系统的发电机、变压器、配电装置等。

三、主要职业病危害因素来源及分布

火力发电企业存在的职业性有害因素主要包括生产性粉尘（煤尘、矽尘、石灰石尘、石膏尘、电焊烟尘、石棉、泡棉、硅酸盐棉）、物理因素（噪声、高温、热辐射、工频电场、紫外辐射）、化学物质（一氧化碳、二氧化硫、二氧化氮、一氧化氮、氨、肼、六氟化硫、抗燃油、氢氧化钠、锰及其化合物、臭氧、硫酸、柴油、氯气、氧化钙）、电离辐射（X 射线）等

（一）生产工艺过程中职业病危害因素的来源

根据生产工艺分析，并结合现场职业卫

生情况，按燃烧系统、汽水系统及电气系统3个系统对生产工艺过程中存在的主要职业病危害因素及来源识别分析如下：

1. **输煤、灰场、燃烧制粉、除灰渣系统** 在燃煤的卸载、堆放、运输过程中存在的职业病危害因素主要为煤尘和各类机械设备产生的噪声；燃烧制粉过程中产生的煤尘、风机及各类机械设备产生的噪声，锅炉运行过程中产生的 SO_2、NO_X、CO、矽尘、高温等；除灰渣过程中产生的矽尘、石灰石粉尘、噪声、高温。

2. **汽机系统** 汽轮机、除氧器、水泵及风机等产生高强度噪声、振动、高温及热辐射等有害因素。

3. **电气系统** 在汽轮带动发电机发电过程中可能存在的职业病危害因素有：各种机械设备产生的噪声、振动；变压器等产生的工频电场；高压开关可能泄露的化学物质。

4. **烟气脱硝脱硫系统** 脱硫过程中产生的石灰石粉尘、石膏尘、SO_2、NO_X、CO_2、噪声；脱硫废水处理过程中产生的 H_2S、噪声；脱硝过程中SCR反应器中产生的NH_3、噪声等。

5. **水处理、补给系统** 锅炉补给加料过程中产生的盐酸、氢氧化钠、噪声；循环水处理加料过程中产生的硫酸及无机氯及其化合物、噪声、凝结水处理加料过程中产生的盐酸、氢氧化钠、噪声；给水加药系统卸酸泵房、计量间、加药间、加药设备加药时产生的氨、肼、噪声等。

（二）生产工艺过程中的主要职业病危害因素分布

火力发电企业工艺中可能存在的主要职业病危害因素及分布情况见表12-1-1。

表12-1-1 火力发电生产工艺过程中的主要职业病危害因素分布

工艺单元	设备/岗位	工种	存在的职业性有害因素		
			粉尘	有毒物质	物理因素
输煤系统	煤场、煤棚、煤仓	运输、装卸、输煤栈桥	煤尘	—	噪声
	卸煤机、翻车机	巡检、粉碎、清扫	煤尘	—	噪声
	带式输送机、给煤机、筛煤机、碎煤机		煤尘	—	噪声
	煤质分析、过磅采样	检验、筛分	煤尘	—	噪声
灰场	调湿灰的运输设备、摊铺设备、碾压设备	干灰装卸、运输	矽尘	—	噪声
	飞灰库、底渣库、灰场、除灰操作台		矽尘	—	噪声
燃烧制粉系统	锅炉	巡视、检修、清扫	煤尘 灰渣尘、矽尘	一氧化碳、二氧化硫、二氧化氮、一氧化氮、柴油	高温、热辐射
	电子称重式给煤机、中速磨	巡视、检修、清扫	煤尘、矽尘	—	噪声、高温
	密封风机、一次风机、送风机	巡视、检修	—	—	噪声
	静电除尘器	巡视、检修	矽尘	—	噪声
	引风机	巡视、检修	矽尘	一氧化碳、二氧化硫、二氧化氮	噪声
	启动锅炉	巡视、检修	—	柴油	噪声
	油罐	巡视、检修	—	柴油	—
集控中心	蓄电池充电	巡视、检修	—	硫酸	—
除灰渣系统	刮板捞渣机	巡视、检修	矽尘	—	噪声、高温
	气化风机	巡视、检修	—	—	噪声

续表

工艺单元	设备/岗位	工种	存在的职业性有害因素		
			粉尘	有毒物质	物理因素
除灰渣系统	渣仓、粗细灰库、干灰卸料装置	操作、巡视、检修	矽尘	—	噪声
	空气压缩机	巡视、检修	—	—	噪声
	干灰加湿搅拌装置	巡视、检修	—	—	噪声
	汽车散装车	装卸、运输	矽尘	—	—
	脉冲袋式除尘器	巡视、检修	矽尘	—	噪声
	斗式提升机	巡视、检修	石灰石尘	—	噪声
脱硫系统	石灰石给料机	巡视、检修	石灰石尘	—	噪声
	湿式球磨机制浆系统	巡视、检修	石灰石尘	—	噪声
	石灰石贮仓	巡视、检修	石灰石尘	—	噪声
	增压风机	巡视、检修	—	—	噪声
	吸收塔	巡视、检修	—	一氧化碳、二氧化硫、二氧化氮	噪声
	氧化风机	巡视、检修	—	—	噪声
	石膏脱水装置	巡视、检修	石膏尘	—	噪声
	工艺水泵	巡视、检修	—	—	噪声
	脱硫废水处理系统	巡视、检修	—	硫化氢	噪声
脱硝系统	液氨罐车、氨卸料压缩机、氨储槽、液氨供应泵、液氨蒸发器、氨气缓冲槽、脱硝系统 SCR 反应器、氨气稀释槽、氨废水处理站	运输、装卸、巡视、检修	—	氨	噪声
汽机系统	高低压加热器、除氧器	巡视、检修	—	—	噪声、高温
	汽机调节系统		—	抗燃油	—
锅炉补给水系统	锅炉补给水系统	巡视、检修	—	盐酸、氢氧化钠	噪声
循环水处理系统	循环水处理系统	巡视、检修	—	硫酸	噪声
	加氯间		—	无机氯及其化合物	—
凝结水处理系统	凝结水处理系统	巡视、检修	—	盐酸、氢氧化钠	噪声
给水加药系统	卸酸泵房、计量间、加药间、加药设备	操作、巡视	—	氨、肼	噪声
高压配电系统	高压配电开关装置	巡视、检修	—	氟及其无机化合物[a]	工频电场
中水深度处理	氧化钙筒仓、石灰搅拌筒	巡视、检修	—	氧化钙	噪声、高温
废水处理	废水处理系统	巡视、检修	—	混凝剂和助凝剂（硫酸铝、明矾、聚合氯化铝、硫酸亚铁、氧化钙等）、消毒杀菌剂（二氧化氯、氯气）、硫化氢	噪声
检修维修间	电焊维修	维修	电焊烟尘	锰及其化合物、一氧化碳、二氧化氮、臭氧	紫外辐射
金属试验	物理探伤	检修	—	—	X 射线
管道维修	—	检修	—	石棉、泡棉、硅酸盐棉	噪声

[a] 六氟化硫泄漏后可能产生有害物质或该处环境成为缺氧环境

（三）生产环境中的不良因素

位于热带亚热带气候区的生产企业，温暖湿润、雨量充沛、四季分明，冬季因受到干燥寒冷的大陆气团的影响，干冷少雨；夏季受到温暖湿润的热带海洋气候的影响温暖多雨，但盛夏高温多旱。工作环境中如果防暑降温措施不完善或不合理会对作业人员的健康产生不良影响。

厂房建筑或布局不合理、采光照明不足、有毒或者无毒工段安排在一个车间等也会影响作业人员健康。

（四）劳动组织与过程中的职业有害因素

为满足电厂连续运行的需要，劳动组织实行倒班制，采取六班四运转或者四班三倒等工作班制。轮班制和连续长时间工作，容易引起工人精神焦虑、神经衰弱和职业性精神紧张等。另外，在操作室内工作的工人，由于需要通过计算机和显示屏进行生产过程监控，容易造成视觉疲劳。

四、职业病危害工程控制要点

火力发电行业的基本工程防护措施可参照第六章第一节。除此之外，有以下几点需要特别注意。

（一）防尘措施

目前用于燃煤电厂的主要除尘技术有喷水降尘、布袋除尘、电除尘、旋风除尘和水浴除尘等，各工序应采取的防尘措施包括：

1. 燃运过程　燃运系统防尘的重点是卸煤、输煤、筛煤、碎煤和磨煤岗位。露天储煤场可设置喷淋设置和挡风墙；卸煤站采用水雾抑尘和布袋除尘；筛煤碎煤机房应配置卸煤站采用水雾抑尘和布袋除尘，筛煤碎煤机房应配置大功率布袋收尘系统，罩口风速必须达到相关要求。

在各转运点的带式输送机头部护罩和尾部导料槽出口位置设置自动喷雾抑尘装置。

煤桥栈桥、转运债及煤仓间内设水冲洗设施进行水力清扫，以及时清除落地泄露煤粉，防止二次扬尘。

2. 燃烧制粉过程　采用水冲洗方式和负压吸尘方式防尘。磨煤机配备密封风机，防止煤粉输送管道煤尘泄露。

3. 灰渣输送过程　灰渣输送系统氛围湿式、半干半湿和干式三大类。目前为了综合利用锅炉产生的飞灰，多倾向采用干灰气力输送系统或采用罐车运输等。因此现场管理不佳或生产设备密封不好均可导致粉尘浓度超标。

主要防尘措施有：

（1）对装车、筛分和装袋等产生粉尘的岗位安装布袋除尘系统，在除尘器底层设水冲洗管道。

（2）采用灰渣专用汽车进行运输，运输道路及时洒水、清扫，大风天气禁止装卸作业。

（3）灰场设置洒水车及碾压机械，分层碾压，分期运行，定期洒水防止二次扬尘，在干灰场周围植树形成防护林带。

4. 烟气脱硝、脱硫过程　对石灰石的破碎岗位应安装布袋收尘系统。容易落尘的地面应设计喷水抑尘或冲洗设施，防止二次扬尘。

（二）防毒措施

燃煤发电过程中化学毒物可能产生于燃煤过程、化学水处理过程、烟气脱硫和电气系统等。

1. 燃煤过程　煤在锅炉种燃烧，产生大量 CO_2、NO_X、SO_2、CO 等化学毒物。锅炉应设计为负压燃烧方式，正常情况下烟气由烟囱向高空排放。

2. 化学水处理过程　储存及产生有毒有害气体或腐蚀性物质的场所采用自然进风和防腐轴流风机排风设施，换气量根据条件不同设计。

储存、输送腐蚀性介质的容器、管道采

用防腐蚀材料，地面采用防腐涂料，保持墙面和地面光滑、平整，防止有毒气体聚集；在酸碱设施附近设置安全通道、淋浴器、洗眼器及排水设施。

在可能发生氨、肼、氯以及酸碱等泄露的场所设泄险区等应急设置。

3. 电气系统操作过程 蓄电池室采用夏季降温送风的通风方式，地面考虑防腐措施。高、低压配电室、变压器室设置事故通风装置。

4. 烟气脱硝、脱硫过程 选用尿素代替液氨作为还原剂氨气的制备原料，从源头上减少有害因素的产生。

对输送化学物质的管道定期进行密封性检查，防止泄露造成危险。在可能泄露的工作场所设置相应化学物质的检测仪和报警器。

（三）防噪声、振动措施

噪声防护措施主要针对磨煤机、送风机、空压机、碎煤机等产生高强度噪声的设备。

优先在设备噪声源强上进行控制，选用低噪声设备，从根本上减少噪声的产生。对某些无法从声源上实现噪声控制的高噪声设备，采取了加设吸声、隔声、消声装置，从传播途径上进行控制。总图布置时考虑地形、声源方向性、车间噪声强弱及绿化等因素，进行合理布局。在满足生产的条件下合理规划，将高噪声区和低噪声区分开布置，尽可能将电厂主要噪声源集中在主厂房内，远离厂内其他低噪声车间及办公区，减轻电厂噪声对环境的影响；选用吸声性能较好的墙面材料，设吸声装置。

采取减振平顶、减振内壁和地板，进排风系统采取消声设施。

（四）防暑降温措施

主要是自然通风和机械通风。锅炉应露天设置，利于热量散发。外表面温度较高的管道容器，表面应进行保温处理。对于生产人员集中的集控室、汽机房、化学水处室、各种泵房操作室等应设置空调。

五、个体防护用品配备

在制度管理、工程技术改进等方法仍不能完全消除有害因素的情况下，防护装备作为劳动者的最后一道防线，能够有效提高防护能力，保护劳动者的健康安全。

接触粉尘接触噪声的岗位，应配备防噪耳塞；接触氨、联氨、氯以及酸碱等有毒化学物质的岗位配备防护服、防酸碱手套、防毒面具；接触粉尘的岗位配备防尘口罩。

六、应 急 救 援

1. 建立事故应急救援机构、编制应急救援预案 根据《职业病防治法》及《生产经营单位生产安全事故应急预案编制导则》（GB/T 29639）等有关规定，针对生产中可能发生的夏季职业中暑、粉尘燃烧爆炸等次生职业灾害，结合企业的具体情况制定应急救援预案，内容应包括：建立事故应急救援组织机构，明确各机构职责和通信联络方式，制订事故应急处理程序、紧急疏散撤离、危险区的隔离、抢险救援及控制措施、伤员救治方法、应急培训计划、演练计划等。并定期实施应急救援演练。

2. 急救援设施 脱硝还原剂的所有系统采取密封手段防止泄漏，在可能发生氨、肼、氯以及酸碱等泄漏的场所，应设置防泄漏设施和泄险区、事故通风装置及与事故排风系统相联锁的泄漏报警装置；在储存和使用化学品的区域附近设置应急喷淋装置，服务半径在15m以内。

3. 应急救援能力 在生产车间或区域内按就近使用的原则配备急救药箱，放置在便于劳动者取用的地点，并由专人负责定期检查与更新；与距离最近的大型医院建立绿色通道协议，一旦出现紧急医疗情况，可直接进行救援。企业应将可能发生的职业病危害事故告知应急救援医院，使医院能根据可能发生的职业病危害事故作出相应的应急救援措施。

七、企业职业卫生管理要点

1. 企业应根据有关要求建立健全职业卫生管理制度和操作规程，内容应当包括职业卫生岗位责任制度、职业病危害警示及告知制度、职业病危害申报制度、职业病危害监测及评价管理制度、职业卫生管理制度、职业病防治宣传教育培训制度、职业病防护设施维护维修制度、职业病防护用品管理制度、劳动者职业健康监护及其档案管理制度、职业危害事故处置及报告制度、职业病危害应急救援及管理制度等。

2. 配备专职或兼职职业卫生管理人员，对有毒有害作业人员进行三级培训，落实各岗位作业人员的个人防护；按要求组织劳动者的上岗前职业健康检查，及早发现职业禁忌证人员，避免其从事相应禁忌工种；定期对职业病危害因素进行检测，及时发现、处理存在的隐患。

3. 在建立应急救援预案的基础上，定期进行应急救援设施、应急救援物品的检查维护与更新，定期检测其性能和效果，确保其处于正常状态，不得擅自拆除或者停止使用。经常进行应急演练，提高企业在应急事件时的救援和响应能力；在易发生事故及急性中毒的生产场所设置疏散标志灯、出入口指示灯、安全出口指示灯等应急照明设施，配备必要的防尘防毒口罩、防护手套、防护服、防毒面具、急救药品等。

4. 建立化学品采购索证（MSDS）管理制度和归档管理制度，并严格执行化学品的采购、保管、领用等制度和程序。在发现新采购的化学品原料的组分发生变化时，应及时采取相应的防护措施；外委机构运入化学品的过程中，应加强出入登记的管理，并与化学品运输单位明确管理职责。

5. 存在或者产生职业病危害的工作场所、作业岗位、设备、设施，按照《工作场所职业病危害警示标识》（GBZ158）的规定，在醒目位置设置图形、警示线、警示语句等警示标识、指令标识和中文警示说明。

第二节　水力发电企业职业病危害识别与控制

中国是世界上水力资源最丰富的国家，可开发量约为 3.78 亿 kW。中国大陆第一座水电站为建于云南省螳螂川上的石龙坝水电站，始建于 1910 年 7 月，1912 年发电，当时装机 480kW，以后又分期改建、扩建，最终达 6000kW。到如今，水力发电的规模从乡间所用几十瓦的微小型到大城市供电用几百万瓦的都有。

截至 2017 年底，2017 年水电发电量占国家可再生能源总发电量的 53%。我国水电无论在发电装机容量还是发电量和利用率方面都高于其他可再生能源。其中水电装机 3.41 亿 kW、是风电装机的 2 倍，光伏发电装机 2.6 倍；水力发电量达 11 945 亿 kW，分别是风电和光伏发电的 4 倍和 10 倍；水能利用率 96%，高于风能的 88%和光伏发电的 94%。另外，水力发电在水能转化为电能的过程中不发生化学变化，不排泄有害物质，对环境影响较小。

因此，水力发电是目前效率最高、最经济、综合利用最好、环保的可再生能源，除了发电，还具有防洪、灌溉、供水、水资源调控、旅游等综合效益。

一、工 艺 流 程

（一）水力发电工艺流程

水力发电厂是将水能转换为电能的综合工程设施，主要是利用水的势能发电，一般由挡水、泄水建筑物形成的水库和水电站引水系统、发电厂房、机电设备等组成。水库的高水位水经引水系统流入厂房推动水轮机产生机械能，水轮机与发电机相连接，带动发电机组转子转动切割磁力线，将机械能转化为电能，发出的电能再经升压变压器、开关站和输电线路输入电网。

因水力发电厂所发出的电力电压较低，要输送给距离较远的用户，就必须将电压经过变压器增高，再由空架输电线路输送到用户集中区的变电所，最后降低为适合家庭用户、工厂用电设备的电压，并由配电线输送到各个工厂及家庭。水力发电生产工艺流程见图 12-2-1。

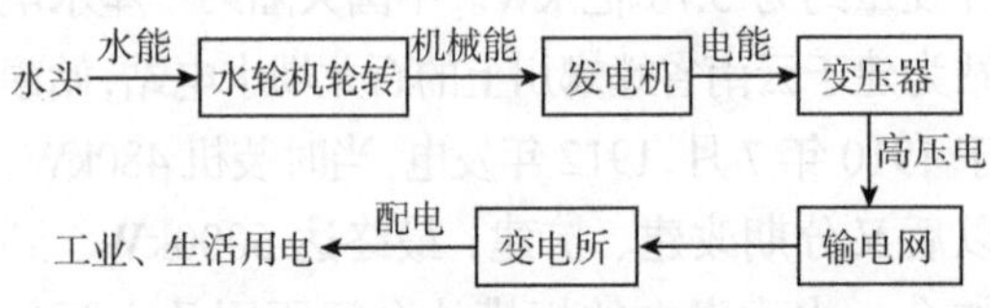

图 12-2-1 水力发电生产工艺流程图

（二）水电厂的分类

1. 按集中落差分类 分为堤坝式水电厂、引水式水电厂和混合式水电厂三类。

2. 按照水源的性质分类 常规水电站，即利用天然河流、湖泊等水源发电；抽水蓄能电站，利用电网负荷低谷时多余的电力，将低处下水库的水抽到高处存蓄，待电网负荷高峰时放水发电，尾水收集于下水库。

3. 按水电站利用水头的大小分类 分为高水头（70m 以上）、中水头（15～70m）和低水头（低于 15m）水电站。

4. 按水电站装机容量的大小分类 可分为大型、中型和小型水电站。一般装机容量 5000kW 以下的为小水电站，5000～100 000kW 为中型水电站，10 万 kW 或以上为大型水电站、巨型水电站。

二、主要原辅材料与生产设备

在水电发电中，水轮机和水轮发电机是基本设备。为保证安全经济运行，在厂房内还配置有相应的机械、电气设备，如水轮机调速器、油压装置、励磁设备、低压开关、自动化操作和保护系统等。在水电站升压开关站内主要设升压变压器、高压配电开关装置、互感器、避雷器等以接受和分配电能。通过输电线路及降压变电站将电能最终送至用户。

三、主要职业病危害因素来源及分布

1. 水电厂生产过程中可能存在的职业病危害因素的来源主要是水轮发电机组、主变压器在运行过程中可产生噪声、振动和电磁辐射，空压机在运行过程中可能产生噪声、振动，蓄电池采用阀控免维护无铅蓄电池，因此蓄电池室可能存在硫酸雾、铅烟危害。

2. 水力发电生产工艺中可能存在的主要职业病危害因素及分布情况见表 12-2-1。

表 12-2-1 生产工艺过程中可能存在的主要职业病危害因素分布和个体防护

工序	设备/地点	主要职业病危害因素	配备的个人防护用品
水轮机组轮转	水轮机组	噪声、振动	防噪耳塞、长袖工作服
	空压机组		
发电	水轮发电机	噪声、振动、工频电场	
变压	变压器、输电网	噪声、工频电场	
配电	配电室	噪声、工频电场	
其他辅助设施	蓄电池室	硫酸雾、铅烟	防毒口罩、长袖工作服

3. 劳动过程中的职业有害因素：轮班制和连续长时间工作，容易引起有职业（心理）紧张、生活节律紊乱等。

此外，工人除定时巡检外，主要在操作室内工作，由于需要通过计算机和显示屏进行生产过程监控，容易造成视觉疲劳。

四、职业病危害工程控制要点

（一）防噪声与振动

1. 根据生产工艺特点和设备性质，采用

新工艺、新技术、新设备以及生产过程机械化、自动化和密闭化等综合防治措施，实现远距离或隔离操作。

2. 在满足生产的条件下合理规划，将高噪声区和低噪声区分开布置，并充分利用地物、建（构）筑物等自然屏障阻滞噪声（或振动）的传播。比如对高噪声的发电机、水轮机，除选择低噪声设备外，还应将中央控制室单独设置在发电车间内，这样能起到有效的隔声降噪作用，减轻对作业人员的健康损害。

3. 尽量选用高效、低噪声的空压机、水轮机、水轮发电机和机械设备，并在设备安装时采取减振降噪措施：在风机进出口安装消声器，基础减振以及机房隔声等；噪声源点设置隔吸声屏障或加装隔音装置。

（二）防电磁辐射

对工频电磁场辐射强的设备及配电房等工作场所进行危险区域的划分和屏蔽，对变压器周围用护栏实行区域控制，对高压母线进行屏蔽，高压电缆使用交联聚乙烯绝缘钢丝铠装聚氯乙烯护套电缆。对进入工频电磁场强辐射作业环境的工作人员要求配备绝缘性能良好的鞋帽、手套、衣服等工作服和屏蔽服；并定期测量这些工作场所的工频电磁场辐射强度。对劳动者应进行定期体检，根据不同工种加以不同的检查项目，以利于追踪观察。

五、个体防护用品配备

水力发电企业个体防护用品配备见表12-2-1。

六、应急处置要点

1. 建立、健全职业病危害事故应急救援机制，明确应急救援机构和组织。

2. 对可能发生职业病危害事故的工作场所和可能引起职业病事故的因素制订相应的应急救援预案。定期组织相关人员进行现场模拟演练，提高应急救援水平。

3. 对可能发生急性职业中毒的工作场所，应设置报警装置，配备现场急救用品，培训监护人员。

4. 发生职业病危害事故时，应立即向有关行政主管部门报告。

七、企业职业卫生管理要点

定期对作业环境进行监测，了解工作场所劳动条件，及时落实或改进职业病危害防治措施，改善劳动条件。

1. 建立由用人单位主要负责人全面负责的职业病危害防治责任制，并层层分解落实到车间、班组。

2. 设立职业卫生管理机构，配备具有职业病危害防治专门知识的专兼职管理人员。

3. 完善健康监护内容，为劳动者提供定期职业健康检查、建立健康监护档案；对接触职业病危害因素的劳动者定期进行职业健康体检，并依法组织劳动者进行上岗前、在岗期间和离岗时职业健康体检。

第三节 核电企业职业病危害识别与控制

1983 年 6 月 1 日，我国自行设计的 30 万千瓦核电站在浙江省海盐县秦山破土动工，标志着我国核电站建设的开始。核电作为一种干净、无污染，几乎是零排放的高效能源，近年来核电在中国得到快速发展。迄今，中国已成功在浙江、广东建造了压水堆机组和重水堆核电机组，并在湖南、湖北、四川、甘肃等省区不同程度地进行内陆核电厂址的选择或可行性研究工作。

在过去几十年间，我国火电以燃煤为主，大量的煤炭燃烧带来了严重的环境污染问题。从长远来看，发展核电是改善我国能源结构、逐步减少环境污染不可或缺的途径。2017 年 12 月 29 日，中国核能电力股份有限公司（简称“中国核电”）发布公告，公司旗下所属核电机组年发电量首次突破 1000 亿 kW，创历史新高，标志着我国核电生产企业年度发电量正式进入千亿俱乐部。

一、工 艺 流 程

（一）核电站的工作原理

在核裂变反应中，裂变重核吸收中子后分裂成 2 个轻原子核，同时放出 2～3 个中子和释放出约 200MeV 的可利用能量，新产生的中子又继续引起新的核裂变反应，从而不断地释放出大量能量。

当裂变产生的中子与泄漏掉的中子、核燃料和堆芯结构材料吸收的中子达到平衡时的状态称作临界状态。通过调节可使处于临界状态的反应堆工作在不同的功率水平之下。核电站就是利用原子核的链式裂变反应产生的热（能）量由载热剂（如水、重水、气体、液态金属等）带到热交换器（蒸汽发生器）传给另一个回路的水，使其产生饱和蒸汽或过热蒸汽，用来驱动发电机组发电。核反应堆以外的设备装置和工作原理与燃煤电厂相似。

（二）核电站的分类与命名

反应堆的基本原理是相同的，由于核燃料、冷却剂/方式、中子慢化剂等的不同，反应堆有许多类型，最常见是以中子慢化剂来命名，主要包括：

1. 轻水堆 以普通水作为慢化剂的反应堆。

2. 沸水堆 水以沸水的形式存在。

3. 压水堆 加压使高温水保持液态的反应堆。

4. 重水堆 以重水作为慢化剂的反应堆。

5. 石墨气冷堆 以石墨作为慢化剂的反应堆。

压水堆是迄今为止技术较为成熟的反应堆。目前全球在运行的商用反应堆有 400 余堆，其中压水堆占 56%。

为了集中使用财力、物力，一个国家一般不同时用多种堆型。我国根据国情，一般选用压水堆，以下以压水堆核电站为例做一简要工程分析。

压水堆是轻水堆的一种。为了使冷却水（普通水）在经过堆芯时不容易沸腾，冷却剂循环系统的压力需报至在 14.7～15.7MPa 之间。从堆芯出来的高温、高压水在蒸汽发生器中使二回路水产生蒸汽，驱动汽轮发电机组发电。由于一、二回路是隔开的，一回路中的活化产物和从破损原件泄漏出来的裂变产物通常不会进去二回路而污染汽轮发电机。压水堆的工艺流程见图 12-3-1。

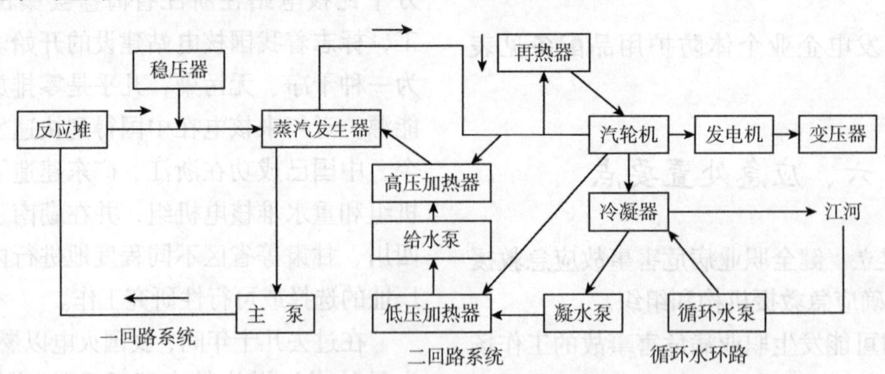

图 12-3-1 压水堆工艺流程图

（三）核电厂的总体布局

核电厂的总体布局可分为：核心区（主要由核岛和常规岛组成，包括反应堆厂房、核辅助厂房、燃料厂房、主控制室、应急柴油发电机房、汽轮发电机厂房等）、三废区、供排水区、动力供应区及厂前区等。

核电站与一般燃煤电厂的区别主要在于核岛部分。核岛利用核能产生蒸汽，常规岛用蒸汽产生电能。核岛由核蒸汽供应系统、设备冷却水系统、核燃料装换料及储存系统等几部分组成。通常核岛核蒸汽供应系统中的反应堆、一回路主系统和设备及余热排出系统装在安全壳内。核蒸汽供应系统另 2 个辅助系统及核岛其余组成部分均在安全壳外的核辅助厂房中。常规岛（CI）及配套设施系统（BOP）的布局与火电厂基本相同（参见第十二章第二节火力发电企业职业病危害识别与控制）。

二、主要职业病危害因素来源及分布

核电站的职业病危害因素大致可分为放射性职业病危害和非放射性职业病危害 2 个方面。放射性职业病危害是核电站乃至核工业部门所特有的职业病危害因素，也是核电站所有职业病危害因素中最需严加防范的因素，而且是核电站职业安全与健康工作的重要任务。

（一）放射性职业病危害因素

核电站的职业照射按运行情况的不同可分为正常运行状态、大修状态和异常或事故应急状态。其中，大修是核电站生产活动的一个特殊阶段，该阶段核电站要在相对较短的时间内完成设备检修、在役检查、定期实验及工程改造等，以期消除正常运行期间产生的各种设备缺陷。因此，大修是核电厂辐射防护工作最集中、辐射风险和集体剂量最高、管理难度最大、最易发生各类事件和事故的阶段。一般每年的大修集体照射剂量占全年总集体剂量的 85%～90%。

异常或事故应急状态是指在核电生产过程中，反应堆或放射源失去控制。这种照射可能对工作人员，甚至对社会公众人员带来严重的放射性损害，但发生这种事故的概率非常小。

核电厂的辐射危害具有以外照射为主和检修照射为主的特点。正常运行和大修时的放射性职业病危害因素主要是堆本体存在的辐射，以及部分泄漏的活化产物和裂变产物。如冷水堆主要活化产物有 ^{16}N、^{17}N、^{19}O、^{18}F、^{14}C 等。

在发生反应堆事故时可能释放 ^{131}I、^{132}I、^{133}I、^{131}Te、^{132}Te、^{134}Cs、^{103}Ru、^{140}Ba、和 ^{141}Ce 等挥发性气体，这些因素是导致职业性内照射和产生相应生物效应的主要原因。此外，在燃料储备和运输中也存在照射危害；在设备维修过程中因使用 X 射线探伤仪或 γ 射线探伤仪而存在 X 射线或 γ 射线等职业病危害。

（二）非放射性职业病危害因素

主要非放射性职业病危害因素为噪声、高温、化学毒物、工频电磁场辐射和粉尘等。

1. 噪声　噪声是核电站主要职业病危害因素之一。核电站同时存在机械动力噪声、气体动力噪声和电磁噪声等，其中常规岛布置有汽轮机、发电机和高压水泵等产生高强噪声的设备，是核电站噪声防治的重点区域。

（1）核岛厂房噪声主要来源于以下五方面：不停高速运转的高温、高压水泵及配套电动机；运转状态下的高功率柴油发电机组；不停运转的大型电动鼓风机组；安全阀、管道及箱罐等设备在执行排放或泄压功能时产生的噪声；电动发电机组、开式变压器和逆变器等电气系统的部分设备产生的噪声。

（2）汽轮发电机厂房产生的噪声主要来自以下 3 个方面：①高速运转的汽轮发电机组、主给水泵、增压泵和凝结水泵等；②在甩负荷时，蒸汽排入冷凝器前经过减温、减压器将会产生较强的噪声；③设备运行中，安全阀或排气阀事故排气时，尤其是主蒸汽管道内的蒸汽通过安全阀和泄压阀向大气排放时，将会产生极强的噪声。

除此之外，海水泵房、压缩空气站、辅助锅炉房、除盐水系统等亦存在噪声源。

2. 高温 核电生产过程主要热源有反应堆冷却系统（压力容器、蒸汽发生器、主泵、稳压器及连接管道）、核辅助系统（化学和容积控制系统、余热排出系统）、专设安全设施（安全注入系统、安全壳喷淋系统、蒸汽发生器辅给水系统和安全壳隔离系统等）、二回路及其辅助系统（承压容器、高压加热器、汽水分离器、主蒸汽管道、除氧间、变压器室、配电器室）等。这些工作场所夏季统一形成高温、强辐射热的气象条件。

3. 化学毒物 在水化学处理过程中可能接触氯气、次氯酸钠、氨气、联氨、硫酸、盐酸、氢氧化钠、灭藻剂和缓蚀剂等化学毒物；在含六氟化硫高压电器泄漏时可能接触一氟化硫、四氟化硫、十氟化二硫等六氟化硫分解产物；在设备维修过程中可能接触苯系物、乙醇、汽油、亚硝酸钠、氢氟酸、锰烟、铅烟等；可能存在六氟化硫分解产物、氯气、氨气等急性职业中毒和酸碱化学品烧伤的风险。

4. 工频电场 因核电站多采用500kV超高压或更高电压输电线路，在变压器、高压开关及其高压线路周围存在较高强度的工频电磁场职业病危害因素，其强度主要与电气的电压和距离密切相关。

（三）劳动组织与劳动过程中的职业病危害因素

轮班制和连续长时间工作，容易引起有职业（心理）紧张、生活节律紊乱等。

此外，工人除定时巡检外，主要在操作室内工作，由于需要通过计算机和显示屏进行生产过程监控，容易造成视觉疲劳。

三、职业病危害工程控制要点

（一）放射防护

1. 设置完善的由厂房辐射监测系统和放射性流出物监测系统、个人剂量监测系统和环境监测系统四部分组成的辐射监测系统。

2. 对工作场所和控制区出入口进行监测，防止工作人员受到高剂量照射和辐射污染，确保电厂工作人员的辐射安全。

3. 对核电厂流出物进行监测，将公众受到的辐射照射控制在国家规定的限值内，确保核电站周围居民与环境的安全。

4. 对核电站保护屏障和带有放射性介质的工艺设备、管道、阀门等进行监测，确保其屏障的完整性，防止放射性物质泄漏与异常释放。

5. 启动报警与隔离装置自动化系统，确保核电站工作人员的安全。

（二）噪声防护

1. 核岛内通风机采用软管接头，进排风口安装消音器；在蒸汽轮机、发电机外面装设隔声板；锅炉排气管、安全阀排气孔出口装设消音器；对空调系统采取消声处理。

2. 对噪声强度大的运转设备设置防振减噪设施，以降低设备运行时的噪声强度。

3. 对控制室围护结构的各种缝隙、孔

洞应塞填密实，室内表面进行吸声处理，并设置门斗，门斗的墙面和天棚采用吸声材料贴面。

4. 在经常有人值班并且噪声较高的工作环境设置隔声值班室。

5. 为接噪劳动者配备具有良好性能的护耳器，并制定个体防护用品使用规章制度，杜绝劳动者在裸耳情况下，对高强度噪声现场进行巡视。

6. 所有噪声区域入口处，应设置警示标识；对产生较强噪声的工作场所，在显要位置安装噪声显示装置。

7. 建立听力保护计划，加强职业健康检查工作，对不适宜从事噪声工作的人员及时调整岗位。

（三）防暑降温

加强厂房自然通风、设置机械通风设备。对表面温度超过 60℃的设备、管线，应按规范的要求采用隔热保护措施。

缩短工作人员在热源点的停留时间。

加强个人保健、夏季防暑降温工作，如调整夏季作息时间和发放清凉含盐饮料（含盐量为 0.1%～0.2%），必须进行特殊作业时须佩戴隔热的防护服、面罩等。

加强职业健康监护工作，对不适宜从事高温工作的人员要及时调离岗位。

高温工作时间严格按照《高温作业允许持续接触热时间限值》（GB935）的规定执行。

（四）防毒措施

酸、碱贮罐、计量箱、泵和管线均采用耐腐蚀性材料，防止发生跑、冒、滴、漏；除盐水车间和凝结水精处理加药间设置轴流排风扇进行全面通风；盐酸贮罐附有酸雾吸收装置。

六氟化硫 SF_6 的毒性虽然较低，但是在高压开关内进行高压电弧切断、高压开关的过滤器失效或含水量高的情况下，可被分解产生高毒性气体。进入 SF_6 气瓶罐或六氟化硫设备间之前，必须进行最少半小时的通风；进入电气设备操作现场，要穿戴防毒面具、防护服和防护手套；设备碎片或检出的吸附剂应立即清理，并用碱液浸泡，除去里面的有毒有害成分。如果设备运行开关漏气，有白色或灰色的固体粉末冲出时，应戴手套清理，清理完毕一定要认真洗手。

要根据国家有关法规和标准的要求制定化学中毒应急预案，加强个人卫生防护措施，佩戴必要的防护用品。

（五）电磁辐射防护

对工频电磁场辐射强的设备及配电房等工作场所进行危险区域的划分和屏蔽，对变压器周围用护栏实行区域控制，对高压母线进行屏蔽，高压电缆使用交联聚乙烯绝缘钢丝铠装聚氯乙烯护套电缆。对进入工频电磁场强辐射作业环境的工作人员要求配备绝缘性能良好的鞋帽、手套、衣服等工作服和屏蔽服；并定期测量这些工作场所的工频电磁场辐射强度。对劳动者应进行定期体检，根据不同工种加以不同的检查项目，以利于追踪观察。

四、应急处置要点

1. 编制事故应急预案和防范措施。应急救援预案应及时修订、不断完善，并定期组织演习。设立相应的应急救援设施、设备；有经培训的应急救援人员和应急救援器材、设备。

2. 完善职业医疗卫生和职业卫生管理程序，加强职业卫生管理组织机构的建设，完善职业卫生和职业卫生管理体系，配备必要的医疗设施和设备，做好人员及技术准备。

3. 做好医学应急准备与计划。

五、企业职业卫生管理要点

1. 建立安全生产责任制和安全授权制度：是领导、职能部门、技术人员、操作人员在劳动生产过程中对安全生产层层负责的制度。建议从安全生产职责、安全管理层级、岗位安全标准、岗位人员资质要求等方面应建立岗位标准。

核电建设还应建立安全授权制度，定期做出更新，授权内容要包括入场授权、管理培训资格授权、动火作业授权、受限空间作业授权、特种作业授权等。

2. 企业根据有关要求建立健全职业卫生管理制度和操作规程，内容应当包括职业病危害告知制度、职业安全工作职责、职业卫生管理制度、职业卫生教育培训制度、职业病危害因素监测评价制度、职工健康检查与诊治制度、职业卫生检查与奖惩制度、职业病防护设施维护管理制度、个体防护用品发放管理制度、化学品安全管理制度、应急救援设施及物品管理制度等。

3. 配备专职或兼职职业卫生管理人员，对有毒有害作业人员进行三级培训，落实各岗位作业人员的个人防护；按要求组织劳动者的上岗前职业健康检查，及早发现职业禁忌证人员，避免其从事相应禁忌工种；定期对职业病危害因素进行检测，及时发现、处理存在的隐患。

4. 在建立应急救援预案的基础上，经常进行突发事件应急演练，提高企业在应急事件时的救援和响应能力；在公司办公室存放应急救援物品处设置专用物品存放柜，并做好仪器设备的使用、检查登记，保证应急救援物品的正常使用。

5. 存在或者产生职业病危害的工作场所、作业岗位、设备、设施，按照《工作场所职业病危害警示标识》（GBZ158）的规定，在醒目位置设置图形、警示线、警示语句等警示标识、指令标识和中文警示说明。

第四节　风力发电企业职业病危害识别与控制

风力发电厂，简称风电厂，由一批风力发电机组或风力发电机组群组成的风力发电厂，是属于再生能源发电厂的一种。目前，由于联合国《京都议定书》减少温室气体排放协议的关系，世界各国相继将发展再生能源列为重要目标，而在此情形下，风力发电厂也就成为各国首选的能源发展重点。根据世界风能协会公布的最新数据显示，截至2011 年年末，全球风力发电总量已经达到 2 亿 3800 万 kW，近 10 年间增加了 10 倍。按国家排名来看，风力发电总量排在首位的是中国，达 6273 万 kW；第 2、3 位分别是美国（4691 万 kW）和德国（2991 万 kW）；日本以 250 万 kW 排在第 13 位。2018 年被称为分散式风电元年，国家相关部门陆续发布了多项支持分散式风电开发的文件，地方政府也陆续出台了分散式风电的发展规划。据统计，2018～2020 年仅河南、河北、山西三省分散式建设规模已超 7GW。参照分布式光伏、分布式天然气等装机规模发展规律，机构预计到 2020 年，中国分散式风电装机将达到 20GW，每年新增分散式风电装机规模增速为 100%以上。伍德麦肯锡在一份电力与可再生能源的最新研究中指出，中国运营商在全球风能资产市场上仍占据主导地位。2017 年的新增风电产能有 63%来自于 11 家中国企业。目前我国主要的风力发电形式主要为分散式风电，是指靠近负荷中心、就近接入当地电网进行消纳、不需要远距离输送的风电项目，接入电压等级在 35kW 及以下。

风电场运行维护人员每日需要多次攀爬直梯进入距地面 80～90m 高的机舱内进行相关工作。作业活动包括日常检修和定期维护，故风力发电行业的主要职业病危害因素有粉尘；化学因素（粉尘除外）；物理因素；生物因素；工效学因素；不良气象条件；高处作业。

一、工艺流程

风力发电的原理，是利用风力带动风车叶片旋转，再透过增速机将旋转的速度提升，来促使发电机发电。依据目前的风车技术，大约是 3m/s 的微风速度（微风的程度），便可以开始发电。

风力发电所需要的装置，称作风力发电机组。这种风力发电机组，大体上可分风轮（包括尾舵）、发电机和铁塔三部分。风轮是把风的动能转变为机械能的重要部件，它由两只（或更多只）螺旋桨形的叶轮组成。当风吹向桨叶时，桨叶上产生气动力驱动风轮转动。桨叶的材料要求强度高、重量轻，目前多用玻璃钢或其他复合材料（如碳纤维）来制造。由于风轮的转速比较低，而且风力的大小和方向经常变化，风轮转速不稳定；所以，在带动发电机之前，还必须附加一个把转速提高到发电机额定转速的齿轮变速箱，再加一个调速机构使转速保持稳定，然后再连接到发电机上。为保持风轮始终对准风向以获得最大的功率，还需在风轮的后面装一个类似风向标的尾舵。铁塔是支承风轮、尾舵和发电机的构架，需要有足够的强度。，为了获得较大和较均匀的风力，它一般修建得比较高。铁塔高度视地面障碍物对风速影响的情况，以及风轮的直径大小而定，一般在 6～20m 范围内。发电机的作用，是把由风轮得到的恒定转速，通过升速传递给发电机构均匀运转，因而把机械能转变为电能（图 12-4-1）。

二、主要职业病危害因素来源及分布

风力发电过程中存在的职业病危害因素及其分布可见表 12-4-1。

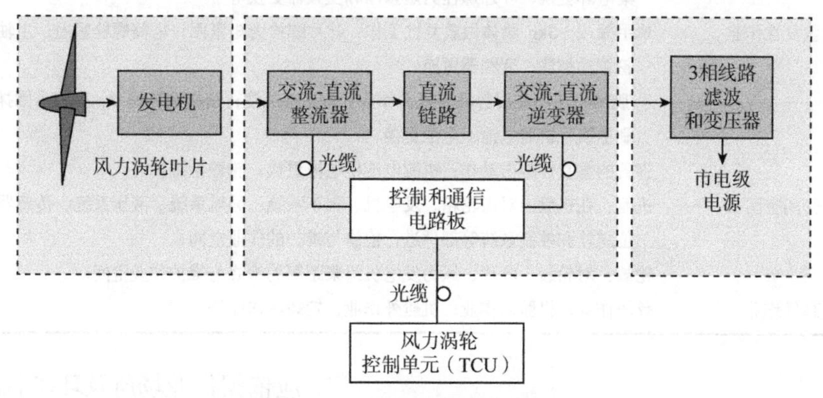

图 12-4-1　风力发电工艺流程图

表 12-4-1　风力发电过程中的主要职业病危害因素及分布

有害因素	作业活动及有害成分
粉尘	主要存在于风机机舱内滑环和碳刷调整、更换作业，主要为石墨粉尘
化学因素	风机高强度螺栓除锈等作业主要接触除油除锈剂（主要有磷酸等）
	风机定检油污清理、变桨齿圈清洗、偏航齿圈清洗等作业主要接触溶剂型油污清洗剂（主要有石脑油、橘皮油、乙二醇单丁醚、乙醇、乙二醇等）
	风机防腐作业主要接触稀释剂（主要有苯乙烯等）

续表

有害因素		作业活动及有害成分
物理因素	噪声	机械噪声：来自传动系统、风机冷却系统
		电磁噪声：电池柜、变流器、变压器等电气设备等
		空气动力学噪声：叶片运行噪声等
	振动	手传振动：手动试压泵、角磨机、冲击钻、热风枪、钻头
		全身振动：主轴承、主轴、偏航、齿轮箱、刹车盘、联轴器和发电机等
	非电离辐射	工频电磁场：升压站、电力发电站、输变电设备等
		紫外辐射：日光、电焊弧光等
	高温	运维人员在风力发电机舱内工作，夏季除受炎热气候影响外，还可能接触机舱内设备散发的热辐射
	低温	风电场建造在高寒地区，风电机舱内因条件限制冬季无采暖设备可形成低温作业环境
	低气压	风电场建造在海拔 3000m 以上的高原和高山地区。海拔愈高，氧分压愈低
生物因素		风电场建在草原地区，运维人员有机会接触或感染布鲁杆菌
		风电场建在森林地区，运维人员有机会接触或感染伯氏疏螺旋体导致莱姆病
		风电场建在森林地区，运维人员有机会接触或感染森林脑炎病毒
工效学因素	不良姿势作业	立姿（手在头部以上或肘在肩以上）：叶片螺栓力矩紧固；塔筒螺栓紧固；主轴螺栓紧固；变桨齿圈抹油；齿轮箱油加注等
		蹲姿：叶片螺栓力矩紧固作业；主轴螺栓紧固作业；偏航系统润滑作业；变桨齿圈抹油作业；齿轮箱油加注作业等
		俯卧：防冻液加注作业；偏航系统润滑作业；机舱电池柜电池更换作业
		跪姿：防冻液加注作业；叶片内部残胶清理；叶片内部避雷导线损坏修补
		坐姿：偏航控制器更换作业
		攀爬：登塔作业
	重体力负荷作业	工作中搬举物理的重量超过 20kg 的作业，包括：主轴螺栓紧固、滑环维护、塔筒螺栓紧固、集电环更换、叶片螺栓力矩紧固和变频器更换等
	重复性作业	单手握 2～3kg 物体做重复性工作：叶片螺栓力矩紧固；塔筒螺栓紧固；主轴螺栓紧固；齿轮箱油加注；变频器更换
		手/腕部位于不良姿势的重复性作业：防冻液加注；偏航系统润滑；变桨齿圈抹油；发电机碳刷更换；机舱电池柜电池更换
		膝盖的重复性敲击动作：机舱电池柜电池更换；轮毂柜维护
	密闭空间	机舱：在机舱内对齿轮箱、发电机、刹车系统、偏航系统、液压系统、传感器、主轴、各部位螺栓和控制系统等部件进行检修与维护的作业空间
		轮毂：对轮毂、叶片、风力发电机组浆距等的检修与维护作业空间
	高处作业	登塔作业；机舱内作业；机舱外作业；轮毂内作业等

三、职业病危害工程控制要点

（一）防尘措施

1. 风机机舱内应及时清扫、清除积尘；对发电机集电环室内的积碳进行及时清理，避免积碳过多，清理时宜采用真空吸尘或湿式清扫。

2. 应依据作业场所及环境状况，采用通风排气装置和空气净化除尘设备，使作业场所粉尘的浓度符合国家职业卫生标准要求。

3. 应根据粉尘的性质，为运维人员选择与配备符合 GB 2626 和 GB/T 18664 要求的防尘口罩，并加强使用情况的监督与管理。

（二）防毒措施

1. 风力发电运行维护作业使用的原材

料、生产工艺和设备应采用无毒或低毒产品代替有毒或高毒产品。产生有毒化学物质的生产过程和设备宜机械化、自动化或密闭隔离操作，使劳动者不接触或少接触高毒物品。

2. 使用有机溶剂、稀料、涂料或挥发性化学物质时，应设置全面通风或局部通风设施。风机机舱、轮毂等密闭空间作业应设置通风设施，保证足够的新风量。

3. 使用和存放一般有毒物品的风场作业场所应设置黄色区域警示线、警示标识和中文警示说明。警示说明应载明产生职业中毒危害的种类、后果、预防以及应急救援措施等内容。使用高毒物品的工作场所应当设置红色区域警示线、警示标识和中文警示说明，并设置报警、泄险和通信设施等应急设施。

4. 接触挥发性有毒化学物质的劳动者，应配备有效的防毒口罩（或防毒面具）；接触经皮肤吸收或刺激性、腐蚀性的化学物质，应配备有效的防护服、防护手套和防护眼镜。

5. 应对接触有毒化学物质的劳动者进行职业卫生培训，使劳动者了解所接触化学物质的毒性、危害后果，以及防护措施。

6. 劳动者应严格遵守职业卫生管理制度和安全生产操作规程，严禁在有毒有害工作场所进食和吸烟，饭前班后应及时洗手和更换衣服。

7. 风力发电运行维护作业的管理机构应定期对工作场所的重点化学毒物进行检测、评价。检测、评价结果存入职业卫生档案。

8. 应用具有报警装置并经检定合格的检测设备对准入的密闭空间进行检测评价，检测顺序及项目应包括：测氧含量、测爆、测有毒气体，具体要求见 GBZ/T 205。

9. 遵守密闭空间作业安全操作规程，正确使用密闭空间安全设施与个体防护用品。

（三）降噪措施

1. 对高噪声施工设备采取隔声、消声、隔震降噪等措施，尽量将噪声源与劳动者隔开。齿轮系统、风机冷却系统等安装消音器，及时维修机械设备，添加润滑油剂，维护机械的正常运行。

2. 噪声超过 85dB(A)的作业场所，应制订并实施听力防护计划，为劳动者配备有足够衰减值、佩戴舒适的护耳器，减少在噪声环境的作业时间。

（四）减振措施

1. 尽可能避免使用手持风动工具，降低振动强度，减少手及肢体直接接触振动体。

2. 建立合理劳动制度，采取轮流作业方式，减少劳动者接触振动的时间，增加工间休息次数和休息时间。

3. 合理发放个体防护用品，如防振保暖手套等。

（五）非电离辐射控制措施

1. 屏蔽辐射源，定期进行辐射源测量，避免人员直接或间接暴露于辐射，产生工频电磁场设备应设置合理的屏蔽。

2. 给运维人员提供必要的防护装备，如防护服和护目镜等。

（六）防暑降温措施

夏季高温季节合理调整作息时间，避开中午高温时间作业，尽可能缩短工作时间。降低劳动者的劳动强度，采取轮流作业方式，增加工间休息次数和休息时间。在风机机舱和轮毂内作业时，应采取措施，做好通风和降温工作。夏季高温季节为劳动者提供含盐清凉饮料（含盐量为 0.1%～0.2%）。高温季节应定期组织劳动者进行职业健康检查，发现职业禁忌证应及时调离高温作业岗位。

（七）防寒保暖措施

做好防寒保暖措施，在作业现场附近设置取暖室、休息室等。劳动者应配备防寒服、棉手套、防寒鞋等防护用品。在环境温度低的情况下，在作业的机舱中及时投入加热保温设备，并定期检查加热保温设备的可靠性和安全性。长时间在高寒地区作业的劳动者应定期检查肩、腰、膝盖等人身关键部位的受风染湿情况，采取治疗措施防止病情严重。

（八）高原病防控措施

初入高原的劳动者在适应期内应当降低劳动强度，并视情况逐步调整劳动量。劳动者应注意保暖和防护，预防呼吸道感染、冻伤、雪盲、高温中暑、紫外线伤害等。进行上岗前职业健康检查，凡有中枢神经系统器质性疾病、器质性心脏病、高血压、慢性阻塞性肺病、慢性间质性肺病、伴肺功能损害的疾病、贫血、红细胞增多症等高原作业禁忌证的人员均不宜进入高原作业。配备相关的医疗器械与药品，在高原反应症状出现后能够得到及时的治疗，并在日常饮食中注意营养摄入，提高劳动者自身的低气压适应能力。

（九）生物因素控制

生活废水、废弃物应当经过无害化处理后排放、填埋。运维人员进入存在鼠疫、布鲁氏菌、森林脑炎病毒等传染病的风电场前，需了解驻地传染病流行病学特征，加强个人卫生教育，集体强化免疫接种疫苗。

（十）工效学改善措施

认真开展相关的健康教育，提高运维人员对作业场所可能存在的职业有害因素的认知度，改变不良的工作生活习惯。应根据不同劳动强度、工种、年龄、人数等因素合理安排工作任务，控制劳动强度与时间，合理调节作业速率，改善工作内容以克服单调感。提供良好的工作场所，改善劳动条件，提供适宜的温度、湿度和照明度等，并减少振动、噪声等职业有害因素的影响。应调整不良作业姿势，减少动作持续时间与动作频率；蹲姿作业宜配备移动式凳子，建议佩戴适当护具，如护膝等，避免长时间弯腰，减少不必要的身体弯曲/扭曲，背部弯曲不应超过45°；手/腕部处于自然平伸的状态，不应过度用力，调整工作节奏，减少重复性动作，减少手腕疲劳。减少、合并不必要的防冻液、自吸泵搬运作业，尽可能借助机械手、提升机等设备搬运重物，塔筒螺栓、螺母、垫片、工具、润滑脂等可以整箱进行单元化搬运，改善作业场所布置，缩短搬运距离，减少总搬运量。

（十一）高处作业危害防控

重视气象预警信息，当遇到大风、大雪、暴雨、大雾等恶劣天气时，禁止进行露天高处作业。

运维人员应进行严格的上岗前职业健康检查，有高血压、恐高症、癫痫、昏厥史、梅尼埃病、心脏病及心电图明显异常（心律失常）、四肢骨关节及运动功能障碍等职业禁忌证的劳动者禁止从事高处作业。在企业条件允许的情况下，宜采取免爬器替代助爬器，减少高处运维人员的登高作业强度。合理安排登高工作，避免固定时间内频繁登高造成的身体劳损。

（十二）应急救援措施

风力发电运行维护作业的管理机构应建立、健全职业危害事故应急救援机制，明确应急救援机构或组织。风力发电运行维护作业的管理机构应根据可能发生的各种职业危害事故的工作场所和可能引起职业危害事故的因素制订相应的应急救援预案，定期组织演练，记录演练过程，及时修订应急救援预案，提高应急救援水平。

按照应急救援预案要求，合理配备快速检测设备、医疗急救设备、急救药品、通信工具、交通工具、照明装置、个体防护用品等应急救援装备。应根据可能发生的各种职业危害事故对全体运维人员进行有针对性的应急救援培训，使运维人员掌握事故预防和自救互救等应急处理能力。运维人员中暑时，应及时报告安全员，安全员组织人员把中暑人员立即放置阴凉或温度较低地方控制中暑扩大，由医疗人员进行各种中暑方法有效抢救。零度以下作业时，应制订防寒防冻安全技术措施，运维人员应认真做好防寒保暖工作。

对可能发生急性职业损伤的有毒有害及易燃易爆的工作场所（接触强酸强碱的工作场所、危险化学品储存库等），应设置自动报警装置和事故通风设施，现场配备急救用品、冲洗设备、应急撤离通道等应急设施，并保证其处于良好待用状态。风力发电运行维护作业的管理机构应建立应急救援机制，设立或委托救援机构，制订密闭空间应急救援预案，并确保每位应急救援人员每年至少进行一次实战演练。

发生职业危害事故时，应立即向有关行政主管部门报告。风力发电运行维护作业的管理机构应与就近医疗机构建立合作关系，以便发生急性职业危害事故时能够及时获得医疗救助。

（十三）辅助措施

风力发电场或附近、休息室、餐厅应设置清洁饮用水供应设施。风力发电运行维护作业的管理机构应为劳动者提供符合营养和卫生要求的食品，并采取预防食物中毒的措施。为运维人员提供符合卫生学要求的休息场所，休息场所应当设置盥洗设施，设置清洁饮用水、防暑降温、防蚊虫、防潮设施。为运维人员提供符合工效学要求的休息场所，休息场所配备的座椅高和腰靠高应是可调节的。具体要求见GB/T 14774。风力发电场、辅助用室应采用合适的照明器具，合理配置光源，提高照明质量，防止炫目、照度不均匀及频闪，并对其对照明设备进行维护。在草原、深林地区的运维人员，应在生产生活区域做好防蛇、防大型攻击性动物等工作，采取措施保证人员的人身安全。

四、个体防护用品配备

风力发电行业个体防护用品配备见表12-4-2。

表 12-4-2　风力发电行业个体防护用品配备

主要职业病危害因素	防护用品配备	建议型号或参考标准
粉尘	防尘面具	
化学因素	防毒面具、防护手套、防护服	
物理因素	高温：隔热防护服 低温：防寒服（手套、鞋） 噪声：护耳器 振动：佩戴适当减震护具，如减振手套等 高原地区：户外作业佩戴护目镜、涂防晒霜	
生物因素	防护服	
工效学因素	佩戴适当的护具，如护膝等	

五、企业职业卫生管理要点

风力发电企业在管理上应注意避免作业场所形成密闭空间，加强设备以及通风系统的维护与检修，确保防护设施的正常运行。应制订包含职业卫生防护的管理规章制度和岗位操作防护规程，并为工人安排时间学习，考核相应内容后，应张贴公示在操作岗位旁。对紧急情况的发生应对职工进行培训，掌握必要的急救技能。定期对职工进行体检，尽早发现职业相关疾病并进行防治。

第五节　太阳能发电企业职业病危害识别与控制

太阳能光伏发电站是指通过太阳能电池方阵将太阳能转换为电能的发电站，按照电站设计、开发及施工方式的不同，可分为集中式光伏电站和分布式光伏电站。集中式光伏电站是指与公共电网相联接并承担供电任务的太阳能电站，电站集中大规模发电，经逆变器、升压变压器在电网的高压侧并网，利用电网远距离传输到终端用户。分布式光伏电站通常是指利用分散式屋顶等资源，布置在用户附近的发电系统，装机规模较小。按照电的用途又可分为离网光伏发电系统和并网型光伏发电系统。

根据公开资料整理，截至2017年底，我国太阳能光伏发电累计装机达到了130.25GW，新增装机规模方面，2017年，中国太阳能光伏发电新增装机为53.06GW，同比增加18.52GW，增速高达53.62%，再次刷新历史高位（图12-5-1）。从新增装机布局看，由西北地区向中东部地区转移的趋势明显。华东地区新增装机1467万kW，同比增加1.7倍，占全国的27.7%。华中地区新增装机为1064万kW，同比增长70%，占全国的20%。西北地区新增装机622万kW，同比下降36%。

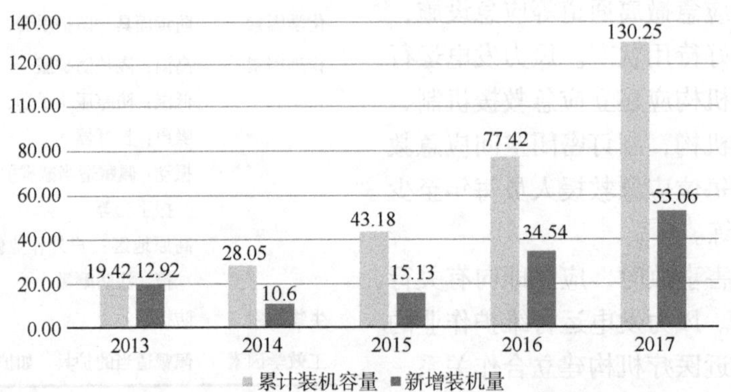

图12-5-1 2013～2017年我国太阳能光伏累计装机容量与新增装机量（单位：GW）

在装机格局上，受补贴拖欠、土地资源和指标规模有限、分布式光伏的爆发式增长等多重因素制约，集中式光伏电站增速开始呈现放缓迹象。2017年，中国光伏电站新增装机33.62GW，同比增加3.31GW，增幅仅有11%，而此前2016年的增幅却高达121%，2015年增幅也超过了60%。相比之下，分布式光伏装机则出现爆发式增长。2017年，中国分布式光伏新增装机19.44GW，同比增加15.21GW，增幅高达3.7倍，占总新增装机的比重为36.64%，较2016年提升24.39个百分点，并刷新创历史新高（图12-5-2）。

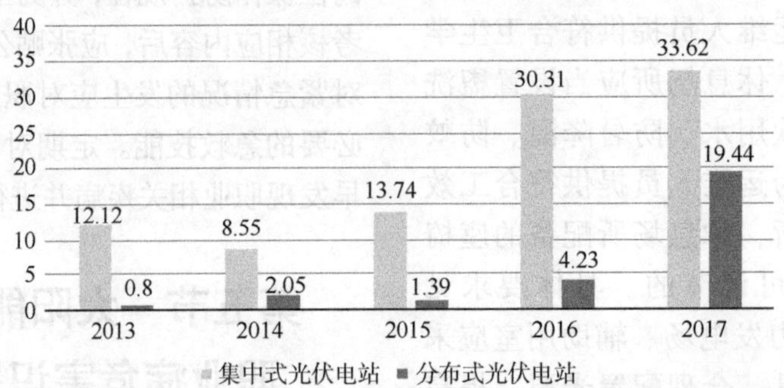

图12-5-2 2013～2017年集中式光伏电站与分布式光伏电站新增装机量（单位：GW）

2017年，太阳能光伏行业仍然是所有可再生能源技术的最大雇主，约占340万个就业岗位，中国约占2/3的光伏就业岗位，相当于220万人，比上一年增长了13%。

太阳能光伏行业的主要职业病危害因素有工频电场、高温和六氟化硫。本章节主要针对作业人员较集中或涉及人员较多、职业病危害较重或职业健康风险较高、职业卫生相对易于管理的集中式的并网光伏电站进行危害识别分析，并介绍职业病危害防治要点。

一、工 艺 流 程

光伏发电是利用半导体界面的光生伏特效应而将光能直接转变为电能的一种技术。这种技术的关键元件是太阳能电池。太阳能电池经过串联后进行封装保护可形成大面积的太阳电池组件，再配合上功率控制器等部件就形成了光伏发电装置。

太阳能光伏并网系统由光伏组件、光伏陈列防雷汇流箱、直流防雷配电柜、光伏并网逆变器、升压变压器、交流防雷配电柜和监控装置组成，光伏组件通过光伏效应把光能转化成直流电能，经逆变器将直流电转换成与并入电网同频率、同相位的正弦波交流电后，馈入公用电网实现并网发电。

太阳能光伏发电系统白天利用太阳能发电，并将电能存储在蓄电设备中，需要时向系统负荷设备提供电能。供电系统不受电网覆盖、地理位置的约束，实地配备。具体生产工艺流程图如图 12-5-3。

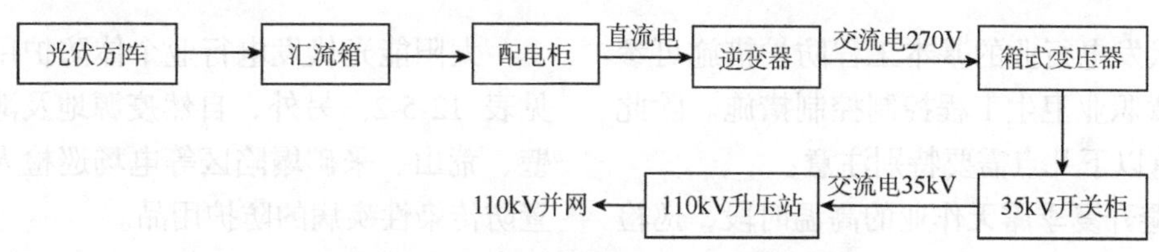

图 12-5-3　光伏并网发电生产工艺流程图

二、主要原辅材料与生产设备

光伏发电主要原材料为阳光，项目建成投产后不使用其他原辅料。所使用的设备主要有太阳能发电电池板以及相配套的逆变器、配电装置、变压器、各种电缆等。

三、主要职业病危害因素来源及分布

太阳能发电过程中存在的职业病危害因素及其分布见表 12-5-1。

表 12-5-1　太阳能发电过程中的主要职业病危害因素及分布

单元	工序	主要职业病危害因素			关键控制岗位
		化学毒物		物理因素	
发电	发电区巡检	—	—	夏季高温	是
	逆变器室和箱式变压器	缺氧	—	夏季高温	是
	电缆井巡检与检修	缺氧	硫化氢	夏季高温	是
辅助	中控操作	—	—	工频电场	—
	蓄电池危害	铅	硫酸		—
	辅助区巡检	—	六氟化硫	工频电场、夏季高温、噪声	是

特别需要注意的是，光伏发电生产工艺及生产设备自动化程度较高，部分工人工作时多数时间在控制室从事视屏操作，长时间采用坐姿工作，可使工人发生视力疲劳、后背痛、颈肩腕综合征等工作相关疾病；本项目劳动过程中不存在劳动强度过大、个别器官系统及精神性职业紧张、长时间不良体位或使用不合理的工具等危害因素。

另外，根据光伏发电厂所处位置的不同，巡检人员体力劳动强度亦有所不同，平原、丘陵、水面地区可定为中度体力劳动，山坡地区可定为重度体力劳动。

四、职业病危害工程控制要点

光伏发电行业的基本工程防护措施可参照第六章职业卫生工程控制控制措施。除此之外，有以下几点需要特别注意：

1. 避开夏季露天作业的高温时段，巡检路线过长和荒山电场设置清凉休息室。

2. 进入电缆井作业采取通风和检测措施，谨防缺氧和硫化氢等有毒气体。

3. 巡检时进入逆变器室和箱式变压器时，确保室内通风系统运转正常。

4. 气体绝缘开关柜中六氟化硫的泄漏报警联锁。

5. 巡检道路与110kV高压变压器旁保持足够距离。

6. 采取隔声、距离防护变压器运行产生的中、低频的电磁噪声。

7. 自然疫源地及滩涂、戈壁、荒山、采矿塌陷区等电场设置防蚊虫等设施。

五、个体防护用品配备

太阳能光伏发电行业个体防护用品配备见表 12-5-2。另外，自然疫源地及滩涂、戈壁、荒山、采矿塌陷区等电场巡检人员应配置防传染性疾病的防护用品。

表 12-5-2 太阳能光伏发电个体防护用品配备一览表

单元	工序	主要职业病危害因素	防护用品配备	建议型号或参考标准
发电	发电区巡检	高温（夏季）	工作服、绝缘手套、绝缘靴	
辅助	中控操作	—	工作服	
	辅助区巡检	高温（夏季）、工频电场、噪声、六氟化硫	工作服、绝缘手套、绝缘靴、耳塞	

六、应急处置要点

夏季高温天气巡检时易发生中暑事故，主要应急救援措施如下：

1. 患者速离高温现场到阴凉处，同时垫高头部，解开衣裤，以尽快散热。

2. 在患者头上经常更换凉水毛巾，以及冷水淋浴或酒精擦身。

3. 轻度中暑患者可喝一些淡盐水或藿香正气水等防暑药解暑。

4. 对于重症中暑患者，要立即拨打 120 电话，以求助医务人员紧急救治。

七、企业职业卫生管理要点

太阳能光伏发电企业职业卫生管理制度、职业卫生培训等可参考第四章相关内容。此外，有以下几点值得注意：

1. 加强设备及通风系统的维护与检修，确保防护设施的正常运行。

2. 企业应制订包含职业卫生防护的管理规章制度和岗位操作防护规程，并为工人安排时间学习，考核相应内容后，应张贴公示在操作岗位旁。

3. 加强六氟化硫设备的维护与管理，严格执行操作规程，保证断路器周围的环境干燥和卫生，定期检漏，正确使用回收装置，减少设备安装调试以及检修时的排放量。在户外充装气体时，工作人员应在上风向操作，在室内充装时应保持室内良好的通风，操作时佩戴防毒面具。

4. 工频电场及电压较强的设备如变压器、高压开关柜等区域，周围应用屏蔽网、罩等遮挡起来，并设置防护栏，设置警示标识。

第十三章　轻工行业职业病危害识别与控制

轻工业是以生产生活资料为主的加工工业群体的总称，是制造产业结构中的一大分类，它是部门经济分类管理的产物。轻工业是城乡居民生活消费资料的主要来源，按其所使用原料的不同可分为两类：以农产品为原料的轻工业和以非农产品为原料的轻工业。其包括服装工业、家具工业、家用电器工业、皮革毛皮及其制品工业、造纸工业和食品工业等。

纺织工业分布十分普遍，又有一定程度的集中。全国的大纺织业区有以上海为中心的苏浙皖地区、以武汉为中心的湘鄂赣地区、以重庆为中心的四川盆地地区、以天津为中心的京津冀地区、以青岛和济南为中心的山东地区、以郑州为中心的河南地区以及以山西为中心的山西地区、北京地区、东北地区及西北地区等。其中大的棉纺织城市为上海、天津、石家庄、郑州、武汉；人毛纺城市及地区有上海、天津、江苏、辽宁、青海；大的丝纺城市及地区有上海、天津、青岛、大连、无锡、株洲、益阳、黑龙江等；大的化纤城市及地区有上海、辽宁、仪征、平顶山、丹东、保定、北京等地。

食品工业包括粮食加工工业、油脂工业、制糖工业、卷烟工业、制茶工业、酿酒工业等，这类工业是为我国大量提供利税的工业行业。与重工业比较，其工业规模不大，但分布较为分散。其中名烟主要生产企业分布于上海、天津、昆明、青岛；名茶主要生产企业分布于浙江、安徽、福建、江苏、四川、等地；名酒主生产企业分布于四川、贵州、江苏、安徽、山西等地。

造纸工业主要生产地分布于辽宁、黑龙江、吉林、上海、山东、福建、天津、广州等地。

家电工业主要生产地分布于上海、常州、北京、天津、广州、南京等大、中城市，分布较广。

我国轻工业发展承担着繁荣市场、增加出口、扩大就业、服务“三农”的重要任务，对第三产业的发展有着重要引领作用，在经济社会发展中举足轻重。2010 年，轻工业规模以上企业工业增加值占我国工业总体相应指标的 17.9%，对促进国民经济发展、保障和丰富国内市场、满足居民日益增长的消费需求、保持我国轻工产品在国际市场的份额发挥了重要作用。截至 2016 年，我国轻工业规模以上企业单位数达到了 142 513 个，年平均用工人数突破 3000 万人；并以纺织业及纺织服装、服饰业用工人数最多，均超过 430 万人。2016 年我国按行业分规模以上轻工业企业指标比较见表 13-1。

表 13-1　2016 年我国按行业分规模以上轻工业企业指标比较表

项目	企业数（个）	平均用工人数（万人）
农副食品加工业	26 011	416.94
食品制造业	9043	211.61
酒、饮料和精致茶制造业	6962	162.61
烟草制品业	128	21.44
纺织业	19 752	436.22
纺织服装、服饰业	15 445	430.49
皮革、毛皮、羽毛及其制品和制鞋业	8727	274.64

续表

项目	企业数（个）	平均用工人数（万人）
木材加工及木、竹、藤、棕、草制品业	9123	139.33
家具制造业	5777	122.10
造纸及纸制品业	6586	127.11
印刷业和记录媒介复制业	5578	98.71
文教、工美、体育和娱乐用品制造业	9263	232.22
橡胶和塑料制品业	18 298	333.66
化学纤维制造业	1820	47.38
总计	142 513	3054.46

注：数据来源为《中国统计年鉴（2017）》，http：//www.stats.gov.cn/tjsj/ndsj/2017/indexch.htm.

但伴随的各种问题依然突出，如技术创新能力弱，中小企业所占比重较大，新兴行业发展缓慢，产业转型滞后，设备旧、浪费大；资源、环境和社会压力加大，轻工业排放的污水占全国污水排放量的1/5；低水平重复建设，许多地方在发展轻工业的过程中，未能发挥自己的地域特点和优势，加剧了机构性的过剩。

同时，轻工业污染对工农业建设和人民健康危害极大，主要表现在生产中排放大量未经处理的水、气、渣等有害废物会严重地破坏农业的生态平衡和自然资源，“工业三废”对工业生产本身的危害也很严重，直接危害着广大人民群众的健康；有些轻工业污染后果严重，难以清除，有些污染不容易被发现，发现时造成的危害已经很严重；我国传统轻工业生产工艺落后，一些作业人员集中的某些行业存在较大的危害隐患。

职业病危害因素是指职业活动中存在的各种有害的化学、物理、生物因素以及在作业过程中产生的其他职业有害因素。职业病危害因素按其来源可分为生产工艺过程中产生的有害因素、生产环境中的有害因素和劳动过程中的有害因素。职业病危害因素按《职业病危害因素分类目录》的种类确定。轻工行业除存在粉尘危害外，还包括噪声及较多的化学因素危害。本章节主要针对作业人员较集中、职业危害较重的皮革制造、家具制造、纺织印染、造纸、电子制造等行业进行危害识别分析。

第一节　制鞋行业职业病危害识别与控制

制鞋业是传统的劳动密集型产业，劳动者多，以手工作业为主。我国是世界上最大的鞋业生产国和出口国，制鞋行业发展很快，目前已有各类鞋厂数万家，年产量达45亿双，几乎占到了全世界产量的一半，我国制鞋业虽然摆脱了“脏、臭、累”的行业落后面貌，但其制造工艺复杂、工序多、生产周期长，且使用多种有毒有害溶剂，存在的职业病危害较为严重。

本章主要选择皮鞋制造为典型代表进行分析，对其中涉及的主要职业病危害因素进行识别，并提出该类行业职业病危害因素防治和管理要点。

一、生产工艺过程

（一）生产工艺流程

皮鞋制造的主要工艺包括裁断、针车及成型3个工序。

1. 裁断工艺　裁断工艺流程见图13-1-1。

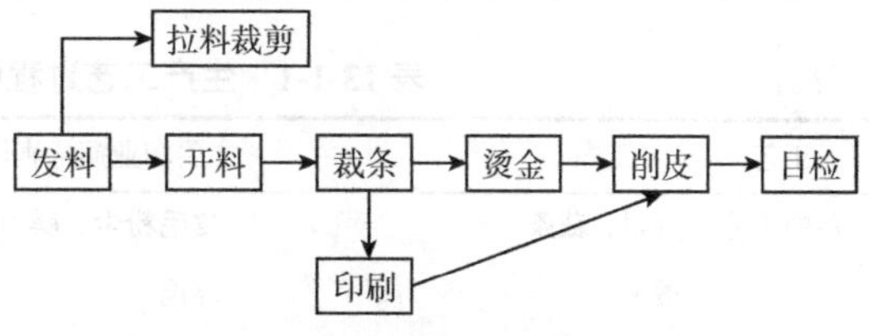

图13-1-1　裁断工艺流程图

2. 针车工艺　针车工艺流程见图13-1-2。

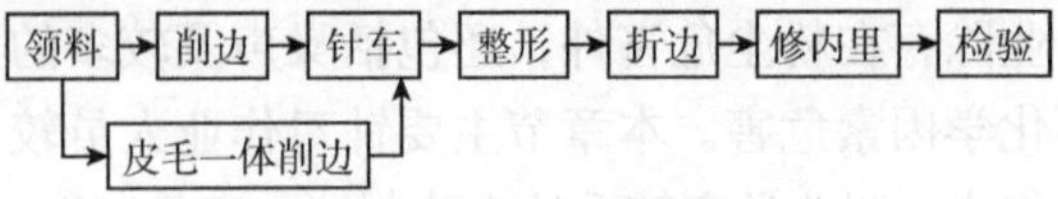

领料→削边→针车→整形→折边→修内里→检验
皮毛一体削边

图 13-1-2　针车工艺流程图

3. 成型工艺　成型工艺流程见图 13-1-3。

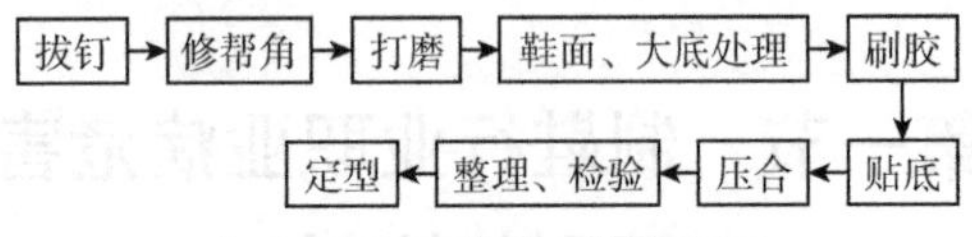

图 13-1-3　成型工艺流程图

（二）使用的原辅材料

皮鞋生产过程中使用的主要原材料包括成品牛皮、羊皮等。使用的辅料包括鞋用粉胶、鞋用 PU 胶和药水胶、甲基丙烯酸甲酯、鞋用硬化剂、乙酸乙酯、鞋用（橡胶）处理剂、丙酮等物质。

（三）主要生产设备

主要生产设备：①用于裁断工艺的裁断机、裁条机、烫金机、削皮机等；②用于针车工艺的削边机、针车、整形机、折边机、修内里机等；③用于成型工艺的打磨机、压合机、抛光打蜡机等。

二、生产工艺过程中的职业病危害因素来源及分布

（一）生产工艺过程中职业病危害因素的来源

根据生产工艺分析，并结合现场职业卫生情况，按裁断工艺、针车工艺及成型工艺对生产工艺过程中存在的主要职业病危害因素及来源识别分析如下：

1. 裁断工艺　开料、裁条、削皮过程中产生的毛皮粉尘、噪声；印刷、清洗过程中产生的环已酮、二甲苯；烫金过程中产生的高温等。

2. 针车工艺　削边过程产生的其他粉尘、噪声；整形过程产生的高温；折边操作过程中产生的乙酸乙酯、二氯甲烷等。

3. 成型过程　刷胶、清洗过程中产生的乙酸乙酯、二氯甲烷、甲基丙烯酸酯、丙酮、环已酮等；热定型时产生的高温、丁酮等；修内里、抛光打蜡过程中产生的毛皮粉尘和乙酸乙酯、二氯甲烷、噪声等。

（二）生产工艺过程中的主要职业病危害因素分布

皮鞋制造企业工艺中可能存在的主要职业病危害因素及分布情况见表 13-1-1。

三、生产环境中的不良因素

位于热带亚热带气候区的生产企业，温暖湿润、雨量充沛、四季分明，冬季因受到干燥寒冷的大陆气团的影响，干冷少雨；夏季受到温暖湿润的热带海洋气候的影响温暖多雨，但盛夏高温多旱。车间如果未安装空调调节室内微小气候，夏季高温作业、通风不良等会对作业人员的健康产生不良影响。

厂房建筑或布局不合理、采光照明不足、有毒或者无毒工段安排在一个车间等也会影响作业人员健康。

表 13-1-1　生产工艺过程中的主要职业病危害因素分布

工艺	工序	主要职业病危害因素	配备的防护用品
裁断工艺	开料、裁条	皮毛粉尘、噪声	防尘口罩、防噪耳塞
	烫金	高温	长袖工作服
	印刷	环已酮、二甲苯	长袖工作服、防毒口罩
	清洗	环已酮	
	削皮	皮毛粉尘、噪声	防尘口罩、防噪耳塞

续表

工艺	工序	主要职业病危害因素	配备的防护用品
针车工艺	削边、针车	皮毛粉尘、噪声	
	整形操作	高温	长袖工作服
	毛皮一体料削边操作	皮毛粉尘、噪声	防尘口罩、防噪耳塞
	手工/机械折边、修内里	皮毛粉尘	防尘口罩
	中仓分线	噪声	防噪耳塞
成型工艺	配胶	乙酸乙酯、二氯甲烷、甲基丙烯酸酯、丙酮、环己酮、丁酮	防毒面具、防护服
	刷胶	乙酸乙酯、二氯甲烷、甲基丙烯酸酯、环己酮、丁酮等	
	胶烘干	乙酸乙酯、二氯甲烷、甲基丙烯酸酯、丁酮、噪声、高温	防毒面具、防护服、防酸碱手套、防噪耳塞
	热定型	高温、乙酸乙酯、二氯甲烷、甲基丙烯酸酯、丁酮	
	打磨	皮毛粉尘、噪声	防尘口罩、防噪耳塞
	鞋面、底处理	乙酸乙酯、二氯甲烷、甲基丙烯酸酯、环己酮、丁酮	防毒面具、防护服、防酸碱手套
	压合	噪声	防噪耳塞
	修内里	皮毛粉尘	防尘口罩
	胶水清洗	乙酸乙酯、丙酮、二氯甲烷	防毒面具、防护服
	手工刷色	异丙醇	
	抛光打蜡	乙酸乙酯、二氯甲烷、甲基丙烯酸酯、丁酮、噪声	防毒面具、防护服、防噪耳塞

四、劳动组织与过程中的职业有害因素

劳动过程中可能存在的职业性有害因素主要为作业人员的作业方式以站姿或坐姿作业为主，长期从事站立作业易引起下肢静脉曲张和肌肉骨骼疾病，长期坐姿作业，脊柱S形的下部由前凸变为后凸，引起肌肉损伤。

五、职业病危害防护措施

（一）工程防护设施的设置

1. 防尘防毒措施

（1）采用无毒或低毒的鞋用胶水、鞋用处理剂、鞋用硬化剂等，引进自动化机械设备，减少人工操作，从源头上降低高毒物质危害。

（2）产生粉尘的设备应与其他设备分房间或区域布置；配胶作业应布置在单独房间内，并在通风橱内进行操作。

（3）根据工艺特点和有害物质的特性，对生产过程中产生的尘、毒危害，采取局部排风、全面通风或混合通风等措施，降低作业场所尘、毒浓度；产生粉尘、毒物危害较大的工艺和作业过程，应采取密闭、通风、净化等综合措施。

除尘、净化和通风、空调系统的设计应符合GB50019及相应的防尘、防毒技术规范和规程的要求。

（4）含粉尘的排风管道应采用法兰连接的圆形管道敷设，合理确定系统风量、风速和其他技术参数，限制室内的空气流速，避免二次扬尘。打磨作业位应设置具有通风除尘效果的打磨台，且打磨台不应采取下送上排的通风除尘方式。打磨位置不固定时应采用移动式除尘装置。

（5）散发有毒有害物质的设备应在有毒有害物质逸出部位设置排风罩等控制措施。

2. 防暑降温措施

（1）烫金、整形、烘干等岗位应设置密闭隔热设施，减少生产过程的热辐射。

（2）烘干作业区应设置全面通风设施，加强冷热空气交换。

（3）做好防暑降温保健工作，在入夏之前应做好职业性体检。

3. 减振降噪措施

（1）在满足生产的条件下合理规划，将高噪声区和低噪声区分开布置，并充分利用地物、建（构）筑物等自然屏障阻滞噪声（或振动）的传播；抛光打蜡作业应设置在单独房间内进行。

（2）尽量选用低噪声的裁断机、削皮机和打磨机等，对噪声较大的机械设备应设置局部隔声罩和减振基础，安装减振垫等降低噪声强度。

（二）个体防护用品

皮鞋制造行业个体防护用品配备见表13-1-1。

（三）应急救援措施

1. 建立、健全职业病危害事故应急救援机制，明确应急救援机构和组织。

2. 对可能发生职业病危害事故的工作场所和可能引起职业病事故的因素制订相应的应急救援预案。

3. 不定期组织相关人员进行现场模拟演练，提高应急救援水平。

4. 对可能发生急性职业中毒的工作场所，应设置报警装置，配备现场急救用品，培训监护人员。

5. 发生职业病危害事故时，应立即向有关行政主管部门报告。

6. 与附近医疗机构保持密切联系和建立合作关系。

（四）职业卫生管理

定期对作业环境进行监测，了解工作场所劳动条件，及时落实或改进职业病危害防治措施，改善劳动条件。

1. 建立由用人单位主要负责人全面负责的职业病危害防治责任制，并层层分解落实到车间、班组。

2. 设立职业卫生管理机构，配备具有职业病危害防治专门知识的专兼职管理人员。

3. 建立并严格执行高毒物质危害检测制度，每年至少聘请有资质的技术服务机构进行一次高毒物质危害检测，并根据用人单位实际加强日常检测监控，确保工作场所有毒物质浓度符合国家标准。

4. 完善健康监护内容，为劳动者提供定期职业健康检查、建立健康监护档案、分析健康状况，如发生职业病损，提供劳动能力鉴定等；对接触高毒物质危害因素的劳动者每年至少进行一次职业健康检查，并依法组织劳动者进行上岗前、在岗期间和离岗时职业健康检查。

第二节　箱包制造业职业病危害识别与控制

箱包是指用于盛装物品和便于携带的各种容器。随着社会经济和科技文化的发展，箱包已成为人们展示形象和魅力的时尚饰品，是不可或缺的生活用品。

我国是全球最大的箱包生产和出口国，年产量占全球总产量的 50%以上，箱包出口额占全球出口总额的 33%。箱包也是我国大宗出口的轻工工艺品之一，2007 年我国箱包出口 77.8 亿个，出口总金额 108.1 亿美元，仅次于鞋类、家具和塑料制品，位列第四，为我国创造了 150 多万人的就业机会。因此，我国箱包业在国际贸易市场和国内经济建设方面都具有重要地位和作用。

箱包制造生产工艺相对于其他制造业而言比较简单。由于生产工艺比较简单，大多数箱包产品和原料、配件等生产企业的现代机械化程度较低，是一个劳动密集型产业。企业规模多为数百人的中小企业，许多工序都采用手工操作。箱包生产过程中使用的各种化学有害原料导致的职业中毒或职业性健康损害事件，如苯中毒、正己烷中毒、二甲基甲酰胺中毒等时有发生，为箱包行业职业病防治工作带来巨大挑战。

一、生产工艺流程

（一）生产工艺流程

箱包有很多种。在行业标准中，皮革工业现行标准涉及的“箱包”列在“皮件”大类中，主要指旅行箱包和各种背提包。归类中与箱包有关的有 6 类：公文箱、背提包、家用衣箱、皮票夹、旅行箱包、公事包。

在箱包制造过程中，生产工艺相对于其他制造业而言比较简单，基本上由设计、裁剪、缝制等几道工序组成，工艺中分制包工艺，制箱工艺（线缝箱包和定型箱包工艺）具体生产工艺流程见图 13-2-1～图 13-2-3。

1. 制包工艺流程

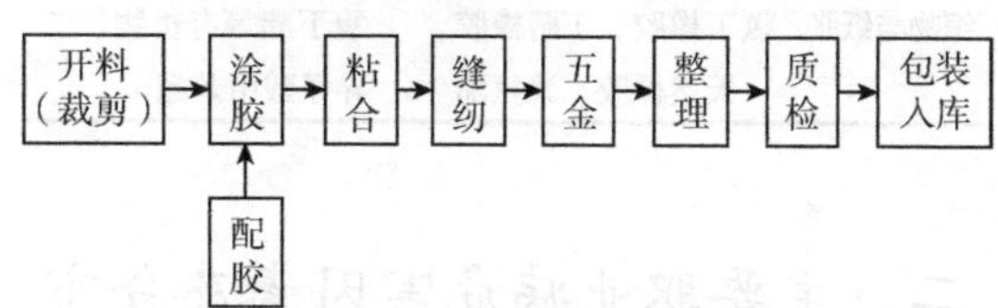

图 13-2-1　制包工艺流程图

2. 制箱工艺流程

（1）线缝箱包工艺流程见图 13-2-2。

（2）定型箱包工艺流程线缝箱包工艺流程见图 13-2-3。

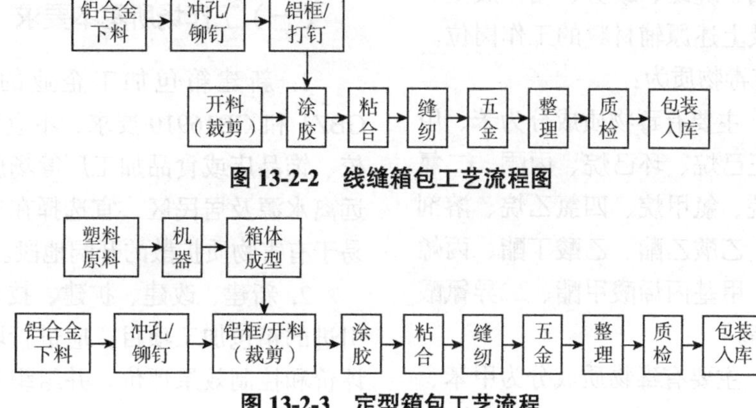

图 13-2-2　线缝箱包工艺流程图

图 13-2-3　定型箱包工艺流程

（二）使用的原辅材料

1. 箱包加工生产使用的原辅材料　各种皮、革、胶粘剂、稀释剂、光亮剂、处理剂及丙烯腈-丁二烯、苯乙烯、聚氯乙烯（PVC）塑料、聚氨酯（PU）塑料、塑料异性材料、瓦楞铁、铝合金材料、五金配件等。

2. 箱包加工生产常用的胶粘剂和溶剂　胶粘剂是指能把两种或多种以上同质或异质材料紧密地粘接在一起，固化后在结合处具有足够强度的物质。一般为多组分物质，还需固化剂、稀释剂（溶剂）、增塑剂、乳化剂等辅助成分。常用的胶粘剂原料有氯丁橡胶、丁基橡胶、丁腈橡胶、天然橡胶、聚氨酯、氯化橡胶、骨胶等，其中氯丁橡胶胶粘剂含有大量苯、甲苯、二甲苯等溶剂。常见胶粘剂及其溶剂见表 13-2-1。

（三）主要生产设备

箱包加工生产使用主要生产设备为裁板机、冲床裁铝机、裁纸机、缝纫机、铆钉机、裁剪机、铆合机、印刷机、吸塑机、过胶机等。

表 13-2-1 常见胶粘剂及其溶剂

用途	胶粘剂原料	稀释剂（溶剂）
皮革与纸张	氯丁橡胶、丁基橡胶、丁腈橡胶、天然橡胶、聚氨酯	汽油、环己烷、正己烷、苯、甲苯、二甲苯、二氯甲烷、二氯乙烷、三氯甲烷、四氯乙烷、卤代苯、丙酮、乙酸甲酯、乙酸乙酯、乙酸丁酯等有机物、二异氰酸甲苯酯
织物与纸张	氯丁橡胶、丁腈橡胶、天然橡胶、氯化橡胶、骨胶、聚氨酯	
织物与纸张	氯丁橡胶、丁腈橡胶、天然橡胶、聚氨酯	

二、主要职业病危害因素及分布

（一）主要有毒物质及分布

工作场所中的有毒物质主要是由于生产原材料和辅助材料含有或产生的挥发性化合物。箱包加工产生的有毒物质主要存在于涂胶、配胶、晾晒、缝纫、裁剪、箱体成型、原料保管等涉及上述原辅材料的工作岗位。原辅材料中的有毒物质为：

1. 胶粘剂 主要有毒物质成分为苯、甲苯、二甲苯、正己烷、环己烷、丙酮、二氯甲烷、二氯乙烷、氯甲烷、四氯乙烷、溶剂汽油、卤代烃、乙酸乙酯、乙酸丁酯、丙烯酸、三氯乙烯、甲基丙烯酸甲酯、二异氰酸甲苯酯、甲醛等。

2. 清洗剂 主要有毒物质成分为甲苯、丙酮、丁酮、环己酮、二氯甲烷、四氢呋喃、甲醇。

3. 稀释剂 主要有毒物质成分为丙酮、丁酮、甲醇等。

4. 人造革面料 可能含有氨、甲苯、丁酮、二甲基甲酰胺、二异氰酸甲苯酯等；塑料中可能含有丙烯腈、氯乙烯等；彩皮革中可能含有铬等重金属物质。

（二）生产性粉尘及分布

工作场所中的粉尘是由于生产加工过程中产生的各类粉尘，主要包括化纤粉尘、棉麻粉尘、金属粉尘、塑料粉尘；主要存在于裁剪、箱体成型、原料仓库保管等岗位。

（三）生产性噪声及分布

生产性噪声主要为机械性噪声，主要分布于成型、缝纫、冲孔、铆钉、打钉等作业岗位。

（四）关键控制点

中小箱包加工企业的刷（涂）胶岗位、配胶岗位，裁剪岗位、原料库保管岗位、缝纫岗位、冲孔岗位、铆钉岗位、打钉岗位及下料岗位为职业危害关键控制点。针对职业危害关键控制点综合措施。

三、职业病危害防护措施

（一）工作场所基本要求

1. 新建箱包加工企业的厂址应符合 GBZ1 和 GB16910 要求，不应与托儿所、学校、饰品店或食品加工厂等场所相毗邻，应远离水源及居民区，宜选择在通风条件好，易于有害物质扩散的开阔地段。

2. 新建、改建、扩建、技术改造、技术引进的箱包加工项目，应进行职业病危害预评价和控制效果评价，并组织专家对报告进行审核。

3. 厂区布置应符合 GB50187 要求，布局要合理，厂区和居住区分开，生产区与非生产区分开，出更衣室、盥洗室外，生厂区不应设计非生产用房。

4. 按有毒作业与无毒作业分开的原则，刷胶、缝纫、包装等生产单元应单独布置。

5. 当厂房为多层建筑时，刷胶车间应布置在建筑物的最高层，缝纫车间宜布置在建筑物的底层。

6. 原辅材料库房或成品库房应单独设置，不同类别的原辅材料应分开放置。

（二）建筑设计卫生要求

1. 刷胶车间或有刷胶工序的车间的墙壁、顶棚和地面应采用不吸收、不吸附毒物的材料，且地面光滑、平整、易于清扫。

2. 新建、改建、扩建厂房应符合 GB16910 的要求，最低层高不应低于 3.0m；每个工人所占建筑容积小于 20m 的厂房，应保证每人每小时不少于 $30m^3$ 的新鲜空气量；如所占容积为 20～$40m^3$ 时，应保证每人每小时不少于 $20m^3$ 的新鲜空气量；所占容积超过 $40m^3$ 时，可由门窗深入的空气来换气。

3. 采暖地区的生产车间冬季室温不低于 16℃，生产堵住采用是的室内温度应符合 GBZ1 的要求。

4. 刷胶、配胶、晾晒、裁剪等职业危害严重的岗位，应优先选用先进工艺和机械化、自动化程度高的设备，加强操作的密闭性，最大限度地减少有害物质与劳动者直接接触。

5. 在向大气排放某些化学品前，应使用净化设备对排放物加以净化，以达到有关排放标准要求。

6. 配胶、刷胶或涂胶宜单独设置，最好在通风设施内进行操作。

7. 配胶、刷胶、晾晒、裁剪、包装的工作场所有害物质浓度应符合 GBZ2.1 的要求。

8. 裁剪、缝纫、刷胶等工作场所的工作台面应该有足够的照度，应该充分利用自然光采光，不足时应辅助人工照明。照明标准应符合 GB50034 的设计要求。

（三）设备布置要求

1. 缝纫机等产生生产性噪声的设备应布置在建筑物底层，并采取减振措施，设备密度适中，车间噪声声级应符合 GBZ2.2 的要求。

2. 铝合金下料、冲孔/铆钉、打钉作业应单独布置，有条件的可设置单独隔离间。

3. 箱体成型设备应该单独布置，存在生产性热源，并采用自然通风时，设备布置在夏季主导风向的下风侧。

（四）职业病危害因素的监测与职业健康监护

1. 用人单位应按国家有关规定进行职业病危害因素监测和员工职业健康监护。

2. 建立由用人单位主要负责人全面负责的职业病危害防治责任制，并层层分解落实到车间、班组。

3. 设立职业卫生管理机构，配备具有职业病危害防治专门知识的专兼职管理人员。

4. 建立并严格执行高毒物质危害检测制度，每年至少聘请有资质的技术服务机构进行一次高毒物质危害检测，并根据用人单位实际加强日常检测监控，确保工作场所有毒物质浓度符合国家标准。

5. 存在高毒物质危害因素的岗位必须设置明显的警示标识，写明存在的职业病危害以及紧急情况下应采取的防护措施。

6. 对接触高毒物质危害因素的劳动者每年至少进行一次职业健康检查，并依法组织劳动者进行上岗前、在岗期间和离岗时职业健康检查。

7. 加强员工培训，提高接触高毒物质劳动者的自我防护意识。

8. 做好劳动用工、工伤保险、环境保护等工作。

（五）通风

1. 通风除尘排毒净化系统和空调系统的设计应符合 GB50019 和 GB/T16758 要求。在刷胶、配胶、晾晒等作业岗位没有雨有毒物质散发点分散，可在全面通风的基础上增加局部排风设施。

2. 刷胶、配胶、晾晒、整理等工作场所的有毒化学物质，可通过密闭罩或下吸罩、侧吸罩、上吸罩等局部排风罩排出。

3. 面料裁剪工序根据实际情况，可以采用自然进风、机械排风或设置局部排风罩，降低工作场所空气中皮革陈、棉绒尘及真菌、霉菌孢子浓度和面料逸散的有毒化学物质浓度。

4. 机械刷胶宜采用整体密闭罩或局部密闭罩，密闭罩风量应报至罩内负压状态。

5. 局部排风罩的罩口风速一般不小于0.5m/s，控制风速应能将毒物发生源产生的有毒化学物质吸入罩内，确保达到高效补集率。

6. 排风罩口应与有毒化学物质发生源尽量靠近，罩口形状、大小应该与毒物发生源的逸散区域相适应，能有效低控制毒物的逸散，罩口应迎着有毒化学物质气流方向设置，且有毒化学物质被吸入罩内的过程不应通过劳动者的呼吸带。

7. 当排风罩口不能设置在有毒物源附近或者罩口到有毒物源头距离较大时，可以设置吹风罩。

8. 密闭工作场所换气量除满足稀释有毒物质需要量外，新鲜空气的补充量应不低于30m^3/（h·人）。

9. 应避免采用循环式通风，当机械通风只能使用部分循环空气时，送入工作场所空气中有害物质含量不应该超过职业接触限值的30%。

10. 工作场所有数种溶剂蒸气或数种刺激性气体同时散发于空气中时，全面通风换气应按照各种气体分别稀释到规定限值所需要的空气量的总和计算。

11. 机械通风装置的进风口位置应设置在室外空气清洁的地方，相邻工作场所的进风和排气装置应该合理布置，避免短路影响通风效果。

12. 原料库房应该设置经常性排风和事故性通风设施，事故性通风换气次数不小于12次/小时，且排出口应该避免对居民和行人造成影响。

（六）个体防护

1. 用人单位应配备个体防护用品，个体防护用品的选用应符合GB/T18664及GBZ/T195要求，应建立个体防护用品的定期发放，维护和更换制度，应为劳动者提供合格，足量、有效的个体防护用品。

2. 直接接触有毒物品作业岗位的人员，应戴防毒口罩和化学防护手套、围裙或工作服，必要时应戴护眼镜，噪声作业岗位应佩戴耳塞或耳罩。

3. 个体防护用品应定期清洁，维护和更换，使用前后应仔细检查是否有损坏。

（七）应急救援措施

1. 建立、健全职业病危害事故应急救援机制，明确应急救援机构和组织。

2. 对可能发生急性职业中毒的工作场所，应设置报警装置，配备防意外或突发事件的急救箱，箱内应有：消毒绷带、包扎带；消毒棉签、杀菌液；洗眼杯，洗眼瓶；应急处理说明书；防护服、防毒面具等应急处理必需品。

3. 制订突发中毒事故的应急救援预案，并组织相关人员进行定期演练，并由专人负责。

4. 发生职业病危害事故时，应立即向有关行政主管部门报告。

5. 与附近医疗机构保持密切联系和建立合作关系，用人单位应保存有急救医院联系电话，以便在突发事件发生时能及时救助。

第三节　木制家具制造业职业病危害识别与控制

家具制造，是指用木材、金属、塑料、竹、藤等材料制作的，具有坐卧、凭倚、储藏、间隔等功能，可用于住宅、旅馆、办公室、学校、餐馆、医院、剧场、公园、船舰、飞机、机动车等任何场所的各种家具的制造。该行业作业人员可能接触的职业病危害因素主要包括噪声、高温、振动、各类粉尘、甲醛、苯系物及其他有机化学毒物等。目前，我国很多家具制造企业职业卫生管理制度和专职管理部门、人员都处于急需发展的阶段，职业安全健康教育培训流于形式，对作业过程中和环境中的职业有害因素认知匮乏，职业病防护设施设置情况不乐观。同时，由于职业危害防护的意识较淡薄，大多数用人单位对有毒有害作业岗位人员的个体防护装备的配备、选用、管理不规范。截至2016年，我国家具制造规模以上企业单位数达到了5777个，年平均用工人数在120万人以上。

本章节针对职业病危害接触人员较集中的木制家具制造业职业卫生管理与危害防治技术进行分析，为用人单位职业病防治日常工作提供参考。

一、生产工艺过程

（一）生产工艺流程

木制家具的主要生产工艺流程分为木材加工及表面处理两部分。其中木材加工是对木材原料处理，包括切、刨、钻、磨等。木材加工工艺流程见图13-3-1；表面处理是将已成型的家具零件通过打磨、上漆、烘干等涂装工序处理后，组装成为成品入库。表面处理工艺流程见图13-3-2。

1. 木材加工工艺流程

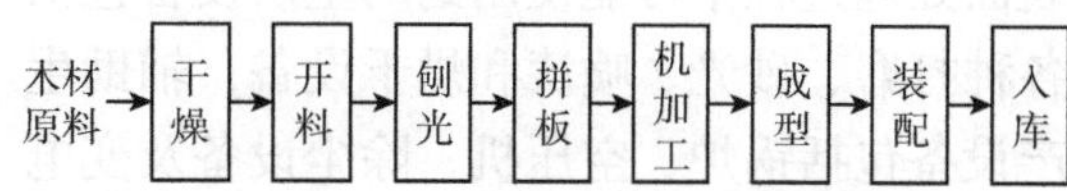

图13-3-1　木材加工工艺流程图

（1）原木材开料：即木材解体，主要是通过圆锯或带锯将原木切割加工成为实用规格的方木、厚板或其他板材。

（2）机加工：通过切割锯、精刨机、镂铣机、造型机、车床等机械以及手工工具（如凿子、锉刀、手锯等）将板材或胶合板加工成为家具的部件。

2. 表面处理工艺流程

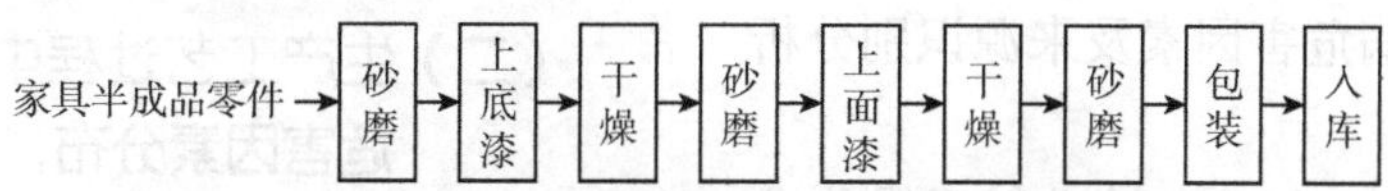

图13-3-2　木制家具表面处理工艺流程图

（1）砂磨：直接通过打磨机或砂纸将家具部件表面打磨平滑，或先将部件进行浸水膨胀、涂胶固化等处理后再通过打磨机或砂纸进行部件表面打磨处理。

（2）表面上漆：通过浸泡、刷、喷等方式在家具表面进行涂敷处理，涂敷剂包括填充剂、着色剂、油料、清漆、油漆及其他涂料。

（3）包装：通常使用胶粘剂（天然的或合成的）及其他组装连接方法（如钉子、镶嵌等）将打磨后的部件组装成家具。

（二）使用的原辅材料

1. 木材原料　主要包括实木材，人造木板、木材及饰面材料等。

2. 油漆　油漆按其成膜物质品种可分为天然树脂类油漆和合成树脂类油漆。天然树脂类油漆包括油脂漆和天然树脂漆。合成树脂类油漆包括酚醛树脂漆、醇酸树脂漆、硝基纤维素漆、氨基树脂漆、丙烯酸漆、聚氯酯漆及不饱和聚酯漆。

3. 胶粘剂　家具生产过程中使用的胶粘剂可分为水性类和溶剂类两种。目前广泛使用的白乳胶属于水性类胶粘剂，主要用于木材的粘接、饰面材料与基材间的粘接。脲醛树脂胶主要是木材料工业的粘合剂。聚醋酸乙烯粘胶剂适用于木材的粘接。酚醛树脂胶主要用于胶合板的制造。软体沙发、软件床垫生产过程海绵粘接通常使用聚醋酸乙烯酯、脲醛树脂、酚醛树脂类胶粘剂。

（三）主要生产设备

木材加工过程中可能使用到的主要生产设备有烘干机、切割锯、精刨机、镂铣机、造型机、木工车床（铣机、榫机、锣机、铣床）、拼扳机、倒角机、钻机、栈扳机等；表面处理过程中可能使用到的生产设备包括各种打磨、砂光、喷漆和烘干设备；辅助生产设备包括锅炉、空压机、除尘设备及变电设备等。

二、生产工艺过程中的职业病危害因素来源及分布

（一）生产工艺过程中职业病危害因素的来源

根据生产工艺分析，并结合车间现场职业卫生情况，按木材加工、表面处理及辅助生产设施共 3 个工艺单元对生产工艺过程中存在的主要职业病危害因素及来源识别分析如下：

1. 木材加工　在对木材进行干燥作业时，木材中的生物因素如霉菌、细菌等会在温度较高的情况下释放出来；在作业人员对木材进行切割、机加工、打磨以及装配等过程中，除会产生木粉尘外，由于机械设备的高速转动和木材或家具部件的传动，可产生噪声及振动；使用胶粘剂对某些木制小零件进行拼接时，胶粘剂中易释放出甲醛、苯及其他挥发性有机物等有害物质。

2. 表面处理　在家具的表面上漆和组装过程中，由于各种胶粘剂、着色剂、油料、油漆、溶剂、防水剂的使用而可能产生大量的可挥发性有机物（其主要成分包括苯、甲苯、二甲苯、丙酮、丁酮、异丙醇、乙苯、乙酸乙酯、乙酸丁酯、甲醛、苯酚及苯胺等）。

3. 辅助生产设施　清洁工在对各工位进行清洁工作时，可能接触噪声、高温、粉尘及各类化学品；锅炉房使用燃煤供能可产生噪声、高温、一氧化碳、二氧化碳及煤尘等危害，如使用天然气还可能产生甲烷危害；空压机房设备运转过程中会产生噪声；配电房巡检时可接触工频电场。

（二）生产工艺过程中的主要职业病危害因素分布

木制家具制造业工艺中可能存在的主要职业病危害因素及分布情况见表 13-3-1。

表 13-3-1　生产工艺过程中可能存在的主要职业病危害因素分布

工艺流程	工序	主要职业病危害因素
木材加工	干燥	噪声、高温、霉菌、细菌
	开料	木粉尘、噪声、手传振动
	刨光	
	机加工	
	成型	
	装配	
	拼板	甲醛、苯及其他挥发性有机物等
表面处理	砂磨	木粉尘、噪声、手传振动
	上漆	噪声、高温、苯、甲苯、二甲苯、丙酮、丁酮、异丙醇、乙苯、乙酸乙酯、乙酸丁酯、1, 2-二氯乙
	干燥	烷、甲醛、苯酚、苯胺、甲苯二异氰酸酯及其他挥发性有机物等
	包装	噪声

续表

工艺流程	工序	主要职业病危害因素
辅助生产设施	清洁	噪声、高温、霉菌、细菌、木粉尘、苯、甲苯、二甲苯、丙酮、丁酮、异丙醇、乙苯、乙酸乙酯、乙酸丁酯、1，2-二氯乙烷、甲醛、苯酚、苯胺、甲苯二异氰酸酯及其他挥发性有机物等
	锅炉	噪声、高温、一氧化碳、二氧化碳、煤尘、甲烷
	空压机	噪声
	配电	工频电场

（三）非正常工况下的职业病危害因素识别

木制家具制造业非正常工况下的急性职业（中毒）事故风险主要存在于：

1. 切割、打磨等产生木粉尘量较大的区域，工艺过程中可能同时接触到铁钉等金属屑，增加了木粉尘燃烧和爆炸的危险。

2. 高温作业区域，如防暑降温设施故障或防护措施缺失，在夏季易发生职业中暑。

3. 锅炉房，如使用天然气加热过程中可因管道、阀门的破损等原因引起意外泄漏。天然气的主要成分是甲烷，主要可引起火灾，引发次生职业中毒；也可能因通风不良等原因造成一氧化碳短时间大量聚集，导致作业人员短时间缺氧窒息或一氧化碳中毒。

三、生产环境中的不良因素

工作环境中如果防暑降温措施不完善或不合理会对作业人员的健康产生不良影响。

四、劳动过程中的职业有害因素

劳动过程中可能存在的职业性有害因素主要为多数作业人员的作业方式为巡检和站立作业，其中长期从事站立作业易引起下肢静脉曲张和肌肉骨骼疾病。

五、职业病危害防护措施

（一）工程防护设施的设置

1. 防尘防毒

（1）采用无毒或低毒的油漆和胶粘剂，引进自动化机械设备，减少人工操作，从源头上降低高毒物质危害。并根据工艺特点和有害物质的特性，对生产过程中产生的尘、毒危害，采取局部排风、全面通风或混合通风等措施，降低作业场所尘、毒浓度。

（2）除尘、净化和通风、空调系统的设计应符合GB50019及相应的防尘、防毒技术规范和规程的要求。

（3）局部机械排风系统各类型排风罩应符合GB/T16758要求，遵循形式适宜、位置正确、风量适中、强度足够、检修方便的设计原则，罩口风速或控制点风速应足以将发生源产生的尘、毒吸入罩内。

（4）机械通风装置的进风口位置，应设于室外空气较洁净的地方。进风口与排风口位置应保持一定的距离，防止排出的污染物被吸入室内。

（5）产生粉尘的设备应在粉尘逸出部位设置吸尘罩等控制措施，并根据自身工艺流程、设备配置、厂房条件和产生粉尘的浓度，采取就地除尘系统或集中除尘系统处理粉尘。设计除尘系统时，应合理确定系统风量、风速和其他技术参数，保证除尘系统能有效地发挥作用。

（6）含粉尘的排风管道应采用法兰连接的圆形管道敷设，应合理的组织各粉尘作业点的通风换气，限制室内的空气流速，避免二次扬尘。打磨作业位应设置具有通风除尘效果的打磨台，打磨台不应采取下送上排的通风除尘方式。打磨位置不固定时应采用移动式除尘装置。

（7）散发有毒有害物质的设备应在有毒有害物质逸出部位设置排风罩等控制措施，尾气应经收集及净化处理后排放。

（8）喷漆或喷涂作业，应在独立的密闭喷漆间进行，喷漆间应采用上送下排的通风方式且操作人员工作位置处的控制风速应符合相关职业卫生要求。喷漆间内的涂装操作位置应安装水帘（水幕）降毒、流水排毒装置及冲洗设施，该装置的进水水质应不低于市政中水水质标准要求。

（9）干燥箱（室）应设置排风系统，涂胶、晾漆等作业场所应设置通风装置。

2. 防生物危害 宜选用密闭式的微波、蒸汽、红外等木材原料干燥设备，避免作业人员直接接触，且干燥产生的废热和有毒有害物质应处理后排放。

3. 防暑降温

（1）干燥设备设置密闭隔热设施，减少烘干过程的热辐射。

（2）锅炉房、烘干区等作业区域设置全面通风设施，加强冷热空气交换。

（3）作业区附近设置休息室，配套分体空调等防暑降温设施用于夏季防暑降温。

（4）做好防暑降温保健工作，在入夏之前应做好职业性体检。

4. 防噪声与振动

（1）根据生产工艺特点和设备性质，采用新工艺、新技术、新设备以及生产过程机械化、自动化和密闭化等综合防治措施，实现远距离或隔离操作。

（2）在满足生产的条件下合理规划，将高噪声区和低噪声区分开布置，并充分利用地物、建（构）筑物等自然屏障阻滞噪声（或振动）的传播。

（3）尽量选用低噪声的空压机、鼓风机和机械设备。空压机房和鼓风机房应独立设置，并采取实体墙等隔声措施，对噪声较大的机械设备应设置局部隔声罩和减振基础，安装减振垫等降低噪声强度；并将噪声强度较大的各类设备布置在车间下层。

（二）个体防护用品

在制度管理、工程技术改进等方法仍不能完全消除有害因素的情况下，防护装备作为劳动者的最后一道防线，能够有效提高防护能力，保护劳动者的健康安全。木制家具制造业个体防护用品配备见表 13-3-2。

表 13-3-2 木制家具制造业个体防护用品配备

工艺流程	工序	主要职业病危害因素	配备的防护用品
木材加工	干燥	噪声、高温、霉菌、细菌	防护帽、防噪耳塞、防毒口罩、全棉长袖工作服、防护手套
	开料	木粉尘、噪声、手传振动	防护帽、防尘口罩、防噪耳塞、长袖工作服
	刨光		
	机加工		
	成型		
	装配		
	拼板	甲醛、苯及其他挥发性有机物等	防毒面具、防护服

续表

工艺流程	工序	主要职业病危害因素	配备的防护用品
表面处理	砂磨	木粉尘、噪声、手传振动	防护帽、防尘口罩、防噪耳塞、长袖工作服
	上漆 干燥	噪声、高温、苯、甲苯、二甲苯、丙酮、丁酮、异丙醇、乙苯、乙酸乙酯、乙酸丁酯、1，2-二氯乙烷、甲醛、苯酚、苯胺、甲苯二异氰酸酯及其他挥发性有机物等	防护帽、防噪耳塞、防毒面具、全棉长袖工作服、防护服、防酸碱手套
	包装	噪声	防噪耳塞
辅助生产设施	清洁	噪声、高温、霉菌、细菌、木粉尘、苯、甲苯、二甲苯、丙酮、丁酮、异丙醇、乙苯、乙酸乙酯、乙酸丁酯、1，2-二氯乙烷、甲醛、苯酚、苯胺、甲苯二异氰酸酯及其他挥发性有机物等	防护帽、防噪耳塞、防毒面具、全棉长袖工作服、防护服、防酸碱手套
	锅炉	噪声、高温、一氧化碳、二氧化碳、煤尘、甲烷	防护帽、防噪耳塞、防毒面具、全棉长袖工作服、防护手套
	空压机	噪声	防噪耳塞
	配电	工频电场	长袖工作服

（三）应急救援措施

1. 应急救援预案　根据《中华人民共和国职业病防治法》及《生产经营单位生产安全事故应急预案编制导则》（GB/T 29639）等有关规定，针对生产中可能发生的夏季职业中暑、粉尘燃烧爆炸等次生职业灾害，结合企业的具体情况制订应急救援预案，内容应包括：建立事故应急救援组织机构，明确各机构职责和通信联络方式，制订事故应急处理程序、紧急疏散撤离、危险区的隔离、抢险救援及控制措施、伤员救治方法、应急培训计划、演练计划等。并定期实施应急救援演练。

2. 应急救援设施　集中储存化学品的区域，应设置防泄漏设施、事故通风装置及与事故排风系统相连锁的泄漏报警装置；在储存和使用化学品的区域附近设置应急喷淋装置，服务半径在15m以内。

3. 应急救援能力　在生产车间或区域内按就近使用的原则配备急救药箱，放置在便于劳动者取用的地点，并由专人负责定期检查与更新；与距离最近的大型医院建立绿色通道协议，一旦出现紧急医疗情况，可直接进行救援。企业应将可能发生的职业病危害事故告知应急救援医院，使医院能根据可能发生的职业病危害事故作出相应的应急救援措施。

（四）职业卫生管理

1. 企业应根据有关要求建立健全职业卫生管理制度和操作规程，内容应当包括职业病危害告知制度、职业安全工作职责、职业卫生管理制度、职业卫生教育培训制度、职业病危害因素监测评价制度、职工健康检查与诊治制度、职业卫生检查与奖惩制度、职业病防护设施维护管理制度、个体防护用品发放管理制度、化学品安全管理制度、应急救援设施及物品管理制度等。

2. 配备专职或兼职职业卫生管理人员，对有毒有害作业人员进行三级培训，落实各岗位作业人员的个人防护；按要求组织劳动者的上岗前职业健康检查，及早发现职业禁忌证人员，避免其从事相应禁忌工种；定期对职业病危害因素进行检测，及时发现、处理存在的隐患。

3. 在建立应急救援预案的基础上，定期进行应急救援物品的检查维护与更新，经常进行应急演练，提高企业在应急事件时的救援和响应能力；在公司办公室存放应急救援物品处设置专用物品存放柜，并做好仪器设备的使用、检查登记，保证应急救援物品的正常使用。

4. 建立化学品采购索证（MSDS）管理制度和归档管理制度，并严格执行化学品的采购、保管、领用等制度和程序。在发现新采购的化学品原料的组分发生变化时，应及时采取相应的防护措施；外委机构运入化学品的过程中，应加强出入登记的管理，并与化学品运输单位明确管理职责。

5. 存在或者产生职业病危害的工作场所、作业岗位、设备、设施，按照《工作场所职业病危害警示标识》（GBZ158）的规定，在醒目位置设置图形、警示线、警示语句等警示标识、指令标识和中文警示说明。

第四节 纺织印染业职业病危害识别与控制

纺织印染业是指纺织工业中的棉、化纤纺织及印染精加工，毛纺织和染整精加工，麻纺织，丝绢纺织及精加工，纺织制成品制造，针织品、编织品及其制品制造。

长期以来，纺织工业一直是我国国民经济的支柱产业之一。进入21世纪，纺织工业在国民经济中的重要地位并没有改变，在满足人们衣着消费、吸纳劳动力就业、增加出口创汇、积累建设资金等方面发挥着重要的作用。纺织业属于劳动密集型企业，以纺织和印染业为主，主要是女性工人。纺织企业一般生产规模小，技术装备水平不高（属于20世纪80年代或70年代水平的棉纺设备仍有2/3，毛纺和印染行业仅有10%的设备达到国际先进水平），工艺水平落后。纺织工业职业病危害因素种类繁多，接触人员多，工人劳动强度大，工作环境差，易受到物理、化学、生物等多种危害因素侵袭，引起工人呼吸、循环、听觉、皮肤等全身多器官系统损害。

本章节对纺织印染业职业卫生管理与危害防治技术进行分析，为用人单位职业病防治日常工作提供参考。

一、生产工艺过程

（一）生产工艺流程

纺织印染业的主要生产工艺流程分为原料织造及织物印染两部分。其中原料织造是对纺织品原料包括纱、线、棉、人造化学纤维等进行物理编织，工艺流程见图13-4-1；织物印染是将已编织成型的织物通过印花、定型、漂白等染整精加工工序处理后，成为织物成品入库，工艺流程见图13-4-2。

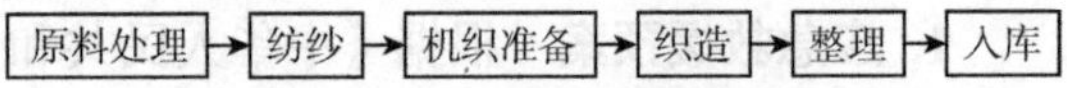

原料处理 → 纺纱 → 机织准备 → 织造 → 整理 → 入库

图13-4-1 纺织工艺流程图

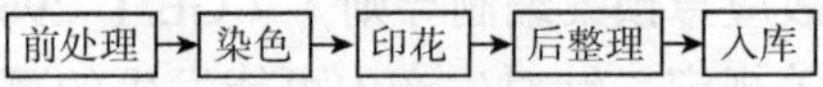

前处理 → 染色 → 印花 → 后整理 → 入库

图13-4-2 印染工艺流程图

1. 纺织主要工艺流程 纺织工艺主要在织造车间进行，包括原料处理、纺纱、织造、整理等工序。将卷装的经纬纱按工艺设计要求，在织机上交织成织物；织机上的白胚产品织完后，在检验区由人工对产品尺寸的大小、品质、稀路针、油针、反纱、横纹等进行物理检验后打包入库。

2. 印染主要工艺流程 印染工艺主要在染色车间内进行，包括前处理、配染、染色、印花、后整理等工序。

（1）前处理：是印染加工的准备工序，目的是在坯布受损很小的前提下，除去织物上的各类杂质，使坯布成为洁白、柔软并有良好湿润性能的染印半成品。主要的工序包括：烧毛、退浆、煮练、漂白、丝光、热定型等。

（2）染色：是借染料与纤维发生物理或

化学的结合，或用化学方法在纤维上生成颜料，使整个纺织品具有一定色泽的加工过程，分为浸染和轧染。染色前需进行小样打色及中样试样，由车间研发人员在实验室进行；染料及助剂的配制在染料间完成，通过自动或人工称量的方式完成；将织物与配制完成的染料及助剂放入染缸内，通过温控系统使其充分染色。

（3）印花：是通过印花机，使用染料在白色或浅色织物上施印花纹的过程，根据印花机网版的种类不同分为平网印花及圆网印花。平网印花是将待印的面料附着在冷台板上，依次将绷紧在框架上的、制有花纹的筛网上的色浆，用橡胶刮刀刮印到面料上去印成完整的花形；圆网印花则是利用刮刀使圆网内的色浆在压力的驱使下印制到织物上。印花前需按照订单要求进行制网。

（4）后整理：使用水洗、定型、烘干等物理方法，使印染完成的织物具有良好的外观和吸水性。

（二）使用的原辅材料

1. 纺织原料　纺织纤维是纱线、织物、保暖絮片等纤维制品的基本原料，按照来源可分为两大类：

（1）天然纤维：植物纤维（纤维素纤维）：棉、麻；动物纤维（蛋白质纤维）：毛、丝。

（2）化学纤维：化学纤维素纤维（人造纤维）：主要指人造丝、人造棉和人造毛；合成纤维：涤纶、丙纶、腈纶、锦纶、氨纶等。

2. 染料及助剂

（1）染料：是能够使纤维材料获得一定色泽的有色有机化合物。按照被染物的不同，分为直接染料、活性染料、还原染料、硫化染料、酸性染料、分散染料、阳离子染料。

（2）助剂：是用以改善纺织印染品质，提高纺织品附加值，在纺织印染中添加的化学物质。印染助剂产品种类繁多，有前处理助剂、染色助剂、印花助剂、后整理助剂等。

二、生产工艺过程中的职业病危害因素来源及分布

（一）生产工艺过程中职业病危害因素的来源

1. 纺织业　纺织业职业病危害因素主要集中在织机运行过程中产生的各类有机粉尘、生产性噪声及高温高湿。生产工艺过程中存在的主要职业病危害因素及来源识别分析如下：

（1）原料处理：棉纺的清花、梳棉、精梳等工序均可由于机械设备的运行产生棉尘、噪声；麻纺的脱胶分级扎把、梳麻等共工序均可由于机械设备的运行产生麻尘、噪声，还可因加入的前处理剂接触到氢氧化钠、硫化氢等化学危害；毛纺的选毛、开毛、洗毛、烘毛、炭化、梳毛等工序均可由于机械设备的运行产生皮毛粉尘、噪声，洗毛、炭化、铸针工序可能存在高温，洗毛工艺还可接触碳酸钠，炭化工艺接触硫酸；丝纺的选茧、混茧和剥茧等工序均可由于机械设备的运行产生桑蚕丝尘、噪声，煮茧工序存在高温高湿危害。

棉、麻、毛等原料的仓储运输岗位还可接触螨、蚤等，开毛、选毛工序接触炭疽杆菌、布鲁氏菌等生物因素；如使用钴 60 对羊毛进行消毒还可接触电离辐射危害。

（2）织造：机织准备过程中的浆纱、蒸纱、烘纱工序存在高温高湿危害，浆纱工序还可接触酚；棉纺的并条、粗纱、细纱、络筒、织造等工序均可由于机械设备的运行产生棉尘、噪声；麻纺的成条、并条、粗纱、细纱等共工序均可由于机械设备的运行产生麻尘、噪声；毛纺的粗纱、细纱、络筒等工序均可由于机械设备的运行产生皮毛粉尘、噪声；丝纺的缫丝工序存在高温高湿危害。

（3）辅助生产设施：废棉处理可接触棉尘；皮辊修理作业人员可接触橡胶粉尘、苯；修筘、修焊针作业可能接触铅及其化合物；配电房巡检时可接触工频电场。

2. 印染业 根据生产工艺分析，并结合车间现场职业卫生情况，按前处理、染色、印花、后整理及辅助生产设施共 5 个工艺单元对生产工艺过程中存在的主要职业病危害因素及来源识别分析如下。

（1）前处理：烧毛使用天然气或煤气进行，生产过程中会产生噪声、高温、一氧化碳、二氧化碳；退浆、煮练、漂白、丝光、热定型等工序使用多种前处理助剂，在生产过程中可接触高温高湿、氢氧化钠、碳酸钠、氯气、甲醛等。

（2）染色：染色时需在染缸中加入染料及氢氧化钠、元明粉和碳酸钠等助剂。染缸在运行过程中会产生噪声、高温，添加的助剂有可能逸散至空气中，作业人员可接触氢氧化钠、碳酸钠、有毒染化料、助剂等；配染料作业岗位主要接触有毒染化料、助剂。

（3）印花：用于印花工序的原料出打成浆的染料外，还需加入甲醛、锌粉、碳酸钾、防染盐、尿素等化学品，生产过程中有可能挥发至空气中，作业人员接触的主要职业病危害因素为噪声、高温高湿、甲醛、氨、二氧化硫等。制网时涂胶使用的网胶中可能挥发出苯、甲苯、二甲苯至空气中，作业人员使用硝酸、硫酸等化学品对网版进行清洗也会接触相应危害。

（4）后整理：水洗、蒸化等后整理工序主要产生高温高湿危害，如使用整理助剂也可接触相应危害。

（5）辅助生产设施：锅炉房作业人员接触噪声、高温、一氧化碳、二氧化碳、煤尘；机修作业人员接触噪声、高温、电焊弧光、电焊烟尘、氮氧化物、臭氧、锰及其化合物等；油漆作业人员接触苯、甲苯、二甲苯；配电房巡检时可接触工频电场。

（二）生产工艺过程中的主要职业病危害因素分布

生产工艺过程中可能存在的主要职业病危害因素分布见表 13-4-1。

表 13-4-1 生产工艺过程中可能存在的主要职业病危害因素分布

工艺流程		工序	主要职业病危害因素
纺织			
原料处理	仓储运输		螨、蚕等生物因素
	棉纺	清花、梳棉、精梳、并条、粗纱	棉尘、噪声
	麻纺	生麻脱胶	氢氧化钠、硫化氢、乙醇
		脱胶分级扎把、打麻、梳麻、精梳、成条、并条、粗纱	麻尘、噪声
		漂洗、煮漂	氯气
	毛纺	开毛、选毛、羊毛消毒	皮毛粉尘、炭疽杆菌、布氏杆菌、电离辐射（钴 60）
		洗毛、烘毛	皮毛粉尘、高温高湿
		炭化	皮毛粉尘、高温、硫酸
		梳毛、精梳、制条（球）、粗纱	皮毛粉尘、噪声
	丝纺	选茧、混茧、剥茧	桑蚕丝尘
		煮茧、缫丝	高温高湿
		浆丝	高温高湿
织造	后纺	细纱	噪声、棉尘、麻尘、皮毛粉尘、桑蚕丝尘
	机织准备	络筒、整经	噪声、棉尘、麻尘、皮毛粉尘、桑蚕丝尘
		浆纱、蒸纱、烘纱	高温高湿、酚
	织造	织造、精织	噪声、棉尘、麻尘、皮毛粉尘、桑蚕丝尘

续表

工艺流程	工序	主要职业病危害因素
辅助生产设施	皮辊修理	橡胶粉尘、苯、甲苯、二甲苯
	修梭、布机皮工、油漆工	苯、甲苯、二甲苯
	修筘、修焊针	铅及其化合物
	铸针	铅及其化合物、高温
	废棉处理	棉尘
	配电房	工频电场
印染		
前处理	烧毛	噪声、高温、一氧化碳、二氧化碳、溶剂汽油
	退浆、煮练、丝光	噪声、高温高湿、氢氧化钠、甲醛
	漂白	氯气、高温高湿、甲醛
	开幅、轧水、烘干	噪声、高温高湿
	丝印染精炼、脱胶	碳酸钠
染色	配料	有毒染化料、助剂
	染色	噪声、高温高湿、氨、甲醛、硫化氢、氢氧化钠、碳酸钠、有毒染化料、助剂
印花	称料、打浆	有毒染化料、助剂
	花筒雕刻、制网	硝酸、盐酸、铬酸盐、乙醇、苯、甲苯、二甲苯
	印花	噪声、甲醛、氨、二氧化硫、苯、甲苯、二甲苯
	烘干、蒸化、水洗、定型	噪声、高温高湿、氢氧化钠、硫化氢
后整理	拉毛	棉尘、噪声
	防水整理	铅及其化合物、乙醇、环氧树脂、高温高湿
	防缩整理	硫酸、锰及其化合物、高温高湿
	涂层整理	甲苯、二甲苯、四氯化碳、二甲基甲酰胺、溶剂汽油、乙酸乙酯、高温高湿
	液氨整理	氨、高温高湿
	树脂整理	甲醛、高温高湿
	漂洗、烘干	噪声、高温高湿
辅助生产设施	油漆	苯、甲苯、二甲苯
	锅炉	噪声、高温、一氧化碳、二氧化碳、煤尘
	机修	噪声、高温、电焊弧光、电焊烟尘、氮氧化物、臭氧、锰及其化合物
	配电	工频电场

（三）非正常工况下的职业病危害因素识别

纺织印染行业非正常工况下的急性职业中毒事故风险主要存在于：

1. 急性中毒　化学品仓库、储存区及染色、水洗车间运输、储存、添加和使用碳酸钠、氢氧化钠等各种危险化学品的过程中，因各种原因引起意外泄漏或溅出，作业人员短时间直接接触高浓度的氢氧化钠等化学品，可导致发生急性职业中毒及眼和皮肤的化学性灼伤。

2. 职业中暑 染色车间、印花车间、水洗车间、定型车间存在高温作业，如防暑降温设施故障或防护措施缺失，在夏季可发生职业中暑。

3. 次生职业灾害 烧毛工序使用罐装煤气过程中，可因管道、阀门的破损等原因引起意外泄漏。煤气的主要成分是一氧化碳，可能因通风不良等原因造成一氧化碳短时间大量聚集，导致作业人员短时间缺氧窒息或一氧化碳中毒。

三、生产环境中的不良因素

染色、水洗、印花及定型车间均为高温高湿的作业环境，工作环境中如果防暑降温措施不完善或不合理会对作业人员的健康产生不良影响。

四、劳动过程中的职业有害因素

劳动过程中可能存在的职业性有害因素主要为多数作业人员的作业方式为站立作业，作业人员长期从事站立作业，易引起下肢静脉曲张和肌肉骨骼疾病；穿筘、验布、择补岗位可存在不良照明，会对相关作业人员造成视觉紧张。

五、职业病危害防护措施

（一）工程防护设施的设置

1. 防尘防毒

（1）采用无毒或低毒的原材料及不产生或少产生有毒化学物质的工艺、设备，如应用新型环保染化料和助剂，禁用可分解芳香胺染料。设备选型采用机械化、自动化或隔离操作，实行密闭生产，减少作业人员接触粉尘及其他化学毒物的机会。

（2）不同产尘产毒区域分开设置，并配备局部排风设备和净化排放装置，如地真空吸尘装置等，但不得采用压缩空气吹扫车间地面、机械设备及建筑构件等表面积尘。

（3）染化料、助剂设置专用存放间并分类加盖密封存放，存放间内设置通风排毒装置，并与劳动者休息室严格分开。

（4）称料间内设置通风排毒装置，保持良好的通风换气。

（5）制网间单独设间，并设置通风排毒设施；烧毛机设置局部通风排毒设施。

2. 防生物危害 选毛车间应对原毛采取有效的消毒措施，如使用消毒剂应注意个人防护。

3. 防暑降温

（1）将热源布置在全年最小频率风向的上风侧或独立车间内，易于散热。

（2）高温高湿操作区设置空调、局部通风或全面通风设施，如漂练、染色、印花等车间设置全面通风设施；在作业人员相对固定的操作位设置局部送风设施，加强车间内通风换气，如浆纱车间、洗毛车间、炭化岗位、煮茧车间、缫丝车间等；车间内以蒸气、燃气和燃油为主的传、导热设备和管网应设置隔热层。

（3）夏季车间内设有应急药箱，配置藿香正气水等防暑药品。

（4）车间内设工间休息室，并配备防暑降温设施。

（5）入暑前对高温作业劳动者进行健康检查，发现就业禁忌证者及时调离岗位。

（6）夏季对高温作业人员提供含盐清凉饮料（含盐量 0.1%～0.2%），且饮料水温不宜高于 15℃。

4. 防噪声与振动

（1）选用低噪声设备，如采用新型纺纱设备、使用无梭织机（喷水织机、喷气织机、剑杆织机、片梭织机）替代有梭织机、空调系统使用低噪声风机等。

（2）在满足生产的条件下合理规划，生产厂房内生产设备按照工艺分层分区布置，同类设备集中布置，各区域之间设有一定间距，避免噪声叠加，减少对其附近岗位影响。

（3）对噪声较大的机械设备应设置局部隔声罩和减振基础，安装减振垫等降低噪声强度，并将噪声强度较大的各类设备布置在车间下层。

（4）实行密闭生产，可配合自动控制系统进行，减少作业人员接触噪声的时间。

5. 防电离辐射　使用^{60}Co辐射法对羊毛进行消毒时，辐射室和操作者必须遵循相关安全防护措施，放射源的使用、贮存、运输、装卸、监督和管理等按照GB18871的有关规定执行。

（二）个体防护用品

纺织印染业个体防护用品配备见表13-4-2。

表 13-4-2　纺织印染业个体防护用品配备

工艺流程		工序	主要职业病危害因素	配备的防护用品
纺织				
原料处理	仓储运输		螨、蚤等生物因素	防护帽、防护口罩、防护手套、长袖工作服
	棉纺	清花、梳棉、精梳、并条、粗纱	棉尘、噪声	防噪耳塞、防尘口罩、长袖工作服
	麻纺	生麻脱胶	氢氧化钠、硫化氢、乙醇	防护眼镜、防毒口罩、防酸碱手套和鞋、防酸碱工作服
		脱胶分级扎把、打麻、梳麻、精梳、成条、并条、粗纱	麻尘、噪声	防噪耳塞、防尘口罩、长袖工作服
		漂洗、煮漂	氯气	防护眼镜、防毒面具、防酸碱手套、防护服
	毛纺	开毛、选毛、羊毛消毒	皮毛粉尘、炭疽杆菌、布鲁氏菌、电离辐射（^{60}Co）	防护帽、防尘口罩、防护手套、铅围裙、铅服
		洗毛、烘毛	皮毛粉尘、高温高湿	防尘口罩、全棉工作服
		炭化	皮毛粉尘、高温、硫酸	防护眼镜、防毒口罩、防酸碱手套、防酸碱工作服
		梳毛、精梳、制条（球）、粗纱	皮毛粉尘、噪声	防噪耳塞、防尘口罩
	丝纺	选茧、混茧、剥茧	桑蚕丝尘	防尘口罩
		煮茧、缫丝	高温高湿	全棉工作服
		浆丝	高温高湿	全棉工作服
织造	后纺	细纱	噪声、棉尘、麻尘、皮毛粉尘、桑蚕丝尘	防噪耳塞、防尘口罩
	机织准备	络筒、整经	噪声、棉尘、麻尘、皮毛粉尘、桑蚕丝尘	防噪耳塞、防尘口罩
		浆纱、蒸纱、烘纱	噪声、高温高湿、酚	防噪耳塞、防护眼镜、防毒口罩、防护手套、防护服
	织造	织造、精织	噪声、棉尘、麻尘、皮毛粉尘、桑蚕丝尘	防噪耳塞、防尘口罩
辅助生产设施		皮辊修理	橡胶粉尘、苯、甲苯、二甲苯	防护眼镜、防毒口罩、防护手套、防护服
		修梭、布机皮工、油漆工	苯、甲苯、二甲苯	防护眼镜、防毒口罩、防护手套、防护服
		修筘、修焊针	铅及其化合物	防护眼镜、防毒口罩、防护服

续表

工艺流程	工序	主要职业病危害因素	配备的防护用品
辅助生产设施	铸针	铅及其化合物、高温	防护眼镜、防毒口罩、防护服
	废棉处理	棉尘	防尘帽、防尘口罩
	配电房	工频电场	长袖工作服
印染			
前处理	烧毛	噪声、高温、一氧化碳、二氧化碳、溶剂汽油	防噪耳塞、防毒口罩、全棉工作服
	退浆、煮练、丝光	噪声、高温高湿、氢氧化钠、甲醛	防噪耳塞、防护眼镜、防毒口罩、防酸碱手套和鞋、防酸碱工作服
	漂白	氯气、高温高湿、甲醛	防护眼镜、防毒口罩、防酸碱手套和鞋、全棉工作服
	开幅、轧水、烘干	噪声、高温高湿	防噪耳塞、全棉工作服
	丝印染精炼、脱胶	碳酸钠	防护眼镜、防毒口罩、防酸碱手套和鞋、长袖工作服
染色	配料	有毒染化料、助剂	防护眼镜、防毒口罩、防酸碱手套和鞋、防护服
	染色	噪声、高温高湿、氨、甲醛、硫化氢、氢氧化钠、碳酸钠、有毒染化料、助剂	防噪耳塞、防护眼镜、防毒口罩、防酸碱手套和鞋、防护服
印花	称料、打浆	有毒染化料、助剂	防护眼镜、防毒口罩、防酸碱手套和鞋、防护服
	花筒雕刻、制网	硝酸、盐酸、铬酸盐、乙醇、苯、甲苯、二甲苯	防护眼镜、防毒口罩、防酸碱手套和鞋、防酸碱工作服
	印花	噪声、甲醛、氨、二氧化硫、苯、甲苯、二甲苯	防噪耳塞、防护眼镜、防毒口罩、防酸碱手套和鞋、防酸碱工作服
	烘干、蒸化、水洗、定型	噪声、高温高湿、氢氧化钠、硫化氢	防噪耳塞、防毒口罩、防酸碱手套和鞋、防护服
后整理	拉毛	棉尘、噪声	防尘帽、防噪耳塞、防尘口罩
	防水整理	铅及其化合物、乙醇、环氧树脂、高温高湿	防护眼镜、防毒口罩、防酸碱手套和鞋、防护服
	防缩整理	硫酸、锰及其化合物、高温高湿	防护眼镜、防毒口罩、防酸碱手套和鞋、防护服
	涂层整理	甲苯、二甲苯、四氯化碳、二甲基甲酰胺、溶剂汽油、乙酸乙酯、高温高湿	防护眼镜、防毒口罩、防酸碱手套和鞋、防酸碱工作服
	液氨整理	氨、高温高湿	防护眼镜、防毒口罩、防酸碱手套和鞋、防护服
	树脂整理	甲醛、高温高湿	防护眼镜、防毒口罩、防酸碱手套和鞋、防护服
	漂洗、烘干	噪声、高温高湿	防噪耳塞、全棉工作服
辅助生产设施	油漆	苯、甲苯、二甲苯	防护眼镜、防毒口罩、防护手套、防护服
	锅炉	噪声、高温、一氧化碳、二氧化碳、煤尘	防噪耳塞、防毒口罩、全棉工作服
	机修	噪声、高温、电焊弧光、电焊烟尘、氮氧化物、臭氧、锰及其化合物	防噪耳塞、焊接用防护口罩、手持防护面罩及护目镜、全棉工作服
	配电	工频电场	长袖工作服
应急救援			
储存酸、碱化学品的区域		酸、碱泄漏时	防酸碱雨靴、防酸碱手套、防毒面具、防酸碱工作服

（三）应急救援措施

1. 应急救援预案　针对生产中使用和储存碳酸钠、液碱等化学品的暂存区可能发生的泄漏，以及染色、水洗、印花、定型车间高温作业过程中可能产生的职业性中暑，参照《中华人民共和国职业病防治法》及《生产经营单位生产安全事故应急预案编制导则》GB/T 29639 要求进行编制应急救援预案，内容应包括建立事故应急救援组织机构，明确各机构职责和通信联络方式，制订事故应急处理程序、紧急疏散撤离、危险区的隔离、抢险救援及控制措施、伤员救治方法、应急培训计划、演练计划等应急救援内容。并定期组织实施应急救援预案的演练。

2. 应急救援设施

（1）集中储存化学品的区域，应设置防泄漏设施、事故通风装置及与事故排风系统相连锁的泄漏报警装置。

（2）接触酸、碱等腐蚀性或可能因事故发生化学性灼伤、急性中毒的工作场所，应设置应急冲淋洗眼设施，服务范围在 15m 之内，并设置不断水的供水设备。

3. 应急救援能力

（1）在生产车间或区域内按就近使用的原则配备急救药箱，放置在便于劳动者取用的地点，并由专人负责定期检查与更新。

（2）与距离最近的大型医院建立绿色通道协议，一旦出现紧急医疗情况，可直接进行救援。企业应将可能发生的职业病危害事故告知应急救援医院，使医院能根据可能发生的职业病危害事故作出相应的应急救援措施。

（四）职业卫生管理

1. 企业应根据有关要求建立健全职业卫生管理制度和操作规程，内容应当包括职业病危害告知制度、职业安全工作职责、职业卫生管理制度、职业卫生教育培训制度、职业病危害因素监测评价制度、职工健康检查与诊治制度、职业卫生检查与奖惩制度、职业病防护设施维护管理制度、个体防护用品发放管理制度、化学品安全管理制度、应急救援设施及物品管理制度等。

2. 配备专职或兼职职业卫生管理人员，对有毒有害作业人员进行三级培训，落实各岗位作业人员的个人防护；按要求组织劳动者的上岗前职业健康检查，及早发现职业禁忌证人员，避免其从事相应禁忌工种；定期对职业病危害因素进行检测，及时发现、处理存在的隐患。

3. 在建立应急救援预案的基础上，定期进行应急救援物品的检查维护与更新，经常进行应急演练，提高企业在应急事件时的救援和响应能力；在公司办公室存放应急救援物品处设置专用物品存放柜，并做好仪器设备的使用、检查登记，保证应急救援物品的正常使用。

4. 建立化学品采购索证（MSDS）管理制度和归档管理制度，并严格执行化学品的采购、保管、领用等制度和程序。在发现新采购的化学品原料的组分发生变化时，应及时采取相应的防护措施；外委机构运入化学品的过程中，应加强出入登记的管理，并与化学品运输单位明确管理职责。

5. 存在或者产生职业病危害的工作场所、作业岗位、设备、设施，按照《工作场所职业病危害警示标识》（GBZ158）的规定，在醒目位置设置图形、警示线、警示语句等警示标识、指令标识和中文警示说明。

第五节　造纸业职业病危害识别与控制

纸是当今人类生产、生活过程中不可或缺的重要物品，在交流思想、传播文化、发展科学技术和生产方面是一种强有力的工具和材料，其种类包括新闻纸、印刷书写纸、涂布纸、生活用纸、包装用纸、白纸板、箱纸板、瓦楞原纸、特种纸等，用量较大的是新闻纸、印刷书写纸和箱纸板。造纸工业是持续快速发展的传统产业，也是与社会进步和发展密切相关的现代重要基础材料工业。

随着经济的不断发展，全球造纸产业向环保标准较低的发展中国家转移成为一个新的特点。由于造纸后废水、废渣等对环境造成的污染情况，在行业内大力推行清洁生产的同时，废纸回收作为造纸工业实行循环经济的重要措施之一，在制浆造纸行业内起到举足轻重的作用。造纸工业在全球经济中扮演着重要角色，它是典型性的加工制造业，在世界范围内环境恶化和资源、能源短缺日益严重的情况下，造纸工业的可持续发展已是必然要求。

作为全球第一造纸大国，我国造纸业三大普遍特点是“消耗高、污染大、效率低”。后由于消费结构的调整，那些以木浆为原料的高档产品严重短缺，每年不得不靠从国外大量进口废纸进行重复利用来解决。同时，进口废纸的质量较国产废纸好，重复回收利用率也较高。因此，废纸是我国造纸行业的主要原料，废纸的全方位高效利用，不仅节省企业成本、提高产品质量、增加企业效益。我国成为世界废纸最大的进口国和消费大国，面临着对进口废纸资源依赖程度高等问题。然而，随之产生的一系列环境污染及人群健康等问题，也应当引起社会的关注。

本章节结合造纸行业的主要工艺，对职业卫生管理与危害防治技术进行分析，为用人单位职业病防治日常工作提供参考。

一、生产工艺过程

（一）生产工艺流程

造纸业主要生产工艺包括备料、制浆（面、衬、芯、底）、抄造、黑液回收等。辅助设施生产工艺主要涉及污水处理。

1. 备料 备料是指原料在蒸煮或磨浆前按蒸煮（或磨浆）的要求进行初步的处理和加工。以废纸制浆为例，厂外的废纸原料由集装箱货车成箱运入纸场堆放，场内用抱车将废纸原料运送至散包机拆包台进行人工拆包，将捆住整包废纸的铁丝钳开，然后由散包工打开控制器，通过链板输送机将纸料送入圆筒散包机进行散包；经散包机散包后出来的废纸输送到人工分拣平台，分拣作业人员手工对废纸按不同种类进行分拣，分拣出来的纸料用抱车送至制浆车间。废纸备料工艺流程见图 13-5-1。

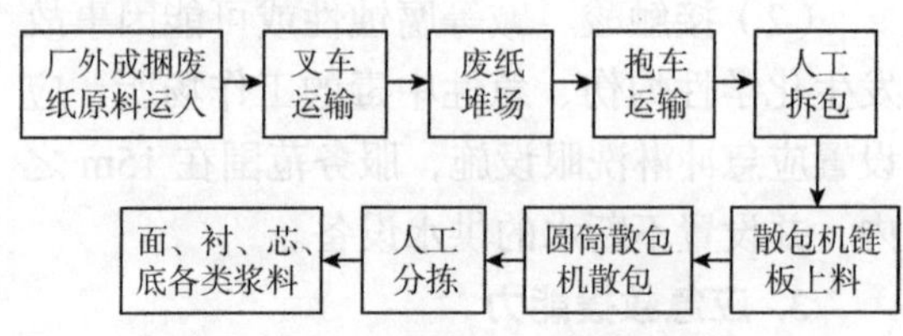

图 13-5-1 废纸备料工艺流程图

2. 制浆 制浆是在原料中加入一些化学品进行蒸煮，或者将原料直接用机械打碎、研磨；然后洗涤，去除不必要成分，保留纤维制成浆料。需要漂白的，再加入药剂进行漂白。制浆工艺流程见图 13-5-2。

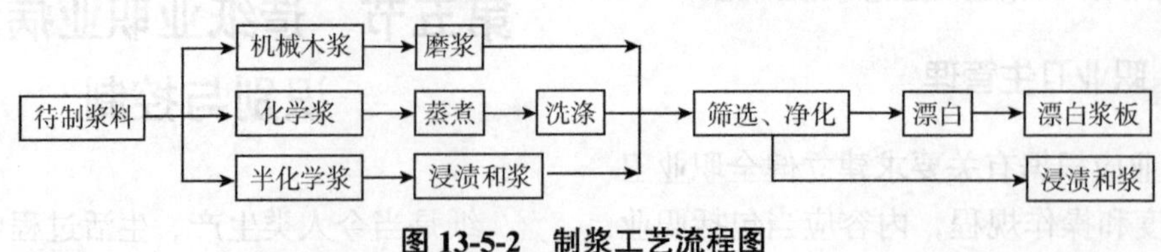

图 13-5-2 制浆工艺流程图

3. 抄造 从制浆车间送来的浆料分别进入各自的配浆池中，按上网浓度要求配好浆料，经机外白水槽冲浆后，泵入网前压力筛，筛选后去纸机流浆箱上网。浆料上网后，经叠网成型部脱水成型，再经真空压榨和大辊径压榨机组成的压榨部进一步脱水，烘干，经二辊热压光机后，送涂布、施胶，再送至光泽缸压光，成品纸经卷纸机卷取后下卷和成品检验。合格品送至分切车间，用复卷机和分切机分切成客户要求的纸卷和方纸，最后再进行检验包装，由叉车送至成品库贮存入库。抄造工艺流程见图 13-5-3。

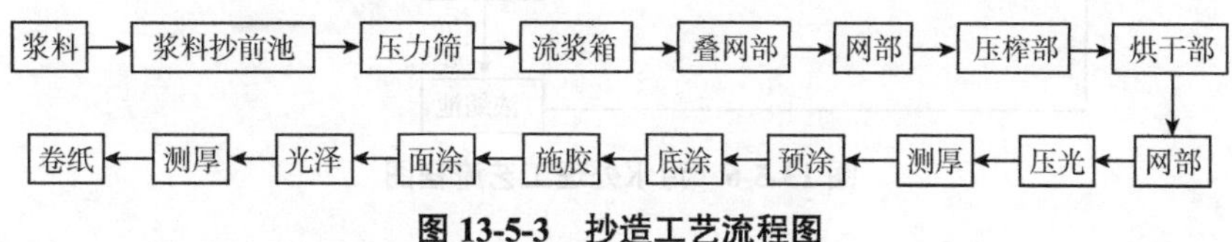

图 13-5-3　抄造工艺流程图

纸张测厚是利用装在源容器中的放射源放射出的β射线，穿过纸页，由上方探头的检测装置检测，β射线将上方探头的电离室中的惰性气体离子化，产生一个很微弱的电流，电位计将这个电流检测放大输出，定量传感器就是充分利用了β射线随纸张克重的增加而衰减这一特性来测量。测厚仪工作原理见图 13-5-4。

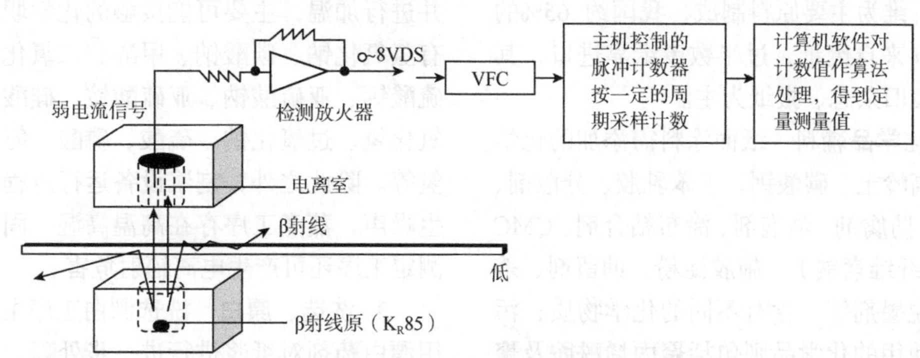

图 13-5-4　测厚仪工作原理图

4. 黑液回收　黑液回收以燃烧法为主。从浆料中提取的稀黑液经蒸发，达到燃烧要求的浓度，然后送碱回收炉烧掉有机物后剩下碳酸钠和硫化钠（草浆黑液含硅酸钠），呈熔融状态，经溶解澄清后成为绿液。再把石灰加入绿液中，使碳酸钠等苛化为氢氧化钠和碳酸钙（白泥）沉淀分离白泥并煅烧回收碳酸钙，得到氢氧化钠和硫化钠的混合溶液，称为白液，供制浆蒸煮用。黑液回收工艺流程见图 13-5-5。

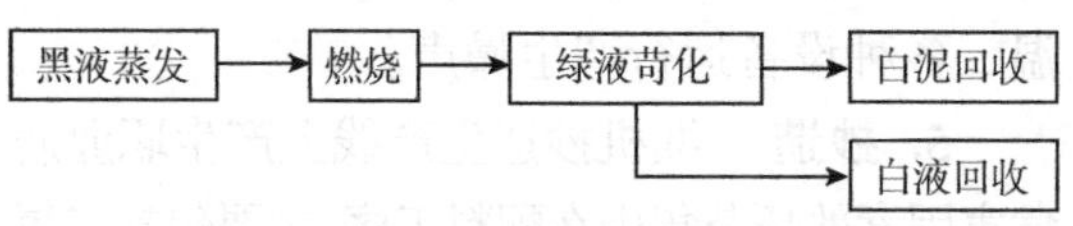

图 13-5-5　黑液回收工艺流程图

5. 污水处理　各车间来白水过六角筛后产生的纸浆送制浆车间回用，然后进入反应池，由污水处理工人添加絮凝剂、净水剂等化学处理药剂进行调节处理，沉淀池中混合液比重较大的悬浮物可沉降至池底部污泥斗中，通过板框污泥压滤机产生的污泥部分回用制浆车间，部分作为固废外运进行焚烧处理；压滤产生的废水通过纳污管网排入污水处理厂，集中处理达标后排放。污水处理工艺流程见图 13-5-6。

（二）使用的原辅材料

1. 造纸原料　造纸原料有植物纤维和非植物纤维（无机纤维、化学纤维、金属纤维）等两大类。目前国际上的造纸原料主要是植

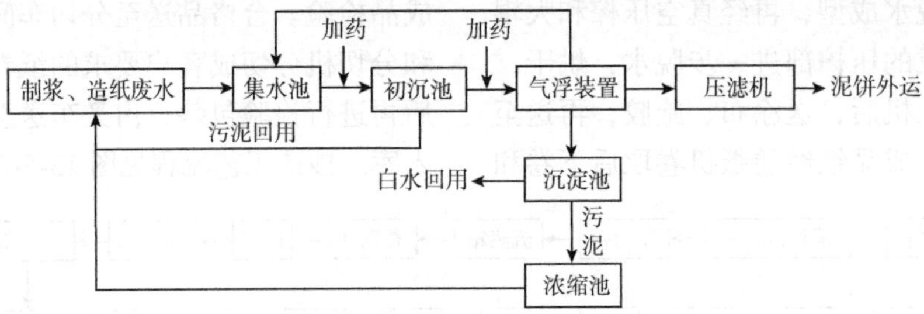

图 13-5-6 污水处理工艺流程图

物纤维，一些经济发达国家所采用的针叶树或阔叶树木材占总用量的 95%以上。植物纤维包括木材、竹、草类等，矿物纤维包括石棉、玻璃丝等，其他纤维包括尼龙，金属丝等。目前用于书写、印刷、包装的纸仍主要以植物纤维为主要原料制成，我国约 65%的纸张原料来自废纸，过半数废纸靠进口，其成分以废旧杂志、报纸为主。

2. 化学品辅料 纸面涂料需添加的化学品包括高岭土、碳酸钙、丁苯乳胶、分散剂、增白剂、防腐剂、消泡剂、涂布粘合剂、CMC（羧甲基纤维素钠）、施胶淀粉、助留剂、杀菌剂、脱墨剂等，含有不同的化学物质；污水处理使用的化学品则包括聚丙烯酰胺及聚合氯化铝等。

3. 放射源 纸张测厚仪所使用的定量传感器内一般含 ^{85}Kr 放射源，为Ⅴ类放射源。^{85}Kr 的半衰期为 10.7 年，衰变时主要发射能量为 0.67MeV 的 β 和 0.52MeV 的 γ 辐射，常温下为气态，无色、无臭、无毒，在使用过程中不产生放射性废水、废气。放射源置于密封铅罐内，在抄造车间纸机生产线的扫描架上使用。

二、生产工艺过程中的职业病危害因素来源及分布

（一）生产工艺过程中职业病危害因素的来源

1. 造纸备料 备料工序产生的职业病危害因素主要是散包及碎料过程中逸出的粉尘及生物因素，包括木粉尘、草类纤维粉尘、韧皮纤维粉尘、棉尘、麻尘、废纸粉尘、霉菌孢子、嗜热放线菌等。使用散包机等设备时还可产生噪声危害。

2. 制浆 制浆过程需要添加大量化学品并进行加温，主要可能接触的化学职业危害有氢氧化钠、碳酸钠、甲醇、二氧化硫、亚硫酸钙、亚硫酸钠、亚硫酸铵、硅酸钠、过氧化氢、过氧化钠、硫酸、磷酸、氨、硫化氢等。除此之外，制浆设备运行过程中可产生噪声，蒸煮工序存在高温高湿，固态料位测定工序还可产生电离辐射危害。

3. 洗选、漂白 洗选漂白工序主要是使用漂白药剂对纸浆进行进一步处理，主要可能接触的化学职业危害有氯、氢氧化钠、硫酸、次氯酸盐、氯酸钠、二氧化氯、甲醇、二氧化硫、盐酸、臭氧、过氧化氢、硝酸、硫酸、乙酸、草酸、甲酸、甲醇、二甲基甲酰胺等。设备运行过程中还可产生噪声。

4. 碱回收 该工序主要是使用燃烧法对黑液进行处理，主要可能接触的化学职业危害有氢氧化钠、硫化钠、碳酸钠、亚硫酸钠、硅酸钠、甲醇、丙酮、酚、甲硫醇、硫化氢、二氧化硫、三氧化硫、一氧化碳、石灰石粉尘、氧化钙、氢氧化钙、氧化镁烟、亚硫酸氢镁等。此外，干燥、煅烧等工序可产生高温，各种设备运行产生噪声。

5. 抄造 纸机抄造生产线上产生职业病危害因素的环节集中在配料工序，主要包括二氧化钛粉尘、滑石粉尘、石灰石粉尘、矽尘、石膏粉尘、矾土粉尘、白垩粉尘、硫酸、氢氧化钠、

氢氧化钾、氢氧化钙、次氯酸钙、碳酸钠、二氧化氯、氨、过氧化氢、松香、脲醛树脂、酚醛树脂、噪声、高温等；测厚仪内的放射性定量传感器在工作过程中可产生电离辐射危害。

6. 加工纸　加工纸是在原纸基础上经加工制成的纸的总称，如机械压光的餐巾纸、包装衬纸、新闻纸、热敏感纸、光敏感纸、压敏感纸、羊皮化纸、钢纸等，不同加工纸的类型主要取决于后段处理及表面涂料调配的比例、种类。主要可能接触的职业病危害因素有滑石粉尘、重晶石粉尘、矽尘、石灰石粉尘、云母粉尘、二氧化钛粉尘、甲醛、三聚氰胺甲醛树脂、氨、氢氧化钠、石油沥青烟、石蜡烟、噪声、高温。

7. 辅助工序　锅炉作业接触煤尘、矽尘、一氧化碳、二氧化碳、噪声、高温；污水处理作业接触噪声、硫化氢；油漆作业接触苯、甲苯、二甲苯；机修作业接触电焊烟尘、电焊弧光、氮氧化物、锰及其无机化合物、一氧化碳、噪声、高温。

（二）生产工艺过程中的主要职业病危害因素分布

生产工艺过程中可能存在的主要职业病危害因素分布见表13-5-1。

表13-5-1　造纸业生产工艺过程中可能存在的主要职业病危害因素及分布

工艺流程			工序	主要职业病危害因素
备料				
木材原料			锯断、剥皮、除节、劈开、削片、筛选、再碎、碎屑收集	木粉尘、硝酸钠、噪声、霉菌孢子、嗜热放线菌等生物因素
非木材原料			打包、打捆、堆垛、拆垛、切料、筛选、甘蔗除髓、散包、分拣	草类纤维粉尘、韧皮纤维粉尘、棉尘、麻尘、废纸粉尘、噪声、霉菌孢子、嗜热放线菌等生物因素
制浆				
化学制浆	减法制浆	烧碱法	装料、蒸煮、加药、喷放、固态料位测定	氢氧化钠、碳酸钠、甲醇、噪声、高温高湿、电离辐射
		硫酸盐法	装料、蒸煮、加药、喷放、固态料位测定	氢氧化钠、硫化钠
	亚硫酸盐法		装料、蒸煮、加药、喷放、固态料位测定	二氧化硫、亚硫酸钙、亚硫酸钠、亚硫酸铵、噪声、高温高湿
	硫酸盐蒸煮液		配药	氢氧化钠、硫化钠、碳酸钠
	亚酸盐蒸煮液		配药	二氧化硫
高得率制浆	亚硫酸盐法		装料、蒸煮、盘磨、加药、喷放、固态料位测定	二氧化硫、亚硫酸钙、亚硫酸钠、亚硫酸铵、噪声、高温高湿、电离辐射
	硫酸盐法		装料、蒸煮、磨浆、加药、喷放、固态料位测定	氢氧化钠、硫化钠、碳酸钠、亚硫酸钠、多硫化钠、硫化氢、甲醇、甲硫醇、二甲硫醚、二甲二硫醚、噪声、高温高湿
	半化学浆		蒸煮、预热、盘磨	亚硫酸钠、碳酸钠、二氧化硫、亚硫酸铵、氨、氢氧化钠、硫化钠、硫化氢、噪声、高温高湿
	化学机械浆	冷减法	浸渍、盘磨	氢氧化钠、噪声
		磺化法	蒸煮、预热、盘磨、浸渍、磺化	亚硫酸钠、氢氧化钠、二氧化硫、噪声、高温高湿
		碱性过氧化氢法	洗涤、预蒸、撕裂、浸渍、反应、磨浆、筛选	氢氧化钠、过氧化氢、噪声、高温高湿
		化学热磨法	洗涤、预蒸、撕裂、浸渍、热磨、筛选	亚硫酸钠、氢氧化钠、噪声、高温高湿

续表

工艺流程		工序	主要职业病危害因素
高得率制浆	盘磨机械浆	磨浆	噪声
	预热机械浆	洗涤、预热、磨浆、成浆精磨	噪声、高温
	磨石磨木浆	磨解	噪声、高温
废纸制浆	废纸离解	碎浆	硫化氢、噪声、高温
	净化浓缩	粗筛、预筛、精筛、净化、浓缩	噪声
	热熔物处理	热分散、搓揉	噪声、高温
	脱墨	脱墨	氢氧化钠、碳酸钠、硅酸钠、过氧化氢、过氧化钠、硫酸、磷酸、氨、硫化氢、噪声、高温
	油墨清洗与分离	碎浆	噪声
	纸浆漂白	漂白	臭氧、过氧化氢、氢氧化钠、硅酸钠、连二亚硫酸钠、噪声、高温
洗选			
洗涤、筛选、净化			氢氧化钠、噪声、高温
浓缩、贮浆			硫化氢、噪声
漂白			
纸浆漂白	化学品制备	电解、运输、装卸、制备	氯、氢氧化钠、硫酸、次氯酸盐、氯酸钠、二氧化氯、甲醇、二氧化硫、盐酸、噪声
	氧化性漂白	常规含氯漂白	氯、盐酸、次氯酸钠、氢氧化钠、二氧化氯、过氧化氢、二氧化硫、噪声
		少氯漂白	二氧化氯、氯、氢氧化钠、次氯酸盐、二氧化硫、噪声
		无元素氯漂白	二氧化氯、氢氧化钠、过氧化氢、二氧化硫、噪声、高温
		全无氯漂白	臭氧、过氧化氢、硝酸、硫酸、盐酸、乙酸、草酸、甲酸、甲醇、二甲基甲酰胺、二氧化硫、噪声
	还原性漂白		连二亚硫酸钠、硼氢化钠、二氧化硫、噪声
高得率制浆漂白	过氧化氢漂白		过氧化氢、氢氧化钠、硅酸钠、噪声
	连二亚硫酸盐漂白		连二亚硫酸钠、二氧化硫、噪声
	过乙酸漂白		过乙酸、二氧化硫、噪声
碱回收			
黑液回收	黑液蒸发	蒸发	氢氧化钠、碳酸钠、亚硫酸钠、硫化钠、硅酸钠、甲酸、乙酸、硫化氢、甲醇、甲硫醇、噪声、高温
	黑液燃烧	燃烧	碱灰粉尘、氢氧化钠、硫化钠、碳酸钠、亚硫酸钠、硅酸钠、甲醇、丙酮、酚、甲硫醇、硫化氢、二氧化硫、三氧化硫、一氧化碳
	绿液苛化	石灰破碎、消化、苛化	石灰石粉尘、氧化钙、氢氧化钙、碳酸钠、氢氧化钠、噪声
	白泥煅烧	脱水、干燥、预热、煅烧	石灰石粉尘、二氧化碳、噪声、高温
红液回收		蒸发、燃烧	氧化镁烟、二氧化硫、亚硫酸氢镁、噪声、高温
中断污水厌氧处理		污水处理	硫化氢、甲烷、二氧化碳
抄造			

续表

工艺流程		工序	主要职业病危害因素
配料		打浆、磨浆、添料	二氧化钛粉尘、滑石粉尘、石灰石粉尘、矽尘、石膏粉尘、矾土粉尘、白垩粉尘、硫酸、氢氧化钠、氢氧化钾、氢氧化钙、次氯酸钙、碳酸钠、二氧化氯、氨、过氧化氢、松香、脲醛树脂、酚醛树脂、噪声、高温
抄纸、复卷分切		上网成型、压榨、烘干	噪声、高温
		压光、复卷、切纸、卷纸	噪声、高温、电离辐射
		白水回收、损纸碎解	氢氧化钠、硫化钠、硫化氢、碳酸钠、噪声
加工纸			
涂布加工纸	颜料涂布	涂料制备、涂布、干燥、压光	滑石粉尘、重晶石粉尘、矽尘、石灰石粉尘、二氧化钛粉尘、苯乙烯、1，3-丁二烯、甲醛、三聚氰胺甲醛树脂、氨、氢氧化钠、噪声、高温
	特殊涂布	涂布、干燥、压光、卷取	甲醛、氢氧化钠、乙二醛、噪声、高温
复合加工纸		涂布、黏合、热熔、挤压	噪声、高温
变性加工纸		羊皮化、碱处理、塑化、干燥、胶化、老化	硫酸、碳酸钠、乙酸、高氯酸、噪声、高温
浸渍加工纸		浸渍	滑石粉尘、云母粉尘、石油沥青烟、石蜡烟、噪声、高温
机械加工纸		印纹、压花、磨光、起皱	噪声、高温
辅助工序			
锅炉		上煤、磨煤、司炉、锅炉出灰、锅炉检修	煤尘、矽尘、一氧化碳、二氧化碳、噪声、高温
污水处理站		污水处理	噪声、硫化氢
维修		油漆	苯、甲苯、二甲苯
		机修	电焊烟尘、电焊弧光、氮氧化物、锰及其无机化合物、一氧化碳、噪声、高温

（三）非正常工况下的职业病危害因素识别

1. 急性硫化氢中毒　纸浆在浆池内流动、储存的过程中部分浆料会沉淀、黏附在浆池壁上结下浆块，浆块长期黏附在浆池壁，内部微生物繁殖可产生硫化氢。作业人员进入密闭空间作业（浆池、白水储槽、污水池）等的检修作业过程中，管理不善或违章操作，可发生硫化氢中毒和缺氧窒息事故。

2. 化学性皮肤及眼灼伤　作业人员在装卸、储存、厂内运送化学品，添加和使用各种氢氧化钠等化学品过程中，可因各种原因引起意外泄漏或溅出，短时间接触高浓度的氢氧化钠等化学品，可导致发生急性职业中毒及眼和皮肤的化学性灼伤。

3. 职业中暑　抄造车间造纸生产线存在高温作业，如防暑降温设施故障或防护措施缺失，在夏季可发生职业中暑。

三、生产环境中的不良因素

抄造车间为高温高湿的作业环境，工作环境中如果防暑降温措施不完善或不合理会对作业人员的健康产生不良影响。

四、劳动过程中的职业有害因素

劳动过程中可能存在的职业性有害因素主要为多数作业人员的作业方式为站立作

业，作业人员长期从事站立作业，易引起下肢静脉曲张和肌肉骨骼疾病。

五、职业病危害工程防护措施

（一）防尘措施

1. 采用无毒或低毒的原材料及不产生或少产生有毒化学物质的工艺、设备。设备选型采用机械化、自动化或隔离操作。

2. 在制浆生产中原料投料和涂料配制的过程采取密闭和除尘措施，如备料人工分拣前散包机密闭化作业，设备自带除尘系统，并采用湿式出渣，减少扬尘。

3. 放散粉尘较严重的区域，如投木粉工序，应根据生产特点和粉尘特性设置增添或完善相应的抽风除尘装置，局部机械抽风系统抽风罩应遵循形式适宜、位置正确、风量适中、强度足够、检修方便的设计原则，罩口风速或控制点风速应足以将发生源产生的尘毒吸入罩内，确保达到捕集效率。

（二）防毒及生物危害措施

1. 采用无毒或低毒的蒸煮药液、漂白药液、添加剂及不产生或少产生有毒化学物质的工艺、设备。设备选型采用机械化、自动化或隔离操作，如制浆和造纸生产过程可采用自动化程度较高的DCS和QCS控制技术，配合现场PLC控制，减少作业人员接触化学毒物的机会。

2. 在造纸机上可采用涂布热风回收系统并设置密闭汽罩，有利于热能回收及有害气体的通风排毒。

3. 各类药液泵、黑夜泵采用机械密封装置。

4. 真空洗浆机设置机械通风设施；输送甲醇、硫酸、二氧化氯、二氧化硫、氢氧化钠、硫化钠、过氧化氢、甲醛等有毒物质的管道系统、设备、阀门、安全设施、泵及其他固定设备均设置显眼的识别标志。

5. 废纸制浆法对进口废纸采取有效的消毒措施，降低作业人员感染病原微生物的概率。

（三）防暑降温措施

1. 将热源布置在全年最小频率风向的上风侧或独立车间内，易于散热。

2. 高温高湿操作区设置空调、局部通风或全面通风设施，如蒸煮、预热、脱墨、黑液燃烧、白泥焙烧、抄纸、干燥、复合加工纸热熔等车间、工段设置全面通风设施。

3. 在作业人员相对固定的操作位设置局部送风设施，加强车间内通风换气。

4. 在造纸机上可采用涂布热风回收系统并设置密闭汽罩，有利于造纸烘干的热辐射的隔热。

5. 在制浆蒸煮、黑液（红液）回收、白泥焙烧、抄纸烘干部、动力车间锅炉、汽机等产生高温的工序设置现场控制室，并安装空气调节装置。

6. 夏季车间内设有应急药箱，配置藿香正气水等防暑药品。

7. 车间内设工间休息室，并配备防暑降温设施。

8. 入暑前对高温作业劳动者进行健康检查，发现就业禁忌证者及时调离岗位。

9. 夏季对高温作业人员提供含盐清凉饮料（含盐量0.1%～0.2%），且饮料水温不宜高于15℃。

（四）减振降噪措施

1. 选用低噪声设备，如采用较先进的QCS和DCS控制下的造纸机设备、低噪声真空泵等。

2. 将车间内控制室单独隔间和隔声处理，减少生产性噪声对控制室内监控人员的影响。

3. 在满足生产的条件下合理规划，生产厂房内生产设备按照工艺分层分区布置，同类设备集中布置，各区域之间设有一定间距，避免噪声叠加，减少对其附近岗位影响。

4. 对噪声较大的机械设备应设置局部隔声罩和减振基础，安装减振垫等降低噪声强度，并将噪声强度较大的各类设备布置在车间下层。

5. 实行密闭生产，可配合自动控制系统进行，减少作业人员接触噪声的时间。

（五）防电离辐射

1. 放射源置于密封铅容器内，铅容器用于屏蔽源体。

2. 使用测厚仪等的车间内设置全面通风设施。

3. 工作场所进行分区管理，设置红色警示线并将警戒线内设为控制区，禁止非放射工作人员进入，警戒线周围作为监督区限制无关人员进入。

4. 设置单独的贮源室并配备放射源存放的保险箱。贮源场所附近设置醒目的电离辐射警示标志，指定专人负责保管，并采取双人双锁。贮源室配红外线探头，安装与 110 联网的报警器。

5. 贮源库建筑结构要能达到“防火、防水、防盗、防丢失、防破坏、防射线泄漏”等安全要求。

六、个体防护用品

造纸业个体防护用品配备见表 13-5-2。

表 13-5-2　造纸业个体防护用品配备

工艺流程			工序	主要职业病危害因素	配备的防护用品
备料					
木材原料			锯断、剥皮、除节、劈开、削片、筛选、再碎、碎屑收集	木粉尘、硝酸钠、噪声、霉菌孢子、嗜热放线菌等生物因素	防护帽、防尘口罩、防酸碱手套和鞋、长袖工作服
非木材原料			打包、打捆、堆垛、拆垛、切料、筛选、甘蔗除髓、散包、分拣	草类纤维粉尘、韧皮纤维粉尘、棉尘、麻尘、废纸粉尘、噪声、霉菌孢子、嗜热放线菌等生物因素	防护帽、防尘口罩、防护手套、长袖工作服
制浆					
化学制浆	减法制浆	烧碱法	装料、蒸煮、加药、喷放、固态料位测定	氢氧化钠、碳酸钠、甲醇、噪声、高温高湿、电离辐射	防护眼镜、防噪耳塞、防毒口罩、防酸碱手套和鞋、防酸碱工作服
		硫酸盐法	装料、蒸煮、加药、喷放、固态料位测定	氢氧化钠、硫化钠	防护眼镜、防毒口罩、防酸碱手套和鞋、防酸碱工作服
	亚硫酸盐法		装料、蒸煮、加药、喷放、固态料位测定	二氧化硫、亚硫酸钙、亚硫酸钠、亚硫酸铵、噪声、高温高湿	防护眼镜、防噪耳塞、防毒口罩、防酸碱手套和鞋、防酸碱工作服
	硫酸盐蒸煮液		配药	氢氧化钠、硫化钠、碳酸钠	防护眼镜、防毒口罩、防酸碱手套和鞋、防酸碱工作服
	亚酸盐蒸煮液		配药	二氧化硫	防毒口罩、防护手套、防酸碱工作服
高得率制浆	亚硫酸盐法		装料、蒸煮、盘磨、加药、喷放、固态料位测定	二氧化硫、亚硫酸钙、亚硫酸钠、亚硫酸铵、噪声、高温高湿、电离辐射	防护眼镜、防噪耳塞、防毒口罩、防酸碱手套和鞋、防酸碱工作服
	硫酸盐法		装料、蒸煮、磨浆、加药、喷放、固态料位测定	氢氧化钠、硫化钠、碳酸钠、亚硫酸钠、多硫化钠、硫化氢、甲醇、甲硫醇、二甲硫醚、二甲二硫醚、噪声、高温高湿	防护眼镜、防噪耳塞、防毒口罩、防酸碱手套和鞋、防酸碱工作服

续表

工艺流程		工序		主要职业病危害因素	配备的防护用品
高得率制浆	半化学浆	蒸煮、预热、盘磨		亚硫酸钠、碳酸钠、二氧化硫、亚硫酸铵、氨、氢氧化钠、硫化钠、硫化氢、噪声、高温高湿	防护眼镜、防噪耳塞、防毒口罩、防酸碱手套和鞋、防酸碱工作服
	化学机械浆	冷碱法	浸滞、盘磨	氢氧化钠、噪声	防护眼镜、防噪耳塞、防毒口罩、防酸碱手套和鞋、防酸碱工作服
		磺化法	蒸煮、预热、盘磨、浸滞、磺化	亚硫酸钠、氢氧化钠、二氧化硫、噪声、高温高湿	防护眼镜、防噪耳塞、防毒口罩、防酸碱手套和鞋、防酸碱工作服
		碱性过氧化氢法	洗涤、预蒸、撕裂、浸滞、反应、磨浆、筛选	氢氧化钠、过氧化氢、噪声、高温高湿	防护眼镜、防噪耳塞、防毒口罩、防酸碱手套和鞋、防酸碱工作服
		化学热磨法	洗涤、预蒸、撕裂、浸滞、热磨、筛选	亚硫酸钠、氢氧化钠、噪声、高温高湿	防护眼镜、防噪耳塞、防毒口罩、防酸碱手套和鞋、防酸碱工作服
	盘磨机械浆	磨浆		噪声	防噪耳塞
	预热机械浆	洗涤、预热、磨浆、成浆精磨		噪声、高温	防噪耳塞、全棉工作服
	磨石磨木浆	磨解		噪声、高温	防噪耳塞、全棉工作服
废纸制浆	废纸离解	碎浆		硫化氢、噪声、高温	防噪耳塞、防毒口罩、全棉工作服
	净化浓缩	粗筛、预筛、精筛、净化、浓缩		噪声	防噪耳塞
	热熔物处理	热分散、搓揉		噪声、高温	防噪耳塞、全棉工作服
	脱墨	脱墨		氢氧化钠、碳酸钠、硅酸钠、过氧化氢、过氧化钠、硫酸、磷酸、氨、硫化氢、噪声、高温	防护眼镜、防噪耳塞、防毒口罩、防酸碱手套和鞋、防酸碱工作服
	油墨清洗与分离	碎浆		噪声	防噪耳塞
	纸浆漂白	漂白		臭氧、过氧化氢、氢氧化钠、硅酸钠、连二亚硫酸钠、噪声、高温	防护眼镜、防噪耳塞、防毒口罩、防酸碱手套和鞋、防酸碱工作服
洗选					
洗涤、筛选、净化				氢氧化钠、噪声、高温	防护眼镜、防噪耳塞、防毒口罩、防酸碱手套和鞋、防酸碱工作服
浓缩、贮浆				硫化氢、噪声	防噪耳塞、防毒口罩
漂白					
纸浆漂白	化学品制备	电解、运输、装卸、制备		氯、氢氧化钠、硫酸、次氯酸盐、氯酸钠、二氧化氯、甲醇、二氧化硫、盐酸、噪声	防护眼镜、防噪耳塞、防毒口罩、防酸碱手套和鞋、防酸碱工作服
	氧化性漂白	常规含氯漂白		氯、盐酸、次氯酸钠、氢氧化钠、二氧化氯、过氧化氯、二氧化硫、噪声	防护眼镜、防噪耳塞、防毒口罩、防酸碱手套和鞋、防酸碱工作服

续表

工艺流程		工序	主要职业病危害因素	配备的防护用品
纸浆漂白	氧化性漂白	少氯漂白	二氧化氯、氯、氢氧化钠、次氯酸盐、二氧化硫、噪声	防护眼镜、防噪耳塞、防毒口罩、防酸碱手套和鞋、防酸碱工作服
		无元素氯漂白	二氧化氯、氢氧化钠、过氧化氢、二氧化硫、噪声、高温	防护眼镜、防噪耳塞、防毒口罩、防酸碱手套和鞋、防酸碱工作服
		全无氯漂白	臭氧、过氧化氢、硝酸、硫酸、盐酸、乙酸、草酸、甲酸、甲醇、二甲基甲酰胺、二氧化硫、噪声	防护眼镜、防噪耳塞、防毒口罩、防酸碱手套和鞋、防酸碱工作服
	还原性漂白		连二亚硫酸钠、硼氢化钠、二氧化硫、噪声	防护眼镜、防噪耳塞、防毒口罩、防酸碱手套和鞋、防酸碱工作服
高得率制浆漂白	过氧化氢漂白		过氧化氢、氢氧化钠、硅酸钠、噪声	防护眼镜、防噪耳塞、防毒口罩、防酸碱手套和鞋、防酸碱工作服
	连二亚硫酸盐漂白		连二亚硫酸钠、二氧化硫、噪声	防护眼镜、防噪耳塞、防毒口罩、防酸碱手套和鞋、防酸碱工作服
	过乙酸漂白		过乙酸、二氧化硫、噪声	防护眼镜、防噪耳塞、防毒口罩、防酸碱手套和鞋、防酸碱工作服
碱回收				
黑液回收	黑液蒸发	蒸发	氢氧化钠、碳酸钠、亚硫酸钠、硫化钠、硅酸钠、甲酸、乙酸、硫化氢、甲醇、甲硫醇、噪声、高温	防护眼镜、防噪耳塞、防毒口罩、防酸碱手套和鞋、防酸碱工作服
	黑液燃烧	燃烧	碱灰粉尘、氢氧化钠、硫化钠、碳酸钠、亚硫酸钠、硅酸钠、甲醇、丙酮、酚、甲硫醇、硫化氢、二氧化硫、三氧化硫、一氧化碳	防护眼镜、防噪耳塞、防毒口罩、防酸碱手套和鞋、防酸碱工作服
	绿液苛化	石灰破碎、消化、苛化	石灰石粉尘、氧化钙、氢氧化钙、碳酸钠、氢氧化钠、噪声	防护眼镜、防噪耳塞、防尘口罩、防酸碱手套和鞋、防酸碱工作服
	白泥络烧	脱水、干燥、预热、煅烧	石灰石粉尘、二氧化碳、噪声、高温	防噪耳塞、防尘口罩、全棉工作服
红液回收		蒸发、燃烧	氧化镁烟、二氧化硫、亚硫酸氢镁、噪声、高温	防护眼镜、防噪耳塞、防毒口罩、防护手套、防护服
中断污水厌氧处理		污水处理	硫化氢、甲烷、二氧化碳	防毒口罩、防护服
抄造				
配料		打浆、磨浆、添料	二氧化钛粉尘、滑石粉尘、石灰石粉尘、矽尘、石膏粉尘、矾土粉尘、白垩粉尘、硫酸、氢氧化钠、氢氧化钾、氢氧化钙、次氯酸钙、碳酸钠、二氧化氯、氨、过氧化氢、松香、脲醛树脂、酚醛树脂、噪声、高温	防护眼镜、防噪耳塞、防毒口罩、防酸碱手套和鞋、防酸碱工作服

续表

工艺流程	工序	主要职业病危害因素	配备的防护用品
抄纸、复卷分切	上网成型、压榨、烘干	噪声、高温	防噪耳塞、全棉工作服
	压光、复卷、切纸、卷纸	噪声、高温、电离辐射	防噪耳塞、全棉工作服
	白水回收、损纸碎解	氢氧化钠、硫化钠、硫化氢、碳酸钠、噪声	防护眼镜、防噪耳塞、防毒口罩、防酸碱手套和鞋、防酸碱工作服
加工纸			
涂布加工 颜料涂布纸	涂料制备、涂布、干燥、压光	滑石粉尘、重晶石粉尘、矽尘、石灰石粉尘、二氧化钛粉尘、苯乙烯、1，3-丁二烯、甲醛、三聚氰胺甲醛树脂、氨、氢氧化钠、噪声、高温	防护眼镜、防噪耳塞、防尘口罩、防酸碱手套和鞋、防酸碱工作服
特殊涂布	涂布、干燥、压光、卷取	甲醛、氢氧化钠、乙二醛、噪声、高温	防护眼镜、防噪耳塞、防毒口罩、防护手套、全棉工作服
复合加工纸	涂布、黏合、热熔、挤压	噪声、高温	防噪耳塞、全棉工作服
变性加工纸	羊皮化、碱处理、塑化、干燥、胶化、老化	硫酸、碳酸钠、乙酸、高氯酸、噪声、高温	防护眼镜、防噪耳塞、防毒口罩、防酸碱手套和鞋、防酸碱工作服
浸渍加工纸	浸渍	滑石粉尘、云母粉尘、石油沥青烟、石蜡烟、噪声、高温	防护眼镜、防噪耳塞、防毒口罩、防护手套、全棉工作服
机械加工纸	印纹、压花、磨光、起皱	噪声、高温	防噪耳塞、全棉工作服
辅助工序			
锅炉	上煤、磨煤、司炉、锅炉出灰、锅炉检修	煤尘、矽尘、一氧化碳、二氧化碳、噪声、高温	防噪耳塞、防尘口罩、全棉工作服
污水处理站	污水处理	噪声、硫化氢	防毒口罩、防噪耳塞
维修	油漆	苯、甲苯、二甲苯	防护眼镜、防毒口罩、防护手套、防护服
	机修	电焊烟尘、电焊弧光、氮氧化物、锰及其无机化合物、一氧化碳、噪声、高温	防噪耳塞、焊接用防护口罩、手持防护面罩及护目镜、全棉工作服
应急救援			
污水站污水处理池清池 制浆车间浆池及白水池的清浆池作业		硫化氢、缺氧条件下	携气式空气呼吸器、安全绳、照明设备、通信设备、氧含量检测仪、硫化氢检测仪、吊救设备、机械通风设备等
储存酸、碱等化学品的区域		氢氧化钠泄漏时	防酸碱雨靴、防酸碱手套、防毒面具、防酸碱工作服
通氯间、制漂间等		氯气泄漏时	携气式空气呼吸器、氯气报警器、防护服

七、应急救援措施

（一）应急救援预案

针对生产中使用和储存氯气、氢氧化钠等化学品可能发生的皮肤化学灼伤，作业人员进入密闭空间作业（浆池、浆塔、白水罐、污水池、槽）等的清洗及检修作业过程中发生的硫化氢中毒和缺氧窒息事故以及抄造车间高温作业可能发生的职业中暑等，按要求制订事故应急救援预案。内容涉及应急响应、通信设施、泄漏处置、现场施救、密闭空间救援技能及方法、救援物品的使用以及医疗急救等，并定期组织实施应急救援预案的演练。

（二）应急救援设施

1. 集中储存化学品的区域，如二氧化硫贮存槽、甲醇贮存槽、二氧化氯漂白槽、二氧化氯发生器、甲醛贮存槽、通氯间、制漂间等易发生有毒气体泄漏处等，应设置防泄漏设施、事故通风装置及与事故排风系统相连锁的泄漏报警装置，并配备符合防护要求的防毒面具及防毒服。

2. 接触酸、碱等腐蚀性或可能因事故发生化学性灼伤、急性中毒的工作场所，应设置应急冲淋洗眼设施，服务范围在15m之内，并设置不断水的供水设备。

3. 进入密闭空间（浆池、浆塔、白水池、污水管道、槽）检修作业，配备便携式空气呼吸器、硫化氢检测仪、氧含量检测仪、照明设备、通信设备、机械通风设备、安全绳和吊救设备等现场急救用品，并设置专用存放柜。

（三）应急救援能力

1. 在生产车间或区域内按就近使用的原则配备急救药箱，放置在便于劳动者取用的地点，并由专人负责定期检查与更新。

2. 与距离最近的大型医院建立绿色通道协议，一旦出现紧急医疗情况，可直接进行救援。企业应将可能发生的职业病危害事故告知应急救援医院，使医院能根据可能发生的职业病危害事故作出相应的应急救援措施。

八、职业卫生管理

1. 企业应根据有关要求建立健全职业卫生管理制度和操作规程，内容应当包括职业病危害告知制度、职业安全工作职责、职业卫生管理制度、职业卫生教育培训制度、职业病危害因素监测评价制度、职工健康检查与诊治制度、职业卫生检查与奖惩制度、职业病防护设施维护管理制度、个体防护用品发放管理制度、化学品安全管理制度、造纸生产安全操作规程、密闭空间管理制度、入浆池清洗审批制度、除尘器定期维护检修制度、应急救援设施及物品管理制度等。

2. 严格执行密闭空间作业管理制度，使用规范的《进入有限空间危险作业审批表》，在建立和完善应急救援预案的基础上，定期进行应急救援物品的检查维护与更新，经常进行应急演练，提高企业在应急事件时的救援和响应能力；在公司办公室存放应急救援物品（包括空呼器、硫化氢及氧含量检测仪等）处设置专用物品存放柜，并做好仪器设备的使用、检查登记，保证应急救援物品的正常使用。

如：进入密闭空间作业前，先向职业安全管理领导小组提交申请，审批通过后领取硫化氢检测仪、氧含量检测仪、自给式呼吸器等应急救援防护设备。先放光浆池、浆塔内残剩浆料及污水，然后用洁净水冲掉腐浆及污物，打开排污阀，用清水放满，或使用推进器充分搅拌30min后排光。再用工业风机向浆池内送风通气至少30min以上，进行充分的通风换气。使用检测报警仪对密闭空间检测安全后，作业人员佩戴好防护用品实施作业。

3. 配备专职或兼职职业卫生管理人员，对有毒有害作业人员进行三级培训，落实各岗位作业人员的个人防护；按要求组织劳动者的上岗前职业健康检查，及早发现职业禁忌证人员，避免其从事相应禁忌工种；定期对职业病危害因素进行检测，及时发现、处理存在的隐患。

4. 建立化学品采购索证（MSDS）管理制度和归档管理制度，并严格执行化学品的采购、保管、领用等制度和程序。在发现新采购的化学品原料的组分发生变化时，应及时采取相应的防护措施；外委机构运入化学品的过程中，应加强出入登记的管理，并与化学品运输单位明确管理职责。

5. 存在或者产生职业病危害的工作场所、作业岗位、设备、设施，按照《工作场所职业病危害警示标识》(GBZ158)的规定，在醒目位置设置图形、警示线、警示语句等警示标识、指令标识和中文警示说明。

第六节 印刷行业职业病危害识别与控制

经济的飞速发展，印刷行业迅速壮大，社会对印刷制品的需求量越来越大，印刷在其生产工艺、操作方法及使用的设备、材料等在过去的十几年间都发生了极大的变化，后期的印刷制作的革新萌生了很多新的应用技术，由印刷行业带来的未引起足够重视的职业危害逐渐增多。印刷行业的生产工艺、设备、物料、操作方法等都发生了较大变化。印刷业已经拓展到彩印、包装、广告等各个领域，纸张由原来单一的纸增加到现在的棉纸、彩纸、铜版纸等，后期印刷制作技术也出现了如烫金、脾线、磨平等。现阶段，我国印刷企业数量多且规模大小、生产技术水平参差不齐，导致印刷行业成为目前职业病多发的行业之一。印刷行业中的诸多生产环节，从排字到订装成书，都存在职业病危害因素，例如有机溶剂及其他化学品的危害。

本节针对印刷行业重点工序可能存在的职业病危害因素，通过职业卫生管理与危害防治技术进行分析，为用人单位职业病防治日常工作提供参考。

一、生产工艺过程

印刷品种繁多，但印刷工序总体包括：印前准备、印刷、印后处理三个阶段。印刷的分类方式很多，根据印版的版面结构可以分为：凸版印刷，平版印刷（胶版印刷），凹版印刷，孔版印刷。从工艺上来说，所有的印刷都可以分类成四大印刷，但从实际材料和特点来说，印刷还包括柔性版印刷和特种印刷。平版印刷是目前最主要的印刷工艺，利用油水不相混溶的原理转移油墨的印刷工艺技术，主要包括石版印刷、珂罗版印刷、PS 版印刷等几种印刷方式；其他印刷工序与平版印刷有很多相同之处，其中柔性版印刷结合了凸印、平印、凹印三种印刷工艺学的特点，使用高弹性的凸版，采用带孔穴的金属网纹辊定量供墨，适合印刷各种纸张、塑料薄膜、金属薄膜、不干胶等多种印刷材料。柔性版印刷工艺基本包括印前准备、上料、试印、烘干、后处理、收料。

（一）生产工艺流程

1. 印前准备 印前阶段主要是印版的制作及印刷纸的准备。首先根据印刷要求进行印版的设计，再把制作好的版面通过设备输出到可以印刷的 PC 胶片上。然后在印刷前成校样或用其他方法显示制版效果制成印版。在制版过程中使用化学物质如显影液、润版液和保护胶等；晒版过程用紫外线曝光照射。晒版即是将载有图文的胶片、硫酸纸和其他有较高透明度的载体上的图文，通过曝光将图文影印到涂有感光物的网版、PS 版、树脂版等材料上的工作，并按照印版规格分切印纸（图 13-6-1）。

排版制作 → 出菲林 → 拼/晒版 → 分/切纸 → 打瓦楞

图 13-6-1 印前准备工艺流程图

2. 印刷 将晒好的 PS 版固定到印刷机的胶辊上，调校油墨，开机印刷。印刷完毕需对承印物进行核验（图 13-6-2）。

上纸 → 上版 → 过机 → 签色 → 印刷 → 过板/印检

图 13-6-2 印刷工艺流程图

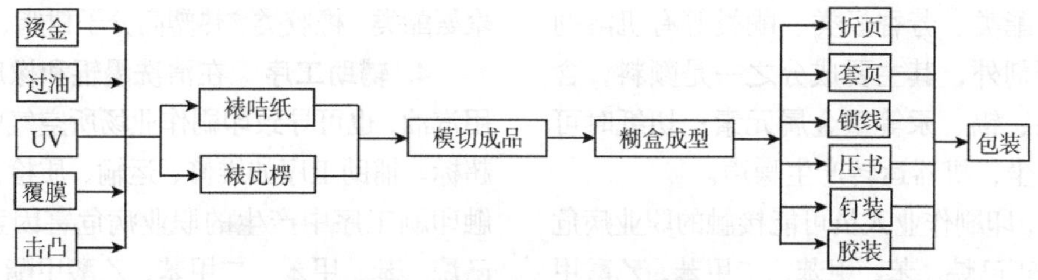

图 13-6-3　印后加工工艺流程图

3. 印后加工　印后加工包括印后覆膜、压痕、折页、裱糊、UV、装订、凹凸、烫金、银等工艺。装订共有骑钉、胶订、精装和锁线胶订四种方式。裱咭纸裱瓦楞一般指的是上胶封裱（图 13-6-3）。

（1）覆膜：将塑料薄膜涂上粘合剂，将其与纸张经橡皮滚筒和加热滚筒加压后粘合在一起，形成纸塑合一的产品。覆膜作为印刷制品表面装饰的精加工工艺，在我国印刷及包装等行业内得到广泛的应用。目前我国 90%的覆膜工艺仍在采用国际上 20 世纪 60 年代的即涂覆膜技术。

（2）烫金：将金属印版加热，施箔，在印刷品上压印出金色文字或图案。

（3）UV：通过紫外光干燥、固化油墨的一种印刷工艺，需要将含有光敏剂的油墨与 UV 固化灯相配合。

（4）过油：印刷品的表面上一层光油或者哑油，目的是为了保护印刷品，防水、防刮等，同时光油能提高印刷品的亮度。

（5）击凸：通过预制好的雕刻模型和压力作用使纸张表面形成高于或低于纸张平面的三维效果。

（二）使用的原辅材料

1. 承印材料　按分类有纸张、塑料、金属、陶瓷、墙壁等。常用的印刷纸包括新闻纸、书刊印刷纸、胶版印刷纸、涂料纸和其他印刷用纸，还可能用到包装承印材料。

2. 油墨　印刷油墨是具有颜色的胶黏流体物质，是用色料、连结料、填充料及辅助剂等物质组成的混合体。依照颜色和印刷机的不同，所加入的着色剂成分也不同，分成有机物和无机物。有机物着色剂多含有苯、萘、蒽等有机化学品，无机物着色剂含铅、铬、铜、汞、铁等物质。多用醇类、酯类、芳香烃类、酮类等有机溶剂作稀释剂。

3. 墨辊　印刷常用墨辊有橡胶墨辊、塑料墨辊、印刷润湿辊、印刷网纹辊。

4. 橡皮布　橡皮布是由多层纤维织物及其表面涂布不同厚度的天然橡胶或合成胶粘合而成的具有弹性的薄皮状物质。

5. 其他化学品　使用用铅制成的版；平印和凹印在晒版、腐蚀过程中，使用苯酚、甲醛、间甲酚、冰醋酸、氧氯化磷、氨水、苯甲醛、醋酸乙酯、氯化亚砜等多种化学物；使用苯、甲苯、二甲苯、汽油等清洗网版、墨辊及橡皮布等。

二、生产工艺过程中的职业病危害因素来源及分布

（一）生产工艺过程中职业病危害因素的来源

在印刷行业中，生产性化学毒物主要产生于印刷和覆膜 2 个工序。

1. 印前阶段　制版中感光胶挥发的气体，擦板使用有机溶剂等均可产生硫酸、硝酸、苯、甲苯、二甲苯、乙酸甲酯、乙酸丁酯、甲醇、异丙醇等危害；晒版时使用紫外辐射进行曝光，作业人员可能接触臭氧、紫外辐射危害。

2. 印刷　在印刷工序中，油墨除主要使

用醇类、酯类、芳香烃类、酮类等有机溶剂作为稀释剂外，其主要成分之一是颜料，含有铅、铬、镉、汞等重金属元素；切纸时可产生纸粉尘，机器运转产生噪声。

因此，印刷作业人员可能接触的职业病危害因素为正已烷、苯、甲苯、二甲苯、乙酸甲酯、乙酸丁酯、甲醇、异丙醇、丙酮、环已酮、甲醚、乙醚、乙二醇、铅及其化合物、噪声等。

3. 印后加工 印后加工工序用的铝箔及各种胶粘剂和覆膜胶的溶剂挥发，胶订的高温产生热熔胶烟尘，设备运转产生噪声。因此，印后加工作业人员可能接触的职业病危害因素为苯、甲苯、二甲苯、丙烯酸、酯类、醇类、聚氨酯类、橡胶类、热塑高分子树脂、噪声等。

4. 辅助工序 在清洗墨辊和橡皮布时采用汽油，也可导致印刷作业场所空气中铅含量超标。辅助工序如维修、运输、质检人员可接触印刷工序中产生的职业病危害因素包括正已烷、苯、甲苯、二甲苯、乙酸甲酯、乙酸丁酯、甲醇、异丙醇、丙酮、环已酮、甲醚、乙醚、乙二醇、铅及其化合物、噪声等。

（二）生产工艺过程中的主要职业病危害因素分布

印刷业工艺中可能存在的主要职业病危害因素及分布情况见表 13-6-1。

表 13-6-1　生产工艺过程中可能存在的主要职业病危害因素分布

工艺流程	工序	主要职业病危害因素
印前准备	制版	硫酸、硝酸、苯、甲苯、二甲苯、乙酸甲酯、乙酸丁酯、甲醇、异丙醇
	印版显影	异丙醇
	晒版	臭氧、紫外辐射
	润版	异丙醇
	擦版	氢氧化钠
印刷	上纸	纸粉尘、噪声
	印刷	正已烷、苯、甲苯、二甲苯、乙酸甲酯、乙酸丁酯、甲醇、异丙醇、丙酮、环已酮、甲醚、乙醚、乙二醇、铅及其化合物、噪声
	上版	苯、甲苯、二甲苯、丙烯酸、酯类、醇类
印后加工	裁纸	纸粉尘、噪声
	烫金	苯、甲苯、二甲苯、噪声
	模切	噪声
	覆膜	苯、甲苯、二甲苯、丙烯酸、酯类、醇类、聚氨酯类、橡胶类、热塑高分子树脂、噪声
	胶订	热熔胶烟尘
	装订	噪声
	喷粉	滑石粉尘
	包装	噪声
辅助工序	维修	正已烷、苯、甲苯、二甲苯、乙酸甲酯、乙酸丁酯、甲醇、异丙醇、丙酮、环已酮、甲醚、乙醚、乙二醇、铅及其化合物、噪声
	清洗	溶剂汽油、煤油、醇类化合物、甲醛、苯酚、正已烷、三氯乙烯
	物料运输	正已烷、苯、甲苯、二甲苯、乙酸甲酯、乙酸丁酯、甲醇、异丙醇、丙酮、环已酮、甲醚、乙醚、乙二醇、铅及其化合物、噪声
	质量检测	正已烷、苯、甲苯、二甲苯、乙酸甲酯、乙酸丁酯、甲醇、异丙醇、丙酮、环已酮、甲醚、乙醚、乙二醇、铅及其化合物、噪声

（三）非正常工况下的职业病危害因素识别

1. 化学性皮肤及眼灼伤　作业人员在装卸、储存、厂内运送化学品，添加和使用各种酸、碱等化学品过程中，可因各种原因引起意外泄漏或溅出，短时间接触高浓度的酸、碱等化学品，可导致发生急性职业中毒及眼和皮肤的化学性灼伤。

2. 急性职业中毒　大量使用和存放有机溶剂的区域或仓库，如因意外发生泄漏，且通风不良或处理不善，会造成短时间内大量聚集，导致作业人员发生急性中毒。

三、生产环境中的不良因素

夏季工作环境中如果防暑降温措施不完善或不合理会对作业人员的健康产生不良影响。

四、劳动过程中的职业有害因素

劳动过程中可能存在的职业性有害因素主要为多数作业人员的作业方式为站立作业，作业人员长期从事站立作业，易引起下肢静脉曲张和肌肉骨骼疾病；流水线作业的心理紧张、视觉疲劳等对工人健康也会造成影响。

五、职业病危害防护措施

（一）工程防护设施的设置

1. 防尘

（1）采用无毒或低毒的原材料及不产生或少产生有毒化学物质的工艺、设备。设备选型采用机械化、自动化或隔离操作。

（2）在切纸和上纸的过程采取密闭和除尘措施，减少扬尘。

（3）放散粉尘较严重的区域，应根据生产特点和粉尘特性设置增添或完善相应的抽风除尘装置，局部机械抽风系统抽风罩应遵循形式适宜、位置正确、风量适中、强度足够、检修方便的设计原则，罩口风速或控制点风速应足以将发生源产生的尘毒吸入罩内，确保达到捕集效率。

（4）定期检查除尘设施的通道和密闭状况，及时清理和维护。

2. 防毒

（1）尽量使用低毒和无毒的清洗剂代替天那水、白电油、洗车水等；优先采用水性油墨、UV 油墨等不含有机溶剂的物料；优先使用不含苯的油墨、稀释剂和胶粘剂等物料。

（2）控制即涂膜覆膜工艺溶剂型胶粘剂的使用，尽可能使用即涂膜覆膜工艺乳液型胶粘剂，优先采用预涂膜覆膜工艺等对人体毒害小的生产工艺。

（3）各类物料输送泵及管道采用机械密封装置，且不受该物料的腐蚀，避免跑、冒、滴、漏。

（4）对产生毒物的生产过程和设备，采取通风措施。在调墨、印刷、覆膜、胶订等岗位设置局部排风系统，抽风罩应遵循形式适宜、位置正确、风量适中、强度足够、检修方便的设计原则，罩口风速或控制点风速应足以将发生源产生的尘毒吸入罩内，确保达到捕集效率。

（5）生产、使用的危险和有害的液态、气态和粉状物料，设置专门的库房，且严禁在库房内分装化学品。

（6）作业场所贮存挥发性物质如油墨、稀释剂等的容器应满足相关要求，在通风区域内密闭保存和隔离，且不超过一天的用量；油墨桶在印刷车间内使用过程中注意加盖密封，防止有害物质挥发。

（7）对存在高毒物质且难以消除其危害的工艺过程，如制版、晒版、调墨、印刷、覆膜、上光、胶订等，应采取全自动化生产或遥控操作、隔离等措施，减少作业人员的接触机会。

（8）丝网印刷作业采取密闭、负压等防护措施，并对作业场所进行强制排风；印刷车间、调墨间、化学品仓库等作业场所设置事故通风系统，换气次数≥12 次/小时；空气中有害物质浓度可能突然增高的工作场所，不得采用循环空气作为热风采暖和空气调节。

（9）印刷车间内设置全面通风换气设施，送风口及排风口、气流布置应合理。

（10）每班工作结束，及时清理作业现场废弃的油布、棉纱等，防止残留溶剂挥发。

3. 防暑降温

（1）将热源布置在全年最小频率风向的上风侧或独立车间内，易于散热。

（2）高温操作区设置空调、局部通风或全面通风设施。

（3）在作业人员相对固定的操作位设置局部送风设施，加强车间内通风换气。

（4）夏季车间内设有应急药箱，配置藿香正气水等防暑药品。

（5）车间内设工间休息室，并配备防暑降温设施。

（6）入暑前对高温作业劳动者进行健康检查，发现就业禁忌证者及时调离岗位。

（7）夏季提供含盐清凉饮料（含盐量0.1%～0.2%），且饮料水温不宜高于15℃。

4. 防噪声与振动

（1）选用低噪声设备，如采用较先进的轮印设备等。

（2）将车间内控制室单独隔间和隔声处理，减少生产性噪声对控制室内监控人员的影响。

（3）在满足生产的条件下合理规划，生产厂房内生产设备按照工艺分层分区布置，同类设备集中布置，各区域之间设有一定间距，避免噪声叠加，减少对其附近岗位影响。

（4）对噪声较大的机械设备应设置局部隔声罩和减振基础，安装减振垫等降低噪声强度，并将噪声强度较大的各类设备布置在车间下层。

（5）实行密闭生产，可配合自动控制系统进行，减少作业人员接触噪声的时间。

（二）个体防护用品配备

印刷业个体防护用品配备见表 13-6-2。

表 13-6-2 印刷业个体防护用品配备

工艺流程	工序	主要职业病危害因素	配备的防护用品
印前准备	制版	硫酸、硝酸、苯、甲苯、二甲苯、乙酸甲酯、乙酸丁酯、甲醇、异丙醇	防护眼镜、防毒面具、防酸碱手套和鞋、防护服
	印版显影	异丙醇	防护眼镜、防毒口罩、防护手套
	晒版	臭氧、紫外辐射	防护眼镜、防毒口罩、防护手套
	润版	异丙醇	防护眼镜、防毒口罩、防护手套
	擦版	氢氧化钠	防酸碱口罩、防溅面具、防酸碱手套
印刷	上纸	纸粉尘、噪声	防噪耳塞、防尘口罩
	印刷	正己烷、苯、甲苯、二甲苯、乙酸甲酯、乙酸丁酯、甲醇、异丙醇、丙酮、环己酮、甲醚、乙醚、乙二醇、铅及其化合物、噪声	防噪耳塞、防护眼镜、防毒面具、防护手套、防护服
	上版	苯、甲苯、二甲苯、丙烯酸、酯类、醇类	防护眼镜、防毒口罩、防护手套
印后加工	裁纸	纸粉尘、噪声	防噪耳塞、防尘口罩
	烫金	苯、甲苯、二甲苯、噪声	防噪耳塞、防护眼镜、防毒口罩、防护手套

续表

工艺流程	工序	主要职业病危害因素	配备的防护用品
印后加工	模切	噪声	防噪耳塞
	覆膜	苯、甲苯、二甲苯、丙烯酸、酯类、醇类、聚氨酯类、橡胶类、热塑高分子树脂、噪声	防噪耳塞、防护眼镜、防毒面具、防护手套
	胶订	热熔胶烟尘	防护眼镜、防毒口罩、防护手套
	装订	噪声	防噪耳塞
	喷粉	噪声、滑石粉尘	防噪耳塞、防尘口罩
	包装	噪声	防噪耳塞
辅助工序	维修	正己烷、苯、甲苯、二甲苯、乙酸甲酯、乙酸丁酯、甲醇、异丙醇、丙酮、环已酮、甲醚、乙醚、乙二醇、铅及其化合物、噪声	防噪耳塞、防护眼镜、防毒面具、防护手套、防护服
	清洗	溶剂汽油、煤油、醇类化合物、甲醛、苯酚、正己烷、三氯乙烯	防护眼镜、防毒面具、防护手套、防护服
	物料运输	正己烷、苯、甲苯、二甲苯、乙酸甲酯、乙酸丁酯、甲醇、异丙醇、丙酮、环已酮、甲醚、乙醚、乙二醇、铅及其化合物、噪声	防噪耳塞、防护眼镜、防毒面具、防护手套、防护服
	质量检测	正己烷、苯、甲苯、二甲苯、乙酸甲酯、乙酸丁酯、甲醇、异丙醇、丙酮、环已酮、甲醚、乙醚、乙二醇、铅及其化合物、噪声	防噪耳塞、防护眼镜、防毒面具、防护手套、防护服

（三）应急救援措施

1. 应急救援预案　针对生产中使用和储存危险化学品的暂存区可能发生的泄漏，参照《中华人民共和国职业病防治法》及《生产经营单位生产安全事故应急预案编制导则》（GB/T 29639）要求进行编制应急救援预案，内容应包括建立事故应急救援组织机构，明确各机构职责和通信联络方式，制订事故应急处理程序、紧急疏散撤离、危险区的隔离、抢险救援及控制措施、伤员救治方法、应急培训计划、演练计划等应急救援内容。并定期组织实施应急救援预案的演练。

2. 应急救援设施

（1）集中储存化学品的区域，应设置防泄漏设施、事故通风装置及与事故排风系统相连锁的泄漏报警装置。

（2）接触酸、碱等腐蚀性或可能因事故发生化学性灼伤、急性中毒的工作场所，应设置应急冲淋洗眼设施，服务范围在15m之内，并设置不断水的供水设备。

3. 应急救援能力

（1）在生产车间或区域内按就近使用的原则配备急救药箱，放置在便于劳动者取用的地点，并由专人负责定期检查与更新。

（2）与距离最近的大型医院建立绿色通道协议，一旦出现紧急医疗情况，可直接进行救援。企业应将可能发生的职业病危害事故告知应急救援医院，使医院能根据可能发生的职业病危害事故作出相应的应急救援措施。

（四）职业卫生管理

1. 企业应根据有关要求建立健全职业卫生管理制度和操作规程，内容应当包括职业病危害告知制度、职业安全工作职责、职业卫生管理制度、职业卫生教育培训制度、职业病危害因素监测评价制度、职工健康检查与诊治制度、职业卫生检查与奖惩制度、职业病防护设施维护管理制度、个体防护用品发放管理制度、化学品安全管理制度、应急救援设施及物品管理制度等。

2. 配备专职或兼职职业卫生管理人员，对有毒有害作业人员进行三级培训，落实各岗位作业人员的个人防护；按要求组织劳动者的上岗前职业健康检查，及早发现职业禁忌证人员，避免其从事相应禁忌工种；定期对职业病危害因素进行检测，及时发现、处理存在的隐患。

3. 在建立应急救援预案的基础上，定期进行应急救援物品的检查维护与更新，经常进行应急演练，提高企业在应急事件时的救援和响应能力；在公司办公室存放应急救援物品处设置专用物品存放柜，并做好仪器设备的使用、检查登记，保证应急救援物品的正常使用。

4. 建立化学品采购索证（MSDS）管理制度和归档管理制度，并严格执行化学品的采购、保管、领用等制度和程序。在发现新采购的化学品原料的组分发生变化时，应及时采取相应的防护措施；外委机构运入化学品的过程中，应加强出入登记的管理，并与化学品运输单位明确管理职责。

5. 存在或者产生职业病危害的工作场所、作业岗位、设备、设施，按照《工作场所职业病危害警示标识》（GBZ158）的规定，在醒目位置设置图形、警示线、警示语句等警示标识、指令标识和中文警示说明。

第七节 电子行业职业病危害识别与控制

电子工业是在电子科学技术发展和应用的基础上发展起来的。大规模集成电路和计算机的大量生产和使用，光纤通信、数字化通信、卫星通信技术的兴起，使电子工业成为一个迅速崛起的高技术产业。电子行业主要涉及半导体、集成电路、电子元件的生产与装配。芯片是整个电子行业核心，包含集成电路的设计与制造等环节。本节以芯片制造为例，识别和分析相关生产过程中存在的职业病危害因素，并提出用人单位职业卫生管理与危害防治技术要点。

一、生产工艺过程

（一）生产工艺流程

1. 电路板制备工艺 见图 13-7-1。

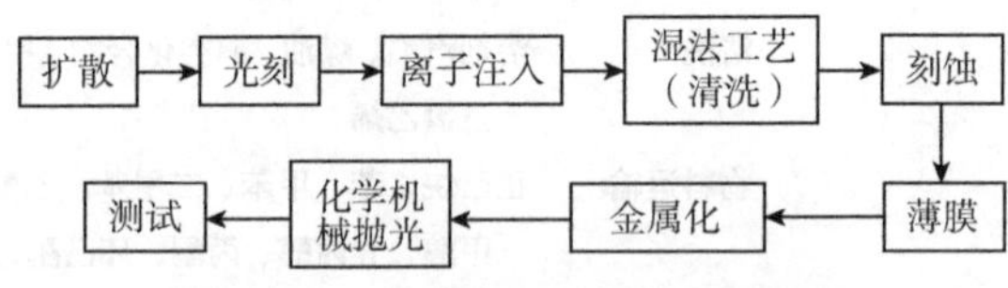

图 13-7-1 电路板制备工艺流程图

（1）扩散：给包含化学物质的气体注入超高温的热量，利用热能诱发化学物质的重新组合，在硅片表面镀膜。

（2）光刻：利用光刻胶在硅片的制定位置进行图形转换作业。以便进行后续的离子注入或干法、湿法刻蚀。

（3）离子注入：半导体工程中形成晶体管及沟道时，在硅片特定位置注入离子。

（4）湿法工艺：与干法刻蚀类似。但向硅片注入的是不是气体，而是化学溶液。对硅片的特定位置，通过化学溶液的化学反应去除硅片表面的保护层或者光刻胶，进行清洗。

（5）刻蚀：为了在硅片上形成满足不同要求的区域，需要注入包含化学物质的气体及高频等离子。利用气体再反应进行刻蚀的工程。

（6）薄膜：利用热或者光，给包含化学物质的气体增加能量将等离子附着在硅片表面。

（7）金属化：为了在硅片上设置金属连接线，把金属物通过溅射方式固定在硅片表面，如物理气相沉积。

（8）机械抛光：硅片表面平整度因各种刻蚀及沉积膜的原因，变化较大。通过物理打磨，对硅片表面进行平整处理。

（9）测试：在半导体制作过程中，按先后顺序通过特殊仪器，对各工序内硅片的正品及不良产品进行检测。

2. SMT 车间生产工艺　见图 13-7-2。

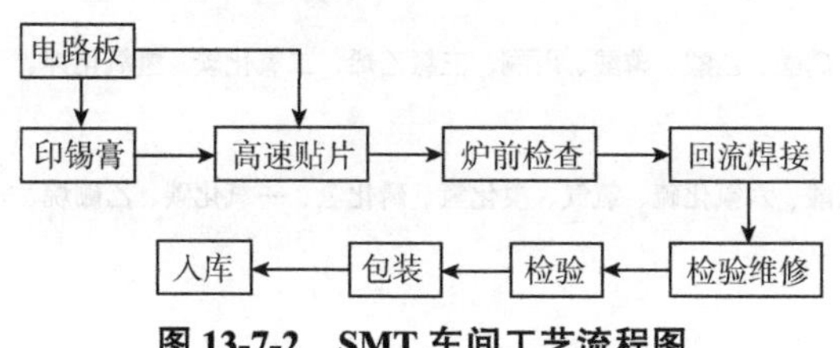

图 13-7-2　SMT 车间工艺流程图

表面组装技术（SMT，Surface Mount Technology）是将表面贴装元器件贴、焊到印制电路板表面规定位置上的电路装联技术。首先在印制板电路盘上涂布焊锡膏，再将表面贴装元器件准确地放到涂有焊锡膏的焊盘上，通过加热印制电路板直至焊锡膏熔化，冷却后便实现了元器件与印制板之间的互联。

3. 组装车间工艺　见图 13-7-3。

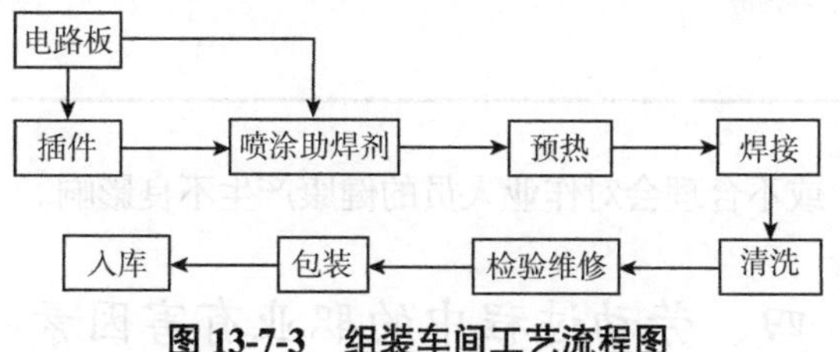

图 13-7-3　组装车间工艺流程图

电路板的组装是将电容、电阻等电子元件插到线路板上，将装好插件的线路板使用助焊剂和焊锡丝进行焊接，由人工在组装生产线上进行的流水作业。焊接完成后使用清洗剂对成品电路板进行清洗，并对正品及不良产品进行检测。然后包装成品入库。

（二）使用的原辅材料

1. 清洗剂　使用的清洗剂主要包括硫酸、异丙醇、氢氟酸、氟化物、硝酸、乙酸、磷酸、丙酮、三氯乙烯、氢氧化钾、过氧化氢等化学品。

2. 焊接材料　焊接材料主要使用无铅焊锡丝，用于连接线路板上细小部件。

3. 油墨　用于打码的油墨、稀释剂等包括苯、甲苯、二甲苯、丙酮、丁酮、异丙醇等物质。

二、生产工艺过程中的职业病危害因素来源及分布

（一）生产工艺过程中职业病危害因素的来源

1. 电路板制备　电路板的生产主要是作业人员使用机械设备对硅片进行加工，同时使用清洗剂等的过程中可能接触硫酸、异丙醇、氢氟酸、氟化物、硝酸、乙酸、磷酸、丙酮、三氯乙烯、二氧化碳、氢氧化钾、过氧化氢等有害物质，设备运行过程中可产生噪声；离子注入及金属化工序还可能产生电离辐射及高频电磁场等危害。

2. SMT 生产　SMT 生产主要是人工或使用波峰焊接设备、无铅焊锡丝对线路板的细小部件进行焊接，作业过程中因加温，可能接触二氧化锡烟雾及异丙醇等有害物质。

3. 组装　组装时使用助焊剂和焊锡丝进行焊接，作业过程中加温，工人可接触二氧化锡烟雾及异丙醇等有害物质；焊接完成后使用清洗剂对成品电路板进行清洗，作业人员可能接触三氯乙烯；包装时对成品进行打码，可能接触油墨及稀释剂中的苯、甲苯、二甲苯、丙酮、丁酮、异丙醇等有害物质。

4. 辅助工序　辅助设施作业人员主要是在空压机房巡检过程中，可能接触设备运行产生的噪声。

（二）生产工艺过程中的主要职业病危害因素分布

电子行业工艺中可能存在的主要职业病危害因素及分布情况见表 13-7-1。

表 13-7-1 生产工艺过程中可能存在的主要职业病危害因素分布

工艺流程	工序	主要职业病危害因素
电路板制备	扩散	磷化氢、砷化氢、氯化氢、氢氟酸、氟化物、乙硼烷、二氧化氮、噪声
	光刻	氟化物、乙酸乙酯、丙酮、噪声、紫外辐射
	离子注入	X 射线、高频电磁场、噪声
	清洗	硫酸、异丙醇、氢氟酸、氟化物、硝酸、乙酸、磷酸、丙酮、三氯乙烯、二氧化碳、氢氧化钾、过氧化氢、噪声
	刻蚀	氢氟酸、氟化物、磷酸、硝酸、乙酸、六氟化硫、氯气、溴化氢、磷化氢、一氧化碳、乙硼烷、噪声
	薄膜	氨、乙二醇、噪声
	金属化	高频电磁场、噪声
	化学机械抛光	二氧化碳、过氧化氢、乙酸、噪声
SMT 生产	热回流炉	二氧化锡
	波峰焊	二氧化锡、异丙醇
	手焊焊接	二氧化锡
	手焊维修	二氧化锡
组装	波峰焊	二氧化锡、异丙醇
	手焊焊接	二氧化锡
	清洗	三氯乙烯、噪声
	喷码	苯、甲苯、二甲苯、丙酮、丁酮、异丙醇
辅助设施	空压机房	噪声

（三）非正常工况下的职业病危害因素识别

电子行业非正常工况下的急性职业（中毒）事故风险主要存在于：

1. 急性中毒 化学品仓库、储存区及添加和使用各种危险化学品的过程中，因各种原因引起意外泄漏或溅出，作业人员短时间直接接触高浓度化学品，可导致发生急性职业中毒及眼和皮肤的化学性灼伤。

2. 次生职业灾害 溅射工艺过程和垫料散布过程中产生的爆炸性粉尘，增加了粉尘燃烧和爆炸的危险。

三、生产环境中的不良因素

夏季工作环境中如果防暑降温措施不完善或不合理会对作业人员的健康产生不良影响。

四、劳动过程中的职业有害因素

劳动过程中可能存在的职业性有害因素主要为多数作业人员的作业方式为站立作业，作业人员长期从事站立作业，易引起下肢静脉曲张和肌肉骨骼疾病；流水线作业的心理紧张、视觉疲劳等对工人健康也会造成影响。

五、职业病危害防护措施

（一）工程防护设施的设置

1. 防尘防毒

（1）采用无毒或低毒的原材料及不产生或少产生有毒化学物质的工艺、设备。设备选型采用机械化、自动化或隔离操作；实现物料的自动装载、泄漏检测、连锁控制，以避免或减少有害物质的散发。

（2）采用密闭性好的输送装置．如气力输送、斗式提升机、螺旋输送机、溜管、溜槽等；改进工艺，减少粉、粒料的中转环节，缩短输送距离；减少散装粉、粒料转运点的落差高度，并对落料点采取密闭、负压等措施。

（3）工作区内装卸散装的千砂、千石英砂、焦炭、煤粉、黏土等粉、粒料，不宜使用抓斗吊车、翻斗车及卡车。允许洒水降尘的装卸区域，应设置洒水设施，洒水设施应保证冬季的正常使用。

（4）毒物品应储存在专门的场所、库房中，其贮存条件、贮存方式、贮存限量应符相关规定；放粉粒状或毒性材料的容器，应具有良好密闭性和耐蚀性；储存和使用氰化物、砷化物等剧毒物品的库房、工作间，其墙壁、顶棚和地面应采用不吸附毒物的材料，并便于清洗和收集。室内管线宜暗敷，分发毒物处应设置洗涤池和通风柜。

（5）荧光粉生产中的硫化锌制备反应釜的加料和放料操作，应与反应釜搅拌机连锁，放料前关闭，加料后启动。

（6）生产过程中产生的危险固体废物不应随意放置在车间或厂区内，应设置专用库房，使用专用密闭容器储存，交专业机构集中处置；散发有毒气体的生产废水，应尽量缩短在室内穿过的距离，不应采用明沟排水。在外排时应进行无毒化处理；经常有人来往的通道（含地道、通廊），应有自然通风或机械通风，不应敷设有毒液体或有毒气体管道。

（7）放散尘、毒较严重的区域，应根据生产特点和粉尘特性设置增添或完善相应的抽风除尘装置，局部机械抽风系统抽风罩应遵循形式适宜、位置正确、风量适中、强度足够、检修方便的设计原则，罩口风速或控制点风速应足以将发生源产生的尘毒吸入罩内，确保达到捕集效率。如印制线路板生产中的锯床、数控钻（铣）床、开槽机、倒角机、贴膜机、蚀刻机、角磨机、显影机、凹蚀设备、电镀设备、曝光机、紫外光固化机等散发粉尘、酸碱蒸汽或臭氧的设备等，均应采取排风措施。

（8）导体圆片粘片、硅片处理、熔蜡、荧光粉的配置和涂复、气相清洗、红外热熔、热风平整等产生有机溶剂蒸气的作业点，均应设排风装置。

（9）溅射工艺过程和垫料散布过程中产生的爆炸性粉尘废气应进行单独排风，在排气管道前端设置集尘装置并使用惰性气体保护，集尘装置宜配备惰性气体抑爆装置。

（10）振动筛宜在筛子上设密闭排风罩；筒筛应设整体密闭排风罩；多段筛宜在筛箱侧面设窄缝侧吸罩。罩口风速控制在5m/s以内。筛箱顶部应设可开启盖板；混料机应采用密闭排风围罩，或在进、出料口分别设置排风罩；袋装粉料的拆包、倒包应在有负压的专门装置中进行。

（11）印制线路板生产中的锯床、数控钻（铣）床、开槽机、倒角机、贴膜机、蚀刻机、角磨机、显影机、凹蚀设备、电镀设备、曝光机、紫外光固化机等散发粉尘、酸碱蒸汽或臭氧等的设备，均应采取排风措施。

（12）电镀槽、酸洗槽、除油槽、腐蚀槽及其他化学槽等应设槽边侧吸罩或吹吸式罩。蓄电池板板化成槽应设上部排风罩或侧吸罩。

（13）批量生产的喷漆或喷涂作业，应在有排风的喷漆室、喷涂室或喷漆柜、喷涂柜内进行。大件生产的就地喷漆工作区应有良好通风。烘干箱（室）应设置上送下排式排风系统。

（14）刻蚀工艺过程操作现场应单独设置局部排气装置。装联工艺中的再流焊、波峰焊、浸锡焊以及手工焊接等作业点，应设排风装置或烟雾净化装置。

（15）焊、气焊等离子切割，熔铅锅等产生金属蒸气的工作点，应设下排风装置。

（16）玻璃热加工、芯柱压制、高铅玻璃电真空器件的热加工、溶制铅玻璃池炉观察孔等处，应设置强排风。

（17）使用滴汞电极的极谱仪时，应采用专用的极谱工作台，工作间地坪应为深色，工作台附近地面应设收集汞的凹坑，地坪要有坡向凹坑的坡度。

（18）生产荧光灯、闸流管等产品所使用的充汞设备以及其他使用汞的工作间，其室内环境温度应尽可能低，并应设置全面通风和局部排风，工作间内应设汞清洗收集槽。地坪、顶棚、墙面材料应便于冲洗，地坪应有坡度，坡向汞清洗收集槽。

（19）微波功率器件的氧化铍陶瓷配件、压制、焙烧、研磨、金属化等设备均应设排风装置。使用粉状氧化铍的工作间，室内管线应暗敷，室内装修材料应便于水冲洗。

（20）蓄电池生产的铅、镉、镍等有毒粉尘工作区，应有给排水设施，使地面经常保持湿润，并能用水冲洗。其他粉尘工作区，在生产或实验许可条件下，地面亦宜保持湿润和能用水冲洗。

（21）干电池生产中的熔化、和料，捏炼及磨切加工设备．均应设置排风罩。含汞粉料加工、成型设备应设密闭罩排风。

2. 防暑降温

（1）将热源布置在全年最小频率风向的上风侧或独立车间内，易于散热。

（2）高温操作区设置空调、局部通风或全面通风设施，在作业人员相对固定的操作位设置局部送风设施，加强车间内通风换气。

（3）夏季车间内设有应急药箱，配置藿香正气水等防暑药品。

（4）车间内设工间休息室，并配备防暑降温设施。

（5）入暑前对高温作业劳动者进行健康检查，发现就业禁忌证者及时调离岗位。

（6）夏季对高温作业人员提供含盐清凉饮料（含盐量0.1%～0.2%），且饮料水温不宜高于15℃。

3. 防噪声与振动

（1）选用低噪声设备，如空调系统使用低噪声风机等。

（2）在满足生产的条件下合理规划，生产厂房内生产设备按照工艺分层分区布置，同类设备集中布置，各区域之间设有一定间距，避免噪声叠加，减少对其附近岗位影响。

（3）对噪声较大的机械设备应设置局部隔声罩和减振基础，安装减振垫等降低噪声强度，并将噪声强度较大的各类设备布置在车间下层。

（4）实行密闭生产，可配合自动控制系统进行，减少作业人员接触噪声的时间。

4. 防电离辐射

（1）操作者必须遵循相关安全防护措施，放射源的使用、贮存、运输、装卸、监督和管理等按照GB18871的有关规定执行。

（2）放射源置于密封铅容器内，铅容器用于屏蔽源体。使用放射源的车间内设置全面通风设施，工作场所进行分区管理，设置红色警示线并将警戒线内设为控制区，禁止非放射工作人员进入，警戒线周围作为监督区限制无关人员进入。

（3）设置单独的贮源室并配备放射源存放的保险箱。贮源场所附近设置醒目的电离辐射警示标志，指定专人负责保管，并采取双人双锁。贮源室配红外线探头，安装与110联网的报警器。

（4）贮源库建筑结构要能达到“防火、防水、防盗、防丢失、防破坏、防射线泄漏”等安全要求。

5. 防电磁辐射　反应舱应设置安全联锁，包括射频连接器联锁、射频发生器保护罩联锁、反应舱观察窗口射频联锁等。

（二）个体防护用品

电子行业个体防护用品配备见表13-7-2。

表13-7-2　电子行业个体防护用品配备

工艺流程	工序	主要职业病危害因素	配备的防护用品
电路板制备	扩散	磷化氢、砷化氢、氯化氢、氢氟酸、氟化物、乙硼烷、二氧化氮、噪声	防噪耳塞、防护眼镜、防毒面具、防酸碱手套和鞋、防化服
	光刻	氟化物、乙酸乙酯、丙酮、噪声、紫外辐射	防噪耳塞、防护眼镜、防毒面具、防护手套、防化服
	离子注入	X射线、高频电磁场、噪声	防噪耳塞、铅防护眼镜、铅橡胶帽子、铅橡胶颈套、铅橡胶围裙、铅橡胶手套
	清洗	硫酸、异丙醇、氢氟酸、氟化物、硝酸、乙酸、磷酸、丙酮、三氯乙烯、二氧化碳、氢氧化钾、过氧化氢、噪声	防噪耳塞、防护眼镜、防毒面具、防酸碱手套和鞋、防化服
	刻蚀	氢氟酸、氟化物、磷酸、硝酸、乙酸、六氟化硫、氯气、溴化氢、磷化氢、一氧化碳、乙硼烷、噪声	防噪耳塞、防护眼镜、防毒面具、防酸碱手套和鞋、防化服
	薄膜	氨、乙二醇、噪声	防噪耳塞、防护眼镜、防毒面具、防护手套、防护服
	金属化	高频电磁场、噪声	防噪耳塞、防护服
	化学机械抛光	二氧化碳、过氧化氢、乙酸、噪声	防噪耳塞、防护眼镜、防毒口罩、防酸碱手套和鞋、防护服
SMT生产	热回流炉	二氧化锡	防护眼镜、防护口罩
	波峰焊	二氧化锡、异丙醇	防护眼镜、防护口罩
	手焊焊接	二氧化锡	防护眼镜、防护口罩
	手焊维修	二氧化锡	防护眼镜、防护口罩
组装	波峰焊	二氧化锡、异丙醇	防护眼镜、防护口罩
	手焊焊接	二氧化锡	防护眼镜、防护口罩
	清洗	三氯乙烯、噪声	防噪耳塞、防护眼镜、防毒面具、防护手套、防护服
	喷码	苯、甲苯、二甲苯、丙酮、丁酮、异丙醇	防护眼镜、防毒口罩、防护手套、防护服
辅助设施	空压机房	噪声	防噪耳塞

（三）应急救援措施

1. 应急救援预案　根据《中华人民共和国职业病防治法》及《生产经营单位生产安全事故应急预案编制导则》（GB/T 29639）等有关规定，针对生产中化学品泄漏可能发生的急性职业中毒、粉尘燃烧爆炸等次生职业灾害，结合企业的具体情况制定应急救援预案，内容应包括：建立事故应急救援组织机构，明确各机构职责和通信联络方式，制订事故应急处理程序、紧急疏散撤离、危险区的隔离、抢险救援及控制措施、伤员救治方法、应急培训计划、演练计划等。并定期实施应急救援演练。

2. 应急救援设施

（1）储存气态有毒物质的场所应设置有

效的气体排放应急处理设施，以避免发生毒气泄漏事故时造成毒气扩散。相互抵触的气态物质储存容器应分室储存，并有可靠措施避免泄漏时发生反应。

（2）存液态有毒物质的场所应设置围堰或导流槽（沟），围堰的容积应不小于最大单罐地上部分储量。从围堰或导流槽（沟）引出的排水（排污）管（沟）应汇集到专用的污水池。相互抵触的液态物质储存容器应分别设置围堰或导流槽（沟）、排水（排污）管（沟）、污水池，并有可靠措施避免同时发生泄漏时散发出的气态物质发生反应。

（3）磷烷、砷烷、硼烷、硅烷、三氯化硼、四氟甲烷等有毒特种气体的储存间和配送管道廊内应设置在线气体检测报警装置并与事故排风及废气处理装置连锁。氦气、六氟化硫等窒息性特种气体储存间和配送管道廊内应设置在线氧气检测报警装置并与新鲜空气送风装置连锁。

（4）氯罐储存间应设置在线氯气报警装置并与事故排风及废气处理装置联锁，排放系统吸气口位置应靠近地面。储存间内应设置起重设备及稀碱液池，其深度应能浸没液氯罐，或配备氯气捕消器。

（5）在生产过程中可能突然逸出大量有害气体或易造成急性中毒气体的作业场所，应设置事故通风装置及与其连锁的自动报警装置。其通风换气次数应不小于每小时12次。

（6）荧光粉生产中的硫化氢储罐室，应设置硫化氢气体泄漏报警装置，并与事故排风系统连锁。硫化氢控制室应保持微正压。

（7）特气库、有毒化学品仓库及剧毒作业区出入口外，应在易取放处设置不少于3套有效的应急用空气呼吸器和化学防护服，并配备快速检测仪器。同时，应配备防止有毒化学品扩散的设备或措施。剧毒作业区配备的应急防护设备数量应不少于作业区内人数。

3. 应急救援能力

（1）在生产车间或区域内按就近使用的原则配备急救药箱，放置在便于劳动者取用的地点，并由专人负责定期检查与更新。

（2）与距离最近的大型医院建立绿色通道协议，一旦出现紧急医疗情况，可直接进行救援。企业应将可能发生的职业病危害事故告知应急救援医院，使医院能根据可能发生的职业病危害事故作出相应的应急救援措施。

（四）职业卫生管理

1. 企业应根据有关要求建立健全职业卫生管理制度和操作规程，内容应当包括职业病危害告知制度、职业安全工作职责、职业卫生管理制度、职业卫生教育培训制度、职业病危害因素监测评价制度、职工健康检查与诊治制度、职业卫生检查与奖惩制度、职业病防护设施维护管理制度、个体防护用品发放管理制度、化学品安全管理制度、应急救援设施及物品管理制度等。

2. 配备专职或兼职职业卫生管理人员，对有毒有害作业人员进行三级培训，落实各岗位作业人员的个人防护；按要求组织劳动者的上岗前职业健康检查，及早发现职业禁忌证人员，避免其从事相应禁忌工种；定期对职业病危害因素进行检测，及时发现、处理存在的隐患。

3. 在建立应急救援预案的基础上，定期进行应急救援物品的检查维护与更新，经常进行应急演练，提高企业在应急事件时的救援和响应能力；在公司办公室存放应急救援物品处设置专用物品存放柜，并做好仪器设备的使用、检查登记，保证应急救援物品的正常使用。

4. 建立化学品采购索证（MSDS）管理制度和归档管理制度，并严格执行化学品的采购、保管、领用等制度和程序。在发现新采购的化学品原料的组分发生变化时，应及时采取相应的防护措施；外委机构运入化学品的过程中，应加强出入登记的管理，并与化学品运输单位明确管理职责。

5. 存在或者产生职业病危害的工作场所、作业岗位、设备、设施，按照《工作场所职业病危害警示标识》（GBZ158）的规定，在醒目位置设置图形、警示线、警示语句等警示标识、指令标识和中文警示说明。

6. 合理组织和安排轮班时间和顺序，可以减轻疲劳，提高出勤率，减少工伤事故的发生；坐姿作业应根据人员的生理和人工工程学要求配置操作台、座椅、脚踏板。

第八节　食品、饲料加工行业职业病危害识别与控制

食品加工，是指直接以农、林、牧、渔业产品为原料进行的谷物磨制、饲料加工、植物油和制糖加工、屠宰及肉类加工、水产品加工，以及蔬菜、水果和坚果等食品的加工活动，是广义农产品加工业的一种类型。饲料加工指适用于农场、农户饲养牲畜、家禽的饲料生产加工活动，包括宠物食品的生产。作为职业卫生工作较薄弱的行业，由于原材料种类较多，食品、饲料加工过程实际上也存在粉尘、噪声、高温、电离辐射及各类化学品的职业危害，对相关工作人员身体健康构成潜在的威胁。

本节对食品、饲料加工过程中存在的职业病危害因素进行识别和分析，提出用人单位职业卫生管理与危害防治技术要点。

一、生产工艺过程

（一）生产工艺流程

食品、饲料加工行业的生产工艺各有不同，以水产饲料的生产工艺为例进行阐述。工艺流程见图13-8-1。

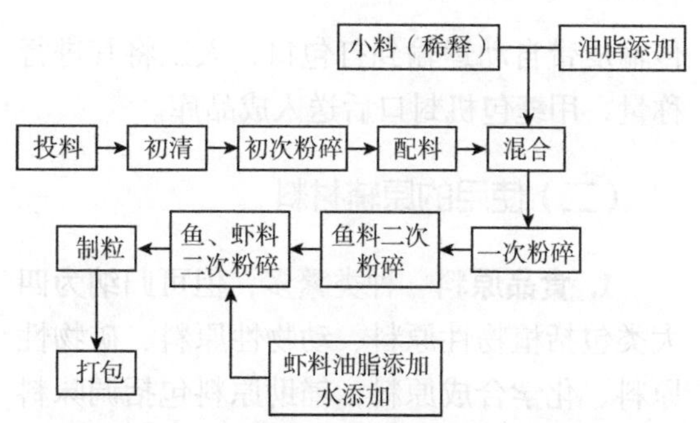

图13-8-1　鱼、虾成品饲料工艺流程图

1. 领料与投料　投料工使用叉车将所需要的原料成包运输到粉碎机投料口附近。

2. 初清　人工将原料倒入初清筛，经过永磁筒进行初次清理后，剔除原料中的石块、绳头、纸屑等较大的杂质。

3. 初次粉碎　投料工将初清过后的大颗粒原料投入粉碎机进行机械粉碎。

4. 配料　此过程全自动化控制，配料系统根据预先输入到电脑中的配方自动控制配料仓中原料的添加，配料完毕秤门自动打开，将此物料送入到混合机中。

5. 小料稀释　人工将一定量的配料倒入碎料机进行稀释，稀释后的小料准备进入混合机。

6. 混合　本工序由混料工按照配方比例称取原料，后人工投入混合机进行混合。整个混合过程在混合机中密闭进行。

7. 一次粉碎　混合后的饲料粗品需进行分装后进入下一步工序。人工将混合分装之后的混料投入粉碎机进行粉碎，手工辅助机械作业，使其粒径变小，达到质量要求。

8. 二次粉碎、混合　一次粉碎后混料还未完全达到所需的粒径，再次使用粉碎机、超微粉碎机及混合机进行粉碎和混合。

9. 制粒　二次混合后的混料进入待制粒仓，经过调质使混料软化、糊化后进入制粒机，压制成形。

10. 打包　制粒成形后的成品饲料通过

传输皮带自动运输到打包口，人工将其进行称量，用缝包机封口后送入成品库。

（二）使用的原辅材料

1. 食品原料 种类繁多，但可归纳为四大类包括植物性原料、动物性原料、矿物性原料、化学合成原料；辅助原料包括调味料如盐、味精、酱、酱油、醋等，香辛料如姜、葱、蒜、丁香、八角、茴香、桂皮、咖喱粉、五香粉等。

2. 饲料原料

（1）粗饲料：主要包括干草类、秸秆类、农副产品类以及干物质中粗纤维含量为 18% 以上的糟渣类、树叶类等。

（2）青绿饲料：指自然水分含量在 60% 以上的一类饲料，包括牧草类、叶菜类、非淀粉质的根茎瓜果类、水草类等。

（3）青贮饲料：用新鲜的天然植物性饲料制成的青贮及加有适量糠麸类或其他添加物的青贮饲料。

（4）能量饲料：主要包括谷实类、糠麸类、淀粉质的根茎瓜果类、油脂、草籽树实类等。

（5）蛋白质饲料：主要包括植物性蛋白质饲料、动物性蛋白质饲料、单细胞蛋白质饲料等。

（6）矿物质饲料：包括工业合成的或天然的单一矿物质饲料，多种矿物质混合的矿物质饲料，以及加有载体或稀释剂的矿物质添加剂预混料。

（7）维生素饲料：人工合成或提纯的单一维生素或复合维生素，但不包括某项维生素含量较多的天然饲料。

（8）添加剂：各种用于强化饲养效果，有利于配合饲料生产和贮存的非营养性添加剂原料及其配制产品。如各种抗生素、抗氧化剂、防霉剂、黏结剂、着色剂、增味剂以及保健与代谢调节药物等。

二、生产工艺过程中的职业病危害因素来源及分布

（一）生产工艺过程中职业病危害因素的来源

1. 粉尘 粉尘主要来源于食品、饲料加工企业中原料的筛选、研磨或粉碎等工序，如粮食加工业产生的粉尘，再制蛋加工产生的铅尘（松花蛋配料中的黄丹粉会产生氧化铅尘）等。

2. 噪声 噪声主要来源于食品、饲料加工机械的运转，如粮食加工业（碾米业、磨粉业、面、米制品业）中砻谷、碾米、擦米、分级提碎、筛麦、打麦、精选、皮磨、清粉、心磨、震动卸料、撞击杀虫、打包等各道工序；食用植物油加工业的油料筛分、轧坯等；乳品加工业的乳品浓缩等；啤酒、果酒、白酒、果汁饮料制造业中原料粉碎、米精白、制麦、麦芽糖化、加工果汁、酒类灌装等工序。

3. 不良气象条件

（1）高温：主要存在于食用植物油加工业中的油料软化、油料烘榨、蒸发脱磷、毛油碱炼、毛油脱色脱臭等工序；制糖业中的蔗汁澄清、粗糖制浆、粗糖精制、冰糖制取等工序；肉制品加工业中的肉品烘烤、蒸煮、油炸、去脂、肉松制取等工序；乳制品业中的乳品灭菌、乳品浓缩、乳品干燥等工序；盐加工业中的卤水蒸发、食盐干燥等工序；饮料制造业中的醇料拌和、蒸酒、原料蒸煮、酒精糖化、冷饮烧料、饮料浓缩干燥、咖啡焙烤、茶叶初制等工序；另外，在粮食蒸制、柠檬酸钙制取、蜜饯浓缩干燥、糕点烘烤、糖浆烧制、水产品干制、食品油炸、煮浆、蔬菜漂烫、酶干燥等过程中都会产生高温。

（2）高湿：高湿主要存在于酱菜加工过程中。

（3）低温：低温主要存在于食品的冷藏、

冷冻饮品的加工和贮存过程中。

4. 有毒有害物质　食品加工业产生的有毒有害物质主要来源于所用的提取剂、漂白剂、熏蒸剂等的挥发、氧化及一些加工工序的自然产生。如正己烷用作植物油厂浸出车间植物油粗油浸出的提取剂；二硫化碳用于谷物的熏蒸剂；氯气用于井盐、矿盐加工中的卤水净化；二氧化硫用于甜味剂生产厂（甘蔗糖业）蔗汁澄清、果汁饮料厂果汁加工中以亚硫酸类化合物为主的还原型漂白剂；氨用于发酵、氨基酸制取、盐水降温；氮氧化合物用于咖啡焙烤；硫化氢用于味精精制、酒糟清理；甲醇用于固体酒精制取；甲醛用于麦芽糖化、麦汁发酵；溴甲烷用于粮食进出口仓储；盐酸用于淀粉糖化、味精提取；乙醇用于蒸酒、麦汁发酵、酒精分馏、固体酒精制取；食盐用于制盐、腌渍。

5. 电离辐射　射线主要存在于辐照食品生产企业的γ射线辐照加工、电子束辐照加工、辐射灭菌、辐射食品保鲜、辐射聚合等环节，辐照源主要有^{60}Co和^{137}Cs产生的γ射线及电子加速器产生的低于10兆电子伏的电子束。

6. 生物因素　炭疽杆菌、布鲁氏菌能引起人畜共患传染病，主要产生于屠宰厂的牲畜检疫；螨、蜣、蚤主要产生于粮食加工业的仓储运输、粮食粗加工等环节；嗜热性放线菌能引起职业性变态反应性肺疱炎，主要产生于制糖业的榨糖、仓储运输等环节。

（二）非正常工况下的职业病危害因素识别

食品、饲料加工行业非正常工况下的急性职业（中毒）事故风险主要存在于：

1. 急性中毒　化学品仓库、储存区及添加和使用各种危险化学品的过程中，因各种原因引起意外泄漏或溅出，作业人员短时间直接接触高浓度化学品，可导致发生急性职业中毒及眼和皮肤的化学性灼伤。

2. 次生职业灾害　工作场所中如防尘设施缺失或失效可能导致短时间内大量粉尘的聚集（如面粉等），增加了粉尘燃烧和爆炸的危险。

3. 职业中暑　存在高温高湿作业的场所，如防暑降温设施故障或防护措施缺失，在夏季可发生职业中暑。

三、生产环境中的不良因素

高温高湿作业环境中如果防暑降温措施不完善或不合理会对作业人员的健康产生不良影响。

四、劳动过程中的职业有害因素

劳动过程中可能存在的职业性有害因素主要为多数作业人员的作业方式为站立作业，作业人员长期从事站立作业，易引起下肢静脉曲张和肌肉骨骼疾病。

五、职业病危害工程防护措施

（一）防尘防毒、防生物因素

1. 筛分、去石、磁选、风选、砻谷、碾米、抛光、粉磨和干燥等主要加工设备应布置于专用的厂房中，厂房应设置真空清扫吸尘装置。

2. 根据各加工设备的结构及粉尘的性质选择合适的排风罩，筛分、粉磨、抛光等粉尘污染较大的设备应采用局部密闭罩或整体密闭罩。

3. 干燥工序应采用喷雾干燥塔或密闭式干燥，并采取防尘措施。

4. 加工工序中氯气、亚硫酸、过氧化二苯甲酰等危险化学品的添加过程应采取密闭操作措施，并应设有通风净化设施。

5. 面粉、淀粉等粉料包装点应设置局部

密闭罩，并在上部或后侧进行排风。不应用抓斗输送散粒状干物料。

6. 谷壳应储存于专门的密闭料仓中，不得露天堆放。

7. 氯气、亚硫酸、过氧化二苯甲酰应置于专门的容器中并储存在专门的场所、库房中，其贮存条件、贮存方式、贮存限量应符合 GB15603 和 GB17916 的规定。

8. 密闭原料处理设备，并采取有效的消毒措施，降低作业人员感染病原微生物的概率。

（二）防暑降温

1. 将热源布置在全年最小频率风向的上风侧或独立车间内，易于散热。

2. 高温操作区设置空调、局部通风或全面通风设施，在作业人员相对固定的操作位设置局部送风设施，加强车间内通风换气。

3. 夏季车间内设有应急药箱，配置藿香正气水等防暑药品。

4. 车间内设工间休息室，并配备防暑降温设施。

5. 入暑前对高温作业劳动者进行健康检查，发现就业禁忌证者及时调离岗位。

6. 夏季对高温作业人员提供含盐清凉饮料（含盐量 0.1%～0.2%），且饮料水温不宜高于 15℃。

（三）防噪声与振动措施

1. 选用低噪声设备，如空调系统使用低噪声风机等。

2. 在满足生产的条件下合理规划，生产厂房内生产设备按照工艺分层分区布置，同类设备集中布置，各区域之间设有一定间距，避免噪声叠加，减少对其附近岗位影响。

3. 对噪声较大的机械设备应设置局部隔声罩和减振基础，安装减振垫等降低噪声强度，并将噪声强度较大的各类设备布置在车间下层。

4. 实行密闭生产，可配合自动控制系统进行，减少作业人员接触噪声的时间。

（四）防电离辐射

1. 操作者必须遵循相关安全防护措施，放射源的使用、贮存、运输、装卸、监督和管理等按照 GB18871 的有关规定执行。

2. 放射源置于密封铅容器内，铅容器用于屏蔽源体。使用放射源的车间内设置全面通风设施，工作场所进行分区管理，设置红色警示线并将警戒线内设为控制区，禁止非放射工作人员进入，警戒线周围作为监督区限制无关人员进入。

3. 设置单独的贮源室并配备放射源存放的保险箱。贮源场所附近设置醒目的电离辐射警示标志，指定专人负责保管，并采取双人双锁。贮源室配红外线探头，安装与 110 联网的报警器。

4. 贮源库建筑结构要能达到“防火、防水、防盗、防丢失、防破坏、防射线泄漏”等安全要求。

六、个体防护用品配备

应为接触噪声的劳动者配备防噪耳塞，接触高温高湿的劳动者配备全面工作服，接触有毒有害化学品的劳动者配备防护眼镜、防毒面具、防酸碱手套和鞋、防化服等，接触粉尘的劳动者配备防尘帽、防尘口罩、防护服等，接触生物因素的劳动者配备防护帽、防尘口罩、防护手套和鞋、长袖工作服等，接触电离辐射的劳动者配备铅防护眼镜、铅橡胶帽子、铅橡胶颈套、铅橡胶围裙、铅橡胶手套等。

七、应急救援措施

（一）应急救援预案

根据《中华人民共和国职业病防治法》

及《生产经营单位生产安全事故应急预案编制导则》（GB/T 29639）等有关规定，针对生产中化学品泄漏可能发生的急性职业中毒、粉尘燃烧爆炸等次生职业灾害，结合企业的具体情况制订应急救援预案，内容应包括：建立事故应急救援组织机构，明确各机构职责和通信联络方式，制订事故应急处理程序、紧急疏散撤离、危险区的隔离、抢险救援及控制措施、伤员救治方法、应急培训计划、演练计划等。并定期实施应急救援演练。

（二）应急救援设施

储存气态有毒物质的场所应设置有效的气体排放应急处理设施，以避免发生毒气泄漏事故时造成毒气扩散。相互抵触的气态物质储存容器应分室储存，并有可靠措施避免泄漏时发生反应。

存液态有毒物质的场所应设置围堰或导流槽（沟），围堰的容积应不小于最大单罐地上部分储量。从围堰或导流槽（沟）引出的排水（排污）管（沟）应汇集到专用的污水池。相互抵触的液态物质储存容器应分别设置围堰或导流槽（沟）、排水（排污）管（沟）、污水池，并有可靠措施避免同时发生泄漏时散发出的气态物质发生反应。

在生产过程中可能突然逸出大量有害气体或易造成急性中毒气体的作业场所，应设置事故通风装置及与其连锁的自动报警装置。其通风换气次数应不小于每小时12次。

（三）应急救援能力

1. 在生产车间或区域内按就近使用的原则配备急救药箱，放置在便于劳动者取用的地点，并由专人负责定期检查与更新。

2. 与距离最近的大型医院建立绿色通道协议，一旦出现紧急医疗情况，可直接进行救援。企业应将可能发生的职业病危害事故告知应急救援医院，使医院能根据可能发生的职业病危害事故作出相应的应急救援措施。

八、职业卫生管理

1. 企业应根据有关要求建立健全职业卫生管理制度和操作规程，内容应当包括职业病危害告知制度、职业安全工作职责、职业卫生管理制度、职业卫生教育培训制度、职业病危害因素监测评价制度、职工健康检查与诊治制度、职业卫生检查与奖惩制度、职业病防护设施维护管理制度、个体防护用品发放管理制度、化学品安全管理制度、应急救援设施及物品管理制度等。

2. 配备专职或兼职职业卫生管理人员，对有毒有害作业人员进行三级培训，落实各岗位作业人员的个人防护；按要求组织劳动者的上岗前职业健康检查，及早发现职业禁忌证人员，避免其从事相应禁忌工种；定期对职业病危害因素进行检测，及时发现、处理存在的隐患。

3. 在建立应急救援预案的基础上，定期进行应急救援物品的检查维护与更新，经常进行应急演练，提高企业在应急事件时的救援和响应能力；在公司办公室存放应急救援物品处设置专用物品存放柜，并做好仪器设备的使用、检查登记，保证应急救援物品的正常使用。

4. 建立化学品采购索证（MSDS）管理制度和归档管理制度，并严格执行化学品的采购、保管、领用等制度和程序。在发现新采购的化学品原料的组分发生变化时，应及时采取相应的防护措施；外委机构运入化学品的过程中，应加强出入登记的管理，并与化学品运输单位明确管理职责。

5. 存在或者产生职业病危害的工作场所、作业岗位、设备、设施，按照《工作场所职业病危害警示标识》（GBZ158）的规定，在醒目位置设置图形、警示线、警示语句等警示标识、指令标识和中文警示说明。

6. 合理组织和安排轮班时间和顺序，可以减轻疲劳，提高出勤率，减少工伤事故的发生；坐姿作业应根据人员的生理和人工工程学要求配置操作台、座椅、脚踏板。

第九节 家电行业职业病危害识别与控制

家电（即家用电器）是指在家庭及类似场所中所使用的各种电气和电子器具。家用电器使人们从繁重、琐碎、费时的家务劳动中解放出来，为人类创造了更为舒适优美、更有利于身心健康的生活和工作环境，提供了丰富多彩的文化娱乐条件，已成为现代家庭生活的必需品。

家电行业主要包含大家电、小家电；其中大家电包括白电和黑电，其中白电又包含空调、冰箱及洗衣机，黑电即电视；而小家电则包括厨电和其他小家电，其中厨电包括油烟机、燃气灶及消毒柜，其他小家电则包含微波炉、电磁炉、电烤箱及吸尘器等。

我国冰箱业经过20多年的迅猛发展，已成为当今世界最大的电冰箱生产国，据了解，目前国内冰箱行业共有20多个品牌，年生产能力超过2000万台。

本节以冰箱制造为典型代表，介绍主要工艺流程、识别分析其中涉及的主要职业病危害因素，并指出该类作业职业病危害因素防治和管理要点。

一、工 艺 流 程

冰箱的主要生产工序为：钣金工序、预处理及喷粉工序、内胆成型、预装工序、发泡工序、总装工序、性能测试（图 13-9-1，图 13-9-2）。

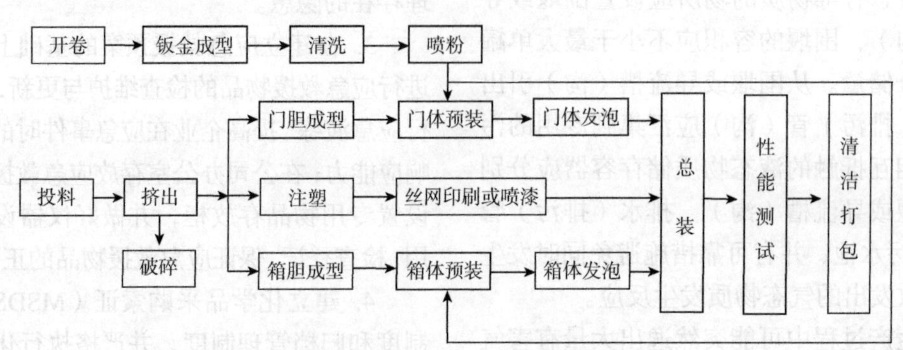

图 13-9-1 冰箱生产工艺流程图

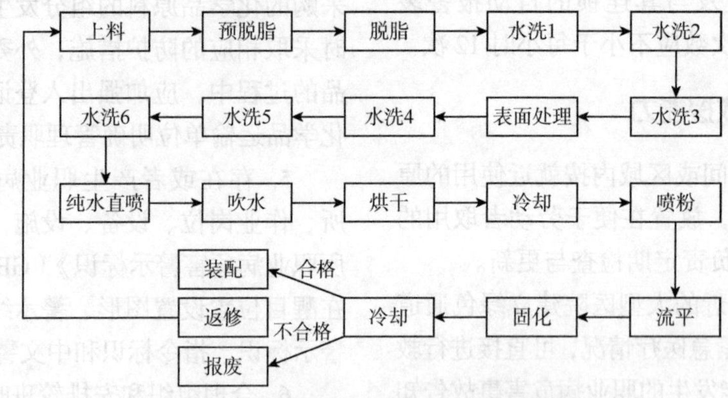

图 13-9-2 预处理、喷粉生产工艺流程图

工艺流程说明：

1. 钣金工序　钣金工序包括门体成型、侧（背）板成型，将外购的板材通过切割机、剪板机、折弯机、钻床等设备加工成所需的零部件。

2. 预处理及喷粉工序　钣金加工后的零部件通过表面预处理（包括预脱脂、脱脂、表调、磷化、水洗等）后进行喷粉、粉末固化作业。

3. 内胆成型　内胆成型包括门胆成型、箱胆成型及内饰成型。主要是将外购的高分子塑料（PE、PP、PS、PVC、ABS 等）通过挤板线、注塑机、吸塑机加工成相应的内胆、箱胆及内饰。部分内饰件需要进行丝网印刷，主要进行印刷标签；对于部分需喷漆的零部件，则送至喷漆房进行喷漆，分喷底漆、面漆，经烘干后待用。

4. 预装线　预装有门体预装、箱体预装及蒸发器和冷凝器制作，门体预装、箱体预装主要是对门壳饰条和箱体内衬、冷藏蒸发器等零部件的组装，然后经过堵漏、预热后待发泡；蒸发器和冷凝器制作主要为操作弯管机对铜管成型，并采用氧气焊进行焊接，并使用焊接助剂。

5. 发泡工序　发泡工序包括门体发泡和箱体发泡。发泡过程均为自动化作业，从原料储罐区输送过来的白料、黑料和环戊烷分别经各自计量泵按配比精确计量后经密封管道输送至预混站混合（在混合过程中已基本完成凝胶和发泡反应），然后将混合料注入门体或箱体保温层空隙内，由蒸汽将发泡温度控制在 70～90℃左右，经 15min 即发泡完成，混合料在门体或箱体保温层内已变成硬质聚氨酯泡沫。

6. 总装工序　总装有门体、箱体总装，门体、箱体经发泡固化后进入总装线，装入压缩机、蒸发器等部件，在此过程需要使用焊接（氧气焊），焊接后进行检测（使用氦气对焊接件气密性检测），不合格品进行返修，对于合格品进行抽真空；门体总装过程需要对门封条（由已有设备生产）进行焊接（电阻式加热），焊接后使用异丙醇进行擦拭；对于产生的门封条废品均由破碎机破碎后再次利用。

7. 性能测试　抽真空后的半成品经线路检测合格后灌入制冷剂，制冷剂为异丁烷，自动充装；充装后进行性能测试，测试合格后使用超声波焊机封闭干燥过滤器的管。经测试合格后的冰箱贴铭牌，清洁后包装入库。

二、主要原辅材料与生产设备

冰箱制造过程中使用的主要原辅材料有高分子塑料（PE、PP、PS、ABS、PCV 等）、脱脂剂（氢氧化钠）、表面处理剂（氟锆酸）、塑粉、油漆（含树脂、苯类、醇类、酯类、酮类）、稀释剂及固化剂（含树脂、苯类、醇类、酯类、酮类）、油墨及稀释剂（树脂、苯类、环己酮、异佛尔酮等）、组合聚醚、二苯基甲烷二异氰酸酯（MDI）、环戊烷、焊条、氦气、氧气、天然气、铜铝焊剂、制冷剂（异丁烷）、清洁剂（异丙醇）、硫酸等。

主要生产设备见表 13-9-1。

表 13-9-1　主要生产设备一览表

序号	工序		设备名称
1	板材挤出		挤板机、挤出机
2	成型	钣金成型	型材切割机、钢材切割机、折弯机、剪板机、钻床
3		箱胆成型	吸塑成型机、冲孔机
4		门胆成型	吸塑成型机、冲孔机
5		内饰成型	注塑机、丝网印刷、破碎机
6	预处理、喷粉		前处理设备、喷粉设备、烘干炉
7	喷漆		喷漆设备、烘干机
8	发泡	箱体发泡	箱体发泡线
9		门体发泡	门体发泡线
10	蒸发器生产线		弯管机、焊接机

续表

序号	工序	设备名称
11	门封条生产线	门封条挤出机、门封条焊接机
12	预装线	点焊机、氩弧焊机
13	总装线	氧气焊机、超声波焊接机
14	公辅工程	空压机、制冷机、污水处理设备

三、主要职业病危害因素来源及分布

家电行业生产工艺过程中存在的主要职业病危害因素及其岗位分布见表 13-9-2。

表 13-9-2　生产工艺过程中的主要职业病危害因素及分布

工艺	工序		主要职业病危害因素			关键控制岗位
			粉尘	化学因素	物理因素	
成型	钣金成型	—	—	—	噪声	是
	门胆成型	吸塑	—	高分子裂解气	噪声、高温	是
	箱胆成型	吸塑	—	高分子裂解气	噪声、高温	是
	内饰成型	注塑	—	高分子裂解气	噪声、高温	是
		破碎	其他粉尘	—	噪声	是
		丝网印刷	—	甲苯、二甲苯、环己酮、异佛尔酮等	—	是
冲孔	自动冲孔		—	—	噪声	—
	手工冲孔		—	—	噪声	—
喷粉	纯水制备		—	盐酸	—	—
	前处理	脱脂	—	氢氧化钠	—	
		酸洗	—	氟锆酸	—	
	喷粉		其他粉尘	—	噪声	是
	打磨		其他粉尘	—	—	—
挤出	板材挤出	投料	其他粉尘	—	—	
		挤出	—	高分子裂解气	噪声、高温	是
	门封条挤出	投料	其他粉尘	—	噪声	—
		挤出	—	高分子裂解气	噪声、高温	是
		穿磁条	—	—	噪声	—
喷涂	调漆		—	苯系物、酯类、醇类、酮类	—	是
	喷漆		—	苯系物、酯类、醇类、酮类	—	是
发泡	罐区		—	MDI	—	是
	预混		—	MDI	—	是
	门体发泡		—	MDI	—	是
	箱体发泡		—	MDI	噪声	是
蒸发器生产线	蒸发器焊接		—	铜烟	紫外辐射	—
预装线	门体预装		—	—	噪声	
	箱体预装		—		噪声	
总装线	焊接		—	铜烟	紫外辐射	
	清洁		—	异丙醇		

续表

工艺	工序	主要职业病危害因素			关键控制岗位
		粉尘	化学因素	物理因素	
总装线	超声波封管	—	—	超声波	—
	充注间		异丁烷		
变电站	—	—	—	工频电场	—
空压机房	—	—	—	噪声	—
制冷机房	—	—	—	噪声	—
充电间	—	—	硫酸	工频电场	—
污水处理站	—	—	硫酸	—	—
化学品库	—	—	苯系物、酯类、醇类、酮类	—	—
破碎房	门封条破碎	其他粉尘	—	噪声	是

四、职业病危害工程控制要点

（一）防尘措施

1. 喷粉应采用机械化自动喷粉，减少人员接触粉尘的时间，喷粉间应设置除尘设施，用于收集逸散的粉尘，重复利用。

2. 打磨房打磨岗位应设置打磨台，设置上送风、下抽风的抽风除尘设施，用于收集打磨过程中产生的粉尘。

3. 设置独立的破碎房，针对破碎岗位应设置除尘设施，用于收集破碎过程中产生的粉尘；破碎件可经传送带进入破碎机，作业人员远离产生粉尘的破碎机；破碎机投料口设置挡帘，减少粉尘从投料口逸出。

4. 挤出投料岗位应采用自动上料方式，同时在投料口上方设置局部抽风除尘设施，收集的粉尘经除尘器处理后排放。

（二）有毒有害气体控制措施

1. 在产生有毒有害物质的箱胆成型机、门胆成型机、板材挤出机上方设置了局部抽风排毒设施。

2. 丝网印刷采用机械自动化作业方式，减少人员对有毒有害气体的接触，并在每台印刷机上设置局部抽风排毒设施，收集的气体经活性炭吸附装置处理后排放。

3. 预混工序设置于独立的预混间内，预混间应设置机械通风排毒设施，稀释预混间内有毒有害气体浓度。

4. 发泡为机械自动化作业，操作人员与发泡机之间设置隔离设施，使人员远离有毒有害气体的发生源，同时在每台发泡机下方设置局部抽风排毒设施，用于排出发泡过程中产生的有毒有害物质。

5. 调漆间应设置机械通风设施，同时在调漆工位设置局部抽风排毒设施，降低人员在调漆过程对有毒有害气体的接触；喷漆工序布置于独立的喷漆间内，喷漆工序可采用机械喷漆方式代替人工喷漆作业，降低作业人员接触有毒有害物质的频率；同时喷漆间内可设置水幕+抽风排毒设施，排出的有毒有害气体经活性炭处理装置处理后再行排放。

6. 针对门封条焊接工序可布置在单独的焊接间内，减少焊接过程产生的有毒有害气体对周围环境的影响，同时每个焊接工位应设置局部抽风排毒设施，用于收集门封条焊接过程中产生的有毒有害物质。

7. 蒸发器生产线、总装线、返修焊接区的每个焊接工位设置局部抽风排毒设施，减少人员对焊接过程产生有害气体的接触。

（三）噪声控制措施

1. 采取合理的设备布局，将强噪声设备与低噪声设备分开布置。

2. 产生强噪声的破碎机应独立设置于破碎机房内，破碎机房墙体进行隔声设计，减少其产生噪声对周围环境的影响。

3. 空压机、制冷机等辅助生产设备与主要生产工序分开布置，可布置在独立的机房内，同时设置基础减振措施。

（四）高温控制措施

1. 各个车间采取良好的通风，在自然通风较差的车间应设置机械通风设施加强通风。

2. 采取合理的设备布局，产生热源的注塑机、挤出机应布置在天窗下方。

3. 夏季高温季节，供应含盐清凉饮料及防暑降温药品。

4. 车间办公室、休息室设置空调设施。

五、个体防护用品配备

家电行业个体防护用品配备见表 13-9-3。

表 13-9-3　个人防护用品配备一览表

工艺	工序		主要职业病危害因素	配备的防护用品	建议型号或参考标准
成型	钣金成型	—	噪声	降噪耳塞	
	门胆成型	吸塑	高分子裂解气体、噪声、高温	降噪耳塞、防毒口罩	
	箱胆成型	吸塑	高分子裂解气体、噪声、高温	降噪耳塞、防毒口罩	
	内饰成型	注塑	高分子裂解气体、噪声、高温	降噪耳塞、防毒口罩	
		破碎	其他粉尘、噪声	防尘口罩、降噪耳塞	KN90 防尘口罩
		丝网印刷	甲苯、二甲苯、环已酮、异佛尔酮等	防毒口罩、防护手套	
冲孔	自动冲孔		噪声	降噪耳塞	
	手工冲孔		噪声	降噪耳塞	
喷粉	纯水制备		盐酸	耐酸碱手套、护目镜	
	前处理	脱脂	氢氧化钠	耐酸碱服、耐酸碱手套、护目镜	
		酸洗	氟锆酸		
	喷粉		其他粉尘、噪声	防尘口罩、降噪耳塞	KN90 防尘口罩
	打磨		其他粉尘	防尘口罩	KN90 防尘口罩
挤出	板材挤出	投料	其他粉尘、噪声	防尘口罩、降噪耳塞	KN90 防尘口罩
		挤出	高分子裂解气体、高温	防毒口罩	
	门封条挤出	投料	其他粉尘、噪声	防尘口罩、降噪耳塞	KN90 防尘口罩
		挤出	高分子裂解气体、高温	防毒口罩	
		穿磁条	噪声	降噪耳塞	
喷涂	调漆		苯系物、醇类、酯类、酮类	防毒口罩	
	喷漆		苯系物、醇类、酯类、酮类	防毒口罩	
发泡	罐区		MDI	防护手套	
	预混		MDI	防护手套	
	门体发泡		MDI	防护手套	
	箱体发泡		MDI、噪声	防护手套、降噪耳塞	

续表

工艺	工序	主要职业病危害因素	配备的防护用品	建议型号或参考标准
蒸发器生产线	蒸发器焊接	铜烟、紫外辐射	防尘口罩、防护面罩或防护眼镜	KN95 防尘口罩
预装线	门体预装	噪声	降噪耳塞	
	箱体预装	噪声	降噪耳塞	
总装线	焊接	铜烟、紫外辐射	防尘口罩、防护面罩或防护眼镜	KN95 防尘口罩
	清洁	异丙醇	防护手套	
	超声波封管	超声波	超声波指套	
空压机房	—	噪声	降噪耳塞	
制冷机房	—	噪声	降噪耳塞	
污水处理站	—	硫酸	耐酸碱服、耐酸碱手套、护目镜	
破碎房	门封条破碎	其他粉尘、噪声	防尘口罩、耐酸碱手套	KN90 防尘口罩

六、职业健康监护要点

冰箱制造企业的主要职业健康监护项目见表 13-9-4，具体详见《职业健康监护技术规范》（GBZ188）。

表 13-9-4　职业健康监护主要项目表

危害因素	上岗前检查项目	在岗期间检查项目	体检周期	职业禁忌证
其他致尘肺病的无机粉尘	症状询问、内科常规检查、血常规、尿常规、心电图、血清 ALT、后前位 X 线高千伏胸部 X 线片、肺功能	症状询问、内科常规检查、后前位 X 线高千伏胸部 X 线片、心电图、肺功能	1. 生产线粉尘作业分级Ⅰ级，4 年 1 次；生产线粉尘作业分级Ⅱ级及以上，2～3 年 1 次 2. X 射线胸片表现为观察对象者健康检查每年 1 次，连续观察 5 年，若 5 年内不能确诊为尘肺患者，按 1 执行；尘肺患者原则 1～2 年进行 1 次医学检查，或根据病情随时检查	1. 活动性肺结核病 2. 慢性阻塞性肺病 3. 慢性间质性肺病 4. 伴肺功能损害的疾病
苯系物	症状询问、内科常规检查、血常规、尿常规、血清 ALT、心电图、肝脾 B 超	症状询问、内科常规检查、血常规（注意细胞形态及分类）、尿常规、心电图、血清 ALT、肝脾 B 超	1 年	血常规检出有白细胞计数低于 4×10^9/L 或中性粒细胞低于 2×10^9/L、血小板计数低于 8×10^{10}/L 异常者；造血系统疾病
致喘物（MDI）	症状询问、内科常规检查、鼻及咽部常规检查、血常规、尿常规、心电图、血清 ALT、血嗜酸细胞计数、肺功能、胸部 X 线摄片	症状询问、内科常规检查、鼻及咽部常规检查、血常规、心电图、血嗜酸细胞计数、肺功能、胸部 X 线摄片	1. 初次接触致喘物的前两年，每半年体检 1 次，2 年后改为每年 1 次 2. 在岗期间劳动者新发生过敏性鼻炎，每 3 个月体检 1 次，连续观察 1 年，1 年后改为每年 1 次	支气管哮喘 慢性阻塞性肺病 慢性间质性肺病 伴气道高反应的过敏性鼻炎

七、应急处置要点

1. 冰箱制造企业可能发生的急性职业病危害事故主要有前处理工序存在的氢氧化钠危害因素，可发生碱腐蚀灼伤事故；发泡工

续表

危害因素	上岗前检查项目	在岗期间检查项目	体检周期	职业禁忌证
噪声	症状询问、内科常规检查、耳科常规检查、血常规、尿常规、心电图、血清ALT、纯音听阈测试	症状询问、内科常规检查、耳科常规检查、纯音气导听阈测试、心电图	作业场所噪声 8h 等效声级≥85dB，1 年 1 次；作业场所噪声 8h 等效声级≥80dB，<85dB，2 年 1 次	上岗前与在岗期间体检职业禁忌证不同，具体详见 GBZ188
高温	症状询问、内科常规检查、血常规、尿常规、血清ALT、心电图、血糖	症状询问、内科常规检查、血常规、尿常规、血清ALT、心电图、血糖	1 年，应在每年高温季节到来之前进行	未控制的高血压 慢性肾炎 未控制的甲状腺功能亢进症 未控制的糖尿病 全身瘢痕面积≥20%以上（工伤标准的八级） 癫痫
紫外辐射	症状询问、内科常规检查、眼科常规检查及角膜、结膜、晶状体和眼底检查、皮肤科常规检查、血常规、尿常规、血清 ALT、心电图	症状询问、皮肤科常规检查、眼科常规检查及角膜、结膜、晶状体和眼底检查	2 年	活动性角膜疾病 白内障 面、手背和前臂等暴露部位严重的皮肤病 白化病

序存在的 MDI 危害因素，可引起哮喘；污水处理站使用的硫酸可发生酸腐蚀灼伤事故；夏季高温可发生高温中暑事故。企业应制定相应的酸碱腐蚀灼伤事故应急救援及处置方案、MDI 引起的哮喘应急预案及处置方案、高温中暑应急救援预案及处置方案。

2. 应在可能发生职业病危害事故的作业场所配置相关的应急救援设施。

（1）冲淋洗眼器：前处理区、污水处理站按规范要求设置冲淋洗眼器。

（2）作业场所应配置相应的应急救援药品（前处理区应配置 2%醋酸或 3%硼酸用于处理碱灼伤；污水处理站应配置 2%的碳酸氢钠用于处理酸腐蚀灼伤；发泡工序应配置哮喘喷雾剂；针对夏季高温中暑应配置相应的防暑降温药品及饮品）。

八、企业职业卫生管理要点

1. 应根据相关法律、法规的要求，结合企业实际，建立健全职业卫生管理制度和操作规程。内容包括：①职业病危害防治责任制度；②职业危害警示与告知制度；③职业病危害申报制度；④职业病防治宣传教育培训制度；⑤职业病防护设施维护检修制度；⑥职业病防护用品管理制度；⑦职业病危害监测及检测评价管理制度；⑧建设项目职业卫生“三同时”管理制度；⑨劳动者职业健康监护及其档案管理制度；⑩职业病危害事故处置与报告制度；⑪职业病危害应急救援与管理制度；⑫岗位职业卫生操作规程。

2. 成立职业卫生领导小组，指定职业卫生管理机构，配备专职或兼职职业卫生管理人员。

3. 应当配备专职人员负责工作场所职业危害因素的日常监测。监测点的设置、采样时间等应符合 GBZ 159 的要求。企业自身不具备监测能力的，应当委托有资质的职业卫生服务机构进行监测。

4. 应定期委托有资质的职业卫生技术服务机构开展检测与评价工作。每年至少进行一次职业病危害因素检测。日常监测或定期检测、评价过程中，发现职业病危害因素不符合国家职业卫生标准要求的，应立即采取措施进行整改和治理，确保其符合相关标准要求。

5. 应按照有关法律法规要求将检测结果，及时、如实、全面向辖区安全生产监督管理部门进行职业病危害因素申报。日常监测和委托性检测、评价结果应存入本单位的职业卫生档案，监测、检测、评价结果应张贴在劳动者所在的工作场所、宣传栏、公示栏，向劳动者公布。

6. 应当设置公告栏，公布本单位职业病防治的规章制度等内容。在办公区域及工作场所醒目位置设置公告栏，公示职业卫生管理相关内容。

按照 GBZ158 等标准要求在存在职业病危害的岗位设置相应的警示线、警示标识、中文警示说明及告知卡，多个警示标识在一起设置时，应按禁止、警告、指令、提示类型的顺序，先左后右、先上后下排列。

7. 由于家电行业人员较密集、流动性大，同时可能存在劳务派遣人员，企业的职业卫生管理难度较大，应按照法律法规要求做好职业健康监护工作，人员职业健康培训等工作。

8. 按照 GBZ1 要求设置卫生间、休息室、浴室、更存衣室等辅助用室，同时由于家电行业的特点，企业女职工较多，企业不得安排孕期、哺乳期的女职工从事其职业禁忌的作业。同时根据女工数量科学设置妇女卫生室，合理设置洗手设备、温水箱及冲洗器等设施。

9. 应建立完善的职业卫生档案，职业卫生档案的管理应按照《职业卫生档案管理规范》的要求进行。包括：①建设项目职业卫生“三同时”档案；②职业卫生管理档案；③职业卫生宣传培训档案；④职业病危害因素监测与检测评价档案；⑤用人单位职业健康监护管理档案；⑥劳动者个人职业健康监护档案；⑦其他职业卫生档案。

第十四章　电池制造行业职业病危害识别与控制

第一节　铅酸蓄电池行业职业病危害识别与控制

一、概　述

铅酸蓄电池是一类安全性高、电性能稳定、制造成本低、应用领域广泛、可低成本再生利用的“资源循环型”能源产品。自发明后一直在化学电源中占绝对优势，不论是在交通、通信、电力、军事还是在航海、航空各个经济领域，铅酸蓄电池都起到了不可缺少的重要作用。近20年来，在世界能源经济发展的浪潮中，在中国经济发展战略方针的指导下，铅酸蓄电池行业逐渐从一个落后的低端产业发展成为一个新型的前沿产业。随中国汽车工业、电信电力以及新能源产业的快速发展，中国的铅酸蓄电池产业也进入了一个蓬勃的发展时期。

一方面，随着国际市场需求的不断增加，中国已成为世界上最大的铅酸蓄电池生产国和出口国之一，产量约占世界总量的1/3。另一方面，我国铅酸蓄电池生产主要以中小规模的企业为主，由于部分中小型铅酸蓄电池生产企业片面追求经济效益，不重视作业环境和劳动条件的改善，使得作业场所空气中铅烟（尘）浓度屡屡超过国家职业卫生标准，有的甚至超过数十倍至数百倍，从而导致铅酸蓄电池行业慢性铅中毒危害现象比较严重。

二、铅酸蓄电池生产工艺流程

铅酸蓄电池主要由电池槽、电池盖、正负极板、稀硫酸电解液、隔板及附件构成。其生产过程包括极板生产和电池组装，具体生产工序有磨铅粉、熔铅、浇铸、和膏、涂片、裁板、修片、称片、包片、入槽、焊接、加酸、化成、充放电。铅酸蓄电池生产企业的所有生产工序均不同程度地产生以铅尘、铅烟为主的有害物质，少部分工序还有硫酸雾的逸散。

（一）极板生产工艺

极板生产工艺见图14-1-1。

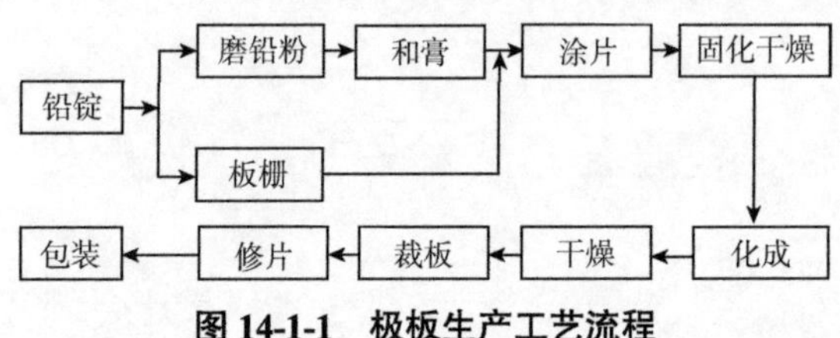

图14-1-1　极板生产工艺流程

1. 磨铅粉　由高纯度的铅块，利用输送带送至高温的熔炉中，铅块融化后，冷却成为铅条，将铅条剪切成小的铅块，再送至密闭的球磨机内研磨，等卸料口卸出，较大颗粒的铅块自动送回球磨机继续研磨（图14-1-2）。

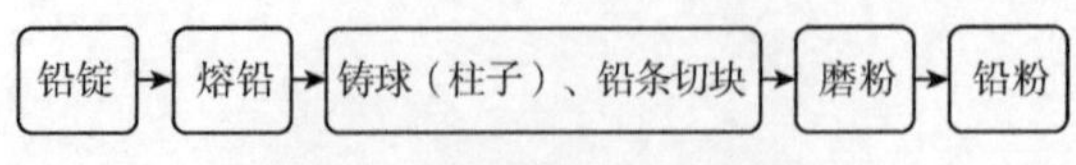

图14-1-2　磨铅粉工艺流程

2. 板栅铸造　将模具清刷洗净并预热至135～150℃，开始试浇铸板栅，注入合金后停6～10s再开模取出铸件，铸8～10片后检查板栅，若有毛刺、糊格，可局部刷洗喷涂。新铸出的板栅很柔软，必须经过时效硬化，才能进入下一工序（图14-1-3）。

铅、锑其他金属
合金配制
模具加温
喷脱模剂型
板栅浇铸造
堆积时效硬化

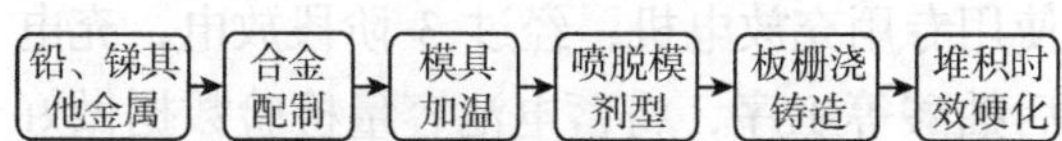

图 14-1-3　板栅铸造工艺流程

3. 和膏、涂片　和膏过程一般是先在铅粉中加入添加剂，混匀后快速加入水，然后慢慢加酸，同时进行冷却，搅拌足够的时间，必要时再加入少量水调整铅膏表观密度。过程中的反应依次如下：

（1）铅粉中的氧化铅与水作用：$PbO+H_2O=Pb(OH)_2$

（2）加酸时生成硫酸铅：$Pb(OH)_2+H_2SO_4=PbSO_4+2H_2O$

（3）进一步生成碱式硫酸铅：$PbSO_4+PbO=PbO·PbSO_4$

$PbO·PbSO_4+2PbO+H_2O=3PbO·PbSO_4·H_2O$

同时还有一小部分铅粉中的金属铅与空气中的氧作用生成PbO，反应如下：

$$2Pb+O_2=2PbO$$

4. 固化干燥　涂填或挤罐铅膏后（经表面干燥或不经表面干燥）的湿铅膏极板，在一定温度和湿度的固化室（或容器）中失去水分，原来的可塑性铅膏定型凝结成微孔均匀的多孔固体的过程称为固化，这是铅酸蓄电池极板成型的重要工序。极板固化可使铅膏中的铅进一步氧化，在正、负极中残余的铅分别减小到2.5%～5.0%，化成后可望获得坚固的活性物质和良好的外观；另外，在固化过程中，铅膏物质继续进行碱式硫酸铅的结晶过程；通过固化使板栅表面生成氧化铅的腐蚀膜，增强板栅与活性物质的结合。固化后再经干燥（化成前）的极板称为“生极板”。

5. 化成　生极板在以硫酸溶液为主要成分的电解质溶液中通过电化学反应转变为化成极板（俗称熟极板），干铅膏转变为活性物质，正极上生成α-PbO_2和β-PbO_2，负极上生成海绵状金属铅，这一工艺过程称为化成（图14-1-4）。

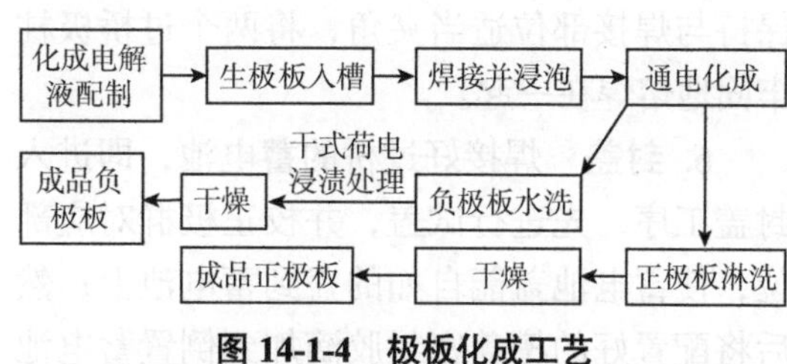

图 14-1-4　极板化成工艺

6. 干燥　在烘房内对极板进行干燥处理。

7. 裁板　将大片的极板切成小片极板的过程。

8. 包装　将析板按照不同的型号装入专用包装箱中。

（二）蓄电池组装工艺

不同类型、不同性能的铅酸蓄电池的组装工艺流程不尽相同。传统的硬橡胶槽干式非荷电蓄电池和塑料槽干式荷电蓄电池所占份额越来越少，阀控密封式铅酸蓄电池越来越多，带液荷电蓄电池在起动用蓄电池中也逐步代替干式荷电蓄电池和非荷电蓄电池。组装工艺流程如图14-1-5。

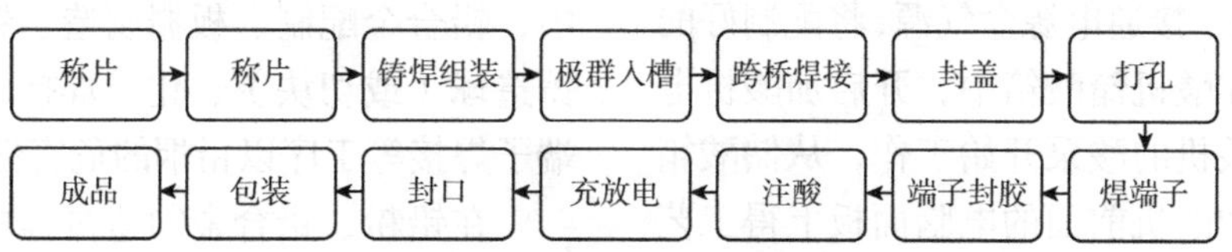

图 14-1-5　组装生产工艺流程

1. 称片 对极板进行称量并进行搭配。

2. 包片 使用规定尺寸的超细玻璃纤维隔板和配好组的极板，用极群包膜夹具将隔板与正负极板机械隔开的过程。

3. 铸焊组装 将包片结束的单体极群，通过铸焊工艺将各极耳与铅零件牢固熔化在一起的过程。

4. 极群入槽 将焊接好的单体极群对应位置装入蓄电池槽中，即完成装槽。

5. 跨桥焊接 焊过桥亦称为过桥拼接，先用拼接钳夹住需要焊接得相邻两个单体的过桥极柱，用焊枪将火焰开到适当的大小，保持与焊接部位适当夹角，将两个过桥极柱牢固地熔焊在一起。

6. 封盖 焊接好过桥的蓄电池，即进入封盖工序，先进行试盖，并校正极群对应部位，使蓄电池盖能自如的盖到蓄电池上；然后将配置好的槽盖密封胶滴加到倒置蓄电池槽盖的密封槽中，将经过试盖的蓄电池倒扣入其中，并将残余的槽盖密封胶擦拭干净，将其放入固化干燥窑进行固化。

7. 打孔 将装好的蓄电池盖上打孔，将极柱露出来。

8. 焊端子 将O型密封圈套入极柱上，并压装到位，将接线端子准确地安装到对应位置上，使端子上得记住孔套住蓄电池极柱，将极柱剪切到适当高度，用电烙铁接触极柱顶端，并加入端子焊锡丝，使蓄电池极柱与接线端子良好溶接。

9. 端子封胶 将配制好的端子胶滴加到极柱密封槽中，使端子胶将端子焊点覆盖住，并且填满极柱密封槽2/3的高度，然后将其送入固化烘干窑中固化。

10. 注酸 接通电源盒气源，将配制好的稀硫酸抽入加酸机储酸箱中，开启加酸机电源，真空加酸机的酸泵开始工作，从储酸箱上酸，调整加酸机前面的电脑面板上得工艺编号到所需号码，将电池对应定位加酸机注液头下方加酸，加酸机注液头上升后，取出加好酸的电池，即加好一只电池，加酸操作者应逐只检查加入酸量，如有缺酸现象应补加适量酸液，加入过多则应减少加酸量，通过以上动作完成加酸过程。

11. 充放电 （化成）加酸后的蓄电池，使用专用充放电机，经过3阶段放电，充电后抽酸等工序，将蓄电池容量检验数据做好记录，容量符合出厂标准。

12. 配组包装 蓄电池进过充放电后，按照静置时间要求静置，根据充放电容检记录将蓄电池容量基本一致，开路电压基本一致的蓄电池配成电动车需要的电池组。

蓄电池配组完成后利用高压水流进行表面清洁并干燥，然后进行日期喷码，按照同组蓄电池装入包装箱，包装箱内附有合格证、说明书等相关文件，经检验用胶带封箱。

三、蓄电池装配过程中主要职业病危害识别

铅酸蓄电池装配过程中可能产生的危险、危害主要是中毒以及高温灼烫、机械伤害、腐蚀伤害等。称片、包片区，存在着大量的铅尘，属于铅的重污染区，易发生慢性铅中毒。铅中毒对人体的危害主要集中在消化系统和神经系统，在蓄电池厂工作的操作工患职业性慢性铅中毒的比例高达25%～30%。更为严重的是，不仅蓄电池厂里的成年操作工有铅中毒反应，甚至周边许多儿童也可出现铅中毒反应。

1. 铅烟 铅烟是含铅物质中对操作者危害最大的一种形态。在铅酸蓄电池生产工序中，铅合金配制、板栅制造、铅零件制造、铸造球（或切块）、化成焊接、极群焊接、端子焊接等工序以铅烟的危害性为主。

在铅粉、铅合金制造过程中，由于熔铅设备的密闭性不足，导致铅烟逸出，电池组

装工序中集群焊接、端柱焊接操作，也会产生焊接烟尘。

2. 铅尘 铅尘是含铅物质中对操作者构成危害的另一种形态，可以通过呼吸道和食管进入人体。它的产生源主要分布在铅粉制造工序中球磨机密封不足，和膏过程的铅粉加料及地面铅膏扬尘，固化干燥后极板上铅膏粉尘的脱落，极板转动，称片工序中作业台上整理极板、称量时手和极板的接触以及收板动作，包片过程中极板上铅尘脱落。产尘方式主要是因震动使含铅粉尘溢散到空气中，当生产场所通风除尘设备运行不良时，地面或设备表面的集尘可形成二次扬尘。

3. 沥青烟 沥青烟产生于铅酸蓄电池橡胶隔板添加剂配制、电池槽封口胶配制和电池封口胶浇灌作业工序。由于沥青在熔化过程中不易流动，导热性较差，在加热过程中需要不断搅拌，因而形成沥青烟。

4. 硫酸 电池极板在充电过程中以稀硫酸为电解液的温度达到 40～50℃时，即有硫酸蒸气逸出。当充电过程进入中后期，充电槽内会冒出大量气泡，电解液呈“沸腾”状态，此时，硫酸雾的蒸发量最大。

5. 高温和热辐射 熔铅、浇铸、极板干燥时有高温和热辐射产生。

6. 噪声 铅粉制造球磨机、空压机、风机及罐酸气动装置产生机械噪声。

四、职业病危害因素的监测与职业健康监护

用人单位应按国家有关规定进行职业病危害因素监测和员工的职业健康监护。根据职业病防治法及工作场所职业卫生监督管理规定等要求，用人单位应当按照国务院安全生产监督管理部门的规定，定期对工作场所进行职业病危害因素检测、评价。检测、评价结果存入用人单位职业卫生档案，定期向所在地安全生产监督管理部门报告并向劳动者公布。发现工作场所职业病危害因素不符合国家职业卫生标准和卫生要求时，用人单位应当立即采取相应治理措施，仍然达不到国家职业卫生标准和卫生要求的，必须停止存在职业病危害因素的作业；职业病危害因素经治理后，符合国家职业卫生标准和卫生要求的，方可重新作业。对从事接触职业病危害因素作业的劳动者，用人单位应当按照《用人单位职业健康监护监督管理办法》《职业健康监护技术规范》等有关规定组织上岗前、在岗期间、离岗时的职业健康检查，并将检查结果书面如实告知劳动者。

（一）职业病危害因素监测

定期对作业环境进行监测，了解工作场所中的劳动条件，及时落实或改进防护措施，改善劳动条件。

1. 建立由用人单位主要负责人全面负责的职业病危害防治责任制，并层层分解落实到车间、班组。

2. 设立职业卫生管理机构，配备具有职业病危害防治专门知识的专兼职管理人员。

3. 建立并严格执行高毒物质危害检测制度，加强日常检测监控，确保工作场所有毒物质浓度符合国家标准。企业应定期开展检测与评价工作，每年至少委托具备资质的职业卫生技术服务机构对其存在职业病危害因素的工作场所进行一次全面检测，每 3 年至少进行一次职业病危害现状评价。

（二）职业健康监护

健康监护的基本内容包括健康检查、健康监护档案建立、健康状况分析和劳动能力鉴定等。

依法组织劳动者进行上岗前、在岗期间和离岗时职业健康体检。蓄电池行业体检项目及周期见表 14-1-1。

表 14-1-1 铅酸蓄电池行业职业健康监护主要项目

危害因素作业	上岗前检查项目	在岗期间检查项目	体检周期	职业禁忌证
铅尘（烟）	内科、神经系统常规检查；血常规、尿常规、肝功能、心电图、胸部X线片、空腹血糖、血铅或尿铅	内科、神经系统常规检查；血常规、尿常规、肝功能、心电图、空腹血糖、血铅或尿铅	a）血铅 400～600μg/L，或尿铅 70～120μg/L，每 3 个月复查血铅或尿铅 1 次 b）血铅＜400μg/L，或尿铅＜70μg/L，每年体检 1 次	a）中度贫血 b）卟啉病 c）多发性周围神经病
硫酸	内科、口腔科常规检查；血常规、尿常规、肝功能、心电图、胸部X线片、肺功能	内科、口腔科、皮肤科常规检查；血常规、尿常规、肝功能、心电图、胸部X线片、肺功能	2 年	a）牙酸蚀病 b）慢性阻塞性肺疾病 c）支气管哮喘
高温	内科、皮肤科常规检查；血常规、尿常规、肝功能、肾功能、空腹血糖、心电图、胸部X线片，有甲状腺功能亢进症病史或表现者检查血清游离甲状腺素（FT4）、血清游离三碘甲状原氨酸（FT3）、促甲状腺激素（TSH）	内科、皮肤科常规检查；血常规、尿常规、肝功能、肾功能、空腹血糖、心电图、胸部X线片，有甲状腺功能亢进症病史或表现者检查血清游离甲状腺素（FT4）、血清游离三碘甲状原氨酸（FT3）、促甲状腺激素（TSH）	1 年，应在每年高温季节到来之前进行	a）未控制的 2 级以上高血压 b）慢性肾炎 c）未控制的甲状腺功能亢进症 d）未控制的糖尿病 e）全身瘢痕面积≥20%以上（伤残等级达八级） f）癫痫 g）病理性心律失常
噪声	常规检查和耳鼻检查、纯音听阈测试	常规检查和耳鼻检查、纯音听阈测试	作业场所噪声 8h 等效声级≥85dB，1 年 1 次；作业场所噪声 8h 等效声级＜85dB，2 年 1 次	上岗前与在岗期间体检职业禁忌证不同，具体详见 GBZ188

五、职业病危害控制措施

职业卫生安全管理规章制度是用人单位实施专项管理的依据，完善的规章制度应包括责任制、管理行为要求、操作行为要求以及设备运行要求等，并应根据用人单位生产现状定期更新。

（一）职业卫生管理措施

1. 建立职业安全卫生管理机构及相关制度

（1）企业需设立职业安全卫生管理部门，主要负责人负责组织制订和实施职业安全卫生管理计划，建立健全职业安全卫生管理制度。主要包括：职业病危害防治责任制度、职业病危害警示与告知制度、职业病危害项目申报制度、职业病防治宣传教育培训制度、职业病防护设施维护检修制度、职业病防护用品管理制度、职业病危害监测及检测评价管理制度、建设项目职业卫生“三同时”管理制度、劳动者职业健康监护及其档案管理制度、职业病危害事故处置与报告制度、职业病危害应急救援与管理制度、岗位职业卫生操作规程。

（2）企业应对从事铅作业的工作人员，进行岗前、转岗职业安全卫生培训，经考核合格后方可上岗。职业健康卫生教育培训是提高用人单位职业卫生管理水平的基础，除新职工的三级教育以外，还必须进行经常性的专业知识的教育和培训。这是提高劳动者自我保护意识水平和技能的基本手段，也是提高劳动者对用人单位实施监督能力的前提条件，同时还是维护劳动者基本权益的体现。

（3）企业不得安排未经上岗前职业健康

检查的劳动者从事接触有毒有害作业，禁止患有职业禁忌证的人员接触相应的职业有害因素。对疑似职业病患者应当安排其进行医学观察或职业病诊断。妥善安置职业病患者，并安排治疗与康复。不得安排未成年人和孕期、哺乳期的女职工从事使用铅等有害作业。

（4）企业应制订包含职业卫生防护的管理规章制度和岗位操作防护规程，并为工人安排时间学习，考核相应内容后，应张贴公示在操作岗位旁。

2. 加强个体防护用品的日常职业卫生管理

（1）为铅烟（尘）岗位的铅作业人员，配备合格的防尘口罩（N95）、工作服、工作帽、乳胶手套，在噪声＞85dB（A）的岗位还应配备防噪设施如防噪耳塞等个体防护用品。

（2）铅作业人员应具有正确使用个体防护用品的知识和技能，并督促正常使用。

（3）个体防护用品应按要求进行维护、保养，由企业集中清洗并及时更换。待清洗的个体防护用品应置于密闭容器中储存，并设置警示标识。

（4）严禁穿工作服、口罩等个体防护用品进出食堂。

（5）对地面每班进行湿式清扫或有效的负压吸尘器清扫3～4次，对工作台面每班后进行湿式清扫或有效的负压吸尘器清扫，防止二次扬尘的危害。采取有效的降温措施，防止普通电风扇在车间的使用。从事清扫作业人员应穿工作服、佩戴防尘口罩等。收集的铅粉尘应放置在专用容器内，不应与其他垃圾等堆放在一起。

（6）作业场所铅污染地点严禁吸烟、进食饮水等。饭前及下班后必须规范洗手、洗澡、更换工作服后方可离开。

3. 完善作业场所警示标识

（1）生产场所涉及使用的铅、硫酸等化学品应有生产商提供的符合GB16483要求的安全技术说明书。

（2）使用或产生铅烟铅尘、硫酸的作业场所警示标识的设置在使用或产生铅烟铅尘、硫酸的作业场所入口或作业场所的显著位置，应设置“当心中毒”警告标识，“戴防毒面具/防尘口罩”“穿防护服”“戴防护眼镜”“戴橡胶手套或乳胶手套”“注意通风”等指令标识和“紧急出口”“救援电话”等提示标识。依据《高毒物品目录》，在产生铅烟铅尘作业场所应设置《告知卡》和红色警示线。使用硫酸等的有毒作业场所应设置黄色警示线，警示线设在使用有毒作业场所外缘不少于30cm处。应急撤离通道设置紧急出口提示标识。可能产生职业病危害的设备发生故障时，或者维修、检修存在有毒物品的生产装置时，根据现场实际情况设置“禁止启动”或“禁止入内”警示标识，可加注必要的警示语句。

（3）存在或产生铅烟铅尘、硫酸的工作场所、贮存场所、生产设备及收集废物的容器或包装物，均必须在醒目的位置设置相应的警示标识和简明中文警示说明。

（二）技术措施

铅蓄电池生产工程除符合按照第六章第一节有关规定外，结合熔铅、浇铸、焊接、称片、包片等易于导致铅中毒的重点部位，采取针对性工程和管理措施，消除或降低职业病危害。

1. 板栅和零部件制造　应优先采用连续式（扩展网、冲孔网、连铸连轧等）极板制造工艺；重力浇铸板栅生产工艺，均应实现集中供铅。使用封闭式熔铅锅，并安装自动温控报警装置，不宜超过450℃；加料口在未加料时应处于关闭状态；实现一锅多机，集中供铅；禁止采用手工铸板、手工铸铅零件、手工铸铅焊条工艺；不得使用开放式熔铅锅。在浇铸岗位，配置排风除尘设施；加强密闭化操作，减少铅烟的逸散。铸板及铅零件工序应设在封闭的车间内，熔铅炉应保持封闭，并带有自动温控措施，加料口不加料时应处于关闭状态。

2. 磨铅粉 制铅粉铸条、铸球应采用封闭式熔铅炉，并设置有效的除尘设施（宜采取铅烟静电除尘或布袋除尘加湿法等除尘方法）；熔铅炉应带自动温控措施，加料口做到不加料时应处于关闭状态。切粒机、磨粉机应设置减振基础，宜布置在独立厂房内。铅粉机应整体密闭，铅粉系统（包括贮粉、输粉）应密封，并设置除尘净化装置；铅粉的收集、输送和储存设备应密闭，进出料口应设置局部排风除尘净化装置；禁止使用开口式铅粉机。磨铅粉是重点污染源之一，建议做到：①在磨铅粉岗位设置局部排风设施；②卸料时，以电脑设定定量卸料，操作人员离开现场；③自动卸料后1min左右，操作人员再开启卸料处的门；④卸满铅粉之储存桶封盖时，动作应该轻缓，防止铅粉冒出。

3. 和膏、涂片 铅粉投料采取密闭自动化设备，添加剂称量、投放设置相应除尘措施；和膏应在密封状态下生产，并设置二级除尘设施；管式极板生产采用自动挤膏工艺或封闭式全自动负压灌粉，灌粉机设置二级除尘设施。禁止使用人工输粉工艺，禁止使用开口式和膏机。供酸工序采用自动配酸系统、密闭式酸液输送系统和自动灌酸设备。淋酸、洗板、浸渍、灌酸、电池清洗工序应设置酸液自动收集系统和酸雾净化系统（加碱液吸收的逆流洗涤技术）。存在硫酸的作业区设置应急冲淋洗眼装置。禁止采用手工涂板工艺，禁止采用人工配酸和灌酸工艺。对和膏、涂片作业方式的改善建议为：①当堆高机将铅粉储存桶移至练膏机旁，再将桶盖打开，以免储存桶搬运时产生铅粉逸散。②操作员切勿以手去敲打储存桶之桶壁使铅粉落下，应使用长的棍棒敲打，以维护自身之安全。③铅膏搅拌时，作业人员应离开操作点目视现场，待搅拌完毕后再回和膏区。④干燥收板作业方式：输送带两旁之槽沟，可加水或其他液体于其上，使铅膏屑及铅尘湿润，待下班前再清输送带两旁之槽沟，可加水或其他液体于其上，使铅膏屑及铅尘湿润，待下班前再清除。⑤收板处设置抽屉或回收筒（筒内可加水），每日定期清理。收板处设置抽屉或回收筒（筒内可加水），每日定期清理。

4. 裁刷板、分板、刷板 应设在封闭的单独车间内，使用整体密闭的机械化分板刷板（耳）设备，并配置二级除尘设施，保持分、刷板作业在局部负压环境下。

禁止采用手工分板、刷板（耳）作业。

5. 称板、叠板工序 叠板、包板、称板应采用自动化生产设备，设置下吸或者侧吸式铅尘收集装置，在作业点的前方及两旁加装挡板保持合适的吸气压力，并与铅尘处理设施连接，确保作业工位在局部负压。

6. 组装工序 采用全自动密闭机器焊机，设置铅烟除尘设施；手工端子焊接，应配备含铅烟收集装置,并根据烟尘特点采用符合设计规范的吸气方式(烟气不得通过工人呼吸带)，保持合适的负压，并与铅烟处理设施连接。固化烘箱电源预热到55℃±5℃，并设置局部排风罩。禁止采用手工极板焊接工艺。

7. 化成和充放电工序 化成、充电工序应设在封闭的车间内，配备与产能相适应的硫酸雾收集装置和处理设施（加碱液吸收的逆流洗涤技术），保持在微负压环境下生产；仍然采用外化成工艺的，化成槽应封闭，并保持在局部负压环境下生产。供酸工序应采用自动配酸系统、密闭式酸液输送系统和自动灌酸设备。浸渍、灌酸、电池清洗工序应配备废液自动收集系统，通过废水管线送至相应处理装置进行处理。禁止采用人工配酸和灌酸工艺。禁止采用外化成工艺。

8. 防尘防毒系统维护和二次扬尘控制设施 防尘防毒设施风量和捕捉效率应满足要求，烟尘收集装置应靠近产生铅烟、铅尘的位置，配备必要的集气罩；集气罩的设计应达到有效引导铅烟、铅尘向收集装置流动的效果，并将操作工的口、鼻与烟尘产生部位分隔；烟尘收集装置应尽可能实现封闭，减小进风口；应根据烟、尘特点采用符合设计规范的吸气方式，其中对于铅烟应采用上吸或侧上吸，避免排出气流通过操作人员的呼吸带位置；对于铅尘应采用下吸或侧下吸，并保持较高的吸气压力，实现有效收集；应定期清理铅尘收集装置内部沉积的铅尘。

不同生产岗位不宜合用一个通风除尘系统。除尘系统应定期维护、检修和调整，除尘管道应定期清理、检查和维护，避免积尘与破损。

铅粉制备工序、板栅和零部件铸造、和膏和涂板、分板、刷磨板、称板、叠板间应配备水管、真空吸尘器等防止二次扬尘的清扫设施。含铅工业废弃物按照有关规定处置。禁止采用干式清扫（含吹扫）去除地面、设备表面铅尘。

9. 送新风系统　铅蓄电池企业均应配备向存在铅尘、铅烟作业岗位输送新鲜空气送新风该系统。送新风系统的设计应该考虑整体性，对铸板、涂板、灌粉、包板、称板、装配焊接等固定工位，应保证每个工位均能覆盖，并保持适宜的风速，其换气量应满足降温、稀释铅烟、铅尘的需要。

送新风系统进风口应设在室外空气洁净处，不得设在车间内。禁止在存在铅尘、铅烟的作业场所使用工业电风扇进行降温或代替送新风系统。

10. 辅助措施

（1）企业办公区、员工生活区应与生产区域严格分开；员工休息室、倒班宿舍设在厂区内的，禁止员工家属和儿童等非企业内部员工居住。

（2）车间出口宜设置风幕或者风淋等除尘净化和洗手设施，盥洗水龙头宜采用感应式或脚踏式，按照每20～30名职工1个洗手水龙头配置，配置洗手去污用品（0.3%稀硝酸或者3%的醋酸等），以有效清除作业人员身上和手皮肤上沾染的铅及铅化合物。

（3）作业现场地面、墙壁、生产设备、工件及劳动者身上的沉降尘埃应使用真空吸尘设备清扫，作业现场的地面应采用湿式清扫和真空吸扫，禁止采用干式清扫（含压缩空气吹扫）；从事清扫作业人员应穿工作服、戴防尘口罩等。收集的铅粉尘应放置在专用容器内，不应与其他垃圾等堆放在一起。

（4）设置专用更衣室、淋浴房、洗衣房等辅助用房，生活便服与工作防护服可以同室但须分柜分别存放。辅助用室设置应与车间卫生等级一致；涉铅的洗衣间（房）应专用，负责工作服清洗；可进行清洗的个体防护用品也应由企业集中清洗并及时更换；待清洗的工作服、个体防护用品应置于密闭容器储存，并设警示标识。

（5）设置专门容器收集接触铅的手套、口罩、工作服、帽子等废旧劳保用品进行统一收集清洗或交由专业废弃物处理机构进行处置。

（6）存在铅及铅化合物的车间出入口应设置饮水间（区），并远离产生铅尘、铅烟、酸的作业区，鼓励设置单独饮水间。

（三）个人防护及保健措施

个人防护及保健措施包括有害作业过程中的防护措施、作业结束后的防护措施以及个人生活中的保健措施，具体如下：

1. 有害作业过程的个人防护措施

（1）铅蓄电池企业应按照有关国家标准、行业标准、地方标准的要求，根据作业人员接触的职业病危害因素为其配备适合的、合格的、足量的个体防护用品。

（2）当工作场所中粉尘、化学有害因素的浓度超过职业接触限值时，铅蓄电池企业除为作业人员统一配备工作服、工作帽、安全帽、一般防护手套外，还应为接触铅尘、铅烟、炭黑粉尘的作业人员配备过滤效率至少满足GB2626规定的KN95级别的防颗粒物呼吸器；应为接触酸雾、有机气体或蒸气的作业工人配备适用的送风或自吸过滤式半面罩防毒面具和适合的滤毒罐或滤毒盒。

（3）铅蓄电池企业应为接触酸、碱等腐蚀性物质的作业人员配备防护腐蚀液眼镜、耐酸碱手套、耐酸碱鞋、防酸碱服等个体防护用品。

（4）铅蓄电池企业应为熔铅、铸板、铸铅零件等工序的高温作业人员配备炉窑护目镜（防热辐射、红外线）、阻燃防护服、耐高温阻燃手套、高温防护鞋等个体防护用品；为焊接作业人员配备防强光、紫外线、红外线护目镜或面罩、焊工手套、焊接防护鞋、焊接防护服等个体防护用品。

（5）职业暴露的噪声强度等效声级$L_{EX,8h}$≥85dB(A)时，铅蓄电池企业应为作业人员配备符合防护要求的护听器；职业暴露的噪声强度等效声级 80dB(A)≤$L_{EX,8h}$<85dB(A)时，铅蓄电池企业应根据作业工人的需求为其配备适用的护听器；护听器的配备应符合GB/T 23466的要求。

（6）铅蓄电池企业各生产岗位的个体防护用品配备，见表14-1-2。

表14-1-2 铅蓄电池企业主要职业病危害因素分布及个体防护用品配置

序号	工序	岗位	主要职业病危害因素	主要职业病防护措施	主要个体防护用品
1	铅粉制造	冷切	噪声	减振基座；宜布置在独立厂房内	防护手套、耳塞
		铸粒	铅烟、高温	设置局部排风净化装置；高温设备采取隔热处理；设置送风降温系统	防尘口罩、阻燃防护服、耐高温阻燃手套、高温防护鞋、炉窑护目镜
		磨粉 铅粉储运	铅尘、噪声	设备密闭，设置除尘净化装置；减振基座；宜布置在独立厂房内	防尘口罩、浸塑手套、耳塞
2	板栅铸造	熔铅 铸板 铸铅零件	铅烟、高温	设备密闭，设置局部排风净化装置；高温设备采取隔热处理；设置送新风降温系统	防尘口罩、阻燃防护服、耐高温阻燃手套、高温防护鞋
3	极板制造	和膏 涂板	铅尘、炭黑粉尘、硫酸、噪声	采用自动化设备，设备密闭，设置局部排风净化装置；减振基座	防尘口罩、防酸性气体或蒸气半面罩或全面罩、浸塑手套、防护腐蚀液眼镜
		固化干燥	高温	干燥间独立布置；采取隔热处理	阻燃防护服、耐高温阻燃手套、高温防护鞋
4	分板修板	分板修板	铅尘	采用自动化设备，设置局部排风净化装置	防尘口罩、浸塑手套、耳塞
5	包板称板	包板称板	铅尘、噪声	采用自动化设备，设置局部排风净化装置	防尘口罩、浸塑手套、耳塞
6	电池组装	装配焊接 入槽 跨桥焊 胶封/热封	铅烟、高温、噪声 铅尘 铅烟、高温 胶粘剂/高温	采用自动烧焊机或铸焊机；设置局部排风净化装置；焊接岗位设置送风降温系统	防尘口罩、浸塑手套、耳塞。焊接岗位增配防强光、紫外线、红外线护目镜或面罩，焊工手套，焊接防护鞋，焊接防护服
		气密性检测	铅尘、噪声	设置局部排风净化装置	防尘口罩、浸塑手套、耳塞
7	电池化成	配酸灌酸 充放电 电池清洗	硫酸、噪声 硫酸、噪声 硫酸、噪声	设置局部排风净化装置	防酸性气体或蒸气半面罩或全面罩、防护腐蚀液眼镜、耐酸碱手套、耐酸碱鞋、防酸碱服、耳塞

续表

序号	工序	岗位	主要职业病危害因素	主要职业病防护措施	主要个体防护用品
8	电池包装	丝网印刷	有机溶剂、噪声	设置局部排风净化装置	防有机气体或蒸气半面罩或全面罩、耳塞
		打包	噪声	—	耳塞
9	—	检维修	铅烟、铅尘、硫酸、高温、噪声	—	防尘口罩、防酸性气体或蒸气半面罩或全面罩、耳塞，其他根据维修作业地点合理选配

2. 作业结束后的防护措施　作业结束后要及时用含3%的醋酸溶液洗手，消除黏附在手上的铅粉。及时更换或清洗防护用品，可以多次使用的防护用品尽量缩短洗涤周期。离开厂区前淋浴洗涤全身，尤其夏季穿着较薄的工作服时更要注意对全身的清洗。淋浴后更衣，将工作服存放在单独分隔的衣柜内，不要与日常服装混放。禁止将受到污染的工作服带回家中或宿舍存放或洗涤。

3. 个人生活中的保健措施　有害劳动者作息时间要规律化，适当参加体育锻炼，提高身体素质。在饮食上适当增加蛋白质、含钙食品及维生素C的摄入量，控制不良嗜好。酒精能破坏人体血液中的铅含量与骨骼中的铅含量的平衡，酗酒后人体骨骼中的铅将加速向血液中迁移，会造成急性中毒症状发生。因此，铅劳动者不应饮酒。

六、应急救援措施

酸铅蓄电池生产易发生气体中毒事故，应急救援措施如下：

1. 发生事故后，人员和伤员要立即撤离至上风处，隔离至气体散净。

2. 合理通风，切断气源。抽排（室内）或强力通风（室外）。

3. 处置工作现场严禁吸烟、进食、喝水；工作后立即淋浴更衣；进入有毒气体高浓度区域工作必须有人监护。

4. 处置中毒人员。迅速撤离中毒人员至空气新鲜处，保持安静和保暖。用清水清洗受污染的皮肤，脱去受污染的衣服。注意观察早期病情变化，必要时吸氧。中毒人员应避免活动，严重者速送医院抢救。

5. 事故处置人员进入事故现场必须戴好防护工具，必须使用正压自给式呼吸器，戴化学安全防护眼镜，穿化学防护服，手戴耐酸碱橡胶手套。

第二节　太阳能电池行业职业病危害识别与控制

太阳能电池又称为“太阳能芯片”或“光电池”，是一种利用太阳光直接发电的光电半导体薄片。太阳能电池的应用已从军事领域、航天领域扩展到工业、商业、农业、通信、家用电器以及公用设施等部门，特别是其可以分散在边远地区、高山、沙漠、海岛和农村等地使用，部分替代造价较贵的输电线路。

市场上销售的光伏电池主要是以单晶硅为原料生产的。而单晶硅是石英砂经还原、融化后拉单晶得到的。生产过程能耗大，产生的有毒有害物质多，环境污染严重。国外纷纷将其转移到发展中国家生产，我国各地引进较多单晶硅及多晶硅电池生产线。该行业作业人员可能接触的职业病危害因素主要包括氨气（NH_3）、三氯氧磷（$POCl_3$）、五氧化二磷（P_2O_5）、硅烷（SiH_4）、甲醇、各类酸碱及其他有机化学毒物，噪声、高温、振动、各类粉尘等。组件生产则以铅、锡、铜、噪声及不良工作体位等职业病危害因素为主。

目前，我国很多硅太阳能电池制造企业职业卫生管理制度尚不完善，专职管理人员匮乏，职业安全健康教育培训流于形式，职工职业危害防护的意识较淡薄，对作业过程中和环境中的职业有害因素认知有限，职业病防护设施设置不足，用人单位对有毒有害作业岗位人员的个体防护装备的配备、选用、管理不规范。

本章节针对职业病危害接触人员较集中的硅太阳能电池生产企业职业卫生管理与危害防治技术进行分析，为用人单位职业病防治日常工作提供参考。

一、生产工艺过程

硅太阳能电池的主要生产工艺流程分为硅太阳能电池片和光伏组件两部分。其中硅太阳能电池片生产是对硅晶片（分为单晶片和多晶片）进行处理。两类晶片主要处理工序相同，主要工序为制绒、扩散、刻蚀、镀膜、印刷及烧结等。本次以多晶片的硅晶片处理工序为例进行描述。多晶硅太阳能电池片生产工艺流程见图 14-2-1。光伏组件是将已处理合格的晶片通过划片、串焊、叠层、组装等处理后，组装成为成品入库。光伏组件生产工艺流程见图 14-2-2。

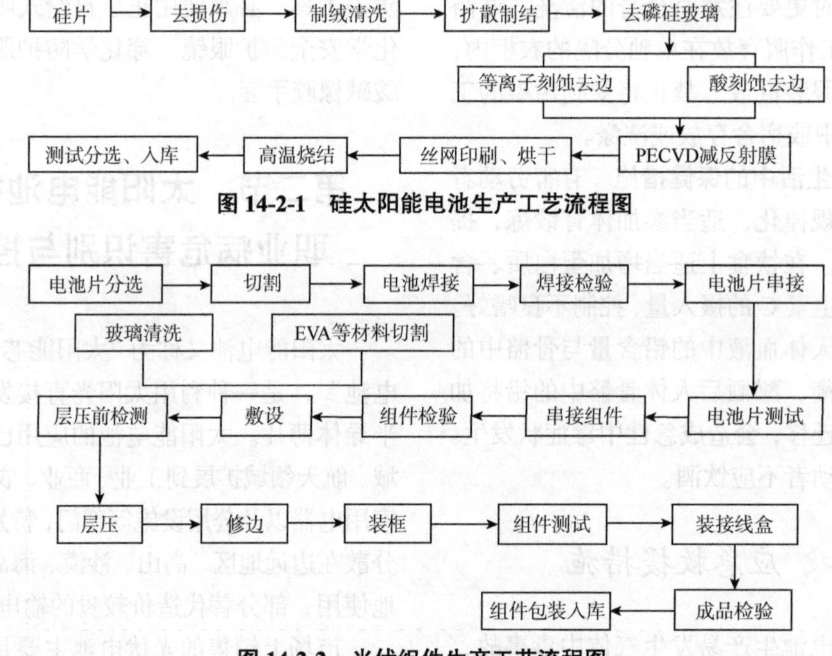

图 14-2-1 硅太阳能电池生产工艺流程图

图 14-2-2 光伏组件生产工艺流程图

（一）硅太阳能电池片生产工艺流程

首先对购入的硅片进行检测，检测合格后，才可进入下一步生产。

1. 制绒工段 由于多晶硅片是由多晶硅锭经多线切割制成，其表面存在 4～5μm 厚度的损伤层。这一表面损伤层存在大量的缺陷及复合中心，如不去除，会严重降低太阳能电池的短路电流和开路电压。在去损伤层的同时，要使硅片表面形成 5～10μm 级的凹坑状绒面，以降低入射光的反射率（20%～30%）。

目前通常采用 In-TEX 设备来对多晶硅片进行去损伤层及制绒面。在该设备中，硅片依次经过制绒槽（HNO_3、HF、H_2O 的混合液）、水洗 1 槽、氢氧化钾碱槽、水洗 2 槽、酸洗槽、水洗 3 槽三个化学反应槽和三个水洗槽，然后吹干。

2. 扩散制结工段　制结是在基体材料上生成不同导电类型的扩散层，形成 P-N 结。热扩散制 P-N 结法为用加热方法使Ⅴ族杂质掺入 P 型硅，杂质元素在高温时由于热扩散运动进入基体。

扩散制结工序在扩散炉设备中进行，采用热扩散方法中的液态源扩散。在硅片的扩散工艺中，$POCl_3$ 采用 N_2 携带，$POCl_3$ 为瓶装液态，将氮气通入 $POCl_3$ 液体中，然后从液体中逸出的氮气携带有 $POCl_3$，通入扩散炉内，同时往扩散炉内通入氧气（氧气过量），在高温（800～860℃，电加热）扩散条件下时，$POCl_3$ 将分解，生成 P_2O_5，P_2O_5 与硅反应生产 SiO_2 和磷，磷扩散进入硅片，在表面形成 n 层，表面 n 层与基底 p 层形成 P-N 结。具体化学反应方程式为：

$POCl_3$ 热分解：$4POCl_3+3O_2=2P_2O_5+6Cl_2$

$$2P_2O_5+5Si=5SiO_2+4P$$

3. 刻蚀、清洗去磷硅玻璃工段　扩散过程中硅片正面、硅片四周和硅片背面边缘都形成 n 型层，且表面形成磷硅玻璃层，如果不去除四周的 n 层，会导致电池短路。该工艺主要是将四周及背面 n 型层腐蚀去除，并将正面的磷硅玻璃去除。目前一般采用德 In-Oxide 设备（即后清洗机）进行去除。该工序中硅片依次进入刻蚀槽、水洗 1 槽、碱槽、水洗 2 槽、酸洗槽、水洗 3 槽三个化学反应槽和三个水洗槽，然后对硅片进行吹干。

4. PECVD 镀膜工段　背面镀 SiNx 膜：首先向反应腔室内通入氮气进行扩真空，然后通入 SiH_4 及 NH_3，对注入的氨气和硅烷气体施加一个射频电场，使气体电离，产生等离子体。高能粒子流碰击倒吸附在晶片表面上的反应气体，使反应气体结合键破裂而成为活性物质，这些活性物质反应形成 SiNx 薄膜于晶片表面。同时通入氮气作为辅助气体，流量为 0.3L/min。设备运行过程中，采用抽风机将反应腔室气体连续抽出，反应腔室为负压状态。

5. 丝网印刷、烧结工段

（1）丝网印刷：主要用来制作电极，工序包括：背电极印刷、烘干，铝背场印刷、烘干。

太阳电池在有光照时，在 P-N 结两侧形成正、负电荷的积累，因此产生了光生电动势。在实际应用时，需要通过上、下电极，才能有电流输出。电极就是与 P-N 结两端形成紧密欧姆接触的导电材料，习惯上把制作在电池光照面上的电极称为上电极，通常是栅线形状，以收集光生电流；而把制作在电池背面的电极称为下电极或背电极，下电极就尽量布满电池的背面，以减少电池的串联电阻。

正面印刷材料选用含银的浆料，主要是因为银具有良好的导电性、可焊性和在硅中的低扩散性能。本项目用涤纶薄膜制成所需电极图形的掩膜，贴在丝网上，然后再套在硅片上用银浆、铝浆印刷，印刷后用电加热烘干。此工艺已经成熟，栅线的宽度约 50μm，高度达到 15～20μm。

（2）烧结：将印刷好的电池在高温下（红外灯管加热：300～1000℃）快速烧结，此工序是在烧结炉内进行。使得正面的银浆穿透 SiNx 膜，与发射区形成欧姆接触，背面的铝浆穿透磷扩散层，与 p 型衬底产生欧姆接触，并形成一个背电场。背电场可以阻止少子（电子）扩散到背表面参与复合，从而减少了背表面的复合损失，增加了电池的电流密度。

6. 分类检测　太阳能电池制作完成后，必须通过测试仪器测量其性能参数，并按电性能参数分档。一般需要测量的参数有最佳工作电压、最佳工作电流、最大功率（也称峰值功率）、转换效率、开路电压、短路电流、填充因子等，通常还要画出太阳电池的伏安特性曲线。检测性能合格后，包装外售。

（二）光伏组件生产工艺流程

工艺描述：

1. 玻璃上料与 EVA 铺设 将组件生产用镀膜钢化玻璃搬运至流水线上，之后将与玻璃规格相配套的 EVA 铺设在钢化玻璃上。

2. 激光划片 通过红外纳秒激光器产生一定能量的激光光束对晶硅电池指定位置区域进行烧蚀从而达到一定切割深度，以便将整个 6 寸晶硅电池划分为 5 等份小规格晶硅电池，从而满足叠瓦组件利用小尺寸电池叠片封装组件要求。激光划片过程中吸风管随激光器移动，划片残渣与粉尘一同被吸入三通式装置，残渣落入收集装置中，粉尘从上方进入排风管道。划片机为全密闭设备。

3. 涂电导胶、助焊剂 切割后的小规格晶硅电池通过太阳能光伏用混合后的电导胶、助焊剂进行涂胶自动互联，电导胶助焊剂混合物涂覆在电池片切割面一侧的边缘。

4. 排版焊接折弯 按照叠瓦组件版型图设计要求对外观和内部 EL 完好的电池串进行版型摆串并进行串并联焊接。对焊接完好的汇流条匹配钢化玻璃尺寸进行自动折弯，缩短玻璃尺寸同时减少汇流条外漏影响组件美观度。

5. 垫绝缘垫、压汇流条、焊引出线 对于串并联用汇流条，在排版焊接后需要进行防短路处理，减少汇流条与电池片背面接触导致组件短路失效。采用绝缘垫进行隔离处理将绝缘垫敷设在汇流条与电池片之间。压实汇流条后焊接引出线。焊引出线时为人工焊接。

6. 盖 EVA、背板 将 EVA 铺设在电池片组串上，后将背板敷设在 EVA 上。

7. 层压前 EL 检查 对于层压前进行电致发光（EL）检查，确保投料层压的层压件 EL 测试合格。对不合格的 EL 电池（如隐裂、断栅、短路等）进行检查并指导制程返工。返工过程中替换相应电池片，涉及人工补焊。

8. 层压 将多层结构（玻璃→EVA→电池片→EVA→背板）的叠瓦层叠件置于真空高温（150℃）的条件下，并且对后盖板面封装材料施加一定压力，从而使 EVA 发生有效交联固化，即通过热熔 EVA 交联固化将钢化玻璃、叠瓦电池、背板等材料真空压合成一个整体，以提高叠瓦组件户外使用机械强度和实际使用寿命，保证叠瓦电池正常发电。自动层压为全密闭设备。

9. 自动修边 对层压后超过钢化玻璃长宽多余的背板和 EVA 进行去除，确保无残余物料，从而保证自动装框溢胶的均匀性。

10. 自动装框 为防止钢化玻璃边缘受外力磕碰导致玻璃破损现象，使用铝合金边框进行防护安装。主要作用一是在钢化玻璃自身强度的基础上进一步提升成品组件机械强度；二是结合密封硅胶对层压件边缘进行缓冲密封处理，防止边部渗水影响电池发电寿命；三是便于成品组件包装运输和安装；四是增加系统端安全接地装置。

11. 预清洗 自动装框使用了密封硅胶，在硅胶未完全固化前易形变沾污组件其他区域位置，设置预清洗用刀片将多余密封硅胶去除，以减少密封硅胶可能带来的污染。预清洗不使用溶剂。

12. 装接线盒焊引出线 半成品叠瓦组件电流输出采用专业光伏接线盒进行引出线连接，方便后道测试和应用电气安全连接。焊接线盒为人工焊接操作。

13. 自动灌胶（灌封胶） 对接线盒内部进行自动灌胶，密封保护焊接部位防止户外使用环境侵蚀造成焊接脱落失效。同时可以利用灌封胶自身优异的导热性将线盒内部工作时产生的热量进行内外平衡。

14. 自动固化 对于边框、接线盒用密封胶以及接线盒用灌封胶进行恒温（23～27℃）、恒湿固化，保证一定的固化深度，减少装框后二次溢胶不良。自动固化机为全密闭设备。

15. 清洗 对组件玻璃面和背板面进行清洗，将乙醇液喷在玻璃面和背板面后用无纺布擦拭，将残留附着物去除，减少正面脏污对组件功率测试的影响同时保证产品整体干净美观。

16. 绝缘耐压测试 对组件边框和内部有源体之间通直流高压，测试封装漏电绝缘能力，提高组件使用电气安全性能。

17. IV测试 在标准测试条件下（AM1.5，100W/cm^2，25℃）测试叠瓦组件实际发电功率，从而进行精准分档，一定条件下提升终端电站系统安装失配，整体提高发电效率。

18. 终检EL 对于成品叠瓦组件进行电致发光（EL）检查，剔除因制程造成的不良，保障产品性能。

19. 自动贴标签 根据IV功率测试结果，自动打印标签铭牌在指定位置进行粘贴，用于显示产品信息。

20. 外观检查和下料 对成品叠瓦组件进行终检外观检查确保包装组件完好，对不外观NG的组件进行隔离并按照质量标准进行判定。

二、主要原辅材料与生产设备

硅太阳能电池生产过程中使用的主要原辅材料及主要生产设备见表14-2-1。

三、生产工艺过程中的职业病危害因素来源及分布

（一）正常工况下的职业病危害因素识别

太阳能电池制造工艺中可能存在的主要职业病危害因素及分布情况见表14-2-2。

表14-2-1 硅太阳能电池生产过程中使用的主要原辅材料及主要生产设备

生产车间	工序	主要原辅料名称	主要设备名称
硅太阳能电池	制绒清洗	盐酸、氢氟酸、硝酸、过氧化氢、氢氧化钠（氢氧化钾）、晶片	制绒清洗机、自动理片机、抗PID设备
	扩散	三氯氧磷、氮气、氧气	扩散炉、冷却炉
	刻蚀清洗	磷酸、硫酸、氢氟酸、硝酸、过氧化氢、氢氧化钠（氢氧化钾）	刻蚀清洗剂、自动理片机
	PECVD镀膜	氨气、一氧化二氮、硅烷	PECVD镀膜设备
	丝网印刷、烧结	银浆、铝浆、松油醇、丝网	丝网印刷机、烧结炉、分选设备、检测设备
光伏组件生产车间	串焊	涂锡铜带、助焊剂	激光切片机、自动串接机、检测设备
	叠层焊	涂锡铜带	流转链、检测设备
	焊接线盒	涂锡铜带	流转链
	裁切	泡棉材料、TPT膜、背板等	裁切机、上料机
	装框、装接线盒	灌封胶、密封胶	流转链
	擦拭	乙醇	流转链、检测设备
	包装	各类包装材料	包装设备
辅助生产车间	动力	—	空压机、空调机组、制水设备、电力供应设备等
	维修	砂浆等	维修设备
	酸、碱物料供应、储存	—	酸、碱物料供应系统
	气体	—	气体供应系统
	废气处理	硫酸、氢氧化钠、亚氯酸钠、硫氢化钠等	废气处理设备
	废水处理	氢氧化钠、氢氧化钙、氯化钙、絮凝剂、助凝剂等	废水处理设备

表 14-2-2 太阳能电池制造行业主要职业病危害因素、分布及其防护用品配备一览表

车间	工序	主要职业病危害因素			关键控制岗位	防护用品配备
		粉尘	化学因素	物理因素		
硅太阳能电池	制绒清洗	—	盐酸、氢氟酸、硝酸、氮氧化物、过氧化氢、氢氧化钠（氢氧化钾）	噪声	是	耐酸碱手套、护目镜
	扩散	—	盐酸、氢氟酸、三氯氧磷、氯气、二氧化碳、五氧化二磷、偏磷酸、磷酸	噪声、高温	是	耐酸碱手套、防烫手套
	刻蚀清洗	—	氢氟酸、磷酸、硫酸、氢氧化钠（氢氧化钾）、硝酸、氮氧化物	噪声	是	耐酸碱手套
	PECVD 镀膜	氮化硅粉尘	氨气、硅烷、一氧化二氮、四氟化碳、四氟化硅	高温、噪声	是	防尘口罩、防烫手套、护耳器
	丝网印刷、烧结	—	银浆、铝浆、松油醇、铅	高温、噪声	是	氯丁橡胶手套、防烫手套
光伏组件生产车间	串焊	—	铅烟、二氧化锡、异丙醇	高温、噪声	—	防尘口罩、护耳器
	叠层焊	—	铅烟、二氧化锡	—	是	防尘口罩
	焊接线盒	—	铅烟、二氧化锡	—	—	防尘口罩
	裁切	—	—	噪声	—	护耳器
	装框、装接线盒	—	密封胶、灌装胶	噪声	—	护耳器
	擦拭	—	乙醇		—	—
辅助生产车间	动力	—		噪声、工频电场、低温	—	护耳器、防低温手套
	维修	电焊烟尘、砂浆	—	噪声	—	防尘半面罩 护耳器
	酸、碱物料供应、储存	—	盐酸、氢氟酸、硫酸、硝酸、氮氧化物、过氧化氢、氢氧化钠（氢氧化钾）	—	是	耐酸碱手套、耐酸碱工作服、防化学喷溅眼镜
	气体	—	氨气、硅烷、一氧化二氮、四氟化碳、四氟化硅	—	是	自吸过滤式防毒半面罩、自给正压式呼吸器
	废气处理	—	硫酸、氢氧化钠、亚氯酸钠、硫氢化钠	噪声、高温	是	耐酸碱手套、自吸过滤式防毒半面罩、护耳器、防化学喷溅眼镜
	废水处理	粉尘	氢氧化钠、氢氧化钙、氢氟酸	噪声、高温	—	耐酸碱手套、防尘口罩、护耳器、防化学喷溅眼镜

（二）非正常工况下的职业病危害因素识别

太阳能电池制造业非正常工况下的急性职业（中毒、灼伤、窒息等）事故风险主要存在于：

1. 急性中毒 扩散作业区域磷源泄露；PECVD 作业区、氨站等特气供应区氨气泄露等。

2. 灼伤 制绒清洗、刻蚀清洗作业区、酸碱物料供应系统、废气处理系统等区域酸碱泄露。

3. 窒息 大型生产设备、污水处理站设备、废气处理喷淋塔等密闭或半密闭空间作业时，通风不良。

4. 高温中暑 扩散、PECVD 作业区、室

外巡检作业，如防暑降温设施故障或防护措施缺失，在夏季易发生职业中暑。

5. 锅炉房　如使用天然气加热，过程中可因管道、阀门的破损等原因引起意外泄漏。天然气的主要成分是甲烷，主要可引起火灾，引发次生职业中毒；也可能因通风不良等原因造成一氧化碳短时间大量聚集，导致作业人员短时间缺氧窒息或一氧化碳中毒。

（三）生产环境中的不良因素

工作环境中如果排毒设施、防暑降温措施不完善或不合理会对作业人员的健康产生不良影响。

污水处理站、大宗气体站巡检等室外露天作业，夏季高温天气受到太阳热辐射，受高气温危害。

（四）劳动过程中的职业有害因素

劳动过程中可能存在的职业性有害因素主要为多数作业人员的作业方式为站立作业，其中长期从事站立作业易引起下肢静脉曲张和肌肉骨骼疾病。

四、职业病危害工程控制要点

除遵循第六章第一节所述基本工程防护措施外，太阳能电池生产行业上采取以下控制措施。

（一）晶体硅太阳能电池片

1. 粉尘的防护

（1）重力除尘室及制减反射膜机应安装良好的通风除尘设施。

（2）定期清洗除尘室或减反射膜炉内粉尘时，清洗人员应正确佩戴防尘口罩、防尘风帽等。可采用真空吸附方式，并及时清扫地面积尘，避免二次扬尘。

2. 毒物的防护

（1）电池片生产车间输送各类化学品的管线采用机械化、管道化和自动化，密闭或负压工况的生产工艺和设备，并安装必要的信号报警、安全联锁和保险装置。

（2）生产车间设通风系统，并对尾气进行吸收和净化处理，工艺设备的尾气排放口应根据尾气中不同的介质分别接入相应的废气处理装置，对含酸、含碱废气，经废气洗涤塔处理；对设备排出的有机废气，经活性炭吸附处理；含硅烷废气燃烧后排放；应设置可靠的现场处理装置和局部排风装置。

（3）在化学溶剂、化学品装载、分配房间、清洗、磷扩散、PECVD 等可能泄漏的位置设置氨气、氧气、硅烷、氯气、氯化氢等有毒物质检测、报警、控制系统，机械排风系统，并与事故通风系统联锁。同时设置负压监测系统和氧含量监测系统。泄漏报警装置应与事故排风系统、工艺设备、操作阀等联锁。使用剧毒品的场所应设置独立的事故排风系统。

（4）生产过程中使用到的特种气体，特别是以钢瓶储存形式的氨气、硅烷等有毒气体都应储存在专门的气体柜中，特气系统应具有自动切换、自动吹洗的功能，能连续为了生产设备供气。

（5）危险品库房设防爆型易燃气体浓度检测传感器和有害气体浓度检测传感器，库房内排风机常年开启。

（6）太阳能电池生产区设由新风空调系统及循环空调系统组成的空调净化系统。合理布置新风口与各排气口的位置，避免气流短路。

（7）具有化学灼伤危险的作业区（如强酸、强碱储存及使用区域），设置必要的洗眼器、冲淋器，并在装置区设置救护箱。可能接触强酸强碱时正确佩戴防化学物喷溅眼镜、面罩，穿戴防酸碱工作服、防酸碱手套等个体防护用品。

（8）制订有毒有害化学品现场检维修作

业方案；对氢氟酸、盐酸、硝酸、氨气等可能向空气扩散的毒物的容器、管道等设备等进行维修，应先清除设备中的毒物并经充分通风换气，待工作场所空气中有害物质浓度符合 GBZ 2.1 的要求后作业，同时穿戴适宜的防毒面具、防化学工作服、防护眼镜及防护手套等，并在安全距离内配备现场临护人员。

3. 噪声的防护

（1）空调厂房和洁净厂房噪声控制按 GB 50073 等有关现行国家标准执行。

（2）生产车间内，制绒清洗区、刻蚀清洗区、丝网印刷及烧结区应对各类泵机等噪声源应通过加罩进行密闭处理，使用吸声材料进行吸声，通过安装减振垫进行减振处理。

（3）空气调节机组与风管之间采取软连接；机组出风口设置消声器；在技术夹层高度允许的情况下，增大风管管径，降低管道风速，减小噪声。空调机房应尽量设置于主厂房边缘，同时采取有效的隔声、吸声、减振等噪声控制措施，阻断噪声的传递。

4. 高温的防护

（1）扩散炉的检修区应设置围栏或醒目的警示标志，同时考虑紧急避让空间和便捷疏散通道。

（2）扩散炉出片作业、制减反射膜及烧结作业需佩戴防烫手套。

5. 其他职业病危害因素的防护

（1）合理设计，无关人员不得进入太阳能电池检测区域，尽量密闭光源，避免模拟太阳能光源直射入眼；检测人员应佩戴合适的防护眼镜。

（2）太阳能电池片生产岗位的工人在传送硅片时腕部频繁活动，需改进工具、考虑操作和工作场所的功效学设计，加强生产的机械化和自动化；当工人主诉有腕管综合征症状时，应给予以定期检查，即使尚未出现阳性的客观体征或肌电异常，也应追随观察。

（二）太阳能电池光伏组件

1. 毒物的防护

（1）焊接区域与其他组装区域分开设置，焊接作业点前侧设吸风罩等排毒设施。

（2）涂锡铜带预处理区、涂密封胶、层压装框区等设机械通风装置，如通风橱、排风罩等。

2. 噪声的防护

（1）玻璃清洗区独立设置，安装采用双层玻璃门窗、闭门器等隔声措施。

（2）选用低噪声清洗机，机体底部安装有效的减振措施。

（3）清洗作业时佩戴护耳器。

3. 其他职业病危害因素的防护

（1）光伏组件各岗位制定适宜的工作时间及工间休息时间。

（2）尽量避免腰部承重强度大、频繁弯腰或腰部长久固定姿势的工作。

（3）优化机械化、自动化生产工艺流程，减少体力劳动。

（4）进入废水池、废液罐等密闭空间作业时，应按照 GBZ/T 205 的要求进行职业危害防护。

五、个体防护用品配备

太阳能电池制造业个体防护用品配备见表 14-2-2。

六、职业健康监护要点

太阳能电池生产的职业健康监护主要项目见表 14-2-3。

表 14-2-3　太阳能电池生产的职业健康监护主要项目表

危害因素	上岗前检查项目	在岗期间检查项目	体检周期	职业禁忌证
氨、氮氧化物、酸雾酸酐	胸部 X 线摄片、肺功能	胸部 X 线摄片、肺功能	1 年 1 次 2 年 1 次	上岗前与在岗期间体检职业禁忌证不同，具体详见 GBZ188
氟化物	血常规、尿常规、心电图、血清 ALT	骨盆正位 X 线摄片、一侧桡、尺骨正位 X 线片及同侧胫、腓骨正、侧位 X 线片、尿氟	1 年 1 次	地方性氟病 骨关节疾病
噪 声	常规检查和耳鼻检查、纯音听阈测试	常规检查和耳鼻检查、纯音听阈测试	作业场所噪声 8h 等效声级 =85dB，1 年 1 次；作业场所噪声 8h 等效声级 <85dB，2 年 1 次	上岗前与在岗期间体检职业禁忌证不同，具体详见 GBZ188
高温	血常规、尿常规、血清 ALT、心电图、血糖	血常规、尿常规、血清 ALT、心电图、血糖	1 年，应在每年高温季节到来之前进行	未控制的高血压；慢性肾炎；未控制的甲状腺功能亢进症；未控制的糖尿病；全身瘢痕面积=20%以上（工伤标准的八级）；癫痫

备注：①硫酸、盐酸、硝酸均可参照酸雾酸酐进行对应职业健康体检；②对于 GBZ188 中未包括的氢氧化钠、氢氧化钾、过氧化氢、三氯氧磷、五氧化二磷、铅烟、二氧化锡等体检项目，应参照 GBZ188 中第 4.4.4 条进行体检，其中三氯氧磷主要表现为肝脏功能毒性，其对应职业健康监护可重点进行肝脏系统检查；铅烟、二氧化锡主要表现为肺部损伤，其对应职业健康监护可重点进行胸肺系统检查；氢氧化钠、氢氧化钾主要表现为皮肤损伤，其对应职业健康监护可重点进行皮肤科检查

七、应急处置要点

（一）应急救援预案

根据《中华人民共和国职业病防治法》及《生产经营单位生产安全事故应急预案编制导则》等有关规定，对可能发生职业危害事故的工作场所和可能引起职业危害事故的因素制定相应的应急救援预案，如接触液氨、三氯氧磷、强酸、强碱工作场所、危险化学品库输送间、储存库等。

应急救援预案内容应包括：建立事故应急救援组织机构，明确各机构职责和通信联络方式，制定事故应急处理程序、紧急疏散撤离、危险区的隔离、抢险救援及控制措施、伤员救治方法、应急培训计划、演练计划等。并定期组织相关人员进行现场模拟演练，提高应急救援水平。

（二）应急救援设施

1. 事故通风及报警装置　在使用存在急性中毒的化学品和集中储存化学品的区域，应设置防泄漏设施、事故通风装置及与事故排风系统相连锁的泄漏报警装置，具体位置如：扩散工序区、PECVD 镀膜工序区、特气站、化学品输送间、化学品库等。

2. 应急冲淋洗眼器　在储存和使用化学品的区域附近设置应急喷淋装置，服务半径在 15m 以内。具体位置如：制绒清洗作业区、刻蚀清洗作业区、化学品输送间、化学品库、废气处理加药区、污水处理加药区等。

3. 围堰、泄险沟　在储存化学品的区域附近设置围堰、泄险沟、槽。具体位置如：特气站罐区、化学品输送间、化学品库、废气处理储罐区、污水处理储罐区等。

4. 应急救援器材　在产生急性中毒、酸碱灼伤的区域设置应急器材柜和急救箱，应急器材柜的设置位置应符合 GBZ1 中相关要求，应急器材柜内的物资应包括自吸过滤式半面罩和对应滤毒盒、供气式全面罩、空气呼吸器、防化手套、防化服等。急救箱内的物品除应包括常规药品外，还应在制绒清洗

作业区、刻蚀清洗作业区、化学品输送间、化学品库等区域针对氢氟酸设置六氟灵；针对可能发生酸碱灼伤的岗位附近应当配备2%醋酸或 3%硼酸（用于处置碱灼伤），2%碳酸氢钠（用于处置酸灼伤）。应急器材柜及急救箱的设置位置应便于劳动者进行取用。

5. 风向标 在厂区最高建筑顶部及大宗气体站等区域，设置醒目的风向标，并按照规定定期进行维护和更换。

（三）应急救援能力

1. 使用硅烷、三氯氧磷、液氨等剧毒或高毒化学品的硅太阳能电池企业应按 GBZ 1 的相关要求设置紧急救援站或有毒气体防护站。

2. 在生产车间或区域内按就近使用的原则配备急救药箱，应急药箱内的物品应根据区域存在的危害因素进行分类别设置，且放置在便于劳动者取用的地点，并由专人负责定期检查与更新。

3. 应与职工医院和就近医疗机构保持密切联系和建立合作关系，以便发生急性职业危害事故时能够得到及时的医疗救助。

八、企业职业卫生管理要点

1. 企业应根据有关要求建立健全职业卫生管理制度和操作规程，内容应当包括职业病危害告知制度、职业安全工作职责、职业卫生管理制度、职业卫生教育培训制度、职业病危害因素监测评价制度、职工健康检查与诊治制度、职业卫生检查与奖惩制度、职业病防护设施维护管理制度、个体防护用品发放管理制度、化学品安全管理制度、应急救援设施及物品管理制度等。

2. 配备专职或兼职职业卫生管理人员，对有毒有害作业人员进行三级培训，落实各岗位作业人员的个人防护；按要求组织劳动者的上岗前职业健康检查，及早发现职业禁忌证人员，避免其从事相应禁忌工种；定期对职业病危害因素进行检测，及时发现、处理存在的隐患。

3. 在建立应急救援预案的基础上，定期进行应急救援物品的检查维护与更新，经常进行应急演练，提高企业在应急事件时的救援和响应能力；在公司办公室存放应急救援物品处设置专用物品存放柜，并做好仪器设备的使用、检查登记，保证应急救援物品的正常使用。

4. 建立化学品采购索证（MSDS）管理制度和归档管理制度，并严格执行化学品的采购、保管、领用等制度和程序。在发现新采购的化学品原料的组分发生变化时，应及时采取相应的防护措施；外委机构运入化学品的过程中，应加强出入登记的管理，并与化学品运输单位明确管理职责。

5. 存在或者产生职业病危害的工作场所、作业岗位、设备、设施，按照《工作场所职业病危害警示标识》（GBZ158）的规定，在醒目位置设置图形、警示线、警示语句等警示标识、指令标识和中文警示说明。

第三节　锂离子电池生产行业职业病危害识别与控制

新能源产业是21世纪十大高科技产业之一，锂电工业是新能源产业的重要组成部分。锂离子电池因其电压高、能量密度大、体积小、重量轻、绿色环保等特点，被广泛应用于移动通信、手表、照相机、手提电脑等领域。随着世界能源的日趋短缺和锂离子电池技术发展的成熟，用动力锂离子电池作为储能动力能源逐渐成为现实。目前动力锂离子电池已经开始装配到电动自行车、电动滑板车、高尔夫球车、不间断电源（UPS）、太阳能和风能储能装置、电动汽车等产品中。锂离子电池市场需求量大，前景广阔，对改变能源消费结构，加快产业升级具有深远的意义。但随之而来的劳动者职业卫生问题也越发严峻。

锂电池生产行业的主要职业病危害因素有石墨粉尘、炭黑粉尘、电焊烟尘、磷酸铁锂、N-甲基吡咯烷酮（NMP）、三元材料、磷酸锰铁锂、六氟磷酸锂、氟化氢、氢氧化钠、噪声、高温、X 射线装置产生的电离辐射等。本章节主要针对锂电池生产行业进行危害识别分析，并介绍职业病危害防治要点。

一、工 艺 流 程

（一）磷酸铁锂生产工艺

磷酸铁锂生产过程主要包括配料、混料、干燥、合成、合成料粉碎、烧结、粉碎、混合过筛、包装等工序，磷酸铁锂生产工艺流程见图 14-3-1。

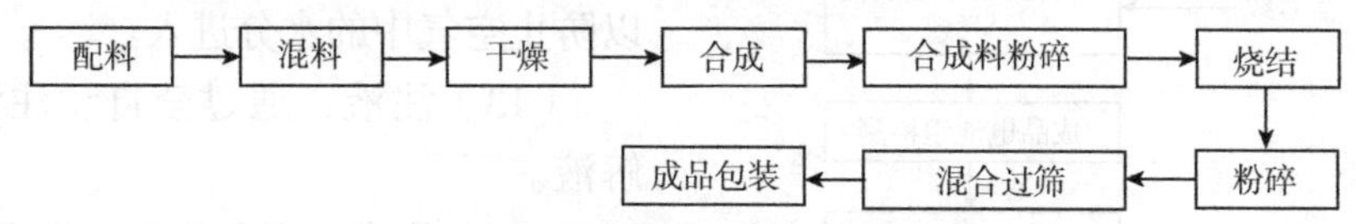

图 14-3-1　磷酸铁锂生产工艺流程图

1. 配料　称量各物料，存放在包装袋备用。

2. 混料　将称量好的物料按照一定比例投入搅拌磨中混合；混料在常温、常压下。

3. 干燥　混合料进入干燥机干燥。

4. 合成　干燥后的物料进入夹套加热预烧炉中预烧成型，采用电加热，预烧温度600℃，通入 N2 保护，防止二价铁氧化，预合成时间 24h，常压合成，得到磷酸铁锂。

5. 合成料粉碎　预烧料进入球磨机粉碎，粉碎粒径 3～5μm，球磨过程，球磨机密闭。

6. 烧结、冷却　人工将粉碎料装钵后，放入推板炉中。推板炉前半段升温、保温烧结粉碎物料，通入 N2 保护，防止二价铁氧化，烧结温度为 750℃，推板炉后半段采用风冷及循环水冷却物料。

7. 粉碎　粉碎分级机中磨细物料。

8. 混合过筛　物料粉碎后，过筛，避免物料中夹杂设备中脱落的零部件等杂物。

9. 成品包装　人工进行包装。

（二）电池生产工艺

电池生产过程主要包括搅拌、涂布、冷压、分切、模切、极耳焊接、卷绕、封装、注液、化成、静置、二次封装、性能测试、清洗等工序；单体电池和电池组生产工艺流程图分别见图 14-3-2，图 14-3-3。

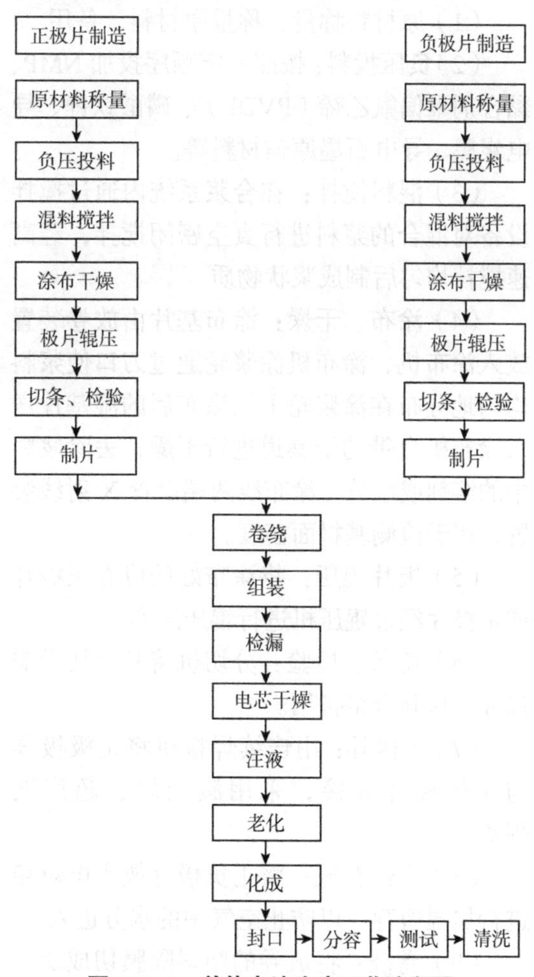

图 14-3-2　单体电池生产工艺流程图

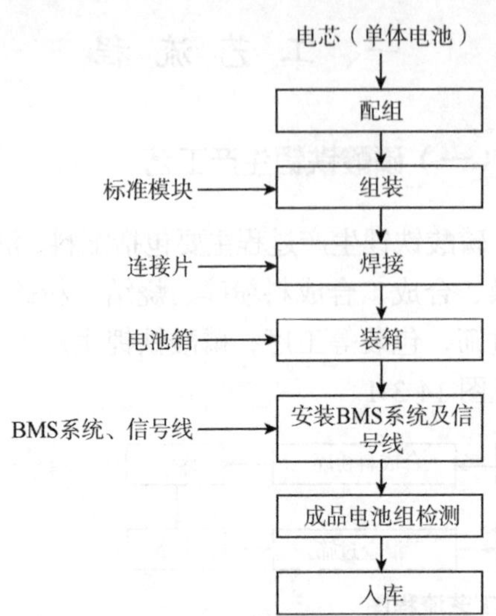

图 14-3-3 电池组（PACK）工艺流程

1. 单体电池生产工艺

（1）原材料称量：称量原材料，备用。

（2）负压投料：按照一定顺序投加 NMP、黏合剂聚偏氟乙烯（PVDF）、磷酸铁锂、导电炭黑、导电石墨原辅材料等。

（3）混料搅拌：在合浆系统内通过搅拌设备对混合的浆料进行真空密闭搅拌，经高速搅拌均匀后制成浆状物质。

（4）涂布、干燥：涂布基片由放卷装置放入涂布机，涂布机涂浆轮通过刀口使浆料均匀地分布在涂浆轮上，涂布后的湿基片送入涂布机自带的干燥道进行干燥，去除浆料中的溶剂或水分。涂布线两端设置 X 射线装置，用于检测基材面密度。

（5）极片辊压：将涂布好的成卷正极片或负极片经过辊压机进行辊压压实。

（6）切条、检验：分切机将其分切所需尺寸，检验合格备用。

（7）焊极耳：用连续焊接机将正极极耳与正极极片焊接，采用激光焊、超声波焊等。

（8）干燥存放：将正负极片放入电烘箱进行加温暂存，以防止空气中的水分进入。

（9）卷绕：将成卷的塑料隔膜切成所需尺寸，按照正极片-隔膜-负极片相互间隔的方式，放入卷绕机卷绕成为方形电芯叠片体。

（10）组装：用激光焊接机将外购的铝壳与极片焊接，此过程为机械作业且设备处于密闭状态。

（11）检漏：通过检漏仪将电池壳内抽真空，以检测电芯的密封性。

（12）电芯干燥：在未进行下一步加工前，将焊接后的电芯放入专门的电烘箱内，以防止空气中的水分进入。

（13）注液：通过全自动注液机注入电解液。

（14）化成：将电芯置于化成柜上，电芯的正负极极柱与化成柜的充放电测试探头相连接，化成柜对电芯进行充放电，将电极材料激活。

（15）封口：采用钢珠封口或激光封口，钢珠封口需人工点上密封胶，确保电池在使用过程中电解液不会外泄。

（16）分容：将电芯的极耳与分容柜上的充放电测试探头连接，对电芯进行容量等性能检验。

（17）测试：对成品电池进行各项目电学参数测试，合格电池的转入组装工序。

2. 电池组生产工艺 电池组生产过程包括电芯配组、组装、焊接、装箱、检测等工序，电池组生产工艺见图 14-3-3。

（1）配组：从仓库领取单体电池（电芯），根据电池配组方式，按照最终需要配成的电压、电流，通过自动分选机从单体电池（电芯）中挑选出数个适合的电芯组成电池组模块。

（2）组装：采用模块化组装，将配组好的各个电芯人工按照要求放入标准模块盒内，形成一个电池组整体。

（3）焊接：采用激光焊的焊接方式，将单个电池组通过金属连接片相互连接，形成电池组。

（4）装箱：通过人工将电池组按照设计要求装入外购的电池箱体。

（5）安装电池管理系统（BMS 系统）及信号线：通过人工安装外购的信号线，并安装每个箱体的 BMS 系统，最后安装电池的上下盖。

（6）检测入库：通过充放电测试柜对电池组的各项性能进行测试，合格品入库。

二、主要原辅材料与生产设备

该行业生产过程中主要原辅料为生产过程中产生的废液，辅料主要有草酸亚铁、磷酸二氢锂、磷酸铁锂、三元材料、磷酸铁锰锂、导电石墨、导电炭黑、NMP、铝箔、铜箔、电解液等；主要生产设备有原材料粉碎分级机、混合筛分机、立体仓库、自动投料系统、真空搅拌机、高速分散机、涂布机、辊压式分切机、极片分切机、极片焊接机、X 射线在线检测机、全自动注液系统、激光封口机、全自动电池清洗机、NMP 回收系统等。

三、主要职业病危害因素来源及分布

该行业主要职业病危害因素来源及分布见表 14-3-1。

表 14-3-1　锂离子电池行业主要职业病危害因素来源及分布

工艺	岗位/工序	职业病危害因素	关键控制岗位
材料车间	配料、混料	草酸亚铁、磷酸二氢锂、甲醇、乙醇、噪声、高温	是
	粉碎、装料、筛分	磷酸铁锂、噪声、高温	是
	包装	磷酸铁锂、噪声、高温	是
	干燥	磷酸铁锂、噪声、高温、甲醇、乙醇	—
	预烧、烧结	一氧化碳、噪声	是
电池车间	合浆	磷酸铁锂、磷酸锰铁锂、石墨粉尘、炭黑粉尘	是
	涂布干燥	NMP、X 射线装置产生的电离辐射、β 射线	—
	极片分切	磷酸铁锂、石墨粉尘、炭黑粉尘	—
	极片焊接	电焊烟尘、激光	—
	激光封盖板	电焊烟尘、激光	—
	注液、补液	六氟磷酸锂、碳酸乙烯酯、碳酸二乙酯、氟化氢	是
	化成	六氟磷酸锂、碳酸乙烯酯、碳酸二乙酯、氟化氢	是
	老化	高温	—
电池组装车间	激光焊机	电焊烟尘、激光	—
	测试、组装	噪声	—
辅助生产	纯水制备站	噪声	—
	空压站	噪声	—
	制氮站	噪声	—
	冷冻及真空站	噪声	—
	NMP 储罐区	NMP	—
	NMP 回收装置	NMP	—
	电解液储存间	六氟磷酸锂、碳酸乙烯酯、碳酸二乙酯、氟化氢	—
	废水处理站	氢氧化钠、噪声	—

四、职业病危害工程控制要点

锂电池生产职业病危害因素工程防护除符合第六章第一节相关要求，还应该结合行业特点符合以下方面。

（一）防尘措施

1. 采用机械化、密闭化作业；破碎机、筛分机、球磨机、混料机等设备自动运行，密闭处理。

2. 破碎机、筛分机、球磨机、混料机、激光焊接机等设备设置除尘器。

3. 手套箱内拆包，负压投料，气力输送至合浆罐搅拌。

4. 激光焊接岗位均设置除尘器。

（二）防毒措施

1. 材料车间预烧、烧结设备自带抽风排毒设施。

2. 采用自动注液；化成间、注液间等场所为微负压，化成柜、注液机内设抽风排毒设施。

3. 涂布干燥机自带抽风排毒设施，及时排出有害物质。

4. 烧结间设墙壁式轴流风机进行排风。

（三）防噪声措施

1. 设备选型时，选用低噪声的空压机、泵类等设备，从源头上降低设备本身的噪声；对风机加装隔音罩。

2. 设备布局上，将空压机、泵等产生强噪声或振动的设备独立布置。

3. 设备安装时，空压机、泵类设备采取减振垫等措施。

（四）防暑降温措施

1. 烧结设备采取隔热保温措施。

2. 控制室、办公场所采取空调降温，可作为休息室供员工休息。

3. 夏季高温季节，为作业人员提供含盐清凉饮料。

4. 合理安排夏季高温季节的巡检时间。

五、个体防护用品配备

该行业个体防护用品配备见表 14-3-2。

六、职业健康监护

该行业的职业健康监护主要项目见表 14-3-3。

表 14-3-2　锂离子电池行业个体防护用品配备一览表

工艺	岗位/工种	工序/工作地点	主要职业病危害因素	防护用品配备	建议型号或参考标准
材料车间	配料、混料	混料机	草酸亚铁、磷酸二氢锂、甲醇、乙醇、噪声、高温	防尘口罩	N95 以上
	粉碎、装料、筛分	粉碎机、筛分机	磷酸铁锂、噪声、高温	防尘口罩 防噪声耳塞	N95 以上 NNR≥31dB(A)
	包装	包装	磷酸铁锂、噪声、高温	防尘口罩	N95 以上
	干燥	干燥机	磷酸铁锂、噪声、高温、甲醇、乙醇	防尘口罩	N95 以上
	预烧、烧结	预烧炉、烧结炉	一氧化碳、噪声	防噪声耳塞	NNR≥31dB(A)
电池车间	合浆	称量、投料	磷酸铁锂、磷酸锰铁锂、石墨粉尘、炭黑粉尘	防尘口罩	N95 以上
	涂布干燥	涂布机	NMP、X 射线装置产生的电离辐射、β 射线	防毒口罩	过滤有机蒸气
	极片分切	分切机	磷酸铁锂、石墨粉尘、炭黑粉尘	防噪声耳塞	NNR≥31dB(A)
	激光封盖板	—	电焊烟尘、激光	—	—

续表

工艺	岗位/工种	工序/工作地点	主要职业病危害因素	防护用品配备	建议型号或参考标准
电池车间	注液、补液	自动注液系统	六氟磷酸锂、碳酸乙烯酯、碳酸二乙酯、氟化氢	—	—
	化成	化成柜	六氟磷酸锂、碳酸乙烯酯、碳酸二乙酯、氟化氢	—	—
	老化	老化室	高温	—	—
电池组装车间	激光焊接	自动焊接系统	电焊烟尘、激光	—	—
	测试、组装	—	噪声	防噪声耳塞	NNR≥31dB(A)
公辅设施	动力工	纯水制备站	噪声	防噪声耳塞	NNR≥31dB(A)
		空压站	噪声		
		制氮站	噪声		
		冷冻及真空站	噪声		
	回收工	NMP 储罐区	NMP	防毒口罩	过滤有机蒸气
		NMP 回收装置	NMP		
	仓管	电解液储存间	六氟磷酸锂、碳酸乙烯酯、碳酸二乙酯、氟化氢	—	—
	污水处理工	废水处理站	氢氧化钠、噪声	防护眼镜	防酸碱
				防护手套	丁腈手套
				化学品防护服	防酸碱
				防护胶靴	防酸碱
				防护围裙	防酸碱

表 14-3-3　职业健康监护主要项目表（举例）

岗位/工种	危害因素	上岗前检查项目	在岗期间检查项目	检查周期	职业禁忌证
配料、混料、粉碎、装料、筛分包装、干燥、预烧、烧结、合浆	其他粉尘（无机粉尘）	症状询问、体格检查、实验室和其他检查（必检项目：血常规、尿常规、肝功能、心电图、后前位X线高千伏胸片或数字化摄影胸片（DR胸片）、肺功能）	症状询问、体格检查、实验室和其他检查［后前位X线高千伏胸片或数字化摄影胸片（DR胸片）、心电图、肺功能］	根据作业分级确定	活动性肺结核病、慢性阻塞性肺疾病、慢性间质性肺病、伴肺功能损害的疾病
动力工	噪声	常规检查和耳鼻检查、纯音听阈测试	常规检查和耳鼻检查、纯音听阈测试	作业场所噪声 8h 等效声级≥85dB，1年1次；作业场所噪声 8h 等效声级<85dB，2年1次	上岗前与在岗期间体检职业禁忌证不同，具体详见 GBZ188
预烧、烧结	高温	症状询问、体格检查、实验室和其他检查［血常规、尿常规、肝功能、肾功能、空腹血糖、心电图、胸部X线摄片，有甲状腺功能抗进症病史或表现者检查血清游离甲状腺素（FT_4）、血清游离三碘甲状原氨酸（FT_3）、促甲状腺激素（TSH）］	同上岗前	1年，应在每年高温季节到来之前进行	未控制的 2 级以上高血压；慢性肾炎；未控制的甲状腺功能亢进症；未控制的糖尿病；全身瘢痕面积≥20%以上（伤残等级达八级）；癫痫；病理性心律失常

七、应急处置要点

（一）应急救援预案

用人单位应根据行业可能发生的急性职业病危害事故类型制定《专项应急预案》《现场处置方案》，成立应急救援机构及人员，明确职责。

（二）应急救援设施

1. 事故通风 在可能发生急性中毒的电解液储存间等场所设置事故通风。

2. 报警装置 在电解液储存间等场所设置与事故通风连锁的报警装置。

3. 冲淋洗眼器 在注液车间、补液车间、电解液储存间、污水处理站等场所设置冲淋洗眼器。

4. 泄险区及围堰 在罐区设置围堰、导流槽。

5. 应急救援器材及药品设施 在注液车间等场所设置应急救援器材柜及应急救援药箱，应针对可能发生的急性事故配备应急救援药品。

6. 逃生设施 在厂区设置风向标及疏散通道。

八、用人单位职业卫生管理要点

1. 应根据相关法律、法规的要求，结合企业实际，建立健全职业卫生管理制度和操作规程。

2. 禁止使用未满十八周岁的未成年工、孕期和哺乳期女职工从事接触职业病危害的作业。

3. 成立职业卫生领导小组，指定职业卫生管理机构，配备专职职业卫生管理人员。

4. 应当配备专职人员负责工作场所职业危害因素的日常监测。监测点的设置、采样时间等应符合 GBZ 159 的要求。企业自身不具备监测能力的，应当委托有资质的职业卫生服务机构进行监测。

5. 应定期委托有资质的职业卫生技术服务机构开展检测与评价工作，作业场所每年至少进行一次职业病危害因素检测。日常监测或定期检测、评价过程中，发现职业病危害因素不符合国家职业卫生标准要求的，应立即采取措施进行整改和治理，确保其符合相关标准要求。

6. 应按照有关法律法规要求将检测结果，及时、如实、全面向辖区安全生产监督管理部门进行职业病危害因素申报。日常监测和委托性检测、评价结果应存入本单位的职业卫生档案，监测、检测、评价结果应张贴在劳动者所在的工作场所、宣传栏、公示栏，向劳动者公布。

7. 产生职业病危害的用人单位应当设置公告栏，公布本单位职业病防治的规章制度等内容。在办公区域及工作场所醒目位置设置公告栏，公示职业卫生管理相关内容。

按照 GBZ158 等标准要求在存在职业病危害的岗位设置相应的警示线、警示标识、中文警示说明及告知卡，多个警示标识在一起设置时，应按禁止、警告、指令、提示类型的顺序，先左后右、先上后下排列。

8. 按照 GBZ1 要求设置卫生间、休息室、浴室、更衣室等辅助用室。

9. 应建立完善的职业卫生档案，职业卫生档案的管理应按照《职业卫生档案管理规范》的要求进行。

第十五章　交通运输设备制造业职业病危害识别与控制

第一节　汽车制造业职业病危害识别与控制

随着我国经济和交通的快速发展，汽车制造业迅猛崛起，2017 年汽车产量已达 2901.8 万辆，其中轿车 1194.5 万辆，SUV1004.7 万辆，是世界第一汽车产销大国。汽车制造业涉及机械、电子、化工等行业，存在粉尘、化学毒物、噪声、高温等职业病危害因素，职业病危害因素种类多、涉及面广。

汽车制造业包括汽车整车制造、改装汽车制造、低速载货汽车制造、电车制造、汽车车身及挂件制造、汽车零部件及配件制造。本节以汽车整车制造为典型代表，介绍主要生产工艺流程，识别分析其中涉及的主要职业病危害因素，并指出该类行业职业病危害因素防治和管理要点。

一、工 艺 流 程

现代化汽车整车制造业基本生产过程可概括为冲压制造、车身制造、涂装、总装等生产工序，部分企业的动力总成制造及其相关的铸造、锻造、热处理、机械加工、电镀等工序，详见第十一章。

1. 冲压制造　该工序主要从事生产车身外壳和骨架的成型加工。具体见图 15-1-1。

2. 车身制造　通过电焊将车身的各个组件（底板、侧围）进行总拼，对粗糙表面进行打磨，然后将四门两盖进行装配，最后将装配好的车身主体进行调整。各种焊接工艺详见第十一章。

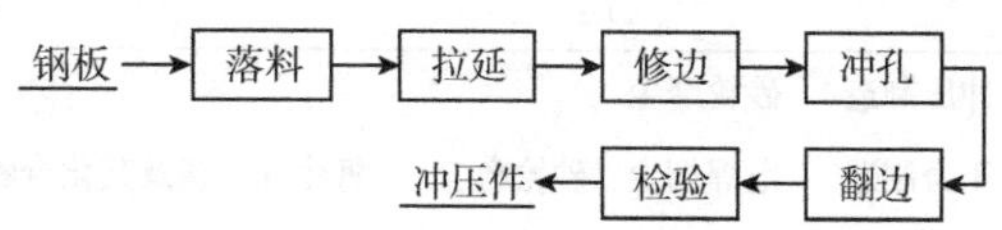

图 15-1-1　冲压制造工序工艺流程

3. 涂装　涂装主要对轿车的车身进行涂装处理，包括前处理、调漆、电泳、密封胶喷涂、底漆喷涂、面漆喷涂、色漆喷涂、流平、腻子打磨、烘干、注蜡等。各种涂装工艺详见第十一章。

4. 总装　包括部装、总装、检测、返修、雨淋和报交作业，分为装配线和检测线。首先将车体和发动机以及其他部件进行组装，灌注制动液、空调制冷液、防冻液、风窗清洗液和燃油，然后进行检测（包括前束、转股、尾气等）及驾驶检测，最后进行雨淋密封试验和整车外观表面鉴定。

二、主要原辅材料与生产设备

整车制造业中的主要原辅材料和生产设备见表 15-1-1。

表 15-1-1　整车制造过程中使用的主要辅料和生产设备

工序	主要辅料	主要生产设备
冲压制造	钢材	机器人、落料机/线、冲压机/线等
车身制造	焊丝、焊接保护气	机器人、各种焊接机、修磨机等
涂装	涂装前处理剂、各种油漆、固化剂、稀释剂、清洗剂	前处理线、电泳线、PVC 生产线、各种喷漆房、自动喷涂机械手、烘房等

续表

工序	主要辅料	主要生产设备
总装	汽油、胶水、冷却液、制动液	电动枪、转股试验台、涂胶设备、雨淋设备、加液设备、灯光调试设备、尾气检测设备、电器检测设备、钢印机、激光机、铭牌机及各类分装线等

三、主要职业病危害来源及分布

整车制造业存在的职业病危害因素及其岗位分布可见表15-1-2。

表15-1-2 整车制造过程中的主要职业病危害因素及分布

工序	主要职业病危害因素			关键控制岗位
	粉尘	化学毒物	物理因素	
冲压制造	砂轮磨尘	—	噪声、振动	—
车身制造	电焊烟尘、砂轮磨尘	氧化锌、锰及其化合物、二氧化氮、臭氧	噪声、紫外辐射	—
涂装	打磨粉尘*	磷酸、氢氧化钠、苯、甲苯、二甲苯、乙酸乙酯、乙酸丁酯、乙苯、丙酮、丁醇、异丙醇	—	是
总装	—	溶剂汽油、乙二醇、一氧化碳、二氧化氮、乙酸乙酯、乙酸丁酯、异丙醇、二苯基甲烷二异氰酸酯	噪声	—

*打磨粉尘是指涂装后在车身表面打磨，成分复杂，为其他粉尘

在涂装中不同的前处理和稀释剂的有机溶剂不同，在焊接和总装中不同的密封胶成分不同，可能存在的职业病危害因素不同。可参考第十一章。

四、职业病危害工程控制要点

整车制造的基本工程防护措施可参照第六章第一节和第十一章。除此之外，有以下几点需要特别注意。

（一）原料和工艺设备铸造作业

1. 优先选用无毒或低毒的原料（无铅焊条、无铅汽油、水性涂料和油漆）等，消除或减少焊接、发动机测试、涂胶、喷漆、调漆、整车测试等作业产生的化学性职业有害因素。

2. 产生粉尘、毒物的焊接和喷漆工艺或和设备尽量密闭化设置，并且应优先采用机械化、自动化技术，减少作业人员接触焊接烟尘、涂料或油漆等危害的机会。

3. 对于机加工、装配、冲压、总装等车间的生产过程和设备产生的噪声，设备选择时宜选用噪声较低的设备，从声源上进行控制。

（二）工程防护措施

1. 防尘防毒措施

（1）焊接、打磨、涂胶、喷漆、调漆、发动机测试、整车测试等工序应分开隔离设置。

（2）应根据生产工艺、作业方式、电焊烟尘或打磨粉尘、氮氧化物或苯系物的特性设计相应的局部排风除尘、防毒设施对尘毒发生源进行控制。

（3）大批量的焊接、打磨等作业宜设置固定式局部排风、集尘装置；少量的焊接、打磨等作业宜设置移动式局部排风、集尘装置。

（4）发动机测试作业宜安装局部通风排毒、净化设施，焊接、涂胶、喷漆和调漆作业宜设置上送风下排风的通风防毒技术措施，整车测试作业宜安装局部排毒、净化设施。

2. 噪声防护措施

（1）针对机加工、装配、冲压等车间，为减少噪声的传播，宜设置隔声室，隔声室的天棚、墙体、门窗均应符合隔声、吸声的要求。

（2）企业机加工、装配、冲压等车间控制室、办公室、休息室等应采取相应的隔声措施，确保符合非噪声工作地点噪声声级的设计要求。

五、个体防护用品配备

整车制造业个体防护用品配备见表15-1-3。

表 15-1-3　整车制造业个体防护用品配备一览表

工序	岗位	主要职业病危害因素	防护用品配备	建议型号或参考标准
冲压制造		砂轮磨尘、噪声、振动	防尘口罩	KN90及以上级别口罩
			防噪耳塞	≥15dB(A)隔声值耳塞
车身制造	电焊	电焊烟尘、氧化锌、锰及其化合物、二氧化氮、臭氧、噪声、紫外辐射	长袖工作服	非化纤材质
			防尘口罩	KN90及以上级别口罩
			防噪用品（噪声超标选用）	根据作业环境选用耳塞
			防紫外线面罩	电焊面罩
			绝缘鞋	绝缘鞋
	打磨	砂轮磨尘、噪声、振动	防尘口罩	KN90及以上级别口罩
			防噪耳塞	≥15dB(A)隔声值耳塞
涂装	前处理	磷酸、氢氧化钠	防护眼镜	非化纤材质
				防化学喷溅眼镜
	油漆、调漆、流平	苯、甲苯、二甲苯、乙酸乙酯、乙酸丁酯、乙苯、丙酮、丁醇、异丙醇	防毒口罩	3号双侧滤毒盒防毒口罩
	烘干	苯、甲苯、二甲苯、乙酸乙酯、乙酸丁酯、乙苯、丙酮、丁醇、异丙醇、高温	长袖工作服	非化纤材质
			防毒口罩	3号双侧滤毒盒防毒口罩
	打磨或抛光	其他粉尘	防尘口罩	KN90及以上级别口罩
总装	组装	噪声	防噪耳塞	≥15dB(A)隔声值耳塞
	涂胶	乙酸乙酯、乙酸丁酯、异丙醇、二苯基甲烷二异氰酸酯	防毒口罩	3号双侧滤毒盒防毒口罩
	加液、加油	溶剂汽油、乙二醇	防毒口罩	3号双侧滤毒盒防毒口罩

六、应急处置要点

汽车制造业的应急处置基本原则可参考第四章第四节相关内容。此外，有以下几点值得关注：

1. 企业的焊接和涂装等车间，应在工作地点就近设置现场应急处理设施。急救设施应包括：冲洗喷淋设备；个体防护用品；急救包或急救箱以及急救药品；应急撤离通道、急救处理的设施以及应急救援通信设备等。

2. 在涂胶和喷漆等放散有爆炸危险的气体等物质的作业场所，应设置防爆通风系统或事故排风系统。

七、企业职业卫生管理要点

企业职业卫生管理基本内容可参考第四章相关内容。

第二节　船舶制造、维修行业职业病危害识别与控制

船舶制造和维修业是为水上交通、海洋开发和国防建设等行业提供和保障技术装备的现代综合性产业，对机电、钢铁、化工、航运、海洋资源勘采等上、下游产业发展具有较强带动作用，对促进劳动力就业、发展

出口贸易和保障海防安全意义重大，是带动我国经济发展的重要产业。近十年来，中国造船业在全球市场上所占的比重逐步上升，现在已经成为世界造船第一大国，是全球重要的造船中心。目前，国内现有规模以上的造船企业 800 多家，估算直接从业人员百余万人，单纯修船企业 400 余家，从业人数 10 余万人，可见船舶制造和维修行业是典型的劳动密集型行业。

由于船舶制造和维修过程中钢板切割、焊接、探伤、涂装等工序和密闭空间作业等会产生或存在较高的噪声、粉尘、电离辐射、有毒有害气体和缺氧等职业危害，使得该行业职业病危害较重。因造、修船行业生产过程使用物料、工艺等限制，难以像其他行业实现自动化生产，导致近百万从业工人面临职业病的威胁。

船舶制造工艺过程复杂，其配套产业多，既包括船体的修造又包括机电、电子及其他零部件制造等；修船工艺过程决定于修船的目的，往往包含在船舶制造生产工艺流程之中，且造船和修船往往在同一个生产企业之中同时进行，所以本节仅以船舶制造为代表，介绍主要生产工艺流程，识别分析其中涉及的主要职业病危害因素，并指出该类行业职业病危害因素防治和管理要点。而船舶制造所配套的机电、电子及其他机械零部件制造等过程的职业病危害识别与控制内容参见本书相关章节有关内容。

一、工艺流程

船舶制造过程可以分为船体建造、舾装和涂装三大部分。船体建造就是加工制作船体构件，再将它们组装焊接成中间产品（部件、分段、总段），然后吊运至船台上总装成船体的工艺过程。其作业内容一般包括钢材预处理、船体构件加工，中间产品制造和船台总装等。舾装是指除船体结构之外一切装置、设施、设备的安装工作，涵盖了船装、机装、电装、动力装置、控制装置、管路等；按舾装作业所在功能区具体可由机舱舾装、住舱舾装、甲板舾装三大类组成等。涂装就是在钢材预处理以及分段、总段、合拢等阶段的钢材、船体内外表面和舾装件上按要求进行除锈和涂敷各种涂料的作业。

船体建造、舾装和涂装三大作业通常并行进行，即船体建造与舾装作业是并行分道组织，船体建造、涂装、舾装三者作业融合在各阶段。

按船舶建造形象进度划分，船舶建造主要工艺流程通常可以分为钢材预处理、放样号料、构件加工、部件装焊、分段装焊、总段装配舾装、船台合拢舾装、船舶下水、码头舾装、试航交船等工艺过程。详见图 15-2-1。

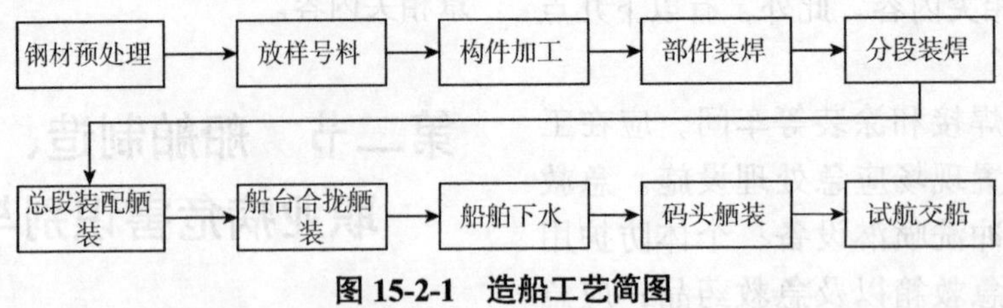

图 15-2-1　造船工艺简图

1. 钢材预处理　钢材表面一般带有氧化皮、铁锈、局部凹凸不平、翘曲或扭曲等缺陷，需要对钢材存在的缺陷进行处理，包括对钢材进行清洁、矫平、预热、抛丸除锈、喷漆、烘干等，为后续构件加工之前的放样提供符合要求的钢板、型钢。

（1）矫平（直）：使用钢板整平机械将凹凸不平、扭曲等缺陷的钢材进行整平。

（2）除锈：分为化学除锈和物理除锈两种方法，化学除锈就是采用酸洗的方法，使其与钢材表面铁锈进行化学反应，使铁锈改变成氯化铁或硫酸铁等，以达到去锈的目的。物理除锈就是使用人工打磨、抛丸喷砂等工艺使被处理的钢材除去表面的铁锈。在船舶制造过程中，钢材预处理过程中的除锈多采用抛丸除锈，分段或成型的船体除锈多采用喷砂除锈，但局部、少量的铁锈多采用人工打磨除锈。

（3）喷漆（涂装）：就是使用喷漆设备对除锈后的钢材、分段或成型的船体内外表面进行喷漆，防止生锈和腐蚀，对钢材或船体起到保护作用。

（4）烘干：就是使用热风对钢材表面的底漆进行干燥凝固，使其牢固地附着在钢板表面。

2. 放样号料　按设计图纸将零部件图及其加工、装配符号画在平直的钢板上，等待后续切割和加工。

3. 构件加工　通过机械剪切（如剪、冲、刨、铣等）或火焰切割等工艺方法对号料后的钢材进行剪切或切割加工，并按需使用辊弯机、压力机、弯板机、折边机、撑床、肋骨冷弯机等机械设备对切割后的钢材进行冷、热弯或采用水火弯成型加工、再进行焊接组装成结构件的过程。

4. 部件装焊、分段装焊、总段装配舾装和船台合拢舾装　部件、分段和总段可视为船体制造过程中的中间产品，将它们按需分别装焊成组并链接到一起，最后按需完成管道、机电设备、线路等装配的过程。这个过程中涉及大量焊接、涂装、安装等过程。

在部件装配、分段装焊、总段装配舾装和船台合拢等过程中，为检验焊接质量保证牢固程度，往往使用X射线探伤机对船坞及装焊平台的各工件及船体焊缝处进行检测。

5. 船舶下水　当船舶在船台上（或船坞内）建造到预定工程量时，依靠专门设备和操作方法，将船舶移到水中去的作业称为船舶下水。

6. 码头舾装　指船舶在码头建造其上部结构和安装动力机械、公用设施及操纵设备的过程叫作码头舾装。

因舾装工作总是与船体建造采取平行作业，舾装作业在分段、总段和船台上已经完成大部分工作内容，船舶在下水后只做些结尾修饰工作。舾装过程涉及切割、打磨、焊接等作业，几乎囊括了船舶制造的所有工种作业。

7. 试航与交船　试航是船舶建造中的最后一个阶段，通过在开阔海域试航来测试船舶的机动性能，如航速、操纵性、设备及其他安全特性等。符合要求后，将船舶交付给订购方。

二、主要原辅材料与生产设备

船舶制造行业生产过程使用的主要原材料主要为钢板和圆钢、扁钢、角钢、槽钢等型材，其次为焊接用的焊材及保护气、各种涂料以及管道、机电设备、装饰等舾装件等。船舶制造过程中的船体制造、涂装和舾装三大生产内容相互融合进行，主要工艺过程之间使用的设备和材料差别不大，详见表15-2-1。

表 15-2-1　船舶制造过程使用的主要辅料和生产设备

工序	岗位	主要辅料	主要生产设备
1. 钢材预处理	吊运	钢板、型材	起重机、吊机
	矫正	钢板、型材	矫正机、矫平机
	打磨除锈	钢板、型材	打磨机

续表

工序	岗位	主要辅料	主要生产设备
	酸洗除锈	硫酸、磷酸、硝酸、盐酸等	酸洗槽
	抛丸（喷砂）除锈	钢丸、矿砂、压缩空气	抛丸（喷砂）机或预处理一体化生产线、空压机
	喷漆	底漆和溶剂	手工喷枪、自动喷漆线
	烘干	喷漆后的钢材	热风烘干机或预处理一体化生产线
2. 放样号料	放样号料	划线材料	样板（样杆）
3. 构件加工	吊运	切割后的钢材、构件	起重机、吊机
	切割	氧气和燃料气	等离子切割机、门式切割机、板条切割机、火焰切割机等
	折弯	钢材、钢板	辊弯机、压力机、弯板机、折边机、撑床、肋骨冷弯机
	机加工	钢材、钢板、构件	机加工设备
	打磨	钢材、钢板、构件	各种打磨机
	焊接	不同规格焊条、焊丝、CO_2	半自动 CO_2 保护焊、埋弧自动焊等各类焊机
4. 部件、分段、总段装焊和船台合拢舾装	吊运	部件、分段、总段及舾装件	吊机、起重机等
	焊接	不同规格焊条、焊丝、CO_2	各类焊机
	打磨	部件、分段、总段	各种打磨机
	探伤	部件、分段、总段	X 射线探伤机
	喷砂除锈	矿砂	喷砂机、空压机
	涂装	各类油漆和溶剂	喷枪
	舾装	各种舾装件	各种安装工具
5. 船舶下水		船舶	气囊、滑道等专用下水工具
6. 码头舾装		各种舾装件	吊机及切割、打磨、机加工、焊接等工具设备
7. 试航及交船		船舶	

三、主要职业病危害来源及分布

在船舶制造的各个环节中都会存在不同种类和程度的职业病危害。因各大生产工序过程之间岗位设置基本类似，因此，以下内容以岗位/工种为分类介绍主要职业病危害因素。各工序涉及的岗位工种有钢材吊运、抛丸除锈、喷漆，详见表 15-2-2。

表 15-2-2　船舶制造过程中的主要职业病危害因素及分布

岗位	主要职业病危害因素			是否关键控制岗位
	粉尘	化学毒物	物理因素	
吊运	—	—	露天高温、冬季低温、噪声	
钢材预热	—	—	高温、热辐射、噪声	
矫正	金属氧化物粉尘	—	噪声	
化学除锈	—	硫酸、磷酸、硝酸、盐酸等	—	是
打磨除锈	金属氧化物粉尘、砂轮磨尘	—	噪声、手传振动	是
抛丸喷砂除锈	金属氧化物粉尘和矿砂粉尘	—	噪声	是

续表

岗位	主要职业病危害因素			是否关键控制岗位
	粉尘	化学毒物	物理因素	
调漆喷漆	—	苯及苯系物、乙酸酯类、酮类、醇类、环氧树脂、丙烯酸酯等	噪声	是
烘干	—	苯及苯系物、乙酸酯类、酮类、醇类、环氧丙烯酸酯等	噪声、高温	
切割	金属粉尘	—	噪声	
打磨	金属粉尘、砂轮磨尘	—	噪声、手传振动	是
折弯	—	—	噪声	
机加工	金属粉尘	乳化液、切削油、油雾等	噪声、手传振动	
焊接	电焊烟尘	锰及其化合物、氮氧化物、臭氧、二氧化碳、氟化物、缺氧（密闭空间）	电焊弧光、高温、噪声、高频电磁场、电离辐射（钍化钨棒）	是
探伤	—	—	电离辐射、臭氧	是
舾装（住舱居装）	各种粉尘	甲醛、苯及苯系物、乙酸酯类、酮类、醇类、缺氧（密闭空间）	噪声、高温、手传振动	是
污水处理	活性炭粉尘、聚合氯化铝粉尘、聚丙烯酰胺粉尘等添加剂粉尘	酸、碱、硫化氢	噪声和露天高温	

说明：喷漆涂装作业过程的主要职业病危害因素取决于所用涂料的种类，上表仅列出主要常见职业病危害因素，具体可参见本书第十一章第四节。焊接作业过程的主要职业病危害因素取决于焊接工艺和焊材种类，具体参见本书第十一章第二节

四、职业病危害工程控制要点

船舶制造行业职业病危害工程防护可参见第六章第一节，但应特别注意以下控制要点。

（一）尘毒控制要点

1. 除锈

（1）钢材预处理过程应首先采用自动化一体生产设备，在拉伸矫正、除锈等产生尘毒的部位设置配套除尘毒净化装置，并在相应功能区块进出口设置软性遮挡结构封隔。

（2）喷砂除锈宜选用湿式工艺，工艺用砂选用游离二氧化硅和其他毒性物质含量低的矿砂，不使用石英砂。

（3）非一体化生产线的化学酸洗、喷砂或抛丸除锈过程应单独布置，除锈设备、喷漆房应有效隔离。

（4）酸洗、喷砂、抛丸除锈房应合理设计机械通风系统，尽量保证室内微负压状态，避免尘毒气体外溢影响其他工作区域；酸洗槽应设置局部通风罩；喷砂间底部合适位置设置除尘器，并使用自动清扫设施及时清扫地上落砂；所有含毒气体引入净化装置后达标排放。

（5）长时间手工打磨除锈作业应在打磨机设随机式吸尘设施。

2. 喷漆（涂装）

（1）喷漆过程中应选择先进、低危害的工艺和涂料，不使用GB 7691要求淘汰的涂装工艺和涂料。

（2）喷漆过程首选自动化喷漆设备。

（3）调漆和喷漆过程应隔离布置，并采取有效措施；调漆、喷漆和烘干房应合理设计机械通风系统，尽量保证室内微负压状态，避免含毒气体外溢影响其他工作区域；喷漆房的机械通风宜采用上送下排的气流组织；

所有含毒气体引入净化装置后达标排放。湿式漆雾去除净化装置应设置气水（油）分离器，气水（油）分离器宜设置检修门。现场调漆场所的调漆位置宜安装局部排风罩，含毒气体经净化达标排放。

（4）针对无法进行有效隔离的现场喷漆作业，则可以设置移动式局部抽风系统和加强现场通风。

（5）针对分段、总段舱内等密闭空间内的喷漆作业应符合 GB 12942、GB8958 和 GBZ/T205 的要求，应在密闭空间内设置送风和排风相结合的通风系统，将空间内的有毒气体及时排到仓外保证作业空间内有毒气体浓度符合要求，同时补充新风，新风量不少于每人 30m^3/h，新风取风口应远离排风口。

（6）作业场所涂料存量应不超过当班用量，固定式小型调漆室不超过三日用量。

（7）为喷漆涂装工人设置盥洗设施。

3. 切割　钢材切割宜选择水下等离子、高压水切割等先进工艺；采用火焰切割应配套侧吸式吸尘净化装置；所有大型切割宜采用高精度定位远程自动化控制的操作方式。

4. 打磨

（1）不固定位置的打磨作业使用的打磨机应带吸尘净化装置。作业地点相对固定的打磨作业应设置局部通风集尘装置，并宜采用软性或万向抽风管道和适宜的吸风罩口以适应多变的打磨方式。

（2）涉及密闭空间打磨作业的应符合 GB8958 和 GBZ/T205 的要求。

5. 机加工

（1）电火花加工选用低挥发工作液并采用浸入式加工方式。

（2）切、削、磨作业机床应有防护罩，加工过程产生油雾和粉尘明显的设备应安装局部通风净化系统。

6. 焊接

（1）焊接过程中在不改变焊接特性的基础上，使用有害成分少的焊材，如选用低锰、低氢、低尘、低毒焊材，从源头上降低尘毒危害。

（2）合理设计焊接工艺，选用烟尘产生量少的焊接方法，扩大半自动焊和自动焊的使用范围，优先选择自动埋弧焊代替手工电弧焊。

（3）应合理布局焊接作业地点，针对小件焊接作业应集中布置，并采取局部通风为主全面通风为辅的通风措施。当焊接作业室净高度低于 3.5m 或每个焊工工作空间小于 200m^3 或工作间（室、舱、柜、容器等）内部结构影响空气流动而使焊接工作点的尘毒浓度超过规定时，必须实施全面机械通风。进行全面机械通风时，应按每个焊工通风量不小于 57m^3/min 进行设计。

（4）作业地点及作业方式固定的焊接作业应设置局部排风除尘装置，局部排风罩应按靠近焊接作业点、不影响工人操作、方便检修和含烟气流不经过操作者呼吸带的原则设计和设置，各类型排风罩应符合 GB/T 16758 要求，控制风速应符合 AQ/T 4274 的要求。如果局部通风设置有困难，可采用全面通风；针对焊接地点不固定、但焊接点位适宜摆放移动排风罩的作业，应增设可移动式排风除尘设施，作业时罩口可随焊接点一起移动，以提高烟尘的捕集效果；焊接作业不固定且不能摆放移动排风罩的作业，可在焊枪上增设随机式排烟除尘装置，并严格控制风速和风压，保证焊点保护气不被破坏。焊接烟气排放口高度必须高于作业厂房顶部 1.0～2.0m。

（5）焊接作业场所严禁使用风扇直接吹散烟尘代替局部或全面通风，造成烟尘弥漫整个车间，扩大危害范围。

（6）对涉及密闭空间的焊接作业宜采用在密闭空间外实施单面焊双面成型工艺；使密闭空间内进行焊接作业的应符合 GB8958 和 GBZ/T205 的要求，应采用移动式排烟罩，也可使用压力引射式局部通风装置。密闭空间作业其他防护措施见第十六章第四节。

7. 舾装

（1）舾装作业的居装过程，应订购加工好的成品或半成品装饰板材等材料，尽量避免或减少居装现场的大规模切割、涂装等危害作业。严格控制装饰材料、胶粘剂中有毒有害物质的含量，从源头上降低危害。

（2）机舱舾装和甲板舾装过程涉及的切割、打磨、喷漆、焊接等过程的控制防护要点参加本节和其他章节相关内容。

8. 探伤　X射线室内探伤作业场所应设机械通风装置，排风管道外口避免朝向人员活动密集区，有效通风换气次数不低于3次/小时。

（二）噪声和振动控制要点

1. 吊装

（1）选择低噪声的吊机设备，并做好日常润滑等维护。

（2）应在作业现场设置隔离的吊装控制操作室。

（3）吊装过程将吊装钢材和吊装件或地面包袱、铺设软性缓冲保护材料，避免相互碰撞产生强噪声。

2. 切割

（1）切割过程应选用低噪声的切割工艺和设备；使用的传统切割设备的应选用锋利的刀具，且宜安装适宜的阻挡噪声传播、吸收的板材或屏蔽罩。

（2）存在大量切割作业的应独立布局，并进行隔离，混响叠加较强的切割场所应安装吸声材料和悬挂吸声体。

（3）冲压切割设备应安装减振垫或减振基础。

（4）切割设备的工件承载平台宜铺设软性垫衬材料，避免硬性碰撞和振动。

（5）提高切割作业的准确度和精密度，减少重复切割和后续装配过程的敲击调整。

（6）噪声较强的作业车间应设噪声作业休息室。

3. 打磨

（1）存在大量小件打磨作业的应集中独立布局，并进行隔离，必要时，作业场所安装吸收材料和悬挂吸收体。场所内大型工件的局部打磨作业的，必要时可以设置临时隔离屏障或隔离罩。

（2）打磨之后的吹扫过程应严格控制气压，并使用相对低噪声吹扫枪头；提供气源的空压机应单独隔离设置。

4. 喷砂抛丸、喷漆　喷砂抛丸、喷漆以及为喷砂和喷漆提供气源的空压机均应单独隔离布置。

5. 机加工

（1）选用加工精度高、自动化程度高和带有仓门或罩的机加工设备，机加工过程应保证设备仓门呈关闭状态。

（2）机加工设备应集中布置，冲压设备安装时应设防振垫或防震弹簧、减振基础。

（3）冲压设备可以使用斜口模具，利用刀口斜面将板料分离，延迟冲切时间降低冲压噪声。剪切角应控制在8°～10°。或在金属厚板冲压上粘贴阻尼层，在金属件撞击的部位垫入防振垫层。在卸落冲件的下方铺设软性缓冲材料，避免碰撞。

（4）机加工作业较为密集、混响叠加较强车间应安装吸收材料和悬挂吸声体。

6. 焊接

（1）选用低噪声、自动化或半自动化焊接设备。

（2）针对大量、小型工件的焊接作业应集中布局，采取隔离措施；必要时，焊接作业场所安装吸收材料和悬挂吸收体。

7. 舾装

（1）提高管道、构件等舾装件的加工精度，减少装配过程的敲击调整。

（2）舾装过程中的居装过程，应外购舾装成品或半成品，尽量避免或减少居装现场的大规模切割加工等噪声作业。

（3）机舱舾装和甲板舾装过程涉及的切割、打磨、喷漆、焊接等过程的噪声控制防护要点参加本节和其他章节相关内容。

（三）防暑防寒控制要点

1. 码头和堆场等户外作业区宜设轮式推拉伸缩帐篷进行夏季防暑和冬季防寒；夏季吊机驾驶室应设良好的隔热保温措施，保证夏季热辐射强度应<700W/m^2,室内气温不应>28℃。

2. 当作业地点日最高气温≥35℃时，焊接车间、管子及组件加工车间及码头作业区宜采取局部降温，局部降温措施应符合GB50019。

3. 夏季集中焊接的高温作业应设有工间休息室，休息室采取通风、降温等措施，使温度≤30℃，设有空气调节的休息室室内气温应保持在24～28℃。

4. 对作业的高温地面、船台或靠近人体的高温壁板，当表面平均温度高于40℃时，应利用天窗、敞开式厂房等措施进行自然通风，安装风扇、排风机、空调设备等进行局部降温等措施。

5. 密闭空间内实施的作业，夏季应增设可移动送冷风等降温设施。

6. 凡近十年每年最冷月平均气温≤8℃的月数≥3个月的地区室内作业应设集中采暖设施，<2个月的地区应设局部采暖设施。当工作地点不固定，需要持续低温作业时，应在工作场所附近设置取暖室。

（四）电离和电磁辐射控制要点

1. 电磁辐射

（1）氩弧焊和等离子弧焊接、切割宜选用放射性核素含量较低的铈钨或钇钨电极代替钍钨棒。氩弧焊引弧及稳弧装置宜采用脉冲装置，不宜使用高频振荡装置。

（2）焊接作业现场区域外围应设置防护屏，防护屏高度应能保护焊接作业区域外的作业人员免受电焊弧光的危害，防护屏的材料应选用防弧光玻璃、玻璃纤维布或薄铁板等制作，玻璃纤维布或薄铁板等表面应涂刷灰色或黄色等无光漆。

（3）弧光强烈的等离子弧焊接及等离子喷焊应采用密闭罩进行防护。

2. 电离辐射

（1）探伤作业应充分考虑周围的辐射安全，应分别设置操作室和探伤室，操作室位置尽量避开有用线束照射的方向。

（2）X射线探伤室墙和入口门应采用铅板等适应材料进行辐射屏蔽处理，使得人员在关注点的周剂量满足参考控制水平，对职业工作人员不大于100μSv/周，对公众不大于5μSv/周；关注点最高周围剂量当量率参考控制水平不大于2.5μSv/h。探伤室上方已建、拟建建筑物或探伤室旁邻近建筑物在自辐射源点到探伤室顶内表面边缘所张立体角区域内时，探伤室顶须进行同样屏蔽处理，并满足以上要求。

（3）探伤室门口和内部应同时设有显示"预备"和"照射"状态的指示灯和声音提示装置。"预备"信号应持续足够长的时间，以确保探伤室内人员安全离开。"预备"信号和"照射"信号应有明显的区别，并且应与该工作场所内使用的其他报警信号有明显区别。

（4）现场探伤作业时，为了使控制区的范围尽量小，X射线探伤机应用准直器，视情况采用局部屏蔽措施（如铅板）。

（5）探伤作业控制区的边界尽可能设定实体屏障，包括利用现有结构（如墙体）、临时屏障或临时拉起警戒线（绳）等。

（6）探伤作业的电离辐射工程防护其他措施参照第十六章第一节。

五、个体防护用品配备

船舶制造作业个体防护用品配备见表15-2-3。

表 15-2-3　船舶制造岗位工种个体防护用品配备一览表

岗位	主要职业病危害因素	防护用品配备	建议型号或参考标准
吊运	夏季露天高温、低温、噪声	安全帽	防冲击防刺穿
		长袖工作服	透气工作服（夏季）
		防寒服（冬季）	一般棉质
		护耳器	根据噪声等级选用
		防护鞋	防滑防砸防扎
钢材预热	高温、热辐射、噪声	安全帽	防冲击防刺穿
		长袖工作服	一般工作服
		护耳器	根据噪声等级选用
		防护手套	隔热隔振防磨防滑
		防护鞋	防滑防砸防扎
矫正	金属氧化物粉尘、噪声	安全帽	防冲击防刺穿
		长袖工作服	一般棉质工作服
		防尘口罩	过滤原件类别级别 KN90 及以上
		护耳器	根据噪声等级选用
		防护手套	隔振防磨防滑
		防护鞋	防滑防砸防扎
打磨除锈	金属氧化物粉尘、噪声、手传振动	安全帽	防冲击防刺穿
		长袖工作服	一般棉质工作服
		防尘口罩	过滤原件类别级别 KN95 及以上
		护目镜	防颗粒物冲击
		护耳器	根据噪声等级选用
		防护手套	隔振防磨防滑
		防护鞋	防滑防砸防扎
化学除锈	硫酸、磷酸、硝酸、盐酸、氢氧化钠	安全帽	防冲击防刺穿
		化学品防护服	耐酸碱
		防毒口罩	过滤原件类型 B、E
		防护面具	防化学液飞溅
		防护手套	耐酸碱
		防护鞋	耐酸碱
抛丸喷砂除锈	金属氧化物粉尘、噪声	安全帽	防冲击防刺穿
		防尘服（人工喷砂）	透气织物且防静电聚集
		防尘口罩	过滤原件类别级别 KN95 及以上
		送风头罩（人工喷砂）	遮住头眼鼻口与防尘服连用
		防护手套	防滑
		防护鞋	防滑防砸防扎
调漆喷漆	苯及苯系物、乙酸酯类、酮类、醇类、环氧丙烯酸酯、有机锡化合物、噪声	安全帽	防冲击防刺穿
		连体防护服（人工喷漆）	防化学品渗透
		长袖工作服	一般工作服
		送风头罩或全面罩（密闭空间人工喷漆）	与防护服、供气式呼吸防护用具连用
		防毒口罩（毒物浓度超标倍数＜100）	自吸过滤式；根据毒物超标倍数按需选择全面罩或半面罩
		供气式呼吸防护用具（密闭空间人工喷漆）	与送风头罩或全面罩、防护服连用
		全面罩携气式呼吸防护用具（氧含量低于18%时）	与防护服连用
		防护眼镜	防化学液飞溅
		防护手套	防化手套
		防护鞋	防化靴

续表

岗位	主要职业病危害因素	防护用品配备	建议型号或参考标准
切割	金属粉尘、噪声	安全帽	防冲击防刺穿
		长袖工作服	一般工作服
		防尘口罩	过滤原件类别级别：KN90 及以上
		护耳器	根据噪声等级选用
		防护手套	防磨防滑
		防护鞋	防滑防砸防扎
打磨	金属粉尘、砂轮磨尘、手传振动、噪声	安全帽	防冲击防刺穿
		长袖工作服	阻燃工作服
		防护围裙	耐磨阻燃
		防尘口罩	过滤原件类别级别：KN90 及以上
		护耳器	根据噪声等级选用
		防护手套	隔振防磨防滑
		防护鞋	防滑防砸防扎
机加工	金属粉尘、乳化液、切削液、噪声等	安全帽	防冲击防刺穿
		长袖工作服	一般工作服
		防尘口罩	过滤原件类别级别：KN90 及以上
		护耳器	根据噪声等级选用
		防护眼镜	防粉尘冲击
		防护手套	防磨防滑
		防护鞋	防滑防砸防扎
电焊作业	电焊烟尘、锰及其化合物、氮氧化物、臭氧、紫外线、噪声	安全帽	防冲击防刺穿
		焊接防护服	阻燃防熔融金属液体冲击
		防尘口罩	KN90 及以上级别口罩
		防紫外线面罩	电焊面罩
		防噪用品（噪声超标选用）	根据作业环境选用耳塞
		送风面罩（密闭空间选用）	根据作业环境选用送风面罩
		防护鞋	绝缘阻燃防滑防扎防砸
探伤	电离辐射、臭氧	安全帽	防冲击防刺穿
		工作服	一般工作服
		防毒口罩（需要时）	过滤原件类型 B
		个人剂量计	圆片式或粉末式
		个人剂量报警仪	
		防护手套	一般手套
		防护鞋	绝缘阻燃防滑防扎防砸
污水处理	粉尘、酸、碱、硫化氢、氨、噪声、油漆挥发物	长袖工作服	一般工作服
		防尘口罩	过滤原件类别级别：KN90
		防毒口罩	过滤原件类型 E、B、H_2S、A
		护耳器	根据噪声等级选用
		防护眼镜	防粉尘冲击防化学药飞溅
		防护手套	防酸碱
		防护鞋	防滑防酸碱

六、应急处置要点

船舶制造业生产过程中可能发生职业性中暑、急性职业中毒、缺氧窒息等职业病危害事故，用人单位应该成立应急救援组织和编制相应的应急救援预案。相应的应急处置基本原则可参考第四章第四节相关内容。此外，还应特别关注以下应急救援设施或措施要点：

（一）钢材前处理作业

钢材的酸洗作业场所应设置事故应急用不断水的冲淋、洗眼等冲洗设施、急救包或急救箱以及急救药品，发生化学品灼伤后可先进行冲洗等初步处理。

（二）喷漆作业

喷漆作业中用于涂料储存和使用等可能逸出大量有毒有害或易燃易爆的化学物质的作业场所，应安装相连锁的自动检测装置和事故通风设施，通风换气次数不小于 12 次/小时。事故排风装置的排出口应避免对居民和行人的影响。

（三）焊接作业

1. 炽热的金属遇水可产生氢气，可能发生爆炸，尤其是在密闭空间（如建筑物、船舱等）中发生火灾时，宜使用窒息法进行灭火，如以干砂、碎石粉、干燥的氯化钠等为原料的灭火器，通常情况下禁止使用水、泡沫或二氧化碳灭火器灭火。

2. 金属燃烧时可产生金属氧化物及刺激性、腐蚀性或有毒气体，吸入或直接接触相关物质或其分解产物可产生严重危害甚至导致死亡。若有相关患者，尽快将其转移到新鲜空气处，脱去并隔离受污染的衣服和鞋子，保持患者温暖和安静，并呼叫 120 或者其他急救医疗服务中心。如果患者停止呼吸，应实施人工呼吸；如果出现呼吸困难，需进行吸氧。

（四）污水处理作业

1. 酸碱储存和使用场所应设置事故应急用不断水的冲淋、洗眼等冲洗设施、急救包或急救箱以及急救药品。

2. 污水处理的污泥压滤间等产生和聚集 H_2S 的场所应安装相连锁的自动报警装置和事故通风设施，通风换气次数不小于 12 次/小时。

（五）密闭空间作业

1. 密闭空间内实施的焊接、打磨、安装、维修和事故救援作业应配置氧气、有毒有害气体、可燃气等检测报警仪，并严格按照 GB8958 和 GBZ/T205 进行。

2. 在密闭空间进行涂装作业的，按照《涂装作业安全规程有限空间作业安全技术要求》（GB 12942）、《密闭空间作业职业危害防护规范》（GBZ/T 205）等标准规范采取相应措施。

（六）探伤作业

1. 探伤室设置门-机联锁装置，并保证在门（包括人员门和货物门）关闭后 X 射线装置才能进行探伤作业。门打开时应能立即停止 X 射线照射，关上门不能自动开始 X 射线照射。门-机联锁装置的设置应方便探伤室内部的人员在紧急情况下离开探伤室。

2. 现场探伤作业设置提示“预备”和“照射”状态的指示灯和声音提示装置。“预备”信号和“照射”信号应有明显的区别，并且应与该工作场所内使用的其他报警信号有明显区别。警示信号指示装置应与探伤机联锁。

3. 为探伤作业工人配备个人剂量检测报警仪。

七、企业职业卫生管理要点

企业职业卫生管理基本内容可参考第四章相关内容。考虑到船舶制造业属于职业病危害风险较重的行业，且存在大量的外包服务，其日常职业卫生管理特别要注意以下要点。

1. 制订外委、转包服务承接单位的职业病危害防治能力审查制度并有效落实。

2. 规范用工，不得安排未成年人和孕期、哺乳期的女职工从事使用有毒物品的作业。

3. 夏季防范高温中暑，当作业地点日最高气温≥35℃时，应采取局部降温和综合防暑措施，并应减少高温作业时间，必要时停止作业；应设置中暑抢救室或与附近医疗机构配合制订救援预案。

4. 制订规范的职业病防护用品配置标准和严格的使用监督管理制度，并严格落实。

5. 对进入密闭容器及仓室等工作场所狭小的密闭空间作业制订准入程序进行管理，准入程序中包括人员、培训、防护、警示、应急等满足作业的条件和作业程序。作业时至少配 1 名监护人员；作业人员、监护人员和作业负责人均须培训合格；作业人员防护合格；进入作业前通过检测、通风等措施保证空间内氧量、有毒有害气体、可燃气浓度符合安全要求（氧浓度≥18%、二氧化碳浓度≤1%、有毒有害气体符合 GBZ2.1、可燃气体浓度≤1%爆炸下限值）；密闭空间外设置警示标识。

6. 制订严格探伤作业操作规程。包括作业前检查、场所管理、个体防护、剂量检测等。

（1）作业前应检查探伤机、电缆、安全联锁、报警装置和警示设施等状态。

（2）探伤作业场所进行分区管理，将周围剂量当量率大于 15μSv/h 的范围内划为控制区，控制区边界应悬挂清晰可见的“禁止进入 X 射线区”警告牌，探伤作业人员在控制区边界外操作，否则应采取专门的防护措施，控制区内不应同时进行其他工作。将控制区边界外、作业时周围剂量当量率大于 2.5μSv/h 的范围划为监督区，并在其边界上悬挂清晰可见的“无关人员禁止入内”警告牌，必要时设专人警戒。

（3）现场探伤场所应有提示“预备”和“照射”状态的指示灯和声音提示装置。“预备”信号和“照射”信号应有明显的区别，并且应与该工作场所内使用的其他报警信号有明显区别。应在监督区边界和建筑物的进出口的醒目位置张贴电离辐射警示标识和警告标语等提示信息。

（4）现场探伤期间，工作人员应佩戴个人剂量计、直读剂量计和个人剂量报警仪，个人剂量报警仪不能替代便携巡测仪，两者均应使用。

第三节 铁路运输设备制造行业职业病危害识别与控制

铁路运输是使用铁路列车运送人员和货物的一种运输方式，其特点是运送量大，速度快，成本较低，受气候条件影响较小。铁路运输设备是铁路完成运输任务的物质基础，为完成客货运输任务，必需的基本设备有以下几类：线路、车辆、机车、信号及通信设备以及铁路信息技术设施及安全保障设施。

城市轨道交通是指以轨道交通运输方式为主要技术特征，以城市客运公共交通为服务形式的交通运输方式。近年来，城市轨道交通发展非常迅速，主要类型有地铁、轻轨、市郊铁路、有轨电车以及悬浮列车等。

铁路运输设备中的钢轨主要生产方法有铸造、锻造或轧制等。车辆、机车、动车组和城轨列车等车身制造有冲压、焊装、涂装和总装等主要生产工艺。其他车辆附属零配件如发动机、车架、底盘、齿轮、箱体等则有铸造、热处理、机械加工、焊接和表面处理等主要生产工艺。

本节以城轨车辆车体制造为典型代表，介绍主要工艺流程、识别分析其中涉及的主要职业病危害因素，并指出该类作业职业病危害因素防治和管理要点。其他铁路运输设备制造的生产工艺和危害识别可参见本书第十一章“机械行业职业病危害识别与控制”相关内容。

一、城轨车辆生产工艺流程

城轨车辆生产工艺简图见图 15-3-1。

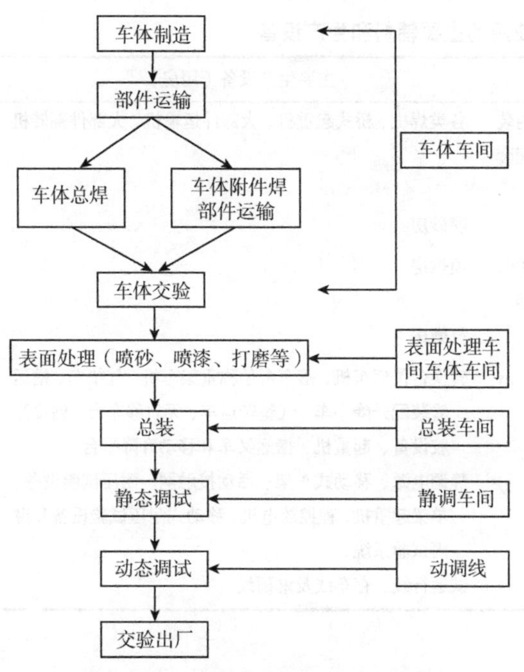

图 15-3-1　城轨车辆生产工艺简图

（一）车体车间

1. 车体总焊　通过移车台及大部件运输车将车体各部件转运至车体车间，利用车体车间电动双梁起重车将各部件吊装至总组焊台上，进行车体总焊接。一节车体由底架、左、右侧墙、顶盖、前后端墙在车体总组焊台位上组焊而成，总组焊焊接的焊料成分为铝丝，母材为焊接铝板，一般是焊丝通过自动送丝机构从焊枪送出，为焊接机器手自动焊接。

2. 车体附件焊　车体总焊完成后进行附件焊，附件焊为工人一手持焊枪，另一只手持焊丝，为小规模操作和修补的手工焊。

（二）表面处理车间

车体车间焊接交验完毕后，采用无轨移车台将车体运输至表面处理车间进行表面处理，主要包括喷砂、打磨、喷漆、烘干等工序。工艺流程为：喷砂→底漆喷烘→刮腻子→打磨→中涂喷烘→打磨→面漆喷烘→交验，工艺说明简述如下：

1. 喷砂　在全密闭，采取通风除尘设施的喷砂房内，喷砂采用白刚玉等作为砂料，工人手持喷枪向工件均匀地喷砂，喷砂完毕后用风枪吹净。

2. 喷漆烘干　本工艺喷漆分为底漆喷烘、中涂喷烘干及面漆喷烘，整个过程在采用干式、喷烘两用型封闭式喷烘漆室内进行，其中中涂喷烘干完毕，需对车体进行中涂打磨，中涂打磨为工人使用手持气动打磨机进行。喷漆使用油漆为工人在喷烘漆室内，手工调配而成。

3. 腻子打磨　在底漆喷烘结束后，工人手工对车体进行刮腻子，之后使用手持气动打磨机对车体进行打磨。

（三）总装车间

总装工段承担电器设备的配线与检查，制动管路的安装与检查，内墙装饰板、门窗、座椅、扶手杆的安装与检查，室内电器设备的安装以及电缆和制动管件的制作等，车底设备（含变流设备、制动设备、制动电阻柜）的安装，车顶空调、受电弓设备安装。并承担落车以及车体与转向架各系统的连接、机械调试、车体称重及调簧。

（四）静调车间

静调车间承担车辆的单个动力单元以及整列列车编组后动态调整前的所有静态试验。包括：气密性试验、空气制动装置性能试验、供风系统试验、耐压试验、车门动作试验、空调系统试验、辅助电源和照明试验、称重及模拟弯道试验、淋雨试验等工作，试验线完成动调、运行试验等工作。

（五）动调线

工人通过将车辆在淋雨线、试运行线来回开动进行调试。

二、主要原辅材料与生产设备

城轨车辆生产过程使用的主要辅料和生产设备见表15-3-1。

表15-3-1 城轨车辆生产过程使用的主要辅料和生产设备

工序	岗位	主要辅料	主要生产设备（用房）
车体车间	焊接	协作件（车体、转向架、控制系统、内装饰件、电器、车体辅助设施、其他配套件）、铝焊丝等	各类焊机、桥式起重机、大部件运输机、大部件翻转机
表面处理车间	喷砂	组件，附件，以及喷砂用钢珠等	喷砂房
	喷烘	组件，附件，以及环氧树脂类漆、丙烯酸聚氨酯类漆及相应固化剂、稀释剂等	喷烘房
	打磨	—	打磨房
总装车间	组装	组件、附件，以及各类胶水、稀释剂、清洗剂和填缝剂等	转换台位驾车机、落车台位称重架车机、气垫车、槽运输装配升降小车、气垫转运车、无轨移车台、粘接注胶设备、起重机、搬运叉车和移动升降平台
动调车间	调试	—	静调电源、移动式车架、活动接触网、耐压试验设备、单梁起重机、程控放电机、移动式耐压试验设备和淋雨试验系统
静调线	—	—	试运行线、存车线及淋雨线

三、主要职业病危害来源及分布

城轨车辆生产过程中的主要职业病危害因素及分布见表15-3-2。

表15-3-2 城轨车辆生产过程中的主要职业病危害因素及分布

序号	评价单元及子单元	工序/地点	工种	存在的危害因素	接触机会
1	车体车间	车体组焊 车体附件焊	焊机工	电焊烟尘、氧化铝粉尘、一氧化碳、二氧化碳、一氧化氮、二氧化氮、电焊弧光、噪声等	工人操作焊接机器人及手工电焊过程
2	表面处理车间	喷砂房	喷砂工	氧化铝粉尘、噪声等	进入喷砂房内，手持喷枪喷砂过程
		喷烘漆室	喷漆工	二甲苯、乙酸乙酯、乙酸丁酯、丁醇、其他粉尘、噪声等	喷烘漆室内调漆、喷漆、打磨过程
		腻子打磨房	打磨工	其他粉尘、噪声等	腻子打磨房内刮腻子、打磨过程
3	总装车间		粘胶工	二甲苯、乙酸乙酯、乙酸丁酯、MDI、异丙醇、丙酮、噪声等	胶水使用过程、清洗过程
4	静调车间		静调工	噪声	调试过程
5	动调线		动调工	噪声	调试过程
6	牵引变电站、中心变电站、变配电站		电工	工频电场	巡检过程
7	空压站			噪声	巡检过程

四、职业病危害工程控制要点

（一）防尘防毒

1. 车体车间

（1）车体总焊采用成熟工艺及设备，或自动化焊接机器人。

（2）焊接材料可采用铝焊丝等低毒材料，并设置局部除尘设施。

2. 表面处理车间

（1）喷砂房车体喷砂为封闭作业，全室通风，室体顶部进风口设置过滤网和匀流板，保证气体均匀向下，排风为侧吸式结合下吸式排风，全室风压设计为微负压。

（2）喷漆在喷烘漆房内进行，喷漆作业时，工作房密闭，送、排风采用上送下排方式。

（3）腻子打磨房送、排风方式采用上送下吸，打磨房内保持微负压，打磨岗位采用带强力吸尘装置气动打磨机。

3. 总装车间　总装车间采用屋顶排风机、高大空间采暖及新风机组进行整体通风换气。

4. 公用工程及辅助设施

油漆库：油漆库可设有边墙排风机作为事故通风系统。

（二）防噪声措施

1. 在设备选型方面，选用低噪声、振动小的设备，从源头上减小噪声的产生。

2. 车体车间分层送风，并经过消声处理。

3. 产生噪声较大的喷砂作业、打磨作业，单独隔离喷砂房及腻子打磨房。

4. 风机等高噪声设备设减振机座，风机进口用软管与设备进行软连接。

5. 动调线位与其他生产区域隔开。

（三）防暑降温措施

生产车间为全面通风，车体车间采用除尘除湿空调机组、总装车间高大空间空调机组用于控制车间温度、办公室、食堂和宿舍皆采用舒适性空调用于防暑降温。

（四）应急救援设施

表面处理车间的喷烘漆室可设置可燃气体报警仪、火焰探测及温感探测的二氧化碳灭火系统、超高压报警装置。喷烘漆室大门可设置手动开关，当停电时，操作工人可手动开户大门，室体配安全门作为紧急情况下的安全出口；在总装车间设有应急药箱，内设创可贴、沙带、棉签、碘酒、云南白药、藿香正气水等药品；在油漆库设置边墙风机用于事故通风。

五、个体防护用品调查

主要防护用品参数一览表见表15-3-3。

表15-3-3　主要防护用品参数一览表

工种	危害因素	用品名称	防护性能描述
焊接工	电焊烟尘、氧化铝粉尘、电焊弧光、噪声	防尘口罩	用于防护电焊烟尘、氧化铝粉尘等
		自动变光焊接面罩	用于防护电焊弧光
		防护耳塞	有效降噪
		电焊手套	适合焊接操作时使用
喷砂工	氧化铝粉尘、噪声	供气式头罩	有效防尘
		防护耳塞	有效降噪
喷漆工	二甲苯、乙酸乙酯、乙酸丁酯、丁醇、其他粉尘、噪声	防毒面具	可用于调漆、喷漆过程产生的有机气体蒸气及漆雾等
		防护耳塞	有效降噪
		丁腈手套	可用于防护二甲苯、乙酸乙酯、乙酸丁酯、丁醇类等

续表

工种	危害因素	用品名称	防护性能描述
打磨工	腻子粉尘、噪声	防尘口罩	用于防护其他粉尘等颗粒物
		防毒面具	用于防护颗粒物
		防护耳塞	有效降噪
粘胶工	二甲苯、乙酸乙酯、乙酸丁酯、MDI、异丙醇、噪声	防毒面具	可用于防护胶水中挥发的有机物及清洗过程使用的异丙醇
		防护耳塞	有效降噪
		丁腈手套	可用于防护二甲苯、乙酸乙酯、乙酸丁酯、丁醇类等
静调工、动调工等噪声接触岗位或工种	防护耳塞	防护耳塞	有效降噪

六、关键控制点

职业病危害因素关键控制点见表15-3-4。

表 15-3-4　职业病危害因素关键控制点

主职业病危害因素	作业场所	工种/岗位	关键控制措施
电焊烟尘、氧化铝粉尘	车体车间车体总焊、附件焊	焊机工	1. 保证通风措施正常运行 2. 佩戴个体防护用品，包括焊接面罩、防尘口罩、焊接手套
氧化铝粉尘	喷砂房	喷砂工	1. 保证通风措施正常运行 2. 工人进入作业区域必须穿戴供气式头罩、防护服等
其他粉尘（腻子）	腻子打磨房	打磨工	1. 保证通风措施正常运行 2. 打磨作业时佩戴防护眼镜、防尘口罩、防护手套等
二甲苯、乙酸乙酯、乙酸丁酯、丁醇	喷烘漆房、油漆库	喷漆工	1. 保证通风措施正常运行 2. 配备固定式或移动式检测和报警装置 3. 佩戴个体防护用品，包括过滤式防毒面罩、防护眼镜以及防护服等
二甲苯、乙酸乙酯、乙酸丁酯	总装工作台	粘胶工	1. 保证通风措施正常运行 2. 佩戴个体防护用品，包括过滤式防毒面罩、防护眼镜以及防护服等
噪声	喷砂房、腻子打磨房、空压房等	喷砂工、打磨工、巡检工	1. 进入喷砂房、腻子打磨房作业时必须佩戴防护耳塞 2. 巡检至空压房时必须戴防护耳塞

七、企业职业卫生管理要点

企业职业卫生管理基本内容可参考第四章相关内容。

第十六章　电离辐射危害识别与控制

凡能使受作用物质发生电离现象的辐射，称为电离辐射。它可由不带电荷的光子组成，具有波的特性和穿透能力，如X射线、γ射线；而α射线、β射线、中子、质子等属于能引起物质电离的粒子型电离辐射。电离辐射来自自然界的宇宙射线及地壳岩石层的铀、钍、镭等，也可来自各种人工辐射源。与职业卫生有关的射线主要有：X射线、γ射线、α粒子、β粒子和中子（n）。

可能产生电离辐射的作业主要分布在以下一些行业：

1. 核工业系统放射性矿物的开采、冶炼和加工，以及核反应堆、核电站的建立和运转。

2. 射线发生器的生产和使用，加速器、医用和工农业生产使用的X射线。

3. 放射性核素的加工生产和使用，核素化合物、药物的合成及其在实验研究及诊疗上的应用。

4. 天然放射性核素伴生或共生矿生产，如磷肥、稀土矿、钨矿等开采和加工。

5. 医疗照射医疗检查和诊断过程中，患者身体会受到一定剂量的放射性照射。

6. 科学研究科研工作中广泛应用放射性物质。除了原子能利用的研究单位以外，金属冶炼、自动控制、生物医学等研究部门都有涉及放射性方面的课题和试验。

第一节　工业辐射危害识别与控制

核与放射技术被广泛应用于工业生产，包括核能发电、辐照加工、工业探伤、地质勘探、核子计、含源分析仪表等。本节以工业探伤为例，来介绍工业辐射生产过程中的危害识别与控制。

工业射线探伤室利用电离辐射（X、γ射线等）探测非透明材料或装置的缺陷或内部机构的无损检测方法，在所采用的无损检查方法中占 80%以上。随着射线探伤的广泛应用，其对作业人员可能导致的辐射危害应引起用人单位、劳动者、监管部门的重视。

一、工业探伤的原理

X射线、高能X射线、γ射线、中子射线等贯穿物质，与物质相互作用，强度逐渐减小。当一种射线贯穿不同厚度、不同材质的材料时，强度减弱的程度不同，而工件中的缺陷总是引起工件厚度和材质的局部改变，因此，测量和显示穿透射线的强度及其分布，即可发现和判别缺陷。

射线具有能使胶片感光、能激发荧光物质、能使气体电离等性质。由于感光、荧光物质、电离等作用随射线强度增大而增强，在一定的条件下，可以把射线强度的分布状况，变为可见的图像或数据。观察图像和分析数据，便能发现和鉴别缺陷。

二、工业探伤的种类

工业探伤使用的设备主要分为 X 射线机、密封放射源和粒子加速器。按照射线种类进行分类可分为X射线探伤、γ射线探伤、

β 射线探伤、质子探伤、中子探伤。本节主要介绍 X 射线探伤和 γ 射线探伤过程的辐射源项和防护措施。

1. X 射线机的分类

（1）按结构划分：①携带式 X 射线机，体积小、重量轻、便于携带、使用，便于高空及野外作业；②移动式 X 射线机，体积和重量都较大，用于固定或半固定场合。

（2）按用途划分：①定向 X 射线机；②周向 X 射线机；③管道爬行器；④软 X 射线机；⑤微焦点 X 射线机；⑥脉冲 X 射线机。

（3）按频率划分：按供给 X 射线管高压部分交流电的频率可分为工频（50～60Hz）X 射线机、变频（300～800Hz）X 射线机以及高频（>5KHz）X 射线机。

（4）按绝缘介质种类划分：可分为油绝缘 X 射线机和绝缘介质为 SF6 气体绝缘 X 射线机。

（5）按安装形式可分为固定式和移动式。

2. 常用密封放射源　常用 γ 射线探伤源：^{192}Ir、^{137}Cs、^{60}Co 等，^{192}Ir 的 γ 射线能量低，容易屏蔽，目前应用得最多。γ 射线探伤机可分为固定式和移动式两种。

三、工业探伤设备的选择

探伤设备选择首要因素是射线源发出的射线对试件具有足够的穿透力。对于 X 射线机主要取决于管电压，γ 射线源主要取决于源的种类。常用辐射源与被检查材料厚度的关系见表 16-1-1。

表 16-1-1　常用辐射源与被检查材料厚度的关系

辐射源	被检查材料厚度（cm）		
	铁	钛	铝
电压为 40～100kV 的 X 射线装置	0.4～15	0.1～30	0.5～45
放射源 ^{192}Ir、^{137}Cs、^{60}Co、^{170}Tm	0.1～20	0.2～30	0.3～50
电子加速器	5～45	9～90	15～180

四、工业射线探伤工艺流程

按照工作场所的不同，X 射线探伤可分为 X 射线探伤室探伤和现场探伤两类。X 射线探伤室探伤是指在 X 射线探伤室内利用 X 射线探伤装置产生的 X 射线对被测物体内部缺陷进行检查的工作过程。X 射线现场探伤是指在室外、生产车间或安装现场使用移动式 X 射线探伤装置对物体内部缺陷进行 X 射线摄影检查的工作过程。工业 X 射线 CT 探伤是指使用工业 X 射线 CT 装置，以二维断层图像或三维立体图像的形式，展示被检测物体内部结构、组成、材质及缺损状况的工作过程。

1. X 射线现场探伤工艺流程

（1）准备工作：接到检测申请后，依据检测工作量准备出足够使用的胶片，同时检测机工作人员对焊口进行编号等工作。

（2）现场检测：主要工作内容有训机、底片标识、拍片等工作，根据本工程的特点，综合考虑进出现场的时间及其他意外因素。一般操作如下：

设备对焦与固定—标记—贴片—X 射线机设置参数—安全及防护检查—曝光。

（3）暗室处理：暗室处理的工作内容包括切片、装片、冲片、冲片机的维护保养等工作。

（4）由评片人员评定出结果，经审核人员审核后形成报告。此工作包括底片整理、评片、记录，审核、形成报告等过程。

2. X 射线探伤室探伤工艺流程　在探伤室进行 X 射线探伤前，首先将被检工件送入探伤室并调整至合适的位置，工作人员在工件待检部位布置感光胶片并加以编号，检查无误后，所有人员撤离探伤室，关闭防护门。

操作人员根据工艺需要设置探伤相关参数，然后进行探伤（曝光）。一次曝光后工作人员进入探伤室，从探伤工件取下已经曝光的胶片，在洗片室冲洗处理后给予评片。

如此重复操作，待所有部位探伤完成后将工件移出探伤室。

五、工业探伤职业病危害因素识别与分析

对于X射线机和γ密封放射源的射线探伤作业，主要的放射性职业病危害因素为X射线或γ射线。

常用的X射线机探伤机管电压一般分为160kV、220（225）kV、250kV、300kV、320kV和450kV。500kV以上的X射线一般需采用加速器才能实现。加速器的能量可以达到6MeV以上。

1. 带有探伤室的工业探伤

（1）探伤装置中 ^{192}Ir、^{137}Cs、^{60}Co 等放射源以及X射线机产生的γ射线、X射线可直接穿透探伤室屏蔽墙对工作人员和周围的公众造成的辐射。

（2）散射辐射：X射线、γ射线通过辐照物体或墙体的反射，通过迷路照射到出入口所造成的辐射。

（3）漏射辐射：X射线、γ射线通过进排风口、穿墙管线、进出水管处等防护位置泄露造成的辐射以及γ射线穿透屏蔽源罐造成的辐射。

2. 无探伤室的工业探伤

（1）野外或现场探伤过程中，^{192}Ir、^{137}Cs、^{60}Co 等放射源产生的γ射线以及X射线机产生的X射线可直接对工作人员和周围的公众造成的辐射。

（2）γ射线穿透屏蔽源罐造成的辐射。

六、工业射线探伤放射防护设施与措施

（一）工业X射线探伤防护措施

按照《工业X射线探伤放射卫生防护标准》（GBZ117），X射线探伤的护措施应满足如下要求：

1. X射线现场探伤放射防护 只有在探伤室内不能完成的工作，才能采取现场探伤的作业方式。应选择成像质量好并对周围人群辐射剂量低的曝光技术。

（1）射线现场探伤作业分区设置要求

1）探伤作业时，应对工作场所实行分区管理，并在相应的边界设置警示标识；将工作场所中空气比释动能率大于15μGy/h的范围内划为控制区，在其边界上应悬挂清晰可见的"禁止进入X射线区"警告牌，探伤作业人员应在控制区边界外操作，否则应采取专门的防护措施。

2）现场探伤作业工作过程中，控制区内不应同时进行其他工作。为了使控制区的范围尽量小，X射线探伤机应用准直器，根据情况采用局部屏蔽措施（如铅板等）。

3）控制区的边界尽可能设置物理屏障，包括利用现有结构（如墙体）、临时屏障或临时拉起警戒线等。

4）在控制区边界外将作业时空气比释动能率大于2.5μGy/h的范围划为监督区，并在其边界上悬挂清晰可见的"无关人员禁止入内"警告牌，必要时设专人警戒。在监督区边界附近不应有公众或其他人员停留。

5）现场探伤工作在多楼层的工厂或工地实施时，应防止现场探伤工作区上层或下层的人员通过楼梯进入控制区。

6）探伤机控制台应设置在合适位置或设有延时开机装置，以便尽可能降低操作人员的受照剂量。

（2）X射线现场探伤作业的准备

1）在实施现场探伤工作之前，运营单位应当对工作环境进行全面评估，以保证实现安全操作。评估内容至少应包括工作地点的选择、接触的工人与附近的公众、天气条件、探伤时间、是否高空作业、作业空间等。

2）运营单位应确保开展现场探伤工作的

每台X射线装置至少配备两名工作人员。

3）应考虑现场探伤对工作场所内其他的辐射探测系统带来的影响（如烟雾报警器等）。

4）现场探伤工作在委托单位的工作场地实施的准备和规划，应与委托单位协商适当的探伤地点和探伤时间、现场的通告、警告标识和报警信号等，避免造成混淆。委托方应给予探伤工人充足的时间以确保探伤工作的安全开展和所需安全措施的实施。

（3）X射线现场探伤作业安全警告

1）应有提示"预备"和"照射"状态的指示灯和声音提示装置。"预备"信号和"照射"信号应有明显的区别，并且应与该工作场所内使用的其他报警信号有明显区别。

2）警示信号指示装置应与探伤机联锁。

3）在控制区的所有边界都应能清楚地听见或看见"预备"信号和"照射"信号。

4）应在监督区边界和建筑物的进出口的醒目位置张贴电离辐射警示标识和警告标语等提示信息。

（4）X射线现场探伤作业安全操作要求

1）周向式探伤机用于现场探伤时，应将射线管头组装体放置于被探伤物件内部进行透照检查。做定向照射时应使用准直器（仅开定向照射口）。

2）应考虑控制器与X射线管和被检物体的距离、照射方向、时间和屏蔽条件等因素，选择最佳的设备布置，并采取适当的防护措施，以保证探伤作业时，人员的受照剂量低于剂量限值，并达到合理的尽可能低的水平。

（5）X射线现场探伤作业的边界巡查与监测

1）开始现场探伤之前，探伤工作人员应确保没有人员在控制区内并防止有人进入控制区。

2）控制区的范围应清晰可见，工作期间要有良好的照明和不断的巡查，确保没有人员进入控制区。如果控制区太大或某些地方不能看到，应安排足够的人员进行巡逻。

3）在试运行（或第一次曝光）期间，应测量控制区边界的剂量率以判断边界设置是否正确。必要时应调整控制区的范围和边界。

4）现场探伤的每台探伤机应至少配备一台便携式巡测仪。开始探伤工作之前先用校准源或其他方式对便携式巡测仪进行检测，确认便携式巡测仪能正常工作。在现场探伤工作期间，便携式巡测仪应一直处于开机状态，防止X射线曝光异常或不能正常终止。

5）现场探伤期间，工作人员应佩戴个人剂量计、直读剂量计和个人剂量报警仪。个人剂量报警仪不能替代便携式巡测仪，两者均应使用。

2. 固定（探伤室）探伤放射防护

（1）防护安全要求

1）应按照GB 18871的分区要求对探伤工作场所实行分区管理。一般将探伤室的内部划为控制区，外部相邻区域划为监督区。

2）探伤室的设置应充分考虑周围的辐射安全，操作室应与探伤室分开，并尽量避开有用线束照射的方向。

3）探伤室屏蔽墙设计应满足墙外30cm处空气比释动能率不大于2.5μGy/h，无迷路探伤室的门的防护性能与同侧墙的防护性能相同。

4）探伤室应设置门-机联锁安全装置，并保证在门（包括人员门和货物门）关闭后X射线装置才能进行探伤作业。门打开时应立即停止X射线照射，关上门不能自动开始X射线照射。门-机联锁安全装置的设置应方便探伤室内部的人员在紧急情况下离开探伤室。

5）探伤室门口和内部应同时设有显示"预备"和"照射"状态的指示灯和声音提示装置。"预备"信号应持续足够长的时间，以确保探伤室内人员安全离开。"预备"信号和"照射"信号应有明显的区别，并且应与该工作场所内使用的其他报警信号有明显区别。

6）照射状态指示装置应与 X 射线探伤装置联锁。当探伤室内不止一台探伤设备时，联锁装置应保证在同一时间内仅有一台探伤设备工作。

7）屏蔽室内、外醒目位置，应有清晰的对“预备”和“照射”信号意义的说明。

8）探伤室防护门上应有电离辐射警告标识和中文警示说明。

9）探伤室内应安装紧急停机按钮或拉绳，确保出现紧急事故时，能立即停止照射。按钮或拉绳的安装，应使人员处在探伤室内任何位置时都不需要穿过主射线束就能够得到。按钮或拉绳应当带有标签，标明使用方法。

10）应在探伤室靠近室顶并能够避开有用线束照射的位置，设置机械通风装置，排风管道出口避免朝向人员活动密集区。每小时通风换气次数应不小于 3 次。

（2）安全操作要求

1）探伤工作人员进入探伤室时，应带便携式巡测仪。当剂量率超过设定的测量水平时，应马上离开探伤室，同时阻止其他人员进入探伤室，并立即向辐射防护负责人报告。

2）应定期测量探伤室外周围区域的剂量率，包括操作者工作位置和周围毗邻区域人员居留处。测量值应当与参考水平相比较。当测量值高于参考水平时，应终止探伤工作并向辐射防护负责人报告。

3）交接班或当班使用便携式巡测仪前，应检查便携式巡测仪是否正常工作。检查内容包括电池的电压和仪器对校准源的响应。如在检查过程中发现便携式巡测仪不能正常工作，则应暂停探伤工作。

4）探伤工作人员应正确使用配备的辐射防护装置，如准直器和附加屏蔽，把潜在的辐射降到最低。

5）在每一次照射前，操作人员都应该确认探伤室内部没有人员驻留并关闭防护门。只有在防护门关闭，所有屏蔽措施都到位，安全系统和报警系统都正常运行的情况下，才能开始探伤工作。

6）探伤室设计时未预计到的工作，如超过设计允许长度的管件探伤，需开启防护门，应遵循现场探伤的操作规程，如在 X 射线探伤室里使用 γ 源，应执行相应 γ 射线探伤的放射防护标准，并应获得监管部门的批准。

7）如果安全联锁暂时失灵，在下一次使用探伤室前，应对已经恢复使用的安全联锁进行检查。

（二）工业 γ 射线探伤防护措施

按照《工业 γ 射线探伤放射防护标准》（GBZ 132），γ 射线探伤防的护措施应满足如下要求

1. γ 射线探伤通用防护要求

（1）应使用为 γ 射线探伤设计的专门设备，探伤人员应全面熟悉所使用设备，以及操作方法和潜在的问题。

（2）所用放射源的核素和活度应优化选择，在保证工作人员的剂量符合“合理达到尽量低的水平”原则的同时，获得足够的诊断信息，并采用先进的成像技术。

（3）探伤作业人员应佩戴个人剂量计，每一个工作小组应至少配备一台具有检验源的便携式巡测仪，并配备能在现场环境条件下被听见、看见或者振动信号的个人剂量报警仪。

（4）探伤作业之前，应对探伤机做如下检查：

1）检查源容器和源传输管的照射末端是否损伤、磨损或者有污物。

2）检查螺母和螺丝的紧密程度、螺纹和弹簧是否有损伤。

3）检查放射源紧锁装置是否正常工作。

4）检查控制软轴末端是否有磨损、损坏，与控制导管是否有效连接。

5）检查源容器和源导管是否连接牢固。

6）检查输源导管和控制导管是否有毛刺、破损、扭结。

7）检查警告标签和源的标志内容是否清晰。

8）测量紧靠源容器表面的空气比释动能率是否符合表 16-1-2 的要求，并确认放射源处于屏蔽状态。

如发现以上情况与正常情况不一致，应在更换或维修设备后方可投入使用。

表 16-1-2　不同类型探伤机源容器表面空气比释动能率控制值

探伤机类别与代号		距容器表面不同距离处空气比释动能率控制值（mGy/h）		
		0cm	5cm	100cm
手提式	P	2	0.5	0.02
移动式	M	2	1	0.05
固定式	F	2	1	0.1

（5）工作完毕离开现场前，探伤作业人员应当对探伤装置进行目测检查，确认设备没有被损坏。应用可靠的放射检测仪器对探伤机进行监测，确认放射源回到源容器的屏蔽位置。

2. 固定式探伤的附加防护要求

（1）射线探伤室的屏蔽墙厚度应充分考虑直射、散射和屏蔽物材料和结构等各种因素，在进行屏蔽设计时剂量约束值可取为 0.1～0.3mSv/a，并要求辐射防护墙外 30cm 处空气比释动能率不大于 2.5μGy/h，无迷路探伤室的门的防护性能与同侧墙的防护性能相同。

（2）安装门-机联锁装置和工作指示灯，探伤室门口设立固定式的电离辐射警告标志；探伤室入口处及被探物体出入口处必须设置声光报警装置，该装置在 γ 射线探伤机工作时自动接通以给出声光警示信号。

（3）应配置固定式辐射监测系统，并与门-机联锁相联系。同时配置便携式巡测仪和个人剂量报警仪。

（4）定期对探伤室的门机联锁装置、紧急停止按钮、出束信号指示灯等安全措施进行检查。

（5）工作人员进出探伤室时应佩戴个人剂量计、剂量报警仪和便携式巡测仪。每次工作前，探伤作业人员应检查安全装置、联锁装置的性能及警告信号、标志的状态。只有确认探伤室内无人且门已关闭、所有安全装置起作用并给出启动信号后才能启动照射。

3. 移动式探伤的附加防护要求

（1）现场探伤作业应使用合适的准直器，并充分考虑 γ 射线探伤机与被检物体的距离、照射方向、时间和现场屏蔽条件。

（2）探伤作业开始前应备齐下列防护用品，并使其处于正常状态：

1）便携式巡测仪和个人剂量计、个人剂量报警仪。

2）导向管、控制缆和遥控。

3）准直器和局部屏蔽装置，现场屏蔽物。

4）警告提示和信号。

5）应急箱（包括放射源的远距离处理工具）。

6）其他辅助设备，如夹钳和定位辅助设施。

（3）进行探伤作业前，应先将工作场所划分为控制区和监督区。

1）控制区边界外空气比释动能率应低于 15μGy/h，控制区边界设置警示线并围住控制区，合适位置设置电离辐射警告标志并悬挂清可见的“禁止进入放射工作场所”标牌。安排人员进行巡逻，未经许可人员不得进入。探伤作业期间应对边界上的代表点的剂量率进行检测，尤其是辐射束方向发生变化时，如有必要可调整控制区的边界。

2）监督区位于控制区之外，允许与探伤有关的人员在此区活动，其边界空气比释动能率应不大于 2.5μGy/h，边界设置电离辐射警告标志，公众不得进入该区域。

（4）放射源传输的控制地点应尽可能设置在控制区外，同时应保证操作人员之间有效的沟通。

对爬行器和水下 γ 射线探伤的特殊要求见 GBZ 132 第 7.5 和 7.6 条的要求。

4. 放射源的管理

（1）放射源的选用和退役：应按 GB 4075 选定密封源的级别。对于工业 γ 探伤，无保护的密封源为 43 515 级、装置中源为 43 313 级。

退役或不用的放射源按照事先达成的协议退还给设备制造商或其他经授权的废物管理单位进行处置，并有详细的记录归档保存。

（2）放射源的储存和领用：探伤使用单位应设立专用的放射源储存库。储存库应为单独的建筑，不能和爆炸物品、腐蚀性物品一起存放。储存库的相应位置设置电离辐射警告标志。源容器出入源库时应进行监测并有详细记录。

工作间歇临时储存含源容器或放射源、控制源，应在专用的储存设施内贮存。放射源储存设施应做到：

1）严格限制对周围人员的照射、防止放射源被盗或损坏，并能防止非授权人员采取任何损伤自己或公众的行动，储存设施外应有警告提示。

2）应能在常规环境条件下使用，结构上防火，远离腐蚀性和爆炸性等危险因素。

3）如其外表面能接近公众，其屏蔽应能使设施外表面的空气比释动能率小于 2.5μGy/h 或者审管部门批准的水平。

4）门应保持在锁紧状态，钥匙仅由授权人员掌管。

5）定期检查物品清单，确认探伤源、源容器和控制源的存放地点。

储存要求按国家有关规定执行。

探伤使用单位应设立放射源管理组织，制订领用及交还制度，建立放射源领用台账，明确放射源的流向，并有专人负责领用含放射源的源容器或照射容器或连同源与容器的探伤装置时，进行放射性水平测量，确认放射源在源容器或照射容器内。工作完毕交还时，再进行放射性水平测量，确认放射源在其中，并将放射源及其容器放回原储存坑存放。装置的领用和交还都应有详细的登记。

（3）放射源和照射装置的运输和移动

1）放射源的货运运输要求按 GB 11806 有关规定执行，应满足 A 类与 B 类运输货包要求。

2）在公路上运送照射装置时，司机和车辆应符合国家和国际对其有关的要求。

3）照射装置应放置于储存设施内运输，只有在合适的容器内正确锁紧并取出钥匙后方能移动。

4）在工作地点移动时应使用小型车辆或手推车，使照射装置处于人员监视之下。

七、辐射监测

（一）工业 X 射线探伤辐射监测

1. 现场探伤作业场所的监测

（1）用便携式辐射测量仪从探伤位置四周由远及近进行巡测，通过巡测确定控制区和监督区边界。

（2）当 X 射线探伤装置、场所、被检物体、照射方向、屏蔽条件发生变化时，均应重新进行巡测，确定新的控制区和监督区边界。

（3）凡属下列情况应由有资质的放射卫生技术服务机构进行该项监测：新开展 γ 射线探伤的单位；每年抽检一次；在居民区进行的现场探伤；发现个人年有效剂量可能超过 5mSv 的。

2. X 射线探伤室辐射监测

（1）周围辐射水平巡测：探伤室的放射卫生防护检测，特别是验收检测时应首先进行周围辐射水平的巡测，以发现高辐射水平区，巡测范围应根据探伤室设计特点、照射方向、建造中可能出现的问题决定。无固定照射方向的探伤室在有用线束照射四面墙时，巡测墙外不同位置及门外、门四周缝隙处辐射水平。设有窗户的观察室，应特别注意巡测窗外不同距离处的辐射水平。测试时探伤机需工作在额定工作条件下、没有探伤工件、探伤装置置于测试点可能的最近位置，如使用周向式探伤装置应使装置处于周向照射状态。

（2）定点监测：通过巡测，发现辐射水平异常高的位置；探伤室门外 30cm，离地面高度为 1m 处，测门的左、中、右侧 3 个点和门四周缝隙处；探伤室墙外或邻室墙外 30cm，离地面高度为 1m 处，每个墙面至少测 3 个点；人员可能到达的探伤室屋顶上方 1m 处，至少包括主射束到达范围的 5 个监测点；人员经常活动的位置。

（3）剂量率限值：上述测量位置空气比释动能率应不大于 2.5μGy/h。

（4）监测周期：探伤室建成后应由有资质的放射卫生技术服务机构进行验收监测。投入使用后每年至少进行 1 次常规监测。

（二）工业 γ 射线探伤辐射监测

1. 移动探伤控制区、监督区边界剂量率监测

（1）在探伤机处于照射状态，用便携式辐射测量仪从探伤位置四周由远及近进行测量，直到 2.5μGy/h 为监督区边界，到 15μGy/h 为控制区边界。收回放射源至屏蔽位置后，在探伤位置四周以该剂量的等剂量线为基础，确定控制区和监督区边界。

（2）每次移动探伤作业前，凡属下列情况应由有资质的放射卫生技术服务机构进行该项监测：新开展 γ 射线探伤的单位；每年抽检一次；在居民区进行的现场探伤；发现个人年有效剂量可能超过 5mSv 的。

2. γ 射线探伤室辐射监测

（1）周围辐射水平巡测：用便携式辐射测量仪巡测探伤室墙壁外 30cm 处的剂量率水平。巡测范围应根据探伤室设计特点、照射方向及建造中可能出现的问题决定。探伤室四面防护墙外及楼上如有人员活动的可能，应巡测墙上不同位置及门外 30cm 辐射水平。

（2）定点监测：探伤室门外 30cm，离地面高度为 1m 处，测门的左、中、右侧 3 个点和门缝四周缝隙；探伤室墙外或邻室墙外 30cm，离地面高度为 1m 处，每个墙面至少测 3 个点；人员可能到达的探伤室屋顶上方 1m 处，至少包括主射束到达范围的 5 个监测点；人员经常活动的位置，如控制室等。

（3）剂量率限值：上述测量位置空气比释动能率应不大于 2.5μGy/h。

（4）监测周期：探伤室启用前必须进行上述检测，合格后方能使用，每年进行一次操作场所和探伤室邻近区域的辐射水平测量，当放射源的活度增加时，应重新测量上述辐射水平。

第二节　医用辐射危害识别与控制

一、X 射线诊断危害识别与控制

几乎所有医院都配备了 X 射线诊断设备，X 射线诊断在给人类带来了巨大的社会效益的同时，也存在不小的潜在危害，因此，我们进行 X 射线诊断项目危害识别与控制，不仅可以保护职业人员和患者的健康，还可以让 X 射线诊断技术得到更大的发展。

（一）X 射线诊断设备及工作原理

X 射线诊断设备是通过测量透过人体的 X 射线来实现人体成像的。此类设备主要有 X 线机、数字 X 线摄影设备（DSA、CR、DR 等）和 CT 设备。

X 射线诊断检查包括：常规 X 射线摄影与透视，乳腺、牙科、胃肠等特殊 X 射线检查，数字 X 射线成像（CR、DR），X 射线计算机断层摄影（X 射线 CT），介入放射学。

医学 X 射线成像设备的种类繁多，用途各异，主要包括：X 射线摄影设备、透视设备、乳腺 X 射线摄影设备、CT 扫描设备和牙科 X 射线摄影设备等。

X 射线人体成像，主要是利用 X 射线管发出的 X 射线穿过患者身体不同组织和器官时，对射线衰减程度不同的原理。X 射线穿过人体不同部位后投射到成像介质上的显示有差别，结合对比成像情况与临床表现、化验及病理检查结果，即能够确定体内病灶、骨折程度等，为医生诊断提供参考依据。

X 射线诊断设备一般由 X 射线管和成像介质等组成。其中，X 射线管是工作在高电压下的真空二极管，包含两个电极：一个是用于发射电子的灯丝，作为阴极；另一个是用于接受电子轰击的靶材，作为阳极。在真空中的 X 射线管内，用高速运动的电子束撞击靶材料，与靶原子发生作用，使得靶原子电子产生跃迁并产生 X 射线。通常在保持一定管电压的条件下，通过调节管电流来控制 X 射线的强度。阴极通常由钨丝制成，钨丝加热后放出自由电子；阳极靶通常由铜、镍、铁、铝等传热性好、熔点较高的金属材料制成。

（二）主要职业病危害识别

X 射线诊断设备的辐射危害因素为诊断过程中产生的 X 射线，包括主射束、漏射束和患者及室壁的散射辐射。对工作人员可能造成的危害主要是 X 射线外照射，其次还有电离辐射激发空气产生的臭氧和氮氧化物。

（三）职业病危害因素监测与职业健康监护

根据《职业病防治法》第二十六条规定，用人单位应当实施由专人负责的职业病危害因素日常监测，并确保监测系统处于正常运行状态。应定期进行机房防护电离辐射监测和机房内臭氧和氮氧化物浓度监测。按照《放射人员职业健康监护技术规范》（GBZ 235）的要求，对劳动者进行上岗前、在岗期间、离岗时和应急照射职业健康检查。

（四）职业病危害控制措施

1. 工作场所布局、分区及其管理 《电离辐射防护与辐射源安全基本标准》（GB 18871）中将工作场所分为控制区和监督区。控制区是指放射性工作人员所通过、留居和工作的一些地区，在这个地区的人员受到职业性照射，国家法规要求对这类人员需要进行辐射防护控制、监督和监测。监督区是指控制区外的，在 X 射线机房四周环境中的其他一些地区，往往一些非放射性医务工作人员、患者、访问者会经常路过或留居，也必须对这些人员进行辐射防护的控制和评价。

对于 X 射线诊断工作场所，通常将 X 射线机房划为控制区，将其操作室及机房周围区域划为监督区。

机房门外应有电离辐射警告标志、放射防护注意事项、醒目的工作状态指示灯，灯箱处应设警示语句；机房门应有闭门装置，且工作状态指示灯和与机房相通的门能有效联动。

机房应设有观察窗或摄像监控装置，其设置的位置应便于观察到患者和受检者状态。

机房内布局要合理，应避免有用线束直接照射门、窗和管线口等位置；不得堆放与该设备诊断工作无关的杂物；机房应设置排风设施，并保持良好的通风。

车载式医用 X 射线诊断系统车内应采用隔室设计，至少包括车载机房和工作人员隔室。系统工作时，应根据设备随机文件中提供的周围剂量当量率分布图或通过实际测量，以一定的辐射剂量率（例如 25μSv/h）控制线为边界，在车辆周围设立临时控制区，在边界上设立清晰可见的警告标志牌

（例如："禁止进入X射线区"）和电离辐射警告标志。在临时控制区内不应有无关人员驻留。

便携式X射线机在临时的室外操作场所周围应该设置护栏或警示标志，防止无关人员进入操作场所。

2. 机房屏蔽防护的剂量要求 根据《医用X射线诊断放射防护要求》（GB 130）中的规定，机房屏蔽防护要求如下。

（1）不同类型X射线设备机房的屏蔽防护应不低于《医用X射线诊断放射防护要求》（GB 130）中的要求。

（2）应合理设置机房的门、窗和管线口位置，机房的门和窗应有其所在墙壁相同的防护厚度。设于多层建筑中的机房（不含顶层）顶棚、地板（不含下方无建筑物的）应满足相应照射方向的屏蔽厚度要求。

（3）带有自屏蔽防护或距X射线设备表面1m处辐射剂量水平不大于2.5μGy/h时，可不使用带有屏蔽防护的机房。

（4）在距机房屏蔽体外表面0.3m处，辐射剂量应满足下列要求：

1）具有透视功能的X射线机在透视条件下检测时，周围剂量当量率应不大于25μSv/h。

2）CT机、乳腺摄影、口内牙片摄影、牙科全景摄影、牙科全景头颅摄影和全身骨密度仪机房外的周围剂量当量率应不大于25μSv/h；其余各种类型摄影机房外人员可能受到照射的年有效剂量应不大于0.25mSv。

3. 机房尺寸要求 机房应有足够的使用面积。每台X射线机（不含移动式和携带式床旁摄影机与车载X射线机）应设有单独的机房，机房应满足使用设备的空间要求。对新建、改建和扩建的X射线机房，其最小有效使用面积、最小单边长度应不小于《医用X射线诊断放射防护要求》（GB 130）中的规定X射线设备机房使用面积及单边长度的要求。

4. X射线诊断检查一般要求

（1）医用X射线诊断防护安全操作一般要求

1）放射工作人员应熟练掌握业务技术，接受放射防护和有关法律知识培训，满足放射工作人员岗位要求。

2）根据不同检查类型和需要，选择使用合适的设备、照射条件、照射野以及相应的防护用品。

3）按GB 16348和GBZ 179中有关医疗照射指导水平的要求，合理选择各种操作参数，在满足医疗诊断的条件下，应确保在达到预期诊断目标时，患者和受检者所受到的照射剂量最低。要严格控制照射条件和避免重复照射，对工作人员、患者和受检者都应采取有效的防护措施。

4）尽量不使用普通荧光屏透视，使用中应避免卧位透视；健康体检不得使用直接荧光屏透视。

5）X射线机曝光时，应关闭与机房相通的门。

6）所有放射工作人员应接受个人剂量监测，并符合GBZ 120的规定。

7）工作人员应在有屏蔽等防护设施的室（区）等防护设施内进行曝光操作，并应通过观察窗等密切观察受检者状态。

（2）移动式和携带式X射线设备防护安全操作要求

1）移动式和携带式X射线设备不应作为常规检查用设备，在无法使用固定设备且确需进行X射线检查时才允许使用移动设备。

2）使用移动式设备在病房内做X射线检查时，应对毗邻床位（2m范围内）患者采取防护措施，不应将有用线束朝向其他患者。曝光时，工作人员应做好自身防护，合理选择站立位置，并保证曝光时能观察到患者和受检者的姿态。

（3）介入放射学和近台同室操作（非普通荧光屏透视）用X射线设备防护安全操作要求

1）介入放射学用 X 射线设备应具有可准确记录受检者受照剂量的装置，并尽可能将每次诊疗后患者受照剂量记录在病历中。

2）借助 X 射线透视进行骨科整复、取异物等诊疗活动时，不应连续曝光，并应尽可能缩短累计曝光时间。

3）除存在临床不可接受的情况外，图像采集时工作人员应尽量不在机房内停留。

5. 其他防护措施　每台 X 射线设备根据工作内容，现场应配备符合标准要求的工作人员、受检者防护用品与辅助防护设施，其数量应满足开展工作需要，对陪护人员应至少配备铅防护衣；防护用品和辅助防护设施的铅当量应不低于 0.25mmPb；应为不同年龄儿童设置不同的检查，配备有保护相应组织和器官的防护用品，防护用品和辅助防护设施的铅当量应不低于 0.5mmPb。

参与患者照射程序的医师和其他卫生专业人员，应始终接受放射防护知识的培训，包括物理学和生物学的基本知识培训。对患者医疗照射的最终责任在于医师，因此医师应当熟知所采用程序的危险与利益。

二、放射治疗危害识别与控制

放射治疗分为远距离治疗和近距离治疗两大类。远距离治疗包括医用电子加速器治疗、质子重离子治疗、普通立体定向（γ 刀、X 刀）治疗、^{60}Co（钴 60）机治疗、X 射线机治疗等。近距离治疗主要是后装治疗等。本章主要包括的放射治疗有医用电子加速器治疗、质子重离子治疗、普通立体定向（γ 刀、X 刀）治疗、^{60}Co 机治疗、后装治疗、X 射线机治疗及其他放射治疗，不包括核医学中的放射性核素治疗和粒籽植入治疗。

（一）放射治疗设备及工作原理

1. 医用电子直线加速器　医用电子直线加速器由电子枪、加速管、束流控制和冷却系统等主要部分组成。加速器是利用微波（超高频，一般为 3000MHz）电场加速，电子在其中作直线运动的加速器，目前广泛应用的加速器产生的射线能量在 6～20MeV。

2. 质子重离子加速器　质子重离子治疗系统主要组成有离子源、直线加速器、低能输运线、同步加速器、高能输运线和治疗终端。质子重离子治疗在人体中的能量衰减，起初较低，后又快速上升形成一个峰值（称为 Bragg 峰），然后急速下降到零。这种 Bragg 峰的优良剂量分布促使质子重离子束的能量能集中在癌细胞处释放。治疗时将峰值部分对准肿瘤病灶处，肿瘤处受到最大的照射剂量，肿瘤前的正常细胞受照剂量与峰值剂量比要小得多，肿瘤后部的正常细胞基本上不受到伤害。

3. ^{60}Co 治疗机　^{60}Co 治疗机一般由以下部分组成：

（1）一个密封的 ^{60}Co 放射源；

（2）一个源容器及防护机头；

（3）具有遮线器装置；

（4）具有定向的线束准直器；

（5）支持机头的治疗机架，用以调节线束方向；

（6）治疗床；

（7）计时器及运动控制系统；

（8）辐射安全装置。

^{60}Co γ 射线治疗与一般深部 X 射线治疗相比，具有穿透力强、保护皮肤、旁向散射小、骨和软组织有相同吸收剂量等优点。

4. ^{60}Co 源立体定向治疗仪　^{60}Co 源立体定向治疗是使用 ^{60}Co 放射源产生的 γ 射线进行立体定向放射治疗，俗称 γ 刀。它是利用准直器将多个密封 ^{60}Co γ 射线源发射的 γ 射线聚焦于病变组织的中心，通过电离辐射生物效应破坏或抑制病变组织，从而取得手术切除效果，而且对病变周围的正常组织损伤轻微或并不造成损伤。

5. X 射线治疗机　X 射线治疗机主要分

为X射线深部治疗机和X射线浅部治疗机，X射线治疗机管电压一般为10kV至1MV的医用X射线治疗机，X射线深部治疗机能量大于X射线浅部治疗机，X射线浅部治疗机对人体表浅组织的照射深度通常不超过1cm；深部放射治疗的靶区位于人体内部（通常深度超过1cm）。X射线治疗机一般由X射线发生器及组件、治疗床、控制台、固定与附加过滤、限束器（可调限束器或集光筒）和油冷循环装置等部件组成。

6. 后装治疗机 后装治疗机一般由密封放射源、源容器、输源施源器、源运动和实施治疗的控制系统和安全装置等部件组成。后装近距离治疗是通过输源导管和施源器将放射源直接置入患者的肿瘤部位进行照射，其特征是放射源贴近肿瘤组织，使其受到有效的杀伤剂量，而邻近的正常组织由于剂量随距离增加而降低，受照剂量相对很小。后装机大部分以^{192}Ir（铱192）作为治疗源，少量的以^{252}Cf（锎252）中子源作为治疗源。

（二）主要职业病危害因素识别

放射治疗装置主要涉及的放射治疗设备有普通^{60}Co治疗机、γ射线头部立体定向外科治疗（γ刀）、X射线头部立体定向外科治疗（X刀）、医用电子加速器、质子加速器、重离子加速器、近距离后装放射治疗机、中子后装治疗机等。各装置产生的射线种类见表16-2-1。

表16-2-1 放射治疗装置及产生的射线种类

序号	放射治疗设备	产生的射线种类
1	^{60}Co治疗机	γ射线
2	γ刀	γ射线
3	X刀	X射线
4	深部X射线机	X射线
5	医用电子加速器	X射线、β射线、感生放射性、中子、中子俘获γ射线
6	质子加速器	质子、中子、X射线、中子俘获γ射线、感生放射性
7	重离子加速器	重离子、中子、X射线、中子俘获γ射线、感生放射性
8	近距离后装放射治疗机	β射线、γ射线
9	中子后装治疗机	中子、γ射线

另外，还有电离辐射激发空气产生的臭氧和氮氧化物。

（三）职业病危害因素监测与职业健康监护

根据《职业病防治法》第二十六条规定，用人单位应当实施由专人负责的职业病危害因素日常监测，并确保监测系统处于正常运行状态。应定期进行机房防护电离辐射监测和机房内臭氧和氮氧化物浓度监测。按照《放射人员职业健康监护技术规范》（GBZ 235）的要求，对劳动者进行上岗前、在岗期间、离岗时和应急照射职业健康检查。

（四）职业病危害控制措施

1. 场所布局及辐射工作场所分区 《电离辐射防护与辐射源安全基本标准》（GB 18871）中将工作场所分成控制区和监督区。在控制区内要求或可能要求采取专门的防护手段和安全措施，以便在正常工作条件下控制正常照射或防止污染扩展，以防止潜在照射或限制其程度。在监督区内（未被确定为控制区的放射工作场所区域），通常不需要采取专门防护手段和安全措施，但需要评估这个区域的照射情况。

2. 安全联锁 安全联锁一般包括门机联锁、设备上的独立剂量联锁、相关的设备联锁和紧急停机（回源）按钮等。联锁装置是指当治疗设备存在某种危险状态时能立即自动切断电源或束流的电气线路。所谓纵深防御是针对给定的安全目标运用多种防护措施，使得即使其中一种防护措施失效，仍能达到该安全目标。在现代联锁设计中，考虑了多重性和冗余性。在采用双重联锁的情况下，按钮、触点和继电器必须妥善设置，以使两套电路不可能同时失效。对双重联锁的主要要求是：无论哪一路电路失效，都应给出明显的信号。只有当两路电路都指示"安全"时，这一系统才是安全的；当两路电路指示不一致或都指示危险时，必须断开。

3. 应急开关 控制台和治疗室内应分别安装应急按钮，安放位置应能使得误留机房的工作人员无需穿过主射束即可按下应急按钮。

加速器控制台上应设置有电源钥匙开关，当加速器一切都处于安全状态时，将钥匙就位后加速器才能启动，钥匙由专门人员保管，每天工作完毕将钥匙交给保管人员。

4. 通风 机房按照国家标准的要求保持良好的通风。机房通风对消除射线与空气作用产生的分解产物（臭氧、氮氧化物等有害气体）和保持正负离子平衡等有重要作用。可采用不同形式的机械通风，穿过机房墙的通风管道可考虑采用 S 形设计。通风口采用上进风下排风对角设置，将排风口设置在机房内距地面约 10cm 处，送风量小于排风量，保持机房内处于负压状态。

对于医用电子直线加速器机房，通风换气次数应达到 4 次/小时及以上。

5. 视频对讲装置、警示标识、声光报警装置、个人防护用品 警示装置的作用在于直观地表明放疗设备的工作状态，通常使用的警示装置有目视装置（工作状态指示灯）和音响装置，警示装置与联锁装置连接。为了判断治疗室内是否有人和室内患者的状况，设置观察装置和对讲装置。防护门上醒目位置应张贴电离辐射警示标识。

工作人员应佩戴个人剂量计和个人剂量报警仪。

6. 其他防护要求 穿越防护墙的导线、导管等不得影响其屏蔽防护效果，并合理预留线路管道，如机房内排水及加速器测试管道。电缆沟穿墙可采用 U 形设计。

防护门应尽可能减小缝隙泄漏辐射，通常防护门宽于门洞的部分应大于"门-墙"间隙的 10 倍。防护门应有防挤压及强制手动措施。

对感生放射性一般采用时间防护。

三、核医学诊疗危害识别与控制

临床核医学包括核医学诊断和核医学治疗。核医学诊断包括体内诊断和体外诊断，体内诊断包括核素显像和脏器功能测定等内容。核素显像包括 γ 照相机、单光子发射计算机断层成像仪（SPECT、SPECT-CT）、正电子发射计算机断层成像仪（PET、PET-CT、PET-MRI）等设备，脏器功能测定包括甲状腺功能仪、心功能仪和肾图仪等设备。体外诊断包括放射免疫分析、受体放射性配基结合分析法等内容。核医学治疗包括：甲状腺疾病治疗、骨肿瘤治疗、粒子植入治疗和敷贴治疗等内容。

（一）核医学诊疗设备和原理

1. 核医学诊断应用的主要放射性药物及显像设备

（1）核医学诊断应用的主要放射性药物：用于放射性核素显像的药物种类繁多，新研发的放射性药物不断涌现，目前 ^{99m}Tc（锝 99m）、^{18}F（氟 18）应用得最为广泛。

（2）核医学诊断应用的主要显像设备：γ 相机、单光子发射计算机断层成像术（SPECT）、正电子发射断层成像术（PET）甲状腺功能仪、心功能仪、肾图仪等。

2. 核医学治疗应用的主要放射性药物及治疗原理 当进行核素治疗时，医师将治疗量的放射性药物经口服或注射到患者体内，这些放射性药物进入人体后，就会特异性地聚集到病灶内，利用放射性核素发出的极短射程的 β 粒子低能 γ 射线破坏病灶，达到治疗疾病的目的。邻近正常组织由于治疗所用射线射程短、辐射吸收剂量低而损伤很小。

3. 放射性核素的来源 临床核医学诊疗应用的放射性核素可通过反应堆生产、从裂变产物中提取、加速器生产和放射性核素发生器淋洗获得。

（二）主要职业病危害因素识别

1. 核医学诊断过程中的辐射危害因素 SPECT-CT诊断检查工作场所的辐射危害因素：放射性核素在核医学中应用的特点决定了作为SPECT-CT诊断检查最常用的放射性核素 ^{99m}Tc 的放射防护从药物生产开始至患者检查结束，贯穿整个过程。^{99m}Tc 为非密封放射性核素，对在该场所中工作的放射工作人员，除了考虑 ^{99m}Tc 产生的外照射外，还应考虑其表面污染。按照 ^{99m}Tc 检查显像过程，其辐射源项的分布大致分为核素的生产和药物制备、放射性药物的注射以及受检者的检查三个阶段，辐射源项的分布具体详见表16-2-2。

表16-2-2 SPECT-CT检查显像过程辐射源项（^{99m}Tc）的分布

序号	场所（或操作过程）	主要辐射源项
1	^{99}Mo-^{99m}Tc 淋洗场所（自己生产）	放射性核素发生器（γ射线、β射线）
2	^{99m}Tc 分装、质控场所	放射性药物（γ射线）
3	^{99m}Tc 转运过程（从分装后到注射）	放射性药物（γ射线）
4	注射室	放射性药物，受检者（γ射线）
5	注射后放射性药物受检者的休息场所	受检者（γ射线）
6	注射后放射性药物受检者的检查场所及过程	受检者（X射线、γ射线）
7	检查后受检者离开过程	受检者（γ射线）
8	专用卫生间	受检者排泄物（γ射线）
9	废物暂存间、注射室废物桶	注射用针头、棉签和针管等（γ射线）
10	药物贮存场所	放射性药物（γ射线）

注：上述过程还应考虑放射性药物可能造成的表面污染问题，如淋洗台面、操作者工作服、手套以及注射台（或注射车）等

2. 核医学治疗过程中的辐射危害因素 目前临床核医学开展最多的放射治疗是以 ^{131}I（碘131）治疗甲状腺癌和甲状腺功能亢进。与诊断显像使用的 ^{99m}Tc 相比，^{131}I 释放的光子能量更高，其穿透能力更强。对于 ^{131}I 治疗甲状腺功能亢进，目前我国大部分医院一般采取的做法是首先与患者预约服药时间，按规定服药后，只要服用 ^{131}I 量低于400MBq，就自行离开医院返回家中休息，在该治疗过程中除了 ^{131}I 放射性药物外，服完药物的患者都是需要考虑的辐射危害因素。对于 ^{131}I 治疗甲状腺癌，相对甲状腺功能亢进治疗，患者服用的放射性药物量要大得多，这部分患者必须在专用的放射性核素治疗病房内进行住院治疗，待患者体内的放射性核素活度衰减到国家标准规定的水平（400MBq）以下，方可出院，在此过程中有关辐射危害因素的分布见表16-2-3。

表16-2-3 ^{131}I 治疗甲状腺癌过程辐射源项的分布

序号	工作场所（或操作过程）	主要辐射源项
1	药物贮存场所	放射性药物（γ射线，放射性气溶胶）
2	^{131}I 服药场所	放射性核素（γ射线，β射线，放射性气溶胶）
3	^{131}I 治疗场所（病房）	患者（γ射线，β射线，放射性气溶胶）
4	专用卫生间（一般在病房内）	患者排泄物（γ射线，β射线，放射性气溶胶）
5	放射性废物贮存场所、废物桶	服药器具（γ射线，β射线，放射性气溶胶）

另外，还有电离辐射激发空气产生的臭氧和氮氧化物。

（三）职业病危害因素监测与职业健康监护

根据《职业病防治法》第二十六条规定，用人单位应当实施由专人负责的职业病危害因素日常监测，并确保监测系统处于正常运行状态。应定期进行机房防护电离辐射监测

和机房内臭氧和氮氧化物浓度监测。

《放射诊疗管理规定》第二十一条规定，医疗机构应当定期对放射诊疗工作场所、放射性核素储存场所和防护设施进行放射防护检测，保证辐射水平符合有关规定或者标准。《操作非密封源的辐射防护规定》6.3.1 节规定，应根据非密封源的特点和操作方式，做好工作场所监测，包括剂量率水平、空气中放射性核素浓度和表面污染水平等内容。6.3.2 节规定，工作场所监测的内容和频度根据工作场所内辐射水平及其变化和潜在照射的可能性与大小进行确定。

按照《放射人员职业健康监护技术规范》（GBZ 235）的要求，对劳动者进行上岗前、在岗期间、离岗时和应急照射职业健康检查。

（四）辐射危害控制设施及措施

1. 工作场所的放射防护要求

（1）场址选择要求：临床核医学科在医院内部场地的选择上，应充分考虑周围场所的安全，避开人员稠密区，尽可能做到相对独立布置或集中设置在建筑物的底端或一层，有单独出、入口；远离产科、儿科、食堂等部门。

（2）工作场所平面布局和分区：核医学工作场所应划分为控制区和监督区。控制区一般包括涉及非密封型放射性核素的房间[储源室、分装和（或）药物准备室、给药室]，影像室，给药后候诊室，样品测量室，放射性废物储藏室，病房（使用非密封源治疗患者）等；使用治疗量发射 γ 射线放射性药物的区域应划为控制区。控制区入口处应有电离辐射警告标志，除医务人员外，其他无关人员不得入内，患者也不应随便离开该区。监督区一般包括控制室、清洁用品储存场所、员工休息室、更衣室、卫生间、去污淋浴间等。参照 GB 18871 的有关规定，对于控制区和监督区采取相应管理措施。

核医学工作场所平面布局设计应遵循以下原则：

1）尽可能降低工作场所的外照射水平和污染发生的可能性。

2）保持工作场所内较低辐射水平以避免干扰影像设备。

3）在核医学诊疗工作区域，控制区的入口和出口应设置门锁权限控制等安全措施，限制患者的随意流动，尽量避免注射放射药物后的患者与其他人员行走路线的交叉，保证工作场所内的工作人员和公众免受不必要的照射。

（3）公告及警示标识：核医学工作场所以回旋加速器和 PET-CT 诊断场所为例，控制室、热室、质控室、PET-CT 检查室等房间墙上应张贴操作规程和注意事项等。

核医学工作场所以回旋加速器制药和 PET-CT 诊断场所为例，回旋加速器机房和 PET-CT 检查室外应设置工作状态指示灯，在回旋加速器机房、热室、PET-CT 检查室、注射室、注射后候诊室、留观室和控制区出入口外应设置电离辐射警示标识。

（4）非密封放射源工作场所分级：根据《电离辐射防护与辐射源安全基本标准》（GB 18871），应按表 16-2-4 将非密封源工作场所按放射性核素日等效最大操作量的大小分级。

表 16-2-4　非密封放射源工作场所分级

级别	日等效最大操作量/Bq
甲	$>4\times10^9$
乙	$2\times10^7\sim4\times10^9$
丙	豁免活度值以上～2×10^7

有些场所使用的放射性药物不止一种，等效日最大操作量应考虑所有药物的实际日操作量以及相应的操作方式。

（5）核医学工作场所分类及建筑卫生学要求：为便于核医学工作场所内的污染控制，可以依据计划操作最大量放射性核素的加权活度将其分为 3 类。临床核医学工作场所分类见表 16-2-5。

表 16-2-5 临床核医学工作场所分类一览表

分类	日操作放射性核素最大量的加权活度/MBq
Ⅰ	＞50 000
Ⅱ	50～50 000
Ⅲ	＜50

注：本表内容引自 GBZ 120

工作场所用房室内表面及装备结构的基本放射防护要求，需根据上述分类进行设计和配置。不同类别核医学工作场所用房室内表面及装备结构的基本放射防护要求见表 16-2-6。

核医学工作场所一般应设有放射性污水衰变池，以存放放射性污水直至符合排放要求时方可排放。可考虑采用放射性污水活度自动监测和排放装置，以便做到达标排放。放射性污水衰变池的容积应充分考虑事故应急时的清洗需要。暴露于地面的污水管道应做好适当的防护。废原液和高污度的放射性废液应专门收集存放。

表 16-2-6 不同类别核医学场所表面及装备结构的基本放射防护要求

种类	工作场所分类		
	Ⅰ	Ⅱ	Ⅲ
结构屏蔽	需要考虑	需要考虑	不需要考虑
地面	易清洗、与墙壁接缝无缝隙	易清洗、与墙壁接缝无缝隙	易清洗
表面	易清洗	易清洗	易清洗
分装柜[1]	需要	需要	不需要
通风	特殊的强制通风	良好通风	一般自然通风
管道	特殊的管道[2]	普通管道	普通管道
盥洗与去污	洗脸盆和去污设备	洗脸盆和去污设备	洗脸盆

注：本表有关内容引自 GBZ 120；[1] 仅指实验室；[2] 下水道宜短，大水流管道应有标记以便维修检测

临床核医学诊断区域内的给药后候诊室和检查后的留观室应有受检者专用厕所，接受放射性药物治疗的患者应有住院病房，应使用专用卫生间、浴室。

（6）核医学场所通风要求

1）排风与送风要求：通风设计应满足表 16-2-6 的要求，合成和操作放射性药物所用的分装柜，工作中应该有足够风速（操作口风速不小于 1m/s），并在排气口酌情设置活性炭或其他专用过滤装置，排出空气浓度不应超过有关法规标准规定的限值。

排风和新风风量应合理设置，基于工作用房容积大小，合理设计单位时间排风量，使工作场所的气流遵循从非放射区向监督区和控制区的流向，低风险污染区向高污染风险区流动，保持这样的空气流有利于防止放射性污染的扩散。对于热室等有洁净要求的场所，可考虑缓冲间的气压相对于相邻场所为负压，以保证高污染区的空气不流入低污染区。

新风口应设置在常年主导风向的上风向，排风口应高出建筑物楼顶，设置在常年主导风向的下风向。

^{131}I 病房区域和回旋加速器制药区域应单独设置排风，独立的排风管道应注意避开办公室等人员居留较多的场所，必要时加以屏蔽。控制区与非控制区的排风管道应分开设置。

2）场所负压判断：为防止污染扩散，满足工作场所的气流流向的要求，高污染风险区相对于低风险污染区而言，负压程度应更高些。负压的程度不但与排风的速率有关，还与房间容积有关，即使排风的速率相同，小容积房间的负压就比大容积房间的程度高。

3）导出空气浓度：根据 GB 18871 的人员剂量限值要求，剂量限值应包括在规定期

间内外照射引起的剂量和在同一期间内摄入所致的待积剂量的和。核医学科使用的核素中，^{131}I 和 ^{11}C（碳 11）等具有较高的挥发性，应考虑内照射的防护监测问题。根据 GBZ 129，核医学科的放射性气溶胶，可采用放射性核素持续照射的导出空气浓度进行评价。

2. 核医学诊疗室的屏蔽要求

（1）辐射屏蔽材料：涉及放射性的功能房间一般首选普通混凝土、实心砖作为主要的辐射屏蔽材料。防护门一般以铅作为主要的辐射防护材料，回旋加速器机房的防护门还可能需要考虑增加聚乙烯等轻质材料以屏蔽中子。操作箱/柜一般采用铅和高铅玻璃作为防护材料。

对于 PET-CT 的回旋加速器，其整体采用自屏蔽设施，在离子源部位设置有效吸收中子和 γ 辐射的材料，将回旋加速器生产过程中产生的各类射线的部分同外界环境隔离，对各种射线进行有效防护。

（2）屏蔽设计原则：一般情况下，在进行辐射防护屏蔽设计和计算时，应考虑以下原则：

1）屏蔽设计中应考虑核医学中的 γ 射线束屏蔽与放射诊疗的窄束不同，所以屏蔽计算方法不能用窄束情况下的相关参数，否则，计算的屏蔽厚度结果可能要差一倍以上，甚至可能差 2 倍以上，这将给屏蔽墙的安全带来极大的隐患。

2）在临床核医学放射性药物在整个诊疗过程中，其操作方式、贮存方式不同，屏蔽计算时应分别考虑。

3）临床核医学使用的放射性核素基本上是短半衰期的核素，有的诊疗过程，从注射药物开始到扫描结束，需要 1 个多小时，因此，在屏蔽设计时还应考虑衰变对结果影响的时间修正。

4）虽然不能使用放射治疗中屏蔽计算的相关参数，但《放射治疗机房的辐射屏蔽规范 第 1 部分：一般原则》（GBZ/T 201.1）中的屏蔽设计中关注点处的周围剂量当量控制值还是可以使用的。

3. 操作的防护要求

（1）操作放射性药物时的防护措施：照 GB 11930 和 GBZ 120 的有关规定，操作放射性药物时应采取以下防护措施：

1）操作放射性药物应有专门场所，如有特殊原因，给药不能在专门场所进行时则需采取适当的防护措施；放射性药物使用前应有适当屏蔽。

2）装有放射性药物的给药注射器，应有适当屏蔽，难以屏蔽时应注意控制操作时间。

3）操作放射性药物应在衬有吸水纸的托盘内进行。

4）工作人员应穿戴个体防护用品。

5）在放射性工作场所不得进食、饮水、吸烟，也不得进行无关工作及存放无关物品。

6）操作放射性核素的工作人员，在离开放射性工作室前应先洗手和进行表面污染检测，如其污染水平超过 GB 18871 规定值，应采取相应去污措施。

7）从控制区取出任何物品都应进行表面污染检测，以杜绝超过 GB 18871 规定的表面污染控制水平的物品被带出控制区。

8）非密封源的操作应尽可能在通风橱、工作箱或手套箱内进行。

9）可能造成污染的操作步骤，应在铺有塑料或不锈钢等易去除污染的工作台面上或搪瓷盘内进行。

10）为体外放射免疫分析目的而使用含 ^{3}H（氚）、^{14}C（碳 14）、^{125}I（碘 125）等核素的放射免疫分析试剂盒可在一般化学实验室进行。

（2）分装、注射等近距离操作的防护措施

1）尽可能保持制剂的屏蔽状态，如 ^{131}I 治疗量制剂分装。

2）操作放射性碘化物等挥发性或放射性气体应在分装柜内进行，并按操作情况进行气体或气溶胶放射性浓度的常规监测以及必要的特殊监测，应注意对放射性碘在操作人员甲状腺内沉积的防护，场所应保持良好的通风、工作人员可以选择性佩戴过滤式防护面罩等措施。

3）注射可使用带屏蔽的注射器，由于增加了重量需要充分的练习。

4）屏蔽与时间防护、距离防护相结合。

5）注意铅围裙的适用性，如对 PET 用 ^{18}F 的 γ 射线几乎没有屏蔽效果。

6）应获取实际的数据（控制效果评价）和可类比的数据（预评价）。

7）分装和注射操作者应使用指环剂量计。

（3）源及贮存器具管理要求

1）放射性物质的贮存容器或保险箱应有适当屏蔽，放射性物质放置应合理有序、易于取放，每次应按需取用。

2）贮存和运输放射性物质时应使用专门容器，取放容器中内容物时，不应污染容器；容器在运输时应有适当的放射防护措施。

3）放射性物质贮存室应定期进行放射防护监测，无关人员不得入内。

4）贮存的放射性物质应及时登记建档，登记内容包括生产单位、到货日期、核素种类、理化性质、活度和容器表面放射性污染擦拭试验结果等。

5）所有放射性物质在不再使用时，要立即送回原地安全储存。

（4）安全联锁：下面以回旋加速器和 PET-CT 为例，介绍安全联锁的相关内容。

1）回旋加速器场所的门联锁：回旋加速器的自屏蔽系统与回旋加速器进行联锁，回旋加速器运行期间不能被打开。回旋加速器室的防护门与回旋加速器进行联锁，回旋加速器运行期间不能从外被打开。一般采用专用驱动门控系统，设置三套控制开关（控制室一套、门口一套和门内一套应急开关），控制室内开启装置，并与主机联锁，并与门上的工作指示灯联锁。回旋加速器机房的电动防护门运行一般有三重保护：到位自停功能、运行极限断电功能、时间保护功能；设置远红外线保护型防夹装置。

2）回旋加速器场所剂量报警联锁：回旋加速器制药区一般配置一套多通道辐射监测剂量监控系统，用于连续测量回旋加速器制药区内的 γ 辐射的剂量率值，可根据需要配备多个探测器，一般设置于回旋加速器室、回旋加速器的控制室、热室等场所。当剂量率超过所设定阈值时，自动给出声、光报警信号，并给出报警触点，可接报警灯铃。每个通道可在测量范围内任意设置报警值。

4. 放射性污染控制 核医学科的放射防护除考虑外照射防护外，还应该考虑内照射以及表面污染的防护，合理的通风和布局是控制核医学工作场所减少污染的重要措施。不同的核医学工作场所如果开展的工作不同，其所采取的防护措施也可能不同。

一般情况下，核医学操作放射性核素的场所以及需要控制的有关场所按照表 16-2-5 对地面与墙壁接缝的要求、地面和表面材料的要求、管道的要求，清洗和去污设备的要求执行。

根据《电离辐射防护与辐射源安全基本标准》（GB 18871）规定，放射工作场所 β 放射性表面污染水平应满足表 16-2-7 规定的控制值。

表 16-2-7 核医学工作场所放射性表面污染控制水平*（单位：Bq/cm^2）

表面类型		α 放射性物质		β 放射性物质
		极毒性	其他	
工作台、设备、墙壁、地面	控制区#	4	40	40
	监督区	0.4	4	4
工作服、手套、工作鞋	控制区 监督区	0.4	0.4	4
手、皮肤、内衣、工作袜		0.04	0.04	0.4

注：*--a.表中所列数值系指表面上固定污染和松散污染的总数；b.手、皮肤、内衣、工作袜污染时，应及时清洗，尽可能清洗到本底水平；c.其他表面污染水平超过表中所列数值时，应采取去污措施；d.设备、墙壁、地面经采取适当的去污措施后，仍超过表中所列数值时，可视为固定污染，经审管部门或审管部门授权的部门检查同意，可适当放宽控制水平，但不得超过表中所列数值的 5 倍。#--该区内的高污染子区除外

为了控制内照射污染，核医学科应设置合理的通风系统，保证控制区内的空气从低活度向高活度方向流动，必要时设置必要的过滤装置。有关场所按照表 16-2-6 的要求，相应地在操作区域设置通风橱和抽风机。

5. 个体防护用品配备 根据《职业病防治法》第二十二条规定，用人单位必须采用有效的职业病防护设施，并为劳动者提供个人使用的职业病防护用品。用人单位为劳动者个人提供的职业病防护用品必须符合防治职业病的要求；不符合要求的，不得使用。

根据 GBZ 120，核医学科工作场所应配备个体防护用品及辅助用品。

（1）个体防护用品：开展核医学工作的单位应根据工作内容，为工作人员配备合适的防护用品，如铅帽、铅眼镜、铅围脖、铅衣、铅围裙和隔离服，其数量应满足开展工作需要，防护用品的铅当量应不低于 0.5mmPb。对陪检者应至少配备铅防护衣，对于受检者或患者，在不影响诊断和治疗的前提下，尽可能地为其提供甲状腺、性腺和眼晶状体部位防护用品。当使用的 ^{99m}Tc 活度大于 800MBq 时，防护用品的铅当量应大于 0.5mmPb。铅衣、铅围裙等防护用品对 ^{67}Ga（镓 67）、^{131}I 及 ^{18}F、^{11}C 等放出 γ 射线能量较高的核素，无法起到有效的防护作用，此时应考虑其他的防护措施，如熟练操作技能、缩短工作时间、使用注射器防护套和预先留置注射器留置针等措施。

（2）辅助用品：根据工作内容及实际需要，合理选用移动铅屏风、注射器屏蔽、带有屏蔽的容器、托盘、镊子、钳子、分装柜或生物安全柜、屏蔽运输容器和放射性废物桶等辅助用品。工作场所应配备表面污染检测仪、活度计和剂量巡测仪等自主检测设备。屏蔽运输容器、放射性废物桶等辅助用品的防护厚度，应依据转运的放射性药物的活度，根据 GBZ 114 中对密封 γ 放射源容器的屏蔽要求进行计算。

（3）去污用品：主要包括下列物品：一次性手套、口罩、安全眼镜、衣服、胶鞋、去污剂瓶和（或）喷雾（至少为加入清洗洗涤剂和硫代硫酸钠的水）；小刷子、一次性吸水毛巾或吸水纸、毡头标记笔（水溶性油墨）、不同大小的塑料袋、酒精湿巾、电离辐射警告标志、胶带、标签、不透水的塑料涂层、一次性镊子。

第十七章 其他行业或作业职业病危害识别与控制

第一节 建筑业职业病危害识别与控制

建筑业是指国民经济中从事建筑安装工程的勘察、设计、施工以及对原有建筑物进行维修活动的物质生产部门，是从事建筑生产经营活动的行业。目前建筑业分为以下四大类：房屋和土木工程以及桥梁工程建筑业、建筑安装业、建筑装饰业、其他建筑业。

国家统计局统计数据显示，2016 年底全国共有 83 017 家建筑企业，建筑业从业人数 5184.5 万人，占全社会就业人员总数的 6.42%，见表 17-1-1。

表 17-1-1 建筑业不同性质企业个数及从业人数构成

指标	2016 年
建筑业企业单位数（个）	83 017
国有建筑业企业单位数（个）	3593
集体建筑业企业单位数（个）	3154
港澳台商投资建筑业企业单位数（个）	326
外商投资建筑业企业单位数（个）	222
其他建筑业企业单位数（个）	75 722
建筑业企业从业人员数（万人）	5184.5
国有建筑业企业从业人员数（万人）	438.09
集体建筑业企业从业人员数（万人）	168.2
港澳台商投资建筑业企业从业人员数（万人）	16.06
外商投资建筑业企业从业人员数（万人）	8.65
其他建筑业企业从业人员数（万人）	4553.4

建筑业工作场所中普遍存在粉尘、毒物、物理因素等危害因素，同时，该行业的工作性质也决定了作业人员工作时长期处于不良的工作体位、有不合理的轮班制度等，这些职业病危害因素也都会影响作业人员健康。建筑工人在不同的作业场所工作，接触的职业病危害因素也各有不同，但都会使劳动者身体健康受到各种威胁。

一、建筑业职业病危害识别

建筑业存在多种职业有害因素，包括各种粉尘、毒物、噪声、高温、振动等。化学有害因素主要有石棉、沥青、一氧化碳、水泥粉尘、环氧树脂、胶粘剂、异氰酸酯、金属烟尘、铅、六价铬、涂料、矽尘、溶剂、合成矿物、纤维、电焊烟尘。物理因素主要有噪声、高温、低温、高气压、低气压、振动、紫外线、红外线、电离辐射、非电离辐射。生物因素主要有病毒、细菌、真菌。

根据工种或岗位的不同，劳动者接触的职业病危害因素也不一样，建筑业不同工种/岗位劳动者接触的主要职业病危害因素见表 17-1-2。

表 17-1-2　建筑业劳动者接触的主要职业病危害因素

序号		工种/岗位	主要职业病危害因素
1	土石方施工人员	凿岩工	粉尘、噪声、高温、局部振动、电离辐射
		爆破工	噪声、粉尘、高温、氮氧化物、一氧化碳、三硝基甲苯
		挖掘机、推土机、铲运机驾驶员	噪声、粉尘、高温、全身振动
		打桩工	粉尘、噪声、高温、全身振动
2	砌筑人员	砌筑工	高温、高处作业
		石工	粉尘、高温、局部振动
3	混凝土配制及制品加工人员	混凝土工	噪声、局部振动、高温
		混凝土制品模具工	粉尘、噪声、高温
		混凝土搅拌机械操作工	噪声、高温、粉尘、沥青烟
4	钢筋加工人员	钢筋工	噪声、金属粉尘、高温、高处作业
5	施工架子搭设人员	架子工	高温、高处作业
6	工程防水人员	防水工	高温、沥青烟、煤焦油、甲苯、二甲苯、汽油等有机溶剂、石棉
		防渗墙工	噪声、高温、局部振动
7	装饰装修人员	抹灰工	粉尘、高温、高处作业
		金属门窗工	噪声、金属粉尘、高温、高处作业
		油漆工	有机溶剂、铅、汞、镉、铬、甲醛、甲苯二异氰酸酯、粉尘、高温
		室内成套设施装饰工	噪声、高温
8	筑路、养护、维修人员	沥青混凝土摊铺机操作工	噪声、高温、沥青烟、全身振动
		水泥混凝土摊铺机操作工	噪声、高温、全身振动
		压路机操作工	噪声、高温、全身振动、粉尘
		筑路工	粉尘、噪声、高温
		乳化沥青工	沥青烟、高温
		铺轨机司机、轨道车司机、大型线路机械司机	噪声、高温、全身振动
		路基工	噪声、粉尘、高温
		隧道工	噪声、高温、粉尘、一氧化碳、氮氧化物、甲烷、硫化氢、电离辐射
		桥梁工	噪声、高温、高处作业
9	工程设备安装工	机械设备安装工	噪声、高温、高处作业
		电气设备安装工	噪声、高温、高处作业、工频电场
		管工	噪声、高温、粉尘
10	中小型施工机械操作工	卷扬机操作工	噪声、高温、全身振动
		平地机操作工	粉尘、噪声、高温、全身振动
11	其他	电焊工	电焊烟尘、锰及其化合物、一氧化碳、氮氧化物、臭氧、紫外线、红外线、高温、高处作业
		起重机操作工	噪声、高温
		石棉拆除工	石棉粉尘、高温、噪声
		木工	木粉尘、噪声、高温、甲醛
		探伤工	X 射线、γ 射线、超声波
		沉箱（潜涵）及水下作业人员	高气压
		防腐工	噪声、高温、苯、甲苯、二甲苯、铅、汞、汽油、沥青烟

二、建筑业职业病危害预防控制

（一）预防控制原则

项目经理部应根据施工现场职业病危害的特点，采取以下职业病危害防护措施。

1. 选择不产生或少产生职业病危害的建筑材料、施工设备和施工工艺；配备有效的职业病危害防护设施，使工作场所职业病危害因素的浓度（或强度）符合国家职业卫生标准的要求。职业病防护设施应进行经常性的维护、检修，确保其处于正常状态。

2. 配备有效的个体防护用品。个体防护用品必须保证选型正确，维护得当。建立、健全个体防护用品的采购、验收、保管、发放、使用、更换、报废等管理制度，并建立发放台账。

3. 制订合理的劳动制度，加强施工过程职业卫生管理和教育培训。

4. 可能产生急性健康损害的施工现场设置检测报警装置、警示标识、紧急撤离通道和泄险区域等。

（二）防尘措施

1. 技术革新。采取不产生或少产生粉尘的施工工艺、施工设备和工具，淘汰粉尘危害严重的施工工艺、施工设备和工具。

2. 采用无危害或危害较小的建筑材料。如不使用石棉或含有石棉的建筑材料。

3. 采用机械化、自动化或密闭隔离操作。如挖土机、推土机、刮土机、铺路机、压路机等施工机械的驾驶室或操作室密闭隔离，并在进风口设置滤尘装置。

4. 采取湿式作业。如凿岩作业采用湿式凿岩机；爆破采用水封爆破；喷射混凝土采用湿喷；钻孔采用湿式钻孔；隧道爆破作业后立即喷雾洒水；场地平整时，配备洒水车，定时喷水作业；拆除作业时采用湿法作业拆除、装卸和运输含有石棉的建筑材料。

5. 设置局部防尘设施和净化排放装置。如焊枪配置带有排风罩的小型烟尘净化器；凿岩机、钻孔机等设置捕尘器。

6. 劳动者作业时应在上风向操作。

7. 建筑物拆除和翻修作业时，在接触石棉的施工区域设置警示标识，禁止无关人员进入。

8. 根据粉尘的种类和浓度为劳动者配备合适的呼吸防护用品，并定期更换。呼吸防护用品的配备应符合《呼吸防护用品的选择、使用与维护》（GB/T18664）的要求，如在建筑物拆除作业中，可能接触含有石棉的物质（如石棉水泥板或石棉绝缘材料），为接触石棉的劳动者配备正压呼吸器、防护板；在罐内焊接作业时，劳动者应佩戴送风头盔或送风口罩；安装玻璃棉、消声及保温材料时，劳动者必须佩戴防尘口罩。

9. 粉尘接触人员特别是石棉粉尘接触人员应做好戒烟/控烟教育。

10. 石棉粉尘的防护按照《石棉作业职业卫生管理规范》（GBZ/T 193）执行，石棉代用品的防护按照《使用人造矿物纤维绝热棉职业病危害防护规程》（GBZ/T 198）执行。

（三）噪声防护措施

1. 尽量选用低噪声施工设备和施工工艺代替高噪声施工设备和施工工艺。如使用低噪声的混凝土振动棒、风机、电动空压机、电锯等；以液压代替锻压，焊接代替铆接；以液压和电气钻代替风钻和手提钻；物料运输中避免大落差和直接冲击。

2. 对高噪声施工设备采取隔声、消声、隔振降噪等措施，尽量将噪声源与劳动者隔开。如气动机械、混凝土破碎机安装消声器，施工设备的排风系统（如压缩空气排放管、内燃发动机废气排放管）安装消声器，机器运行时应关闭机盖（罩），相对固定的高噪声设施（如混凝土搅拌站）设置隔声控制室。

3. 尽可能减少高噪声设备作业点的密度。

4. 噪声超过 85dB(A)的施工场所，应为劳动者配备有足够衰减值、佩戴舒适的护耳器，减少噪声作业，实施听力保护计划。

（四）防暑降温措施

1. 夏季高温季节应合理调整作息时间，避开中午高温时间施工。严格控制劳动者加班，尽可能缩短工作时间，保证劳动者有充足的休息和睡眠时间。

2. 降低劳动者的劳动强度，采取轮流作业方式，增加工间休息次数和休息时间。如：实行小换班，增加工间休息次数，延长午休时间，尽量避开高温时段进行室外高温作业等。

3. 日最高气温达到 40℃以上，应当停止当日室外露天作业；日最高气温达到 37℃以上、40℃以下时，用人单位全天安排劳动者室外露天作业时间累计不得超过 6h，连续作业时间不得超过国家规定，且在气温最高时段 3h 内不得安排室外露天作业；日最高气温达到 35℃以上、37℃以下时，用人单位应当采取换班轮休等方式，缩短劳动者连续作业时间，并且不得安排室外露天作业劳动者加班。

4. 各种机械和运输车辆的操作室和驾驶室应设置空调。

5. 在罐、釜等容器内作业时，应采取措施，做好通风和降温工作。

6. 在施工现场附近设置工间休息室和浴室，休息室内应当设有座椅，并保持通风良好或者配有空调等防暑降温设施。

7. 夏季高温季节为劳动者提供含盐清凉饮料（含盐量为 0.1%～0.2%），饮料水温应低于 15℃。

8. 在高温天气来临之前，用人单位应当对高温天气作业的劳动者进行健康检查，对患有心、肺、脑血管性疾病、肺结核、中枢神经系统疾病及其他身体状况不适合高温作业环境的劳动者，应当调整作业岗位。

9. 用人单位不得安排怀孕女职工和未成年工在 35℃以上的高温天气期间从事室外露天作业及温度在 33℃以上的工作场所作业。

10. 用人单位应当对劳动者进行上岗前职业卫生培训和在岗期间的定期职业卫生培训，普及高温防护、中暑急救等职业卫生知识。

11. 用人单位应当为高温作业、高温天气作业的劳动者供给足够的、符合卫生标准的防暑降温饮料及必需的药品。

12. 劳动者出现中暑症状时，用人单位应当立即采取救助措施，使其迅速脱离高温环境，到通风阴凉处休息，供给防暑降温饮料，并采取必要的对症处理措施；病情严重者，用人单位应当及时送医疗卫生机构治疗。

（五）减振措施

1. 应加强施工工艺、设备和工具的更新、改造。尽可能避免使用手持风动工具；采用自动、半自动操作装置，减少手及肢体直接接触振动体；用液压、焊接、粘接等代替风动工具的铆接；采用化学法除锈代替除锈机除锈等。

2. 风动工具的金属部件改用塑料或橡胶，或加用各种衬垫物，减少因撞击而产生的振动；提高工具把手的温度，改进压缩空气进出口方位，避免手部受冷风吹袭。

3. 手持振动工具（如风动凿岩机、混凝土破碎机、混凝土振动棒、风钻、喷砂机、电钻、钻孔机、铆钉机、铆打机等）应安装防振手柄，劳动者应戴防振手套。挖土机、推土机、刮土机、铺路机、压路机等驾驶室应设置减振设施。

4. 手持振动工具的重量，改善手持工具的作业体位，防止强迫体位，以减轻肌肉负荷和静力紧张；避免手臂上举姿势的确振动作业。

5. 采取轮流作业方式，减少劳动者接触振动的时间，增加工间休息次数和休息时间。

冬季还应注意保暖防寒。

（六）密闭空间危害的预防控制

按照《密闭空间作业职业危害防护规范》（GBZ/T 205）的有关规定执行。

（七）化学毒物危害的预防控制

1. 优先选用无毒建筑材料，用无毒材料替代有毒材料、低毒材料替代高毒材料。如尽可能选用无毒水性涂料；用锌钡白、钛钡白替代油漆中的铅白，用铁红替代防锈漆中的铅丹等；以低毒的低锰焊条替代毒性较大的高锰焊条；不得使用国家明令禁止使用或者不符合国家标准的有毒化学品，禁止使用含苯的涂料、稀释剂和溶剂。尽可能减少有毒物品的使用量。

2. 尽可能采用可降低工作场所化学毒物浓度的施工工艺和施工技术，使工作场所的化学毒物浓度符合《工作场所有害因素职业接触限值第 1 部分：化学有害因素》（GBZ2.1）的要求，如涂料施工时用粉刷或辊刷替代喷涂。在高毒作业场所尽可能使用机械化、自动化或密闭隔离操作，使劳动者不接触或少接触高毒物品。

3. 设置有效通风装置。在使用有机溶剂、稀料、涂料或挥发性化学物质时，应当设置全面通风或局部通风设施；电焊作业时，设置局部通风防尘装置；所有挖方工程、竖井、土方工程、地下工程、隧道等密闭空间作业应当设置通风设施，保证足够的新风量。

4. 使用有毒化学品时，劳动者应正确使用施工工具，在作业点的上风向施工。分装和配制油漆、防腐、防水材料等挥发性有毒材料时，尽可能采用露天作业，并注意现场通风。工作完毕后，有机溶剂、容器应及时加盖封严，防止有机溶剂的挥发。使用过的有机溶剂和其他化学品应进行回收处理，防止乱丢乱弃。

5. 使用有毒物品的工作场所应设置黄色区域警示线、警示标识和中文警示说明。警示说明应载明产生职业中毒危害的种类、后果、预防以及应急救援措施等内容。使用高毒物品的工作场所应当设置红色区域警示线、警示标识和中文警示说明，并设置通信报警设备，设置应急撤离通道和必要的泄险区。

6. 存在有毒化学品的施工现场附近应设置盥洗设备，配备个人专用更衣箱；使用高毒物品的工作场所还应设置淋浴间，其工作服、工作鞋帽必须存放在高毒作业区域内；接触经皮肤吸收及局部作用危险性大的毒物，应在工作岗位附近设置应急洗眼器和沐浴器。

7. 接触挥发性有毒化学品的劳动者，应当配备有效的防毒口罩（或防毒面具）；接触经皮肤吸收或刺激性、腐蚀性的化学品，应配备有效的防护服、防护手套和防护眼镜。

8. 拆除使用防虫、防蛀、防腐、防潮等化学物（如有机氯 666、汞等）的旧建筑物时，应采取有效的个人防护措施。

9. 应对接触有毒化学品的劳动者进行职业卫生培训，使劳动者了解所接触化学品的毒性、危害后果，以及防护措施。从事高毒物品作业的劳动者应当经培训考核合格后，方可上岗作业。

10. 劳动者应严格遵守职业卫生管理制度和安全生产操作规程，严禁在有毒有害工作场所进食和吸烟，饭前班后应及时洗手和更换衣服。

11. 项目经理部应定期对工作场所的重点化学毒物进行检测、评价。检测、评价结果存入施工企业职业卫生档案，并向施工现场所在地县级卫生行政部门备案并向劳动者公布。

12. 不得安排未成年工和孕期、哺乳期的女职工从事接触有毒化学品的作业。

（八）紫外辐射

1. 采用自动或半自动焊接设备，加大劳

动者与紫外辐射发生源的距离。

2. 产生紫外辐射的施工现场应当使用不透明或半透明的挡板将该区域与其他施工区域分隔，禁止无关人员进入操作区域，避免紫外辐射对其他人员的影响。

3. 电焊工必须佩戴专用的面罩、防护眼镜，以及有效的防护服和手套。

4. 高原作业时，使用玻璃或塑料护目镜、风镜，穿长裤长袖衣服。

（九）电离辐射

1. 不选用放射性水平超过国家标准限值的建筑材料，尽可能避免使用放射源或射线装置的施工工艺。

2. 合理设置电离辐射工作场所，并尽可能安排在固定的房间或围墙内；综合采取时间防护、距离防护、位置防护和屏蔽防护等措施，使受照射的人数和受照射的可能性均保持在可合理达到的尽量低水平。

3. 按照《电离辐射防护与辐射源安全基本标准》（GB18871）的有关要求进行防护。将电离辐射工作场所划分为控制区和监督区，进行分区管理。在控制区的出入口或边界上设置醒目的电离辐射警告标志，在监督区边界上设置警戒绳、警灯、警铃和警告牌。必要时应设专人警戒。进行野外电离辐射作业时，应建立作业票制度，并尽可能安排在夜间进行。

4. 进行电离辐射作业时，劳动者必须佩戴个人剂量计，并佩戴剂量报警仪。

5. 电离辐射作业的劳动者经过必要的专业知识和放射防护知识培训，考核合格后持证上岗。

6. 施工企业应建立电离辐射防护责任制，建立严格的操作规程、安全防护措施和应急救援预案，采取自主管理、委托管理与监督管理相结合的综合管理措施。严格执行放射源的运输、保管、交接和保养维修制度，做好放射源或射线装置的使用情况登记工作。

7. 隧道、地下工程施工场所存在氡及其子体危害或其他放射性物质危害，应加强通风和防止内照射的个人防护措施。

8. 工作场所的电离辐射水平应当符合国家有关职业卫生院标准。当劳动者受照射水平可能达到或超过国家标准时，应当进行放射作业危害评价，安排合适的工作时间和选择有效的个体防护用品。

（十）高气压危害的预防控制

1. 应采用避免高气压作业的施工工艺和施工技术，如水下施工时采用管柱钻孔法替代潜涵作业，水上打桩替代沉箱作业等。

2. 水下劳动者应严格遵守潜水作业制度工、减压规程和其他高气压施工安全操作规定。

（十一）高原作业和低气压危害的预防措施

1. 根据劳动者的身体状况确定劳动定额和劳动强度。初入高原的劳动者在适应期内应当降低劳动强度，并视适应情况逐步调整劳动量。

2. 劳动者应注意保暖，预防呼吸道感染、冻伤、雪盲等。

3. 进行上岗前职业健康检查，凡有中枢神经系统器质性疾病、器质性心脏病、高血压、慢性阻塞性肺病、慢性间质性肺病、伴肺功能损害的疾病、贫血、红细胞增多症等高原作业禁忌证的人员均不宜进入高原作业。

（十二）防冻措施

1. 避免或减少采用低温作业或冷水作业的施工工艺和技术。

2. 低温作业应当采取自动化、机械化工艺技术，尽可能减少低温、冷水作业时间。

3. 尽可能避免使用振动工具。

4. 做好防寒保暖措施，在施工现场附近设置取暖室、休息室等。劳动者应当配备防寒服（手套、鞋）等个体防护用品。

（十三）高处作业

1. 重视气象预警信息，当遇到大风、大雪、大雨、暴雨、大雾等恶劣天气时，禁止进行露天高处作业。

2. 劳动者应进行严格的上岗前职业健康检查，有高血压、恐高症、癫痫、晕厥史、梅尼埃病、心脏病及心电图明显异常（心律失常）、四肢骨关节及运动功能障碍等职业禁忌证的劳动者禁止从事高处作业。

3. 妇女禁忌从事脚手架的组装和拆除作业，月经期间禁忌从事高处作业分级标准中规定的第三级、第四级高处作业；怀孕期间禁忌从事高处作业。

（十四）生物因素

1. 施工企业在施工前应当进行施工场所是否为疫源地、疫区、污染区的识别，尽可能避免在疫源地、疫区和污染区施工。

2. 劳动者进入疫源地、疫区作业时，应当接种相应疫苗。

3. 在呼吸道传染病疫区、污染区作业时，应当采取有效的消毒措施，劳动者应当配备防护口罩、防护面罩。

4. 在虫媒传染病疫区作业时，应当采取有效的杀灭或驱赶病媒措施，劳动者应当配备有效的防护服、防护帽，宿舍配备有效的防虫媒进入的门帘、窗纱和蚊帐等。

5. 在介水传染病疫区作业时，劳动者应当避免接触疫水作业，并配备有效的防护服、防护鞋和防护手套。

6. 在消化道传染病疫区作业时，采取“五管一灭一消毒”措施（管传染源、管水、管食品、管粪便、管垃圾，消灭病媒，饮用水、工作场所和生活环境消毒）。

7. 加强健康教育，使劳动者掌握传染病防治的相关知识，提高卫生防病知识。

8. 根据施工现场具体情况，配备必要的传染病防治人员。

三、建筑业职业卫生管理

1. 项目经理部应建立职业卫生管理机构和责任制，项目经理为职业卫生管理第一责任人，施工经理为直接责任人。施工队长、班组长是兼职职业卫生管理人员，负责本施工队、本班组的职业卫生管理工作。

2. 实行总承包和分包的施工项目，由总承包单位统一负责施工现场的职业卫生管理，检查督促分包单位落实职业病危害防治措施，职业病危害防治的内容应当在分包合同中列明。任何单位不得将产生职业病危害的作业转包给不具备职业病防护条件的单位和个人。不具备职业病防护条件的单位和个人不得接受产生职业病危害的作业。项目经理部应根据项目的职业病危害特点，制定相应的职业卫生管理制度和操作规程，职业卫生管理制度和操作规程适用于分包队或临时工的施工活动。

3. 项目经理部应根据施工规模配备专职卫生管理人员。建筑工程、装修工程按照建筑面积配备：1 万 m^2 及以下的工程至少配备 1 人。1 万～5 万 m^2 的工程至少配备 2 人。5 万 m^2 以上的工程至少配备 3 人；土木工程、线路管道、设备安装按照总造价配备：5000 万元以下的工程至少配备 1 人。5000 万元至 1 亿元的工程至少配备 2 人，1 亿元以上的工程至少配备 3 人。分包单位应根据作业人数配备专职或兼职职业卫生管理人员：50 人以下的配备 1 人；50～200 人的配备 2 人；200 人以下的根据所承担工程职业病危害因素的实际情况增配，并不少于施工总人数的 0.5%。

4. 项目经理部应建立、健全职业卫生培训和考核制度。项目经理部负责人、建造师、专职和兼职职业卫生管理人员应经过职业卫生相关法律法规和专业知识培训，具备与施工项目相适应的职业卫生知识和管理能力。

项目经理部应组织对劳动者进行上岗前和在岗期间的定期职业卫生相关知识培训、考核，确保劳动者具备必要的职业卫生知识、正确使用职业病防护设施和个体防护用品知识。培训考核不合格者不能上岗作业。

5. 项目经理部应建立、健全职业健康监护制度。项目结束时，项目经理部应将劳动者的健康监护档案移交给项目总承包单位，总承包单位应长期保管劳动者的健康监护资料。

6. 项目经理部应在施工现场入口处醒目位置设置公告栏、在施工岗位设置警示标识和说明，使进入施工现场的相关人员知悉施工现场存在的职业病危害因素及其对人体健康的危害后果和防护措施。警示标识的设置应符合 GBZ 158 的要求。

7. 施工现场使用高毒物品的用人单位应配备专职或兼职职业卫生医师和护士。对高毒作业场所每月至少进行一次毒物浓度检测，每半年至少进行一次控制效果评价；不具备该条件的，应与依法取得资质的职业卫生技术服务机构签订合同，由其提供职业卫生检测和评价服务。

8. 项目经理部应向施工工地有关行政主管部门申报施工项目的职业病危害，做好职业病和职业病危害事故的记录、报告和档案的移交工作。

9. 项目监理应对施工企业的职业卫生管理机构、职业卫生管理制度及其落实情况、职业病危害防护设施、个体防护用品的使用情况进行监管，做好记录并存档。

四、建筑业应急救援要点

1. 项目经理部应建立应急救援机构或组织。

2. 项目经理部应根据不同施工阶段可能发生的各种职业病危害事故制订相应的应急救援预案，并定期组织演练，及时修订应急救援预案。

3. 按照应急救援预案要求，合理配备快速检测设备、急救药品、通信工具、交通工具、照明装置、个体防护用品等应急救援装备。

4. 可能突然泄漏大量有毒化学品或者易造成急性中毒的施工现场（如接触酸、碱、有机溶剂、危险性物品的工作场所等），应设置自动检测报警装置、事故通风设施、冲洗设备（冲淋器、洗眼器和洗手池）、应急撤离通道和必要的泄险区。除为劳动者配备常规个体防护用品外，还应在施工现场醒目位置放置必需的防毒用具，以备逃生、抢救时应急使用，并设有专人管理和维护，保证其处于良好待用状态。应急撤离通道应保持通畅。

5. 施工现场应配备受过专业训练的急救员，配备急救箱、担架、毯子和其他急救用品，急救箱内应有明确的使用说明，并由受过急救培训的人员进行、定期检查和更换。超过 200 人的施工工地应配备急救室。

6. 应根据施工现场可能发生的各种职业病危害事故对全体劳动者进行有针对性的应急救援培训，使劳动者掌握事故预防和自救互救等应急处理能力，避免盲目救治。

7. 应与就近医疗机构建立合作关系，以便发生急性职业病危害事故时能够及时获得医疗救援援助。

五、建筑业的辅助设施

1. 施工现场或附近应当设置清洁饮用水供应设施。

2. 施工企业应当为劳动者提供符合营养和卫生要求的食品，并采取预防食物中毒的措施。

3. 施工现场或附近应当设置符合卫生要求的就餐场所、更衣室、浴室、厕所、盥洗设施，并保证这些设施牌完好状态。

4. 为劳动者提供符合卫生要求的休息场所，休息场所应当设置男女卫生间、盥洗设施，设置清洁饮用水、防暑降温、防蚊虫、防潮设施，禁止在尚未竣工的建筑物内设置集体宿舍。

5. 施工现场、辅助用室和宿舍应采用合适的照明器具，合理配置光源，提高照明质量，防止炫目、照度不均匀及频闪效应，并定期对照明设备进行维护。

6. 生活用水、废弃物应当经过无害化处理后排放、填埋。

六、建筑业劳动者个人防护要点

建筑业各岗位劳动者主要个体防护用品见表17-1-3。

表 17-1-3　建筑业各岗位劳动者主要个体防护用品一览表

序号		工种/岗位	主要防护措施
1	土石方施工人员	凿岩工	防尘口罩、护耳器、热辐射防护服、防振手套、放射防护
		爆破工	护耳器、防尘防毒口罩、热辐射防护服
		挖掘机、推土机、铲运机驾驶员	驾驶室密闭、设置空调、减振处理，护耳器、防尘口罩、热辐射防护服
		打桩工	防尘口罩、护耳器、热辐射防护服
2	砌筑人员	砌筑工	热辐射防护服
		石工	防尘口罩、热辐射防护服
3	混凝土配制及制品加工人员	混凝土工	护耳器、防振手套、热辐射防护服
		混凝土制品模具工	防尘口罩、护耳器、热辐射防护服
		混凝土搅拌机械操作工	护耳器、热辐射防护服、防尘防毒口罩
4	钢筋加工人员	钢筋工	护耳器、防尘口罩、热辐射防护服
5	施工架子搭设人员	架子工	热辐射防护服
6	工程防水人员	防水工	防毒口罩、防护手套、防护服
		防渗墙工	护耳器、热辐射防护服、防振手套
7	装饰装修人员	抹灰工	防尘口罩、热辐射防护服
		金属门窗工	护耳器、防尘口罩、热辐射防护服
		油漆工	通风、防毒防尘口罩、防护手套、防护服
		室内成套设施装饰工	护耳器、热辐射防护服
8	筑路、养护、维修人员	沥青混凝土摊铺机操作工	驾驶室密闭、设置空调、减振处理，护耳器、防毒口罩、防护手套、防护服
		水泥混凝土摊铺机操作工	驾驶室密闭、设置空调、减振处理，护耳器、热辐射防护服
		压路机操作工	驾驶室密闭、设置空调、减振处理，护耳器、热辐射防护服、防尘口罩
		筑路工	防尘口罩、护耳器、热辐射防护服
		乳化沥青工	防毒口罩、防护手套、防护服
		铺轨机司机、轨道车司机、大型线路机械司机	护耳器、热辐射防护服
		路基工	护耳器、防尘口罩、热辐射防护服
		隧道工	通风、防尘防毒口罩、护耳器、热辐射防护服、放射防护
		桥梁工	护耳器、热辐射防护服

续表

序号	工种/岗位		主要防护措施
9	工程设备安装工	机械设备安装工	护耳器、热辐射防护服
		电气设备安装工	护耳器、热辐射防护服、工频电场防护服
		管工	护耳器、热辐射防护服、防尘口罩
10	中小型施工机械操作工	卷扬机操作工	护耳器、热辐射防护服
		平地机操作工	操作室密闭、设置空调、减振处理，防尘口罩、护耳器、热辐射防护服
11	其他	电焊工	防尘防毒口罩、护目镜、防护面罩、热辐射防护服
		起重机操作工	操作室密闭、设置空调，护耳器、热辐射防护服
		石棉拆除工	防尘口罩、护耳器、石棉防护服
		木工	防尘防毒口罩、护耳器、热辐射防护服
		探伤工	放射防护
		沉箱（潜涵）及水下作业人员	严格遵守操作规程
		防腐工	护耳器、热辐射防护服、通风、防毒口罩、护目镜、防护手套

第二节　农业职业病危害识别与控制

我国是农业大国，涉及行业广泛，从业人员众多。广义的农业包括种植业、饲养业、家庭手工业、副业、狩猎业、林业、渔业、牧业、农村服务业和采集业等。据第三次全国农业普查结果，2016 年从事农业行业生产经营活动累计 30d 以上的人员达 3.14 亿人，其中从事种植业、畜牧业、林业和渔业的人员占比依次为 92.9%、3.5%、2.2%和 0.8%。

设施农业是近年来所发展的一种新型农业生产方式，它采用工程技术手段创造人工控制环境，从而实现动植物的高效生产，涵盖设施种植、设施养殖和设施食用菌等。目前我国的设施农业面积占全球设施农业总面积的 85%以上。

传统农业生产通常处于开放式环境中，农药、肥料等有害因素可以被快速降解或者稀释，人们根据气候条件按照季节时令开展生产劳作，接触有害因素时间有限。然而农业行业职业病并非罕见，常见有皮炎、布鲁氏菌病、“蘑菇肺”“农民肺”、蔺草加工所致尘肺等。

设施农业存在的职业危害因素总体与传统农业相似，但又略有差别。设施农业以动植物（食用菌）所需构造相对封闭的人工环境，容易滋生蚊虫、霉菌，农药、化肥等有害因素更容易在工作环境中蓄积并持续作用于人体，从而造成健康危害。

本节就设施农业职业病危害识别进行简要介绍。

一、主要职业病危害因素来源及分布

设施农业存在的主要职业病危害因素可见表 17-2-1。

粉尘是设施农业中常见职业病危害因素，通常是由植物性颗粒或断片、真菌孢子、霉菌及其毒性产物、昆虫及其断片、农药、饲料及其添加剂、畜禽皮毛屑等几种或若干种组成的混合物。

表 17-2-1 设施农业中主要职业病危害因素及来源

类别	职业病危害因素			
	粉尘	化学毒物	物理因素	生物因素
种植业	植物性混合粉尘	化肥、农药及其降解产物，硫化氢、氨气、氮氧化物等	高温、高湿、空间限制、新风量少、照度	花粉、真菌孢子、霉菌、细菌及内毒素、螨虫、蚊虫等
养殖业	谷物或饲料粉尘、动物皮毛粉尘	硫化氢、氨气、一氧化碳、氮氧化物等	照度、空间限制	蚊虫、人畜共患病病原体
食用菌栽培业	菌棒配料粉尘	农药	高湿、高（低温、照度、空间限制	蚊虫、真菌孢子、霉菌等

设施农业中的化学毒物主要来源于为了杀虫、除草、杀菌、消毒等目的而使用的各种农药以及植物腐败或者肥料腐熟分解产生的硫化氢、氨气、氮氧化物等有害气体。同时，部分劣质农用薄膜也可能会分解释放有毒有害气体。

高温高湿是设施农业中的常见物理危害因素。通风不足引起的新风量少、覆膜引起的照度不足和简易大棚带来的空间受限也是重要的物理危害因素。

设施农业中的生物源性职业病危害因素种类繁多，常见的有花粉、蚊虫、螨、霉菌、真菌孢子，特别需要引起注意的是人畜共患病病原体。人畜共患病指由同一种病原体引起，流行病学上相互关联，在人类和动物之间自然传播的疾病或感染。人畜共患病病原包括由病毒、细菌、衣原体、立克次体、支原体、螺旋体、真菌和寄生虫等。当前我国人畜共患病以由病毒和细菌等病原体引起的传染病和寄生虫病为主。常见人畜共患传染病有狂犬病、炭疽病、布鲁氏菌病、结核病、沙门菌病、鹦鹉热、乙型脑炎和禽流行性感冒等。常见人畜共患寄生虫病有包虫病（棘球蚴病）、血吸虫病、带绦虫病、疟疾、黑热病、囊尾蚴病、隐孢子虫病、弓形虫病、旋毛虫病、蛔虫病、钩端螺旋体病、牛皮蝇蛆病等。

二、职业病危害防控要点

设施农业相关职业病危害防控主要有以下几点需要特别注意：

1. 做好个体防护。出入设施农业工作场所，尽量佩戴口罩，穿着长袖长裤，穿胶鞋或者雨靴，避免皮肤暴露和破损皮肤保护。

2. 做好个人卫生工作，作业结束后就近洗手洗脸和淋浴，及时清洁衣物。

3. 加强畜禽舍消毒、清洁工作。

4. 注意动物异常反应或病情，及时关注疫情消息，配合动物防疫和卫生防疫部门做好防疫工作。

第三节 密闭空间作业过程中职业病危害识别与控制

密闭空间（confined space），又称受限空间或有限空间，一般是指与外界相对隔离，进出口受限，自然通风不良，足够容纳一人进入并从事非常规、非连续作业的空间。《工贸企业有限空间作业安全管理与监督暂行规定》称之有限空间，是指封闭或者部分封闭，与外界相对隔离，出入口较为狭窄，作业人员不能长时间在内工作，自然通风不良，易造成有毒有害、易燃易爆物质积聚或者氧含量不足的空间。密闭空间广泛存在于各行各业，常见密闭空间有炉、塔、釜、罐、槽车以及管道、烟道、隧道、下水道、沟、坑、井、池、涵洞、船舱、地下仓库、储藏室、地窖、谷仓和长时间封闭状态其他工作场所等。

密闭空间作业属于高风险作业。在密闭空间内可能通风不良、含氧量不足、有毒有害及易燃易爆气体容易积聚，多种职业危害因素并存，容易发生窒息、中毒、爆炸等事故，缺氧、有毒气体（硫化氢和一氧化碳为主）和可燃气体是密闭空间中导致人员伤亡的最主要因素。此外，由于导致的有害因素隐蔽性较强，现场劳动者突然受到伤害，经常引起周边群众或工友盲目施救，导致事故升级危害扩大。有安全生产伤亡统计数据显示，约有 60%以上的伤亡是在救援过程中不知道防护或者防护错误导致的。

一、密闭空间作业主要职业病危害因素识别

常见密闭空间及其职业病危害因素归纳见下表 17-3-1。

表 17-3-1　常见密闭空间及职业病危害因素

类别	常见种类	职业病危害因素	主要危害
密闭设备	船舱、贮罐、车载槽罐、反应塔（釜）、压力容器	缺氧、一氧化碳、挥发性有机溶剂、可燃性气体	窒息、中毒、爆炸
	冷藏车、管道、装甲车、沉箱	缺氧	窒息
	烟道、锅炉等	缺氧、一氧化碳	窒息、中毒
地下密闭空间	地下室、地下仓库、隧道、地窖、电力电缆井、热力井、自来水井、有线电视及通信井	缺氧	窒息
	地下管道、地下工事、暗沟、涵洞、地坑、废井、污水池（井）、下水道、沼气池及化粪池	缺氧、硫化氢、可燃性气体	窒息、中毒、爆炸
	矿井、燃气井	缺氧、一氧化碳、可燃性气体、粉尘	窒息、中毒、爆炸
地上密闭空间	温室、贮藏室、冷库、封闭车间、试验室	缺氧	窒息
	酒糟池、发酵池、垃圾站	缺氧、硫化氢、可燃性气体	窒息、中毒、爆炸
	粮仓	缺氧、磷化氢	窒息、中毒
	料仓	缺氧、粉尘	窒息、爆炸
	废弃封闭车间	缺氧、有毒气体、可燃气体	窒息、中毒、爆炸

密闭空间内可导致中毒或窒息事故，其职业病危害因素来源主要是：①有机物、淤泥或其他沉积物分解消耗氧气导致的缺氧或由此产生的甲烷、一氧化碳、二氧化碳、一甲胺、二甲胺、三甲胺及硫化氢等有害气体；②焊接、加热、切割等消耗氧气作业导致的缺氧，或不完全燃烧产生的一氧化碳等有害气体；③因泄漏或挥发，进入密闭空间的气体或液体，如有机溶剂、氰和腈类化合物、有机磷农药等；④积聚的氮气、二氧化碳、氮氧化合物（谷仓气体）、甲烷、丙烷和其他惰性气体。密闭空间内因泄露或有机物分解而蓄积的可燃性气体，富氧环境或炭粒、粮食粉末、纤维、塑料屑以及其他细小粉尘物质超过临界浓度时，均易引起爆炸。密闭空间内还容易发生中暑、吞没、淹溺、电击伤、灼伤、热压、滑落和坠落等危害。

二、密闭空间作业职业病危害控制要点

1. 密闭空间职业卫生管理责任：企业（用人单位）是密闭空间作业安全的责任主体，

其主要负责人对密闭空间作业安全全面负责，相关负责人在各自职责范围内对业密闭空间作业安全负责。因此，企业需要对密闭空间进行辨识，确定有限空间的数量、位置以及危险有害因素等基本情况，建立有限空间管理台账，并及时更新。因此，应当建立下列管理责任体系：

（1）密闭空间作业安全责任制、作业审批制、作业现场安全管理制度。

（2）作业现场负责人、监护人员、作业人员、应急救援人员安全培训教育制度。

（3）作业安全操作规程和应急管理制度。

2. 密闭空间作业培训内容：从事有限空间作业的现场负责人、监护人员、作业人员、应急救援人员进行专项培训。培训应该涵盖：作业的危险有害因素和安全防范措施、作业的安全操作规程、检测仪器维护和正确使用、劳动防护用品的正确使用、紧急情况下的应急处置措施。

3. 实施作业前对作业密闭空间环境进行评估，分析存在的危险有害因素，提出消除、控制危害的措施，制订有限空间作业方案，并经本企业负责人批准，密闭空间作业一般程序如图 17-3-1。

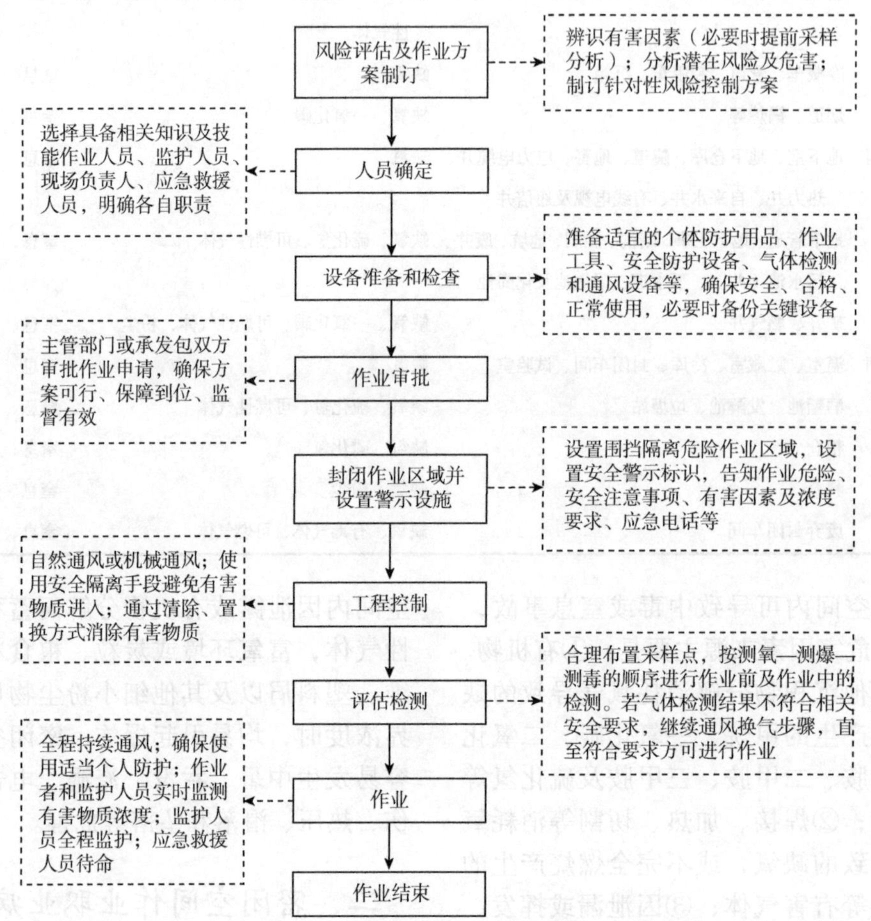

图 17-3-1　密闭空间安全作业程序

4. 密闭空间作业控制措施：密闭空间作业应当严格遵守“先通风、再检测、后作业”的原则。检测指标包括氧浓度、易燃易爆物质（可燃性气体、爆炸性粉尘）浓度、有毒有害气体浓度。为创造安全工作环境，预防密闭空间作业事故，应采取以下控制措施：

（1）防护设备：进入密闭空间的设备设施齐全，如通风设备、检测仪器、防坠落、照明、通信、救援绳索、防护用品（呼吸防护、皮肤防护等）、急救用品、警示标识等。

（2）通风换气：为保证密闭空间足够的新鲜空气供给，应持续强制性通风。通风时应考虑通风量，保证能稀释作业过程中释放出来的危害物质，并满足呼吸供应。强制通风时，应把通风管道延伸至密闭空间底部，有效去除比重比空气重的有害气体或蒸气，保持空气流通。禁止直接向密闭空间输送氧气，防止空气中氧气浓度过高导致危险。

（3）清除或隔离有害物质：应采取有效措施，清除密闭空间中的污染物；封闭或截断危害性气体或蒸气可能回流进入密闭空间的其他开口和通路，并张贴警示标识；防止有害气体、尘埃或泥沙、水等其他自由流动的液体和固体涌入密闭空间；隔离一切不必要的热源，设置必要的隔离区域或屏障。

（4）清洗和净化：进入密闭空间作业前，可采取水蒸气清洗或惰性气体净化等措施，以消除或者控制所有存于密闭空间内的职业有害因素。

使用水蒸气清洗时，应注意：①仅适于密闭空间内水蒸气挥发性物质的清洁。②应保证充足时间以彻底清除密闭空间内的有害物质。③为防止密闭空间内产生危险气压，应给水蒸气和凝结物提供足够的排放口。④清洁后，应进行充分通风，防止密闭空间因散热和凝结而导致任何“真空”。在准入者进入存在高温的密闭空间前，应将该空间冷却至室温。⑤清洗完毕，应将密闭空间内所有剩余液体适当排出或抽走，及时开启进出口以便通风。⑥水蒸气清洁过的密闭空间长时间搁置后，应再次进行水蒸气清洁。⑦在使用水蒸气清洁腐蚀性物质或不易挥发物质之前，应用水或其他适合的溶剂或中和剂反复冲洗，进行预处理。

为防止密闭空间含有易燃气体或易挥发液体在开启时形成有爆炸性的混合物，可使用氮气或二氧化碳等惰性气体净化。清洗后，在作业者进入或接近前，必须再用新鲜空气通风，并持续检测密闭空间的氧气含量，以保证密闭空间内有足够维持生命的氧气。

其他需要注意的事项有：①在进行钻探、挖掘隧道等作业时，用试钻等方法进行预测调查，发现有硫化氢、二氧化碳或甲烷等有害气体逸出时，应先确定处理方法，调整作业方案，再进行作业。②在密闭容器内作业，一般应打开出入口的门或盖。如果设备与正在抽气或已经处于负压状态的管路相通时，严禁关闭出入口的门或盖。在冷库、冷藏室或密闭设备等内部作业时，如果供劳动者出入的门或盖难以从内部打开而又无通信、报警装置时，严禁关闭门或盖。

三、密闭空间作业应急处置要点

（一）密闭空间作业事故应急救援应遵循以下原则

1. 尽可能施行非进入救援。

2. 未经许可，不得进入和进行救援。

3. 有害物质的性质、浓度未知或无法确定是否缺氧，应采取A级防护后方可进入救援。

4. 根据密闭空间的类型和可能遇到的危害选择适当应急救援服务。

（二）应急救援能力保障

1. 用人单位应建立应急救援机制，设立救援组织，制定密闭空间应急救援预案，并确保每位应急救援人员每年至少进行一次实战演练，保证发生密闭空间作业事故时，第一时间实施对人员的救助。

2. 救援组织应具备有效实施救援的装备并随时处于可正常使用状态；具有将作业者从密闭空间救出的能力。每个救援组织至少确保有一名人员掌握基本急救和心肺复苏术技能。

3. 救援人员应经过专业培训，培训内容应包括基本的急救、心肺复苏术、个人防护设施的使用以及准入者所要求的培训内容。

4. 进行密闭空间应急救援时，应告知每个救援人员所面临的危害。为救援人员提供安全可靠的个人防护设施（包括吊救或牵拉装备）。吊救牵拉装置应符合以下条件：每个准入者均应使用胸腰部或全身套具，绳索应从头部往下系在后背中部靠近肩部水平的位置，或能有效证明从身体侧面也能将工作人员移出密闭空间的其他部位。在不能使用胸腰部或全身套具，或使用胸腰部或全身套具可能造成更大危害的情况下，可使用腕套，但须确认腕套是最安全和最有效的选择。在密闭空间外使用吊救或牵拉装备救援时，应将吊救装备的另一端系在机械设施或固定点上，保证救援者能及时进行救援。机械设施至少可将人从 1.5m 的密闭空间中救出。

5. 应将化学物质安全数据清单（MSDS）或所需要的类似书面信息放在工作地点，如果准入者受到有毒物质的伤害，应当将这些信息告知处理受害者的医疗机构。

四、密闭空间作业职业卫生管理要点

1. 严格遵守《职业病防治法》和《使用有毒物品作业场所劳动保护条例》等有关法律法规。

2. 制订本单位的密闭空间作业职业病危害防护控制程序、密闭空间作业准入程序和安全作业规程，并保证相关人员能随时得到计划、程序和规程。

3. 密闭空间作业的准入条件

（1）通过检测评估达到了准入标准。

（2）所有准入者，包括作业人员、监护人员、现场负责人、应急救援人员，均经过培训并考试合格。

（3）配备通风设备、个体防护用品、检测设备、照明设备、通信设备、防爆设备、应急救援设备且符合要求。

（4）携带与密闭空间职业病危害相适应的报警装置。

（5）密闭空间在整个准入期内始终处于安全卫生受控状态。

（6）无论准入作业者何时进入密闭空间，均使用吊救或牵拉装备，便于实施非进入救援。

（7）至少有 1 名监护者在密闭空间外持续进行监护。

4. 采取有效措施，防止未经准入人员进入密闭空间；设置密闭空间警示标识，告知密闭空间的位置和所存在的危害。

5. 指定专人，为作业人员、监护人员、现场负责人和救援人员提供有关的职业安全卫生培训。

6. 为劳动者配备符合国家职业卫生标准的防护用品并确保正确使用。

7. 提供应急救援保障，制订和实施应急救援、呼叫程序，防止非授权人员进行急救。

8. 有多个用人单位同时进入同一密闭空间作业，应制订和实施协调作业程序，保证一方用人单位准入者的作业不会对另一用人单位的准入者造成影响。

9. 当按照密闭空间程序所采取的措施不能有效保护劳动者时，应对进入密闭空间作业进行重新评估，并且修订控制程序。

第四节　航天航空行业职业病危害识别与控制

人类在 20 世纪终于真正开启了航空与航天的时代，并且快速发展。航空一般指的是在大气层内飞行的飞行器，如飞机、直升机等，而航天则指在大气层外飞行的飞行器，如人造地球卫星、空间站、载人飞船等。由于航天与航空存在的职业性有害因素有所不同，下面将分别介绍其职业危害。

一、航空行业的职业卫生

现代航空飞机分为民用飞机、军用飞机和研究性飞行器。航空飞机在促进经济发展、服务于各行各业、应急救援及国防建设等方面起着重要的作用。由于航空飞行环境中的气压变化，所引起的航空性中耳炎、航空性鼻窦炎、变压性眩晕、高空减压病、肺气压伤五种疾病属于我国法定的职业性航空病。

1. 高空缺氧　在航空活动中，飞行人员若因暴露于高空低气压环境中，吸入气体的氧分压降低，机体组织和器官的氧含量减少，导致组织器官功能障碍，称为高空缺氧。高空缺氧根据严重程度、发展速度、暴露时间分为三类，即暴发性缺氧、急性高空缺氧和慢性高空缺氧。缺氧与飞行的高度密切相关，高度越高，空气越稀薄，氧分压越低，缺氧越严重；暴露时间越长，缺氧越严重，尤其是缺氧的后遗症状与暴露的时间有密切的关系。缺氧是高空飞行的主要职业危害因素之一。

缺氧的症状多种多样，缺氧初期会出现气喘、呼吸加深加快等代偿反应，随着缺氧程度的加重当超过机体代偿能力时，会出现各种各样的功能障碍，严重时会导致意识丧失、抽搐、痉挛、瘫痪等。由于机体各组织器官对缺氧的敏感性不一样，在缺氧时出现的功能障碍的先后顺序也不一样。一般认为，缺氧的阈限高度是 1200m，超过此高度，最早的缺氧症状就会表现出来。

视觉对缺氧最敏感，尤其是夜间视觉受影响最严重；飞机上升到 5000m 左右高度，高频部分听力开始下降，6000m 左右的高度，中频和低频部分的听力也开始下降；急性高空缺氧时，人的智能和体能都在降低，会影响飞行员正常的理解、分析和判断能力，导致飞行员低估其危险性，甚至忽视危险的存在，丧失采取应急措施的时机，造成飞行事故。

2. 高空减压病　高空减压病是飞机在上升过程中机上人员可能发生的一种特殊综合征，其主要症状表现为关节炎、肌肉疼痛，并可伴有皮肤瘙痒以及咳嗽和胸痛等，严重是还可引起自主神经功能障碍和脑损害的症状，甚至发生休克。高空减压病的发生有一定阈限高度，绝大多数人都是飞机上升到 8000m 以上高空，并停留一段时间以后才发病，飞行高度越高，停留时间越长，发病率也越高，降至 800m 以下，症状一般都会消失。高空减压病的发生与飞机上升速度也有一定的关系，上升速度越快，人体内过剩的氮来不及排出体外而在体液、组织当中汽化，减压病发病率愈高。24h 内重复暴露于低气压环境容易发病。寒冷的温度条件，能增加本病的发病率。

3. 航空性中耳炎　在飞机上升过程中，舱内气压下降，鼓室内气压相对增高，形成正压，此时鼓膜有略向外膨隆的现象，耳内也有轻度的胀满感。当鼓室内、外压差达到 10～20mmHg（1.33～2.67kPa）时，咽鼓管被冲开，部分气体自鼓室内排出，鼓室内、外压力基本恢复平衡。在飞机继续上升的过程中，舱内气压继续降低，咽鼓管可再次开放。此过程不断重复，除非咽鼓管有严重的阻塞，一般不会引起气压性损伤。

在飞机下降过程中，舱内气压不断增高，鼓室内形成负压，鼓膜向内凹陷，于是产生耳压感和听力减退，此时，咽鼓管不能自行开放，必须主动做咽鼓管通气动作才能使之开放，让外界气体进入鼓室，使鼓室内、外压力恢复平衡，鼓膜复位，耳压感及听力减退现象消失。但当中耳腔内负压增大到一定程度时，即使再做主动通气动作也难以使咽鼓管开放，鼓室内负压不断增加，耳痛等症状也不断加重，最终导致鼓膜破裂，即为航空性中耳炎。

航空性中耳炎主要表现为耳内不适、闷胀或胀痛；听力下降；眩晕、恶心吐，重者甚至会出现休克。影响发病的因素与飞行高度和飞机的下滑率有关，飞机的下滑率是指单位时回内飞机下降的高度，下滑率越大，鼓室内、外压差也越大，发生航空性中耳炎的概率越大；不同高度的大气层密度不同，越接近地面，密度越大。故当下滑率相同时，越接近地面，气压增加率越大。一般来说，中耳气压性损伤多发生在 4000m 以下，以 1000～2000m 高度发生为多。另外，上呼吸道感染常引起咽管咽口周围黏膜组织充血、水脚，从而影响咽鼓管的开放，易导致中耳气压性损伤。

4. 航空性鼻窦炎 鼻窦是与鼻腔相通的含气空腔，左右对称，共有四对。正常情况下，无论在飞机上升减压或下降增压过程中，鼻窦向鼻腔的开口都可保证空气自由进入，使鼻腔内、外气压保持平衡。如果因为突腔黏膜发炎肿胀或有生物存在而造成阻塞，在飞机上升减压时，窦腔内形成正压，一般能冲开阻塞，使部分气体逸出，从而使窦腔内、外压力基本保持平衡，极少发生气压性损伤；当飞机下降增压时，窦腔内形成负压，窦口附近的阻塞物被吸附于窦口而发生阻塞，这时阻塞物起活瓣作用，外界气体不能进入窦腔内，会引起窦腔黏膜充血、水肿、液体渗出、黏膜剥离甚至出血等，并产生疼痛，此即航空性鼻窦炎。航空性鼻窦炎一般多见于额窦，因为额窦含气量多，且与鼻腔相通的鼻额管细而长。上额窦的含气量虽然比额窦还要多，但它与鼻腔的开口比额窦要多，而且呈短管型，所以很少发生损伤。筛窦和蝶窦的含气量少而开口多，故它们均不易发生损伤。与航空性中耳炎相比，本病的发病率要低得多。

5. 航空性牙痛 龋齿患者多发生航空性牙痛，有的虽然经过填充治疗，但牙齿内残留有小空腔，或龋齿中有小气泡，或填充不严密，在高空气压变化时，可因为混有气泡的唾液进入其中而发病。

6. 高空肠胀气 人体胃肠道内通常约含 10 000ml 气体。在温度恒定的条件下，气体的体积与压强成反比，如当压力降低 1/2 时，其体积就膨胀为原来的 2 倍。胃肠道受到膨胀气体的扩张刺激而引起的腹胀、腹痛等，即为高空胃肠胀气的主要表现。其严重程度受胃肠道内原来含有气体量、胃肠道功能状态、气体膨胀速率（即上升的高度及速度）等因素的影响。

7. 航空振动环境 所有飞机均存在一定的振动，来源于飞机外部振动源和内部振动源。常见的外部振动源有跑道的不平坦、空气紊流等。空气紊流引起的振动频率主要位于 0.1～10Hz，最大峰值往往在 0.1～1.0Hz，这种 1Hz 以下的振动可以引起人体严重的不良反应。飞机内部振动源振动的特点随机型而异。活塞式飞机的振动较剧烈，它的主要频带在 10～1000Hz，其中 100Hz 附近的振动强度最高可达 2～3g，对飞行人员的工作能力影响很大，是造成飞行疲劳的重要因素。气式飞机振动强度较低，对作业人员影响较小。旋翼飞机产生的是低频高强度振动，主要频带位于 10～40Hz，对视觉影响比较突出。大型客机主要引起的是 10Hz 以下的振动，对飞行人员和乘客可造成一定的影响。航空振动环境主要导致的是全身效应，即全身振动。

8. 航空噪声环境 航空环境中的噪声主要是由飞机动力系统和空气紊流所产生。不同类型飞机产生的噪声强度和频谱有很大的差别。飞机舱内噪声性质和强度是影响飞行员和乘客产生疲劳、降低工作效率以及干扰语言通信的重要因素。喷气式飞机在地面发动时，产生的噪声强度最大，舱外噪声总声级可达 134～140dB，舱内可达 96dB。大型喷气式客机在空中飞行时，舱内噪声强度为72～85dB。螺旋桨飞机和直升机舱内噪声强度远高于喷气式飞机，可达115～119dB，舱舱内外噪声相差不大。飞机噪声为稳态宽频噪声，其性质与工业噪声无本质区别，对健康的影响及防护措施请参见相关章节。

二、航天行业的职业卫生

航天通常指航天器离地球表面100km以上的飞行，又称空间飞行、太空飞行、宇宙航行或航天飞行。有的科学家曾把航天器在太阳系内的航行活动称为航天，航天器在太阳系外的航行活动称为航宇，现在则把航天器在太阳系内和太阳系外的航行活动统称为航天。宇宙环境是极为恶劣的，航天器在太空中运行时遇到真空、太阳电磁辐射、高能粒子辐射、等离子体、微流星体、行星大气和磁场等空间环境，均会对航天器和人的健康、安全产生显著影响。

在空间辐射环境中，空间电离辐射对载人航天的安全影响最大，可导致染色体DNA损伤，产生致癌效应和遗传效应；研究发现航天失重可导致心肌萎缩、心脏的收缩和舒张功能降低；航天员在飞行后均出现不同程度的立位耐力降低；航天飞行可导致骨质脱钙快，在脱钙的基础上容易导致骨折软组织钙化、肾结石及血管粥样硬化等病理变化；失重可以导致骨骼肌萎缩；血液系统也可发生变化，主要表现为血浆容量减少、红细胞质量下降、异形红细胞增多等；可导致免疫功能下降，尤其是细胞免疫功能下降；作业环境中的应激原对心理健康的影响远远超出一般作业环境中的应激原。目前研究的资料主要来自于模拟航天环境的动物实验和少部分宇航员，模拟环境有一定的局限性，真实暴露后的近、远期效应，需要进一步积累研究资料。

第五节　洗染服务业职业病危害识别与控制

洗染服务是指专营的洗染店的服务，含各种干洗、湿洗等服务。截至2016年底，全国从事洗染行业企业数108 059家，从业人数达到1 068 730人。除了一般家庭衣物外，洗衣店处理的衣物还有来自酒店、餐厅及医院等，一般处理的方法是用水、清洁剂湿洗。较柔软的衣物使用干洗方法处理。遇上顽固的污渍，在洗衣前后需要进行去渍工作。加上后期风干、压平及熨烫工序，一批批光洁如新的衣物便可交回到顾客手中。我们看到的可能是一个简单的交收过程，但在我们看不到的洗染过程当中，却存在很多职业卫生问题。洗染服务业常见的职业病危害有化学品，如洗衣粉、去油剂、干洗液、漂白剂等，另外，高温问题、锅炉操作也不容忽视。

一、常用化学品危害及防护措施

（一）常用化学品危害

1. 常用化学品的危害　从事洗染服务的人，除了经常要接触水、洗衣粉或肥皂之外，因为不同类别的衣物，也会选用不同类型的洗涤剂。湿洗过程经常用的洗衣粉和肥皂，对皮肤会产生脱脂作用，长期接触会导致皮肤干裂，细菌抵抗力下降，皮肤受感染的机会增加。

在干洗过程中使用的化学品千变万化，如酸、碱、漂白剂、过氧化氢溶液（双氧水）、干洗油、枪水等。这些化学品对人体的危害是多方面的，长期皮肤接触或者吸入，都会引起身体不适。另外，在储存化学品时应注意，任何腐蚀性、有害及助燃的化学品切勿与可燃物或酸性物料接触，否则会引起火灾或释放出有毒气体。

2. 常用化学品的危害及防护措施　见表17-5-1。

表 17-5-1 洗染服务业常用化学品的危害

化学品俗称	主要成分	用途	健康危害
干洗油	四氯乙烯	干洗	皮炎，刺激呼吸道及眼睛，肝肾受损
醋酸	乙酸、冰醋酸、醋精	起锈渍	皮炎，刺激呼吸道及眼睛，牙齿酸蚀
枪水	三氯乙烯	起渍、干洗	皮炎，刺激呼吸道及眼睛，肝肾受损
草酸	草酸	起渍	皮炎，烧伤，刺激呼吸道及眼睛
保险粉	低亚硫酸钠	漂白	刺激皮肤、呼吸道及眼睛
过氧化氢溶液（双氧水）	过氧化氢溶液	起黄渍	刺激皮肤、呼吸道及眼睛
哥士的	二氯异氰尿酸钠	起渍	有腐蚀作用、刺激呼吸道
去锈水	氢氟酸	起渍	灼伤皮肤、呼吸道及眼睛
去墨水	三氯乙烯	去渍	刺激皮肤、呼吸道及眼睛
去油渍	甲苯	去渍	刺激皮肤、呼吸道及眼睛
去黄渍	硫酸	去渍	灼伤皮肤及眼睛，肺部受损
去污渍	氢氧化钾	去渍	灼伤皮肤、呼吸道及眼睛
漂白水	次氯酸钠溶液	漂白	敏感、皮炎及化学烧伤

（二）常用化学品危害防护措施要点

1. 去除或更换有害原料 以毒性低的化学品代替毒性高的化学品。

2. 减少直接接触化学品的机会

（1）安装有效通风设备，及时抽走飘浮在空气中的有害化学品。

（2）使用挥发性去渍剂时，应开启局部抽风或确保设备完全密闭。

（3）改善洗染过程及工具，隔离有害物质。

（4）干洗机应放置在通风良好的位置，排气口应将有害气体排到室外。

（5）干洗机应妥善保养，防止溶剂蒸气泄漏。

（6）干洗机经过滚动干衣后，应先用风扇吹走残留在衣物上的溶剂。

（7）使用电泵代替手泵，把干洗机从贮存桶输入干洗机贮存缸内。

（8）化学品容器应盖紧，并存放在通风的地方，还要远离热源。

3. 注意个人卫生

（1）切勿在洗染作业现场吸烟（因为化学品有燃烧及爆炸危险）。

（2）不要在工作间饮食（因为食物容易被化学品沾污）。

（3）进食前要把手洗干净。

（4）在使用化学品的岗位附近设置冲淋洗眼装置，配置急救箱，急救药品包括酸中和剂、碱中和剂。

（5）如手上有伤口，需包扎妥当，以免受到化学品侵害。

（6）如果皮肤接触化学品，应立即用大量清水冲洗。

（7）如果沾及眼睛，应立即用大量清水冲洗，并尽快就医。

（8）按规范进行上岗前、在岗期间及离岗时职业健康检查。

（9）选用适当和合格的个体防护用品，如防毒口罩、防化学手套、防化学围裙等。

二、高温危害及防护措施

（一）高温危害

在洗染服务现场，因蒸气熨烫，洗衣及干衣机的运行，通常会使工作环境又热又湿，尤其是夏季。洗染服务业的高温问题是绝对不能忽视的。

（二）高温防护措施要点

1. 降温 把主要的散热设施包裹起来，减少热能散发到工作环境中。最好是在工作场所安装空调。

2. 增加空气流通 多开窗户或抽风设备，增加空气流通，加速汗水的挥发而产生有效的降温功效。在化学品较少的环境，也可用风扇以增强空气流动。在洗衣间，湿气较重，应尽量把产生的蒸气抽出室外。把产热环境与潮湿环境分开，这样降温效果更佳。在熨衣的地方最好有抽气设备，也可用风扇或吊扇以增加空气流通。

3. 多喝水 我们身体排出的汗除了水分，还含有少量的电解质（钾、钠等），所以当我们排汗时，不但会丢失水分，同时会丢失各种化学物质。因此在补充身体水分时，要同时补充身体所需的盐分。

4. 工间休息 降低劳动者的劳动强度，缩短劳动者作业时间，采取轮流作业方式，增加工间休息次数和休息时间。如：实行小换班，增加工间休息次数。

5. 热适应 为增强劳动者对热的耐受力，用人单位应建立热适应制度，并按照下表执行热适应过程（表 17-5-2）。

表 17-5-2 高温作业劳动者热适应过程及天数

实施对象	热适应过程		
	工作负荷量（%）		总适应天数
	第一工作日工作量	次日累加量	
未曾热适应的工人	50	10	6
曾经热适应但连续休假超过 1 周者	50	20	4
病假 4 天以上经医生诊断同意复工者	50	20	4

三、工作场所基本要求

1. 用人单位应当根据服装干洗业工艺流程要求及各工序产生有害因素的特点，合理布局。待洗衣物的收物台与洗净衣物的发送台应分开设置。产生有害蒸汽的干洗机、烘干机和清渍台等应设置于单独的房间内或加以隔离，并设置局部排风或全面通风装置。

2. 工作场所的墙壁、顶棚和地面等的内表面，宜采用不吸收、不吸附毒物的材料，必要时加保护层，应平整和光滑，以便清洗。工作场所内应有冲洗地面和墙壁的设施，地面应不透水，并有一定的坡度，利于排水。

3. 工作场所空气细菌数应不超过 4000cfu/m^3（撞击法）或 40cfu/皿（沉降法）。

4. 工作场所的空气温度，当室外实际出现的温度等于夏季空调室外计算温度时，工作场所不同湿度下空气温度不得超过表 17-5-3 的规定。

表 17-5-3 夏季工作场所不同湿度下空气温度的要求

相对湿度（%）	50	60	70	80
空气温度（℃）	30	29	28	27

注：夏季空调室外计算温度的规定，应按 GB50019 执行

5. 工作场所应设置有流动清水的洗手池和更衣室，更衣室内应有存放个人衣物的衣柜。在靠近清渍台、干洗间（区）处应设置应急冲淋洗眼装置。

6. 用人单位的收、发衣物间（区），清渍间（区）和干洗间（区），更衣室等应按 30W/10m^2 设置紫外消毒灯。

四、卫生防护措施

1. 用人单位应安装净化回收效果完善的全封闭全自动化干洗机。

2. 采用新技术、新工艺（包括新的洗涤剂）、新设备，或改变原有材料和工艺流程时，必须同时采取相应的防护措施，使工作场所有害因素的浓度（强度）符合国家职业接触限值的要求。

3. 为了防止清渍过程由清渍溶剂产生的有害气体向周围空气中扩散，清渍台上应设置柜形排气罩或旁侧排气罩，应有足够的风量。清渍台的台面应平整、光滑。应采用耐酸、碱、有机溶剂的材料制成，或在其表面敷设耐酸、碱、有机溶剂的面板或涂料作为保护层。

4. 使用干洗机或熨烫作业的工作场所应设置全面机械通风。其换气次数应不小于每小时 12 次，新风量不小于每人每小时 30m^3。在设计全面机械通风时应保证采暖季节送入工作场所空气（热风）的热量补偿。

5. 在干洗机门的上方应设置局部排气罩，其排风量应不小于每平方米（门面积）1800m^3/h，以排走开门时由机内及衣物所散发的有害气体。排气罩的排风量是工作场所全面机械通风排风量的一部分。

6. 工作场所局部排风设施和干洗机排出的尾气，应经处理后再排入大气，防止对环境的污染。

7. 全面机械通风的排风扇宜设在工作场所墙壁的上部，由排风扇对面的门窗或专门设计的送风装置进风。采暖季节应避免冷风直接吹向人体，并对送风适当补充热量。在夏季，应通过设置的全面机械通风装置或增设的空调机组送风，使工作场所气温符合 GBZ 1 的要求。

8. 工作场所内的送、排风应合理设置，吸气罩应尽量靠近有害气体的发生源并便于劳动者操作。送入工作场所的清洁空气应由清洁区流向污染区，清洁空气应首先到人，再到污染区，最后经排气罩或排风口排出工作场所。应避免送风气流短路。应尽量避免送风或穿堂风对排气罩罩口气流的不利影响。

9. 机械通风装置的进风口位置应设在室外空气比较清洁的地方。相邻工作场所的进气和排气装置，应合理布置，避免不利影响。

10. 设置排气装置时，应避免所排出的热气、湿气或有害气体对周围建筑物进气的不利影响。

11. 在干洗机易泄漏洗涤溶剂的部位附近应设置事故排风的吸风口。事故排风的排风量由专用的事故通风系统和干洗间的通风系统共同保证。

12. 事故排风的排出口应避免对居民和行人的影响。事故通风机的开关应分别设置在干洗间内、外便于操作的地点。

13. 通风机应由减振基座。当噪声超过标准时，应采取消声措施。

14. 在工作场所内，应备有应急用的个体防护用品，如防毒口罩或防毒面具等。

五、卫 生 管 理

1. 用人单位应有健全的职业卫生管理制度，其中含消毒、干洗溶剂的使用和操作规程等。工作场所严禁吸烟。

2. 用人单位在醒目位置公示职业卫生管理制度，并确定专人负责检查制度的实施情况。

3. 干洗前、后的衣物要严格隔离，洗前的衣物要有专用的容器存放，并有明显的标识。盛放待洗衣物的容器应每天消毒。

4. 干洗场所室内应定期进行紫外线消毒，每天不少于一次，每次消毒时间不少于 30min。消毒期间不得有人停留。

5. 在每台干洗机的明显位置上和盛放干洗剂的容器上，应标明干洗剂的名称、特殊危险性和化学成分、有害物质警示标识以及安全卫生负责人。

6. 对干洗机易发生泄漏的部位应加强维护管理，制订符合安全卫生要求的操作和维护规程。

7. 通风设施应有专人管理并制定操作规程。通风设备应编入单位设备账，列入维修计划，以保证其正常运行，不得任意停止运行或拆除。应建立通风设备的技术档案。

8. 用人单位应按规定为劳动者配备符合国家标准的个体防护用品，教育和督促其正确使用。

9. 劳动者工作时应穿戴清洁的工作衣帽，处理污染衣物时，必须戴口罩、防护手套。进行清渍及维修干洗机及填充洗涤溶剂时，必须佩戴防毒口罩（或带有滤毒罐的防毒面具）、防护眼镜和耐有机溶剂的手套。

10. 用人单位应随时检查个体防护用品是否损害或失效，发现问题，及时更换。防毒口罩、面具应定期消毒，及时更换吸附剂。

11. 用人单位在新的洗涤剂或清渍剂化学品使用前，应按规定进行登记。

12. 用人单位应备有本单位使用的各种干洗溶剂、清渍剂的化学品安全技术说明书，其内容包括：商品名称、化学品成分、理化特性、对人体的危害和其他危险性、安全卫生预防措施、有害标识、生产厂家名称、地址和电话。该说明书应存档备查。

第六节　固体废弃物处理及再生利用行业职业病危害识别与控制

固体废弃物是指在人们生产、生活和其他活动中产生的丧失原有利用价值或者虽未丧失利用价值但被抛弃或者放弃的固态、半固态和置于容器中的气态的物品、物质以及法律、行政法规规定纳入固体废物管理的物品、物质。其主要包括固体颗粒、垃圾、炉渣、污泥、废弃的制品、破损器皿、残次品、动物尸体、变质食品、人畜粪便等。固体废弃物处理与再生利用已经成为我国生态保护与循环经济主要课题，国家为此颁布了一系列法律法规和技术标准。然而，固体废弃物处置与再生利用的从业人员职业卫生问题却形势严峻。

一、我国固体废弃物处理及再生利用方法

固体废弃物中蕴藏着大量的潜在资源，合理地处理与利用可创造巨大的财富。我国目前固体废弃物处理及回收利用常用方法及工艺如下

1. 填埋法　垃圾填埋仍然是我国大多数城市解决生活固体废弃物的最主要方法。截至 2015 年，全国卫生填埋场数量 1820 座，其中城市 620 座，区县 1200 座。预计 2020 年，中国卫生填埋场总数将达到峰值 2400 座左右。

2. 焚烧法　焚烧是固体废弃物经高温分解和深度氧化的综合处理过程，可使大量有害的废料分解，主要处理纸张、破布、竹木、皮革、塑料和动植物残余物等可燃性废弃物。垃圾焚烧烟气中除了含有颗粒物外，还含有一氧化碳、二氧化硫、氮氧化物、重金属氧化物以及二噁英等有害物质。

3. 堆肥法　堆肥法处理是利用微生物对垃圾中的有机物进行分解，在发酵高温下对有机固体废弃物进行无害化处理，并能产生有机肥料。主要处理对象是城市生活废弃物、人畜类便、农业废弃物、食品加工业废弃物和污水处理厂污泥等。

4. 拆解法　固体废弃物拆解业近年来发展迅速，其主要通过拆解废旧电器及废旧五金等电子废物实现铜铁、铝金、银等金属资源回收再利用。2013 年全国再生资源回收企业达 10 多万家，从业人员有 1800 万人，八大品类废弃物的回收总量约为 1.6 亿吨，

回收总值4817.1亿元，其中家电等电子废弃物占有较大比例。我国电子废弃物处理产业经过10多年的发展，正走出传统家庭小作坊式的生产模式，向园区化、规模化的方向发展。自2004年国内首家电子废弃物专业拆解公司开工以来，目前全国已有200多家成规模的电子废弃物处理企业。然而，目前我国电子固体废弃物拆解企业总体技术水偏低，其造成的环境污染和职业危害隐患不容忽视。

5. 其他 在固体废弃物处理方法中，还有固化法、热解法、生化处理法等。

二、固体废弃物处理及再生利用行业主要职业卫生问题

当前，我国从事固体废弃物处理及再生利用行业的从业人员数量巨大，职业健康与安全保护水平不高，职业病危害因素及其健康危害问题突出。

1. 卫生填埋业的职业卫生 卫生填埋作业主要的工艺流程见图17-6-1，一般将固体废弃物从收集点用翻斗车、集装箱、专用垃圾船或铁路专用车箱运送到填埋场，经计量和质量判定后进入场内。在指定的单元作业点卸车，垃圾卸车后用推土机摊平，再用压实机碾压。分层压实到规定高度再在上面覆盖黏土层，同样摊平、压实。一般以一日一层作业量为一个单元，每日一覆盖。单元厚度达到设计厚度后，即进行临时封场，在其上面覆盖厚的黏土，并均匀压实，最终封场覆土厚度应大于1m。并进行封场监测，防火防爆。

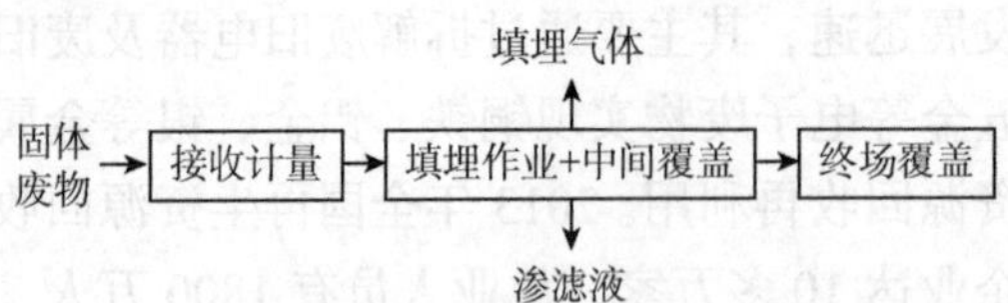

图 17-6-1 填埋工艺流程图

在以上工艺过程中，工作场所存在的职业病危害因素有：硫化氢、氨、甲烷、粉尘；推土机产生的噪声、全身振动以及夏季时露天作业的高温和热辐射；细菌等病原体等。职业卫生工作重点是预防有害气体中毒、夏季中暑以及噪声性听力损害等。

2. 固体废弃物焚烧作业的职业卫生 固体废弃物焚烧作业主要的工艺流程见图17-6-2，一般将生活或医疗固体废弃物用密闭式垃圾运输车送至垃圾焚烧厂，经称重后由运输车运送至垃圾储存坑内，经过5～7d发酵作用后，由垃圾抓斗和起重机投放到垃圾处理进料斗，固体废弃物在炉内依次通过炉排的干燥段、燃烧段和和燃烬段，使其得到充分的燃烧。固体废弃物焚烧产生的高温烟气从炉膛进入余热锅炉，余热锅炉吸收热量产生过热蒸气，输送至汽轮机做功发电。在垃圾燃烧过程中，需向炉内喷射还原剂氨水，以控制炉内烟气氮氧化物产生浓度；余热锅炉排出的烟气要从半干式脱酸反应塔顶部切向进入，利用碱性吸收剂将烟气中的酸性气体（如氯化氢、二氧化硫等）吸收去除；从反应塔出来的烟气进入后续烟道，该烟道中设有活性炭喷射系统，可将烟气中的二噁英、重金属吸附；烟气再进入布袋除尘器，将逸散反应物及烟气中的烟尘颗粒拦截；从布袋除尘器排出的烟气进入洗涤塔，通过氢氧化钠溶液喷淋进一步脱除烟气中的氯化氢及二氧化硫等酸性气体；从洗涤塔出来的烟气还要经过加热后进入选择性催化还原（SCR）反应器，进一步去除烟气中的氮氧化物浓度；从SCR反应器出来的烟气经引风机引至烟囱高空排放。

固体废弃物焚烧作业工作场所存在的职业病危害因素有：氨、氯化氢氟化氰、氰化氢、甲硫醇、一氧化碳、二氧化碳、二氧化硫、氮氧化物、硫化氢、氢氧化钠、六氟化硫及其分解产物、各种重金属（汞、铅、镉、

锡）、二噁英、臭氧；粉尘（氢氧化钙粉尘、活性炭粉尘、其他粉尘）；物理因素（噪声、高温、工频电场）和病原微生物（病毒、细菌、真菌）等，固体废弃物焚烧作业场所属于职业病危害严重的类别，需加强职业卫生管理与监管。

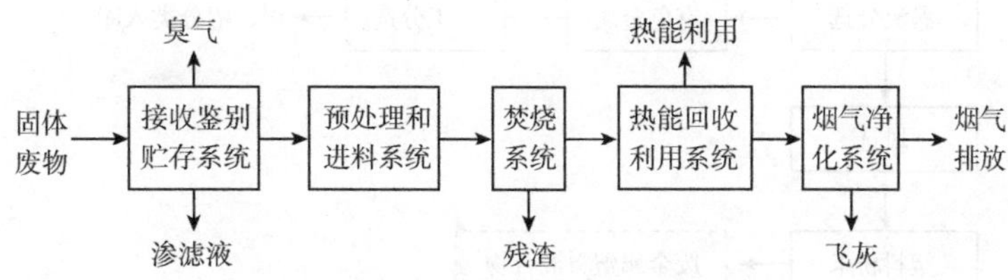

图 17-6-2　固体废弃物焚烧工艺流程图

3. 固体废弃物回收业的职业卫生　目前，全国从事固体废弃物收集和回收业务的企业超过了 6 万家。包括微小型企业以及个人在内从业人员 1000 万左右。塑料回收、加工工艺流程见图 17-6-3。在固体废弃物回收过程中，作业场所通常存在粉尘、夏季露天高温作业、固体废弃物切割产生的噪声和手传振动、铅等化学毒物，以及病原微生物等职业病危害因素。此外，在废旧金属回收过程中，作业人员还有可能回收到意外丢失的放射源，从而造成意外的电离辐射伤害，此类案例也时有报道。

4. 电子废弃物拆解业的职业卫生　电子废弃物拆解工艺流程见图 17-6-4～图 17-6-7，电子废弃物拆解工艺通常有：收集、运输、贮存、拆解、回收、破碎、分离、残余物处置等。在电子废弃物拆解过程中，作业场所通常存在粉尘、酸雾、铅等重金属、有毒有害气体、噪声、振动、高温等职业病危害因素。

不同工艺产生的职业病危害因素也不尽相同，固体废弃物处理及再生利用行业主要职业病危害因素见表 17-6-1。

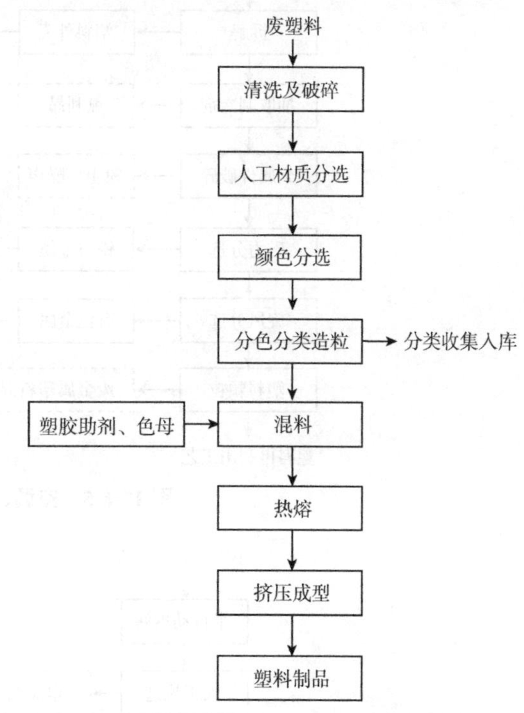

图 17-6-3　塑料回收、加工工艺流程

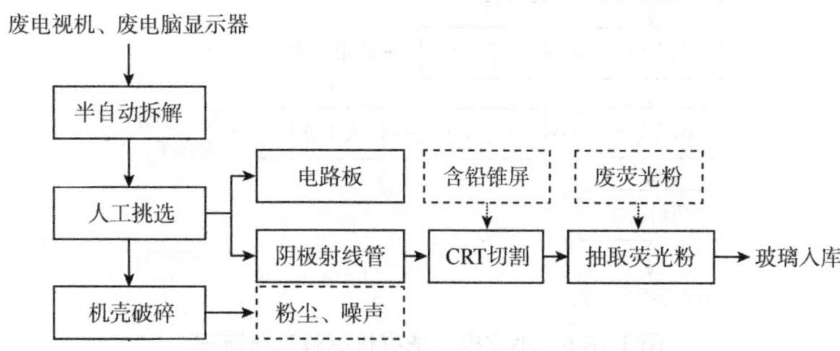

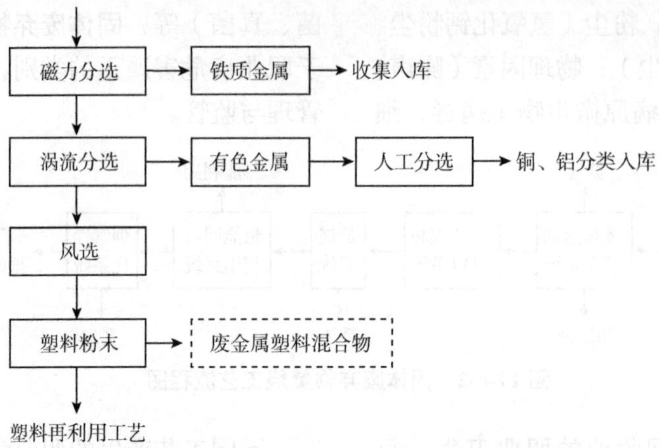

图 17-6-4　电视机、电脑拆解工艺流程

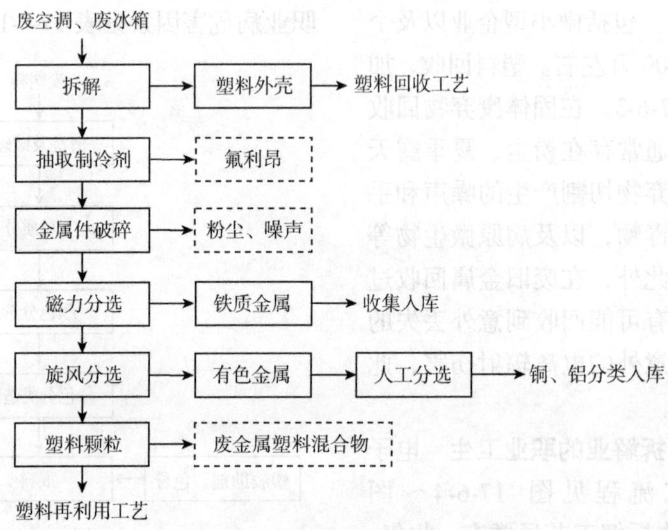

图 17-6-5　空调、冰箱拆解工艺流程

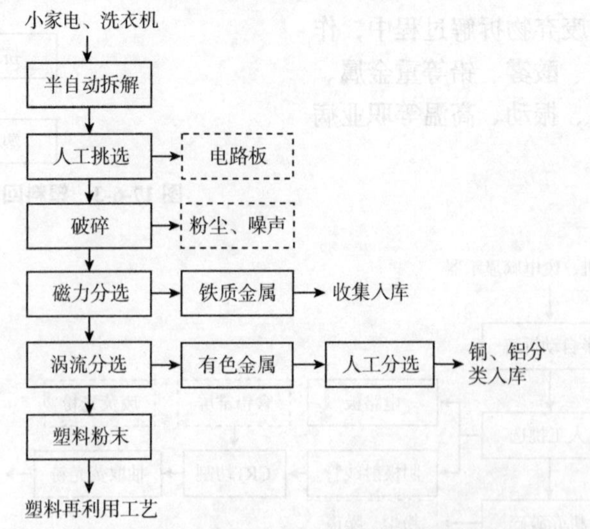

图 17-6-6　小家电、洗衣机拆解工艺流程

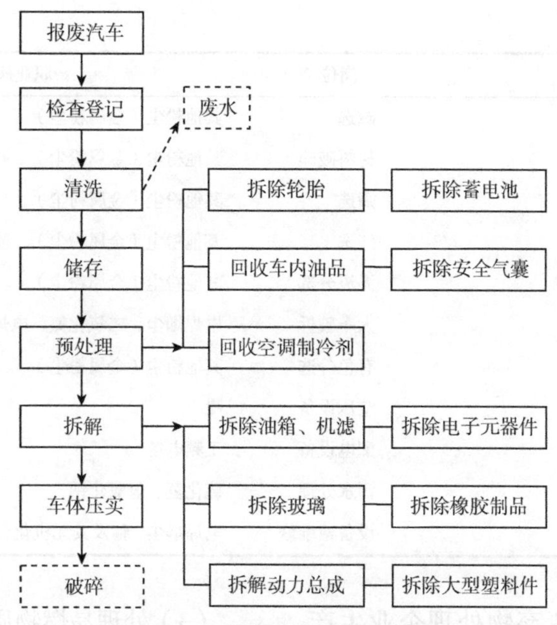

图 17-6-7　报废汽车拆解工艺流程

表 17-6-1　固体废弃物处理及再生利用行业主要职业病危害因素

生产工艺		岗位	职业病危害因素
废旧电器拆解	电视机及显示器拆解	CRT 切割	铅尘、汞及其无机化合物、其他粉尘（塑料粉尘）、噪声
		机壳破碎	其他粉尘（塑料粉尘）、噪声
		手工分选	噪声、其他粉尘（塑料粉尘）
		玻璃破碎	噪声、矽尘
		筛选	其他粉尘（塑料粉尘）、噪声
		金属打包	噪声、其他粉尘（金属粉尘）
		粗拆	铅尘、噪声
	冰箱、空调拆解	抽取制冷剂	氟化物
		箱件破碎	其他粉尘（金属粉尘）、噪声
		保温层拆解	其他粉尘（塑料粉尘）、噪声
		磁力分选	其他粉尘（塑料粉尘）、噪声
		风选	其他粉尘（塑料粉尘）、噪声
	小家电、洗衣机拆解	塑料破碎	其他粉尘（塑料粉尘）、噪声
		金属打包	其他粉尘（金属粉尘）、噪声
		拆解	噪声
	液晶拆解	液晶拆解	铅尘、汞及其无机化合物
塑料再加工		粉碎	其他粉尘（塑料粉尘）、噪声
		混料	其他粉尘（塑料粉尘）、噪声
		加热挤出	高温、苯乙烯、丙烯酸
废旧汽车拆解		预处理	溶剂汽油、氟化物
		车体粉碎	其他粉尘（金属粉尘）、噪声

续表

生产工艺	岗位	职业病危害因素
废旧汽车拆解	磁选	其他粉尘（金属粉尘）
	材料破碎	其他粉尘（金属粉尘）、噪声
	筛选	其他粉尘（金属粉尘）
	气选	其他粉尘（金属粉尘）、噪声
	涡流分选	其他粉尘（金属粉尘）
	大车破拆	电焊烟尘、二氧化氮、电焊弧光
	有色分选	其他粉尘（金属粉尘）
辅助生产	空压设备	噪声
	配电设备	工频电场
	污水处理	硫化氢、氢氧化钠
	设备检维修	电焊烟尘、锰及其无机化合物二氧化氮、紫外辐射、噪声

目前，我国电子废弃物处理企业生产工艺良莠并存。规模企业在拆解、破碎、分离等流水线工艺上装有负压吸尘等安全防护措施，从业人员也配有相应的劳动防护用品，例如眼镜、防尘口罩、手套和耳塞等。但是，家庭作坊式等非正规企业的工艺流程极为简单落后，厂房通风设施不全或缺失，甚至没有厂房，从业人员在没有防护设施的露天环境中，使用简单工具（如改锥、钳子等），采用手工拆解电气电子产品。有的甚至采用简单酸溶，或露天焚烧等落后方式回收金属，生产环境职业卫生条件恶劣，且缺乏有效的防护措施，因此职业病危害严重。

三、固体废弃物处理及再生利用行业主要职业病防护措施

（一）防毒措施

1. 用人单位

（1）应在每个盛装化学品的容器上张贴醒目标签，标明化学品名称、危险分类符号、危害性质及应急措施。

（2）保持工作场所空气流通。

（3）处理易燃物质时，应远离火源。

（4）易燃物应储存在金属柜内。

（5）沾有易燃有毒液体的清洁碎布应放在有盖的金属容器内。

（6）向劳动者提供有关化学品的安全技术说明书。

（7）定期组织劳动者进行职业卫生培训。

（8）优先采取不产生危害或者危害小的工艺、设备、材料和技术。

（9）采取自动化、密闭化、机械化操作，加强局部抽风除尘排毒措施。

（10）向劳动者配备符合要求的个体防护用品，督促指导劳动者正确使用。

（11）制订急性中毒应急救援预案，明确责任人、疏散路线、联系方式等。

（12）设置应急冲淋、洗眼装置。

2. 劳动者

（1）严格遵守岗位职业卫生操作规程。

（2）查阅容器外的标签内容及安全技术说明书，辨别化学品的有关资料。

（3）确保职业病防护设施的开启并正常运行。

（4）正确穿戴个体防护用品。

（5）不可徒手触摸化学品。

（6）不可在工作场所吸烟、进食及饮水。

（二）防暑降温措施

1. 工作环境

（1）对工作场所的高温设施及散热装置进行分隔，减少热能散发到工作岗位。

（2）增加空气流通量，及时把热和湿的空气带走。条件允许，可增设通风或空调送风设施。

（3）尽量避免在阳光下工作，在可能的情况下，应架设临时上盖，例如太阳伞等，以阻挡直接照射的阳光。

2. 工作安排

（1）避免长时间在高温环境下工作。留意天气预报，调整工作时间，把所有或者大部分体力要求高的工作安排在白天温度不高的时段及较凉快的地方进行。

（2）减少劳动者的体力负担，如借助机械或工具进行作业。

（3）在酷热时段，尽可能安排劳动者在遮阴及较凉快的地方短暂休息。

3. 清凉的饮用水

（1）提供清凉的饮用水，方便劳动者随时饮用，无须等待口渴，才补充水分。

（2）鼓励劳动者多饮水或其他补充体力的饮料，以补充因为流汗而失去的水分及盐分。

4. 合适的衣着

（1）提倡穿浅色、透气的衣服，例如棉质衣物有助于吸收汗水，加快散热。

（2）在极端热工作环境下，考虑使用暑热压力保护衣物，例如清凉巾。

5. 急救程序及设备

（1）制订中暑应急救援预案，并通过举办讲座和定期演练，向管理层、中层管理人员及劳动者提供适当的培训；例如教导劳动者留意身体的反应及中暑的早期症状。

（2）任何劳动者出现中暑的早期症状，应及时将他移到阴凉处，采取物理降温等措施，并及时送医检查或处理。

（三）噪声防护措施

1. 噪声评估　评估劳动者所受噪声影响的程度，划定听觉保护区。

2. 控制噪声

（1）降低噪声源的噪声强度

1）选用低噪声设备。

2）减少撞击或设置减振材料。

3）设置消声器或密闭消声罩。

4）定期对设备进行保养，设备损坏及时维修。

（2）控制噪声传播

1）将劳动者与噪声源隔离开来。

2）安装适当的吸声、隔声装置。

（3）采取行政措施：避免长时间在噪声环境下工作，可考虑安排劳动者定期休息及轮换工作岗位。

（4）佩戴个人护听器。

3. 个人听觉保护计划

（1）选择合适的护听器，如耳塞、耳罩。

（2）正确使用和保养护听器。

（3）为劳动者提供资料并进行职业卫生培训。

4. 定期听力测试　听力检查的结果可用于修改听觉保护计划，警醒劳动者保护听力，并在永久性听力损失发生之前，采取适当的防范措施。

（四）生物性危害的防护措施

1. 工作时穿着手套、长袖和长裤衣物，不要穿着凉鞋，避免细菌直接接触皮肤。

2. 注重个人卫生，下班后彻底洗净身体。

3. 进食前，或者用手接触眼、鼻、口之前应先洗手，以软刷彻底刷洗指甲缝的污垢。

4. 下班后，立即清洗个人的防护装备。

5. 适当地储存和处理食物，避免细菌滋生。

6. 若发现有卫生或健康问题，应立即向管理者报告。

7. 若怀疑受到感染，应及时就诊。

第七节　液体废弃物处理及再生利用行业职业病危害识别与控制

目前在我国的大中城市，尤其是经济发达地区，液体工业废物、危险废物的产生量急剧增加，对这些危险废物的妥善处理变得越来越迫切。液体危险废物根据其成分可分为有机、无机，但由于缺少有效的回收再利用技术和专业的溶剂回收再生公司，使用过的液体废弃物大都作为一般化学废物或作为低附加值的助燃物处理掉，不但浪费了有限高附加值的资源，同时也造成了溶剂使用成本居高不下、产品竞争能力低下的现实问题。IT 电子产品生产、液晶面板生产、医药化工及锂电池生产企业在生产过程中也会产生大量的废液，因此，废液的再生和精制具有很大的市场。国际上越来越多的知名公司在全国各地不遗余力的投资建设废液再生及精制项目，随之而来的劳动者的职业卫生问题也越发严峻。

液体废弃物包括有机液体废弃物、无机液体废弃物，有机液体废弃物包括含氯溶剂废液、含杂醇类溶剂废液、含丁酮废液、含腈、醚有机废液、含 N-甲基吡咯烷酮（NMP）精馏冷凝水等；无机液体废弃物包括含铝蚀刻液、铜蚀刻液、重金属废水、高盐废水等；液体废弃物处理及再生利用行业主要职业病危害因素有苯、甲苯、二甲苯、乙苯、甲醇、丁醇、环已烷、正已烷、丙酮、丁酮、四氢呋喃、二乙胺、正庚烷、二氯乙烷、二氯丙烷、异丙醇、丙醇、吡啶、乙酸甲酯、乙酸乙酯、乙酸丁酯、乙腈、三乙胺、二甲基甲酰胺（DMF）、二氯甲烷、四氯乙烯、乙醇胺、环已酮、苯胺、乙二醇、乙酸、盐酸、硝酸、磷酸、硫酸、氢氧化钾、过氧化氢等。

一、工艺流程

1. 有机液体废弃物再利用工艺　废有机溶剂的精制原理是利用化学品的挥发度不同进行蒸发分馏，实现分离、提纯。废有机溶剂进入厂区后分析人员先取样分析其成分，然后根据类别泵入指定储罐或放置指定仓库暂存。有机液体废弃物再利用工艺主要包含物料加热蒸发、蒸馏分离、冷凝回收三个阶段。有机液体废弃物再利用工艺流程见图 17-7-1。

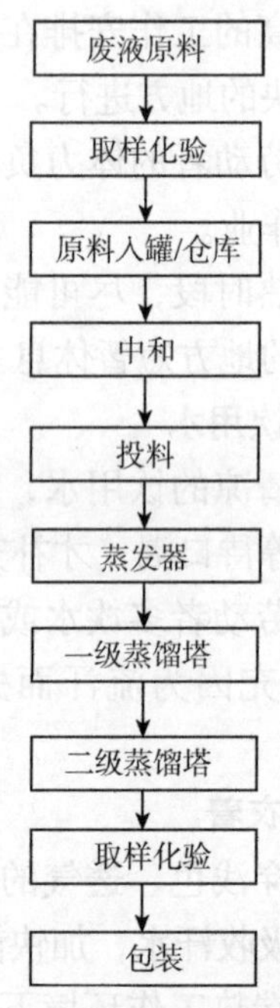

图 17-7-1　有机溶剂废液再利用工艺流程

待处理原料（槽车或桶装）卸入厂内罐区原料罐或仓库，由原料罐打入蒸发器，用蒸发器进行加热蒸发，根据原料的组成及回收要求调整蒸发器的加热温度和进料量，使待回收成分全部蒸发。蒸发器底部排渣。待回收成分蒸气与未蒸发的其他杂质液进入蒸馏塔内，在蒸馏塔内的填料层与液体实现多次的气液交换和气液平衡后，塔顶得到脱渣半成品。脱渣半成品进入蒸发器用蒸汽进行加热蒸发，得到的气液两相进入1级蒸馏塔，在1级蒸馏塔内，气相（包括水汽及低沸点成分）与液相在塔内的填料层实现多次的气液交换和气液平衡后分离，气相从塔顶排出通过冷凝器凝结成废液，这样就实现了水分的去除；液相经塔底再沸器再次加热后成为气液混合物进入2级蒸馏塔。在2级蒸馏塔内的填料层与液体实现多次的气液交换和气液平衡后达到组分分离的目的，控制分离平衡的温度，目的物从2级蒸馏塔塔顶逸出，冷凝后得到产品，高沸点成分则在塔底成为蒸馏残渣，人工将蒸馏残渣从薄膜蒸发器排放口排出后由桶类容器收集后暂存。

2. 无机液体废弃物再利用工艺　无机液体废弃物再利用过程主要包括投料、蒸馏浓缩、冷凝、加去离子水、浓度调整、分析化验等，具体工艺流程见图17-7-2。

将废液从原料储罐输送到搪玻璃蒸馏釜中，通过减压蒸馏除去杂质，经两次冷凝，进入废液罐。升温将其浓缩，浓缩后，取样进行分析，分析合格后，送到混合槽中，降温，向混合槽中投入去离子水，进行浓度调整，采样分析合格后，通过自动清洁快速耦合器将产品送到储罐中。

二、主要原辅材料与生产设备

该行业生产过程中主要原辅料为生产过程中产生的废液，辅料主要有氢氧化钠、氢氧化钾、磷酸、硫酸、硝酸、盐酸等；主要生产设备有原料罐、混合罐、蒸馏塔、蒸发器、再沸器、冷凝器、产品罐，辅助生产设备有空压机、锅炉、柴油发电机及各类泵等。

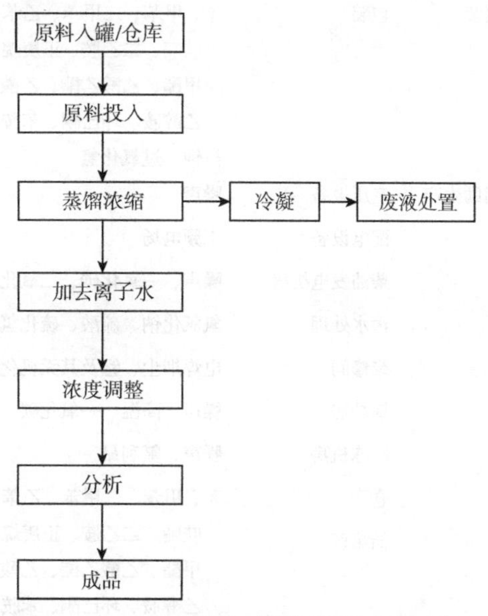

图17-7-2　无机溶剂废液再利用工艺流程

三、主要职业病危害因素来源及分布

液体废弃物处理及再生利用行业职业病危害因素与处理液体废弃物类别有关，该行业处理过程中主要职业病危害因素见表17-7-1。

表17-7-1　液体废弃物处理及再生利用行业主要职业病危害因素

工艺	岗位/工序	职业病危害因素	关键控制岗位
前处理	卸料 取样化验	苯、甲苯、二甲苯、乙苯、甲醇、丁醇、环己烷、正己烷、丙酮、丁酮、四氢呋喃、二乙胺、正庚烷、二氯乙烷、二氯丙烷、异丙醇、丙醇、吡啶、乙酸甲酯、乙酸乙酯、乙酸丁酯、乙腈、三乙胺、DMF、二氯甲烷、四氯乙烯、乙醇胺、环己酮、苯胺、乙二醇、乙酸	是 是
	中和	盐酸、磷酸、氢氧化钠	是
投料	原料入罐	苯、甲苯、二甲苯、乙苯、甲醇、丁醇、环己烷、正己烷、丙酮、丁酮、四氢呋喃、二乙胺、正庚烷、二氯乙烷、二氯丙烷、异丙醇、丙醇、吡啶、乙酸甲酯、乙酸乙酯、乙酸丁酯、乙腈、三乙胺、DMF、二氯甲烷、四氯乙烯、乙醇胺、环己酮、苯胺、乙二醇、乙酸、盐酸、硝酸、磷酸、硫酸、氢氧化钾、过氧化氢	是

续表

工艺	岗位/工序	职业病危害因素	关键控制岗位
蒸馏、冷凝	蒸馏（一级、二级）、冷凝	苯、甲苯、二甲苯、乙苯、甲醇、丁醇、环己烷、正己烷、丙酮、丁酮、四氢呋喃、二乙胺、正庚烷、二氯乙烷、二氯丙烷、异丙醇、丙醇、吡啶、乙酸甲酯、乙酸乙酯、乙酸丁酯、乙腈、三乙胺、DMF、二氯甲烷、四氯乙烯、乙醇胺、环己酮、苯胺、乙二醇、乙酸、盐酸、硝酸、磷酸、硫酸、氢氧化钾、过氧化氢、噪声、高温	—
灌装	包装	苯、甲苯、二甲苯、乙苯、甲醇、丁醇、环己烷、正己烷、丙酮、丁酮、四氢呋喃、二乙胺、正庚烷、二氯乙烷、二氯丙烷、异丙醇、丙醇、吡啶、乙酸甲酯、乙酸乙酯、乙酸丁酯、乙腈、三乙胺、DMF、二氯甲烷、四氯乙烯、乙醇胺、环己酮、苯胺、乙二醇、乙酸、盐酸、硝酸、磷酸、硫酸、氢氧化钾、过氧化氢	是
辅助生产	空压设备	噪声	是
	配电设备	工频电场	—
	柴油发电机房	噪声、一氧化碳、二氧化氮	是
	污水处理	氢氧化钠、硫酸、硫化氢、噪声	是
	维修间	电焊烟尘、锰及其无机化合物、二氧化氮、紫外辐射、噪声	—
	锅炉房	噪声、高温、一氧化碳	是
	冷冻机房	噪声、氟利昂	—
	仓库 储罐区	苯、甲苯、二甲苯、乙苯、甲醇、丁醇、环己烷、正己烷、丙酮、丁酮、四氢呋喃、二乙胺、正庚烷、二氯乙烷、二氯丙烷、异丙醇、丙醇、吡啶、乙酸甲酯、乙酸乙酯、乙酸丁酯、乙腈、三乙胺、DMF、二氯甲烷、四氯乙烯、乙醇胺、环己酮、苯胺、乙二醇、乙酸、盐酸、硝酸、磷酸、硫酸、氢氧化钾、过氧化氢	是 是

四、职业病危害工程控制要点

（一）防毒措施

1. 对入厂每批原料进行分析化验，确定其成分，并根据安全数据表进行管理，在使用场所张贴了标识、分类管理。

2. 采用半露天框架结构的生产装置，四面通风，充分利用自然风，有利于有毒有害物质稀释。

3. 化验室内设通风柜，实验员分析化验过程均在通风柜内进行，有效地降低有害物质的浓度，减少毒物对实验员的危害。

4. 在厂区内配置移动式吸收装置，内置吸收液来吸收卸料、入料过程逸散出的有毒有害气体，根据不同的原辅料来更换吸收液，主要为无机酸碱。

5. 溶剂桶罐装间宜采用上送下排的通风方式；灌装岗位采用自动化作业，设置局部抽风排毒设施。

6. 柴油发电机尾气管室外布置，且在柴油发电机房设置机械通风系统，通风换气次数12次/小时。

7. 在锅炉房设置机械通风系统，通风换气次数12次/小时。

8. 在仓库屋顶设置屋顶式轴流风机，甲类仓库设置壁式轴流风机，容器仓库屋顶设置屋顶式轴流风机，溶剂桶灌装间设置壁式轴流风机。

（二）噪声防护措施

1. 设备选型时，选用低噪声的空压机、泵类等设备，从源头上降低设备本身的噪声；

对风机加装隔声罩。

2. 设备布局上，将空压机、泵等产生强噪声或振动的设备独立布置。

3. 设备安装时，空压机、泵类设备采取减振垫等措施。

（三）防暑降温措施

1. 锅炉独立布置在锅炉房内，并在锅炉房设置轴流风机进行降温。

2. 蒸馏塔、蒸发器、蒸汽管道等设备均采取隔热措施，作业人员作业方式为巡检，接触时间较短，且蒸馏车间为框架式结构，自然通风条件较好。

3. 控制室、办公场所采取空调降温，可作为休息室供员工休息。

4. 夏季高温季节，为作业人员提供含盐清凉饮料。

5. 合理安排夏季高温季节的巡检时间。

五、个体防护用品配备

用人单位应按照识别、评价、选择的程序，结合劳动者作业方式和工作条件，并考虑其个人特点及劳动强度，选择防护功能和效果适用的劳动防护用品。该行业个体防护用品配备见表 17-7-2。

表 17-7-2　液体废弃物处理及再生利用行业个体防护用品配备一览表

工艺	岗位/工种	工序/工作地点	主要职业病危害因素	防护用品配备	建议型号或参考标准
蒸馏车间	技术员	现场操作	苯、甲苯、二甲苯、乙苯、甲醇、丁醇、环己烷、正己烷、丙酮、丁酮、四氢呋喃、二乙胺、正庚烷、二氯乙烷、二氯丙烷、异丙醇、丙醇、吡啶、乙酸甲酯、乙酸乙酯、乙酸丁酯、乙腈、三乙胺、DMF、二氯甲烷、四氯乙烯、乙醇胺、环己酮、苯胺、乙二醇、乙酸、盐酸、硝酸、磷酸、硫酸、氢氧化钾、过氧化氢	防毒面具	半面罩防有机蒸气
溶剂桶灌装间	包装工	包装		防护眼镜	防酸碱
贮运	操作工（卸料、进料、中和）	罐区、仓库		防护手套	丁腈手套
分析化验	化验员	取样 化验室		化学品防护服	防酸碱
				防护胶靴	防酸碱
				防护围裙	防酸碱
公辅设施	动力工	空压机房 制冷机房 锅炉房	噪声、高温	防噪声耳塞	NNR=31dB(A)
	污水处理工	污水处理站	硫酸、氢氧化钠、硫化氢、噪声	防护眼镜	防酸碱
				防护手套	丁腈手套
				化学品防护服	防酸碱
				防护胶靴	防酸碱
	维修工	维修间	电焊烟尘、砂轮磨尘、臭氧、氮氧化物、噪声、紫外辐射	防护眼镜	防电焊弧光
				长袖工作服	—
				防尘口罩	KN95 及以上级别口罩
				防噪声耳塞	NNR=31dB(A)

六、职业健康监护

以常见的苯系物、噪声等危害因素举例，具体根据实际存在的危害因素结合 GBZ188 进行，该行业的职业健康监护主要项目见表 17-7-3。

表 17-7-3 职业健康监护主要项目表（举例）

岗位/工种	危害因素	上岗前检查项目	在岗期间检查项目	检查周期	职业禁忌证
技术员、包装工、化验员	苯系物（举例）	症状询问、体格检查、实验室和其他检查（血常规、尿常规、肝功能、心电图、肝脾B超、胸部X线摄片）	症状询问、体格检查、实验室和其他检查(血常规、尿常规、肝功能、心电图、肝脾B超）	复查:受检人员血常规异常者应每周复查1次，连续2次。健康检查周期：1年	血常规异常者、造血系统疾病
动力工、污水处理工	噪声	常规检查和耳鼻检查、纯音听阈测试	常规检查和耳鼻检查、纯音听阈测试	作业场所噪声 8h 等效声级≥85dB，1年1次；作业场所噪声8h等效声级＜85dB，2年1次	上岗前与在岗期间体检职业禁忌证不同，具体详见GBZ188
维修工	其他致尘肺病的无机粉尘	症状询问、体格检查、实验室和其他检查[必检项目：血常规、尿常规、肝功能、心电图、后前位X线高千伏胸片或数字化摄影胸片（DR胸片）、肺功能]	症状询问、体格检查、实验室和其他检查[后前位X线高千伏胸片或数字化摄影胸片（DR胸片）、心电图、肺功能]	根据作业分级确定	活动性肺结核病、慢性阻塞性肺疾病、慢性间质性肺病、伴肺功能损害的疾病
	紫外辐射	症状询问、体格检查、实验室和其他检查（血常规、尿常规、肝功能、心电图、胸部X线摄片。）	症状询问、体格检查	2年	活动性角膜疾病、白内障、面、手背和前臂等暴露部位严重的皮肤疾病、白化病

七、应急处置要点

由于该行业所处理的废液成分不确定，可能接触的职业病危害因素种类较多，事故状态下可能接触高浓度的有毒有害物质的可能性较大，故应急救援是该行业的重点。

（一）应急救援预案

用人单位应根据行业可能发生的急性职业病危害事故类型制定《专项应急预案》《现场处置方案》，成立应急救援机构及人员，明确职责。

（二）应急救援设施

1. 事故通风 在可能发生急性中毒的蒸馏车间、灌装间、仓库等场所设置事故通风。

2. 报警装置 在蒸馏车间、灌装间、仓库等场所设置与事故通风连锁的报警装置。

3. 冲淋洗眼器 在蒸馏车间、灌装间、仓库、罐区等场所设置冲淋洗眼器。

4. 泄险区及围堰 在罐区设置围堰；在蒸馏车间及罐区设置导流槽。

5. 应急救援器材及药品设施 在蒸馏车间、仓库、控制室等场所设置应急救援器材柜及应急救援药箱，应针对可能发生的急性事故配备应急救援药品。

6. 逃生设施 在厂区设置风向标及疏散通道。

八、用人单位职业卫生管理要点

1. 应根据相关法律、法规的要求，结合企业实际，建立健全职业卫生管理制度和操作规程。内容包括：①职业病危害防治责任制度；②职业危害警示与告知制度；③职业病危害申报制度；④职业病防治宣传教育培训制度；⑤职业病防护设施维护检修制度；⑥职业病防护用品管理制度；⑦职业病危害监测及检测评价管理制度；⑧建设项目职业卫生“三同时”管理制度；⑨劳动者职业健康监护及其档案管理制度；⑩职业病危害事故处置与报告制度；⑪职业病危害应急救援与管理制度；⑫岗位职业卫生操作规程。

2. 禁止使用未满十八周岁的未成年工、孕期和哺乳期女职工从事接触职业病危害的作业。

3. 成立职业卫生领导小组，指定职业卫生管理机构，配备专职职业卫生管理人员。

4. 应当配备专职人员负责工作场所职业危害因素的日常监测。监测点的设置、采样时间等应符合 GBZ 159 的要求。企业自身不具备监测能力的，应当委托有资质的职业卫生服务机构进行监测。

5. 应定期委托有资质的职业卫生技术服务机构开展检测与评价工作。对作业场所的苯、苯胺等高毒物品至少每 1 个月进行一次职业病危害因素检测，对非高毒作业场所每年至少进行一次职业病危害因素检测。日常监测或定期检测、评价过程中，发现职业病危害因素不符合国家职业卫生标准要求的，应立即采取措施进行整改和治理，确保其符合相关标准要求。

6. 应按照有关法律法规要求将检测结果，及时、如实、全面向辖区安全生产监督管理部门进行职业病危害因素申报。日常监测和委托性检测、评价结果应存入本单位的职业卫生档案，监测、检测、评价结果应张贴在劳动者所在的工作场所、宣传栏、公示栏，向劳动者公布。

7. 产生职业病危害的用人单位应当设置公告栏，公布本单位职业病防治的规章制度等内容。在办公区域及工作场所醒目位置设置公告栏，公示职业卫生管理相关内容。

按照 GBZ158 等标准要求在存在职业病危害的岗位设置相应的警示线、警示标识、中文警示说明及告知卡，多个警示标识在一起设置时，应按禁止、警告、指令、提示类型的顺序，先左后右、先上后下排列。

8. 按照 GBZ1 要求设置卫生间、休息室、浴室、更衣室等辅助用室。

9. 应建立完善的职业卫生档案，职业卫生档案的管理应按照《职业卫生档案管理规范》的要求进行。包括：①建设项目职业卫生“三同时”档案；②职业卫生管理档案；③职业卫生宣传培训档案；④职业病危害因素监测与检测评价档案；⑤用人单位职业健康监护管理档案；⑥劳动者个人职业健康监护档案；⑦其他职业卫生档案。

第十八章　企业职业健康管理实践与职业中毒案例

第一节　企业职业健康管理实践

一、某光电科技公司职业健康管理实践

某光电科技公司是中国大陆唯一能够自主研发、生产和制造 1.5～110 英寸全系列半导体显示产品的企业，总部设在北京，公司在北京、成都、合肥、重庆、武汉等地建有多个制造基地，拥有员工 6 万余人。对于依托于高新技术的研发和使用，并同时在多领域迅速扩张的该用人单位来说，各种新技术、新材料、新工艺及新设备的大量使用，特别是危险化学品的使用数量多和基地分散、从业人员众多，使得企业职业健康管理面临巨大的挑战。

为此，该用人单位持续进行职业健康管理的摸索实践，通过对工作场所内存在的职业性有害因素及其健康损害进行预测、识别、评估并加以控制，保护员工免受职业性有害因素影响，以期找到一套合适自身特点的职业健康管理方法，并建立同一标准管理体系和管理指标对不同地区工厂管理，以实现“为员工创造令人愉悦的工作环境”职业健康管理的愿景。

（一）建立具有自身特色的职业健康管理体系

该用人单位的职业健康管理，基于风险管理理念，以管理体系的方式落实执行。企业在 OSHAS18000 管理体系的基础上，结合企业风险分布，参考《用人单位职业病防治指南》GBZ T 225，搭建符合自身实际情况的管理体系框架：《某企业职业健康管理指南》（简称《指南》）和《职业健康评价管理办法》，《指南》明确企业职业健康管理的五大维度和九个基本要素，并提出明确的管理控制要求，为企业职业健康管理提供指导方向和行动准则。《指南》的框架结构见表 18-1-1，下面将对其中几个重点内容进行简单介绍。

表 18-1-1　《该用人单位职业健康管理指南》框架结构

维度	要素	项目
一、管理者责任制	领导与责任	1.1 主要负责人
		1.2 目标计划
		1.3 资源分配
		1.4 管理责任制
	制度与文档	2.1 法律法规及其他要求
		2.2 制度与规程
		2.3 文档管理

续表

维　度	要　素	项　目
二、人员应知应会	培训教育	3.1 培训教育
三、职业病危害风险管理	职业病危害因素识别与评价	4.1 职业病危害因素识别
		4.2 职业病危害因素检测与评价
	职业病危害风险管控	5.1 职业病危害防护设施管理
		5.2 职业病危害警示与告知
		5.3 职业健康监护
		5.4 劳动防护用品
		5.5 变更管理
		5.6 职业病危害作业管理
		5.7 电离辐射管理
		5.8 室内空气质量管理
		5.9 未成年工与女工保护
		5.10 人机工学
		5.11 相关方管理
	隐患排查治理	6.1 隐患排查治理
四、应急与事故管理	应急管理	7.1 应急救援组织
		7.2 应急处置流程
		7.3 应急设施和物资
		7.4 应急预案演练
	事故管理	8.1 事故管理
五、评价与持续改进	评价与持续改进	9.1 绩效考核
		9.2 职业健康管理评价
		9.3 持续改进

1. 强调管理者责任担当　在企业，管理团队的领导能力决定了企业的职业健康管理水平和绩效。没有 “管理者领导力”，就没有“全员的执行力”，而“企业职业健康文化建设”也就无从谈起。因此，该用人单位在管理体系的第一个维度“管理者责任制”中突出强调了管理者的责任，要求每个分厂：

（1）企业主要负责人是企业职业健康管理的最高责任人，对企业职业健康工作全面负责。

（2）企业应至少配备 1 名有经过系统培训或者职业健康专业资质的专（兼）职职业健康管理人员。

（3）企业各级管理者，应按照“谁的业务谁负责，谁的属地谁负责”的原则，各自对所管辖业务、区域的职业健康工作负责。

2. 全员掌握职业健康基础知识　除各企业负责人和职业安全卫生管理人员需要掌握职业健康基础知识外，该把全员扎实掌握职业健康基础知识作为企业职业健康文化建设的基础，也是作为落实公司职业健康管理要求的基本保障。校招员工数量在该用人单位新入职员工中占相当大的比例，对于这些刚走出学校的学生们，职业健康知识基础几乎为零。为此，该用人单位在“人员应知应会”这个维度中，要求强化员工的职业健康培训并确保培训效果，将其与安全培训融合统一化，分为公司、部门及科室三级职业健康培训，并对培训和考核要求做出明确规定，详见表 18-1-2 内容。培训结束后 15 日内，采取访谈、观察方法验证职业健康知识掌握情况，对科长访谈职业卫生管理职责和现场职业病危害管控内容、能力；对员工现场职业病危害管控内容和三级培训要求。

表 18-1-2　职业健康培训与考核要求

<table>
<tr><th rowspan="2">分级</th><th rowspan="2">对象</th><th rowspan="2">学时（h）</th><th rowspan="2">培训内容</th><th colspan="2">重点考核内容（必考）</th></tr>
<tr><th>书面</th><th>实操</th></tr>
<tr><td>一级</td><td>全员</td><td>1</td><td>①相关法律法规；
②职业病预防基础知识；
③典型职业病危害事故案例；
④员工享有的职业病防护权利义务；
⑤公司职业病危害防控原则及基本要求</td><td>①职业病预防基础知识(公司主要职业病危害)；
②公司职业病危害防控原则及基本要求</td><td>无</td></tr>
<tr><td>二级</td><td>部门管理人员+涉害员工</td><td>3</td><td>①部长职业健康管理职责（仅限管理职）
②职业病预防基础知识；
③典型职业病危害事故案例；
④企业职业健康管理制度；
⑤本部门职业病危害防控原则及基本要求；
⑥本部门职业病危害因素分布及其可能导致的职业病；
⑦急性职业中毒事故（含化学品泄漏）现场紧急情况的应急处置原则；
⑧急救技能（自救与互救）</td><td>①部长职业健康管理职责(仅限管理职)
②业职业健康管理制度；
③本部门职业病危害防控原则及基本要求；
④本部门职业病危害因素分布及其可能导致的职业病；
⑤急性职业中毒事故或化学品泄漏相关现场紧急情况的应急处置原则；
⑥急救技能</td><td>急救技能</td></tr>
<tr><td>三级</td><td>科室管理人员+涉害员工</td><td>8</td><td>①科长职业健康管理职责（仅限管理职）
②典型职业病危害事故案例；
③本科室职业病危害防控原则及基本要求；
④本岗位作业场所职业病危害因素检测结果；
⑤本岗位各作业存在的职业危害因素及其健康危害；
⑥本岗位各作业对应的职业病防护设施及管理要求；
⑦本岗位相关劳动防护用品的使用与保存；
⑧本岗位安全操作规程；
⑨急性职业中毒事故（含化学品泄漏）现场紧急情况的应急处置措施</td><td>①科长职业健康管理职责(仅限管理职)
②岗位各作业存在的职业危害因素及其健康危害；
③本岗位各作业对应的职业病防护设施及管理要求；
④本岗位劳动防护用品的使用与保存；
⑤本岗位安全操作规程；
⑥急性职业中毒事故或化学品泄漏相关现场紧急情况的应急处置措施</td><td>①岗位相关劳动防护用品的使用与保存；
②本岗位安全操作规程
③急性职业中毒事故或化学品泄漏相关现场紧急情况的应急处置措施</td></tr>
</table>

3. 划分“职业病危害风险管理”维度　划分“职业病危害风险管理”维度是企业职业健康管理的核心内容。可划分为职业病危害因素识别、职业暴露评估、职业病危害控制与防护及监督检查几部分。目前，企业的职业病危害因素识别、评价及控制效果，均可以委托有资质的机构协助完成。但在实际工作中，第三方服务机构并不能充分细致的了

解企业生产工艺及作业过程，所以企业职业健康管理人员应具备一定的职业病危害因素识别和评价的能力，定期对职业病危害风险管理内容进行回顾和再确认。尤其在发生可能导致职业病危害发生变化时，也应及时进入职业病危害风险管理程序。

下面以某一化学品操作作业为例，简单描述对其职业病危害风险的管理思路。

（1）根据作业涉及的工艺、原辅材、设备及周边环境，识别出员工可能接触的化学品。

（2）统计员工作业信息，包括作业过程、频次、单次作业时间、可能的暴露途径、单次作业暴露时间、每班累积暴露时间、每班及每周工作时间；

（3）了解现有防护措施，包括工程防护设施、设备密闭程度、安全联锁状态、作业条件控制及个人劳动防护用品等。

（4）收集化学品的毒性信息，从 SDS、国内外权威机构或相关数据库等处，查询其 GHS（全球化学品统一分类和标签制度）分类，了解其“健康危害性”，并重点关注“致癌性”；

（5）从 GBZ2.1 中查询化学物的职业接触限值（OEL），对于有 OEL 的化学品，委托技术服务机构进行现场检测评价；对没有 OEL 的化学品，根据所收集的信息综合判定。

若评估结果为“职业病危害风险不可接受”，则应检讨管控措施，调整后再评估，直到风险可接受。若评估结果为“职业病危害风险可接受”，应确保现有管控措施持续有效，也就进入“职业病危害风险管控”部分。

4. 实行实时监督检查和评价　客观合理的监督检查和评价，是验证体系运行效果并实现持续改善的重要手段。在“评价与持续改进”维度中对此作出了明确的要求。企业的《职业健康评价管理办法》中规定，各企业每年至少一次按照《职业健康评价细则》进行自评，集团对各企业实行分级监管和评价，对一级监管企业每年评价一次。企业必须对评价发现的问题点进行根因分析，并按照“举一反三”的原则彻底整改。当然，《指南》中的内容会根据国家规定和企业需求的变化而不断调整和完善。

（二）开展职业健康文化建设

职业健康文化是企业安全文化建设的一部分，该用人单位认为员工的安全价值观或安全理念的形成基于知识积累和企业安全氛围。除了职业健康培训教育外，该用人单位每年都会以《职业病防治法》宣传周为契机，组织各企业围绕宣传主题开展活动。

在各种形式的活动中，最容易被员工接受且效果最好的是：将讲解与实操相结合的培训或游戏，比如“职业健康头脑王者竞赛”和年度“职业健康管理优秀科室评比”活动。职业健康头脑王者竞赛中，各参赛队每位队员将在 10 秒内答题得分，团队总分数最高者胜出。该活动可以检验员工职业健康基础知识的掌握程度，考察范围包括：职业健康法律法规、职业健康规章制度、职业病危害因素及其健康危害、劳动防护用品、警示标识、职业病防护设施、TMAH（四甲基氢氧化铵）管理、有限空间作业管理等。

年度“职业健康管理优秀科室评比”活动，是一项对各科室的职业健康培训、现场警示标识、职业病防护设施、劳动防护用品管理及职业体检几方面执行情况的综合评比。评选出的优秀科室及优秀管理人员，还将通过经验分享会的形式，把好的管理经验分享给其他科室和人员。

通过几年的努力，员工的知识和意识均得到明显提高，职业健康文化氛围基本形成。

（三）紧抓职业病危害控制要点

半导体显示产品生产涉及职业病危害因

素多，分布范围广泛，企业主要针对一些易于接触风险大物质为控制重点，同时强调劳动防护重要性。举例如下：

1. **高毒物质 TMAH**（四甲基氢氧化铵）**溶液** 液晶显示行业中，TMAH 溶液作为显影液被大量使用，常见浓度为 25%和 2.38%两种。一直以来，各企业都是按照强碱性腐蚀品管理 TMAH 溶液的。

2015 年，该用人单位从中国台湾学者的论文《致命化学品氢氧化四甲基铵之危害预防与紧急处置》中了解到：在中国台湾、日本及韩国等地，已发生多起经皮肤接触 TMAH 溶液致死的案例。且有动物实验表明：皮肤较大面积接触 TMAH 溶液时，会在 15～30 分钟内产生急性中毒，甚至呼吸停止而导致死亡。经过大量 TMAH 毒性资料和事故案例的收集整理，该用人单位明确认定 TMAH 溶液可通过皮肤接触导致人体急性中毒，立即制定并发放《该用人单位 TMAH 职业健康危害控制管理要求》，要求各企业从工程控制到劳动防护用品，全面提高对 TMAH 的管理等级，采取各种防护措施降低职业中毒风险，并在集团的年度职业健康管理评价中重点考核。

2. 劳动防护用品 危化品相关设备的检维修作业，一直是职业健康风险管理的重点和难点。某些正常生产状态下运行的职业病防护设施此时无法起到防护作用，员工的个人劳动防护就显得尤为重要。

该用人单位《危化品职业健康劳动防护用品选用标准》中要求，判定某一危化品作业应配置的职业病防护用品，首先应明确所用化学品的 GHS 健康危害类别，对有“经皮健康危害”或“吸入健康危害”的化学品，应分别按要求判定皮肤防护或呼吸防护用品的配置标准；对同时存在“经皮健康危害”和“吸入健康危害”的化学品，还应判定是否需要升级管理。其中，呼吸防护的选择，可根据作业时空气中有害物质浓度与职业接触限值 OEL 的比值进行判定，需要现场检测数据支持。对没有 OEL 的危化品，在考虑其 GHS 吸入健康危害的前提下，建议根据沸点推测其挥发性，再判定应选用何种呼吸防护。

各公司根据职业病危害评估结果，对需要配置劳动防护用品的职业病危害作业岗位，按照《危化品职业健康劳动防护用品选用标准》，分别制定《劳动防护用品配置清单》。

（四）建设职业安全健康信息化平台

随着信息技术广泛的应用，生产装备的数字化和操作程序的自动化，都极大地提升了劳动生产效率，充分利用信息技术，逐步开展以大数据为核心的职业健康管理信息化建设，是提升管理能力、提高工作效率和质量的有效方法。

1. 职业健康管理平台（OHS Works） OHS Works 是该用人单位量身定制的一套职业健康管理系统，可轻松完成复杂的数据管理和统计分析工作，实现关键指标的提前预警和职业健康信息共享，有效地提高工作效率。目前，OHS Works 仍在不断优化和增加管理模块，这里主要介绍职业病危害因素分布和职业健康监护两个模块功能。

职业健康管理人员按要求完成职业病危害因素识别、检测与评价后，将结果信息录入系统，系统可自动生成公司《职业病危害因素分布图》。进入模块后，在选定区域内可显示该区域最近一次职业病危害因素的检测与评价结果，各科室人员可随时登录平台查阅。同时，平台还可以实现检测时间预警提示，检测数据的趋势分析等功能。

由于涉及职业病危害（涉害）的岗位人数较多，员工流动性较大，管理平台信息化流程化管理，让该用人单位的职业健康监护工作效率大幅提升。各科室安全员可随时登陆 OHS Works 管理平台进行职业体检人员填报及职业体检（含岗前、岗中和离岗）预约。职业健康管理人员对预约信息进行审核确认后，系统可自动发送邮件到体检机构，完成体检预约。所有职业体检结果均可导入 OHS Works 系统，系统可按体检类别提取关键项目的结果，对每名员工历年的职业体检结果进行纵向趋势分析，实现高危人员及高危岗位的风险预警。

2. 有害气体在线监控　企业通排风系统（如酸、碱、毒及有机废气系统）是重要的职业病防护设施，其关键参数 24 小时平台在线监控和预警，让职业病防护设施的管理变得简单和高效。

动力的各废气系统，现场控制室和远程中控室均可以实时监控系统负压情况，每套系统主管道均有两台静压表监控，相互备用，实时传输到控制室，远程中控室 SCADA（supervisory control and data acquisition，监视控制与数据采集）系统实时记录负压数据，超过设定值时会有报警提示。另外，通过 FACS（facility monitoring control system，厂务监控系统），实现了在厂务动力办公室对废气系统的实时监控。

设备端的局部排气均安装数字式压力计，监控排气负压状态，压力值低于设定的标准值时设备会立即报警。同时，排气压力值还会上传至 FDC 系统（fault detection and classification，缺陷检测分类系统），在负压异常或有持续下降趋势时，系统会预警并自动通知设备工程师。

（五）工作成效

通过体系化的管理，整个集团公司已经初步建立起符合企业实际情况的职业健康管理风险预防体系，公司各企业在日常运行十几年来，没有发生职业病事故和新发职业病人。2016—2018 年，多个分公司的职业健康管理得到职业健康安全管理体系认证咨询机构和所在地职业健康监督管理部门认可，如 B3、B5 被授予“安徽省职业卫生基础建设示范单位”、S02、B7 分获“合肥市职业健康工作示范单位”、“成都市职业卫生管理示范单位的荣誉称号”。随着工作的不断推进，该用人单位继续不断完善管理体系，逐步深化职业健康安全文化建设，教育、引导全体员工贯彻执行职业健康方针。

二、某铅酸蓄电池企业职业健康管理实践

某企业为一家外资企业，所属行业为电气机械和器材制造业，公司的职业卫生管理部门设在环境健康安全部（EHS），有 4 名专职职业卫生管理人员。该公司严格执行职业卫生三同时制度，坚持定期执行职业病危害因素监测及职业健康检查制度。公司除了每年委托具有资质的职业卫生技术服务机构进行年度工作场所职业病危害因素检测与评价之外，还每个月对车间高铅岗位进行监测。通过采取湿式清扫、岗位空调送风、加强密闭操作等措施，近两年空气中铅浓度的超标率控制在 20%以内。公司制定了严格的《减少铅吸收控制方案》，通过定期测定各岗位劳动者的血铅值，强化职工的防护意识，对工作场所及劳动者进行动态管理，良好的管理模式使得近两年劳动者在岗期间职业健康检查血铅值≥400μg/L 的比例控制在 1%以内，自建厂以来未发生 1 例职业病。

（一）血铅检查方案

1. 参加者　企业所有员工。

2. 检查频次　在生产作业区域停留时限高于 1 小时/天的员工 2 次/年，其余员工 1 次/年，血铅检查高于 300μg/L 的员工，之后连续检查 3 个月。

3. 告知　EHS 将在获知检查结果第 5 个

工作日后，以一定的形式告知员工。

4. 换岗及其他工作安排 当员工的前 3 次平均血铅值≥400μg/L，或一次血铅值≥500μg/L，工厂应将该员工从高铅接触区安排到低铅接触区（＜0.01mg/m^3），当员工连续 3 次检测血铅值＜300μg/L 时可返回高铅接触区。

5. 咨询及检查服务 EHS 在获知员工血铅水平高（绝对值＞250μg/L 或变化≥100μg/L）10d 内提供咨询服务，建立员工卫生习惯核查表（300μg/L 以上的人员也需要）和约谈记录表（包括员工职业卫生习惯、生活习性、建议的铅防治措施等），核查表和约谈记录表需要在检查结果出来后 1 个月内完成。

6. 高血铅值措施步骤 当员工的血铅值高于 300μg/L 时要求员工淋浴并洗头并在整个工作时间内佩戴呼吸保护装置。

7. 报告 每个月铅防治小组审核有关的血铅检查信息加以分析报告，并在工厂主要公告牌上公布有关信息和员工进行沟通。

（二）现场监测（公司内部监测）

1. 监测依据 依据国家律法规进行监测。

2. 监测频次 公司铅作业区域按铅烟/尘的浓度值大小分为三类。

（1）一类区域每月监测一次。

（2）二类区域每季度监测一次。

（3）三类区域每年监测一次。

3. 结果告知 EHS 将在获知检查结果第 10 个工作日后，以一定的形式告知员工。

4. 风险评估 根据监测结果，EHS 定期进行针对性的评审，一类区域每月一次评价，根据趋势图找出规律和参数，为环境及设备的改造提供参数，二类区域每季度一次评价，从数据上对比一类区域最小值，超出者自行上升为一类区域，三类区域每年进行一次评价，有较大差异的，重复监测一次。

5. 资料存档 EHS 按以下内容进行存档。

（1）日期，编号，时间，地点和每次取样的样本结果进行保存（永久）。

（2）采样和分析方法（国家标准或规范）。

（3）有监测结果有关联的代表性员工的相关资料。

（4）现场员工配备的劳动保护用品类型和型号等。

（5）其他对铅监测结果有影响的环境变量。

6. 公告 每个月铅防治小组将空气监测结果进行评审并在公告栏上张贴。

（三）个人卫生及卫生设备

由于铅防护工作对员工的要求，同时为了更好地控制造成员工铅吸收的源头，卫生设备的作用不可小觑，以下建议请执行：

1. 工厂应提供清洁的更衣室，更衣柜上有锁密封较好，待有脏字的更衣柜只能用来存放用过的工作服，工作服应存放在标识有“脏”字的容器里不得混放，在存放工作服的区域及清洁的更衣室需配备鞋柜存放干净及受污染的鞋子，且通风效果要好，在更衣室门口安装落地式镜子以便员工自身视觉检查。

2. 在条件允许的情况下，员工在进入有铅区域进入到无铅区域时（食堂/更衣室门口）和使用铅的部门配置真空站给员工，避免员工进入到无铅或少铅工作区室时造成污染。

3. 在所有工作区域或少铅区域都应张贴宣传材料或警告：工作服受到污染不得吹吸抖动工作服。

4. 员工工作服的清洗应由专职人员操作，并告知清洁工作服的工作人员其工作存在潜在铅接触威胁。对装有工作服的容器应有标识“脏”字，并保证有足够的容器存放干净及污染过的工作服。

（四）公司全体职工应知应会的内容

1. 公司职业卫生现状　公司于2005年成立，公司在建厂之初就考虑到要保护好员工的健康，所以委托专业的职业卫生技术服务机构于2006年进行了职业病危害预评价。预评价提示公司存在的主要职业病危害因素为铅烟和铅尘，但是公司为所有涉铅的岗位提供了符合国家法律法规要求的职业病防护设施和个人使用的职业病防护用品。为了防止员工的血铅超标，公司每年组织员工进行2次在岗期间职业健康检查。

2. 铅的主要危害

（1）神经系统损害可出现失眠，多梦，记忆力减退。

（2）消化系统损害可出现腹胀，便秘，腹痛，严重可出现腹绞痛。

（3）贫血。

（4）肢体皮肤感觉障碍。

3. 铅的吸收途径　因为铅是我们主要的职业病危害因素，所以我们需要了解铅的人体吸收途径。了解铅在无防护状态而被人体吸收，通过学习而思考在工作过程中如何阻挡这几个吸收途经。要知道预防胜于治疗。

（1）消化道吸收：由于铅的污染物或铅颗粒经口腔进入消化道，5%被人体吸收，85%随粪便排出体外。

1）减少进入口腔的铅尘最好方法是正确的使用口罩；能过滤空气，防止铅尘的进入。

2）经常检查防尘口罩的气密性，爱惜口罩。

3）注意口腔卫生，进餐前漱口。

4）工作时，尽量少说话。

（2）呼吸道吸收：空气中的铅烟及铅尘经呼吸道进入人体的肺部，铅及铅的化合物就会附着在人体的肺泡上，会有约1%被人体吸收进入血液。99%的铅尘随痰吐出。工作时戴上口罩就可以很好的过滤空气。当然，过滤的程度取决于口罩的质量。但是戴口罩也要讲究一定的方法。铅检的结果显示不认真戴口罩的员工的铅含量普遍较认真戴口罩的员工高。

（3）皮肤黏膜吸附：人体的皮肤上也有一定的铅尘残留，不清洗也会被我们不小心吃进肚子。所以我们需要做到以下几项要求：

1）讲个人卫生，多漱口。

2）勤换工作服，勤洗工作服。

3）穿工作服工作。

4）下班洗澡、洗头、漱口。

4. 如何预防职业病危害因素

（1）遵守岗位安全职业卫生作业指导书。

（2）正确佩戴使用劳动防护用品，针对铅尘的防护，焊接枪手佩戴3M6200口罩、焊接准备、入槽、包片、搬电池佩戴3M3200或者3M3100口罩。热封和穿壁焊佩戴3M9002口罩。同时养成良好的职业卫生习惯合理饮食，具体铅吸收与个人卫生习惯对排铅食物的几点要求和建议：

1）在车间内（无论是在工作岗位上或临时脱离岗位），必须按照要求佩戴口罩和工作帽。

2）必须按照要求更换口罩滤芯（3M3701滤芯每12小时一换，3M2091滤芯每40小时一换，3M3744滤芯每24小时一换）。

3）在完成日工作任务后须对面具口罩进行清洗，后置于指定地点存放。

4）在面具口罩不用时进行密封保存。

5）饮水须使用有盖的杯子，工间休息（尤其是喝水和吸烟）时应先用洗手液洗手，并用清水刷牙、漱口和洗脸。

6）建议吃饭前必须刷牙并洗手、脸，下班前必须洗澡洗头。

7）禁止在车间吃东西。

8）提倡不吸烟、不喝酒，做不到的应尽量少吸烟、少喝酒。

9）饮食上多吃含钙高的食品（如：牛奶、海带、虾、豆制品等），多吃优质蛋白质高的食品（如：鱼肉、猪肉、牛羊肉）。

10）多食用含维生素C丰富的食品（如：橘子、橙子、草莓、青椒）。

11）多食用含膳食纤维较多的蔬菜和水果（如：芹菜、大白菜等）。

12）坚持吃早餐，保持充足的休息和睡眠，增强身体抵抗力。

13）员工的指甲应剪短并保持干净。不提倡员工用手接触脸部。

14）不提倡员工留胡须。

（五）个体防护用品的配备

1. 危害评估 由EHS对公司厂区内各岗位人员的健康及安全危害予以评估，制定《岗位危害评估表》，评估内容包括眼、手、脚、脸、皮肤和呼吸系统等。危害评估内容每年3月份需更新一次。

2. 个体防护用品的选择 EHS根据《岗位危害评估表》内容结合现有个体防护用品配置规范及实际生产情况为各岗位选择合适的个体防护用品，确定个体防护用品适用性，以保障员工健康安全，拟定个体防护用品配置标准。

3. 配置标准审核 EHS、生产部、物流部及工程部共同负责个体防护用品的配置标准审核，并且每年4月份需要对个体防护用品的配置标准进行重新审核。配置标准主要内容有使用个体防护用品的型号及各岗位每月需求数量。EHS首先根据各岗位生产条件为员工设计配置类型，再由生产部、物流部及工程部共同讨论确定配置类型及每月配置数量。EHS主导标准制定，厂长审批。

4. 配置标准通告 个体防护用品配置标准应及时予以现场张贴通告，主要内容包含工作现场环境等级、呼吸防护配置类型，以明确方式告知员工进入该区域需佩戴的最低呼吸防护用品标准。现场环境等级和呼吸防护配置类型需根据实际情况予以更新，由EHS负责。

（六）个体防护用品的使用管理

1. 各岗位人员领取个体防护用品后应及时妥善保存，将劳保放置于专用的个体防护用品柜中并上锁，每次按实际使用需求使用个体防护用品。

2. 各工作人员在进入车间前应确保个体防护用品有效性，佩戴方式正确及齐全。如发现破损和失效现象应及时更换。

3. 在日常工作中，各岗位人员应爱惜个体防护用品，避免将本岗位个体防护用品用于其他不适宜岗位工作。

4. 个体防护用品严禁放置于便装区域内及公司指定的清洁环境区域，不得将个体防护用品带离公司，以免造成环境二次污染，影响人员健康及环境。

5. 个体防护用品应及时定期清洁，呼吸防护面具应至少每天清洁一次，自行用清水冲洗，避免与洗洁精等有机溶剂接触，以免发生口罩变形；工作服应每天清洗一次，每天下班后交由洗衣房清洗。

6. 个体防护用品在使用一段时间后应予以更换，更换时间最低要求见表18-1-3。

表18-1-3 个体防护用品更换时间最低要求

名称	更换时间	名称	更换时间	名称	更换时间
3M9002A	2d	3M3701	1d	3M3744	2d
3M2091	5d	3M2096	15d	3M7093	5d
3M3200	3个月	3M6200	3个月	3M7502	3个月

7. 新员工入职前应当接受个体防护用品使用培训，应让员工已充分理解培训的内容并表现出能妥善使用个体防护用品的能力，并以书面的认证程序来确认。对已认证过程中发现员工未能理解培训内容或不能正确使用个体防护用品的需重新培训。如果还不能理解培训内容或不能正确按培训要求使用个体防护用品则应考虑限制（不允许）该员工从事相应的工作。

第二节　职业中毒案例

一、小微企业职业中毒事故案例

2017年8月5日，某私营电器制造小工厂一名工人因短期内接触高浓度的苯系化合物及醛类引起的急性化学中毒性脑病。中毒事故调查报告如下：

1. 中毒经过　2017年8月5日上午7时，该名工人在车间内辅助另一名工友进行喷粉作业，作业时局部机械抽风罩未开启，2h后，患者无明显诱因出现头晕、头痛、恶心、呕吐等不适，回宿舍休息，随后逐渐意识不清，呼之难应。下午2时许，工友反映其出现大小便失禁，直至下午4时，患者由其单位负责人呼叫120送至医院进行救治。其他同工种人员未出现不适。

2. 临床资料　患者男性，58岁，于2017年8月5日晚9时许转入市级医院神经外科诊治，入院时神志不清，伴失语、抽搐、大小便失禁。CT检查提示蛛网膜下腔出血。入院查体：体温：36.5℃，神志深昏迷，呼吸急促，双侧眼裂对称，双侧瞳孔等大等圆，对光反射迟钝，颈软，脑膜刺激征可疑。双侧肌力无法检查，肌张力增高，生理反射消失，病理反射可疑。GCS评分：4分。实验室检查：血常规检查：白细胞计数10.90×10^9/L，血小板计数48×10^9/L；心肌标志物：肌酸激酶273IU/L，乳酸脱氢酶917IU/L，肌酸激酶同工酶34IU/L，肌红蛋白浓度＞1200.0ug/L，高敏肌钙蛋白-Ⅰ为1.519μg/L；肝功能：丙氨酸转氨酶58IU/L，天冬氨酸转氨酶100IU/L；肾功能正常；甲乙丙丁肝炎病毒检查均阴性。8月6日血压下降至67/40mmHg，生命体征不稳定。8月8日，患者各项实验检查结果持续异常，血小板继续降低，最低至18×10^9/L；心肌标志物：肌酸激酶695IU/L，乳酸脱氢酶1606IU/L，肌酸激酶同工酶30IU/L，α-羟丁酸脱氢酶543IU/L；肝功能：丙氨酸转氨酶843IU/L，天冬氨酸转氨酶400IU/L；血清降钙素原：52.11μg/L；血清铁蛋白：＞2000ng/ml；C反应蛋白：219.00mg/L；8月8日复查CT结果：①左侧基底节区腔隙性脑梗死；②脑干不典型低密度影，建议短期复查或MRI进一步检查排除脑梗死；③双肺感染性病变，部分实变，双侧胸腔积液，建议治疗后复查。患者入院后，病情持续加重，呼吸节律差，予气管切开呼吸机辅助呼吸，给予抗炎，抗病毒，抗凝，脱水处理，病情无明显改善，经神经内科、心内科、感染科等会诊，排除脑出血、感染中毒性脑病、脓毒症、蜱虫病等。8月7日职业病防治院会诊后，认为该患者病情与职业相关，建议给予大剂量激素冲击治疗，遂给予地塞米松80mg/d，治疗3d后，患者各项生命体征好转，神志好转，呼喊睁眼，肺部感染重，肺通气功能差，血氧含量低。截至8月14日，血常规检查：白细胞计数13.41×10^9/L，血小板计数305×10^9/L；肝功能：丙氨酸转氨酶110IU/L，天冬氨酸转氨酶35IU/L；8月7日患者尿检苯酚、马尿酸、甲基马尿酸均未检出；患者现继续治疗中。

3. 职业卫生学调查　患者所在单位为一家私营电器制造小工厂，主要产品为喷塑件，患者从事喷粉作业，共有同工种人员4人。

现场概况：单层厂房，分为两个喷粉车间。喷粉车间1面积约$30m^2$，设置1个喷粉区和1个烘干炉；喷粉车间2面积约$45m^2$，设置有2条喷粉线和1个烘干炉，生产方式为手工式作坊，现场自然通风不良。

主要生产工艺流程为：除锈→擦灰→喷粉→烘干。主要原料为蓝色和黑色粉末涂料，该涂料为固体粉末，粒径范围10～50μm。

通风措施：自然通风为主，喷粉作业处设有局部机械抽风罩，调查当天作业现场已停产，但是作业现场墙面及地面积灰严重，环境恶劣。

当时气象条件：8 月 5 日当天气温 28～35℃，微风，阵雨转多云。

工人的操作过程：工人主要手持气动喷粉枪对工件表面进行喷粉作业，喷出的粉末呈烟雾状，每天约 4 名工人进行喷粉作业，平均每天喷粉 3h，工作量大的时候可以达到 6h，每人每小时约喷粉 20kg。工人作业时佩戴唐丰 TF301 防尘口罩，但现场仅有 2 个口罩，滤膜上积灰严重。烘干工艺的温度为 180℃，烘箱使用的热源为木材，烘干时间约 1h。

公司未设立职业卫生管理组织机构与人员，未制定职业卫生管理制度，未进行职业病危害告知，未进行职业卫生培训，未进行职业病危害因素定期检测，未组织工人进行职业健康检查，未设立职业病危害警示标识及中文警示说明。

由于公司已于 8 月 6 日停产，无法对事故现场进行现场检测，市职业病防治院对该厂提供的粉末涂料以顶空法对其挥发出的气体进行了质谱分析，除氮气、氧气及其他未知成分外，其主要成分占比为：①蓝色粉末涂料：异丁醛 0.15%，甲基丙烯酸甲酯 0.29%，甲苯 1.21%，二甲苯 1.32%，乙苯 0.72%；②黑色粉末涂料：甲基丙烯酸甲酯 0.07%，三甲基环戊烷 0.05%，乙苯 0.26%，二甲苯 0.42%，苯乙烯 0.16%，异丙苯 0.03%，邻苯二甲酸二甲酯 0.32%；原料中的主要职业危害因素为苯系化合物。

4. 调查讨论 液态芳香烃类化合物，主要是对皮肤、黏膜具有刺激作用，经呼吸道、消化道、皮肤吸收，高浓度蒸气主要是对中枢神经系统有麻醉作用，突然大剂量接触，可导致急性中毒，甚或猝死。急性中毒主要是在短期内吸入高浓度甲苯或二甲苯后，对中枢神经系统和自主神经系统产生的麻醉作用和对黏膜的刺激作用，可伴有肝、肾、心、肺的损害和多脏器的损害，引起化学性支气管炎、肺炎、肺出血、肺水肿、中毒性肝病、急性肾功能衰竭等。吸入后 80%在肝脏内氧化，随尿排出，人体对甲苯解毒能力很强，如暴露于 266～828mg/m^3，5h 停止接触后 12～16h，体内已无甲苯。有报道乙苯在人体内的半减期为 27.5h。苯乙烯在体内代谢较快，约 85%于 24h 内排出体外。

异丁醛为丁醛的异构体，具窒息性气味的无色液体，属微毒类，经皮肤和呼吸道吸收，接触后对眼有刺激作用，可引起结膜炎，高浓度可引起支气管炎、肺炎和肺水肿，并出现麻醉症状。

2017 年 8 月 16 日，市职业病防治院联合患者所在医院科室进行了病例讨论，该患者目前应诊断为急性化学中毒性脑病。结合对患者所在单位的现场调查和原料的质谱分析，认为患者发病主要由以下几个方面的因素：首先，事发时为 8 月份，天气炎热，当天最高气温达到了 35℃，湿度为 64%，空气中的有害物质挥发快，浓度高；其次，患者临床表现以中枢神经系统病变为主，但其头部 CT 等检查均未发现明显出血、梗死病灶，经询问患者家属亦排除了高血压等病史，且患者除了中枢神经系统症状外，伴随有肝功能及心血管系统病变，符合化学物中毒引起的多器官功能障碍表现；由于患者是第一天上班，处于学习阶段，询问当时在场的工友得知其未佩戴相应的防护用品，现场也没有有效的通风措施，因此患者直接接触毒物的时间虽不长，但接触量较大，且由于施救人员缺乏化学性中毒的救治经验，患者直至 8 月 7 日仍未进行全面洗消，污染物长时间存留在皮肤表面，导致毒物持续经皮肤吸收；最后，采纳了职业病防治院的会诊意见：及时给予大剂量激素冲击治疗，患者病情即明显好转，这亦支持急性化学中毒性脑病的诊断。

此次化学中毒性脑病事故的发生固然反映了该私营小微在职业卫生管理上存在着严重问题。另外，电器制造厂喷涂固体涂料，由于颗粒极其细小，还因为这些颗粒附着有多种挥发性有机物，接触几个小时即可引起重度中毒性脑病。应该注意此类急性职业中毒病例及其防治。

二、外包工职业中毒事故案例

2016年10月，某汽车制造厂委托一家保洁公司在其涂装车间格栅清洗间脱漆槽内清理漆渣时发生一起1人死亡、1人中毒的急性中毒事故。

1. 事故经过　某日上午10时，3名工人从事脱漆槽内清理漆渣作业，1人在槽底用锹铲漆渣并装入桶内，1人在平台用吊篮起吊，1人转运。铲漆渣工人刚到槽底就抱怨难闻、有强烈的刺激性气味，工作约25min，晕倒在槽底；在平台工作的工人发现槽底工人晕倒后，立即跳进槽内施救，跳下时，防毒面罩脱落，也出现中毒症状；两名中毒工人被救出后送医院急救，前者抢救无效当天死亡，后者治疗数天后出院。

2. 事故调查　调查发现汽车厂喷涂用的挂钩、格栅需定期在脱漆槽内浸泡、脱漆、清洗，槽内漆渣也要定期清理，该厂投产一年来，第一次进行漆渣清理作业。格栅清洗间长12m、宽12m、高5.7m，南北两个大门，窗户玻璃被固定，不能开启。设有4个脱漆槽，发生事故的脱漆槽为长3m、宽2m、高2m的敞口不锈钢的长方体。槽内漆渣厚10～15cm，呈半干半湿泥土状。3名工人工作时佩戴P-A-1型防毒口罩和防护手套。

事发后，中毒现场安排空气样本采集，分别与槽底，槽外（车间内）以及漆渣桶内采样。检测结果显示，槽内、槽外和漆渣桶内空气样品均检出二氯甲烷，其相对含量分别为92.7%、50.5%和96.2%。还检出1，1-二甲基环丙烷、反-2-戊烯和甲酰胺、2，3，4-三甲基氧杂环丁烷和乙二醇丁醚等。气相色谱定量分析显示，槽内二氯甲烷浓度为7918.5mg/m^{3}超过我国限值，接近美国NIOSH的立即危及健康或生命的浓度（IDLH，2300ppm，约7947mg/m^3），槽外二氯甲烷浓度22.8mg/m^3。槽内外甲醇浓度分别为38.9mg/m^{3}和3.0mg/m^3，均未超过我国限值。气体检测仪显示氯气、一氧化碳和甲醛浓度超标，挥发性有机物（VOC）浓度也很高，远超过室内空气质量标准（0.6mg/m^3）。

3. 临床资料　死亡病例，男，53岁，入院时T36.0℃，P145次/分，R0次/分，BP67/46mmHg，血氧饱和度62%，深度昏迷，无自主呼吸，双侧瞳孔散大固定，对光反射消失。头面部及颈部可见散在灼伤。双肺呼吸音低，未闻及明显干、湿啰音。心率145次/分，律不齐，心音低。腹软，肝脾肋下未触及，肠鸣音减弱。四肢肌力测不出，肌张力不高，病理征未引出。肺部胸片：双肺纹理增多紊乱，双肺见散在斑片状高密度影。生化检查，pH值：7.201，酸中毒，呼吸衰竭、高钾血症。中毒病例，男，51岁，入院时T36.3℃，P64次/分，R16次/分，BP117/88mmHg，指脉氧95%。呼吸困难、头晕、全身乏力、神志清，精神差。脸、双足及臀灼伤。

4. 调查讨论　二氯甲烷为无色透明液体，具有类似醚的刺激性气味，有麻醉作用，主要损害中枢神经和呼吸系统。实验室检测结果显示，槽内浓度高达7918.5mg/m^3，初步判断该起事故为急性二氯甲烷中毒。另外，也可能为光气中毒，二氯甲烷遇水生成光气，它的毒性比氯气毒性高10倍。其他挥发性有机物中毒也不能完全排除。

漆渣是脱漆剂清洗下来的、成分复杂的混合物，挥发性很高，能够引起严重的吸入中毒。漆渣清理又是汽车生产喷涂工序的一项日常作业，此处卫生防护值得关注。中毒发生的另一个重要原因是受限空间作业，它是一个特殊的作业环境。美国 NIOSH 和 OSHA 对受限空间作业有定义：开口设计得小，不是为工人长期工作而设置的场所，其自然通风不够。本例脱漆槽入口 6m^2 并不小，然而通风依然不足，造成槽内外二氯甲烷浓度差别 347 倍，显然这种“相对”的受限空间仍然很危险。受限空间作业要先检测，后作业，工作期间要一直监测，且监测的先后顺序为：氧气含量、爆炸危险性、再是有毒化学物浓度，要遵守这个顺序，这是无数事故乃至生命换来的经验。

参考文献

[1] 中华人民共和国卫生部.有机溶剂作业场所个人职业病防护用品使用规范：GBZ/T 195-2007[S].北京：人民卫生出版社，2007.

[2] 中华人民共和国卫生部.工作场所防止职业中毒卫生工程防护措施规范：GBZ/T 194-2007[S].北京：人民卫生出版社，2007.

[3] 周兴藩，杨凤，郭玲，等. 2014—2015 年全国有限空间作业中毒与窒息事故分析及预防建议. 环境与职业医学[J]，2018，35（08）：735-740.

[4] 刘艳，杨春丽. 有限空间作业事故特征及其原因分析. 中国安全科学学报[J]，2017，27（03）：141-146.

[5] 刘艳，秦妍. 有限空间作业安全[M]. 北京：团结出版社，2016：51-67.

[6] 汪明. 重视人畜共患寄生虫病，保护人类健康[C]. 全国人畜共患病学术研讨会论文集，2006.

[7] 中华人民共和国国家卫生和计划生育委员会.职业健康监护技术规范：GBZ 188-2014[S].北京：中国标准出版社，2014.

[8] 中华人民共和国卫生部.放射工作人员职业健康监护技术规范：GBZ 235-2011[S].北京：中国标准出版社，2011.

[9] 葛丽红. 新世纪人畜共患病.畜禽业[J]，2009，244（8）：4-6.DOI：10.19567/j.cnki.1008-0414.2009.08.001.

[10] 刘镜愉. 职业性农业有机粉尘危害的研究现状. 中国工业医学杂志[J]，1990，3（3）：42-45.

[11] 中华人民共和国卫生部.用人单位职业病防治指南：GBZ/T 225-2010[S].北京：人民卫生出版社，2010.

[12] 孙一坚，沈恒根．工业通风[M].第 4 版．北京：中国建设工业出版社，2010.

[13] 刘宝龙．建设项目职业病危害评价[M]．北京：煤炭工业出版社，2013.

[14] 中华人民共和国卫生部.工业企业设计卫生标准：GBZ 1-2010[S].北京：人民卫生出版社，2010.

[15] 中华人民共和国国家质量监督检验检疫总局.排风罩的分类及技术条件：GB/T 16758-2008[S].北京：中国质检出版社，2008.

[16] 国家安全生产监督管理总局.局部排风设施控制风速检测与评估技术规范：AQ/T 4274-2016[S].北京：煤炭工业出版社，2016.

[17] 中华人民共和国卫生部.工作场所防止职业中毒卫生工程防护措施规范：GBZ/T 194-2007[S].北京：人民卫生出版社，2007.

[18] 王凯，么鸿雁，刘剑君. 蔬菜大棚微环境对人体健康的影响. 疾病监测[J]，2015，30（6）：507-512.

[19] 中华人民共和国国家质量监督检验检疫总局.个体防护装备选用规范：GB/T 11651-2008[S].北京：中国标准出版社，2008.

[20] 中华人民共和国国家质量监督检验检疫总局.呼吸防护用品的选择、使用与维护：GB/T 18664-2002[S].北京：中国标准出版社，2002.

[21] 中华人民共和国国家质量监督检验检疫总局.护听器的选择指南：GB/T 23466-2009[S].北京：中国标准出版社，2009.

[22] 中华人民共和国卫生部. 有机溶剂作业场所个人职业病防护用品使用规范：GBZ/T 195-2007[S].北京：人民卫生出版社，2007.

[23] 董定龙，刘春生，张东普. 石油石化职业病危害因素识别与防范[M]. 北京：石油工业出版社，2007.

[24] 薛庆锋，王晓霞，王红军，等. 农业生产中的职业危害与防护. 河南农业[J]，2017，2：31. DOI：10.15904/j.cnki.hnny.2017.04.016.

[25] 李国瑞，李华民，杜向阳.焦化生产过程中的职业危害及控制对策. 煤炭工程[J]，2007（5）：58-60.
[26] 国家安全生产监督管理总局.焦化行业防尘防毒技术规范：AQ/T4219-2012[S]. 北京：煤炭工业出版社，2012.
[27] 中华人民共和国建设部.建筑采光设计标准：GB50033-2013[S]. 北京：中国建筑工业出版社，2013.
[28] 中华人民共和国建设部.建筑照明设计标准：GB50034-2013 [S]. 北京：中国建筑工业出版社，2013.
[29] 中华人民共和国住房和城乡建设部.工业建筑供暖通风与空气调节设计规范：GB 50019-2015[S]. 北京：中国计划出版社，2015.
[30] 郑玉新，王忠旭，戴宇飞. 金属冶炼行业职业危害分析与控制技术[M]. 北京：冶金工业出版社，2005：48.
[31] 周玖萍，高建明，张存钊. 淄博市某公司轧钢炼钢车间职业病危害控制效果评价. 预防医学论坛[J]，2014，20（9）：715-716.
[32] 关于开展尘毒危害治理示范企业创建工作的通知：安监总厅安健〔2016〕77 号[A].
[33] 陈建华. 浅谈铅锌冶炼行业安全生产管理. 冶金冶炼与化工[J]，2017，5（下）：11-14.
[34] 邬堂春. 职业卫生与职业医学[M].8 版. 北京：人民卫生出版社，2017.
[35] 刘世杰. 中国医学百科全书劳动卫生与职业病学[M]. 上海：上海科学技术出版社，1982.
[36] 张静，孙玉兰，张秋玲，等. 铅冶炼生产过程中的尘毒危害识别与关键控制点分析[J]. 中国工业医学杂志，2009，22（2）：157-160.
[37] 国家安全生产监督管理总局.铝加工厂防尘防毒技术规程：（AQ/T 4218-2012）[S]. 北京：煤炭工业出版社，2012.
[38] 张文昌，贾光. 职业卫生与职业医学[M].2 版. 北京：北京科学技术出版社，2017.
[39] 苏旭，侯长松. 放射防护评价与检测培训教程[M]. 北京：中国疾病预防控制中心辐射防护与核安全医学所，2013.
[40] 苏旭. 医用辐射危害控制与评价[M]. 北京：中国原子能出版社，2017.
[41] 人民网. 澳科学家开发出金属镁冶炼新技术[EB/OL]. [2016 年 7 月 21 日]. http://australia.people.com.cn/n1/2016/0721/c364496-28573998.html.
[42] 中华人民共和国国家质量监督检验检疫总局.呼吸防护自吸过滤式防毒面具 GB 2890-2009[S]. 北京：中国标准出版社，2009.
[43] 成娅，谭文柱. 某硫酸生产线职业病危害控制效果评价. 海峡预防医学杂志[J]，2014，20（2）：48-50.
[44] 苏小棠，陈继超，叶翠华，等. 云浮市硫酸生产企业职业病危害分析及评价. 职业与健康[J]，2012，28（18）：2208-2210.
[45] 中华人民共和国卫生部.有机溶剂作业场所个人职业病防护用品使用规范：GBZ/T 195-2007[S].北京：人民卫生出版社，2007.
[46] 秦妍，刘艳，陈娅，董艳. 浅析有限空间作业事故应急救援对策. 职业卫生与应急救援[J]，2016，34（01）：63-65，67.
[47] 童国建. 染料生产技术[M]. 北京：化学工业出版社，2017：109-129.
[48] 刘波. 制药行业原料药生产中的职业病危害与防护. 科技与企业[J]，2016（2）：54-55，57.
[49] 国家安全生产监督管理总局. 制药企业职业病危害防治技术规范：AQ/T 4255-2015[S].北京：煤炭工业出版社，2015.
[50] 黄秋霞，兰伟兴. 农药生产过程中的职业危害与控制措施. 化工技术与开发[J]，2014，43（4）：51-53.
[51] 党庆德，王坤，胡永超，等. 某草甘膦生产建设项目职业病危害控制效果评价. 中国卫生工程学[J]，2011，10（2）：111-113.
[52] 李明. 甘氨酸合成草甘膦技术研究新进展. 精细与专用化学品[J]，2015，23（11）：37-40.
[53] 邓雅秋. 陶瓷生产典型企业粉尘职业危害现状调查及控制对策研究[D]. 北京：首都经济贸易大学，2017.
[54] 杨绥岗，杨军. 某建筑陶瓷生产项目职业病危害控制效果评价. 医学动物防治[J]，2012，28（2）：194-197.
[55] 陶瓷生产防尘技术规程：GB 12691-2008[S]. 北京：中国标准出版社，2008.
[56] 李涛，王忠旭，张敏. 胶黏剂职业危害分析与控制技术[M]. 北京：化学工业出版社，2009.
[57] 高世民，廖海江，张岩松，等. 石材加工企业粉尘危害现状与建议. 劳动保护[J]，2014，1：92-93.

[58] 王玉，刘文宝，刘宝艳. 葫芦岛市 19 家石材加工企业职业卫生现状调查分析. 中国工业医学杂志[J]，2015，28（1）：55-56.
[59] 廖阳，岑子博，舒友梅，等. 某石材加工企业职业病危害关键控制点及防控措施分析. 热带医学杂志[J]2016，16（7）：927-929.
[60] 陈德平，金芳勇，孔云明. 2016 年安徽省某地区 11 家石材加工企业职业卫生现况. 职业与健康[J]，2017，33（22）：3025-3028.
[61] 中华人民共和国国家质量监督检验检疫总局.呼吸防护用品自吸过滤式防颗粒物呼吸器 GB2626-2006[S]. 北京：中国标准出版社，2006.
[62] 杨乐华. 建设项目职业病危害因素识别[M]. 北京：化学工业出版社，2006.
[63] 国家安全生产监督管理总局.涂料生产企业职业健康技术规范：AQ 4254-2015 [S]. 北京：煤炭工业出版社，2015.
[64] 中华人民共和国国家发展和改革委员会.喷漆室 JB/T10413-2005[S]. 北京：机械工业出版社，2005.
[65] 国家机械工业局.机械工业职业安全卫生设计规范 JBJ 18-2000 [S]. 北京：机械工业出版社，2015.
[66] 安茂忠. 电镀理论与技术[M]. 沈阳：哈尔滨工业大学出版社，2004：56-177.
[67] 国际电力网.2017 年水电仍是中国可再生能源主力. [2018-02-06]. http：//power.in-en.com/html/power-2287098.shtml.
[68] 前瞻数据库. https：//d.qianzhan.com/xnews/detail/541/180521-aef90ce6.html.
[69]中华人民共和国国家质量监督检验检疫总局.生产经营单位生产安全事故应急预案编制导则：GB/T 29639-2013[S].北京：中国标准出版社，2013.
[70] 国际电力网. 中国核电年发电量步入千亿俱乐部安全高效发展驰骋新时代. [2018-02-07]. http：//power.in-en.com/html/power-2287144.shtml.
[71] 王聪，吕明凯. 浅谈核电站项目安全标准化建设. 科技创业家，2012：11（上）.
[72] 中华人民共和国国家卫生和计划生育委员会.工业 X 射线探伤放射防护要求：GBZ 117-2015[S].北京：中国标准出版社，2015.
[73] 马树宝，况乔斌. 风力发电场职业病危害识别及检测评价分析. 建筑工程技术与设计，2016（36）：1988，1995.
[74] 方小云，任子春. 风力发电场职业性危害风险辨识与防控措施. 2016，25：2-3.
[75] 徐丹丹，李美琴，谢峰，等. 某科技股份有限公司 MWp 光伏并网发电项目职业病危害预评价，中国卫生工程学，2016 年 6 月第 15 卷第 3 期：212-214.
[76] 中国大百科全书总编辑委员会. 北京：中国大百科全书出版社，1993.
[77] 李艳芳，杜康，杜为公.产业分类方法与我国轻工业发展现状. 武汉轻工大学学报[J]，2012，31（3）：83-87.
[78] 中小箱包加工企业职业危害预防控制指南，中华人民共和国国家职业卫生标准 GBZ/T252-2014.
[79] 何洁，等. 中小型箱包加工企业职业病危害及控制对策. 环境与职业医学[J]，2013（3）：215-217.
[80] 国家安全生产监督管理总局.家具制造业防尘防毒技术规范：AQ 4211—2010[S]. 北京：人民卫生出版社，2010.
[81] 广东省安全生产监督管理局，广东省安全生产技术中心，家具行业职业病预防控制与管理[M]. 北京：中国人民大学出版社，2014：1-26.
[82] 梁俭仪. 浅谈木质家具厂如何制定职业病危害因素检测方案. 广东安全生产[J]，2017（10）：54-55.
[83] 王强. 常州市木制家具制造行业职业病危害调查. 中国卫生工程学[J]，2013（5）：417.
[84] 中华人民共和国卫生部. 纺织印染业职业病危害预防控制指南：GBZ/T 212-2008[S]. 北京：人民卫生出版社，2008.
[85] 陈嘉翔. 废纸制浆技术的新进展. 造纸科学与技术[J]，2008，6（8）：46.
[86] 徐声星. 中国造纸产业国际竞争力研究[D]. 华中科技大学，2009，5：42.
[87] 徐明. 国内外废纸制浆造纸的发展现状. 江苏造纸[J]，2007，3（5）：17.
[88] 郑丽萍，姚献平. 我国绿色造纸化学品开发应用现状与建议. 江苏造纸[J]，2010（1）：18-22.
[89] 许超峰，许要峰. 废纸资源全方位高效利用探索与实践. 中华纸业[J]，2013，34（22）：9.

[90] 侯庆喜，刘苇，等. 我国废纸回收利用现状及发展趋势[A]. 节能减排与造纸工业技术创新——第十届中国科协年会论文集[C]. 河南郑州，2008，541.
[91] 王希. 印刷行业职业危害分析与控制对策[J]. 中国科技信息，2010（15）：184-185.
[92] 曹汝安，邓莎莎，谭刚，米斌，张佩如. 某电子公司冰箱生产线建设项目职业病危害控制效果评价.职业卫生与病伤[J]，2015，30（03）.
[93] 梁宇斌. 佛山市某家电制造企业职业病危害现状评价[J]. 职业与健康，2018：16.
[94] 金玫华. 铅酸蓄电池企业的职业性铅危害与防治[M]. 上海：复旦大学出版社，2011.
[95] 中华人民共和国国家卫生和计划生育委员会.电池制造业职业危害预防控制指南第2部分：硅太阳能电池：GBZ/T 299.2-2017[S].北京：中国标准出版社，2017.
[96] 龚伟，倪金玲，朱宝立. 9 家晶硅太阳能电池企业职业病危害调查. 环境与职业医学[J]，2014，12：957-960.
[97] 张国军，谢锡治，黄坚，等. 某地区锂电池制造行业职业病危害状况调查. 中国工业医学杂志[J]，2012，01.
[98] 赵震，孟庆义. 锂离子电池电解液中杂质的影响及其脱除. 山东化工[J]，2003，32（3）：41-43.
[99] 胡伟跃. 锂离子电池非水电解液的行为研究[D]. 长沙：中南大学出版社，2005.
[100] 王志平，徐来荣，马黎辉，等. 某锂离子电池负极材料建设项目职业病危害控制效果评价. 海峡预防医学杂志[J]，2007，13（4）：65-66.
[101] 傅筱，伊杰，曾垂焕. 动力锂离子电池生产企业职业病危害控制重点分析. 中国工业医学杂志[J]，2013，06.
[102] 张敏. 汽车行业职业危害分析与控制[M]. 北京：中国科学技术出版社，2011.
[103] 焊接工艺防尘防毒技术规范 AQ 4214-2011[S]. 北京：煤炭工业出版社，2011.
[104] 胡木生. 焊接工艺及技术[M]. 北京：中国水利水电出版社，2015：26-32.
[105] 张学敏. 涂装工艺学[M]. 北京：化学工业出版社，2002：80-239.
[106] 陈振龙，王冬明，戴霞云，等. 武汉市某区不同工业行业职业危害因素接触现状调查. 工业卫生与职业病[J]，2017，43（6）：418-421.
[107] 蔡翔，钱晓勤，窦建瑞，等. 某造船建设项目职业病危害及关键控制点分析. 中国工业医学杂志[J]，2013（6）：470-472.
[108] 造修船企业职业卫生技术规范（征求意见稿）. [A/OL]. [2018-11-30]. https：//www.bbcyw.com/html/2018-03/22/21527049.html.
[109] 国家安全生产监督管理总局.涂装职业健康安全通用要求 AQ 5208-2011[S]. 北京：煤炭工业出版社，2011.
[110] 陈振龙，王冬明，戴霞云，等. 武汉市某区 427 家企业职业卫生管理现状调查. 工业卫生与职业病[J]. 2018，44(2)：121-124.
[111] 中华人民共和国卫生部. 服装干洗业职业卫生管理规范：GBZ/T 199-2007[S]. 北京：人民卫生出版社，2007.

附录　国内外机构职业卫生网址链接

机构名称	机构网址
中国疾病预防控制中心职业卫生与中毒控制所	http：//www.niohp.net.cn/
中国疾病预防控制中心辐射防护与核安全医学所	http：//www.nirp.cn/htm/index.htm
澳大利亚安全和赔偿委员会	http：//www.ascc.gov.au
日本中央劳动灾害防止协会	https：//www.jisha.or.jp/chusho/index.html
新西兰劳动部职业安全卫生	http：//www.osh.dol.govt.nz/index.htm
新西兰职业健康和安全顾问委员会	http：//www.nohsac.govt.zn
英国健康和安全执行局	http：//www.hse.gov.uk/
美国职业安全卫生研究所	http：//www.cdc.gov/niosh
美国职业安全卫生管理局	http：//www.osha.gov
美国矿山安全卫生管理局	http：//www.msha.gov
加拿大职业卫生安全中心	http：//www.ccohs.ca
国际劳工组织	http：//www.ilo.org/public/english/protection/safework
世界卫生组织	http：//www.who.int/occupatonal_health/en/
国际癌症研究中心	http：//www.iarc.fr/
欧洲工作安全卫生局	http：//europe.osha.eu.int/
国际职业卫生协会	http：//www.ioha.net/
美国政府工业卫生师协会	http：//www.acgih.org/
美国工业卫生协会	http：//www.aiha.org/
英国职业卫生协会	http：//www.bohs.org/
澳大利亚职业卫生师协会	http：//www.aioh.org.au

ICS 13.100
C52

GBZ

中华人民共和国国家职业卫生标准

GBZ 1-2010
代替 GBZ 1-2002

工业企业设计卫生标准

Hygienic standards for the design of industrial enterprises

发布日期：2010-01-22 发布 2010 年 08 月 01 日

中华人民共和国卫生部 发布

目　次

前　言

根据《中华人民共和国职业病防治法》制定本标准。

本标准是在 GBZ 1-2002《工业企业设计卫生标准》基础上修订的，本标准除个别语句明确表示为参照条款外均为强制性条款。自本标准实施之日起，GBZ 1-2002 废止。

本标准与 GBZ 1-2002 相比主要修改如下：

a）调整了标准的适用范围，新增加了对事业单位和其他经济组织建设项目的卫生设计及职业病危害评价、建设项目施工期持续数年或施工规模较大、因特殊原因需要的临时性工业企业设计，以及工业园区总体布局等的规定。

b）增加及更新了规范性引用文件；

c）增加了工业企业卫生设计常用术语及定义；

d）调整了部分章节编排顺序及逻辑关系；

e）增加了建设项目可行性论证阶段、初步设计阶段及竣工验收阶段的职业卫生要求以及职业卫生专篇编制、职业卫生管理组织机构和人员编制要求等内容；

f）增加了在无法避开自然疫源地，或毗邻气体输送管道，或工业污染区进行工业企业选址时的职业卫生要求。

g）增加了工作场所职业危害预防控制的卫生设计原则；

h）增加了工作场所防尘、防毒的具体卫生设计要求：

—— 增加了除尘、排毒和空气调节设计的卫生学要求；

—— 细化了事故排风的卫生学设计；

—— 增加了毒物自动报警和检测报警装置的设计要求；

—— 增加了系统式局部送风时工作地点的温度和平均风速的规定。

i）适当调整了防暑、防寒的卫生学设计要求：

—— 空气调节厂房内不同湿度下的温度要求；

—— 冬季工作地点的采暖温度和辅助用室的采暖温度。

j）调整了防非电离辐射的卫生学设计要求：

—— 增加了大型极低频电磁场发射源选址、极低频电磁场发射源和电力设备选择以及新建电力设施的卫生学要求；

—— 调整了工频电磁场设备安装地址与居住区等区域距离的卫生学要求；

—— 增加了居住区等区域磁通量密度最高容许接触水平；

—— 增加了高电磁辐射作业劳动定员设计的卫生要求。

k）增加了采光、照明设计的具体要求；

l）增加了应急救援设计的具体要求；

—— 应急救援机构急救人员的人数配备；

—— 气体防护站装备参考配置；

—— 急救箱配置参考清单。

m）删除了已在 GBZ 2．2-2007 中包含的职业接触限值：

—— 车间内工作地点的夏季空气温度规定；

—— 工作地点噪声声级的卫生限值；

—— 局部振动强度卫生限值；

—— 工作地点微波辐射强度卫生限值；

—— 高频辐射强度卫生限值；

—— 工频高压电作业场所的电场强度限值；

—— 工作地点脉冲噪声声级的卫生限值；

—— 劳动强度分级。

n）删除了原 GBZ 1-2002 的规范性附录-附录 B：体力劳动强度分级方法；

o）增加了工业企业卫生防护距离标准，见规范性附录-附录 B。

p）特殊行业如制药、生物、食品加工等行业在遵守本标准基础上，还应根据行业特点制定符合本标准的配套标准。

本标准的附录 A、B 为规范性附录。

本标准由卫生部职业卫生标准专业委员会提出。

本标准由中华人民共和国卫生部批准。

本标准主要起草单位：中国疾病预防控制中心职业卫生与中毒控制所中国疾病预防控制中心环境与健康相关产品安全所、复旦大学公共卫生学院、北京大学公共卫生学院、首都经济贸易大学、北京市疾病预防控制中心、上海市疾病预防控制中心、辽宁省疾病预防控制中心、中华全国总工会、山东省职业卫生与职业病防治研究院、河南省职业病防治研究所、辽宁省职业病防治院、鞍山钢铁集团公司劳动卫生研究所、中国纺织勘察设计协会、中国化学工业协会、中国石油和化工勘察设计协会、全国电力行业劳动环境检测监督总站

本标准主要起草人：李涛、张敏、吴维皑、杜燮祎、邵强、徐伯洪、梁友信、戴自祝、王生、郭建中、王忠旭、李文捷、赵容、吕琳、吴世达、刘茁、余善法、李刚、刘晓延、邵华、林菡、王思业、刘承彬、樊晶光、赵桂芹、王丹、金晔鑫、陈青松、张永

本标准所代替标准的历次版本发布情况为：

—— 标准-101-56，GBJ 1-62，TJ 36-79，GBZ 1-2002。

工业企业设计卫生标准

1 范围

本标准规定了工业企业选址与总体布局、工作场所、辅助用室以及应急救援的基本卫生学要求。

本标准适用于工业企业新建、改建、扩建和技术改造、技术引进项目（以下统称建设项目）的卫生设计及职业病危害评价。

事业单位和其他经济组织建设项目的卫生设计及职业病危害评价、建设项目施工期持续数年或施工规模较大、因各种特殊原因需要的临时性工业企业设计，以及工业园区的总体布局等可参照本标准执行。

2 规范性引用文件

下列文件中的条款通过本标准的引用而成为本标准的条款。凡是注日期的引用文件，其随后所有的修改单（不包括勘误的内容）或修订版均不适用于本标准，然而，鼓励根据本标准达成协议的各方研究是否可使用这些文件的最新版本。凡是不注日期的引用文件，其最新版本适用于本标准。

GBZ 2.1 工作场所有害因素职业接触限值 第1部分：化学有害因素

GBZ 2.2 工作场所有害因素职业接触眼值 第2部分：物理因素

GBZ 158 工作场所职业病危害警示标识

GBZ/T 194 工作场所防止职业中毒卫生工程防护措施规范

GBZ/T 195 有机溶剂作业场所个人职业病防护用品使用规范

GBZ/T 223 工作场所有毒气体检测报警装置设置规范

GB 3095 环境空气质量标准

GB 16297 大气污染物综合排放标准

GB/T 16758 排风罩的分类及技术条件

GB 18083 以噪声污染为主的工业企业卫生防护距离标准

GB/T 18664 呼吸防护用品的选择、使用与维护

GB 18871 电离辐射防护与辐射源安全基本标准

GB 50019 采暖通风与空气调节设计规范

GB/T 50033 建筑采光设计标准

GB 50034 建筑照明设计标准

GB 50073 洁净厂房设计规范

GB 50187 工业企业总平面设计规范

GBJ 87 工业企业噪声控制设计规范

3 术涪和定义

下列术语和定义适用于本标准。

3.1　卫生标准　health standards

为实施国家卫生法律法规和有关卫生政策，保护人体健康，在预防医学和临床医学研究与实践的基础上，对涉及人体健康和医疗卫生服务事项制定的各类技术规定。

3.2　工作场所　workplace

劳动者进行职业活动、并由用人单位直接或间接控制的所有工作地点。

3.3　工作地点　work site

劳动者从事职业活动或进行生产管理而经常或定时停留的岗位或作业地点。

3.4　职业性有害因素　occupational hazards

又称职业病危害因素，在职业活动中产生和（或）存在的、可能对职业人群健康、安全和作业能力造成不良影响的因素或条件，包括化学、物理、生物等因素。

3.5　职业接触限值　occupational exposure limits，OELs

劳动者在职业活动过程中长期反复接触，对绝大多数接触者的健康不引起有害作用的容许接触水平，是职业性有害因素的接触限制量值。化学有害因素的职业接触限值包括时间加权平均容许浓度、短时间接触容许浓度和最高容许浓度三类。物理因素职业接触限值包括时间加权平均容许限值和最高容许限值。

3.6　自然疫源地　natural infectious focus

某些传染病的病原体在自然界的野生动物中长期存在并造成动物间流行的地区。

3.7　卫生防护距离　hygienic buffer zone

从产生职业性有害因素的生产单元（生产区、车间或工段）的边界至居住区边界的最小距离。即在正常生产条件下，无组织排放的有害气体（大气污染物）自生产单元边界到居住区的范围内，能够满足国家居住区容许浓度限值相关标准规定的所需的最小距离。

3.8　全年（夏季）最小频率风向　annual（summer）minimum frequency of wind direction

全年（或夏季）各风向中频率出现最少的风向。

3.9　夏季主导风向　summer prevailing wind direction

累年夏季各风向中最高频率的风向。

3.10　粉尘　dust

能够较长时间悬浮于空气中的固体微粒。

3.11　生产性粉尘　industrial dust

在生产过程中形成的粉尘。按粉尘的性质分为：无机粉尘（inorganic dust，含矿物性粉尘、金属性粉尘、人工合成的无机粉尘）；有机粉尘（organic dust，含动物性粉尘、植物性粉尘、人工合成有机粉尘）；混合性粉尘（mixed dust，混合存在的各类粉尘）。

3.12　毒物　toxicant[toxic substance（s）]

在一定条件下，较低剂量能引起机体功能性或器质性损伤的外源性化学物质。

3.13　生产性毒物　industrial toxicant（toxic substance）

生产过程中产生或存在于工作场所空气中的各种毒物。

3.14　高温作业　work（job）under heat stress

在高气温、或有强烈的热辐射、或伴有高气湿相结合的异常气象条件下，WBGT 指数超过规定限值的作业。

3.15 寒冷环境 cold environment

环境温度、湿度、风速等负荷联合作用于人体，引起人体更多散热，导致人体发生冷应激反应的环境状态。

3.16 低温作业 work（job）under cold stress

平均气温≤5℃的作业。

3.17 噪声 noise

一切有损听力、有害健康或有其他危害的声响。

3.18 生产性噪声 industrial noise

在生产过程中产生的噪声。按噪声的时间分布分为连续声（continuous noise）和间断声（intermittent noise）；声级波动＜3dB（A）的噪声为稳态噪声（steady noise），声级波动≥3dB（A）的噪声为非稳态噪声；持续时间≤0.5s，间隔时间＞1s，声压有效值变化≥40dB（A）的噪声为脉冲噪声（impulsive noise）。

3.19 振动 vibration

一个质点或物体在外力作用下沿直线或弧线围绕平衡位置来回重复的运动。

3.20 手传振动 hand-transmitted vibration

又称手臂振动（hand-arm vibration）或局部振动（segmental vibration），指生产中使用振动工具或接触受振动工件时，直接作用或传递到人手臂的机械振动或冲击。

3.21 全身振动 whole-body vibration

人体足部或臀部接触并通过下肢或躯干传导到全身的振动。

3.22 电离辐射 ionizing radiation

能使受作用物质发生电离现象的辐射，即波长＜100nm 的电磁辐射。

3.23 非电离辐射 non-ionizing radiation

波长＞100nm 不足以引起生物体电离的电磁辐射。

3.24 辅助用室 work-related welfare facilities

为保障生产经营正常运行、劳动者生活和健康而设置的非生产用房。

3.25 工效学 ergonomics

以人为中心，研究人、机器设备和工作环境之间的相互关系，实现人在生产劳动及其他活动中的健康、安全、舒适和高效的一门学科。

4 总则

4.1 工业企业建设项目的设计应贯彻《中华人民共和国职业病防治法》，坚持“预防为主，防治结合”的卫生工作方针，落实职业病危害“前期预防”控制制度。保证工业企业建设项目的设计符合卫生要求。

4.2 工业企业建设项目的设计应优先采用有利于保护劳动者健康的新技术、新工艺、新材料、新设备，限制使用或者淘汰职业病危害严重的工艺、技术、材料；对于生产过程中尚不能完全消除的生产性粉尘、生产性毒物、生产性噪声以及高温等职业性有害因素，应采取综合控制措施，使工作场所职业性有害因素符合国家职业卫生标准要求，防止职业性有害因素对劳动者的健康损害。

4.3 承担工业企业卫生设计的设计人员应了解职业卫生相关法律、法规、标准以及职业病防治知识，掌握建设项目使用和存在的职业性有害因素、危害的分布、毒作用特点和有关的预防控制技术。

4.4 可能产生职业病危害的建设项目，其职业病危害防护设施应与主体工程同时设计，同时施工，同时投入生产使用。在可行性论证阶段编制的可行性论证报告应包括职业卫生相关内容，并进行职业病危害预评价；在设计阶段编制的初步设计应包括职业卫生专篇，职业病危害严重的建设项目还应编制职业病危害防护设施设计专篇。

4.5 应根据工业企业生产性质和规模、职业病危害程度（强度）及劳动者人数等，兼顾工效学原理设计职业卫生管理组织机构及人员编制。人员编制可参考附录 A 表 A.1。

4.6 项目预算设计应包括职业病防治经费。

5 选址、总体布局与厂房设计

5.1 选址

5.1.1 工业企业选址应依据我国现行的卫生、安全生产和环境保护等法律法规、标准和拟建工业企业建设项目生产过程的卫生特征及其对环境的要求、职业性有害因素的危害状况，结合建设地点现状与当地政府的整体规划，以及水文、地质、气象等因素，进行综合分析而确定。

5.1.2 工业企业选址宜避开自然疫源地；对于因建设工程需要等原因不能避开的，应设计具体的疫情综合预防控制措施。

5.1.3 工业企业选址宜避开可能产生或存在危害健康的场所和设施，如垃圾填埋场、污水处理厂、气体输送管道，以及水、土壤可能已被原工业企业污染的地区；建设工程需要难以避开的，应首先进行卫生学评估，并根据评估结果采取必要的控制措施。设计单位应明确要求施工单位和建设单位制定施工期间和投产运行后突发公共卫生事件应急救援预案。

5.1.4 向大气排放有害物质的工业企业应设在当地夏季最小频率风向被保护对象的上风侧.并应符合国家规定的卫生防护距离要求（参照附录 B），以避免与周边地区产生相互影响。对于目前国家尚未规定卫生防护距离要求的，宜进行健康影响评估，并根据实际评估结果作出判定。

5.1.5 在同一工业区内布置不同卫生特征的工业企业时，宜避免不同有害因素产生交叉污染和联合作用。

5.2 总体布局

5.2.1 平面布置

5.2.1.1 工业企业厂区总平面布置应明确功能分区，可分为生产区、非生产区、辅助生产区。其工程 用地应根据卫生要求，结合工业企业性质、规模、生产流程、交通运输、场地自然条件、技术经济条件等合理布局。

5.2.1.2 工业企业总平面布置，包括建（构）筑物现状、拟建建筑物位置、道路、卫生防护、绿化等应符合 GB 50187 等国家相关标准要求。

5.2.1.3 工业企业厂区总平面功能分区原则应遵循：分期建设项目宜一次整体规划，使各单体建筑均在其功能区内有序合理，避免分期建设时破坏原功能分区；行政办公用房应设置在非生产区；生产车间及与生产有关的辅助用室应布置在生产区内；产生有害物质的建筑（部位）与环境质量较高要求的有较高洁净要求的建筑（部位）应有适当的间距或分隔。

5.2.1.4 生产区宜选在大气污染物扩散条件好的地段，布置在当地全年最小频率风向的上风侧；产生并散发化学和生物等有害物质的车间，宜位于相邻车间当地全年最小频率风向的上风侧；非生产区布置在当地全年最小频率风向的下风侧；辅助生产区布置在两者之间。

5.2.1.5 工业企业的总平面布置，在满足主体工程需要的前提下，宜将可能产生严重职业性有害因素的设施远离产生一般职业性有害因素的其他设施，应将车间按有无危害、危害的类型及其危害浓度（强度）分开；在产生职业性有害因素的车间与其他车间及生活区之间宜设一定的卫生防护绿化带。

5.2.1.6 存在或可能产生职业病危害的生产车间、设备应按照 GBZ 158 设置职业病危害警示标识。

5.2.1.7 可能发生急性职业病危害的有毒、有害的生产车间的布置应设置与相应事故防范和应急救援相配套的设施及设备，并留有应急通道。

5.2.1.8 高温车间的纵轴宜与当地夏季主导风向相垂直。当受条件限制时，其夹角不得<45°。

5.2.1.9 高温热源应尽可能地布置在车间外当地夏季主导风向的下风侧；不能布置在车间外的高温热源应布置在天窗下方或靠近车间下风侧的外墙侧窗附近。

5.2.2 竖向布置

5.2.2.1 放散大量热量或有害气体的厂房宜采用单层建筑。当厂房是多层建筑物时，放散热和有害气体的生产过程宜布置在建筑物的高层。如必须布置在下层时，应采取有效措施防止污染上层工作环境。

5.2.2.2 噪声与振动较大的生产设备宜安装在单层厂房内。当设计需要将这些生产设备安置在多层厂房内时，宜将其安装在底层，并采取有效的隔声和减振措施。

5.2.2.3 含有挥发性气体、蒸气的各类管道不宜从仪表控制室和劳动者经常停留或通过的辅助用室的空中和地下通过：若需通过时，应严格密闭，并应具备抗压、耐腐蚀等性能，以防止有害气体或蒸气逸散至室内。

5.3 厂房设计

5.3.1 厂房建筑方位应能使室内有良好的自然通风和自然采光，相邻两建筑物的间距一般不宜小于二者中较高建筑物的高度；

5.3.2 以自然通风为主的厂房，车间天窗设计应满足卫生要求：阻力系数小，通风量大，便于开启，适应不同季节要求，天窗排气口的面积应略大于进风窗口及进风门的面积之和。热加工厂房应设置天窗挡风板，厂房侧窗下缘距地面不宜高于 1.2m。

5.3.3 高温、热加工、有特殊要求和人员较多的建筑物应避免西晒。厂房侧窗上方宜设置遮阳、遮雨的固定板（棚），避免阳光直射，方便雨天通风。

5.3.4 产生噪声、振动的厂房设计和设备布局应采取降噪和减振措施。

5.3.5 车间办公室宜靠近厂房布置，但不宜与处理危险、有毒物质的场所相邻。应满足采光、照明、通风、隔声等要求。

5.3.6 空调厂房及洁净厂房的设计按 GB 50073 等有关现行国家标准执行。

6 工作场所基本卫生要求

6.1 防尘、防毒

6.1.1 优先采用先进的生产工艺、技术和无毒（害）或低毒（害）的原材料，消除或减少尘、毒职业性有害因素；对于工艺、技术和原材料达不到要求的，应根据生产工艺和粉尘、毒物特性，参照 GBZ/T 194 的规定设计相应的防尘、防毒通风控制措施，使劳动者活动的工作场所有害物质浓度符合 GBZ 2.1 要求；如预期劳动者接触浓度不符合要求的，应根据实际接触情况，参考 GBZ/T 195、GB/T 18664 的要求同时设计有效的个人防护措施。

6.1.1.1 原材料选择应遵循无毒物质代替有毒物质，低毒物质代替高毒物质的原则。

6.1.1.2 对产生粉尘、毒物的生产过程和设备（含露天作业的工艺设备），应优先采用机械化和自动化，避免直接人工操作。为防止物料跑、冒、滴、漏，其设备和管道应采取有效的密闭措施，密闭形式应根据工艺流程、设备特点、生产工艺、安全要求及便于操作、维修等因素确定，并应结合生产工艺采取通风和净化措施。对移动的扬尘和逸散毒物的作业，应与主体工程同时设计移动式轻便防尘和排毒设备。

6.1.1.3 对于逸散粉尘的生产过程，应对产尘设备采取密闭措施；设置适宜的局部排风除尘设施对尘源进行控制；生产工艺和粉尘性质可采取湿式作业的，应采取湿法抑尘。当湿式作业仍不能满足卫生要求时，应采用其他通风、除尘方式。

6.1.2 产生或可能存在毒物或酸碱等强腐蚀性物质的工作场所应设冲洗设施；高毒物质工作场所墙壁、顶棚和地面等内部结构和表面应采用耐腐蚀、不吸收、不吸附毒物的材料，必要时加设保护层；车间地面应平整防滑，易于冲洗清扫；可能产生积液的地面应做防渗透处理，并采用坡向排水系统，其废水纳入工业废水处理系统。

6.1.3 贮存酸、碱及高危液体物质贮罐区周围应设置泄险沟（堰）。

6.1.4 工作场所粉尘、毒物的发生源应布置在工作地点的自然通风或进风口的下风侧；放散不同有毒物质的生产过程所涉及的设施布置在同一建筑物内时，使用或产生高毒物质的工作场所应与其他工作场所隔离。

6.1.5 防尘和防毒设施应依据车间自然通风风向、扬尘和逸散毒物的性质、作业点的位置和数量及作业方式等进行设计。经常有人来往的通道（地道、通廊），应有自然通风或机械通风，并不宜敷设有毒液体或有毒气体的管道。

6.1.5.1 通风、除尘、排毒设计应遵循相应的防尘、防毒技术规范和规程的要求。

a）当数种溶剂（苯及其同系物、醇类或醋酸酯类）蒸气或数种刺激性气体同时放散于空气中时，应按各种气体分别稀释至规定的接触限值所需要的空气量的总和计算全面通风换气量。除上述有害气体及蒸气外，其他有害物质同时放散于空气中时，通风量仅按需要空气量最大的有害物质计算。

b）通风系统的组成及其布置应合理，能满足防尘、防毒的要求。容易凝结蒸气和聚积粉尘的通风管道、几种物质混合能引起爆炸、燃烧或形成危害更大的物质的通风管道，应设单独通风系统，不得相互连通。

c）采用热风采暖、空气调节和机械通风装置的车间，其进风口应设置在室外空气清洁区并低于排风口，对有防火防爆要求的通风系统，其进风口应设在不可能有火花溅落的安全地点，排风口应设在室外安全处。相邻工作场所的进气和排气装置，应合理布置，避免气流短路。

d）进风口的风量，应按防止粉尘或有害气体逸散至室内的原则通过计算确定。有条件时，应在投入运行前以实测数据或经验数值进行实际调整。

e）供给工作场所的空气一般直接送至工作地点。放散气体的排出应根据工作场所的具体条件及气体密度合理设置排出区域及排风量。

f）确定密闭罩进风口的位置、结构和风速时，应使罩内负压均匀，防止粉尘外逸并不致把物料带走。

g）下列三种情况不宜采用循环空气：

—— 空气中含有燃烧或爆炸危险的粉尘、纤维，含尘浓度大于或等于其爆炸下限的25%时；

—— 对于局部通风除尘、排毒系统，在排风经净化后，循环空气中粉尘、有害气体浓度大于或等于其职业接触限值的30%时；

—— 空气中含有病原体、恶臭物质及有害物质浓度可能突然增高的工作场所。

h）局部机械排风系统各类型排气罩应参照GB/T 16758的要求，遵循形式适宜、位置正确、风量适中、强度足够、检修方便的设计原则，罩口风速或控制点风速应足以将发生源产生的尘、毒吸入罩内，确保达到高捕集效率。局部排风罩不能采用密闭形式时，应根据不同的工艺操作要求和技术经济条件选择适宜的伞形排风装置。

i）输送含尘气体的风管宜垂直或倾斜敷设，倾斜敷设时，与水平面的夹角应＞45°。如必须设置水平管道时，管道不应过长，并应在适当位置设置清扫孔，方便清除积尘，防止管道堵塞。

j）按照粉尘类别不同，通风管道内应保证达到最低经济流速。为便于除尘系统的测试，设计时应在除尘器的进出口处设可开闭式的测试孔，测试孔的位置应选在气流稳定的直管段，测试孔在不测试时应可以关闭。在有爆炸性粉尘及有毒有害气体净化系统中，宜设置连续自动检测装置。

k）为减少对厂区及周边地区人员的危害及环境污染，散发有毒有害气体的设备所排出的尾气以及由局部排气装置排出的浓度较高的有害气体应通过净化处理设备后排出；直接排入大气的，应根据排放气体的落地浓度确定引出高度，使工作场所劳动者接触的落点浓度符合GBZ 2.1的要求，还应符合GB 16297和GB 3095等相应环保标准的规定。

l）含有剧毒、高毒物质或难闻气味物质的局部排风系统，或含有较高浓度的爆炸危险性物质的局部排风系统所排出的气体，应排至建筑物外空气动力阴影区和正压区之外。

6.1.5.2 在生产中可能突然逸出大量有害物质或易造成急性中毒或易燃易爆的化学物质的室内作业场所，应设置事故通风装置及与事故排风系统相连锁的泄漏报警装置。

a）事故通风宜由经常使用的通风系统和事故通风系统共同保证，但在发生事故时，必须保证能提供足够的通风量。事故通风的风量宜根据工艺设计要求通过计算确定，但换气次数不宜＜12次/h.

b）事故通风通风机的控制开关应分别设置在室内、室外便于操作的地点。

c）事故排风的进风口，应设在有害气体或有爆炸危险的物质放散量可能最大或聚集最多的地点。

对事故排风的死角处，应采取导流措施。

d）事故排风装置排风口的设置应尽可能避免对人员的影响：

—— 事故排风装置的排风口应设在安全处，远离门、窗及进风口和人员经常停留或经常通行的地点；

—— 排风口不得朝向室外空气动力阴影区和正压区；

6.1.5.3 在放散有爆炸危险的可燃气体、粉尘或气溶胶等物质的工作场所，应设置防爆通风系统或事故排风系统。

6.1.6 应结合生产工艺和毒物特性，在有可能发生急性职业中毒的工作场所，根据自动报警装置技术发展水平设计自动报警或检测装置。

6.1.6.1 检测报警点应根据 GBZ/T 223 的要求，设在存在、生产或使用有毒气体的工作地点，包括可能释放高毒、剧毒气体的作业场所，可能大量释放或容易聚集的其他有毒气体的工作地点也应设置检测报警点。

6.1.6.2 应设置有毒气体检测报警仪的工作地点，宜采用固定式，当不具备设置固定式的条件时，应配置便携式检测报警仪。

6.1.6.3 毒物报警值应根据有毒气体毒性和现场实际情况至少设警报值和高报值。预报值为 MAC 或 PC-STEL 的 1/2，无 PC-STEL 的化学物质，预报值可设在相应超限倍数值的 1/2；警报值为 MAC 或 PC-STEL 值，无 PC-STEL 的化学物质，警报值可设在相应的超限倍数值；高报值应综合考虑有毒气体毒性、作业人员情况、事故后果、工艺设备等各种因素后设定。

6.1.7 可能存在或产生有毒物质的工作场所应根据有毒物质的理化特性和危害特点配备现场急救用品，设置冲洗喷淋设备、应急撤离通道、必要的泄险区以及风向标。泄险区应低位设置且有防透水层，泄漏物质和冲洗水应集中纳入工业废水处理系统。

6.2 防暑、防寒

6.2.1 防暑

6.2.1.1 应优先采用先进的生产工艺、技术和原材料，工艺流程的设计宜使操作人员远离热源，同时根据其具体条件采取必要的隔热、通风、降温等措施，消除高温职业危害。

6.2.1.2 对于工艺、技术和原材料达不到要求的，应根据生产工艺、技术、原材料特性以及自然条件，通过采取工程控制措施和必要的组织措施，如减少生产过程中的热和水蒸气释放，屏蔽热辐射源，加强通风，减少劳动时间，改善作业方式等，使室内和露天作业地点 WBGT 指数符合 GBZ 2.2 的要求。对于劳动者室内和露天作业 WBGT 指数不符合标准要求的，应根据实际接触情况采取有效的个人防护措施。

6.2.1.3 应根据夏季主导风向设计高温作业厂房的朝向，使厂房能形成穿堂风或能增加自然通风的风压。高温作业厂房平面布置呈“L”型、“Π”型或“Ш”型的，其开口部分宜位于夏季主导风向的迎风面。

6.2.1.4 高温作业厂房宜设有避风的天窗，天窗和侧窗宜便于开关和清扫。

6.2.1.5 夏季自然通风用的进气窗的下端距地面不宜＞1.2m，以便空气直接吹向工作地点；冬季需要自然通风时，应对通风设计方案进行技术经济比较，并根据热平衡的原则合理确定热风补偿系统容量，进气窗下端一般不宜＜4m；若＜4m 时，宜采取防止冷风吹向工作地点的有效措施。

6.2.1.6 以自然通风为主的高温作业厂房应有足够的进、排风面积。产生大量热、湿气、有害气体的单层厂房的附属建筑物占用该厂房外墙的长度不得超过外墙全长的 30%，且不宜设在厂房的迎风面。

6.2.1.7 产生大量热或逸出有害物质的车间，在平面布置上应以其最长边作为外墙。若四周均为内墙时，应采取向室内送入清洁空气的措施。

6.2.1.8 热源应尽量布置在车间外面；采用热压为主的自然通风时，热源应尽量布置在天窗的下方；采用穿堂风为主的自然通风时，热源应尽量布置在夏季主导风向的下风侧；热源布置应便于采用各种有效的隔热及降温措施。

6.2.1.9 车间内发热设备设置应按车间气流具体情况确定，一般宜在操作岗位夏季主导风向的下风侧、车间天窗下方的部位。

6.2.1.10 高温、强热辐射作业，应根据工艺、供水和室内微小气候等条件采用有效的隔热措施，如水幕、隔热水箱或隔热屏等。工作人员经常停留或靠近的高温地面或高温壁板，其表面平均温度不应>40℃，瞬间最高温度也不宜>60℃。

6.2.1.11 当高温作业时间较长，工作地点的热环境参数达不到卫生要求时，应采取降温措施。

a）采用局部送风降温措施时，气流达到工作地点的风速控制设计应符合以下要求：

—— 带有水雾的气流风速为 3m/s～5m/s，雾滴直径应<100μm；

—— 不带水雾的气流风速，劳动强度Ⅰ级的应控制在 2m/s～3m/s，Ⅱ级的控制在 3m/s～5m/s，Ⅲ级的控制在 4m/s～6m/s。

b）设置系统式局部送风时，工作地点的温度和平均风速应符合表 1 的规定：

表 1 工作地点的温度和平均风速

热辐射强度（W/m²）	冬季		夏季	
	温度（℃）	风速（m/s）	温度（℃）	风速（m/s）
350～700	20～25	1～2	26～31	1.5～3
701～1 400	20～25	1～3	26～30	2～4
1 401～2 100	18～22	2～3	25～29	3～5
2 101～2 800	18～22	3～4	24～28	4～6

注 1：轻度强度作业时，温度宜采用表中较高值，风速宜采用较低值；重强度作业时，温度宜采用较低值，风速宜采用较高值；中度强度作业时其数据可按插入法确定。

注 2：对于夏热冬冷（或冬暖）地区，表中夏季工作地点的温度，可提高 2℃。

注 3：当局部送风系统的空气需要冷却或加热处理时，其室外计算参数，夏季应采用通风室外计算温度及相对湿度；冬季应采用采暖室外计算温度。

6.2.1.12 工艺上以湿度为主要要求的空气调节车间，除工艺有特殊要求或已有规定者外，不同湿度条件下的空气温度应符合表 2 的规定。

表 2 空气调节厂房内不同温度下的温度要求（上限值）

相对湿度（%）	<55	<65	<75	<85	≥85
温度（℃）	30	29	28	27	26

6.2.1.13 高温作业车间应设有工间休息室。休息室应远离热源，采取通风、降温、隔热等措施，使温度≤30℃；设有空气调节的休息室室内气温应保持在 24℃～28℃。对于可以脱离高温作业点的，可设观察（休息）室。

6.2.1.14 特殊高温作业，如高温车间桥式起重机驾驶室、车间内的监控室、操作室、炼焦车间拦焦车驾驶室等应有良好的隔热措施，热辐射强度应<700W/m²，室内气温不应>28℃。

6.2.1.15 当作业地点日最高气温≥35℃时，应采取局部降温和综合防暑措施，并应减少高温作业时间。

6.2.2 防寒

6.2.2.1 凡近十年每年最冷月平均气温≤8℃的月数≥3 个月的地区应设集中采暖设施，<2 个月的地区应设局部采暖设施。当工作地点不固定，需要持续低温作业时，应在工作场所附近设置取暖室。

6.2.2.2 冬季寒冷环境工作地点采暖温度应符合表 3 要求。

表 3 冬季工作地点的采暖温度（干球温度）

体力劳动强度级别	采暖温度(℃)
Ⅰ	≥18
Ⅱ	≥16
Ⅲ	≥14
Ⅳ	≥12

注 1:体力劳动强度分级见 GBZ 2.2,其中Ⅰ级代表轻劳动,Ⅱ级代表中等劳动,Ⅲ级代表重劳动,Ⅳ级代表极重劳动。

注 2:当作业地点劳动者人均占用较大面积($50m^2$～$100m^2$)、劳动强度Ⅰ级时,其冬季工作地点采暖温度可低至 10℃,Ⅱ级时可低至 7℃,Ⅲ级时可低至 5℃。

注 3:当室内散热量<$23W/m^3$ 时,风速不宜>0.3m/s;当室内散热量≥$23W/m^3$ 时,风速不宜>0.5m/s。

6.2.2.3 采暖地区的生产辅助用室冬季室温宜符合表 4 中的规定。

表 4 生产辅助用室的冬季温度

辅助用室名称	气温(℃)
办公室、休息室、就餐场所	≥18
浴室、更衣室、妇女卫生室	≥25
厕所、盥洗室	≥14

注：工业企业辅助建筑,风速不宜>0.3m/s。

6.2.2.4 工业建筑采暖的设置、采暖方式的选择应按照 GB 50019，根据建筑物规模、所在地区气象条件、能源状况、能源及环保政策等要求，采用技术可行、经济合理的原则确定。

6.2.2.5 冬季采暖室外计算温度≤-20℃的地区，为防止车间大门长时间或频繁开放而受冷空气的侵袭，应根据具体情况设置门斗、外室或热空气幕。

6.2.2.6 设计热风采暖时，应防止强烈气流直接对人产生不良影响，送风的最高温度不得超过 70℃，送风宜避免直接面向人，室内气流一般应为 0.1m/s～0.3m/s。

6.2.2.7 产生较多或大量湿气的车间，应设计必要的除湿排水防潮设施。

6.2.2.8 车间围护结构应防止雨水渗透，冬季需要采暖的车间，围扩结构内表面（不包括门窗）应防止凝结水气，特殊潮湿车间工艺上允许在墙上凝结水汽的除外。

6.3 防噪声与振动

6.3.1 防噪声

6.3.1.1 工业企业噪声控制应按 GBJ 87 设计，对生产工艺、操作维修、降噪效果进行综合分析，采用行之有效的新技术、新材料、新工艺、新方法。对于生产过程和设备产生的噪声，应首先从声源上进行控制，使噪声作业劳动者接触噪声声级符合 GBZ 2.2 的要求。采用工程控制技术措施仍达不到 GBZ 2.2 要求的，应根据实际情况合理设计劳动作息时间，并采取适宜的个人防护措施。

6.3.1.2 产生噪声的车间与非噪声作业车间、高噪声车间与低噪声车间应分开布置。

6.3.1.3 工业企业设计中的设备选择，宜选用噪声较低的设备。

6.3.1.4 在满足工艺流程要求的前提下，宜将高噪声设备相对集中，并采取相应的隔声、吸声、消声、减振等控制措施。

6.3.1.5 为减少噪声的传播，宜设置隔声室。隔声室的天棚、墙体、门窗均应符合隔声、吸声的要求。

6.3.1.6 产生噪声的车间，应在控制噪声发生源的基础上，对厂房的建筑设计采取减轻噪声影响的措施，注意增加隔声、吸声措施。

6.3.1.7 非噪声工作地点的噪声声级的设计要求应符合表5的规定设计要求：

表5 非噪声工作地点噪声声级设计要求

地点名称	噪声声级 dB(A)	工效限值 dB(A)
噪声车间观察(值班)室	≤75	≤55
非噪声车间办公室、会议室	≤60	
主控室、精密加工室	≤70	

6.3.2 防振动

6.3.2.1 采用新技术、新工艺、新方法避免振动对健康的影响，应首先控制振动源，使手传振动接振强度符合GBZ 2.2的要求，全身振动强度不超过表6规定的卫生限值。采用工程控制技术措施仍达不到要求的，应根据实际情况合理设计劳动作息时间，并采取适宜的个人防护措施。

表6 全身振动强度卫生限值

工作日接触时间(t,h)	卫生限值(m/s^2)	工作日接触时间(t,h)	卫生限值(m/s^2)
4<t≤8	0.62	0.5<t≤1.0	2.40
2.5<t≤4	1.10	t≤0.5	3.60
1.0<t≤2.5	1.40		

6.3.2.2 工业企业设计中振动设备的选择，宜选用振动较小的设备。

6.3.2.3 产生振动的车间，应在控制振动发生源的基础上，对厂房的建筑设计采取减轻振动影响的措施。对产生强烈振动的车间应采取相应的减振措施，对振幅、功率大的设备应设计减振基础。

6.3.2.4 受振动（1Hz~80HZ）影响的辅助用室（如办公室、会议室、计算机房、电话室、精密仪器室等），其垂直或水平振动强度不应超过表7中规定的设计要求。

表7 辅助用室垂直或水平振动强度卫生限值

接触时间（t，h）	卫生限值（m/s^2）	工效限值（m/s^2）
4<t≤8	0.31	0.098
2.5<t≤4	0.53	0.17
1.0<t≤2.5	0.71	0.23
0.5<t≤1.0	1.12	0.37
t≤0.5	1.8	0.57

6.4 防非电离辐射与电离辐射

6.4.1 产生工频电磁场的设备安装地址（位置）的选择应与居住区、学校、医院、幼儿园等保持一定的距离，使上述区域电场强度最高容许接触水平控制在4kV/m以下。

6.4.2 对有可能危及电力设施安全的建筑物、构筑物进行设计时，应遵循国家有关法律、法规要求。

6.4.3 在选择极低频电磁场发射源和电力设备时，应综合考虑安全性、可靠性以及经济社会效益；新建电力设施时，应在不影响健康、社会效益以及技术经济可行的前提下，采取合理、有效的措施以降低极低频电磁场的接触水平。

6.4.4 对于在生产过程中有可能产生非电离辐射的设备，应制定非电离辐射防护规划，采取有效的屏蔽、接地、吸收等工程技术措施及自动化或半自动化远距离操作，如预期不能屏蔽的应设计反射性隔离或吸收性隔离措施，使劳动者非电离辐射作业的接触水平符合GBZ 2.2的要求。

6.4.5 设计劳动定员时应考虑电磁辐射环境对装有心脏起搏器病人等特殊人群的健康影响。

6.4.6 电离辐射防护应按GB 18871及相关国家标准执行。

6.5 采光和照明

6.5.1 工作场所采光设计按GB/T 50033执行。

6.5.2 工作场所照明设计按GB 50034执行。

6.5.3 照明设计宜避免眩光，充分利用自然光，选择适合目视工作的背景，光源位置选择宜避免产生阴影。

6.5.3.1 照明设计宜采取相应措施减少来自窗户眩光，如工作台方向设计宜使劳动者侧对或背对窗户，采用百叶窗、窗帘、遮盖布或树木，或半透明窗户等。

6.5.3.2 应减少裸光照射或使用深颜色灯罩，以完全遮蔽眩光或确保眩光在视野之外，避免来自灯泡眩光的影响。

6.5.3.3 应采取避免间接眩光（反射眩光）的措施，如合理设置光源位置，降低光源亮度，调整工作场所背景颜色。

6.5.3.4 在流水线从事关键技术工作岗位间的隔板不应影响光线或照明。

6.5.3.5 应使设备和照明配套，避免孤立的亮光光区，提高能见度及适宜光线方向。

6.5.4 应根据工作场所的环境条件，选用适宜的符合现行节能标准的灯具。

6.5.4.1 在潮湿的工作场所，宜采用防水灯具或带防水灯头的开敞式灯具。

6.5.4.2 在有腐蚀性气体或蒸气的工作场所，宜采用防腐蚀密闭式灯具。若采用开敞式灯具，各部分应有防腐蚀或防水措施。

6.5.4.3 在高温工作场所，宜采用散热性能好、耐高温的灯具。

6.5.4.4 在粉尘工作场所，应按粉尘性质和生产特点选择防水、防高温、防尘、防爆炸的适宜灯具。

6.5.4.5 在装有锻锤、大型桥式吊车等振动、摆动较大的工作场所使用的灯具，应有防振和防脱落措施。

6.5.4.6 在需防止紫外线照射的工作场所，应采用隔紫灯具或无紫光源。

6.5.4.7 在含有可燃易爆气体及粉尘的工作场所，应采用防爆灯具和防爆开关。

6.6 工作场所微小气候

6.6.1 工作场所的新风应来自室外，新风口应设置在空气清洁区，新风量应满足下列要求：非空调工作场所人均占用容积＜20m^3 的车间，应保证人均新风量≥30m^3/h；如所占容积＞20m^3 时，应保证人均新风量≥20m^3/h。采用空气调节的车间，应保证人均新风量≥30m^3/h。洁净室的人均新风量应≥40m^3/h。

6.6.2 封闭式车间人均新风量宜设计为 30m^3/h～50m^3/h。微小气候的设计宜符合表 8 的要求。

表 8 封闭式车间微小气候设计要求

参数	冬季	夏季
温度（℃）	20～24	25～28
风速（m/s）	≤0.2	≤0.3
相对湿度（5）	30～60	40～60
注：过渡季节微小气候计算参数取冬季、夏季插值。		

7 辅助用室基本卫生要求

7.1 一般规定

7.1.1 应根据工业企业生产特点、实际需要和使用方便的原则设置辅助用室，包括车间卫生用室（浴室、更/存衣室、盥洗室以及在特殊作业、工种或岗位设置的洗衣室）、生活室（休息室、就餐场所、厕所）、妇女卫生室，并应符合相应的卫生标准要求。

7.1.2 辅助用室应避开有害物质、病原体、高温等职业性有害因素的影响。建筑物内部构造应易于清扫，卫生设备便于使用。

7.1.3 浴室、盥洗室、厕所的设计，一般按劳动者最多的班组人数进行设计。存衣室设计计算人数应按车间劳动者实际总数计算。

℃ 工业园区内企业共用辅助用室的，应统筹考虑园区内各企业的特点。

7.2 车间卫生用室

7.2.1 应根据车间的卫生特征设置浴室、更/存衣室、盥洗室，其卫生特征分级见表 9。

表 9 车间卫生特征分级

卫生特征	1 级	2 级	3 级	4 级
有毒物质	易经皮肤吸收引起中毒的剧毒物质（如有机磷农药、三硝基甲苯、四乙基铅等）	易经皮肤吸收或有恶臭的物质，或高毒物质（如丙烯腈、吡啶、苯酚等）	其他毒物	不接触有害物质或粉尘，不污染或轻度污染身体（如仪表、金属冷加工、机械加工等）
粉尘		严重污染全身或对皮肤有刺激的粉尘（如碳黑、玻璃棉等）	一般粉尘（棉尘）	
其他	处理传染性材料、动物原料（如皮毛等）	高温作业、井下作业	体力劳动强度Ⅲ级或Ⅳ级	
注：虽易经皮肤吸收，但易挥发的有毒物质（如苯等）可按 3 级确定。				

7.2.2 浴室

7.2.2.1 车间卫生特征 1 级、2 级的车间应设浴室；3 级的车间宜在车间附近或厂区设置集中浴室；4 级的车间可在厂区或居住区设置集中浴室。浴室可由更衣间、洗浴间和管理间组成。

7.2.2.2 浴室内一般按 4 个～6 个淋浴器设一具盥洗器。淋浴器的数量，可根据设计计算人数按表 10 计算。

表 10 每个淋浴器设计使用人数(上限值)

车间卫生特征	1 级	2 级	3 级	4 级
人数	3	6	9	12
注：需每天洗浴的炎热地区，每个淋浴器使用人数可适当减少。				

7.2.2.3 女浴室和卫生特征 1 级、2 级的车间浴室不得设浴池。

7.2.2.4 体力劳动强度Ⅲ级或Ⅳ级者可设部分浴池，浴池面积一般可按 1 个淋浴器相当于 $2m^2$ 面积进行换算，但浴池面积不宜＜$5m^2$。

7.2.3 更/存衣室

7.2.3.1 车间卫生特征 1 级的更/存衣室应分便服室和工作服室。工作服室应有良好的通风。

7.2.3.2 车间卫生特征 2 级的更/存衣室，便服室、工作服室可按照同室分柜存放的原则设计，以避免工作服污染便服。

7.2.3.3 车间卫生特征 3 级的更/存衣室，便服室、工作服室可按照同柜分层存放的原则设计。更衣室与休息室可合并设置。

7.2.3.4 车间卫生特征 4 级的更/存衣柜可设在休息室内或车间内适当地点。

7.2.4 盥洗设施

7.2.4.1 车间内应设盥洗室或盥洗设备。接触油污的车间，应供给热水。盥洗水龙头的数量应根据设计计算人数按表 11 计算。

表 11 盥洗水龙头设计数量

车间卫生特征级别	每个水龙头的使用人数(人)
1、2	20～30
3、4	31～40

7.2.4.2 盥洗设施宜分区集中设置。厂房内的盥洗室应做好地面排水，厂房外的盥洗设施还宜设置雨篷并应防冻。

7.2.5 应根据职业接触特征，对易沾染病原体或易经皮肤吸收的剧毒或高毒物质的特殊工种和污染严重的工作场所设置洗消室、消毒室及专用洗衣房等。

7.2.6 低温高湿的重负荷作业如冷库和地下作业等，应设工作服干燥室。

7.3 生活用室

7.3.1 生活用室的配置应与产生有害物质或有特殊要求的车间隔开，应尽量布置在生产劳动者相对集中、自然采光和通风良好的地方。

7.3.2 应根据生产特点和实际需要设置休息室或休息区。休息室内应设置清洁饮水设施。女工较多的企业，应在车间附近清洁安静处设置孕妇休息室或休息区。

7.3.3 就餐场所的位置不宜距车间过远，但不能与存在职业性有害因素的工作场所相邻设置，并应根据就餐人数设置足够数量的洗手设施。就餐场所及所提供的食品应符合相关的卫生要求。

7.3.4 厕所不宜距工作地点过远，并应有排臭、防蝇措施。车间内的厕所，一般应为水冲式，同时应设洗手池、洗污池。寒冷地区宜设在室内。除有特殊需要，厕所的蹲位数应按使用人数设计。

7.3.4.1 男厕所：劳动定员男职工人数＜100 人的工作场所可按 25 人设 1 个蹲位；＞100 人的工作场所每增 50 人增设 1 个蹲位。小便器的数量与蹲位的数量相同。

7.3.4.2 女厕所：劳动定员女职工人数＜100 人的工作场所可按 15 人设 1 个～2 个蹲位；＞100 人的工作场所，每增 30 人，增设 1 个蹲位。

7.4 妇女卫生室

7.4.1 人数最多班组女工＞100 人的工业企业，应设妇女卫生室。

7.4.2 妇女卫生室由等候间和处理间组成。等候间应设洗手设备及洗涤池。处理间内应设温水箱及冲洗器。冲洗器的数量应根据设计计算人数确定。人数最多班组女工人数为 100 人～200 人时，应设 1 具冲洗器，＞200 人时，每增加 200 人增设 1 个。

7.4.3 人数最多班组女工人数为 40 人～100 人的工业企业，可设置简易的温水箱及冲洗器。

8 应急救援

8.1 生产或使用有毒物质的、有可能发生急性职业病危害的工业企业的劳动定员设计应包括应急救援组织机构（站）编制和人员定员。

8.1.1 应急救援机构（站）可设在厂区内的医务所或卫生所内，设在厂区外的应考虑应急救援机构（站）与工业企业的距离及最佳响应时间。

8.1.2 应急救援组织机构急救人员的人数宜根据工作场所的规模、职业性有害因素的特点、劳动者人数，按照 0.1%～5%的比例配备，并对急救人员进行相关知识和技能的培训。有条件的企业，每个工作班宜至少安排 1 名急救人员。

8.2 生产或使用剧毒或高毒物质的高风险工业企业应设置紧急救援站或有毒气体防护站。

8.2.1 紧急救援站或有毒气体防护站使用面积可参考附录 A 表 A.2。

8.2.2 有毒气体防护站的装备应根据职业病危害性质、企业规模和实际需要确定，并可参考附录 A 表 A.3 配置。

8.2.3 应根据车间（岗位）毒害情况配备防毒器具，设置防毒器具存放柜。防毒器具在专用存放柜内铅封存放，设置明显标识，并定期维护与检查，确保应急使用需要。

8.2.4 站内采暖、通风、空调、给水排水、电器、照明等配套设备应按相应国家标准、规范配置。

8.3 有可能发生化学性灼伤及经皮肤粘膜吸收引起急性中毒的工作地点或车间，应根据可能产生或存在的职业性有害因素及其危害特点，在工作地点就近设置现场应急处理设施。急救设施应包括：不断水的冲淋、洗眼设施；气体防护柜；个人防护用品；急救包或急救箱以及急救药品；转运病人的担架和装置；急救处理的设施以及应急救援通讯设备等。

8.3.1 应急救援设施应有清晰的标识，并按照相关规定定期保养维护以确保其正常运行。

8.3.2 冲淋、洗眼设施应靠近可能发生相应事故的工作地点。

8.3.3 急救箱应当设置在便于劳动者取用的地点，配备内容可根据实际需要参照附录 A 表 A.4 确定，并由专人负责定期检查和更新。

8.4 工业园区内设置的应急救援机构（站）应统筹考虑园区内各企业的特点，满足各企业应急救援的需要。

8.5 对于生产或使用有毒物质的、且有可能发生急性职业病危害的工业企业的卫生设计应制定应对突发职业中毒的应急救援预案。

附录A
(规范性附录)
正确使用说明

A.1 工业企业建设项目卫生设计的目的是贯彻《中华人民共和国职业病防治法》，坚持“预防为主，防治结合”的卫生工作方针，落实职业病危害源头控制的“前期预防”制度，保证工业企业建设项目的设计符合卫生要求。

A.2 本标准规定的适用范围涵盖了职业病防治法规定的所有用人单位，既包括企业，也包括事业单位和个体经济组织。施工期持续数年或施工规模较大，存在多种职业病危害及危害较大的建设项目或因施工等特殊需要的临时性工业企业设计，或工业园区的总体布局等可参照本标准执行。

A.3 工业企业建设项目卫生设计应遵循职业病危害的预防控制对策。职业病危害的预防控制对策包括对职业病危害发生源、传播途径、接触者三个方面的控制。发生源的控制原则及优先措施是：替代、改变工艺、密闭、隔离、湿式作业、局部通风及维护管理；传播途径的控制对策及优先措施是：清理、全面通风、密闭、自动化远距离操作、监测及维护管理；接触者的控制原则及优先措施是：培训教育、劳动组织管理、个体医学监护、配备个人防护用品以及维护管理等。

A.4 工业企业卫生设计人员应通过各种方式学习、熟悉职业卫生相关法律、法规、标准，了解职业病防治知识，根据职业病危害评价结果进行工业企业的卫生设计。

A.5 对本标准条文执行严格程度的用词，采用以下写法：

A.5.1 表示很严格，非这样做不可的用词：正面词一般采用“应”，反面词一般采用“不应”或“不得”。

A.5.2 表示一般情况下均应这样做，但硬性规定这样做有困难的用词：采用“应尽量”或“尽可能”。

A.5.3 表示允许有选择，在一定条件下，可以这样做的，采用“可”。

A.5.4 表示允许稍有选择。在条件许可时，首先应这样做的用词：正面词一般采用“宜”或“一般”反面词一般采用“不宜”。

A.5.5 条文中必须按指定的标准、规范或其他有关规定执行的写法为“按……执行”或“符合……要求”，非必须按所指定的标准、规范或其他规定执行的写法为“参照……”。

A.6 职业卫生管理组织机构和职业卫生管理人员设置或配备原则可参考表A.1。

表 A.1 职业卫生管理组织机构和职业卫生管理人员设置或配备参考原则

职业病危害分类	劳动者人数	职业卫生管理组织机构及管理人员
严重	>1000人	设置机构，配备专职人员>2人
	300人~1000人	设置机构或配备专职人员≥2人
	>300人	设置机构或配备专职人员
一般危害	>300人	配备专职人员
	<300人	配备专职或兼职人员
轻微		可配备兼职人员

A.7 为区别于环境卫生选址要求，本标准的选址与总体布局卫生学要求突出了工业企业周边环境对劳动者健康的影响以及工业企业之间的相互影响，有关环境评价选址要求参见相关标准。

A.8 有关工作场所职业病危害因素强度（浓度）的卫生学要求分别在 GBZ 2.1、GBZ 2.2 和本标准中给出，GBZ 2.1、GBZ 2.2 给出的工作场所职业病危害因素强度（浓度）限值称为工作场所职业接触限值，本标准暂时保留的部分物理因素强度暂称为卫生限值，并将在适当时机纳入 GBZ 2.1 或 GBZ 2.2。

A.9 规定产生工频电磁场设备安装地址（位置）周边居住区、学校、医院、幼儿园等区域的电场强度＜4kV/m 是指该区域的最高容许接触水平，长期慢性的健康影响特别是致癌效应尚有待于进一步研究。

A.10 紧急救援站或有毒气体防护站使用面积可参见表 A.2。

表 A.2 紧急救援站或有毒气体防护站使用面积

职工人数(人)	最小使用面积(m^2)	职工人数(人)	最小使用面积(m^2)
＜300	20	2 001～3 500	100
300～1 000	30	3 501～10 000	120
1 001～2 000	60	＞10 000	200

A.11 有毒气体防护站的装备可参考 A.3 配置。

表 A.3 有毒气体防护站装备参考配置表

装备名称	数量	备注
万能校验器	2 台～3 台	
空气或氧气充装泵	1 台～2 台	
天平	1 台～2 台	
采样器、胶管	按需要配备	
快速检测分析仪器（包括测爆仪、测氧仪和毒气监测仪）	按需要配备	
器材维修工具（包括台钳、钳工工具）	1 套	
电话	2 部	
录音电话	1 部	
生产调度电话	1 部	
对讲机	2 对	
事故警铃	1 只	
气体防护作业（救护）车	1 辆～2 辆	设有声光报警器，备有空气呼吸器、苏生器、安全帽、安全带、全身防毒衣、防酸碱胶皮衣裤、绝缘棒、绝缘靴、手套、被褥、担架、防爆照明等抢救用的器具
空气呼吸器	根据技术防护人员及驾驶员人数确定	
过滤式防毒面具	每人 1 套	

A.12 急救箱配备内容可根据工业企业规模、职业病危害性质、接触人数等实际需要参照表 A.4 确定。

A.4 急救箱配置参考清单

药品名称	储存数量	用　途	保质(使用)期限
医用酒精	1瓶	消毒伤口	
新洁尔灭酊	1瓶	消毒伤口	
过氧化氢溶液	1瓶	清洗伤口	
0.9%的生理盐水	1瓶	清洗伤口	
2%碳酸氢钠	1瓶	处置酸灼伤	
2%醋酸或3%硼酸	1瓶	处置碱灼伤	
解毒药品	按实际需要	职业中毒处置	有效期内
脱脂棉花、棉签	2包、5包	清洗伤口	
脱脂棉签	5包	清洗伤口	
中号胶布	2卷	粘贴绷带	
绷带	2卷	包扎伤口	
剪刀	1个	急救	
镊子	1个	急救	
医用手套、口罩	按实际需要	防止施救者被感染	
烫伤软膏	2支	消肿/烫伤	
保鲜纸	2包	包裹烧伤、烫伤部位	
创可贴	8个	止血护创	
伤湿止痛膏	2个	淤伤、扭伤	
冰袋	1个	淤伤、肌肉拉伤或关节扭伤	
止血带	2个	止血	
三角巾	2包	受伤的上肢、固定敷料或骨折处等	
高分子急救夹板	1个	骨折处理	
眼药膏	2支	处理眼睛	有效期内
洗眼液	2支	处理眼睛	有效期内
防暑降温药品	5盒	夏季防暑降温	有效期内
体温计	2支	测体温	
急救、呼吸气囊	1个	人工呼吸	
雾化吸入器	1个	应急处置	
急救毯	1个	急救	
手电筒	2个	急救	
急救使用说明	1个		

附录 B
（规范性附录）
工业企业卫生防护距离标准

B.1 为方便参阅工业企业卫生防护距离标准，本标准收集并汇总了国家相关标准要求。考虑到这些标准今后可能修订，本附录给出标准发布日期。

B.2 表中注日期的引用文件，其随后所有的修改单（不包括勘误的内容）或修订版均不适用于本标准。

B.3 卫生防护距离按所在地区近五年平均风速规定。

B.4 以噪声污染为主的工业企业卫生防护距离按标准 GB 18083 执行。

表 B.1 工业企业卫生防护距离标准（m）

企业类型		规模	风速（m/s）			标准
			＜2	2～4	＞4	
氯丁橡胶厂			2000	1600	1200	GB11655-89
盐酸造纸厂			1000	800	600	GB11654-89
黄磷厂			1000	800	600	GB11656-89
铜冶炼厂（密闭鼓风炉型）			1000	800	600	GB11657-89
聚氯乙烯树脂厂		＜10000 t/a	1000	800	600	GB11658-89
		≥10000 t/a	1200	1000	800	
铅蓄电池厂		＜10000 KVA	600	400	300	GB11659-89
		≥10000 KVA	800	500	400	
炼铁厂			1400	1200	1000	GB11660-89
焦化厂			1400	1000	800	GB11661-89
烧结厂			600	500	400	GB11662-89
硫酸厂			600	600	400	GB11663-89
钙镁磷肥厂			1000	800	600	GB11664-89
普通过磷酸钙厂			800	600	600	GB11665-89
小型氮肥厂	合成氨（万吨率）	＜25000 t/a	1200	800	600	GB11666-89
		≥25000 t/a	1600	1000	800	
水泥厂	年产水泥，$\times 10^4$ t	≥50×10^4 t/a	600	500	400	GB18068-2000
		＜50×10^4 t/a	500	400	300	
硫化碱厂			600	500	400	GB18069-2000
油漆厂			700	600	500	GB18070-2000
氯碱厂	生产规模	＜10000 t/a	800	600	400	GB18071-2000
		≥10000 t/a	1000	800	600	
塑料厂	生产规模	＜1000 t/a	100	100	100	GB18072-2000
炭素厂	年产石墨电极	＞10000 t/a	1000	800	600	GB18073-2000
		≤10000 t/a	800	600	500	
内燃机厂			400	300	200	GB18074-2000
汽车制造厂			500	400	300	GB18075-2000

石灰厂				300	200	100	GB18076-2000
石棉制品厂				300	300	200	GB18077-2000
制胶厂	生产规模		<1500 t/a	600	300	200	GB18079-2000
			≥1500	700	500	400	
缫丝厂	缫丝规模		<5000 绪	200	150	100	GB18080-2000
			≥5000 绪	250	200	150	
火葬场	年焚尸量		>4000 具	500	400	300	GB18081-2000
			≤4000 具	700	600	500	
皮革厂	年制革		<20 万张	500	400	300	GB18082-2000
			≥20 万张	600	500	400	
肉类联合加工厂	班屠宰量		<2000 头	700	500	400	GB18078-2000
			≥2000 头	800	600	500	
炼油厂	原油含硫量（%）	年加工原油≥250万吨	≥0.5	1500	1300	1000	GB 8195-87
			<0.5	1300	1000	800	
		年加工原油量<250万吨	≥0.5	1300	1000	800	
			<0.5	1000	800	800	
煤制气厂	煤气储存量		<100 t/d	2000			GB/T17222-1998
			100～300 t/d	3000			
			>300 t/d	4000			

注1：随后所有的修改单（不包括勘误的内容）或修订版均适用于本标准。

注2：卫生防护距离按所在地近5年平均风速规定。

注3："t/a"为"吨/年"，"t/d"为"吨/天"。